MANUAL DE NORMAS

Terapia Intensiva
PEDIÁTRICA

MANUAL DE NORMAS
TERAPIA INTENSIVA PEDIÁTRICA

Adalberto Stape
Albert Bousso
Alfredo Elias Gilio
Eduardo Juan Troster
Hélio M. Kimura
José Luiz Brant de Carvalho Britto

1ª edição, 1998
2ª edição, 2010

Projeto Gráfico/Capa
CLR Balieiro Editores Ltda.

Impressão/Acabamento
Bartira Gráfica e Editora

Direitos Reservados
Nenhuma parte pode ser duplicada ou
reproduzida sem expresssa autorização do Editor

sarvier

Sarvier Editora de Livros Médicos Ltda.
Rua dos Chanés 320 – Indianópolis
CEP 04087-031   Telefax (11) 5093-6966
E-mail: sarvier@uol.com.br
São Paulo – Brasil

Dados Internacionais de Catalogação na Publicação (CIP)
(Câmara Brasileira do Livro, SP, Brasil)

Manual de normas : terapia intensiva pediátrica /
coordenadores Adalberto Stape ... [et al.]. --
2. ed. -- São Paulo : SARVIER, 2009.

Vários autores.
Vários colaboradores.
Bibliografia.
ISBN 978-85-7378-198-4

1. Medicina intensiva - Manuais, guias, etc.
2. Terapia intensiva pediátrica I. Stape, Adalberto.

	CDD-618.920028
09-07629	NLM-WS 366

Índices para catálogo sistemático:
1. Terapia intensiva pediátrica : Manuais :
   Medicina   618.920028

MANUAL DE NORMAS
TERAPIA INTENSIVA PEDIÁTRICA

coordenadores

Adalberto Stape
Albert Bousso
Alfredo Elias Gilio
Eduardo Juan Troster
Hélio M. Kimura
José Luiz Brant de Carvalho Britto

2ª edição

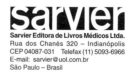

Sarvier Editora de Livros Médicos Ltda.
Rua dos Chanés 320 – Indianópolis
CEP 04087-031   Telefax (11) 5093-6966
E-mail: sarvier@uol.com.br
São Paulo – Brasil

COLABORADORES

Abram Topczewski
Neuropediatra do HIAE. Mestre em Neurologia pela Universidade de São Paulo. Doutor em Neurociências pela Universidade Estadual de Campinas.

Adalberto Stape
Médico Supervisor do Centro de Terapia Intensiva Pediátrica do HIAE.

Adriana Aparecida da Rosa Souza
Enfermeira Assistencial do CTIP do HIAE. Especialista em Cuidados Intensivos a Criança e Adolescente pelo Instituto da Criança do HC da FMUSP.

Adriana Vada Souza Ferreira
Médica Pediatra da Unidade de Primeiro Atendimento do HIAE. Médica Assistente do Pronto Socorro de Pediatria do Instituto da Criança do HC da FMUSP. Membro do Departamento de Emergências da Sociedade de Pediatria de São Paulo.

Albert Bousso
Médico Assistente da UTI Pediátrica do Hospital Universitário da USP. Médico do CTIP do HIAE. Doutor em Medicina pelo Departamento de Pediatria da FMUSP.

Alfio Rossi Junior
Presidente da Subcomissão de Controle de Infecções Hospitalares do Instituto da Criança do HC da FMUSP. Mestre em Pediatria pela FMUSP.

Alfredo Elias Gilio
Médico do Hospital Universitário da USP. Coordenador do Centro de Imunizações e da Clínica de Especialidades Pediátricas do HIAE. Doutor em Medicina pelo Departamento de Pediatria da FMUSP.

Alice D´Agostini Deutsch
Coordenadora Médica da Unidade Neonatal do Departamento de Perinatologia do HIAE. Doutora em Medicina pelo Departamento de Pediatria da FMUSP.

Amâncio Ramalho Junior
Médico Ortopedista da Clínica de Especialidades Pediátricas do HIAE. Professor Doutor do Departamento de Morfologia da UNIFESP.

Amélia Gorete Afonso da Costa Reis
Médica Supervisora do Curso Suporte Avançado de Vida em Pediatria do HIAE. Médica Assistente do Pronto Socorro de Pediatria do

Instituto da Criança do HC da FMUSP. Doutora em Pediatria pela FMUSP.

Ana Cristina Aoun Tannuri
Assistente do Serviço de Cirurgia Pediátrica do Instituto da Criança do HC da FMUSP. Doutora em Medicina pela Faculdade de Medicina da USP.

Ana Cristina Zanon Yagui
Fisioterapeuta do Departamento Materno-Infantil do HIAE. Mestre em Fisioterapia pela UNIFESP.

Ana Lúcia Capelari Lahóz
Fisioterapeuta do CTIP do Instituto da Criança do HC da FMUSP.

Andréa Maria Cordeiro Ventura
Médica Assistente da UTI Pediátrica do Hospital Universitário da USP. Mestre em Pediatria pela FMUSP.

Andrea Tiemi Kondo
Médica Hemoterapeuta do Departamento de Hemoterapia do HIAE.

Andreia Watanabe
Médica Assistente da Unidade de Nefrologia Pediátrica do Instituto da Criança do HC da FMUSP.

Andreza Alice Feitosa Ribeiro
Médica Hematologista e Hemoterapeuta do HIAE.

Ângela Esposito
Médica Assistente da Enfermaria do Hospital Universitário da USP.

Antonio Capone Neto
Coordenador da Unidade Neurointensiva do HIAE. Doutor em Medicina pela Unicamp.

Araci Massami Sakashita
Médica Hematologista e Hemoterapeuta do HIAE.

Arno Norberto Warth
Médico Diarista da Unidade Terapia Intensiva Neonatal do HIAE.

Arthur Werner Poetscher
Médico Neurocirurgião do HIAE.

Artur Figueiredo Delgado
Chefe da UTI do Instituto da Criança do HC-FMUSP. Doutor em Medicina pelo Departamento de Pediatria da FMUSP.

Ayrton Bertini Junior
Cirurgião Cardíaco do Departamento de Cardiopatias Congênitas da Disciplina de Cirurgia Cardiovascular da EPM – UNIFESP.

Benaia Cândida Alves
Enfermeira do CTI Pediátrico do HIAE. Enfermeira com Titulação em Terapia Intensiva Pediátrica pela SOBEP.

Benita Galassi Soares Schvartsman
Nefrologista Pediátrica da Clínica de Especialidades Pediátricas do HIAE. Médica Assistente da Unidade de Nefrologia Pediátrica do Instituto da Criança do HC da FMUSP. Doutora em Medicina pela FMUSP.

Carlos Augusto Cardoso Pedra
Cardiologista Pediátrico da Clínica de Especialidades Pediátricas do HIAE. Médico do Setor de Cardiologia Invasiva do Instituto Dante Pazzanese de Cardiologia e do HIAE.

Carlos Fontana
Cirurgião Plástico do HIAE e Responsável pela Equipe de Tratamento Cirúrgico de Queimados do HIAE. Doutor em Medicina pela Universidade de São Paulo.

Celso de Moraes Terra
Médico Intensivista do CTI Pediátrico do HIAE. Coordenador do Complexo Regulador do Município de São Paulo – Secretaria Municipal da Saúde.

Celso Moura Rebello
Médico Neonatologista do Berçário do HIAE. Chefe da Unidade de Pesquisa Experimental do Departamento de Pediatria da FMUSP. Doutor em Pediatria pela FMUSP.

Cláudio Flauzino de Oliveira
Médico Intensivista Pediátrico pela FMUSP.

Claudio Schvartsman
Chefe do Pronto Socorro do Instituto da Criança do HC da FMUSP. Doutor em Pediatria pela Faculdade de Medicina da USP.

Cristiane do Prado
Coordenadora de Fisioterapia do Departamento Materno-Infantil do HIAE.

Cristiane Freitas Pizarro
Coordenadora de Pediatria do Hospital Estadual de Vila Alpina. Médica da UTIP do Hospital Santa Catarina e da UTI do Pronto Socorro Infantil Sabará. Mestre em Medicina pelo Departamento de Pediatria pela FMUSP.

Dafne Cardoso Bourguignon da Silva
Médica Pesquisadora do CTIP do Instituto da Criança do HC da FMUSP. Médica da UTI Pediátrica do Hospital Santa Marina.

Daniela Carla de Souza
Médica Assistente da UTI Pediátrica do Hospital Universitário da USP. Médica da UTI Pediátrica do Hospital Sírio Libanês. Mestre em Pediatria pela FMUSP.

Débora Scordamaglia Flauzino de Oliveira
Médica Intensivista Pediátrica pela FMUSP.

Deipara Monteiro Abellan
Médica Assistente da Cardiologia Pediátrica do Instituto da Criança do HC da FMUSP. Doutora em Medicina pela FMUSP.

Denise Pourrat Dalge
Coordenadora de Enfermagem das Unidades Pediátricas do HIAE.

Denise Varella Katz
Médica Intensivista do CTIP do HIAE. Médica Assistente do CTI do Instituto da Criança do HC FMUSP. Mestre em Pediatria pela FMUSP.

Dumara Nascimento de Oliveira
Fisioterapeuta da UTI Pediátrica do Hospital Universitário da USP.

Edson Khodor Cury
Cirurgião Pediatra do HIAE. Professor Adjunto Doutor da UNIFESP/EPM.

Eduardo Juan Troster
Professor Livre Docente em Medicina pelo Departamento de Pediatria da FMUSP. Coordenador Médico do CTIP do HIAE.

Eliana Laurenti
Médica Anestesiologista do HIAE.

Eliane Roseli Barreira
Médica Assistente da UTI Pediátrica do Hospital Universitário da USP. Médica Plantonista da UTI Neonatal do Hospital Samaritano.

Erasmo Barbante Casella
Neuropediatra da Clínica de Especialidades Pediátricas do HIAE. Neuropediatra do Instituto da Criança do HC da FMUSP. Doutor em Neurologia pela FMUSP.

Felipe de Souza Rossi
Médico Neonatologista da UTI Neonatal do HIAE. Mestre em Pediatria pela FMUSP.

Flávia Feijó Panico Rossi
Médica Assistente do CTIP do Instituto da Criança do HC da FMUSP. Médica Plantonista da UTI Pediátrica do Hospital Samaritano.

Flávio Roberto Nogueira de Sá
Pediatra da Unidade de Primeiro Atendimento do HIAE. Coordenador da Pediatria e UTI Pediátrica do Hospital Estadual de Vila Alpina, SP.

Gilda Porta
Professora Livre Docente em Pediatria pela FMUSP. Chefe da Unidade de Gastroenterologia,

Guilherme Carvalhal Ribas
Neurocirurgião do HIAE. Professor Livre Docente do Departamento de Cirurgia da FMUSP. Coordenador do Setor de Neuroanatomia da Disciplina de Topografia Estrutura Humana do Departamento de Cirurgia da FMUSP. Professor of Clinical Neurosurgery, Clinical Faculty, da Universidade de Virgínia, EUA.

Gustavo Antonio Moreira
Especialista em Distúrbios do Sono da Clínica de Especialidades Pediátricas do HIAE. Doutor em Ciências pela UNIFESP.

Gustavo Foronda
Cardiologista Pediátrico do HIAE. Médico Plantonista da Unidade de Cardiologia Pediátrica e Cardiopatias Congênitas do Adulto do Instituto do Coração do HC da FMUSP.

Gustavo Caserta Lemos
Médico Urologista do HIAE. Doutor em Ciências pela FMUSP.

Hélio Massaharo Kimura
Médico do CTIP do HIAE. Médico Assistente da UTI Pediátrica do Instituto da Criança do HC da FMUSP. Mestre em Pediatria pela FMUSP.

Heloisa Helena de Sousa Marques
Chefe da Unidade de Infectologia do Instituto da Criança do HC da FMUSP. Responsável pelo Grupo de Atendimento a Crianças com Infecção pelo HIV/AIDS.

Iracema de Cássia Oliveira Ferreira Fernandes
Médica Assistente da UTI Pediátrica do Hospital Universitário da USP. Mestre em Pediatria pela FMUSP.

Irene Kazue Miura
Médica Assistente da Unidade de Gastroenterologia, Hepatologia e Nutrição do Instituto da Criança do HC da FMUSP. Doutora em Medicina pela FMUSP.

Jaques Pinus
Cirurgião Pediatra do HIAE. Professor Adjunto Doutor da UNIFESP/EPM.

Jaques Sztajnbok
Médico Assistente da UTI do Instituto da Criança do HC da FMUSP. Médico Diarista da UTI do Instituto de Infectologia Emílio Ribas. Médico Coordenador da UTI Pediátrica do Hospital da Cruz Azul de São Paulo.

João Fernando Lourenço de Almeida
Médico da CTIP do HIAE. Médico da UTI do Pronto Socorro Infantil Sabará. Coordenador da Pediatria e UTI Pediátrica do Hospital Estadual de Vila Alpina.

Jorge David Aivazoglou Carneiro
Médico Chefe da Unidade de Hematologia do Instituto da Criança do HC da FMUSP.

José Carlos Fernandes
Médico Assistente da UTI Pediátrica do Hospital Universitário da USP. Diretor Técnico Clínico do Pronto Atendimento Infantil do Hospital de Barueri.

José Luiz Brant de Carvalho Britto
Médico do CTIP do HIAE. Mestre em Medicina pelo Departamento de Pediatria da FMUSP.

José Luiz Dias Gherpelli
Professor Livre Docente em Neurologia Infantil pela FMUSP. Médico do Serviço de Neurologia Infantil do Hospital das Clínicas da FMUSP. Consultor em Neurologia Infantil do HIAE.

José Luiz Reginato Lopes
Médico Anestesista do HIAE.

José Mauro Kutner
Gerente Médico do Departamento de Hemoterapia do HIAE. Doutor em Hematologia e Hemoterapia pela FMUSP.

José Roberto de Souza Baratella
Cirurgião Pediátrico do HIAE. Professor Titular da Disciplina de Cirurgia Pediátrica da FMU Santo Amaro.

Karine Furtado Meyer
Cirurgiã Pediátrica do HIAE. Cirurgiã Pediatra do HSPE. Doutora em Ciências pela UNIFESP.

Koshiro Nishikuni
Neurocirurgião do HIAE. Chefe do Grupo de Neurocirurgia Pediátrica do Hospital do Servidor Público Estadual de São Paulo.

Léa Lederer Diamant
Médica Endocrinologista da Clínica de Especialidades Pediátricas do HIAE. Doutora em Endocrinologia pela FMUSP.

Lílian Maria Cristófani
Médica Assistente da Unidade de Oncologia do Instituto da Criança do HC da FMUSP. Doutora em Pediatria pela FMUSP.

Lissandra Borba da Cunha
Enfermeira Sênior do Instituto Israelita de Ensino e Pesquisa do HIAE. Membro do Departamento de Pós-Graduação da UNIFESP.

Luci Correa
Coordenadora do Serviço de Controle de Infecção Hospitalar do HIAE. Doutora em Medicina pela Disciplina de Infectologia da UNIFESP/EPM.

Lucília Santana Faria
Médica do CTIP do Instituto da Criança do HC da FMUSP. Médica da UTIP do Hospital Sírio Libanês.

Luiz Philipe Molina Vana
Médico da Equipe de Tratamento Cirúrgico de Queimados do HIAE. Médico Assistente da Disciplina de Cirurgia Plástica e Queimaduras do HC da FMUSP.

Manoel Carlos Prieto Velhote
Médico Assistente da Disciplina de Cirurgia Pediátrica da FMUSP. Professor Livre Docente pela FMUSP.

Manoel Ernesto Peçanha Gonçalves
Médico Assistente do Departamento de Cirurgia Pediátrica do Instituto da Criança do HC da FMUSP. Médico do Serviço de Endoscopia do HIAE.

Marcela Vieira dos Santos
Médica Assistente da Unidade de Hematologia do Instituto da Criança do HC da FMUSP.

Marcelo Apezzato
Médico Urologista do HIAE.

Maria Beatriz de Moliterno Perondi
Médica Assistente do Pronto Socorro do Instituto da Criança do HC da FMUSP. Médica do Pronto Atendimento do HIAE.

Maria Lúcia de Pinho-Apezzato
Médica Assistente do Departamento de Cirurgia Pediátrica do Instituto da Criança do HC da FMUSP.

Marilene Ferreira de Lima
Enfermeira da UTI do Instituto da Criança do HC da FMUSP.

Marta Pessoa Cardoso
Médica do CTI Pediátrico do HIAE. Medica Assistente da UTI Pediátrica do Instituto da Criança do HC da FMUSP. Mestre em Pediatria pela FMUSP.

Maurício Macedo
Cirurgião Pediatra do HIAE. Diretor do Serviço de Cirurgia Pediátrica do Hospital Infantil Darcy Vargas. Doutor em Ciências pela UNIFESP.

Milena de Paulis
Médica Assistente do Pronto Atendimento do Hospital Universitário da USP. Médica do Pronto Atendimento Pediátrico do HIAE

Milton Steinman
Médico Cirurgião da Unidade de Primeiro Atendimento do HIAE. Médico Assistente da Disciplina de Cirurgia do Trauma do HC da FMUSP. Doutor em Medicina pela FMUSP.

Naiana Valério
Fisioterapeuta Sênior do Departamento Materno Infantil do HIAE. Mestre pela Universidade Presbiteriana Mackenzie.

Neila Maria Marques Negrini
Farmacêutica Clínica do CTIP do HIAE. Pós-Graduada em Farmácia Clínica pelo Instituto Israelita de Ensino e Pesquisa do HIAE.

Nelson Hamerschlak
Hematologista e Hemoterapeuta do HIAE. Membro do Grupo de Transplante de Medula Óssea do HIAE.

Nilton Ferraro Oliveira
Doutor em Pediatria pela EPM/UNIFESP. Médico da Unidade de Cuidados Intensivos Pediátricos do Hospital São Paulo da UNIFESP/EPM.

Olberes Vitor Braga de Andrade
Médico do CTI Pediátrico do HIAE. Médico Assistente do Departamento de Pediatria – Setor de Nefrologia Pediátrica da Santa Casa de São Paulo. Doutor em Medicina pela FCM da Santa Casa de São Paulo.

Patrícia Freitas Góes
Médica Assistente da UTI Pediátrica do Hospital Universitário da USP. Mestre em Pediatria pela FMUSP.

Paula Perez Domingues Peron
Medica Assistente da UTI Pediátrica do Instituto da Criança do HC da FMUSP. Médica da UTI do Hospital Santa Catarina, São Paulo.

Pedro Takanori Sakane
Coordenador Clínico do Instituto da Criança do HC da FMUSP.

Regiane Pereira dos Santos
Enfermeira Máster da Divisão de Prática Assistencial do HIAE. Mestre em Pediatria pela UNIFESP.

Regina Helena Andrade Quinzani
Fisioterapeuta da UTI Pediátrica do Hospital Universitário da USP.

Renato Melli Carrera
Médico da Unidade de Pronto Atendimento do HIAE. Médico Assistente do Departamento de Pediatria – Cirurgia Pediátrica da FCM da Santa Casa de São Paulo.

Reynaldo André Brandt
Neurocirurgião do HIAE. Membro Titular da Sociedade Brasileira de Neurocirurgia da American Association of Neurological Surgeons, da American Society of Stereotactic Neurosurgery, do Tumor Board da AANS e CNS.

Roberta Schein Bigio
Nutricionista Responsável pela Unidade de Pediatria e do CTI Pediátrico do Departamento Materno-Infantil do HIAE.

Rodrigo Locatelli Pedro Paulo
Médico Assistente do Pronto Atendimento do Hospital Universitário da USP. Médico da Unidade de Pronto Atendimento Pediátrico do HIAE.

Sandra Harumi Murakami
Fisioterapeuta do Departamento Materno Infantil do HIAE.

Saul Cypel
Professor Livre Docente de Neurologia Infantil pela FMUSP. Neurologista Infantil do HIAE.

Shieh Huei Hsin
Médico Assistente da UTI Pediátrica do Hospital Universitário da USP. Médico Coordenador da UTI Infantil e Neonatal do Hospital Nossa Senhora da Penha.

Silvia Goldstein
Médica Assistente da UTI Pediátrica do Instituto da Criança do HC da FMUSP. Médica Intensivista da UTI Pediátrica do Hospital Nove de Julho.

Silvia Regina Cardoso
Médica Assistente do Departamento de Cirurgia Pediátrica do Instituto da Criança do HC da FMUSP. Médica Assistente do Serviço de Gastroenterologia Pediátrica da UNICAMP.

Solange Mignoni Guimarães
Supervisora de Seção Hospitalar da UTI do Instituto da Criança do HC da FMUSP.

Soraya Gomiero Fonseca
Psicóloga Clínica do Serviço de Psicologia do HIAE, responsável pela Pediatria Clínica e CTI Pediátrico do Departamento Materno Infantil do HIAE.

Sulim Abramovici
Coordenador do Departamento Materno Infantil do HIAE. Diretor da Unidade de Atendimento de Ambulatório e Emergências do Hospital Municipal Menino Jesus.

Telma Moreira Souza
Enfermeira Responsável pela UTI do Hospital Universitário da USP. Mestre em Enfermagem pela Escola de Enfermagem da USP.

Teresa Cristina Gomes Alfinito Vieira
Médica Endocrinologista da Clínica de Especialidades Pediátricas e do Programa Einstein na Comunidade do HIAE. Professor Adjunto Visitante Doutor da Disciplina de Endocrinologia da UNIFESP.

Vaê Dichtchekenian
Médico Assistente da Unidade de Endocrinologia Pediátrica do Instituto da Criança do HC da FMUSP. Endocrinologista da Clínica de Especialidades Pediátricas do HIAE. Doutor em Pediatria pela FMUSP.

Victor Nudelman
Médico da Unidade Neonatal do HIAE. Mestre em Medicina pela FCM da Santa Casa de São Paulo. Pesquisador Associado da Disciplina de Alergia, Imunologia Clínica e Reumatologia do Departamento de Pediatria da UNIFESP/EPM.

Virgínia Antelmi Gomes
Médica Intensivista do CTIP do HIAE.

Wanda Tobias Marino
Médica da UTI Neonatal do HIAE. Assessora da Área de Saúde da Criança da Secretaria Municipal da Saúde de São Paulo.

Woady Jorge Kalil Filho
Médico Assistente da UTI do Instituto da Criança do HC da FMUSP. Doutor em Medicina pelo Departamento de Pediatria da FMUSP.

HIAE – Hospital Israelita Albert Einstein.
FMUSP – Faculdade de Medicina da Universidade de São Paulo.
SOBEP – Sociedade Brasileira de Enfermeiros Pediatras.
UNIFESP – Universidade Federal de São Paulo.

Prefácio

Em que pesem os anos de treinamento e de experiência em centros de terapia intensiva pediátrica e neonatal, o avanço avassalador da biotecnologia a serviço da Medicina, permitindo o conhecimento e o esclarecimento de questões outrora nebulosas, a sobrevida de recém-nascidos com idade gestacional cada vez menor e morbidade maior, inúmeras questões sobre diagnósticos, procedimentos e tratamentos permanecem desafiadoras e outras surgiram em decorrência. Esse panorama faz parte das lidas diárias dos intensivistas pediátricos e neonatais, tornando-as absorventes, não monótonas e plenas, exigindo deles um constante contato com as últimas informações científicas correlatas. Se essas informações forem claras, objetivas, sequenciais e fidedignas, então prestarão serviço de qualidade inestimável às crianças, às suas famílias e aos médicos.

O presente compêndio, que modestamente se intitula Manual de Normas de Terapia Intensiva Pediátrica, encerra o que um compêndio deve conter, privilegiando, no entanto, o sentido de Normas de Serviços de reconhecida notabilidade.

Os coordenadores, especialistas desses Serviços, com titulação e trabalhos publicados em periódicos nacionais e internacionais de impacto considerável, respondem pela qualidade dos textos e responderão pelo sucesso da iniciativa.

Prof. Flávio Adolfo Costa Vaz
Ex-Professor Titular de Pediatria
Faculdade de Medicina da USP

Apresentação

É com grande orgulho que apresento o Manual de Normas em Terapia Intensiva, edição 2009, trabalho desenvolvido por três centros de excelência: Hospital Israelita Albert Einstein, Hospital Universitário da Universidade de São Paulo e Instituto da Criança "Prof. Pedro de Alcântara" da Faculdade de Medicina da Universidade de São Paulo.

A responsabilidade assumida pelos profissionais, coordenados pelo Prof. Dr. Eduardo Juan Troster, reflete o sucesso e a credibilidade que as instituições conquistaram durante o desenvolvimento da especialidade no Brasil. São instituições com reconhecida competência e missões bem definidas. Primam pela capacidade criativa e empreendedora, sendo consideradas inovadoras em ensino, assistência e pesquisa. Reúnem talentos com forte motivação, representam a vanguarda na especialidade. Sempre inovando em tecnologia, mantêm relacionamento e intercâmbio com serviços nacionais e internacionais.

O maior valor de seus profissionais é o compromisso de transmitir os conhecimentos adquiridos, estimulando novos multiplicadores.

O Manual, em sua nova edição, atualiza os conceitos de atendimento à criança grave, rediscute a fisiopatologia das afecções, sempre abordando os temas com base em evidências. A abordagem interdisciplinar é um ponto de destaque e a preocupação com a segurança do paciente é valorizada. A revisão de técnicas e procedimentos também foi preocupação dos autores.

Sem esquecer de conjugar avançada tecnologia com espírito humanístico, são abordadas questões importantes como aspectos éticos e psicológicos.

A consulta é facilitada pela apresentação, como exigem as condutas em centros de terapia intensiva.

Com esta nova edição, são privilegiados os profissionais que atuam na área e favorecidas todas as crianças que podem receber atendimento intensivo de qualidade, com melhor prognóstico.

Sulim Abramovici
Coordenador do Departamento de Pediatria
do Hospital Israelita Albert Einstein
Gerente Médico do Departamento Materno
Infantil do Hospital Israelita Albert Einstein

Conteúdo

Parte I

GERAL
coordenador: *Eduardo Juan Troster*

1. Avaliação Inicial 1
   João Fernando Lourenço de Almeida e *Adalberto Stape*

2. Manejo das Vias Aéreas...... 8
   Iracema de Cássia Oliveira Ferreira Fernandes e *Albert Bousso*

3. Sequência Rápida de Intubação Traqueal............... 11
   Andréa Maria Cordeiro Ventura e *Albert Bousso*

4. Ressuscitação Cardiopulmonar Pediátrica............................. 21
   Amélia Gorete Afonso da Costa Reis e *Arno Norberto Warth*

Parte II

PROCEDIMENTOS
coordenador: *Adalberto Stape*

1. Punção Venosa Periférica ... 33
   Solange Mignoni Guimarães e *Marilene Ferreira de Lima*

2. Cateterismo Central de Inserção Periférica............... 37
   Lissandra Borba da Cunha, Adriana Aparecida da Rosa Souza e *Adalberto Stape*

3. Cateterismo Venoso Central por Punção............. 41
   Adalberto Stape e *Eliane Roseli Barreira*

4. Cateterismo Venoso Central por Dissecção......... 48
   Maurício Macedo e *Adalberto Stape*

5. Cateterização Arterial Pulmonar............................. 53
   Hélio Massaharo Kimura, Nilton Ferraro Oliveira e *Débora Scordamaglia Flauzino de Oliveira*

6. Cateterização Arterial por Punção Percutânea............... 58
   Shieh Huei Hsin e *Adalberto Stape*

7. Cateterização de Vasos Umbilicais............................. 60
   Alice D'Agostini Deutsch e *Arno Norberto Warth*

8. Acesso Vascular Intraósseo 68
   Amélia Gorete Afonso da Costa Reis e *Marta Pessoa Cardoso*

9. Intubação Traqueal............... 71
   Iracema de Cássia Oliveira Ferreira Fernandes e *Albert Bousso*

10. Traqueostomia e Cricotireoidostomia 76
    Manoel Carlos Prieto Velhote e *Adalberto Stape*

11. Toracocentese e Drenagem Pleural 82
    Edson Khodor Cury e Jaques Pinus

12. Métodos de Investigação da Via Aérea Baixa 88
    Albert Bousso e Manoel Ernesto Peçanha Gonçalves

13. Sondagem Gastroenteral 93
    Denise Pourrat Dalge e Regiane Pereira dos Santos

14. Sondagem Vesical 98
    Telma Moreira Souza

15. Acesso para Diálise Peritoneal 103
    Gustavo Caserta Lemos, Marcelo Apezzato e Maria Lúcia de Pinho-Apezzato

16. Exsanguineotransfusão 109
    Victor Nuldeman e Alice D'Agostini Deutsch

17. Pericardiocentese 115
    Carlos Augusto Cardoso Pedra

18. Cardioversão 118
    Adriana Vada Souza Ferreira e Celso de Moraes Terra

19. Instalação de Marcapasso Externo 122
    Ayrton Bertini Junior

Parte III

SEDAÇÃO, ANALGESIA E PRINCÍPIOS DE ANESTESIA
coordenador: *Eduardo Juan Troster*

1. Avaliação da Dor e da Sedação 127
   Celso de Moraes Terra e Benaia Cândida Alves

2. Analgesia e Sedação 132
   Celso de Moraes Terra e José Carlos Fernandes

3. Bloqueadores Neuromusculares 142
   Virgínia Antelmi Gomes, Eliana Laurenti e Karine Furtado Meyer

4. Síndrome de Abstinência ... 146
   Gustavo Antonio Moreira e Virgínia Antelmi Gomes

5. Hipertermia Maligna 150
   José Luiz Reginato Lopes

Parte IV

CARDIOCIRCULATÓRIO
coordenador: *Eduardo Juan Troster*

1. Insuficiência Cardíaca Congestiva 153
   Carlos Augusto Cardoso Pedra

2. Miocardiopatias e Miocardite 162
   Gustavo Foronda

3. Abordagem Perioperatória em Cirurgia Cardíaca 168
   Deipara Monteiro Abellan

4. Choque 187
   Denise Varella Katz e Marta Pessoa Cardoso

5. Choque Séptico e Choque Tóxico 195
   Denise Varella Katz e Cristiane Freitas Pizarro

6. Arritmia Cardíaca 207
   Adriana Vada Souza Ferreira e Adalberto Stape

7. Emergência Hipertensiva ... 216
   Benita Galassi Soares Schvartsman e Olberes Vitor Braga de Andrade

8. Monitorização Hemodinâmica Não-Invasiva 230
Woady Jorge Kalil Filho e Cláudio Flauzino de Oliveira

9. Monitorização Hemodinâmica Invasiva 237
Flávio Roberto Nogueira de Sá e Hélio Massaharo Kimura

Parte V

RESPIRATÓRIO
coordenador:
Hélio Massaharo Kimura

1. Insuficiência Respiratória Aguda 247
Lucília Santana Faria, Cristiane do Prado, Albert Bousso e Ana Cristina Zanon Yagui

2. Síndrome do Desconforto Respiratório no Recém-Nascido 262
Celso Moura Rebello, Felipe de Souza Rossi e Alice D'Agostini Deutsch

3. Síndrome de Aspiração Meconial 267
Felipe de Souza Rossi, Alice D'Agostini Deutsch e Celso Moura Rebello

4. Hipertensão Pulmonar no Recém-Nascido 272
Alice D'Agostini Deutsch, Celso Moura Rebello e Felipe de Souza Rossi

5. Doenças das Vias Aéreas Superiores 278
Iracema de Cássia Oliveira Ferreira Fernandes e Hélio Massaharo Kimura

6. Doenças das Vias Aéreas Inferiores 284
Hélio Massaharo Kimura e Eduardo Juan Troster

7. Pneumonias e Pneumonias Relacionadas à Ventilação Mecânica 297
Alfredo Elias Gilio e Hélio Massaharo Kimura

8. Síndrome do Desconforto Respiratório Agudo 306
Eduardo Juan Troster, Flávia Feijó Panico Rossi e Lucília Santana Faria

9. Doenças Neuromusculares . 312
Abram Topczewski, Hélio Massaharo Kimura, Dumara Nascimento de Oliveira e Regina Helena Andrade Quinzani

10. Hipertensão Pulmonar 320
Hélio Massaharo Kimura e Eduardo Juan Troster

11. Ventilação Pulmonar Mecânica 326
Cristiane do Prado, Lucília Santana Faria, Sandra Harumi Murakami e Eduardo Juan Troster

12. Ventilação Mecânica Não-Invasiva 339
Dafne Cardoso Bourguignon da Silva e Ana Lúcia Capelari Lahóz

13. Monitorização Respiratória. 342
Eduardo Juan Troster, Lucília Santana Faria, Naiana Valério e Cristiane do Prado

Parte VI

NEUROLÓGICO
coordenador: Albert Bousso

1. Avaliação e Monitorização Neurológica 353
   João Fernando Lourenço de Almeida e José Luiz Dias Gherpelli

2. Estado de Mal Epiléptico 361
   Celso de Moraes Terra e Erasmo Barbante Casella

3. Traumatismo Cranioencefálico 368
   Adalberto Stape e Antonio Capone Neto

4. Traumatismo Raquimedular 381
   Amâncio Ramalho Junior e Reynaldo André Brandt

5. Pós-Operatório em Neurocirurgia 392
   Guilherme Carvalhal Ribas, Arthur Werner Poetscher, Koshiro Nishikuni e Adalberto Stape

6. Morte Encefálica 398
   Albert Bousso e Saul Cypel

Parte VII

RENAL E HIDROELETROLÍTICO
coordenador: Alfredo Elias Gilio

1. Insuficiência Renal Aguda 403
   Benita Galassi Soares Schvartsman e Andreia Watanabe

2. Distúrbios Hidroeletrolíticos 421
   José Carlos Fernandes, Patrícia Freitas Góes e Adalberto Stape

3. Distúrbios Acidobásicos 438
   Olberes Vitor Braga de ndrade

4. Pós-operatório de Transplante Renal Pediátrico 452
   Olberes Vitor Braga de Andrade

Parte VIII

ENDÓCRINO
coordenador:
José Luiz Brant de Carvalho Britto

1. Cetoacidose Diabética 459
   Vaê Dichtchekenian e Adalberto Stape

2. Insuficiência Adrenal Aguda 464
   Teresa Cristina Gomes Alfinito Vieira e Cristiane Freitas Pizarro

3. Distúrbios do Hormônio Antidiurético e Síndrome Perdedora de Sal 470
   Jaques Sztajnbok e Silvia Goldstein

4. Distúrbios da Tireoide 477
   Léa Lederer Diamant

Parte IX

DIGESTIVO
coordenador: Adalberto Stape

1. Abdome Agudo 485
   Jaques Pinus e Edson Khodor Cury

2. Hemorragia Digestiva 492
João Fernando Lourenço de Almeida, Manoel Ernesto Peçanha Gonçalves e Silvia Regina Cardoso

3. Insuficiência Hepática Aguda 497
Irene Kazue Miura e Gilda Porta

4. Pancreatite 505
José Roberto de Souza Baratella e Adalberto Stape

5. Pós-Operatório de Transplante Hepático 508
Ana Cristina Aoun Tannuri e Lucília Santana Faria

Parte X

NUTRICIONAL
coordenador: *Adalberto Stape*

1. Avaliação Nutricional 517
Adalberto Stape e Artur Figueiredo Delgado

2. Nutrição Enteral 522
Adalberto Stape e Roberta Schein Bigio

3. Nutrição Parenteral 532
Adalberto Stape

4. Suporte Nutricional no Recém-Nascido 542
Wanda Tobias Marino, Adalberto Stape e Alice D'Agostini Deutsch

Parte XI

HEMATOLÓGICO
coordenador:
José Luiz Brant de Carvalho Britto

1. Distúrbios da Coagulação .. 553
Nelson Hamerschlak

2. Utilização de Sangue e Hemocomponentes 561
José Mauro Kutner, Andrea Tieme Kondo e José Luiz Brant Carvalho Britto

3. Doença Falciforme 575
Jorge David Aivazoglou Carneiro e Marcela Vieira dos Santos

4. Plasmaférese Terapêutica 586
Araci Massami Sakashita e Andreza Alice Feitosa Ribeiro

5. Uso Terapêutico das Imunoglobulinas 595
Victor Nuldeman e Heloisa Helena de Sousa Marques

Parte XII

INFECCIOSO
coordenador: *Alfredo Elias Gilio*

1. Sepse 603
Daniela Carla de Souza e Cláudio Flauzino de Oliveira

2. Meningites e Meningoencefalites 612
Alfredo Elias Gilio e Ângela Esposito

3. A Criança com AIDS em UTI 622
Heloisa Helena de Sousa Marques e Pedro Takanori Sakane

4. Febre e Neutropenia 628
Lílian Maria Cristófani e Paula Perez Domingues Peron

5. Infecção Hospitalar............. 634
   Alfio Rossi Junior e Hélio Massaharo Kimura

6. Uso Criterioso de Antimicrobianos................... 647
   Alfredo Elias Gilio e Luci Corrêa

Parte XIII

ACIDENTES
coordenador: *Albert Bousso*

1. Abordagem Inicial do Politraumatizado................. 655
   Sulim Abramovici, Marta Pessoa Cardoso e Milton Steinman

2. Afogamento 667
   Denise Varella Katz e Maria Beatriz de Moliterno Perondi

3. Grande Queimado 672
   Adalberto Stape, Luiz Philipe Molina Vana, Carlos Fontana e Cristiane do Prado

4. Traumatismo Torácico 684
   Sulim Abramovici e Renato Melli Carrera

5. Traumatismo Abdominal 688
   Renato Melli Carrera e Sulim Abramovici

6. Intoxicações Agudas........... 693
   Cláudio Schvartsman

7. Acidentes por Animais Peçonhentos 707
   Milena de Paulis e Rodrigo Locatelli Pedro Paulo

Parte XIV

MISCELÂNEA
coordenador: *Eduardo Juan Troster*

1. Cuidados Perioperatórios .. 717
   Eliana Laurenti, Maurício Macedo e Karine Furtado Meyer

2. Transporte de Crianças Gravemente Enfermas........ 726
   Woady Jorge Kalil Filho e Daniela Carla de Souza

3. Bioética................................ 734
   Eduardo Juan Troster

4. Aspectos Psicológicos em Terapia Intensiva 745
   Soraya Gomiero Fonseca

Parte XV

TABELAS
coordenador:
José Luiz Brant de Carvalho Britto

A. Tabelas e Fórmulas de Uso na Prática Pediátrica.............................. 749
   José Luiz Brant de Carvalho Britto e Adalberto Stape

B. Medicamentos em Terapia Intensiva Pediátrica 764
   José Luiz Brant de Carvalho Britto, Neila Maria Marques Negrini e Adalberto Stape

C. Medicamentos em Insuficiência Renal 814
   José Luiz Brant de Carvalho Britto e Adalberto Stape

ÍNDICE REMISSIVO 819

Parte I. Geral

coordenador • *Eduardo Juan Troster*

1. Avaliação Inicial

João Fernando Lourenço de Almeida
Adalberto Stape

INTRODUÇÃO

A terapia intensiva pediátrica surgiu nos EUA no final dos anos 60. No Brasil, os primeiros Centros de Terapia Intensiva Pediátrica (CTIP) surgiram na década de 70. Apesar da diferenciação nos cuidados, o grande impacto na mortalidade só foi atingido com o avanço tecnológico e o melhor conhecimento técnico da equipe multiprofissional a partir da década de 90.

A boa condução de um caso dentro da terapia intensiva se inicia com a avaliação aprofundada e cuidadosa do paciente. Essa avaliação inicial começa na solicitação da vaga. O médico intensivista deve se informar sobre a história breve do paciente, bem como sobre a indicação e a necessidade de tratamento em terapia intensiva. Além de questionar sobre a condição atual do paciente, com parâmetros clínicos e laboratoriais recentes, além de intercorrências no atendimento de pronto-socorro ou centro cirúrgico.

Para obter sucesso nesses passos iniciais, o pediatra deve ainda ter conhecimento do grau de complexidade de sua unidade, além de analisar a disponibilidade de outros recursos específicos, como hemodiálise, pós-operatório neurocirúrgico (equipe neurocirúrgica, BIS, EEG contínuo, monitor de PIC), pós-operatório de cirurgia cardíaca (cateter de artéria pulmonar, monitor de saturação venosa, marcapasso), necessidade de ventiladores mecânicos mais avançados (ventilação de alta frequência, monitorização de mecânica respiratória), transplantes (condições para manutenção de doador, imunossupressores).

Com esses dados, a equipe multiprofissional deve preparar antecipadamente todos os aparelhos e dispositivos necessários para o cuidado do paciente. É importante manter atenção no preparo de leito para pacientes que são transferidos do centro cirúrgico, com cateteres e monitores, devendo-se antecipar a posição e os ajustes, evitando prejuízos que são extremamente comuns nos primeiros minutos no CTIP (como extubações acidentais ou perdas de cateteres de difícil substituição).

É importante ter conhecimento dos protocolos de internação de sua própria unidade, posto que variam de acordo com a complexidade do hospital.

No restante deste capítulo, serão discutidas as principais indicações de internação no CTIP e a aplicação e a importância de um escore de gravidade. Os passos da avaliação inicial estão na figura I-1.

INDICAÇÕES DE INTERNAÇÃO EM TERAPIA INTENSIVA PEDIÁTRICA

Critérios gerais – em ordem de prioridade

1. Pacientes agudos graves, sem doença de base, instáveis, com disfunção de um ou mais órgãos, que necessitem de suporte ventilatório, cardiocirculatório (medicamentos vasoativos), neurológico, metabólico ou de métodos dialíticos.

2. Pacientes com alguma doença de base agudizada ou com complicações graves, instáveis, com disfunção de um ou mais órgãos, que

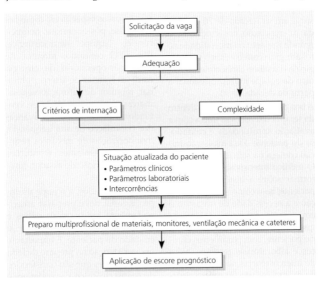

Figura I-1 • Passos da avaliação inicial.

necessitem de suporte ventilatório, cardiocirculatório (medicamentos vasoativos), neurológico, metabólico ou de métodos dialíticos.

3. Pacientes que requerem monitorização contínua, devido ao risco de instabilidade respiratória, cardiocirculatória ou metabólica, e que se beneficiam da utilização desses recursos e da possibilidade de reavaliações médicas frequentes.

4. Pacientes portadores de doenças de base em fase terminal, em estado grave e instável, como forma de conforto para a família e de sedação da criança.

Critérios específicos

As indicações de unidade de terapia intensiva (UTI) não são limitadas aos exemplos abaixo descritos.

1. Distúrbios cardiovasculares
- Choque independente da etiologia.
- Insuficiência cardíaca congestiva (ICC) instável/edema agudo de pulmão.
- Arritmias cardíacas com instabilidade.
- Pós-parada cardiorrespiratória.
- Cardiopatias congênitas com instabilidade hemodinâmica e/ou respiratória.
- Tromboembolismo pulmonar.
- Pós-operatório de cirurgias cardíacas e vasculares.
- Necessidade de monitorização invasiva de pressão arterial, venosa e pulmonar.

2. Distúrbios do sistema respiratório
- Insuficiência respiratória aguda.
- Doença pulmonar ou de vias áreas superiores rapidamente progressiva com risco de falência respiratória.
- Pacientes com necessidade de $FiO_2 > 50\%$.
- Necessidade de terapêutica inalatória contínua e/ou frequente (mal asmático).
- Ventilação não-invasiva, pacientes agudos.
- Intubação oro/nasotraqueal.
- Traqueostomia recente com ou sem necessidade de ventilação mecânica.
- Traumatismo torácico, comprometendo vias aéreas superiores e inferiores, com prejuízo da dinâmica ventilatória.
- Pós-operatório de cirurgias toracopulmonares de grande porte.

3. Distúrbios neurológicos
- Estado de mal convulsivo ou convulsões de repetição.
- Coma ou alterações agudas do estado de consciência.
- Disfunções neuromusculares agudas ou progressivas.
- Traumatismo cranioencefálico.
- Traumatismo raquimedular.
- Hipertensão intracraniana.
- Acidente vascular cerebral.
- Pós-operatório de neurocirurgias.
- Pós-operatório de cirurgias de coluna vertebral.

- Colocação de derivação ventricular externa.
- Inflamação e infecção aguda de meninges e encéfalo, com risco de deterioração.
- Suspeita de morte encefálica, para confirmar diagnóstico e/ou preparo para doação de órgãos.

4. **Distúrbios gastrointestinais e hepáticos**
   - Hemorragia digestiva com instabilidade hemodinâmica ou em paciente de risco.
   - Traumatismo abdominal grave.
   - Pancreatite aguda grave.
   - Insuficiência hepática aguda.
   - Transplante hepático.
   - Peritonites/íleo paralítico.
   - Enterocolite necrotizante/síndrome do intestino curto.
   - Pós-operatório de grandes cirurgias do sistema digestivo.
   - Após endoscopia, para retirada de corpo estranho.

5. **Distúrbios renais**
   - Insuficiência renal aguda.
   - Necessidade de diálise e/ou de hemofiltração em paciente instável.
   - Emergência hipertensiva.
   - Pós-operatório de grandes cirurgias urológicas.
   - Transplante renal.

6. **Distúrbios hematológicos e oncológicos**
   - Distúrbios graves da coagulação sanguínea.
   - Anemias agudas ou crônicas com comprometimento hemodinâmico ou circulatório.
   - Síndrome da lise tumoral.
   - Complicações graves das anemias hemolíticas.
   - Neutropenia grave com comprometimento hemodinâmico.
   - Exsanguineotransfusão, plasmaferese, leucoferese, com risco de instabilidade hemodinâmica.

7. **Distúrbios metabólicos e endócrinos**
   - Distúrbios graves do balanço hidroeletrolítico e acidobásico.
   - Distúrbios hipo ou hiperosmolares.
   - Cetoacidose diabética grave com comprometimento metabólico, hemodinâmico ou neurológico.
   - Distúrbios do metabolismo de cálcio, fósforo e magnésio com comprometimento cardiocirculatório ou neurológico.
   - Erros inatos do metabolismo descompensados.

8. **Miscelânea**
   - Prematuros que requeiram monitorização contínua.
   - Sepse.
   - Intoxicações agudas com comprometimento de órgãos.
   - Queimaduras graves (> 10% superfície corpórea ou acometendo face e períneo).
   - Acidentes com energia elétrica.
   - Pós-operatórios com grande risco de instabilidade hemodinâmica ou respiratória: transplantes, politraumatismos, cirurgias craniofaciais, procedimentos endoscópicos respiratórios etc.
   - Hipertermia maligna.

- Necessidade de recurso, tecnologia ou intervenção que exceda os limites das unidades clínicas.

ÍNDICES PROGNÓSTICOS NO CTIP

Existem vários sistemas de escores para classificar os pacientes pediátricos, desde recém-nascidos prematuros até adolescentes. De forma geral, um bom indicador prognóstico, para se tornar válido, deve: ser de fácil caracterização e aplicação; não exigir grande experiência do observador; ser facilmente reprodutível; não necessitar de recursos sofisticados ou complicados; ter fácil acesso e não ser caro. Na tabela I-1, os principais objetivos dos índices prognósticos.

Dos vários escores recentemente criados, será discutido o PIM2 ("Pediatric Index of Mortality 2"), recentemente revalidado e que mostra superioridade em relação ao escore mais consagrado anteriormente, o PRISM.

Tabela I-1 • Aplicabilidade dos índices prognósticos em pediatria.

1. Criar parâmetros para indicação de internação e alta de pacientes em CTIP
2. Mensurar a eficácia e a eficiência do atendimento
3. Avaliar a qualidade e a segurança do próprio CTIP em períodos diferentes
4. Comparar serviços entre si
5. Dimensionar a quantidade e a qualificação dos profissionais necessários para a CTIP
6. Tentar estimar prognósticos por meio de cálculo de risco de mortalidade

PIM2

Shann e cols., em 1997, idealizaram um escore prognóstico com o objetivo de superar o escore mais utilizado até então o "Pediatric Risk of Mortality" (PRISM) nos seguintes aspectos: maior facilidade de aplicação (menos variáveis que as 14 ou 17 do PRISM II e III) e principalmente, não coletar dados nas primeiras 24 horas (piores nas primeiras 24 horas).

O argumento principal para se coletar os dados de admissão (1ª hora) é que grande parte dos óbitos que ocorrem em CTIP, ocorrem nas primeiras 24 horas, sendo que o escore estaria mais diagnosticando a morte do que predizendo. Outro argumento é que uma criança avaliada em 24 horas pode apresentar melhora de acordo com o tratamento ou com a unidade em que ela estiver internada. Ou seja, um paciente internado em uma unidade com bons recursos tecnológicos e médicos pode apresentar melhora significativa em 24 horas, enquanto outra criança, em uma unidade mais simples ou com recursos técnicos menos avançados pode ficar com a mesma instabilidade da admissão ou até mesmo piorar no período de 24 horas.

O modelo de Shann envolve apenas oito variáveis e apresentou boa correlação com a sobrevida dos pacientes. O PIM2 não exclui os recém-nascidos.

Em 2003, Slater e cols. recalibraram o escore, tornando-o mais fidedigno. As principais mudanças práticas estão incluídas na tabela I-2. No item diagnóstico de alto ou baixo risco, utilizar apenas uma das opções.

Tabela I-2 • Variáveis e instruções para coleta do PIM.

O PIM é calculado com informações coletadas no momento em que a criança é admitida no CTIP. Como o PIM descreve como a criança se encontrava na hora em que se iniciou a terapia intensiva, as observações a serem anotadas devem ser no primeiro contato, face-a-face, da criança (não-telefônico) com o médico atendente. Usar o primeiro valor de cada variável medida desde o primeiro contato até o término da primeira hora dentro do CTIP. O primeiro contato pode ser no CTIP, no pronto socorro ou na enfermaria. A reação pupilar à luz é utilizada como indicadora da função cerebral; não anotar valores anormais se for relacionado a medicamentos, toxinas ou lesão local. Se a informação não estiver disponível, anotar zero (exceto para pressão arterial sistólica, que deve ser anotado 120). Não deixar espaço em branco.
1. Admissão agendada para cirurgia eletiva ou admissão eletiva no CTIP para procedimento como a inserção de um cateter ou monitor ou revisão de ventilação domiciliar (Não = 0; Sim = 1)
2a. Diagnóstico de alto risco Se houver alguma das condições abaixo, anotar o código [número]. Dúvida [0] [0] Nenhuma [1] Parada cardíaca pré-hospitalar [2] Imunodeficiência grave combinada [3] Leucemia/linfoma após primeira indução [4] Hemorragia cerebral espontânea [5] Cardiomiopatia ou miocardite [6] Síndrome do coração esquerdo hipoplásico [7] Infecção pelo HIV [8] Falência hepática [9] Doença neurodegenerativa
2b. Diagnóstico de baixo risco Se houver alguma das condições abaixo, anotar o código [número]. Dúvida [0] [0] Nenhuma [1] Asma é a principal indicação de CTI [2] Bronquiolite é a principal indicação de CTI [3] Laringite é a principal indicação de CTI [4] Apnéia obstrutiva do sono é a principal indicação de CTI [5] Cetoacidose diabética é a principal indicação de CTI
3. Resposta pupilar à luz (ambas > 3 mm, fixas = 1; outra = 0; desconhecido = 0)
4. Excesso de base (BE) no sangue arterial ou capilar, mmol/L (desconhecido = 0)
5. PaO$_2$, mmHg (desconhecido = 0)
6. FiO$_2$ no momento da coleta da PaO$_2$ (desconhecido = 0)
7. Pressão arterial sistólica, mmHg (desconhecido = 120)
8. Ventilação mecânica em qualquer momento na primeira hora (Não = 0; Sim = 1)
9. Desfecho da admissão do CTIP (alta com vida = 0; óbito na UTIP = 1)

Para cálculo da probabilidade de óbito, deve se calcular primeiramente o PIM$_{logit}$ com a seguinte fórmula: PIM$_{logit}$ = (3,0791 × reação pupilar) + (1,6829 × diagnóstico de alto risco) × ou (–1,577 × diagnóstico de baixo risco) + (–0,9282 × admissão) + (1,3352 × ventilação mecânica) + (0,01395 × valor absoluto (PA-120)) + (0,1040 × valor absoluto BE) + (0,2888 × 100 × FiO$_2$/PaO$_2$) – 4,8841.

Para o cálculo do PIM e da probabilidade de óbito, utilizar a fórmula a seguir (e = 2,7183):

$$PIM = e^{logit}/(1 + e^{logit})$$

O PIM2 é um escore que tem trabalhos com validação/calibração em outras regiões do mundo, tendo sido aplicado para populações específicas como pacientes em pós-operatório de cirurgia cardíaca ou neurocirúrgicos.

BIBLIOGRAFIA

1. Guidelines for developing admission and discharge policies for the Pediatric Intensive Care Unit (AAP and SCCM). *Pediatrics*, 103(4), 1999.

2. Jones GD, Thorburn K, Tigg A, Murdock IA. PIM v PRISM in infants and children post cardiac surgery in a UK PICU. *Int Care Med*, 26(1):145, 2000.

3. Leteurte S, Leclerc F, Martinot A, Cremer R, Fourier C, Grandbastien B. Can generic scores (Pediatric Risk of Mortality and Pediatric Index of Mortality) replace specific scores predicting the outcome of presumed meningococcal septic shock in children? *Crit Care Med*, 29(6): 1239-46, 2001.

4. Shann F, Pearson G, Slater A, Wilkinson K. Paediatric index of mortality (PIM): a mortality prediction model for children in intensive care. *Int Care Med*, 23:201-7, 1997.

5. Slater A. Monitoring outcome in pediatric intensive care. *Pediatr Anesthesia*, 14:113-6, 2004.

6. Slater A, Shann F, Pearson G. PIM2: a revised version of the Paediatric Index of Mortality. *Int Care Med*, 29(2):278-85, 2003.

7. Slater A & Shann F. The suitability of the Pediatric Index of Mortality (PIM), PIM2, the Pediatric Risk of Mortality (PRISM) and PRISM III for monitoring the quality of pediatric intensive care in Australia and New Zeland. *Pediatr Crit Care Med*, 5(5):447-54, 2004.

2. Manejo das Vias Aéreas

Iracema de Cássia Oliveira Ferreira Fernandes
Albert Bousso

Doenças respiratórias são comuns em pacientes pediátricos e podem involuir para parada cardiorrespiratória e óbito.

Os problemas respiratórios mais frequentes em crianças são:
- Obstrução de vias aéreas superiores.
- Obstrução de vias aéreas inferiores.
- Alteração da difusão de gases alveolares aos capilares.
- Anormalidade de fluxo sanguíneo.
- Alterações morfológicas e funcionais.

As principais considerações anatômicas e fisiológicas na criança são:
- As vias aéreas do lactente e da criança são menores em diâmetro e mais curtas que as do adulto.
- Língua é maior em relação à do adulto.
- Posição cefálica em comparação com a do adulto.
- Epiglote mais longa, flexível, estreita, e angulada em direção oposta ao eixo longo da traqueia.
- Cordas vocais têm fixação anterior mais inferior do que no adulto.
- Em menores de 10 anos, a traqueia é afunilada.

A avaliação e o tratamento da insuficiência respiratória podem evitar a progressão do quadro e a necessidade de intubação traqueal.

SISTEMAS DE LIBERAÇÃO DE OXIGÊNIO

O oxigênio deve ser oferecido em altas concentrações para todos os pacientes com insuficiência respiratória. Se a criança apresentar agitação, deve-se optar por uma estratégia de oferta de O2 que não piore a oxigenação e que, se possível, permita que a criança permaneça com os pais (calmante natural). Quando necessário, optar por sedação, para melhor proteção da via aérea e melhorar padrão respiratório.

A seguir, serão descritos os principais métodos:

- Máscara de oxigênio

Há vários tipos e geralmente são mais bem aceitas por crianças maiores. É um dispositivo de baixo fluxo que fornece de 35 a 60% de oxigênio inalado, com fluxo de ar de 6 a 10 litros/min. Pode ser máscara com reinalação parcial ou máscara não reinalante. Pode ser utilizada a máscara com sistema de Venturi, sistema de alto fluxo que oferece de 25 a 60% de oxigênio inalado.

• Tenda facial

Sistema de alto fluxo (10 a 15 litros/min) que oferece até 40% de oxigênio.

• Capacete ou capuz

É um invólucro de plástico transparente que envolve a cabeça do paciente e pode ser bem tolerado por recém-nascidos, com alto fluxo, podendo atingir concentração de oxigênio de até 90%.

• Tenda de oxigênio

Invólucro de plástico transparente que envolve a cabeça do paciente, geralmente bem tolerado, e que pode oferecer até 60% de oxigênio quando se utiliza fluxo elevado.

• Cânula nasal

Oferece oxigênio de baixo fluxo, sendo que a concentração não pode ser estimada. Fluxos acima de 4 litros/min não devem ser usados, pois irritam a mucosa respiratória.

• Cânulas orofaríngeas

Saliência circular, projetada para adaptação na base posterior da língua e é usada para mantê-la. Pode ser usada em crianças inconscientes, quando as manobras de retificação de vias aéreas não são suficientes (inclinação da cabeça com elevação do queixo ou tração da mandíbula). Tamanhos disponíveis: cânulas de Guedel de 000 a 4.

• Cânula nasofaríngea

Tubo de borracha ou plástico mole que promove fluxo de ar entre as fossas nasais e a faringe. Pode ser usada em pacientes conscientes ou com estado de consciência diminuída. Tamanhos disponíveis: 12 a 36F.

VENTILAÇÃO COM BOLSA-MÁSCARA

• Ventilação com máscara facial

É um corpo de plástico ou borracha, com orifício de conexão padronizado de 15 a 22mm e um aro de vedação facial; ela deve se estender da ponta do nariz até a cissura do queixo, mas sem comprimir os olhos. É usada em pacientes com cânulas oro ou nasofaríngeas, ou durante ventilação espontânea, assistida ou controlada.

• Técnica de ventilação com bolsa-máscara

Para a realização desse procedimento é necessária a abertura das vias aéreas; na ausência de traumatismo, inclina-se a cabeça para trás, e com dois ou três dedos posicionados sob o ângulo da mandíbula, para elevá-la para cima e para a frente, retirando a língua da faringe posterior (técnica E-C); o 3º e o 4º dedos são colocados ao longo da mandíbula para elevá-la para a frente, enquanto o polegar e o indicador da mesma mão (formando um C) mantêm a máscara na face da criança. Pode ser realizado com um ou dois médicos, e deve-se sempre observar a expansibilidade do tórax. O pescoço da criança deve ser movimentado delicadamente para evitar a hiperextensão. Ainda, para evitar distensão gástrica e regurgitação durante a ventilação com pressão positiva, deve ser aplicada a manobra de Sellick (leve pressão na cricoide).

• Máscara laríngea

Tubo com projeção que forma uma máscara na extremidade distal, possui "cuff", que é introduzido pela orofaringe até encontrar resistência, então o "cuff" é insuflado, não devendo exceder a pressão de 20cmH$_2$O, deixando a ponta distal do tubo sobre a glote e mantendo a via aérea pérvia e segura. O paciente deve estar inconsciente.

Quanto à escolha do tamanho, geralmente, a recomendação é pelo peso da criança (Tabela I-3).

Geralmente, não há complicações com a colocação da máscara laríngea, porém há descrição de aspiração, lesão do nervo laríngeo e morte.

Tabela I-3 • Máscaras laríngeas.

Tamanho	Idade/peso
1	Recém-nascidos/lactentes < 5kg
1,5	Lactentes entre 5 e 10kg
2	Lactentes/crianças entre 10 e 20kg
2,5	Crianças entre 20 e 30kg
3	Crianças/adolescentes entre 30 e 50kg
4	Adolescentes/adultos entre 50 e 70kg
5	Adolescentes/adultos entre 70 e 100kg
6	Adolescentes/adultos > 100kg

BIBLIOGRAFIA

1. Brambrink AM e cols. Management of paediatric airway: new developments. *Curr Opin Anaesthesiol*, 15:329-37, 2002.

2. Brimacombe J e cols. Lingual nerve injury associated with the ProSeal laryngeal mask airway: case report and review of the literature. *Br J Anaesth*, 95: 420-3, 2005.

3. Gallart L e cols. Simple method to determine the size of the laryngeal mask airway in children. *Eur J Anaesthesiol*, 20: 570-4, 2003.

4. Hulme J e cols. Critically injuried patients, inaccessible airways, and laryngeal mask airways. *Emerg Med J*, 22:742-4, 2005.

5. Pediatric Advanced Life Suport, 4:81-126, 2003.

6. Stocker R e cols. Airway management and artificial ventilation in intensive care. *Curr Opin Anaesthesiol*, 18:35-45, 2005.

7. Weiss M e cols. Use of the intubating laryngeal mask in children: an evoluation using video-endoscopic monitoring; *Eur J Anaesthesiol*, 18:739-744, 2001.

8. Zuckerberg AL e cols. Airway management in pediatric critical care. In — *Textbook of Pediatric Intensive Care*, Saunders, Philadelphia, 1996, p. 51-76.

3. Sequência Rápida de Intubação Traqueal

Andréa Maria Cordeiro Ventura
Albert Bousso

INTRODUÇÃO

Intubação traqueal (IT) de emergência é, com frequência, uma intervenção capaz de definir o prognóstico da criança gravemente doente. Apesar de seus benefícios, a IT em paciente responsivo pode induzir uma resposta do organismo que contribui para a deterioração do quadro de base.

Um arco reflexo neurológico, decorrente da estimulação das vias aéreas pode determinar como consequências: fechamento da glote (laringoespamo) e edema pulmonar decorrente de esforços inspiratórios vigorosos contra a glote fechada; além de broncoespasmo e apnéia. Hipertensão arterial, taquicardia e taquidisritmias com elevação do consumo de oxigênio pelo miocárdio são consequentes a estimulação simpática e liberação de catecolaminas pela suprarrenal. Resposta parassimpática, caracterizada por bradicardia e hipotensão, parece predominar em crianças menores de 5 anos que possuem tônus vagal aumentado. Pacientes com instabilidade neurológica apresentam alteração dos mecanismos autorregulatórios do fluxo sanguíneo, de modo que pequenos aumentos da pressão arterial podem induzir elevações substanciais da pressão intracraniana. A hipercapnia, a hipóxia e a resposta motora durante laringoscopia direta também podem afetar a pressão intracraniana, independente de alterações no fluxo sanguíneo cerebral.

Atenuação ou eliminação das respostas reflexas à laringoscopia direta com o paciente acordado são os objetivos primários dos protocolos de sequência rápida de intubação (SRI) juntamente com rápido início de condições ideais para intubação e redução do risco de aspiração de conteúdo gástrico.

Na tabela I-4 estão citadas as indicações e contraindicações relativas para SRI em crianças.

ETAPAS DO PROTOCOLO DE SRI

- **Avaliação e preparação**

Previamente ao início do procedimento, deve ser realizada avaliação da via aérea que pretende definir a possibilidade de ventilação com máscara e bolsa e a possibilidade de sucesso da intubação por via translaríngea. A avaliação das características da via aérea auxilia a predizer uma intubação difícil. Deverão ser avaliados:

- Presença de malformações da face, nariz ou boca, tais como: micrognatia, retromicrognatia, fenda palatina, características do palato, condições dos dentes entre outros.
- Abertura da boca.
- Mobilidade da articulação temporomandibular.
- Tamanho da mandíbula.
- Mobilidade do pescoço.

Nesse momento, devem ser ainda pesquisados os fatores que possam interferir no procedimento e predispor a complicações. Sugere-se a aplicação de regra mnemônica

Tabela I-4 • Indicações e contraindicações para SRI em crianças.

Indicações
• Manutenção da permeabilidade da via aérea e sua proteção em: Traumatismos, queimaduras Perda dos reflexos protetores da via aérea (anestesia geral) Higiene brônquica Insuficiência respiratória Afecções do sistema nervoso central (traumatismos, intoxicações, infecções)
• Suporte no tratamento e diagnóstico de outras condições: Proteção cerebral (hiperventilação) Choque (redução do trabalho respiratório) Intoxicação (proteção da via aérea) Procedimentos diagnósticos prolongados (tomografia de crânio) Traumatismo abdominal ou torácico grave
Contraindicações relativas
• Respiração espontânea e ventilação adequada Possibilidade de insucesso da intubação ou ventilação com máscara e bolsa Traumatismo facial ou laríngeo grave Obstrução da via aérea superior Distorção da anatomia facial ou da via aérea (via aérea difícil)

AMPLE (**a**lergias, **m**edicações, **p**assado **m**édico, **l**íquidos e última refeição, **e**ventos que levaram à necessidade de intubação).

Na etapa de preparação, devem ser reunidos todo equipamento, pessoal e medicações necessários para a IT. Recomenda-se que, pelo menos, três indivíduos estejam disponíveis para o procedimento: um para proceder a IT, um para administrar a medicação e outro para monitorizar e realizar compressão cricoide, quando indicada.

• **Monitorização**

Devem estar disponíveis: monitorização cardiorrespiratória contínua, oximetria de pulso contínua e monitorização da pressão arterial de forma intermitente. Deve ser providenciado um monitor de dióxido de carbono (CO_2) exalado, que será empregado para confirmação da IT (ver adiante).

• **Pré-oxigenação e compressão cricoide**

O objetivo da pré-oxigenação é maximizar a saturação de O_2 da hemoglobina (SO_2). A pré-oxigenação promove a retirada ("washout") de nitrogênio criando um reservatório de oxigênio na capacidade residual funcional pulmonar. Consiste em ofertar oxigênio a 100% por pelo menos 3min, para o paciente respirando espontaneamente, antes do procedimento de intubação. É realizada com máscara aberta conectada a uma fonte de oxigênio. Em caso de apneia, deve ser realizada ventilação com pressão positiva por meio da bolsa-máscara. A ventilação com pressão positiva deve ser evitada, pois pode causar distensão gástrica e predispor à aspiração. Apesar do risco de distensão gástrica, não é recomendada a passagem de sonda gástrica nesse momento.

Compressão cricoide foi inicialmente introduzida na prática anestésica por Sellick em 1961. O autor demonstrou a eficácia da técnica em promover obliteração do lúmen do esôfago. Portanto, o objetivo primário dessa manobra é a prevenção da aspiração de conteúdo gástrico em pacientes submetidos a intubação traqueal sem jejum prévio. Em protocolos de sequência rápida de intubação, a compressão da cricoide é recomendada apenas se houver necessidade de ventilação com bolsa e máscara e é realizada após início da indução anestésica. O paciente pediátrico parece ser tão suscetível à aspiração de conteúdo gástrico quanto os adultos. Fatores que contribuem para esse evento em crianças incluem: aerofagia excessiva durante choro, atividade diafragmática excessiva durante obstrução da via aérea, esôfago mais curto e menor gradiente hidrostático entre o estômago e a laringe.

MEDICAMENTOS UTILIZADOS NOS PROTOCOLOS DE SRI

Os agentes farmacológicos utilizados em protocolos de SRI podem ser divididos em três grupos: uma pré-medicação, um agente sedativo e um agente relaxante muscular.

No grupo da pré-medicação estão incluídas medicações para minimizar as respostas à IT e para analgesia. Agentes anticolinérgicos, em particular a atropina, minimizam a bradicardia e a assistolia decorrentes da estimulação vagal. Recomenda-se uso de atropina em crianças menores de 1 ano e intubação utilizando succinilcolina.

A dose de atropina deve ser de 0,01 a 0,02mg/kg, por via EV, ou 0,02mg/kg, por via IM, com dose máxima de 1mg e dose mínima de 0,1mg, devendo ser administrada 1 a 2min antes da IT, podendo ter duração superior a 30min.

Proteção contra aumento da pressão intracraniana (PIC) decorrente da laringoscopia deve ser considerada especialmente naqueles com suspeita de hipertensão intracraniana. Recomenda-se o uso de lidocaína (1 a 2mg/kg por via intravenosa em bolo rápido, 2 a 5min antes da laringoscopia). Pode causar depressão miocárdica e do sistema nervoso central em altas doses e pode causar convulsões com doses repetidas.

Analgesia pode ser considerada nessa etapa do protocolo. Recomenda-se analgésico potente e de ação rápida. Pode ser empregado o fentanil ou a morfina, considerando-se os efeitos indesejados de cada um desses agentes.

A escolha do agente sedativo deve se basear na experiência do indivíduo com cada medicação, nos efeitos desejados, nos efeitos adversos e a na situação clínica do paciente. Recomenda-se acesso intravenoso seguro para a realização do procedimento, apesar de que algumas medicações podem ser infundidas por outras vias.

Na tabela I-5 são citadas as características dos principais sedativos empregados em protocolos de SRI.

Na tabela I-6 estão propostas algumas opções de sedativos de acordo com situações clínicas específicas.

Na tabela I-7 são citadas as principais características dos bloqueadores neuromusculares comumente empregados em protocolos de SRI.

Uma característica de particular interesse dos bloqueadores neuromusculares, quando empregados em protocolo de SRI, diz respeito ao tempo para alcançar condições ideais para intubação. A succinilcolina, apesar de seus diversos efeitos adversos (Tabela I-8), permite condições para intubação no menor espaço de tempo em comparação com os demais bloqueadores neuromusculares (45 a 60s); seguida pelo vecurônio (90 a 240s).

Em caso de uso da succinilcolina recomenda-se a administração prévia de atropina na dose de 0,01 a 0,02mg/kg por via intravenosa com dose mínima de 0,1mg e máxima de 1mg. Por via intramuscular, usar dose de 0,02mg/kg do bloqueador.

Tabela I-5 • Características dos agentes farmacológicos comumente utilizados em protocolos de SRI.

Fármaco	Dose (mg/kg)	Início ação (min)	Duração ação	Efeito sobre PIC	Efeito sobre PA	Vantagens	Desvantagens	Comentários
Tionembutal	2-5 (IM) 1-3 (IV)	1-5 5-15	15-60min 2-4h	Protetor, ↓	→	Rápido início e curta duração, ↓ PIC, ação anticonvulsivante	↓ PA, broncoespasmo, sem efeitos analgésicos	Potencializa efeito depressivo respiratório de narcótico e BZP
Midazolam	0,1-0,2 (IM) 0,1-0,4 (IV) 0,2-0,4 (IM) 0,5-1 (VR)	5-15 1-2 5-15 5-10	30-60min	Mínimo	Mínimo/↓	Amnésia, curta duração da ação, antiepiléptico, reversível com flumazenil	Grande variação da dose eficaz. Sem efeito analgésico	Potencializa efeito depressivo respiratório de narcótico
Cetamina	3-4 (IM) 1-4 (IV)	3-10 1-2	15-60min	↑	Pode ↑	Rápido início de ação, efeito broncodilatador, pouco efeito depressor respiratório, analgesia	↑ PIC, ↑ secreção, efeitos psiquiátricos (alucinações), laringoespasmo	Agente anestésico dissociativo
Morfina	0,05-0,1 (IV)	5-10	2-4h	Pode ser protetor	→	Efeito analgésico, reversível com naloxona	↓ PA, depressão respiratória, liberação histamina, prurido	
Fentanil	2-4mcg (IV)	2-3	20-60min	Pode ↑	→	Amnésia, efeito analgésico, pouco efeito hemodinâmico, reversível com naloxona	Risco de rigidez torácica, depressão respiratória, pode ↑ PIC	Menor liberação histamina e hipotensão em comparação com outros opioides
Etomidato	0,2-0,4 (IV)	1	3-10min	→	Mínimo	Poucos efeitos hemodinâmicos e respiratórios, ação anticonvulsivante	Supressão cortisol. Mioclonias	Ação ultracurta, sem efeitos analgésicos, contraindicado em dependência do cortisol endógeno
Propofol	1-2 (IV)	1-2	3-5min	→	→	Rápido início e término de ação, efeito anticonvulsivante, amnésia	↓ PA Dor na injeção	Menor efeito sobre reatividade de vias aéreas que os barbitúricos

↓ = reduzir; ↑ = aumentar; PA = pressão arterial; PIC = pressão intracraniana; IM = intramuscular; IV = intravenosa; VR = via retal; BZP = benzodiazepínico.

Tabela I-6 – Situação clínica predominante *versus* sedativos.

Situação clínica	Sedativos
Normotensão, euvolemia	Tionembutal, midazolam, propofol, etomidato
Hipotensão leve ou hipovolemia com TCE	Tionembutal, etomidato, midazolam*, propofol
Hipotensão leve sem TCE	Etomidato, midazolam, cetahmina
Hipotensão grave	Etomidato ou cetamina
Estado de mal asmático	Midazolam, propofol, cetamina
Estado de mal epiléptico	Tionembutal, midazolam*, propofol, etomidato
TCE sem alteração hemodinâmica	Tionembutal, etomidato, propofol
Paciente combativo	Midazolam, propofol, tionembutal, etomidato

TCE = traumatismo cranioencefálico.
* Não possui efeitos protetores específicos para o cérebro.

Tabela I-7 • Bloqueadores neuromusculares comumente utilizados para SRI.

Tipo	Dose mg/kg	Início ação	Duração ação	Vantagens	Desvantagens
Succinilcolina	1-1,5 (IV) 2x dose (IM)	15-30s	3-12min	Rápido início e curta duração da ação	Vide tabela I-8
Cisatracúrio	0,5 (IV)	2-4min	25-40min	Poucos efeitos CV porém leva liberação de histamina	Liberação de histamina pode causar ↓ PA, infusão rápida pode acentuar a ↓ PA
Vecurônio	0,1-0,2 (IV/IM)	30-90s	30-90min	Poucos efeitos CV, < risco de liberação de histamina, curta duração da ação	Duração da ação mais prolongada em comparação com a succinilcolina
Rocurônio	0,6-1,2 (IV)	60s	30-60min	Mínimos efeitos CV	Efeito prolongado na insuficiência hepática

CV = cardiovascular; PA = pressão arterial.

Tabela I-8 • Efeitos adversos e contraindicações relativas ao uso da succinilcolina em SRI.

Efeitos adversos	Contraindicações relativas
Fasciculação muscular	Hipertensão intracraniana
Dor muscular	Lesão aberta de globo ocular
Rabdomiólise	Glaucoma
Mioglobinúria	Doenças neuromusculares
Hipercalemia	História pessoal ou familiar de hipertermia maligna
Hipertensão arterial	História de deficiência de colinesterase plasmática
↑ Pressão intracraniana	Lesões traumáticas
↑ Pressão intraocular	Traumatismo ou queimaduras
↑ Pressão intragástrica	Hipercalemia
Hipertermia maligna	Insuficiência renal
Bradicardia, assistolia	

REALIZANDO A INTUBAÇÃO TRANSLARÍNGEA

Uma vez avaliadas as condições da via aérea, instalada a monitorização cardiorrespiratória, definido o melhor posicionamento do paciente e selecionados o equipamento e as medicações, sedativa e bloqueadora neuromuscular, a sequência a ser adotada encontra-se ilustrada na figura I-2.

CONFIRMAÇÃO DA INTUBAÇÃO

Uma vez realizada a intubação, o sucesso do procedimento pode ser confirmado por meio de métodos primários e secundários. Embora nenhum método seja 100% confiável, a associação desses métodos reduz os riscos de insucesso da intubação ou de malposicionamento da cânula traqueal.

Técnicas primárias de confirmação da intubação incluem:

- Visibilização da expansibilidade simétrica do tórax.
- Ausculta do murmúrio vesicular nas regiões axilares bilateralmente.
- Presença de vapor de água na cânula durante a exalação.

Métodos secundários de confirmação da intubação incluem:

- Detecção de CO_2 no ar exalado (capnografia/capnometria). Após a intubação, recomenda-se que sejam realizadas pelo menos seis ventilações para eliminar o CO_2 que possa estar presente no estômago ou no esôfago. Para pacientes em parada cardiorrespiratória, a detecção do CO_2 exalado pode não ser confiável para confirmar a intubação em função da limitada perfusão pulmonar. Os monitores de detecção do CO_2 podem ser qualitativos ou quantitativos. Os dispositivos

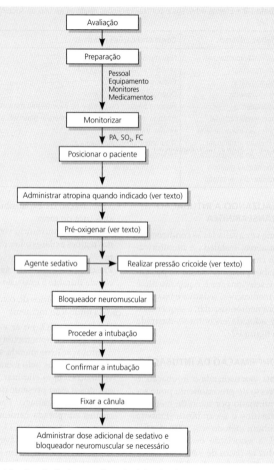

Figura I-2 • Sequência do procedimento de intubação.

qualitativos detectam o CO_2 por meio de reação química. Na presença do CO_2, a cor do papel muda de roxo para amarelo claro. Os dispositivos de capnografia são quantitativos e medem a concentração de CO_2 no ar exalado por meio de detectores de absorção infravermelhos.

- Oximetria – a intubação bem-sucedida deve ser acompanhada por melhora na oxigenação em comparação com a situação anterior ao procedimento.

- Radiografia do tórax – é o único método que permite a confirmação da intubação, assim como a verificação do correto posicionamento da cânula na traqueia; a distância recomendada entre a traqueia medial e os lábios ou gengivas pode ser deduzida como se segue:

> > 44 semanas de idade gestacional: 6 + peso (kg)
>
> < 44 semanas de idade gestacional: 3 × diâmetro da cânula

- Laringoscopia direta – caso os demais métodos de confirmação da intubação resultem em informações duvidosas, deve ser realizada uma laringoscopia direta que permite a visibilização da cânula na fenda glótica.

ESTRATÉGIAS EM CASO DE INSUCESSO DA INTUBAÇÃO TRANSLARÍNGEA

O indivíduo responsável pela realização do procedimento de intubação deve ter sempre um plano alternativo preestabelecido para o caso de insucesso da intubação translaríngea que inclui: o uso da máscara laríngea, intubação por fibroscopia ou uma via aérea cirúrgica (cricotireoidostomia ou traqueostomia que serão discutidas no Capítulo II-10).

O uso da máscara laríngea é recomendado como opção inicial para ventilação naqueles pacientes com via aérea antecipadamente classificada como difícil ou naqueles nos quais a intubação traqueal não foi alcançada com sucesso (Fig. I-3).

A máscara laríngea é introduzida na faringe e avançada até que se encontre uma resistência, o balonete é insuflado de modo a selar a hipofaringe, e a extremidade distal da máscara se posiciona acima da fenda glótica.

A intubação por fibroscopia, que permite visibilização direta da via aérea durante o procedimento, é alternativa viável para pacientes com obstrução da via aérea, em obesos ou com anatomia distorcida. Por outro lado, o equipamento é caro, requer manutenção e limpeza, assim como seu uso requer treinamento. Pode ser realizada por via oral ou nasal e requer anestesia local. Embora seja necessário treinamento adequado, dados sugerem que as taxas de sucesso são elevadas em departamentos de emergência.

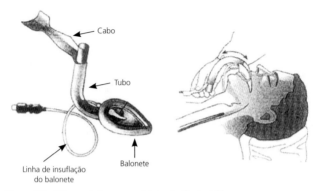

Figura I-3 • Máscara laríngea para intubação (Fastrach®).

BIBLIOGRAFIA

1. Bhende MS. End-tidal carbon dioxide monitoring in pediatrics-clinical applications. *J Postgrad Med*, 47:215-8, 2001.

2. Brimacombe JR. The advantages of the LMA over the tracheal tube or face mask: a meta-analysis. *Can J Anaesth*, 42: 1017-23, 1995.

3. Gerardi MJ, Sacchetti AD, Cantor RM e cols. Rapid sequence intubation of the pediatric patient. *Ann Emerg Med*, 28(1): 55-74, 1996.

4. Kaplan JD & Schuster DP. Physiologic consequences of tracheal intubation. *Clin Chest Med*, 12(3):425-32, 1991.

5. McAllister JD & Gnauck KA. RSI of the pediatric patient. Fundamentals of practice. *Ped Clin North Am*, 46(6):1249-84, 1999.

6. Pollack CV. The laryngeal mask airway: a comprehensive review for the emergency physician. *J Emerg Med*, 20: 53-66, 2001.

7. Sagarin MJ, Chiang V, Sakles JC e cols. National Emergency Airway Registry (NEAR) investigators. Rapid sequence intubation for pediatric airway management. *Ped Emerg Care*, 18(6):417-23, 2002.

8. Zaritsky AL, Nadkarni VM, Hickey RW e cols. Rapid sequence intubation. *Pediatric Advanced Life Support*. Dallas, AHA, 2002, p. 359-78.

4. Ressuscitação Cardiopulmonar Pediátrica

Amélia Gorete Afonso da Costa Reis
Arno Norberto Warth

A parada cardiorrespiratória (PCR) em crianças, na maioria das vezes, é o resultado final da deterioração da função respiratória ou choque que leva à hipoxemia e à acidose progressivas, com parada cardíaca secundária. Consequentemente, o ritmo cardíaco, terminal mais comum, é a bradicardia com progressão para assistolia. A parada cardíaca primária súbita é evento raro em pediatria. Essa condição é mais frequentemente encontrada em adultos e é provocada pelo desenvolvimento de arritmias, fibrilação ventricular e taquicardia ventricular.

Na prevenção da PCR, é essencial o emprego imediato de terapias adequadas a cada doença. A monitorização dos parâmetros clínicos – frequência respiratória, frequência cardíaca, coloração das mucosas e perfusão periférica – é obrigatória em todas as crianças que apresentarem algum risco, mesmo que mínimo, de desenvolvimento de insuficiência respiratória ou circulatória.

A ressuscitação cardiopulmonar (RCP) é o conjunto de medidas que têm como objetivo evitar ou reverter a morte prematura de pacientes com ausência ou grave comprometimento das funções respiratória e circulatória, ou seja, PCR ou bradicardia com hipoperfusão, ou seja, frequência cardíaca (FC) menor que 60 batimentos por minuto (bpm) com sinais de choque e sem melhora com oxigenação adequada.

O diagnóstico de PCR é feito com três sinais clínicos: 1. inconsciência, 2. ausência de respiração efetiva (apneia ou respiração agônica – "gasping") e 3. pulsos fracos (FC < 60/min) ou ausentes em grandes artérias (carótida, braquial, femoral). A observação ao eletrocardiograma de bradicardia, assistolia, atividade elétrica sem pulso, fibrilação ventricular ou taquicardia ventricular corrobora o diagnóstico.

A RCP compreende os suportes básico e avançado de vida. O suporte básico de vida inclui a abertura das vias aéreas, a respiração artificial e a circulação artificial (compressão torácica). Esse atendimento inicial não requer equipamentos sofisticados e pode ser executado em qualquer circunstância. O êxito depende da destreza e da rapidez com que as manobras são aplicadas. O suporte avançado de vida inclui aperfeiçoamento das técnicas utilizadas no suporte básico, obtenção de via de acesso vascular, administração de fluidos e medicamentos, monitorização cardíaca e emprego da terapia elétrica (desfibrilação).

Didaticamente a RCP compreende manuseio de:

A = vias aéreas
B = respiração
C = circulação

A) VIAS AÉREAS

O relaxamento dos músculos do pescoço, da parede posterior da faringe e da língua, devido à inconsciência e à hipoxemia, é causa de obstrução à passagem dor ar. Para abrir a via aérea, é fundamental a colocação da criança em posição supina sobre uma superfície firme e realizar a inclinação da cabeça e/ou a elevação do mento. Esse procedimento deve ser executado com suavidade nos lactentes, tomando-se o cuidado de não hiperestender excessivamente o pescoço. Nos casos de traumatismo com suspeita de lesão da coluna cervical, apenas o mento deve ser elevado, sem inclinação da cabeça, para evitar surgimento ou agravamento de lesão medular.

B) RESPIRAÇÃO

A ventilação artificial deve ser iniciada logo após a abertura da via aérea. Cada ventilação deve ser realizada em 1s e produzir elevação do tórax, sendo contraindicadas ventilações muito longas e forçadas que podem aumentar a pressão intratorácica e reduzir o enchimento das câmaras cardíacas. A frequencia das ventilações artificiais, em pediatria, é diferente de acordo com a situação clínica:

1. Apneia sem parada cardíaca: 12 a 20 por minuto, ou seja uma ventilação a cada 3 a 5 segundos.
2. PCR sem intubação traqueal ou máscara laríngea: duas ventilações intercaladas com 15 compressões torácicas.
3. PCR com intubação traqueal ou máscara laríngea: 8 a 10 ventilações por minuto com compressões torácicas contínuas de 100 por minuto.

Há várias maneiras de realizar a respiração ou ventilação artificial:

• *Boca-a-boca, boca-a-nariz ou boca-a-boca/nariz*: quando o atendimento é realizado fora do ambiente hospitalar antes da chegada do serviço médico de emergência.

• *Ventilação com bolsa-valva-máscara (BVM)*: uma máscara de tamanho adequado é adaptada à face da criança envolvendo a boca e o nariz, sendo a ventilação realizada por meio de uma bolsa-valva, preferencialmente conectada à fonte de oxigênio. Bolsas com volume mínimo de 450 a 500ml são indicadas para recém-natos a termo e lactentes, bolsas com volumes acima de 750ml são recomendadas para crianças. Volume e pressão excessivos podem comprometer o débito cardíaco por aumento da pressão intratorácica, distensão alveolar e barotrauma. Volume excessivo pode, também, causar distensão gástrica e comprometer a ventilação e aumentar o risco de regurgitação e aspiração.

• *Máscara laríngea*: é uma opção na PCR para assegurar a via aérea e promover a ventilação quando a intubação traqueal não é possível, devido à presença de via aérea difícil e/ou inexperiência do profissional.

• *Intubação traqueal*: é a forma mais segura de garantir adequada oxigenação quando realizada por profissional experiente. Deve ser realizada precocemente se não houver retorno da respiração espontânea efetiva com a BVM. Podem ser utilizadas cânulas de intubação traqueal para crianças com e sem "cuff", sendo cânulas com "cuff" preferíveis nos casos de complacência pulmonar reduzida, alta resistência em via aérea ou escape de ar pela glote com cânula sem "cuff". O diâmetro interno varia com as diferentes idades (Tabela I-9), cânulas 0,5cm menores e 0,5cm maiores devem estar disponíveis antes de se proceder à intubação.

A confirmação da intubação traqueal é feita por meio de visibilização do tubo passando entre as cordas vocais, saída de vapor d'água pelo tubo durante a sua introdução, observação de expansibilidade torácica bilateral, ausculta simétrica em ambos os campos pulmonares, ausência de sons em epigástrio e detecção de CO_2 expirado no capnógrafo.

No paciente em parada cardíaca, o CO_2 expirado confirma a localização traqueal do tubo, mas a sua ausência não confirma nem exclui a adequada localização do tubo, pois nesse caso, fluxo sanguíneo pulmonar é limitado e assim o CO_2 expirado pode não estar detectável apesar da intubação adequada.

Os dispositivos de detecção esofágica são muito sensíveis em identificar localização apropriada do

Tabela I-9 • Cálculo do diâmetro da cânula de intubação traqueal.

Idade da criança	Diâmetro interno da cânula de intubação orotraqueal (mm)
Recém-nascido prematuro	2,5 a 3,0 (sem "cuff")
Lactente até 6 meses	3,0 a 3,5 (sem "cuff")
De 6 meses a 1 ano	4,0 a 4,5 (sem "cuff")
De 1 a 8 anos	[(idade em anos/4) + 4] (sem "cuff") [(idade em anos/4) + 3] (com "cuff")
Adolescente	7,0 a 8,0 (com "cuff")

tubo em adolescentes e adultos. Os dados não são suficientes para recomendar o uso rotineiro em crianças, mas devem ser considerados para confirmar a intubação traqueal em pacientes acima de 20kg.

C) CIRCULAÇÃO

Débito cardíaco ausente ou inefetivo resulta em ausência de pulsos em grandes artérias, assim, pela palpação dessas artérias é feito o diagnóstico de parada cardíaca, a ausculta cardíaca não se correlaciona obrigatoriamente com a geração de pulso, não devendo, portanto ser usada para diagnosticar parada cardíaca. A circulação artificial é realizada por meio da compressão torácica que deve ser iniciada na ausência de pulso central ou na bradicardia (FC < 60/min) com hipoperfusão.

A técnica para fazer a compressão torácica varia com a idade da criança:

- A técnica preferencial para compressão torácica no *lactente (< 1 ano)* é a de envolvimento do tórax com a colocação dos polegares imediatamente abaixo da linha dos mamilos (Fig. I-4). Uma alternativa é a utilização de dois dedos sobre o esterno para fazer a compressão (Fig. I-5).
- *Nas crianças de 1 a 8 anos,* o local de compressão também é na região central do esterno entre os mamilos (Fig. I-6). É realizada com a região tenar e hipotenar de uma das mãos do socorrista,

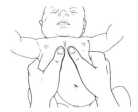

Figural-4 • Massagem em lactente com as mãos envolvendo o tórax (adaptado de Schleien CL e cols., 1996).

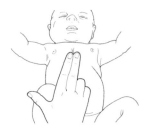

Figura I-5 • Localização da massagem com dois dedos no lactente (adaptado de Schleien CL e cols., 1996).

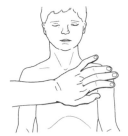

Figura I-6 • Localização da massagem com a palma da mão em crianças de 1 a 8 anos (adaptado de Schleien CL e cols., 1996).

sem colocar os dedos sobre as costelas. Essa técnica exige que a criança esteja sobre uma superfície firme; o socorrista deve estar situado bem acima da criança, mantendo os braços dela esticados durante a compressão.
- Nas crianças maiores de 8 anos é recomendada técnica semelhante à descrita para adultos, em que o socorrista posiciona uma mão sobre a outra para fazer a compressão.
- Algumas normas devem ser seguidas para que a compressão torácica produza circulação sanguínea adequada:
  - As compressões torácicas devem ser seriadas, rítmicas, vigorosas e com mínimo de interrupções.
  - Na criança que não tem via aérea invasiva (intubação traqueal ou máscara laríngea), a compressão torácica deve ser coordenada com a respiração, isto é, a cada 15 compressões torácicas é feita uma pausa para realizar duas ventilações de 1s de duração cada. Em recém-nascidos, a relação compressões/ventilação deve ser de 3:1.
  - Na criança com via aérea invasiva, compressão torácica deve ser contínua (100/min), sem interrupção para ventilação.
  - A profundidade de compressão é de aproximadamente 1/3 no neonato e 1/2 do diâmetro anteroposterior nas crianças fora do período neonatal, adolescentes e adultos.
  - Muito cuidado para não comprimir o apêndice xifoide.
  - Ao final de cada compressão, a pressão sobre o tórax deve ser totalmente liberada, mas sem que o socorrista retire a mão ou os dedos da superfície do tórax da criança, assim o movimento de compressão e relaxamento se dá suavemente sem "socos" sobre o esterno. Na fase de relaxamento, a descompressão deve ser completa para permitir o retorno sanguíneo ao coração.
  - A criança deve estar sobre uma superfície firme; ou, como alternativa no menor de 1 ano, o socorrista pode usar a mão que não está executando a compressão, como apoio nas costas da criança. É necessário tomar o cuidado de, durante a compressão torácica, não mudar a posição do pescoço e da cabeça da criança, o que pode alterar a permeabilidade da via aérea se a criança não estiver com tubo traqueal.

Na figura I-7 encontra-se a sequência de ações no suporte básico de vida em pediatria.

FARMACOTERAPIA

Vias de acesso para a infusão de medicamentos

O melhor acesso vascular na PCR é aquele mais acessível, que não atrapalha as manobras de ressuscitação e apresenta o maior calibre.

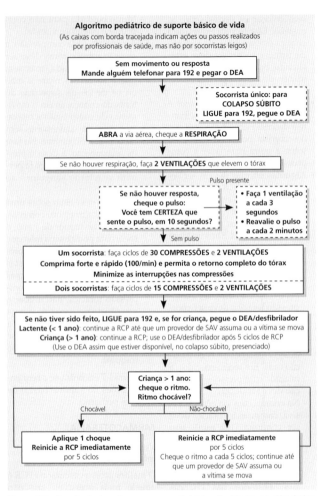

Figura I-7 • Sequência de ações para o suporte básico de vida. Fonte: *Circulation*. 112 (Suppl IV):158, 2005 (http://www.circulationaha.org).

Para que a medicação administrada alcance rapidamente a circulação central, deve-se infundir solução salina logo a seguir.

• *Veia periférica*: a venopunção periférica nos braços, mãos, pernas ou pés se alcançada rapidamente é extremamente útil.

• *Acesso intraósseo*: em lactentes e crianças em choque descompensado, parada cardíaca iminente ou instalada deve-se estabelecer acesso vascular intraósseo se o acesso venoso não for conseguido imediatamente. Em crianças maiores de 6 anos e em adultos, a taxa de sucesso de canalização intraóssea tende a ser menor, mas ainda representa boa alternativa quando o acesso vascular não pode ser alcançado rapidamente. Pela via intraóssea, podem ser administrados medicamentos, fluidos, cristaloides, coloides e derivados de sangue e, ainda, ser coletado material para análises laboratoriais. A punção é realizada, preferencialmente, na porção proximal da tíbia ou distal do fêmur com agulha apropriada ou agulha de punção de medula óssea.

• *Tubo traqueal*: o acesso vascular intraósseo é preferível, mas se não for possível estabelecer o acesso vascular, podem ser administradas medicações lipossolúveis (epinefrina, lidocaína, atropina) por via traqueal, embora as doses ideais ainda não tenham sido determinadas. Devido à falta de dados de literatura que comprovem a eficácia dessa via, sua recomendação está em debate.

• *Veia central*: a obtenção de acesso venoso central é difícil em crianças em PCR, devendo ser obtido por profissional treinado. A punção da veia femoral é a técnica mais segura e acessível nessa situação. Embora não tenham sido observados, em modelos pediátricos de ressuscitação, início de ação mais rápido e nem pico mais elevado dos fármacos quando administrados centralmente, o acesso venoso central é mais seguro por diminuir a chance de infiltração de soluções irritantes em tecidos periféricos.

• *Veia umbilical*: pode ser útil no recém-nascido até o sétimo dia de vida, pela facilidade de acesso, quando realizado por profissional treinado. Considerada como veia central, fazer raios X para verificar a localização do cateter após a parada.

Medicações

• *Epinefrina*: trata-se de catecolamina endógena com ação estimulante nos receptores α e β; a ação α é a mais importante durante a parada cardíaca por causar vasoconstrição e restaurar a pressão diastólica na aorta, propiciando assim melhor perfusão miocárdica e cerebral. Deve ser administrada tão logo seja obtido acesso vascular, e deve ser repetida a cada 3 a 5min durante a RCP. É a medicação indicada na RCP, independente do ritmo cardíaco, inclusive na bradicardia com hipoperfusão. A dose ideal de epinefrina no paciente pediátrico não está bem determinada. A primeira dose intraóssea ou intravenosa deve ser 0,01mg/kg que é equivalente a 0,1ml/kg da epinefrina 1:10.000. Essa solução é obtida por meio da diluição de 1ml de epinefrina pura (1:1.000) em 9ml de água destilada ou solução fisiológica. Recomendam-se doses subsequentes iguais à primeira, entretanto, em situações especiais, devem ser consideradas doses maiores de 0,1mg/kg (0,1ml/kg da epinefrina pura, 1:1.000). Na PCR de causa respiratória, doses altas de epinefrina são atualmente contraindicadas.

• *Bicarbonato de sódio*: o benefício da utilização rotineira do bicarbonato durante a RCP não está comprovado. A prioridade no tratamento da acidose metabólica que ocorre na criança em PCR deve ser a ventilação assistida, a suplementação de oxigênio e a restauração da perfusão por meio das compressões torácicas e do uso de epinefrina. Se essas condições estiverem presentes, o bicarbonato pode ter efeito na PCR prolongada (mais de 10min) ou nas crianças que já tinham acidose metabólica previamente. A indicação do bicarbonato tem comprovação definida na parada cardíaca quando há hiperpotassemia, hipermagnesemia e intoxicações por antidepressivos tricíclicos e outros bloqueadores de canais de sódio. Preconiza-se a dose de 1mEq/kg/dose, o que equivale a 1ml/kg do bicarbonato de sódio a 8,4%. Para os recém-nascidos, recomenda-se 0,5mEq/kg/dose. Doses subsequentes devem ser repetidas a cada 10min ou com base na gasometria.

• *Cálcio*: é preconizado quando houver suspeita ou comprovação de hipocalcemia, hiperpotassemia, hipermagnesemia e superdosagem de bloqueadores de canais de cálcio. Nessas situações, recomenda-se de 5 a 7mg/kg de cálcio elementar, o que equivale a 0,6ml/kg de gluconato da cálcio a 10% (1ml = 9mg de Ca^{++} elementar) ou 0,2ml/kg de carbonato de cálcio (1ml = 27mg de Ca^{++} elementar). Na parada cardíaca, a infusão deve ser em 10 a 20s, e pode ser repetida em 5 a 10min. O cálcio pode causar esclerose de veias periféricas e se houver infiltração provocar queimaduras nos tecidos vizinhos. A administração simultânea de bicarbonato e cálcio forma precipitados insolúveis, assim o cateter e a via de acesso venoso devem ser irrigados com solução salina entre a infusão de um e outro íon.

• *Magnésio*: a ação do magnésio na hipomagnesemia e *torsades de pointes* (arritmia relacionada à parada cardíaca) foi confirmada por estudos clínicos. A dose recomendada é 25 a 50mg/kg (até 2g) por meio de infusão intravenosa em 10 a 20s.

GERAL

- *Glicose*: a hipoglicemia pode ocorrer durante episódios de falência cardiorrespiratória nos lactentes jovens e em crianças com doenças crônicas, além disso, como a glicose é o principal substrato para o miocárdio do recém-nascido, a hipoglicemia pode levar a grave disfunção cardíaca. Entretanto, a administração rotineira de glicose não é recomendada, pois não há dados científicos convincentes sobre o efeito da hiperglicemia após a parada. Assim, a monitorização da glicose sérica é mandatória em todas as crianças de risco ou gravemente enfermas. Glicose deve ser administrada na presença de sinais clínicos de hipoglicemia ou comprovação laboratorial, na dose de 0,5 a 1,0g/kg, o que corresponde a 2 a 4 ml/kg de glicose a 25% ou 5 a 10ml/kg de glicose a 10%.

- *Atropina*: é um fármaco parassimpaticolítico que acelera a condução no nó sinoatrial e atrioventricular. Atropina é recomendada no tratamento de bradicardia sintomática causada por bloqueio AV ou aumento da atividade vagal como, por exemplo, durante a intubação. Doses baixas de atropina podem desencadear bradicardia paradoxal, assim a dose recomendada é 0,02mg/kg, sendo o mínimo de 0,1mg e o máximo de 0,5mg para crianças e 1,0mg para adolescentes. Altas doses de atropina endovenosa podem ser necessárias em algumas situações especiais de ressuscitação, como intoxicação por organofosforados.

- *Vasopressina*: é um hormônio que atua em receptores específicos que causam vasoconstrição sistêmica (V_1 receptor) e reabsorção de água no túbulo renal (V_2 receptor). A vasopressina produz aumento dos fluxos sanguíneos cardíaco e cerebral em modelos experimentais de parada cardíaca, e, em adultos, a administração de epinefrina mais vasopressina foi associada com maior sobrevivência pós-PCR. Entretanto, não há dados para avaliar suas eficácia e segurança em crianças e lactentes até o momento.

- *Amiodarona*: é um antiarrítmico lipossolúvel inibidor não-competitivo de receptores alfa e beta-adrenérgicos. É efetiva no tratamento de fibrilação e taquicardia ventricular em adultos e crianças e, embora em crianças em parada cardíaca não haja dados científicos suficientes, recomenda-se a dose de 5mg/kg/dose em bolo nos casos de fibrilação ventricular ou taquicardia ventricular resistentes ao choque elétrico.

- *Lidocaína*: é um bloqueador do canal de sódio que suprime arritmias ventriculares, embora tenha sido recomendada há muito tempo para o tratamento de arritmias ventriculares no lactente e na criança, não há dados que comprovem a sua eficácia. Lidocaína pode ser considerada em crianças com FV ou TV sem pulso resistente ao choque elétrico e a dose recomendada é 1mg/kg por via EV, seguida por

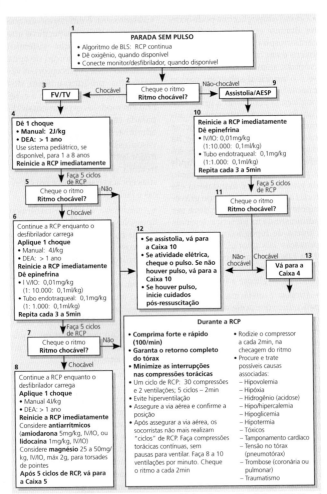

Figura I-8 • Sequência de ações na PCR pediátrica. Fonte: *Circulation*. 112 (Suppl IV):173, 2005 (http://www.circulationaha.org).

infusão de 20 a 50mcg/kg/min. Se houver um tempo maior que 15min entre a primeira dose e o início da infusão, uma segunda dose de 0,5 a 1,0mg/kg deve ser administrada para que se restaure rapidamente o nível terapêutico.

TERAPIA ELÉTRICA

A desfibrilação é a despolarização assíncrona de uma massa crítica de células miocárdicas e está indicada nos casos de parada cardíaca em que o ritmo de colapso é fibrilação ventricular ou taquicardia ventricular sem pulso. A desfibrilação não é efetiva na assistolia, na atividade elétrica sem pulso e na bradicardia.

As pás de adultos (8 a 13cm de diâmetro) são adequadas para crianças acima de 10kg, abaixo desse peso devem ser usadas pás infantis (4,5cm de diâmetro). As pás nunca devem ser aplicadas diretamente na pele da criança; pasta ou cremes apropriados devem ser utilizados como interface entre a superfície da pá e a pele. As pás devem ser colocadas firmemente sobre o tórax, uma no lado superior direito do tórax abaixo da clavícula, e outra à esquerda do mamilo esquerdo. A quantidade de energia a ser utilizada em crianças não está bem estabelecida, entretanto preconiza-se a dose inicial de 2J/kg e subsequentes de 4J/kg.

Na figura I-8, a sequência de ações na parada cardíaca, sendo a coluna da direita relacionada a assistolia e atividade elétrica sem pulso, e a coluna da esquerda relacionada a fibrilação ventricular e taquicardia ventricular.

BIBLIOGRAFIA

1. Aspectos mais Relevantes das Diretrizes da American Heart Association sobre Ressuscitação Cardiopulmonar e Atendimento Cardiovascular de Emergência. Currents, 16(4):23-6, Dez/2005 – Fev/2006.

2. Pediatric Basic and Advanced Life Support. Circulation. 112 (Suppl II):73-90, 2005.

3. Pediatric Advanced Life Support. Circulation. 112 (Suppl IV):167-87, 2005.

4. Pediatric Basic Life Support. Circulation, 112 (Suppl IV):156-66, 2005.

Parte II. Procedimentos

coordenador • *Adalberto Stape*

1. Punção Venosa Periférica

Solange Mignoni Guimarães
Marilene Ferreira de Lima

OBJETIVOS

Proporcionar via de acesso venoso para administração de fluidos, eletrólitos, derivados de sangue, medicamentos. Obtenção de amostras de sangue para exames laboratoriais.

PROCEDIMENTO

Material:

- Foco de luz.
- Bandeja contendo:
  - Escalpe ou cateter periférico agulhado ou cateter periférico sobre agulha, teflonado ou plástico do tamanho adequado à criança:
    Nº 20 – pré-escolares, escolares e adolescentes;
    Nº 22 – lactentes;
    Nº 24 – neonatos.
  - Seringa de 5cc.
  - Agulha 30 x 10.
  - Ampola de água destilada.
  - Garrote.
  - Par de luvas de procedimento.
  - Gaze seca e umedecida com: álcool etílico a 70% ou clorexidina alcoólica a 0,5%.
  - Material para tricotomia (couro cabeludo).
  - Tesoura.
  - Fita adesiva microporosa.
  - Tala acolchoada.

ESCOLHA DA VIA DE ACESSO

Considerar os seguintes fatores na escolha da via de acesso (Figs. II-1 e II-2):
- Tipo de solução.
- Condição e tamanho da veia (Tabela II-1).
- Duração da terapia.
- Tamanho do cateter.
- Idade do paciente.
- Preferência do paciente.

Técnica

Pré-punção:

1. Lavar as mãos.

2. Orientar o paciente/família sobre o procedimento.

3. Avaliar o paciente: condições e tamanho da veia, finalidade e duração da terapia, condições e idade do paciente.

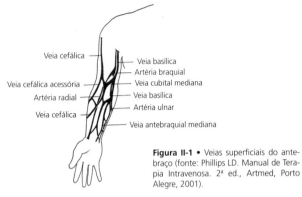

Figura II-1 • Veias superficiais do antebraço (fonte: Phillips LD. Manual de Terapia Intravenosa. 2ª ed., Artmed, Porto Alegre, 2001).

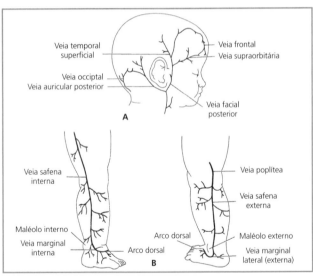

Figura II-2 • Veias comumente utilizadas para punção. **A)** Principais veias superficiais do couro cabeludo. **B)** Anatomia venosa da perna e do pé (fonte: Hughes WT, Buescher ES. Procedimentos Técnicos em Pediatria. 2ª ed. Interamericana, Rio de Janeiro, 1983).

PROCEDIMENTOS

Tabela II-1 • Vias de acesso venoso periférico e suas vantagens e desvantagens.

Vias de entrada	Vantagens	Desvantagens
Braço distal: veia basilar, cefálica e rede dorsal	Para casos de emergência	Restringe a movimentação
Braço proximal: veia axilar, basilar e cefálica	Veias de grosso calibre	Difícil restrição. Restringe a movimentação
Pescoço: veia jugular externa	Utilização da veia jugular externa facilita a punção com cateter periférico teflonado ou plástico	Apenas pessoas com prática devem utilizar esse acesso. Risco de trombose, edema e dor
Couro cabeludo	Local muito utilizado em pediatria. Fácil fixação. Durabilidade	Edema, hematomas externos. Infiltração. Tricotomia. Punções de artérias. Restringe a movimentação (depende do local)
Perna: rede venosa dorsal e marginal lateral	–	Difícil fixação. Pouca durabilidade. Restringe a movimentação

4. Escolher o local de punção.

5. Preparar o material.

Punção:

1. Calçar as luvas.

2. Restringir o paciente com o auxílio de outra pessoa se necessário.

3. Realizar tricotomia se necessário.

4. Utilizar o garrote acima do local de punção para dilatar a veia.

5. Realizar antissepsia do local de punção venosa com movimentos circulares, do centro para fora, em um diâmetro de 5 a 8cm, durante 20s, com a solução recomendada.

6. Remover a tampa protetora do cateter.

7. Esticar a pele abaixo do local de inserção, com a mão não-dominante.

8. Puncionar veia, usar o método adequado de acordo com o tipo de cateter (Fig. II-3):

• Inserir cateter agulhado com o bisel para cima, diretamente sobre a veia em um ângulo de 30 a 45°.

• Inserir o cateter sobre agulha na pele, em um ângulo de 30 a 45°, ao longo do lado da veia e após puncionar a veia, diminuindo o ângulo.

• Verificar o refluxo de sangue e avançar o cateter na veia até sua completa inserção, cuidadosamente para não transfixar a veia.

• Retirar o fio-guia do cateter.

• Conectar o cateter ao equipo da solução a ser infundida.

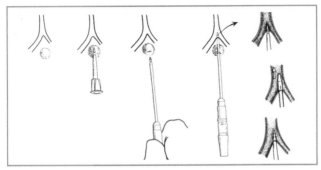

Figura II-3 • Punção venosa periférica (fonte: Hangai RS, Stape A. Manual de Normas em Terapia Intensiva Pediátrica. 1ª ed., Sarvier, São Paulo, 1998).

- Fixar o cateter com fita microporosa, permitindo a visibilização e avaliação do local de punção.
- Usar tala acolchoada para melhor fixação (membros).

COMPLICAÇÕES

As complicações que podem advir da punção venosa periférica, bem como as intervenções para corrigi-las são apresentadas na tabela II-2.

Tabela II-2 • Complicações da punção venosa periférica.

Tipo	Causas	Sinais e sintomas	Intervenção
Hematoma	Técnica inadequada	Descoloração da pele ao redor da punção	Aplicar pressão no local após retirada do cateter, deixar a extremidade elevada
Flebite	Químicas (tipo e pH da medicação ou solução); mecânicas (calibre, tamanho e material do cateter); ou bacterianas	Dor e calor local, hiperemia, edema	Suspender a infusão, retirar o cateter, aplicar compressas mornas no local
Infiltração	Deslocamento do cateter, flebite	Pele tensa e fria ao redor do local, edema, retorno ausente de fluxo de sangue, velocidade de infusão lenta	Suspender a infusão, retirar o cateter, elevar a extremidade, aplicar compressas mornas

PROCEDIMENTOS

Tipo	Causas	Sinais e sintomas	Intervenção
Infecção local	Técnica inadequada, material contaminado	Hiperemia e edema no local, exsudato purulento, elevação da temperatura	Suspender a infusão, retirar o cateter, comunicar o médico
Tromboflebite	Refluxo de sangue no cateter, baixa velocidade ou obstrução do fluxo da solução, traumatismo da parede da veia pelo cateter	Edema de membros, veia sensível e aparecimento de cordão fibroso, local quente e cordão vermelho visível acima do local de punção	Suspender a infusão, retirar o cateter, comunicar o médico, compressas mornas

BIBLIOGRAFIA

1. Phillips LD. *Manual de Terapia Intravenosa*. 2ª ed., Artmed, Porto Alegre, 2001.
2. Whaley LF & Wong DL. *Enfermagem Pediátrica*. 2ª ed., Guanabara Koogan, Rio de Janeiro, 1989.
3. Stape A e cols. *Manual de Normas em Terapia Intensiva Pediátrica*. 1ª ed., Sarvier, São Paulo, 1998.

2. CATETERISMO CENTRAL DE INSERÇÃO PERIFÉRICA

Lissandra Borba da Cunha
Adriana Aparecida da Rosa Souza
Adalberto Stape

INDICAÇÕES

A terapia intravenosa com cateterismo central de inserção periférica (PICC) está indicada quando a infusão intravenosa for superior a seis dias, podendo estender-se por semanas ou meses. As indicações são:

• Administração de antibióticos, quimioterápicos, nutrição parenteral, analgesia e sedação e anestesia contínua.
• Administração de hemocomponentes (cateter > 3 F).
• Coleta de sangue para exames laboratoriais (cateter ≥ 3 F).

A indicação é realizada considerando-se:

• Tempo de terapia.

- Quantidade e volume das medicações.
- pH e osmolaridade dos medicamentos.
- Propriedade irritante ou vesicante.

Contraindicações relativas

- Rede venosa periférica precária e/ou danificada.
- Dermatite, celulite ou queimaduras próximas ao local de inserção.
- Antecedente de trombose venosa no membro a ser puncionado.
- Infusão rápida de grandes volumes ou situação de urgência.
- Pacientes em tratamentos hemodialíticos.
- Traumatismo no membro a ser puncionado.

Fatores de sucesso da inserção do PICC

- Fatores que afetam a integridade venosa e pele (medicações, edema, encefalopatia, desidratação, estado febril, obesidade).
- Contenção do membro e do paciente.
- Escolha adequada do vaso e do material.
- Habilidade do profissional.
- Anatomia da veia (presença de válvulas).
- Sedação e analgesia adequadas.

ESCOLHA DA VIA DE ACESSO

A escolha da via de acesso é de fundamental importância para o sucesso da punção. Rotineiramente, utiliza-se o US Doppler para mapear a rede venosa e decidir sobre o melhor local de punção (Tabela II-3).

ESCOLHA DO MATERIAL

Ao escolher o cateter para a inserção, considerar exigência da terapia e calibre do cateter compatível com o diâmetro da veia. Os cateteres disponíveis no mercado são de poliuretano ou silicone de um ou dois lúmens com as características apresentadas na tabela II-4.

INSERÇÃO DO PICC

O procedimento de inserção do PICC deve seguir alguns princípios práticos que são:
- Preparo do paciente e família, incluindo o consentimento informado.
- Sedação, analgesia e imobilização do paciente durante o procedimento.
- Barreira de proteção máxima para o procedimento.
- Preparo da pele com solução antisséptica.
- Proteção do cateter com película estéril e transparente.
- Realizar raios X de tórax para verificar o posicionamento adequado do cateter antes de iniciar a infusão de soluções.

Complicações durante a inserção do PICC

- Dificuldade de progressão. As causas são:
  – Posicionamento incorreto do paciente.
  – Cateter malposicionado.
  – Venoespasmo.
  – Calibre do cateter maior do que a veia suporta.
  – Cicatriz de venodissecções.
  – Esclerose.

PROCEDIMENTOS

Tabela II-3 • Principais vias de acesso venoso e suas características.

Veia	Localização de inserção	Pontos favoráveis	Pontos desfavoráveis
Basílica (1ª escolha)	Fossa antecubital	Mais calibrosa (8mm) Menor número de válvulas (4 a 8) Trajeto mais linear	Mais profunda
Cefálica	Fossa antecubital	Mais superficial	Mais fina (6mm) Maior número de válvulas (6 a 10) Trajeto com obstáculos (junção com a axilar)
Axilar	Axila	Calibrosa (16mm) Possui uma válvula	Profunda Próxima à artéria braquial Difícil fixação do curativo e manuseio do cateter
Temporal	Região temporal	Superficial	Próxima à artéria temporal Difícil fixação do curativo Tricotomia
Safena	Face interna distal da perna	Superficial	Veia longa com maior número de válvulas (7 a 15) Utilização somente em neonatos e lactentes

Tabela II-4 • Características do cateter do PICC.

Tamanho (F)	Calibre (G)	Comprimento (cm)
1,9	26	50
3,0	20	65
4,0	18	65
5,0	16	65

– Válvulas no trajeto.
– Alterações na anatomia da rede venosa.
• Sangramentos e hematomas. As causas são:
– Transfixação e traumatismo da veia.
– Garrote muito apertado por muito tempo antes da punção.
– Distúrbio de coagulação.
• Cateter malposicionado.
• Transfixação da veia pelo introdutor (extravascular).
• Lesões em nervos e tendões.
• Arritmia cardíaca.
• Punção arterial.
• Embolia aérea e pelo cateter.

MANUTENÇÃO DO PICC

A manutenção adequada do PICC é procedimento complexo e importante, pois garante a permanência do cateter durante todo o tempo da terapia intravenosa proposta. É importante considerar:

- Curativo como barreira protetora e fixação do cateter.
- Permeabilidade do cateter (infusão contínua ou intermitente).
- Prevenção de infecção sistêmica relacionada ao cateter.
- Monitoramento frequente para detectar complicações.

Conhecendo as complicações possíveis durante o período de manutenção é possível preveni-las. As complicações são:

- Infecção da corrente sanguínea relacionada ao cateter.
- Flebite, que pode ser:
  - Mecânica (24 a 72h).
  - Química (se não estiver central).
  - Bacteriana.
- Fratura e migração do cateter. As causas são:
  - Movimentação vigorosa da extremidade.
  - Alterações da pressão intratorácica (náuseas e vômitos; tosse intensa).
  - Fixação inadequada do cateter.
  - Crescimento (RN prematuro).
  - Pacientes ativos fisicamente.
- Oclusão do cateter. As causas são:
  - Coágulos (coleta de sangue, transfusão, refluxo de sangue e "flush" inadequado).
  - Precipitação (medicações incompatíveis e baixa solubilidade).
- Trombose. As causas são:
  - Resíduos no cateter.
  - Inserção traumática.
  - Estados de hipercoagulabilidade.
  - Soluções hipertônicas.
  - Tamanho do cateter.
  - Cateter malposicionado.
  - Estase jugular/obstrução no fluxo.
  - Lesões da parede da veia.

BIBLIOGRAFIA

1. Camp-Sorrell D. *Access Device Guidelines: Recommendations for Nursing Practice and Education.* Oncology Nursing Press, Pittsburgh, 1996.

2. Donaldson JS e cols. Peripherally inserted central venous catheters: US – guided vascular access in pediatric patients. *Radiology,* 197:542-4, 1995.

3. Freitas LCM. Raposo LCM, Finoquio RA. Instalação, manutenção e manuseio de cateter venoso de inserção periférica em pacientes submetidos a tratamento quimioterápico. *Rev Bras Cancerologia,* 45:19-29, 1999.

4. Knobel E e cols. *Terapia Intensiva: Pediatria e Neonatologia.* Atheneu, Rio de Janeiro, 2005. pp. 741-77.

5. Phillips LD. *Manual de Terapia Intravenosa.* Artmed, Porto Alegre, 2001.

6. Rippe JM, Irwin RS, Fink MP e cols. *Procedures and Techniques in Intensive Care Medicine.* Little Brown, Boston, 1995.

3. Cateterismo Venoso Central por Punção

Adalberto Stape
Eliane Roseli Barreira

INDICAÇÕES

• Impossibilidade de acesso venoso periférico e/ou PICC.
• Necessidade de monitorização hemodinâmica invasiva (pressão venosa central).
• Infusão de medicamentos vasoativos.
• Infusão de medicamentos e fluidos que necessitem de via de grade fluxo (nutrição parenteral, quimioterápicos, soluções hipertônicas).
• Acesso venoso durante ressuscitação cardiopulmonar.
• Acesso venoso para realização de hemodiálise, plasmaferese, hemofiltração e exanguineotransfusão.
• Acesso venoso seguro nas cirurgias de grande porte (neurocirurgias, cirurgias cardíacas).
• Necessidade de mais de um acesso venoso (cateteres de múltiplos lúmens).
• Instalação de marcapasso de emergência.

Contraindicações relativas

• Síndrome hemorrágica: presença clínica de sangramento e/ou plaquetopenia (plaquetas abaixo de 50.000) e/ou alteração nos fatores de coagulação (atividade de protrombina < 50%).
• Malformações, cirurgia ou irradiação prévia no local, pela possibilidade de alteração das estruturas anatômicas.
• Infecção cutânea local ou punção sobre área queimada.
• Tromboflebite ou trombose no vaso a ser cateterizado.
• Diarréia (no caso de passagem de cateter em veia femoral).
• Recém-nascidos de baixo peso (< 2.000g).
• Inexperiência do operador.

ESCOLHA DA VIA DE ACESSO VENOSO

• A escolha da via de acesso venoso central depende da indicação clínica e das características de cada via de acesso (Tabelas II-5 e II-6). Atualmente, utiliza-se o US Doppler para mapear o posicionamento e a permeabilidade do sistema venoso antes da punção.

PROCEDIMENTO

Técnica

• Deve ser realizado em ambiente com monitorização cardiorrespiratória.

Tabela II-5 • Características das principais vias de acesso venoso.

Atributos	Veia jugular externa	Veia jugular interna	Veia subclávia	Veia femoral
Experiência do operador	Mínima	Máxima	Máxima	Moderada
Taxa de sucesso	70%	95%	95%	95%
Vantagens	Segura	Baixo risco de pneumotórax	Anatomia constante	Não interfere com a reanimação
Desvantagens	Dificuldade de progressão do cateter	Paciente obeso ou flácido pode dificultar a passagem	Risco de pneumotórax	Maior risco de infecção

Tabela II-6 • Escolha da via de acesso venoso central conforme a condição clínica.

Indicação	Primeira escolha	Segunda escolha	Terceira escolha
Ressuscitação cardiopulmonar	Veia femoral	Veia subclávia ou veia jugular interna	Veia periférica
TCE ou HIC	Veia femoral	Veia subclávia	PICC
Nutrição parenteral – curto prazo	Veia periférica ou PICC	Veia jugular interna ou veia subclávia	Veia femoral
Nutrição parenteral – longo prazo (cirúrgico)	Veia subclávia	Veia jugular interna	
Hemodiálise ou plasmaferese	Veia subclávia	Veia jugular interna	Veia femoral
Coagulopatia	Veia femoral	Veia jugular externa	Veia jugular interna
Acesso geral	PICC ou veia jugular externa	Veia femoral	Veia jugular interna ou veia subclávia
Marcapasso de emergência	Veia jugular interna direita	Veia subclávia	Veia jugular interna esquerda ou veia femoral

PROCEDIMENTOS

- Monitorização dos sinais vitais, SatO$_2$ (oximetria de pulso) e respiratórios.
- Devem ser realizadas sedação, analgesia e, se necessário, curarização, de maneira a evitar que a criança se agite durante o procedimento e aumente o risco da punção.
- Imobilização e posicionamento da criança conforme a via de acesso venoso utilizada.
- Paramentação com máscara, gorro, avental, luvas estéreis e preparo da mesa cirúrgica com campo cirúrgico e colocação do material.
- Antissepsia local ampla com PVPI ou clorexidina degermante e tópica.
- Recobrir a área com campo fenestrado.

Cateter inserido por meio da técnica de Seldinger modificada (Fig. II-4)

- Identificar as estruturas anatômicas.
- Fazer anestesia local com lidocaína a 2% sem vasoconstritor na pele e no trajeto de punção.
- Inserir na pele a agulha conectada à seringa de 5ml, com o bisel

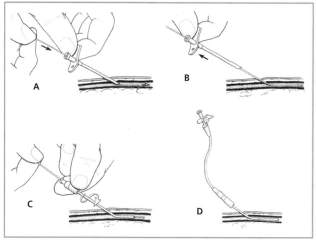

Figura II-4 • Técnica de Seldinger modificada para cateterização venosa. A punção venosa é feita com agulha fina e é inserido o fio-guia (**A**), retirando-se a agulha (**B**). Um dilatador é passado por sobre o fio-guia na pele e no tecido subcutâneo com movimentos rotatórios (**C**). O dilatador é retirado e o cateter é passado por sobre o fio-guia, que é retirado após o cateter atingir a posição desejada (**D**).

voltado para cima com aspiração constante do êmbolo da seringa. A punção venosa é feita com agulha pouco calibrosa e o fluxo de sangue deve ser contínuo.
• Através da agulha, inserir o fio-guia e retirar a agulha.
• Passar um dilatador por sobre o fio-guia na pele e no tecido subcutâneo com movimentos rotatórios e para a frente. O dilatador é retirado e o cateter passado por sobre o fio-guia, que é retirado após o cateter atingir a posição desejada. Após fixação e preenchido o cateter com solução salina, sua posição é confirmada por radiografia.

Cateter inserido através de agulha

• Identificar as estruturas anatômicas.
• Fazer anestesia local com lidocaína a 2% sem vasoconstritor na pele e no trajeto de punção.
• Insere-se, na pele, a agulha conectada à seringa de 5ml, com o bisel voltado para cima com aspiração constante do êmbolo da seringa.
• Quando puncionada a veia, o fluxo de sangue deve ser contínuo e abundante.
• A seringa é desconectada, não se deslocando a agulha de sua posição original, ocluir a luz da agulha com o polegar.
• Inserir o cateter que deve correr livremente por dentro da agulha. Se houver dificuldade na progressão, o cateter deve ser retirado juntamente com a agulha e nunca através dela, pelo risco de secção e embolismo.
• Introduzir até posição central (ao nível do 3º espaço intercostal para punções de jugular e subclávia, ou ao nível do apêndice xifoide para punções de veia femoral), certificando-se de que há bom fluxo e refluxo.
• Fixar e preencher com solução salina até confirmação por radiografia.

Vias de acesso

Veia jugular interna

• Paciente em Trendelenburg a 30º em decúbito dorsal horizontal com coxim sob os ombros, a cabeça é lateralizada a 45º para o lado oposto da punção e fixada.

• Há três acessos:
1. Acesso anterior: na altura do terço médio do pescoço, a agulha é inserida num ângulo de 30º, passando sob o feixe esternal do músculo esternocleidomastoideo em direção ao mamilo (Fig. II-5).
2. Acesso por via medial: o local de punção é o ápice do triângulo formado na separação dos feixes esternal e clavicular do músculo esternocleidomastoideo. A agulha é inserida num ângulo de 45º em direção ao mamilo (Fig. II-6).
3. Acesso por via posterior: a agulha é inserida na borda do feixe clavicular do músculo, acima ou abaixo de seu cruzamento com a veia jugular externa, passando sob o músculo em direção à fúrcula esternal (Fig. II-7).

PROCEDIMENTOS

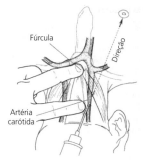

Figura II-5 • Cateterização da veia jugular interna – acesso por via anterior.

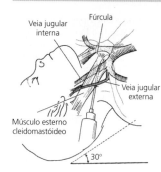

Figura II-7 • Cateterização da veia jugular interna – acesso por via posterior.

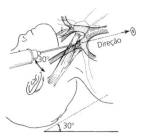

Figura II-6 • Cateterização da veia jugular interna – acesso por via medial.

Veia jugular externa (Fig. II-8)

• Posicionar o paciente da mesma forma que a descrita para o acesso da via jugular interna.
• A punção é realizada sob visibilização direta, utilizando a mesma técnica.

Veia subclávia

• Paciente é posicionado em decúbito dorsal em Trendelenburg, com

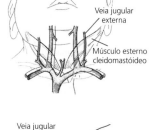

Figura II-8 • Cateterização da veia jugular externa e as estruturas anatômicas.

45

a cabeça voltada para a linha média ou lateralizada para o lado da punção. Pode-se usar pequeno coxim entre as escápulas para facilitar o procedimento.

- O local da punção está entre o terço médio e o terço interno da clavícula, pouco abaixo de sua borda inferior (via infraclavicular).
- Insere-se a agulha num ângulo de 45º até atingir a borda inferior da clavícula, mudando-se a angulação até que a agulha fique paralela ao plano do leito.
- A agulha é então avançada lentamente em direção à junção da clavícula com o esterno. Em lactentes, a veia subclávia tem posição mais cefálica e a agulha deve ser dirigida para o local de separação dos feixes esternal e clavicular do músculo esternocleidomastoideo (Fig. II-9).

Veia femoral

- Paciente é posicionado em decúbito dorsal horizontal, com os membros inferiores levemente fletidos e em discreta rotação externa. O uso de pequeno coxim sob as nádegas, retificando a região perineal, facilita o procedimento.
- O ligamento inguinal localiza-se numa linha imaginária que une sínfise púbica e crista ilíaca anterossuperior.
- Palpa-se o pulso femoral 1,5 a 2cm abaixo do ligamento inguinal. A veia femoral localiza-se 0,5 a 1cm medial à artéria. Nesse local é feita a punção com a agulha num ângulo de 30 a 45º, introduzida paralelamente à artéria (Fig. II-10).

COMPLICAÇÕES

- Cateter malposicionado.
- Punção arterial e hematomas locais.

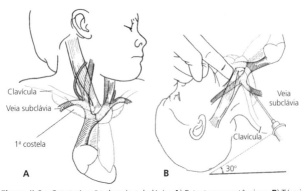

Figura II-9 • Cateterização da veia subclávia. **A**) Estruturas anatômicas. **B**) Técnica de punção.

PROCEDIMENTOS

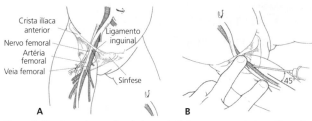

Figura II-10 • Cateterização da veia femoral. **A)** Estruturas anatômicas. **B)** Técnica de punção.

• Punção pleural (pneumotórax, pneumomediastino, hemotórax, derrame pleural por soro ou NP etc.).
• Lesão de traqueia, de ducto torácico e punção de bexiga.
• Lesão de plexos nervosos (síndrome de Horner).
• Trombose venosa profunda e tromboflebites.

• Embolismo gasoso ou pelo cateter.
• Perfuração vascular e fístulas arteriovenosas.
• Arritmias cardíacas
• Infecção (celulite, sepse relacionada ao cateter, endocardite etc.).
• Cateter malposicionado, obstruído ou perfurado.

BIBLIOGRAFIA

1. Camp-Sorrell D. *Access Device Guidelines: Recommendations for Nursing Practice and Education*. Oncology Nursing Press, Pittsburgh, 1996.

2. Rippe JM, Irwin RS, Fink MP e cols. *Procedures and Techniques in Intensive Care Medicine*. Little, Brown, Boston, 1995.

3. Schleien CL. Cardiopulmonary resuscitation. In Nichols DG e cols.: *The Golden Hour Handbook of Advanced Pediatric Life Support*. Mosby-Year Book, St. Louis, 1991.

4. Stape A. Procedimentos. In Stape A, Troster EJ, Kimura HM e cols.: *Manual de Normas em Terapia Intensiva Pediátrica*. 1ª ed., Sarvier, São Paulo, 1998.

5. Terra CM, Matsumoto T. Cateterização venosa central por punção percutânea. In Matsumoto T, Carvalho WB, Hirschheimer MR: *Terapia Intensiva Pediátrica*, Atheneu, Rio de Janeiro, 1997.

6. Webster JS. Vascular access devices. In Gullatte MM: *Clinical Guide to Antineoplastic Therapy: a Chemotherapy Handbook*. Oncology Nursing Press, Pittsburgh, 2001.

4. Cateterismo Venoso Central por Dissecção

Maurício Macedo
Adalberto Stape

Os acessos venosos podem ser divididos em periférico e central. O acesso venoso central é obtido introduzindo-se um cateter, seja através de veia subcutânea das extremidades ou do pescoço ou então de uma veia profunda do tronco, até o sistema cava superior, sistema cava inferior ou átrio direito. O acesso venoso central pode ser obtido por punção ou dissecção. Atualmente, o acesso por punção é o preferido, pois esse método não implica inutilização da veia, além de permitir a troca repetida do cateter. A dissecção é empregada em situações em que não se obtém êxito com a punção ou em ocasiões em que ela esteja contraindicada. O acesso ao sistema venoso profundo por dissecção apresenta como vantagem o fato de ser procedimento seguro, uma vez que é realizado sob visão direta.

Indicações

- Insucesso de técnica percutânea e/ou PICC.
- Coagulopatias.
- Recém-nascidos com peso < 2.000g.
- Condições clínicas (grande queimado, politraumatizado).
- Quimioterapia de longa duração.

Contraindicações

- Flebite ou trombose local.
- Lesão arterial homolateral.

VIAS DE ACESSO

Veias superficiais: veia jugular externa; veia basílica; veia cefálica; veia safena interna ao nível do tornozelo.

Veias profundas: veia jugular interna; veia facial; veia axilar; veia safena interna ao nível da croça.

A escolha da via de acesso dependerá dos fatores: urgência do procedimento, idade da criança, indicações do procedimento, condições locais e experiência do operador.

- Veia safena ao nível do maléolo interno – situações de urgência.
- Veia jugular externa, basílica, cefálica e axilar – período de tempo curto.
- Veia facial – primeira opção para recém-nascidos.
- Veia jugular interna e safena ao nível da croça – impossibilidade das anteriores.

De modo geral, dá-se preferência às veias do sistema cava superior. O local cirúrgico escolhido deve estar localizado em pele sã, sem evidência de infecção e de preferência distante de locais potencialmente contaminados como traqueostomias e colostomias. Em crianças maiores, as veias localizadas no membro superior (cefálica, basílica e braquial) podem ser boa opção, porém apresentam maior dificuldade de posicionamento central. As veias cervicais e a veia axilar são as que apresentam menor trajeto e maior possibilidade de atingir o átrio direito. A veia jugular externa é das melhores opções em recém-nascidos, porém só deve ser escolhida quando visível, ao contrário da veia facial, da jugular interna, da axilar e da safena, cuja posição anatômica é bem definida. Em prematuros, a veia facial é uma boa opção por apresentar bom calibre e se situar junto à veia jugular interna que pode ser utilizada em caso de insucesso.

TÉCNICA CIRÚRGICA

Material

- Avental, máscara, gorro, campo fenestrado, luvas estéreis.
- Caixa de flebotomia infantil.
- Cateteres de poliuretano (3F, 4F, 5F ou 7F); cateteres de silicone (N°s 6, 7, 8, 10, 12); cateteres de PVC (G17, G14); cateter semi-implantável de silicone e envoltório de Dacron (Broviac, Hickman).
- Seringas de 5ml, 10ml e 20ml.
- Agulhas 25 × 6, 40 × 12.
- Gazes, fita adesiva.
- Fio mononáilon 4-0 ou 5-0 agulhado.
- Bisturi.
- Ampolas de água destilada.
- Soro glicosado a 5%, 250ml.
- Lidocaína a 2% sem vasoconstritor.
- Solução antisséptica de polivinilpirrolidona-iodo ou clorexidina degermante e tópica.

Técnica

1. Prescreva sedação e analgesia, conforme rotina.
2. Faça restrição física da criança.
3. Faça antissepsia local.
4. Coloque campo fenestrado.
5. Encontre o local de dissecção.
6. Faça anestesia local com lidocaína a 2%.
7. Inicie a dissecção do tecido subcutâneo no sentido perpendicular à veia.
8. Isole a veia completamente das estruturas subjacentes.
9. Passe os dois fios de reparo ao redor da veia.
10. Cheque se a estrutura isolada é uma veia.
11. Faça a ligadura distal da veia.
12. Defina o calibre e a distância do cateter a ser inserido.
13. Faça contra-abertura entre 5 e 10cm do local de dissecção.
14. Realize incisão parcial da veia e introduza o cateter previamente preenchido com soro.
15. Verifique o refluxo de sangue internamente ao cateter.
16. Amarre o fio proximal da veia, fixando o cateter.
17. Suture a incisão com pontos separados.

18. Fixe o cateter na contra-abertura com pontos ao redor do cateter ou na borboleta de fixação.
19. Faça o curativo oclusivo com gaze.

O procedimento pode ser realizado com anestesia geral ou local. O paciente deve estar posicionado de acordo com a veia escolhida. Para dissecção das veias do pescoço, deve ser utilizado um coxim sob os ombros, com extensão do pescoço e rotação da cabeça para o lado contralateral; para o acesso às veias da região inguinal, o coxim deve ser colocado sob o quadril e, para as veias axilares, basílica e cefálica, deve-se manter o membro superior em abdução. Deve-se utilizar o cateter com o menor calibre necessário, permitindo, dessa forma, fluxo sanguíneo ao seu redor, diminuindo a chance de trombose. O cateter deve ser exteriorizado por contra-abertura para diminuir a incidência de infecção e a incisão deve ser fechada com pontos intradérmicos absorvíveis. Deve-se dar especial atenção à fixação do cateter à pele, impedindo assim a sua remoção acidental. Realiza-se controle radiológico logo após a dissecção para confirmar a posição exata do cateter.

ESCOLHA DA VIA DE ACESSO VENOSO

A escolha da via de acesso venoso central depende da indicação clínica e das características de cada via de acesso. Atualmente, utiliza-se o US Doppler para mapear o posicionamento e a permeabilidade do sistema venoso antes da dissecção.

Veias basílica, cefálica e braquial

Localizadas no membro superior, são acessíveis por meio de uma única incisão na fossa antecubital. A veia basílica situa-se no subcutâneo na região medial do braço, em seu trajeto ascendente penetra a fáscia e se junta à veia axilar. A veia cefálica corre lateralmente, inicialmente ao longo do bíceps, a seguir no sulco deltopeitoral e desemboca na veia axilar ou subclávia. As veias braquiais situam-se abaixo da fáscia, junto à artéria braquial (Fig. II-11).

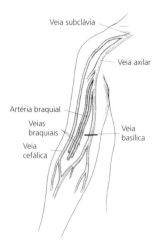

Figura II-11 • Veias do membro superior.

PROCEDIMENTOS

Veia axilar

O acesso é feito por meio de uma incisão transversa na face medial do braço, próximo à axila. Quando não for visibilizada, deve-se palpar o pulso arterial e fazer a incisão nesse local.

Veia jugular externa

Deve ser dissecada quando vista, já que não possui posição fixa. A incisão deve ser feita sobre a veia. Desemboca na veia subclávia, às vezes em ângulo muito agudo, o que pode dificultar o seu posicionamento central, manobras de rotação da cabeça podem facilitar a progressão do cateter.

Veia facial

É ramo da veia jugular interna. O acesso se faz por meio de incisão transversa entre o ângulo da mandíbula e a borda anterior do músculo esternocleidomastoideo. Deve-se tomar cuidado com o ramo mandibular do nervo facial (Fig. II-12).

Veia jugular interna

É alcançada por meio de uma incisão transversa localizada em cima do músculo esternocleidomastoideo, na porção medial. Ela é exposta após a divulsão das fibras musculares (Fig. II-12).

Veia safena

Pode ser dissecada na região anterior do maléolo tibial, na qual se situa superficialmente. É veia de fácil acesso e pode ser utilizada em situações de emergência. Outra opção é a sua dissecção na região da croça, antes da sua entrada na veia femoral. Está situada abaixo do ligamento inguinal e medialmente ao ponto em que se palpa o pulso arterial (Fig. II-13).

Veia epigástrica profunda

A via de acesso é por inguinotomia, abertura do canal inguinal e abertura da fáscia transversal. É ramo da veia ilíaca interna.

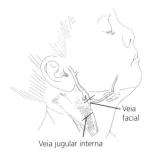

Figura II-12 • Veia facial e jugular interna.

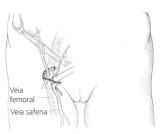

Figura II-13 • Veia safena.

Safena interna ao nível do maléolo

Incisão entre o maléolo interno e o tendão flexor tibial anterior, 1,5cm acima do maléolo (Fig. II-14).

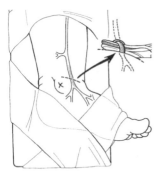

Figura II-14 • Dissecção da veia safena interna ao nível do maléolo. Em detalhe, o isolamento da veia das estruturas adjacentes.

COMPLICAÇÕES

Além de infiltração do subcutâneo e hematoma local, lesões de nervos e artérias, arritmia e embolia gasosa podem ocorrer as seguintes complicações:

Mecânicas – incluem a mobilização do cateter de sua posição central, a quebra do mesmo e obstrução.

Trombose – a trombose está relacionada ao tamanho da criança, ao tipo de cateter utilizado e seu tamanho, ao tempo de permanência, ao tipo de solução infundida e ao posicionamento do cateter. Trombose da veia cava superior é um quadro mais grave. A trombose implica retirada do cateter e sua colocação em outro local.

Infecciosas locais – incluem infecção no local de saída do cateter e abscesso ou celulite no trajeto subcutâneo. Presença de abscesso, ou celulite, demanda retirada do cateter.

Infecciosas sistêmicas – o diagnóstico de certeza de infecção relacionada ao cateter, muitas vezes é difícil. Hemoculturas positivas de amostras de sangue retiradas através do cateter podem advir de três fontes: contaminação do cateter, de outras fontes de infecção e, mais raramente, por infusões contaminadas. Sugere ser infecção relacionada ao cateter, um maior número de colônias obtidas de amostras dele provenientes, quando comparadas com as que foram colhidas simultaneamente de sangue periférico. Os critérios para remoção do cateter incluem: evidência de infecção local, hemoculturas positivas persistentes, hemoculturas positivas para fungos e deterioração das condições clínicas.

BIBLIOGRAFIA

1. Alexander SW, Walsh TJ, Freifeld AG e cols. Infectious complications in pediatric cancer patients. In Pizzo PA, Poplack DG: *Principles and Practice of Pediatric Oncology*, Lippincot, Williams & Wilkins, Philadelphia, 2002, p. 1239-83.

2. Juno RJ, Knott AW, Racadio J e cols. Reoperative venous access. *Seminar Pediatr Surg*, 12(2):132-9, 2003.

3. Wesley JR. Vascular access. In Oldham KT, Colombani PM, Foglia RP: *Surgery of infants and children: Scientific principles and practice*. Lippincott Raven, Philadelphia, 1997, p. 1745-59.

5. CATETERIZAÇÃO ARTERIAL PULMONAR

Hélio Massaharo Kimura
Nilton Ferraro Oliveira
Débora Scordamaglia Flauzino de Oliveira

INDICAÇÕES

- Necessidade de avaliar a função ventricular direita e esquerda.
- Necessidade de avaliar a pressão da artéria pulmonar.
- Auxiliar na terapêutica de pacientes instáveis:
  – choque: apesar de terapêutica habitual com reposição volêmica e medicações vasoativas;
  – ventilação mecânica: com aplicação de PEEP > 12cmH$_2$O; e
  – pós-operatório de cardiopatia complexa.

CONTRAINDICAÇÕES

- Tamanho da criança.
- Distúrbios hemorrágicos graves.
- Riscos do procedimento maiores que os benefícios.
- Equipe não-treinada para manuseio/mensuração.

PROCEDIMENTO

Material

- Cateteres de artéria pulmonar: 3F, 4F, 5F, 7F e 7,5F.
- "Kit" do introdutor.
- Solução salina heparinizada (0,5 a 1U/ml).
- Transdutor de pressão.
- Conector T.
- Tubo extensor com conexão rotativa Luer Lok®.
- Monitor de pressão.
- Gaze e solução antisséptica (clorexidina ou polivinilpirrolidonaiodo).
- Seringas de 3ml, 5ml e 10ml.
- Agulhas 13 × 4,5 e 25 × 6.

- Solução de lidocaína a 2% sem vasoconstritor.
- Máscara, avental, campos e luvas estéreis.
- Material de sutura.
- Medicações antiarrítmicas (atropina, lidocaína) e desfibrilador.

Técnica

1. Escolha o cateter de tamanho apropriado e o local de inserção.

Os cateteres disponíveis para criança com peso < 10kg (3F, 4F) são de duplo lúmen, orifício distal e para termistor: permitem monitorização e infusão de medicamentos. Em geral, o cateter 5F é utilizado para criança com peso entre 10 e 18kg ou mais; o 7F, para criança com peso > 18kg.

Os cateteres de quatro lúmens possuem: um na extremidade distal para medição da pressão da artéria ou pressão de oclusão da artéria pulmonar e coleta de amostras sanguíneas; outro a 20 a 30cm (proximal) para monitorizar a pressão de átrio direito; o terceiro para insuflar o balão com ar, localizado a 1mm da extremidade distal; e o quarto lúmen contendo um termistor para as medidas de termodiluição próximo à extremidade do cateter. Todos os cateteres possuem marcas a cada 10cm do comprimento (Tabela II-7).

O local de inserção deve ser escolhido conforme as condições do paciente. O cateter 5F pode ser inserido na veia jugular ou subclávia nas crianças com peso superior a 15kg. O cateter 7F é habitualmente inserido na veia femoral nas crianças com peso entre 18 e 40kg (Tabela II-8).

2. Estimar a distância entre o átrio direito e a artéria pulmonar.

A distância entre o átrio e a artéria pulmonar pode ser estimada a partir da figura II-15.

3. Sedar o paciente e curarizar se em ventilação mecânica.

4. Posicionar o paciente conforme a escolha do local de inserção do cateter e proceder o preparo do campo cirúrgico: antissepsia, colocação dos campos e anestesia local.

5. Preencher o cateter, o tubo extensor, o conector T e o transdutor com solução salina, observando sua integridade e ausência de bolhas de ar no circuito. Testar a integridade do balão com ar (não usar volume maior do que o preconizado) e a continuidade elétrica do

Tabela II-7 • Diferenças entre cateteres de artéria pulmonar de quádruplo lúmen.

Descrição	5 French	7 French
Distância termistor × extremidade cateter (cm)	2,5 ± 0,5	3,5 ± 0,5
Capacidade balão/diâmetro	0,75ml/8mm	1,5ml/12mm
Comprimento utilizável (cm)	70	110
Tamanho do introdutor	5 ou 6	7 ou 8

PROCEDIMENTOS

Tabela II-8 • Local de inserção do cateter de artéria pulmonar.

Condição do paciente	Local de inserção		
	1ª escolha	2ª escolha	3ª escolha
Necessidade geral	VJID	VJIE ou VSC	VF
Paciente com coagulopatia	VF	VJE	VJID
Paciente com alto PEEP	VJID	VF ou VJIE	VJE
Paciente com HIC ou TCE	VF	VSC	–

VJID = veia jugular interna direita; VJIE = veia jugular interna esquerda; VF = veia femoral; VSC = veia subclávia; VJE = veia safena externa; HIC = hipertensão intracraniana; TCE = traumatismo cranioencefálico.

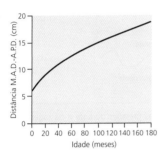

Figura II-15 • Distância entre o meio do átrio direito (MAD) até a artéria pulmonar direita (APD) segundo a idade do paciente.
MAD-APD = 1.504 + (0,156 × altura) – (0,117 × DSS), em que DSS = distância supraesternal-suprapúbis.

termistor, conectando-o ao computador antes da inserção.

6. Realizar a canulação venosa pela técnica de Seldinger e progredir o introdutor, por meio do guia, após passagem do dilatador. Geralmente, há necessidade de pequena incisão na pele para a passagem do dilatador.

7. Introduzir o cateter por meio do introdutor, conectado ao transdutor de pressão, observando o aparecimento de ondas venosas de átrio direito (Fig. II-16), cuja amplitude está dentro da faixa dos 10mmHg. Ao progredir o cateter, a onda pressórica torna-se mais pontiaguda e de maior amplitude, confirmando a posição em ventrículo direito.

8. Insuflar o balão com volume de gás, 0,2 a 1,5ml (cateter 5F – 0,8ml, cateter 7F – 1,5ml). O contato do cateter com a parede ventricular pode ocasionar extrassístoles ventriculares. Na sua ocorrência, o cateter deve ser rapidamente retirado com o balão desinsuflado.

9. Progredir o cateter até a artéria pulmonar (10 a 20cm do ventrículo direito no adulto). O traçado da artéria pulmonar é caracterizado por elevação da curva na diástole e pelo nó dicrótico.

10. Ao avançar o cateter até a posição de encunhamento, o traçado será similar ao do átrio direito, mas com pressões menores ou iguais a

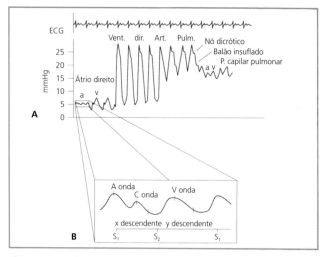

Figura II-16 • **A**) Registro representativo das pressões durante a passagem do cateter de Swan-Ganz. **B**) Comportamento da curva do átrio direito em detalhe: A = contração atrial; V = enchimento venoso atrial com tricúspide fechada; C = anel valvar atrioventricular fechando-se em anel em direção ao átrio durante sístole ventricular; x descendente = relaxamento atrial; e y descendente = esvaziamento atrial após abertura da tricúspide.

10 a 12mmHg (pressão diastólica de artéria pulmonar) com ondas A e V presentes no ritmo sinusal.

11. Ao desinsuflar o balão tem-se o retorno imediato à medida das pressões de artéria pulmonar. Para desinsuflar o balão, deve-se desconectar a seringa e abrir a válvula para a pressão atmosférica, evitando aspirar ativamente o ar pelo risco de dano ao balão.

12. Se a curva não for adequada, desinsuflar o balão e tracionar o cateter até a marca de 10 a 20cm e repetir o procedimento.

13. Fixar o cateter quando ele estiver bem localizado em artéria pulmonar.

14. Manter o local de punção com solução iodada e curativo oclusivo de troca diária. Proteger o cateter com a cobertura plástica estéril, evitando-se sua contaminação e permitindo seu reposicionamento com menor risco de contaminação.

15. Confirmar a posição do cateter pela radiografia de tórax (zona III de West, abaixo do átrio esquerdo – Tabela II-9).

Observações

- Monitorização contínua do paciente durante o procedimento: ECG, PAM, oximetria de pulso.
- Evitar introduções e retiradas frequentes do cateter pelo risco de dobra do cateter.
- Evitar insuflar o balão rapidamente ou com volumes maiores do que o preconizado.
- Retirar o balão sempre e somente desinsuflado.
- As pressões devem ser mensuradas ao final da expiração.

COMPLICAÇÕES

As complicações estão relacionadas na tabela II-10.

Tabela II-9 • Posicionamento do cateter de Swan-Ganz.

Zona de West
1. Extremidade do cateter deve ser colocada na zona III
2. Extremidade distal abaixo do nível de AE
3. Suspeitar que está fora da zona III se:
• aumento da pressão capilar > metade do aumento na PEEP
• nenhuma pulsação cardíaca detectável
• variação respiratória excessiva no traçado capilar

Tabela II-10 • Complicações da cateterização arterial pulmonar.

Inserção	Passagem	Manutenção
Lesão arterial	Arritmias	Tromboembolismo
Pneumo/hemotórax	Bloqueio cardíaco	Infecção
Lesão do nervo	Lesão valvular	Ruptura do balão
Embolização aérea	Perfuração de artéria pulmonar	Ruptura da artéria pulmonar
Síndrome de Horner	Nós no cateter	Infarto pulmonar
Quilotórax	Dobras do cateter	Arritmias

BIBLIOGRAFIA

1. Fugate JH & Todres ID. Pulmonary artery cannulation. In Todres ID, Fugate JH: *Critical Care of Infants and Children*. Little, Brown, Boston, 1996; p. 61-7.

2. Heitmiller ES & Wetzel RC. Hemodynamic monitoring consideration in pediatric critical care. In Roger MC: *Textbook of Pediatric Intensive Care*. Williams & Wilkins, Baltimore, 1996; p. 607-41.

6. Cateterização Arterial por Punção Percutânea

Shieh Huei Hsin
Adalberto Stape

INDICAÇÕES

- Necessidade de monitorização hemodinâmica contínua: mensuração da pressão arterial (choque, hipertensão arterial, pós-operatório de grandes cirurgias, traumatismo de crânio etc.).
- Necessidade de coletas de amostras sanguíneas frequentes (gasometria arterial, lactato arterial etc.).

CONTRAINDICAÇÕES

Distúrbios hemorrágicos graves.
Circulação arterial local comprometida.
Infecção local da pele.
Intervenção cirúrgica prévia.

PROCEDIMENTO

Material

Cateter

- Vários cateteres são disponíveis para a inserção arterial, incluindo o cateter-sobre-agulha e os cateteres com fio-guia para cateterização com a técnica de Seldinger.
- Cateter plástico sobre agulha
  - Nº 20: > 40kg.
  - Nº 22-24: lactentes e pré-escolares.
  - Nº 24: neonatos.

Materiais de apoio

- Solução heparinizada.
- Gaze e soluções antissépticas (clorexidina ou polivinilpirrolidona-iodo).
- Fita adesiva.
- Solução de lidocaína a 2% sem adrenalina.
- Máscara, avental, campos e luvas estéreis.
- Transdutores de pressão.
- Solução de irrigação fisiológica ou heparinizada.
- Monitor de pressão.
- Proteção ocular.

Técnica

Escolha do local da cateterização

- Checar a existência de circulação colateral.
- Optar pelo lado não-dominante.
- Não usar artéria temporal.
- Utilizar as seguintes artérias periféricas em ordem de preferência:
  - radial
  - ulnar
  - pediosa
  - tibial posterior
  - femoral.

PROCEDIMENTOS

Técnica de punção (artéria radial)

- O calibre do vaso arterial deve ser suficiente para refletir a pressão arterial sistêmica.
- Teste a circulação colateral (teste de Allen).
- Imobilizar o antebraço distal e a mão com uma tala, na posição semidorsofletida, para se manter a extensão.
- Paramentar-se após a lavagem das mãos.
- Proceder a antissepsia local.
- Palpar a artéria radial.
- Anestesiar o local com infiltração de lidocaína a 2%.
- Cateterizar a artéria pela técnica direta 30° ou transfixação 45° (Fig. II-17).
- Conectar o cateter com o transdutor de pressão e com o sistema de fluxo contínuo.
- Fixar o cateter e realizar o curativo.

Observações

- A artéria pediosa dorsal está localizada no dorso do pé, lateralmente ao tendão do extensor longo

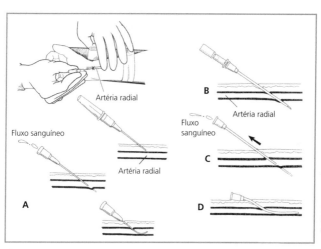

Figura II-17 • Cateterização arterial. A unidade cateter-sobre-agulha é inserida dentro da artéria (**A**). Quando o fluxo arterial sanguíneo for visto, avançar o cateter sobre a agulha dentro da artéria na técnica direta. Existe outra técnica na qual tanto o cateter quanto a agulha são avançados até o fluxo sanguíneo parar, ao transfixar a artéria (**B**) retirar a agulha (**C**) e ir retirando o cateter até o fluxo sanguíneo ser visto. Então, avançar o cateter na artéria (**D**).

do hálux e tem boa circulação colateral. O pé deve ser mantido em posição flexionada e o ponto de pulsação arterial máximo localizado com a mão não-dominante do operador. O vaso é então canulado como descrito para a canulação da artéria radial.

- Na artéria femoral, os cateteres devem ser inseridos com técnica de Seldinger. A artéria femoral repousa medialmente ao nervo femoral e lateralmente à veia femoral.
- Examinar regularmente a extremidade e os pulsos distais ao local de inserção.
- Remover o cateter quando: houver sinais de complicações e se se tornarem não-funcionantes.

COMPLICAÇÕES

- Lesão arterial na punção.
- Desconexão do sistema (sangramento).
- Isquemia e necrose local.
- Embolia gasosa.
- Infecção local.
- Neuropatia periférica.

BIBLIOGRAFIA

1. Bousso A, Matsumoto T. Cateterização arterial periférica por punção percutânea. In Matsumoto T, Carvalho WB, Hirschheimer MR: *Terapia Intensiva Pediátrica*. Rio de Janeiro, Atheneu, 1997, p. 1066-70.

2. Rippe JM, Irwin RS, Fink MP e cols. *Procedures and Techniques in Intensive Care Medicine*. Little, Brown, Boston, 1995.

3. Schleien CL. Cardiopulmonary resuscitation. In Nichols DG e cols.: *The Golden Hour Handbook of Advanced Pediatric Life Support*. Mosby Year Book, St. Louis, 1991.

4. Stape A. Procedimentos. In Stape A, Troster EJ, Kimura HM e cols.: *Manual de Normas em Terapia Intensiva Pediátrica*. 1ª ed., Sarvier, São Paulo, 1998, p 3-45.

7. CATETERIZAÇÃO DE VASOS UMBILICAIS

Alice D'Agostini Deutsch
Arno Norberto Warth

INTRODUÇÃO

Muitos procedimentos invasivos são necessários em terapias intensivas neonatais, porém geram riscos potenciais para os recém-nascidos (RN). Riscos e benefícios devem ser sempre ponderados antes da instalação de cateteres umbilicais.

A veia umbilical tem de 2 a 3cm de comprimento e de 4 a 5m de largura. Do umbigo, ela segue em direção cefálica e um pouco para a direita, juntando-se ao ramo esquerdo da veia porta após ter vários ramos largos intra-hepáticos. O ducto venoso sai do ponto em que a veia umbilical se junta à veia porta esquerda.

As artérias umbilicais são continuidade das artérias ilíacas. O cateter introduzido usualmente entra na aorta pela artéria ilíaca interna.

INDICAÇÕES

Cateterização venosa

• Acesso vascular de emergência em ressuscitação neonatal.
• Administração de medicamentos, eletrólitos e soluções glicosadas.
• Coleta de exames laboratoriais.
• Exsanguineotransfusão.
• Monitorização de pressão venosa central.

Cateterização arterial

• Necessidade de coletas repetidas de amostras de sangue, principalmente para gasometria arterial.
• Monitorização de pressão arterial contínua.
• Administração de medicamentos, eletrólitos e soluções glicosadas (exceto medicamentos vasoativas, cálcio e fenobarbital), se acesso venoso inviável.

CONTRAINDICAÇÕES

• Onfalite.
• Onfalocele.
• Peritonite.
• Enterocolite necrotizante.
• Comprometimento vascular em membros inferiores e região glútea.

ESCOLHA DO CATETER

Os cateteres podem ser de um ou mais lúmens e podem ser de tamanhos variados: 3,5; 4 ou 5F. O lúmen central geralmente é utilizado para infundir o fluido regular, por exemplo, a nutrição parenteral, e os laterais para outros fins e medicamentos. A decisão dessa escolha deve ser particularizada para cada RN.

• Tamanho de cateter:
  – < 1.500g 3,5F
  – > 1.500-3.500g 4-5F

Para RN com peso menor do que 1.000g pode ser necessário utilizar cateteres multilúmens com o objetivo de prover uma via para infusão contínua ou intermitente de várias medicações sem a necessidade de instalação inicial de venóclise periférica, preservando as veias periféricas que serão necessárias mais tarde, por exemplo, para a passagem de cateter venoso central de instalação periférica (PICC).

PROCEDIMENTO

Preparo do local

• Se possível, em local apropriado para procedimentos cirúrgicos.
• Berço aquecido ou incubadora.
• Foco de luz.
• Mesa auxiliar.
• Monitor cardiorrespiratório e oximetria de pulso.

Material

- Máscara, gorro, óculos de proteção.
- Um pacote de avental.
- Campo fenestrado estéril.
- Luvas estéreis.
- Cateter de polivinil, "silastic" ou silicone, com extremidade romba e orifício único terminal ou multilúmen (Arrow® Intracath®, Portex®, Argyle®).
- Solução antisséptica (clorexidina degermante a 2%).
- Caixa de pequena cirurgia contendo: tesoura Íris; duas pinças mosquito retas e duas curvas; duas pinças de Addison uma com e outra sem dente; porta-agulha; bisturi; tentacânula; uma pinça de Cheronj; duas pinças Backhaus.
- Soro fisiológico com heparina (0,25-1U/ml de solução).
- Soro glicosado a 5%.
- Fio de algodão 3-0, fio e de mononáilon 5-0 ou 6-0.
- Seringas de 3 e 5ml.
- Gazes estéreis.
- Fita adesiva e micropore.

Técnica

1. Lavar as mãos.

2. Colocar o recém-nascido em decúbito dorsal, imobilizado adequadamente e com a região periumbilical exposta (manter aquecimento e monitorização contínua).

3. Proceder sedação e analgesia.

4. Lavar as mãos conforme técnica apropriada para assepsia cirúrgica.

5. Montar a mesa de apoio, com técnica asséptica (pessoa auxiliar).

6. Medir a distância a ser introduzida, conforme técnica de Dunn, de forma a atingir uma posição segura na corrente sanguínea. Para isso, utilizam-se os gráficos referenciais, em que é plotada a medida externa da distância ombro-umbigo, tomada entre o topo do ombro na extremidade distal da clavícula e o ponto obtido por linha vertical virtual até o nível do umbigo (Figs. II-18 e II-19).

7. Fazer assepsia do coto umbilical e do abdome.

- Aguardar 30s para secagem se usar clorexidina, ou aguardar 2min se usar polivinilpirrolidona.
- Não deixar que o antisséptico escorra para outras regiões, por exemplo: dorso.

8. Recobrir a área com campo fenestrado amplo e estéril, deixando apenas o cordão exposto.

9. Escolher o cateter adequado, completando com solução salina e mantendo-o conectado a uma seringa.

- Marcar o tamanho do cateter a ser introduzido de acordo com medida prévia.

10. Envolver a base do coto umbilical com gaze estéril e/ou algodão 3-0, deixando o nó frouxo.

11. Clampear o coto com pinça mosquito reta paralelamente à parede abdominal, a uma distância de 1 a 1,5cm da pele.

12. Cortar o coto logo abaixo do local clampeado.

13. Identificar as estruturas do cordão (uma veia e duas artérias):

PROCEDIMENTOS

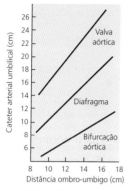

Figura II-18 • Nomograma para estimativa da introdução adequada dos cateteres arteriais (Dunn, 1966).

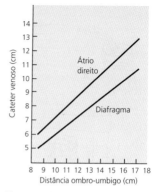

Figura II-19 • Nomograma para determinação da introdução adequada dos cateteres venosos (Dunn, 1966).

- A veia umbilical é larga com paredes espessas.
- As artérias são menores com paredes finas, redondas, geralmente constritas e frequentemente ficam protrusas da superfície do corte do cordão.

14. Proceder a apresentação dos vasos utilizando pinça mosquito curva (Fig. II-20).

15. Realizar dilatação do vaso (artéria) gentilmente, introduzindo as pontas da pinça mosquito curva no lúmen da artéria até que a ponta cortada da artéria esteja na curvatura da pinça. Afaste as faces da pinça delicadamente para permitir a abertura das paredes. Na veia, remover coágulos visíveis com a pinça, dilatar e introduzir o cateter.

16. Introduzir o cateter lentamente, segurando-o com uma pinça, mantendo o coto umbilical apoiado e injetando o soro de forma constante e sem pressão.

17. Pode ocorrer resistência à passagem do cateter ao nível da parede abdominal ou na bexiga. Essa resistência usualmente é vencida pela aplicação de pressão delicada constante. Se ocorrer vasoespasmo esperar de 2 a 3 minutos e tentar novamente o procedimento (artéria umbilical).

18. Introduzir até o ponto marcado e conferir se está refluindo bem. Não deixar o cateter aberto à pressão atmosférica.

19. Manter cateter heparinizado (0,25 a 1U/ml) para diminuir oclusão do cateter (artéria umbilical).

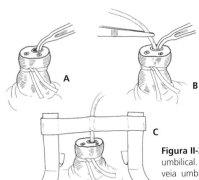

Figura II-20 • A) Identificação da veia umbilical. **B)** Inserção do cateter na veia umbilical. **C)** Fixação do cateter com ponte de fita adesiva.

20. Fixar com mononáilon 5-0 por meio de sutura em bolsa na geléia de Wharton, envolvendo os três vasos sem perfurá-los e sem transfixar a pele.

21. Reforçar a fixação com ponte de fita adesiva (Fig. II-20).

22. Confirmar a posição do cateter com controle radiológico e reposicionar se estiver muito introduzido ou retirá-lo e iniciar novo procedimento se estiver superficial (nunca reintroduzi-lo).

23. Liberar cateteres para seu uso após identificar com uma etiqueta qual cateter é arterial e qual é venoso para distingui-los. Não infundir medicações vasoativas ou outras contraindicadas no cateter arterial.

24. Anotar em prontuário:
- Descrever o procedimento, anotando a numeração no cateter, técnica utilizada e intercorrências.
- Marcar a posição dos cateteres externamente e a posição da ponta aos raios X.

CUIDADOS ESPECIAIS

- Na introdução do cateter se houver resistência não forçar, pois pode formar falso trajeto e ocasionar perfuração de vaso.
- Observar coloração e pulso de membros inferiores e glúteos na presença de cateter arterial e, se alterados, retirar o cateter.
- Observar hematúria, sangramentos, deslocamentos ou retirada acidental do cateter.
- Checar posição adequada da ponta do cateter:
  – Cateter arterial pode ser posicionado em dois locais em que as complicações são menos frequentes: 1. alto: entre os corpos vertebrais T6 e T9 (acima do tronco celíaco), localização pre-

PROCEDIMENTOS

ferencial, e 2. baixo: a ponta do cateter entre L3 e L4, acima da bifurcação da aorta. Evitar a saída das artérias renais – L1 (Figs. II-21 e II-22).
– Cateter venoso, a ponta do cateter na porção cefálica da veia cava inferior ou na sua junção com o átrio direito; evitar posição ao nível hepático ou ventrículo direito (Fig. II-23).
• Evitar manutenções prolongadas do cateter:

– Duração: o menor tempo possível, até passagem de PICC e cateterismo arterial.
– O tempo máximo sugerido para cateter arterial é de 5 dias, para cateter venoso, é de 14 dias.

AVALIAÇÃO CLÍNICA APÓS O PROCEDIMENTO

Uma avaliação sistemática do RN com cateter umbilical é necessária para detectar complicações precocemente.

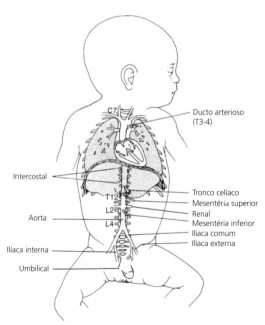

Figura II-21 • Anatomia da vasculatura arterial do recém-nascido.

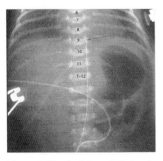

Figura II-22 • Posição radiológica do cateter arterial.

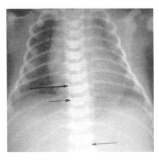

Figura II-23 • Posição radiológica do cateter venoso.

- Manter monitorização hemodinâmica contínua:
  - Frequência cardíaca, respiratória, pulsos, pressão arterial e oximetria de pulso.
  - Verificar arritmias.
- Observar sinais clínicos de sangramento:
  - Inspecionar a integridade do cateter e do sistema infusor. Rachaduras no cateter podem levar a sangramento.
  - Verificar as conexões do cateter (desconexão acidental).
- Sinais clínicos de comprometimento arterial:
  - Pulso, cor, temperatura e perfusão dos membros, região glútea frequentes.
- Observar distensão abdominal progressiva:
  - Sangramento (ruptura de vaso, fígado).
  - Ruptura de vísceras.
  - Tromboses venosas.
- Avaliar continuamente a função renal.
- Prevenir infecções:
  - Inserção com assepsia.
  - Manipulação do(s) cateter(es) com técnica asséptica.
  - Retirada do(s) cateter(es) o mais breve possível.

COMPLICAÇÕES

As complicações do cateterismo umbilical podem ser vistas na tabela II-11.

Tabela II-11 • Complicações do cateterismo umbilical.

Malposicionamento do cateter	Acidente vascular	Relacionadas ao equipamento	Outras
Perfuração do vaso Hipoglicemia refratária (se a ponta do cateter estiver no tronco celíaco) Perfuração peritoneal Falso aneurisma Perfuração cardíaca (tamponamento) Arritmias cardíacas	Tromboses Trombose de veia porta Embolismo/infarto Vasoespasmo arterial Necrose cutânea e de membro Hipertensão arterial Paraplegia Falência cardíaca Embolismo gasoso Necrose intestinal Necrose hepática	Quebra do cateter Transecção do cateter Alteração plástica nos tecidos Condução elétrica da corrente pelo cateter preenchido de líquido	Hemorragia Infecção (onfalite, sepse) Enterocolite necrotizante Perfuração intestinal Transecção de onfalocele Herniação do apêndice pelo anel umbilical Hipernatremia

BIBLIOGRAFIA

1. Barrington KJ. Umbilical artery catheters: catheter position (Cochrane Review) In: The Cochrane Library Issue 4, 2000: Update Software.

2. Carignani J. Cateterização de vasos umbilicais. In Stape A e cols.: *Manual de Normas em Terapia Intensiva Pediátrica*. 1ª ed., Sarvier, São Paulo, 1998. p. 35-7.

3. Dunn PM. Localization of the umbilical catheter by *post-mortem* measurement. *Arch Dis Child*, 41:69-75, 1966.

4. Gupta JM, Roberton RC, Wigglesworth JS. Umbilical artery catheterization in the newborn. *Arch Dis Child*, 43: 382-7, 1968.

5. Hogan MJ. Neonatal vascular catheters and their complications. *Radiol Clin North Am*, 37:1109-29, 1999.

6. Kabra NS & Shah SS. Multiple *versus* single lumen umbilical venous catheters for newborn infants. Cochrane Database of Systematic Review 2006, Issue 3. Art. No: CD004498.D0I: 1010021/1465CD004498.pub2.

7. Kitterman JA, Phibbs RH, Tooley WH. Catheterization of umbilical vessels in newborn infants. *Pediatr Clin North Am*, 17:895-913, 1970.

8. Matthew G. Procedures. In: Gunn VL. *The Harriet Lane Handbook*. 16th ed. Mosby, Saint Louis, 2002.

9. Nash P. Umbilical catheters, placement, and complication management. *J Infusion Nursing*, 29:346-52, 2006.

10. Phelps DL. Calculated lengths of umbilical catheters. *J Pediatr*, 97:870-1, 1980.

8. Acesso Vascular Intraósseo

Amélia Gorete Afonso da Costa Reis
Marta Pessoa Cardoso

A abordagem inicial das crianças em situações de emergência envolve a obtenção de acesso vascular para administração de fluidos e/ou medicamentos. Nas situações de choque ou parada cardíaca, em 5 a 6% das vezes, pode não haver sucesso na obtenção de uma veia periférica, e o acesso intraósseo é uma alternativa nesse tipo de paciente.

Essa via de acesso é ideal para crianças menores de 6 anos e, atualmente, há trabalhos na literatura que comprovam a sua utilidade até mesmo em adultos.

CONSIDERAÇÕES ANATÔMICAS

A cavidade medular intraóssea é constituída por uma rica rede de sinusoides venosos que drenam para veias emissárias que emergem da cavidade intramedular por canais microscópicos no córtex ósseo e desembocam na circulação sistêmica. Essas características anatômicas permitem a infusão intraóssea, de forma segura e eficaz, de qualquer medicação ou fluido. A distribuição de fluidos e medicações por via intraóssea parece ser similar à da injeção intravenosa.

O local preferencial de punção em crianças é a região anteromedial proximal da tíbia, de 1 a 3cm abaixo da tuberosidade. Após os 6 anos, a porção proximal da tíbia se torna muito espessa o que dificulta a penetração da agulha. A região distal da tíbia, na sua porção maleolar medial ou lateral, é também um local excelente para punção, a córtex óssea é fina e a quantidade de tecidos moles é pequena, o que pode facilitar a punção em crianças maiores.

Locais alternativos são a região distal do fêmur, a crista ilíaca anterossuperior, a metáfise proximal do úmero e o esterno. A região distal do fêmur possui uma cavidade medular adequada à inserção da agulha, entretanto devido ao grande volume de partes moles dessa região, a localização de pontos de referência fica dificultada.

TÉCNICA

Há vários tipos de agulhas específicas para punção intraóssea em crianças. Essas agulhas são compostas de um mandril e de uma porção superior que serve de apoio durante a perfuração da córtex óssea. Na ausência de agulhas apropriadas, a agulha de punção de medula óssea pode ser utilizada. Sempre que possível, deve-se lavar as mãos e utilizar técnicas estéreis (Fig. II-24). Durante a ressuscitação, entretanto, o acesso vascular deve ser obtido o mais rapidamente possível.

PROCEDIMENTOS

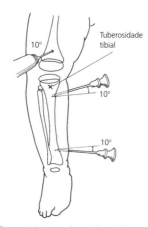

Figura II-24 • Instalação de agulha intraóssea (Schleien CL. Cardiopulmonary resuscitation. In Nichols DG e cols.: *The Golden Hour Handbook of Advanced Pediatric Life Support*. Mosby-Year Book, St. Louis, 1991).

Sequência do procedimento na região tibial proximal

1. A palpação da tuberosidade na porção proximal da tíbia é o ponto anatômico de referência, sendo o local da punção de 1 a 3cm abaixo da tuberosidade, na superfície medial da tíbia, distante da cartilagem de crescimento. Nesse local, a tíbia está logo abaixo da superfície da pele. A perna deve ser colocada em superfície firme, levemente fletida e com um coxim sob o joelho.

2. O joelho e a coxa, acima e lateralmente ao local de punção, devem ser fixados com a mão não-dominante, nenhuma porção da mão deve permanecer atrás do ponto de inserção.

3. A agulha deve ser inserida a 90° em direção perpendicular na região plana anteromedial da tíbia. A agulha deve perfurar a córtex em movimento espiral suave e firme até diminuição súbita da resistência, o que indica a entrada no canal medular.

4. A posição correta da agulha é determinada por três observações: ao soltá-la permanece fixa na mesma posição, à aspiração com seringa, obtém-se medula óssea e a infusão lenta de 10ml de soro fisiológico ocorre sem resistência e sem infiltração de partes moles. Ocasionalmente, a aspiração de medula óssea pode ser negativa e a agulha pode estar bem posicionada.

5. Se a infusão teste resultar em infiltração, a agulha deve ser removida e o mesmo procedimento deve ser tentado na outra tíbia.

INDICAÇÃO CLÍNICA

O acesso venoso intraósseo está indicado nas emergências pediátricas em que há necessidade imediata de infusão de fluidos e medicações e não foi possível obter acesso venoso periférico. Essas situações incluem: parada cardiorrespiratória, choque descompensado e estado de mal convulsivo. Em 80% das vezes, esse acesso é obtido em menos de 60s.

Há relatos de administração de praticamente todas as medicações e fluidos por meio dessa via, como catecolaminas, antibióticos, atropina, lidocaína, heparina, digitálicos, soluções hidroeletrolíticas, glicose hipertônica, bicarbonato de sódio, cálcio, anticonvulsivantes, coloides e derivados de sangue. As doses utilizadas na via intraóssea são as mesmas da via venosa. Na via intraóssea, é necessário fazer uma infusão em bolo de 3 a 5ml de soro fisiológico após as medicações utilizadas na ressuscitação.

Exames laboratoriais, como dosagem de eletrólitos, ureia, creatinina, pH, pCO_2 e tipagem sanguínea podem ser realizados com material medular aspirado pela punção intraóssea. Estudos têm revelado resultados compatíveis com os sanguíneos.

A via intraóssea é um acesso temporário que deve ser usado em situações especiais; assim que o paciente estiver estável, outro acesso venoso, seja periférico ou central, deve ser realizado e a agulha intraóssea retirada. Após a remoção da agulha, é necessário fazer curativo compressivo para evitar o extravasamento de medicações para os tecidos moles ao redor do osso perfurado.

Não há recomendação precisa com relação ao tempo que a agulha de punção intraóssea pode permanecer como acesso venoso. Alguns relatos de complicações associadas a essa técnica sugerem um limite de 8 a 12h.

Contraindicações à utilização da via intraóssea incluem fratura ou queimadura local, osteomielite e osteogênese imperfeita.

COMPLICAÇÕES

As complicações são raras. A principal é a infusão de fluidos no subcutâneo que ocorre em cerca de 12% dos casos. Estudos em animais e em humanos não mostraram efeitos adversos relacionados à cartilagem de crescimento.

Infecção local como celulite ocorre infrequentemente e osteomielite, raramente, em menos de 1% das punções. Essas complicações estão associadas à assepsia inadequada. Em uma revisão de 4.270 punções, foi constatada taxa de infecção de 0,6%, sendo que, na maioria dos casos, a agulha ficou instalada por longo período, mais de 24h.

O risco de embolia gordurosa tem sido uma preocupação, entretanto até o momento não foi descrita síndrome de embolização gordurosa em humanos seguindo a infusão intraóssea de medicamentos ou fluidos.

Síndrome compartimental, por infiltração da medicação que está sendo administrada, já foi relatada em séries de casos. Essa complicação está relacionada ao deslocamento ou à obstrução da agulha, à transfixação do osso, à infusão de soluções hipertônicas sob pressão e à permanência da agulha por muito tempo.

Ocorrência de fraturas está associada com o emprego de agulhas de tamanho inadequado para o osso da criança. As mortes associadas a essa técnica ocorrem devido a pneumotórax e mediastinite decorrentes de punção intraóssea no osso esterno.

BIBLIOGRAFIA

1. American Heart Association. Intraosseus Access During CPR and Treatment of Decompensated Shock. In: Pals Provider Manual. 2002, p. 155-8.

2. Banerjee S, Singhi SC, Singh S, Singh M. The intraosseous route is a suitable alternative to intravenous route for fluid resuscitation in severely dehydrated children. *Indian Pediatrics*, 31:1511-20, 1994.

3. Fisher RJ & Prosser D. Intraosseous access in infant resuscitation. *Arch Dis Child*, 1:83:87, 2000.

4. Johnson L, Kissoon N, Fiallos M, Abdelmoneim T, Murphy S. Use of intraosseous blood to assess blood chemistries and hemoglobin during cardiopulmonary resuscitation with drug infusions. *Crit Care Med*, 27:1147-52, 1999.

5. LaRocco BG, Wang HE. Intraosseous infusion. *Prehosp Emerg Care*, 7:280-5, 2003.

6. Meola F. Bone marrow infusions as routine procedure in children. *J Pediatr*, 25:13, 1994.

9. Intubação Traqueal

Iracema de Cássia Oliveira Ferreira Fernandes
Albert Bousso

INDICAÇÕES

• Insuficiência respiratória aguda (hipóxia e/ou hipercarbia, gasometria com $PaO_2 < 50mmHg$ e a $PaCO_2 > 50mmHg$ em $FiO_2 > 60\%$).
• Bradipneia ou apneia.
• Hiperventilação controlada (hipertensão intracraniana).
• Suporte ventilatório em distúrbios hemodinâmicos, metabólicos e/ou neurológicos.
• Alterações morfológicas e funcionais da caixa torácica.
• Obstruções das vias aéreas (laringite, laringotraqueobronquite, epiglotite, estenose subglótica, papilomatose, hemangioma, atresias de cóanas, síndrome de Pierre Robin, síndrome de Beckwith-Wiedmann, laringotraqueomalácia, abscesso retrofaríngeo ou amigdaliano).
• Necessidade de proteção de vias aéreas durante a realização de exames diagnósticos (sedação profunda) e anestesia geral.
• Eletiva para colheita de secreção traqueobrônquica, broncoscopia.
• Necessidade de transporte em qualquer das situações anteriores.

• **PROCEDIMENTO**

Material

• Máscara e óculos de proteção.
• Luvas estéreis.
• Monitor cardiorrespiratório e oxímetro de pulso.

- Sondas de grosso calibre para aspiração de secreções.
- Duas fontes de oxigênio.
- Máscara de tamanho adequado e ambu.
- Sistema/aparelho para obtenção de vácuo.
- Lâmina de tamanho adequado à idade da criança. As lâminas reta e curva podem ser utilizadas. A lâmina reta levanta a epiglote para que se veja a fenda glótica; quanto à lâmina curva, sua ponta é introduzida na valécula para deslocar a língua anteriormente (Tabela II-12).

Tabela II-12 • Número das lâminas para laringoscópio de acordo com idade.

Idade	Lâmina (nº)
Recém-nascido	0
Lactente	1
Pré-escolar	2
Escolar	3

- Cabo para a colocação da lâmina (pelo menos dois) com pilhas sobressalentes.
- Cânulas com vários diâmetros embalados e esterilizados.
- Pinça para intubação nasotraqueal (Magill).
- Fitas adesivas para fixação da cânula.

As cânulas são escolhidas de acordo com a idade da criança (Tabela II-13) ou pelas fórmulas a seguir:

$$\text{Número da cânula sem "cuff"} = \frac{\text{Idade (em anos)}}{4} + 4$$

$$\text{Número da cânula com "cuff"} = \frac{\text{Idade (em anos)}}{4} + 3$$

O "cuff" utilizado deve ser de baixa pressão e alto volume e geralmente está indicado para crianças maiores de 8 a 10 anos. Em crianças menores de 8 anos, o estreitamento anatômico normal no nível

Tabela II-13 • Numeração das cânulas de intubação (nº = diâmetro interno em milímetros) de acordo com a idade do paciente.

Idade	Cânula (nº)	"Cuff"
Recém-nascido pré-termo	2,5-3	sem
Recém-nascido a termo	3-3,5	sem
Lactente 1-6 meses	3,5-4,0	sem
6-12 meses	4,0	sem
12 meses a 2 anos	4,0-4,5	sem/com
3-4 anos	4,5-5,0	sem/com
5-6 anos	5,0-5,5	sem/com
7-8 anos	5,5-6	sem/com
9-10 anos	6-6,5	sem/com
11-12 anos	6,5-7	com
13-14 anos	7-7,5	com

da cartilagem cricoide provê um "cuff" funcional. Porém, se em crianças menores houver necessidade de ventilação com altas pressões, está indicado o uso de cânulas com "cuff" (Tabela II-13).

Técnica

1. Posicionamento da criança: decúbito dorsal horizontal com discreta extensão do pescoço (retificação das vias aéreas) (Fig. II-25).

2. Aspiração das vias aéreas superiores e oxigenação de 4 a 5min com 100% de O_2.

3. Escolha do diâmetro adequado da cânula traqueal (ver Tabela II-13).

4. Sedação e bloqueador neuromuscular de acordo com técnica de sequência rápida de intubação (ver Capítulo I-3, pág. 11).

5. Intubação – são descritas três técnicas: orotraqueal, nasotraqueal e "finger intubation".

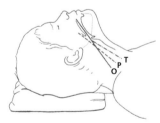

Figura II-25 • Posicionamento da criança: decúbito dorsal com discreta extensão do pescoço resulta em alinhamento dos eixos oral (O), faríngeo (P) e traqueal (T).

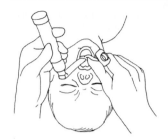

Figura II-26 • Intubação orotraqueal.

A intubação orotraqueal é a técnica de escolha em situações de emergência e quando existe suspeita de traumatismo de crânio (Fig. II-26). Já a intubação nasotraqueal é técnica de escolha em quadros de laringite viral ou pós-extubação e em quadros pulmonares que não necessitam de altos parâmetros ventilatórios. A "finger intubation" é mais utilizada em recém-nascidos.

Nas crianças com hipertensão intracraniana, utiliza-se lidocaína a 4%, de 1 a 3min antes da intubação, por via intravenosa (1,5mg/kg). Outra possível forma de utilização da lidocaína é o "spray" (Xilocaína® "spray") pulverizado na orofaringe. O objetivo é prevenir a elevação da pressão arterial sistêmica que ocorre na intubação e a consequente repercussão no sistema nervoso central. Outras ações positivas da lidocaína são a redução do reflexo da tosse e a ação anti-arrítmica no coração.

• **Intubação orotraqueal** – uma vez escolhida a técnica orotraqueal, prossegue-se à intubação: promove-se a abertura da boca, movendo a articulação temporomandibular com leve pressão. Checar esvaziamento gástrico e realizar manobra de Sellick (compressão da cricoide que leva à compressão do esôfago e à diminuição do risco de aspiração). O laringoscópio seguro em uma das mãos é introduzido no lado direito da boca com movimento para a linha mediana, rebatendo-se a língua para a esquerda, com movimento de tração para cima (báscula). A epiglote é vista e elevada com lâmina para expor a fenda glótica. A cânula, **segura pela mão direita**, é introduzida e retira-se o laringoscópio. A confirmação da intubação deve ser realizada primariamente pela observação da expansão do tórax, saída de vapor de água pela cânula, ausculta do murmúrio vesicular pulmonar; e a confirmação secundária deve ser realizada pelo capnógrafo que mostra a ETCO$_2$ (avaliação do CO$_2$ exalado). A verificação do posicionamento é feita imediatamente pela ausculta pulmonar. A cânula permanece segura entre os dedos indicador e polegar (preensão em pinça) e realiza-se a fixação.

- **Intubação nasotraqueal** – a cânula é passada através da cavidade nasal até a orofaringe. É feita a introdução da cânula na fenda glótica com pinça ou pela movimentação passiva da cabeça (anteroposterior). A partir desse ponto, os procedimentos são idênticos aos descritos para a intubação orotraqueal.

- **"Finger intubation"** – é um tipo alternativo de intubação orotraqueal e não necessita de laringoscópio ou visibilização da epiglote. O médico deve se posicionar ao lado da criança ou junto aos pés. O dedo e a cânula devem ser umidificados com água. O dedo indicador da mão não-dominante é colocado ao longo da língua até tocar a epiglote (ariepiglote) e abri-la. O dedo serve como guia, junto ao qual a cânula desliza e atinge a laringe.

6. Fixação – deve ser realizada com a cânula com a numeração na altura do lábio superior ou arcada dentária. A fixação pode determinar a duração da intubação e prevenir complicações:

- Limpar acima do lábio superior com tintura de benjoim.
- Colocar Tensoplast® esticada e aderida (acima do lábio superior).
- A primeira "aba" da fita adesiva é colocada ao redor da cânula em movimento espiral para cima e a segunda aba deve circundar a cânula concentricamente, para fixação adequada.

Deve ser realizada radiografia de tórax para confirmação da posição final obtida e de possíveis complicações. A cânula deve ser deixada ao nível da 3ª vértebra torácica ou de 2 a 2,5cm acima da bifurcação da traqueia (carina).

A profundidade da inserção da cânula pode ser estimada de acordo com a seguinte fórmula:

$$\text{Profundidade (cm)} = \frac{\text{Idade (em anos)}}{2} + 12$$

Para crianças até 1 ano:

$$\text{Profundidade (cm)} = 3 \times \text{nº da cânula}$$

PROCEDIMENTOS

INTUBAÇÃO TRAQUEAL EM SITUAÇÕES ESPECIAIS

Algumas doenças pediátricas requerem reconhecimento precoce, pois pode-se estar diante de uma via aérea difícil. Nessas situações, pode ser requerida experiência médica para o procedimento e recursos adicionais (nasofibroscopia, material para cricotireoidostomia, material para intubação retrógrada etc.). Algumas dessas situações são:

- Atresia de cóana.
- Laringomalácia e traqueomalácia.
- Fístulas traqueoesofágicas.
- Malformações traqueais.
- Obstrução aguda de vias aéreas: corpo estranho; epiglotite e laringotraqueobronquite; estenose subglótica; traumatismos faciais e de vias aéreas.
- Casos que requerem correção cirúrgica: fenda palatina ou labial – realiza-se intubação orotraqueal; correção cirúrgica de processo infeccioso crônico de seios paranasais; e retirada de papiloma e hemangioma subglótico de laringe.
- Micrognatia (síndrome de Pierre Robin).
- Macroglossia e glossoptose.
- Infiltração ou tumores de partes moles.
- Obesidade extrema.
- Anquilose cervical.
- Antecedente de via aérea difícil.

COMPLICAÇÕES

- **Complicações imediatas**
  - Apneia (em prematuros), hipoxemia, obstrução nasal ao fluxo de ar.
  - Bradicardia (reflexo vagal), aumento da pressão arterial sistêmica; arritmias associadas à hipotensão.
  - Espasmo de glote e brônquios, tosse, vômitos (levando à aspiração).
  - Subluxação da coluna cervical.
  - Perda de dentes (crianças de 4 a 11 anos), lesão de lábios e gengivas.
  - Ulceração da parede posterior da faringe, epiglote, prega ariepiglótica e aritenoide.
  - Epistaxe, traumatismo de mucosa nasal, adenoide e raramente dissecção da parede posterior da faringe.

- **Complicações precoces**
  - Laceração e erosão, ou hematoma de cordas vocais e da traqueia (principalmente com o "cuff").
  - Extubação acidental, intubação seletiva, obstrução da cânula (5 a 20% das crianças).
  - Úlceras no processo vocal medial da cartilagem aritenoide, cordas vocais posteriores e área subglótica dorsolateral e na parede anterior da traqueia e epiglote.
  - Infecção local e raramente sistêmica.
  - Pneumotórax e atelectasia pulmonar.
  - Sinusites, otites e necrose de narina são predominantes na intubação nasotraqueal.

- **Complicações tardias**
  - Incapacidade de extubação e necessidade de reintubação.

75

- Laringite pós-extubação (crupe) ocorre em 1 a 6% dos pacientes; imediatamente ou após 3h da extubação, com pico dentro de 8h.
- Sinusite e rouquidão.
- Granuloma de cordas vocais pouco comum em crianças, mas quando ocorre geralmente é unilateral, podendo ser volumoso e obstruir a via aérea.
- Paralisia de cordas vocais (por traumatismo direto ou dano ao nervo laríngeo recorrente).
- Estenose subglótica: 2 a 6% dos pacientes. Os sintomas são observados geralmente após duas a seis semanas da extubação.
- Estenose nasal: restrito a recém-nascidos submetidos a intubação nasotraqueal.
- Atelectasias: ocorrem com maior frequência na intubação nasotraqueal.

BIBLIOGRAFIA

1. Fernandes ICOF e cols. Intubação traqueal em pediatria. *Rev Med HU-USP*, 5(1/2):31-6, 1995.
2. Hancock PJ e cols. Finger intubation of the trachea in newborns. *Pediatrics*, 89(2):325-7, 1992.
3. Rivera R e cols. Complications of endotracheal intubation and mechanical ventilation in infants an children. *Crit Care Med*, 20(2):193-9, 1992.
4. Tam S e cols. Intravenous lidocaine: optimal time of injection before tracheal intubation. *Anesth Analg*, 66:1036-8, 1987.
5. Zuckerberg LA e cols. Airway management in pediatric critical care. In Rogers MC (ed.). *Textbook of Pediatric Intensive Care*. 3rd ed. Williams & Wilkins, Baltimore, 1996, p. 51-56.

10. TRAQUEOSTOMIA E CRICOTIREOIDOSTOMIA

Manoel Carlos Prieto Velhote
Adalberto Stape

TRAQUEOSTOMIA

Introdução

Em algumas situações médicas, a manutenção da via aérea não pode ser realizada pela intubação oro ou nasotraqueal. Nessas ocasiões há necessidade de se acessar a traqueia cirurgicamente.

Idealmente deve ser realizada em centro cirúrgico embora possa ser realizada na beira do leito da UTI

PROCEDIMENTOS

ou na sala de emergência. Sempre que possível deve ser realizada em caráter eletivo, com paciente previamente intubado e anestesiado.

No berçário, com o aumento da sobrevida de prematuros de peso muito baixo, uma nova população passou a necessitar de traqueostomia por causa de estenose subglótica, associada a intubação prolongada ou ventilação mecânica prolongada (3 a 17 semanas). O mesmo tem ocorrido em UTI pediátricas, onde o número de pacientes gravemente enfermos que sobrevivem com tempo de intubação prolongada e com necessidade de traqueostomia tem aumentado.

Indicações

As mais frequentes de traqueostomia são:

- Tempo prolongado de ventilação mecânica.
- Estenose subglótica.
- Quadros de obstrução de vias aéreas superiores como epiglotite, laringotraqueobronquite, abscesso retrofaríngeo.
- Malformações congênitas de vias aéreas superiores.
- Doenças craniofaciais.
- Doenças do sistema nervoso central (hipoventilação central).
- Paralisia bilateral de cordas vocais.
- Disfagia importante (com BCP de repetição).

Em ventilação mecânica de longa duração, quando o acesso à via aérea é temporário, como nos casos habituais de insuficiência respiratória, a traqueostomia é realizada somente quando houver ulcerações ou escaras na traqueia, que poderão induzir estenoses com sequela. Estando a traqueia em boas condições, não há limite de tempo para a permanência da intubação sem consequências.

Quando o paciente necessitar de ventilação domiciliar com história de broncoaspirações frequentes, presença de secreção abundante e crônica ou quando apresentar episódios frequentes de aspiração por refluxo ou incoordenação à deglutição opta-se pela realização da traqueostomia. Essa situação é muito comum em encefalopatas crônicos e pacientes com broncodisplasia graves.

Linfangiomas císticos, teratomas e grandes hemangiomas faciais costumam necessitar de traqueostomia para manter desobstruída a via aérea, enquanto não se realiza o tratamento definitivo.

Técnica

- **Técnica convencional**

A cirurgia da traqueostomia pouco mudou, desde que padronizada por Chevalier-Jackson há mais de 80 anos.

É conveniente a colocação de pequeno coxim no dorso, mantendo-se a cabeça em leve extensão.

O material cirúrgico deve estar todo preparado com um anestesista ou médico na cabeceira do paciente, para a mobilização da sonda de intubação no momento adequado, sem acidentes. Ter à mão um conjunto de pelo menos três sondas: uma do número estimado para o diâmetro da traqueia da criança, uma de um número acima e uma de um número abaixo por precaução (Tabela II-14).

Tabela II-14 • Diâmetro da cânula em função da idade.

Idade	Cânula (nº)
Prematuro	2,5-3,0
0 a 6 meses	3,5-4,0
6 meses a 1 ano	4,0
1 a 2 anos	4,0-4,5
2 a 12 anos	4 + (idade/4)

O uso do bisturi elétrico facilita muito o procedimento para controlar sangramento de vasos que cruzam o campo, o sangramento potencial do istmo da tireoide e pela necessidade de um campo cirúrgico exangue para a boa visibilização das estruturas.

A incisão deve ser transversa, de 3 a 4cm acima da fúrcula esternal. A incisão cutânea transversa propicia melhor resultado estético quando da decanulação posterior.

Ultrapassada a pele e o subcutâneo abre-se na linha média, longitudinalmente, o plano entre os músculos pré-tireoideanos que é quase avascular. Identifica-se a traqueia e o istmo da tireoide que pode ser afastado cranialmente ou, de preferência, seccionado. Na abertura da traqueia, deve-se evitar o primeiro anel pelo risco de estenose na região mais alta da traqueia (Ponto 1 na Fig. II-27).

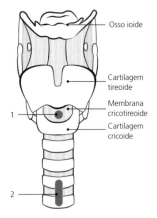

Figura II-27 • Anatomia da laringe e da traqueia.

Existe muita discussão sobre o tipo de incisão a ser realizada na traqueia: em T, em T invertido, transversal com ressecção de janela de cartilagem, em cruz. A melhor incisão, que provoca menos estenose e granuloma é a longitudinal, interessando geralmente dois ou três anéis cartilaginosos, sem ressecção de tecido (Fig. II-28).

Antes de abrir a traqueia é aconselhável instilar no seu interior pequena quantidade de lidocaína a 1%, para evitar tosse reflexa. Além disso, são indispensáveis sonda de aspiração traqueal e aspirador para a remoção da secreção sempre presente na luz.

A cânula de traqueostomia deve ser de plástico inerte de calibre adequado: nem muito justa, que for-

PROCEDIMENTOS

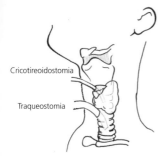

Figura II-28 • Posicionamento das cânulas de cricotireoidostomia e traqueostomia.

me úlceras de pressão, nem muito folgada que, pela movimentação excessiva, produza microtraumatimos de contato na mucosa.

Quando se necessita de ventilação com pressão positiva dá-se preferência às cânulas com "cuff" de baixa pressão. Lactentes são normalmente ventilados com cânulas sem "cuff".

Após a colocação da cânula, é muito importante sua fixação, pois a complicação mais grave, inclusive com mortalidade, é a saída acidental da cânula pela dificuldade de sua reintrodução nos primeiros dias. O melhor é a fixação circunferencial com cadarço, amarrado em ambos os lados da cânula envolvendo o pescoço. É comum deixarem-se dois fios soltos passados nos lábios da incisão traqueal, para facilitar a recolocação da cânula em caso de decanulação acidental precoce.

Sutura-se o excesso de abertura da pele e coloca-se curativo de gaze entre a pele e a cânula. Esse curativo deve ser trocado quando necessário.

Depois de 5 a 6 dias a troca de cânula, eletivamente, já pode ser realizada sem riscos.

Cessada a necessidade da traqueostomia, vai-se diminuindo progressivamente o diâmetro da cânula até que, quando suficientemente fina, testa-se a tolerância à ventilação normal ocluindo-se a cânula. Procede-se então à retirada da cânula e à oclusão do traqueostoma com curativo. Na maioria das vezes, o traqueostoma fecha espontaneamente e, se for o caso, faz-se mais tarde uma cirurgia plástica para melhorar a estética da região. Nos casos de persistência de fístula traqueocutânea, o que ocorre em cerca de 7% dos casos, pode-se proceder ao fechamento cirúrgico.

• **Técnica percutânea**

É uma técnica criada, em 1985, por Ciaglia, inspirada pela técnica de Seldinger de passagem de cateteres venosos. Consiste na punção da traqueia com agulha fina e passagem de fio-guia. Em seguida, introduzem-se, guiados pelo fio, dilatadores de calibres sucessivos até que o trajeto aceite uma cânula de traqueostomia.

Embora idealizado para ser um procedimento rápido à beira do leito, em crianças, é pouco recomendado pela delicadeza da traqueia da criança e pelo maior número de complicações, inclusive graves.

Os autores que utilizam essa técnica não recomendam sua utilização em menores de 10 anos ou em casos de estenose subglótica.

Em adultos, em trabalho de metanálise, não se pôde concluir de maneira categórica pela vantagem de uma sobre a outra. Concluiu-se que a percutânea é de execução mais rápida, porém com complicações mais graves, inclusive transoperatória bem maiores.

Complicações da traqueostomia

As complicações mais frequentes da traqueostomia são:

- **Complicações precoces**
  - Decanulação.
  - Pneumotórax, pneumomediastino e enfisema subcutâneo.
  - Obstrução da cânula.
  - Hemorragia.
  - Infecção do estoma e traqueíte.
  - Pneumonia.

- **Complicações tardias**
  - Decanulação acidental.
  - Fístula traqueocutânea.
  - Granuloma traqueal e do estoma.
  - Obstrução da cânula.
  - Hemorragia.
  - Infecção do estoma.
  - Traqueomalácia.
  - Disfagia.

As complicações mais graves são raras e as mais preocupantes são as relacionadas à obstrução luminal por secreção e à saída acidental da cânula, risco sempre presente em crianças. Grupos particularmente mais propensos às complicações são os prematuros de muito baixo peso e as crianças agitadas.

Os procedimentos à beira do leito e de caráter emergencial têm índices de complicações maiores.

CRICOTIREOIDOSTOMIA

A cricotireoidostomia é procedimento normalmente executado em caráter de urgência que consiste na criação de um acesso à via aérea mediante a introdução de agulha ou sonda na junção entre a cartilagem tireoide e cricoide (Fig. II-29).

Essa área é o ponto mais superficial da via aérea e de mais fácil penetração, pois consta de membra-

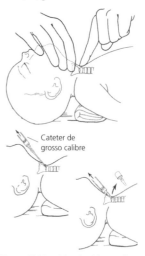

Figura II-29 • Cricotireoidostomia percutânea.

na de pequena espessura. É nesse ponto em que, em situações extremas, é inserida uma agulha para oxigenar o paciente, enquanto não se estabelece um acesso amplo e seguro à via aérea.

Na imensa maioria, os pacientes que necessitam de acesso à via aérea em caráter de emergência são intubados, tornando assim desnecessária a cricotireoidostomia. Porém, em condições de via aérea difícil e de obstrução de via aérea superior, esse procedimento é o de eleição. As principais indicações do uso da cricotireoidostomia são: edema acentuado na região glótica, corpo estranho na glote e traumatismo craniofacial grave.

Na maioria das vezes, a cricotireoidostomia é realizada com um cateter periférico sobre agulha, teflonado ou plástico calibroso, através do qual se realiza oxigenação a 100%, com ventilação ainda que precária até se estabelecer uma via segura de ventilação.

A cricotireoidostomia pode ser realizada, como a traqueostomia percutânea, com fio-guia, dilatador e cânula (ver Fig. II-28). Existem vários "kits" para a sua realização, mas é procedimento perigoso, estressante, sujeito a complicações transoperatórias e de longo prazo e é muito pouco utilizado em crianças. Ela está totalmente contraindicada em lactentes pelas exíguas dimensões de sua membrana cricotireoidea.

Em condições de emergência, dá-se preferência à oxigenação por cricotireoidostomia com agulha e realização, em seguida, da traqueostomia.

BIBLIOGRAFIA

1. Dulguerov P, Gysin C, Perneger T, Chevrolet J-C. Percutaneous or surgical tracheostomy: a meta-analysis. *Crit Care Med*, 27:1617-25, 1999.

2. Haynes JH, Bagwell CE, Salzberg AM. Management of persistent tracheostomal fistulas. *J Pediat Surg*, 30:566-7, 1995.

3. Kremer B, Botos-Kremer AI, Eckel HE, Schlöndorf G. Indications, complications and surgical techniques for pediatric tracheostomies – an update. *J Pediat Surg*, 37:1556-62, 2002.

4. Navsa N, Tossel G, Boon JM. Dimensions of the neonatal cricothyroid membrane – how feasible is a surgical cricothyroidotomy? *Paediatr Anaesth*, 15:402-6, 2005.

5. Scrase I & Woollard M. Needle *vs* surgical cricothyroidotomy: a short cut to effective ventilation. *Anaesthesia*, 61:962-74, 2006.

6. Toursarkissian B, Fowler CL, Zweng TN, Kearney PA. Percutaneous dilational tracheostomy in children and teenagers. *J Pediat Surg*, 29:1421-24, 1994.

7. Wetmore RF, Handler SD, Postic WP. Pediatric tracheostomy. Experience during the past decade. *Ann Otol Rhinol Laryngol*, 91:628-32, 1982.

11. Toracocentese e Drenagem Pleural

Edson Khodor Cury
Jaques Pinus

TORACOCENTESE

Indicações

A punção pleural ou toracocentese está indicada nos casos de derrame pleural.

Pode ser utilizada para fins:
- **Diagnósticos**: esclarecimento da natureza dos derrames pleurais pelas análises citológica, bioquímica e bacteriológica.
- **Terapêuticos**: esvaziamento de derrame pleural que compromete a mecânica ventilatória e também como tratamento do pneumotórax hipertensivo.

Procedimento

Material

- Máscara, gorro, avental, campo fenestrado, gazes e luvas estéreis.
- Solução antisséptica (polivinil-pirrolidona-iodo degermante ou clorexidina degermante).
- Frasco de lidocaína a 1 ou 2%.
- Seringas de 5 e 10ml.
- Agulhas n°s 18, 22, 26.
- Tubos estéreis para coleta de material para exame laboratorial.

Técnica

1. As crianças devem ser sedadas e imobilizadas, ou preferencialmente anestesiadas.

2. A melhor posição é decúbito dorsal horizontal com elevação do tronco em 45°.

3. Faz-se antissepsia de extensa área, tendo como região central o local da punção.

4. Anestesia local com lidocaína a 2% interessando pele, tecido celular subcutâneo, musculatura e pleura. Anestesia geral deve ser utilizada na punção que precede a drenagem de tórax. Na criança instável e de alto risco anestésico, a punção e a drenagem serão executadas após sedação e anestesia local.

5. Introduz-se a agulha conectada a uma seringa, próximo à borda superior da costela com o objetivo de evitar lesão do feixe vasculonervoso localizado na borda inferior do arco costal (Fig. II-30).

6. A agulha deve ser calibrosa, para não obstruir com derrame espesso, e ter bisel curto para evitar lesão do parênquima pulmonar. Durante a introdução lenta e cuidadosa da agulha, o êmbolo da seringa deve ser mantido retraído de forma a estabelecer pressão negativa no interior da agulha. Com a saída do líquido, deve-se interromper a introdução da agulha (Fig. II-31).

PROCEDIMENTOS

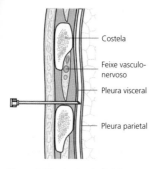

Figura II-30 • Anatomia do feixe vasculonervoso intercostal. Para evitar sua lesão, a toracocentese deve ser realizada próximo à borda superior da costela.

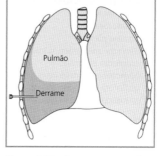

Figura II-31 • Esquema mostrando o local adequado para punção pleural.

7. Verifica-se o aspecto do líquido que deve ser enviado para análises citológica, bioquímica e bacteriológica.

8. Se o objetivo da punção for o esvaziamento da cavidade pleural, a agulha deve estar conectada a um sistema fechado a vácuo.

9. Para o tratamento do pneumotórax hipertensivo, a agulha pode ser introduzida no 2º espaço intercostal (do lado comprometido) na linha hemiclavicular. A agulha não deve estar conectada à seringa. Quando perfurar a pleura, pode-se ouvir a saída de ar sobre pressão.

Observações:

- Propedêutica torácica minuciosa.
- Exame radiológico em incidência anteroposterior e perfil.

- A punção deverá ser no 5º ou 6º espaço intercostal na linha axilar média nos derrames não-septados.
- No derrame septado, a identificação e a localização do derrame são realizadas por ultrassonografia.
- Na punção esvaziadora, deve-se ter sistema de drenagem fechado com vácuo que facilita o procedimento.

Acidentes técnicos da toracocentese

- Punção de vaso da parede.
- Punção do parênquima pulmonar.
- Desvio súbito do mediastino.

DRENAGEM PLEURAL

Indicações

A drenagem pleural visa à remoção contínua de conteúdo anômalo do espaço pleural.

As principais indicações de drenagem pleural são:
- Pneumotórax.
- Derrame pleural:
  - derrame metapneumônico;
  - empiema pleural;
  - hemotórax/hidrotórax;
  - quilotórax.
- Pós-toracotomia.

Tipos de drenagem pleural

- **Drenagem pleural fechada**: o dreno permite apenas a saída de conteúdo intratorácico por um sistema valvular formado por uma coluna de água. O segmento do sistema submerso (em centímetros) determina a pressão em centímetros de água que precisa ser vencida para a eliminação do conteúdo pleural. Pode ser utilizada também a válvula unidirecional de Hemlich.

- **Drenagem pleural aberta**: o dreno estabelece contato direto com a atmosfera com a entrada de ar no espaço pleural pelo dreno. A drenagem aberta só poderá ser utilizada em empiemas crônicos, nos quais as aderências entre as pleuras parietal e visceral impeçam o colabamento do pulmão.

Tipos de drenos

Os drenos mais utilizados para a drenagem torácica são:

Dreno de Malecot: é muito utilizado nos casos de pneumotórax sem derrame associado.

Dreno tipo "pigtail": é utilizado para drenagem de pneumotórax e derrames pouco espessos.

Dreno tubular multifenestrado: é o dreno mais utilizado na criança. Além de ser eficiente no tratamento do pneumotórax, é recomendado para a drenagem de derrames espessos.

Procedimento

Material

- Máscara, gorro, avental, campo fenestrado, gazes e luvas estéreis.
- Solução antisséptica (polivinil-pirrolidona-iodo degermante ou clorexidina degermante).
- Frasco de lidocaína a 1 ou 2%.
- Seringas de 5 e 10ml; agulhas nos 22, 26; fios para sutura; lâmina de bisturi.
- Caixa de pequena cirurgia.
- Drenos.
- Sistema fechado sob selo d'água.

Técnica

1. Há preferência pela anestesia geral, desde que as condições clínicas do paciente e a urgência do procedimento a permitam. Quando tópica, a anestesia deve ser ampla, interessando pele, planos profundos e nervo intercostal, além de associada a sedação.

2. Faz-se incisão na borda superior da costela inferior do espaço intercostal escolhido (5º ou 6º espaço intercostal, linha axilar média), na medida justa para a passagem do dreno. Drenagens muito baixas arriscam à lesão de órgãos intra-abdominais (fígado, baço e estômago).

3. Realizando-se dissecção romba com pinça de Kelly curva, divul-

PROCEDIMENTOS

sionam-se delicadamente os planos musculares, abrindo-se a pleura parietal.

4. O dreno é introduzido com o auxílio de uma pinça de Kelly curva com ponta romba.

5. O dreno é colocado no espaço pleural, locado na posição adequada ao caso, e fixado no gradeado costal.

6. O dreno tubular deve ser introduzido delicadamente no sentido cranial próximo à parede posterior do tórax. Certificando-se de que o último orifício do dreno esteja no interior da cavidade pleural (Fig. II-32).

7. O dreno é imediatamente conectado a um sistema fechado e estéril sob selo d'água (Fig. II-33). Havendo oscilação da coluna líquida, acompanhando os movimentos respiratórios, o dreno deve ser fixado com sutura em bolsa, utilizando-se fio inabsorvível.

8. O curativo deve ser simples, obedecendo aos cuidados de antissepsia de uma cirurgia convencional.

Observação: toda drenagem pleural deve ser precedida de toracocentese para identificação e localização precisa do derrame.

Técnica de drenagem fechada e aspiração contínua

Havendo fístula broncopleural de grande débito, a drenagem sob selo d'água pode não ser suficiente para a saída de todo o ar dirigido

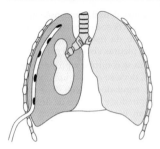

Figura II-32 • Colocação e posicionamento adequados (ascendente e posterior) do dreno tubular multifenestrado.

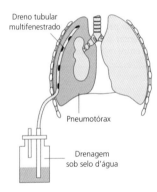

Figura II-33 • Drenagem sob selo d'água.

para o interior do espaço pleural. A aspiração contínua do frasco de drenagem com pressão negativa controlada, facilita a saída do ar do espaço pleural, a expansão pulmonar e, consequentemente, o fechamento da fístula por acolamento das pleuras visceral e parietal.

Para se controlar a pressão negativa, deve-se colocar um outro frasco regulador (frasco "B") entre o aspirador e o frasco de drenagem. Com base nos princípios fundamentais de hidrodinâmica, a pressão negativa no dreno de tórax (em centímetros de água) será aquela correspondente à coluna líquida do frasco "B" menos a coluna líquida do frasco "A". De forma simplificada, pode-se compreender o dispositivo pela figura II-34. Por esse exemplo, fica claro que, se for necessário aumentar a intensidade da pressão negativa, deve-se aumentar o gradiente de submersão entre os frascos B e A.

Cuidados após a drenagem pleural

Os cuidados mais importantes são:

• Identificar e tratar adequadamente a dor relacionada à presença do dreno.

• Verificar se o dreno oscila livremente e se a drenagem pleural é franca.

• Se o dreno não oscila, verificar se está obstruído por fibrina, pus ou coágulos ou se houve expansão pulmonar. Em caso de obstrução, o dreno deverá ser lavado e desobstruído com solução fisiológica.

• Verificar a presença e/ou progressão de enfisema subcutâneo. Checar a posição do dreno multifenestrado.

• Caso a evolução do derrame e/ou pneumotórax não esteja satisfató-

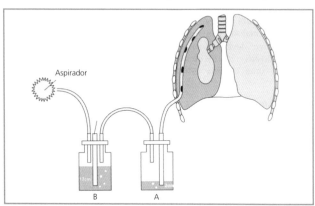

Figura II-34 • Sistema de drenagem fechada com aspiração contínua. A pressão negativa no sistema é 15cm de água (17cm do frasco B menos 2cm do frasco A).

ria, verificar se não há vazamentos ou irregularidades no sistema.

• O frasco de drenagem não deve ficar no mesmo nível ou em nível superior ao tórax do paciente. Evitar o pinçamento do dreno.

Complicações

- Lesão de vasos intercostais.
- Lesão de parênquima pulmonar.
- Enfisema subcutâneo.
- Lesão diafragmática e de órgãos intra-abdominais.
- Parada cardíaca.

Retirada do dreno

De forma geral, avaliam-se: ausência de drenagem; parada de oscilação da coluna de água no frasco de drenagem; e expansão pulmonar completa.

O dreno deve ser retirado rapidamente no momento inspiratório. Após a retirada do dreno, o orifício de drenagem deve ser tratado com curativo oclusivo. A propedêutica pulmonar e o exame radiológico pós-retirada são obrigatórios.

BIBLIOGRAFIA

1. Balfour-Lynn IM. BTS guidelines for the management of pleural infection in children. *Thorax*, 60 (Suppl 1):i1-21, 2005.

2. Beers SL & Abramo TJ. Pleural effusions. *Pediatr Emerg Care*, 23:330-4, 2007.

3. Kunyoshi V. Complicated pneumonias with empyema and/or pneumatocele in children. *Pediatr Surg Int*, 22(2): 186-90, 2006.

4. Martins S, Valente S, David TN e cols. Complicated pleural effusion in children – therapeutic approach. *Rev Port Pneumol*, 13:53-70, 2007.

5. Qureshi NR & Gleeson FV. Imaging of pleural disease. *Clin Chest Med*, 27(2): 193-213, 2006.

6. Rahman NM, Chapman SJ, Davies RJO. The approach to the patient with a parapneumonic effusion. *Clin Chest Med*, 27(2):253-66, 2006.

7. Stiles QR, Lindesmith GG, Tucker BL, Meyer BW, Jones JC. Pleural empyema in children. *Ann Thorac Surg*, 10:37, 1970.

8. Teixeira J. Toracocentese. In Goffi F: *Técnica Cirúrgica*. Atheneu, Rio de Janeiro, 1980, p. 407-18.

12. Métodos de Investigação da Via Aérea Baixa

Albert Bousso
Manoel Ernesto Peçanha Gonçalves

INTRODUÇÃO

O diagnóstico etiológico de infecções pulmonares é tarefa sempre difícil para o pediatra diante da criança criticamente enferma. A seguir, serão apresentados os principais aspectos concernentes à investigação etiológica das pneumonias associadas à ventilação.

Define-se como pneumonia associada à ventilação mecânica (PAV) todas aquelas pneumonias que surgem no paciente após 48h da instituição de ventilação mecânica, descartando infecção pulmonar prévia ao procedimento.

Pneumonia nosocomial representa uma complicação à recuperação daqueles pacientes submetidos à ventilação mecânica, ao mesmo tempo em que traz dificuldades diagnósticas aos médicos nas unidades de ventilação. Prolonga o tempo de internação e a morbidade entre os pacientes, eleva de forma importante os custos diretos e indiretos.

Constitui o segundo grupo mais comum de infecção nosocomial e o primeiro no ambiente da terapia intensiva, além de ser a principal causa de mortalidade entre as infecções hospitalares. Na dependência dos critérios diagnósticos utilizados e da população estudada, a incidência de PAV pode variar de 9 a 68% com taxa de mortalidade elevada na faixa de 33 a 71%.

Quando são utilizados critérios clínicos, tais como: febre, secreção traqueal purulenta, imagem radiológica nova e leucocitose, para diagnóstico, há tendência a superestimar a incidência de infecção, uma vez que esses achados são inespecíficos e não necessariamente representam infecção. Por outro lado, outros autores demonstraram que casos de pneumonia documentada por autópsia não eram diagnosticados pelos parâmetros clinicorradiográficos em 62% dos pacientes com síndrome da deficiência respiratória aguda (SDRA). Vários trabalhos clínicos mostram o alto índice de resultados falso-positivos gerados quando são considerados secreção traqueal e critérios clínicos, favorecendo colonização e não infecção nos pacientes em que a suspeita era de pneumonia.

Em outras palavras, quando são utilizados critérios clinicorradiológicos, a acurácia diagnóstica é reduzida para menos que 2/3 dos casos, se comparada a padrões histológicos e broncoscópicos, levando à estratégia terapêutica apropriada em menos de 1/3 dos casos. No entanto, pode-se ter alta acurácia (84%) em excluir pneumonia por critérios clínicos.

Os métodos de investigação de PAV são descritos a seguir.

MÉTODOS

Aspirado traqueal – basicamente, constitui-se na coleta de secreção traqueal de forma asséptica, com pesquisa de micro-organismos e utilização do artifício da cultura quantitativa como maneira de aumentar a especificidade do teste, uma vez que a simples presença de germes na cultura não significa infecção e muitas vezes apenas representa colonização da via aérea superior.

Os estudos publicados até o momento tentam comparar a eficácia da cultura quantitativa de aspirado traqueal a um "gold standard" constituído de cultura de escovado protegido por broncoscopia (EPB) com $\geq 10^3$ cfu/ml e/ou pesquisa de bactérias intracelulares (BIC) por exame direto do centrifugado do lavado broncoalveolar (LBA) $\geq 5\%$.

De acordo com a maior parte dos autores, um ponto de corte em $\geq 10^6$ cfu/ml para aspirado traqueal foi o que apresentou maior acurácia diagnóstica no estudo quando comparado aos "gold standards", conseguindo sensibilidade de 68% e especificidade de 84%.

Métodos broncoscópicos – os métodos broncoscópicos constituem o lavado broncoalveolar e escovado protegido, e pesquisa de bactérias intracelulares (BIC) no lavado broncoalveolar.

Na tentativa de se obter material o menos contaminado possível, realizam-se esses procedimentos para coleta de secreção pulmonar dos locais em que se acredita haver infecção, definidos por métodos radiológicos (infiltrado pelos raios X ou por tomografia) ou por visão direta durante o exame, guiando a coleta para os segmentos que apresentam maior quantidade de secreção.

O escovado protegido (EPB) tem vantagem teórica sobre o lavado broncoalveolar (LBA) devido à menor chance de contaminação dada pela própria técnica de proteção da escova. Os pontos de corte recomendados na literatura são $\geq 10^3$ e $\geq 10^4$ cfu/ml para cultura de EPB e LBA, respectivamente. Vale lembrar que os procedimentos e vias de acesso não são de todo assépticos (por isso, a necessidade de cultura quantitativa) e que o LBA consegue obter material de uma área maior do pulmão quando comparado com EPB ("cut-off" proporcionais).

Considera-se atualmente que o EPB e o LBA têm valores diagnósticos semelhantes, com a vantagem de o LBA ser mais barato, além de ser mais eficaz naqueles pacientes em uso de antibióticos, principalmente se combinado com pesquisa de BIC.

De forma geral, os métodos invasivos para diagnósticos de PAV são mais custo-efetivos que aqueles não-invasivos por várias razões, como utilização mais correta da antibioticoterapia, segurança de sua suspensão quando culturas negativas, com atenção a outros locais de infecção extrapulmonar, e menor emergência de germes multirresistentes por reduzir o espectro antibiótico. Um fluxograma baseado nessa premissa está esquematizado na figura II-35.

Métodos não-broncoscópicos – existem vários tipos de dispositivos que podem ser introduzidos cegamente pelo tubo traqueal para coleta de material de via aérea inferior minimamente contaminado, principalmente em locais que apresentem infiltrados radiológicos, por meio de escovado protegido,

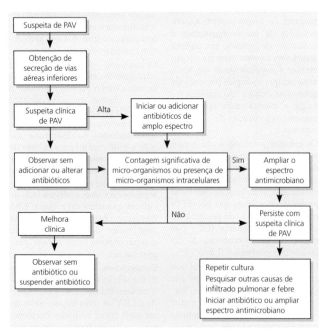

Figura II-35 • Fluxograma para conduta em pacientes com suspeita de PAV. Estratégia diagnóstica e terapêutica das PAV (adaptado de Fagon e cols., 2000).

aspiração por cateter ou lavado broncoalveolar, na tentativa de reduzir o custo e os riscos dos procedimentos broncoscópicos ou para quando eles não estão disponíveis.

No melhor estudo publicado até o momento, EPB às cegas foi comparado com EPB por broncoscopia mostrando ser um bom método quando não se dispõe de broncoscopia ou ela é contraindicada.

IMPACTO DO USO DE ANTIBIÓTICOS NO DIAGNÓSTICO DE PAV

A suspeita e o desenvolvimento de PAV naqueles pacientes que já estão em uso de antibióticos e o impacto negativo que isso pode ter para o diagnóstico representam um importante conceito na prática clínica.

De acordo com os resultados dos trabalhos, tem-se verificado que a mudança, ou o início recente de antibióticos, até nas últimas 72h, é o principal fator que pode colaborar para um exame falso-negativo.

Por exemplo, naquele paciente em que já se esteja utilizando antibióticos por algum tempo e no qual PAV se desenvolve, é provável que o material recuperado pelo LBA ou EPB (principalmente BAL) resulte em crescimento significativo, $\geq 10^4$ ou $\geq 10^3$ cfu/ml, respectivamente, devido ao isolamento de bactérias resistentes ao esquema já utilizado. No entanto, se o antibiótico for mudado nas últimas 72h antes do exame, é bastante provável que as culturas possam resultar negativas ou com crescimento inferior ao significativo. Alguns especialistas recomendam a suspensão dos antibióticos 48h antes das culturas em pacientes que continuam apresentando febre com foco indeterminado e que estejam estáveis clinicamente. Quando isso não pode ser feito, a antibioticoterapia não deve ser modificada até que as culturas sejam realizadas.

CONCLUSÃO

Apesar do grande número de trabalhos publicados na área de diagnóstico de PAV, ainda se está longe de um método perfeito, basicamente pela dificuldade de padronização dos trabalhos e da caracterização de padrões-ouro.

Cada vez mais, vê-se que o diagnóstico clínico simplesmente traz resultados pouco acurados com risco elevado de falso-negativos ou valorização de sintomas inespecíficos que podem não representar infecção.

Dessa forma, a crescente utilização de métodos endoscópicos associados à cultura quantitativa das secreções e à pesquisa de bactérias intracelulares tem se mostrado ferramenta útil e custo-efetiva na condução clínica desses pacientes, orientando tanto o diagnóstico quanto a correta decisão terapêutica, contribuindo para a melhora no prognóstico dos pacientes gravemente enfermos.

BIBLIOGRAFIA

1. Celis R, Torres A, Gatell JM e cols. Nosocomial pneumonia: a multivariate analysis of a risk and prognosis. *Chest*, 93:318-24, 1988.

2. Chastre J, Fagon J-Y, Bornet-Lecso M e cols. Evaluation of broncoscopic techniques for the diagnosis of nosocomial pneumonia. *Am J Respir Crit Care Med*, 152:231-40, 1995.

3. Dodek P, Keenan S, Cook D e cols. Evidence-Based Clinical Practice Guideline for the Prevention of Ventilator-Associated Pneumonia. *Ann Intern Med*, 141:305-13, 2004.

4. Fagon J-Y, Chastre J, Hance AJ e cols. Evaluation of clinical judgment in the identification and treatment of nosocomial pneumonia in ventilated patients., *Chest*, 103:547-53, 1993.

5. Fagon J-Y, Chastre J, Wolff M e cols. (PAV trial group). Invasive and noninvasive strategies for management of suspected ventilator-associated pneumonia. *Ann Intern Med*, 32:621-30, 2000.

6. Jaeger A, Litalien C, Lacroix J e cols. Protected specimen brush or bronchoalveolar lavage to diagnose bacterial nosocomial pneumonia in ventilated adults: a meta-analysis. *Crit Care Med*, 27:2548-60, 1999.

7. Jourdain B, Novara A, Joly-Guiillou M e cols. Role of quantitative cultures of endotracheal aspirates in the diagnosis of nosocomial pneumonia. *Am J Respir Crit Care Med*, 152:241-6, 1995.

8. Lode HM, Schaberg T, Raffenberg M e cols. Nosocomial pneumonia in the critical care unit. *Crit Care Clin*, 14(1):119-33, 1998.

9. Marik PE & Brown WJ. A comparison of bronchoscopic vs blind protected specimen brush sampling in patients with suspected ventilator-associated pneumonia. *Chest*, 108:203-7, 1995.

10. Marquette CH, Copin M, Wallet F e cols. Diagnostic tests for pneumonia in ventilated patients: Prospective evaluation of diagnostic accuracy using histology as a diagnostic gold standard. *Am J Respir Crit Care Med*, 151:1878-88, 1995.

11. Mayhall CG. Nosocomial pneumonia: diagnosis and prevention. *Infect Dis Clin North Am*, 11(2):427-57, 1997.

12. Pugin J, Auckenthaler R, Mili N e cols. Diagnosis of ventilator-associated pneumonia by bacteriologic analysis of bronchoscopic and nonbronchoscopic "blind" bronchoalveolar lavage fluid. *Am Rev Respir Dis*, 143:1121-29, 1991.

13. Timsit J, Misset B, Renaud B e cols. Effect of previous antimicrobial therapy on the accuracy of the main procedures used to diagnose nosocomial pneumonia in patients who are using ventilation. *Chest*, 108:1036-40, 1995.

13. Sondagem Gastroenteral

Denise Pourrat Dalge
Regiane Pereira dos Santos

DEFINIÇÃO

Sondagem nasoenteral refere-se à inserção, através da nasofaringe ou da orofaringe, de uma sonda de silicone ou poliuretano, frequentemente, com peso em sua extremidade, até o estômago, duodeno ou ainda jejuno (por peristaltismo, escopia ou locadas por endoscopia).

Há situações clínicas que desaconselham a inserção da sonda enteral e, se extremamente necessária, deverá ser feita com bastante cuidado, o que pode requerer intervenção de um endoscopista. Exemplificando:

- Divertículo faringoesofageano (de Zencker).
- Deformidades graves da coluna cervical.
- Aneurisma de arco aórtico.
- Esofagite por soda cáustica.
- Neoplasias infiltrativas do esôfago.
- Esofagocoloplastias ou outras intervenções sobre o esôfago ou cárdia.

SONDAGEM GÁSTRICA

Indicações

Pode ser utilizada para fins:

Diagnósticos: detectar sangramento do trato digestivo alto, pesquisar medicações, drogas ou toxinas ingeridas, medir pH gástrico e obter espécime para pesquisa de micobactérias.

Terapêuticos: descompressão gástrica, remoção de medicações, drogas ou toxinas ingeridas e alimentação.

Contraindicações (absolutas e/ou relativas)

- Pacientes com fístulas nasais.
- Pacientes com fratura de face.
- Pacientes com coagulopatia.
- Pacientes com traumatismo de base de crânio.
- Passagem de sonda enteral anteriormente difícil.
- Hemorragia digestiva alta (varizes de esôfago).

Procedimento

A primeira etapa é preparar e orientar o paciente e a família (responsável) para o procedimento. A informação é direito do paciente e da família e proporciona maior adesão ao procedimento e ao tratamento. O enfermeiro deve procurar explorar técnicas lúdicas e distracionais, como o brinquedo terapêutico, e a abordagem deve ser apropriada à faixa etária e ao nível de compreensão, tanto da criança como da família. Desse modo, o enfermeiro terá mais condições de avaliar a participação de um familiar com vínculo no procedimento propriamente dito, o que diminui o trauma familiar.

Material

- Bandeja.
- Sonda gástrica de silicone, poliuretano ou polivinil, adequada ao tamanho da criança e, em caso de solução a ser administrada, a depender da viscosidade (calibres de 6 a 8 para recém-nascidos e lactentes e calibres de 10 a 14 para crianças maiores).
- Material para higiene oral e nasal.
- Toalha de rosto e compressas de gazes.
- Fita adesiva.
- Cadarço ou linha.
- Água filtrada ou destilada (orogástrica); solução hidrossolúvel para lubrificação da sonda, geleia (nasogástrica).
- Luvas de procedimento.
- Óculos de proteção.
- Estetoscópio.
- Seringa de tamanho apropriado.
- Material para restrição física (se necessário).
- Fita métrica.

Técnica

1. Preparar o material.

2. Explicar o procedimento a ser realizado para a criança e a família conforme o nível de compreensão e consciência (utilizar brinquedo terapêutico).

3. Higienizar as mãos.

4. Proteger o tórax com a toalha de rosto.

5. Fazer higiene oral e nasal.

6. Se necessário, fazer uso de contenção física para a realização do procedimento.

7. Determinar o comprimento correto de inserção da sonda e marcar o ponto com um pequeno pedaço de fita adesiva.

– Nasogástrica: da ponta do nariz ao lóbulo da orelha e depois até o apêndice xifoide.
– Orogástrica: da ponta do nariz ao lóbulo da orelha e depois até o ponto médio entre o apêndice xifoide e a cicatriz umbilical.

8. Posicionar a criança em decúbito dorsal horizontal ou lateral direito elevado. O colo dos pais poderá ser uma opção, principalmente para crianças menores, pois favorece a segurança e minimiza o medo.

9. Colocar óculos de proteção.

10. Higienizar as mãos.

11. Calçar luvas de procedimento.

12. Inserir a sonda previamente lubrificada com água filtrada ou destilada através da boca (orogástrica) ou solução hidrossolúvel para lubrificação da sonda (geleia) em uma das narinas com a cabeça da criança em hiperflexão, até a marca pré-determinada. Os recém-nascidos e lactentes pequenos respiram basicamente pelo nariz, assim a inserção pela boca causa menos angústia e estimula a sucção.

13. Verificar a posição da sonda empregando um dos métodos a seguir:

PROCEDIMENTOS

– Conectar a seringa à sonda e aplicar pressão negativa suave; a aspiração do conteúdo gástrico indica a localização correta.

– Com a seringa, injetar pequena quantidade de ar dentro da sonda, auscultando simultaneamente a região abaixo do apêndice xifoide, quadrante superior esquerdo; os sons característicos de gorgolejar ou rosnar serão ouvidos, caso a sonda esteja localizada no estômago; a quantidade de ar injetada é determinada pelo tamanho da criança – de 0,5 a 1ml para prematuro ou lactente pequeno e de 2 a 5ml para crianças maiores.

14. Aderir fita adesiva diretamente sobre o nariz e a testa, como forma de proteção.

15. Amarrar a linha sobre o adesivo (marca) da sonda.

16. Fixar a linha sobre as fitas adesivas do nariz e da testa com outra fita adesiva (Fig. II-36).

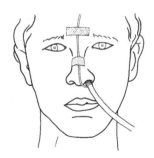

Figura II-36 • Modelo de fixação de sonda.

17. Medir o comprimento da sonda exteriorizada com a fita métrica, para que se estabeleça o ponto de referência da sua localização correta.

18. Retirar luvas de procedimento e higienizar as mãos.

19. Anotar o procedimento realizado em impresso próprio, informando data, hora, tipo e calibre da sonda, local de inserção, tamanho em centímetros da sonda exteriorizada, resultados dos testes realizados (ausculta ou retorno de suco gástrico), orientações fornecidas à criança e à família, tolerância da criança ao procedimento e às intercorrências, identificação do profissional que executou o procedimento.

SONDAGEM PÓS-PILÓRICA

Indicações

Alimentação enteral pós-pilórica (duodenal e jejunal) e manutenção da ingestão nutricional.

Procedimento

Proceder aos passos para preparo da criança e família, sugeridos na sondagem gástrica.

Material

- Bandeja.
- Sonda enteral de calibre e comprimento adequados ao tamanho da criança e à viscosidade da solução a ser administrada.
- Fio-guia, se necessário.
- Solução hidrossolúvel para lubrificação da sonda (geleia).

- Material para higiene oral e nasal.
- Toalha de rosto e compressas de gazes.
- Fita adesiva.
- Cadarço ou linha.
- Água filtrada ou destilada.
- Luvas de procedimento.
- Óculos de proteção.
- Estetoscópio.
- Seringa de tamanho apropriado.
- Fita reagente para verificação de pH.
- Material para restrição física (se necessário).
- Fita métrica.

Técnica

1. Reunir e preparar o material.
2. Explicar o procedimento a ser realizado para a criança e família conforme o nível de compreensão e consciência (utilizar brinquedo terapêutico).
3. Higienizar as mãos.
4. Explicar o procedimento a ser realizado para a criança conforme o nível de compreensão e consciência.
5. Proteger o tórax com a toalha de rosto.
6. Fazer higiene oral e nasal.
7. Se necessário, fazer uso de contenção física.
8. Medir a sonda para determinar o comprimento correto de inserção e marcar o ponto com um pequeno pedaço de fita adesiva. O comprimento correto pode ser determinado por medição desde a ponta do nariz ao lóbulo da orelha e depois até o apêndice xifoide, adicionar de 4cm (RN e lactentes) a 10cm de acordo com a idade da criança para progressão e posicionamento transpilórico.
9. Inserir a sonda promovendo sua constante rotação.
10. Lubrificar o fio-guia com água e introduzi-lo na sonda.
11. Posicionar a criança em "semi-fowler" ou em decúbito dorsal horizontal elevado.
12. Colocar óculos de proteção.
13. Calçar luvas de procedimento.
14. Inserir a sonda previamente lubrificada por uma das narinas com a cabeça em hiperflexão até a marca pré-determinada.
15. Verificar a posição da sonda (Fig. II-37) empregando um dos métodos a seguir:
– Conectar a seringa na sonda e aplicar pressão negativa suave; a aspiração do conteúdo gástrico indica a localização da sonda no estômago.
– Com a seringa, injetar pequena quantidade de ar dentro da sonda, auscultando simultaneamente o som no quadrante superior direito do abdome; a ausculta de sons nessa posição sugere o posicionamento pós-pilórico da sonda; a quantidade de ar injetada é determinada pelo tamanho da criança – de 0,5 a 1ml para prematuro ou lactente pequeno e de 2 a 5ml para crianças maiores; resistência à injeção do ar e à aspiração parcial do volume sugere que a sonda não está em posição pós-pilórica.

PROCEDIMENTOS

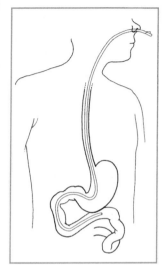

Figura II-37 • Localização da sonda enteral.

– Aspirar líquido bilioso e verificar o pH, medida de pH superior a 7 ou 8 sugere posicionamento pós-pilórico.
– Realizar radiografia de abdome, para verificar com acurácia o posicionamento pós-pilórico da sonda.
– Manter o fio-guia dentro da sonda até confirmação do posicionamento pós-pilórico, retirando a seguir; o fio-guia deve ser mantido até a verificação da sonda, facilitando seu reposicionamento, caso o exame indique a necessidade.

16. Aderir fita adesiva diretamente sobre o nariz e a testa, como forma de proteção.

17. Amarrar a linha sobre o adesivo da sonda.

18. Fixar a linha sobre as fitas adesivas do nariz e da testa com outra fita adesiva (ver Fig. II-36).

19. Medir o comprimento da sonda exteriorizada com a fita métrica, para que se estabeleça o ponto de referência da localização correta da sonda.

20. Retirar luvas de procedimento e higienizar as mãos.

21. Anotar o procedimento realizado em impresso próprio, informando data, hora, tipo e calibre da sonda, local de inserção, tamanho em centímetros da sonda exteriorizada, resultados dos testes realizados (ausculta ou retorno de suco gástrico), orientações fornecidas à criança e à família, tolerância da criança ao procedimento e às intercorrências, identificação do profissional que executou o procedimento.

COMPLICAÇÕES

As complicações relacionadas à utilização de sondas nasoenterais decorrem da manipulação inadequada, do malposicionamento ou da manutenção prolongada da sonda. Entre elas: soluços, náuseas e vômitos; esofagite devido ao refluxo; regurgitação com risco de aspiração pulmonar; ulceração e necrose de parede do esôfago; pericondrite da cartilagem cricoide; perfuração, ulceração ou divertículo de esôfago e estômago.

A permanência da sonda por longo período também causa complicações, tais como: ulceração e necrose nasal, sinusite, esofagite, fístula esofagotraqueal, ulceração gástrica e infecção oral ou pulmonar.

O posicionamento inadvertido da sonda enteral no pulmão pode causar pneumonia, pneumotórax, efusão pleural, pneumomediastino, enfisema subcutâneo, empiema, perfuração esofageana e hemorragia pulmonar. A incidência dessas complicações é relatada entre 0,3% e 1,3% dos casos.

BIBLIOGRAFIA

1. James SR, Ashwill JW, Droske SC. Principles and procedures for nursing care of children. In James SR, Ashwill JW, Droske SC: *Nursing Care of Children – Principles & Practice*. 2nd ed., Saunders. Philadelphia, 2002, p. 403.

2. Jolliet P, Pichard C, Biolo G, Chiolero R, Grimble G, Leverve X e cols. Enteral nutrition in intensive care patients: a practical approach. *Intensive Care Med*, 24:848-59, 1998.

3. Laselva CR. Sondas gástricas, enterais e urinárias. In Bork AM: *Enfermagem Baseada em Evidências*. Guanabara Koogan, Rio de Janeiro, 2005, p. 234-90.

4. Rees RG, Payne-James JJ, King C, Silk DB. Spontaneous transpyloric passage and performance of 'fine bore' polyurethane feeding tubes: a controlled clinical trial. *J Parenter Enteral Nutr*, 12(5):469-72, 1988.

5. Ribeiro CA. Crescendo com a presença protetora da mãe: a criança enfrentando o mistério e o terror da hospitalização [Tese]. USP, São Paulo, 1999.

6. Wright LM, Leahey M. Como fazer uma entrevista de 15 minutos (ou menos) com a família. In Wright LM, Leahey M: *Enfermeiras e Famílias: um Guia para Avaliação e Intervenção*. 3ª ed., Roca, São Paulo, 2002. p. 261-71.

14. SONDAGEM VESICAL

Telma Moreira Souza

INDICAÇÕES

• Monitorizar o débito urinário.
• Retenção urinária ou incapacidade de esvaziar a bexiga.
• Controlar a incontinência urinária.
• Obter urina para a realização de culturas ou outros exames laboratoriais.
• Cirurgias reparadoras da uretra ou de estruturas adjacentes.
• Necessidade de promover ambiente seco quando há impossibilidade de utilizar outros recursos como fralda e coletor de urina.

De acordo com a finalidade consideram-se:

Sondagem vesical de alívio – indicada para coletar amostra de urina e para o esvaziamento intermitente da bexiga. A sonda comumente utilizada é de polivinil transparente, estéril, contendo em uma de suas extremidades uma ponta com orifícios laterais. Disponível para a faixa etária pediátrica nos números 4 e 6.

Sondagem vesical de demora – indicada quando há necessidade de manter a sonda no interior da bexiga por tempo determinado. A sonda utilizada é a de *Foley* com balonete inflável confeccionada de borracha natural siliconizada, teflon ou silicone. As mais indicadas são as de silicone, uma vez que a de borracha natural apesar do baixo custo provoca irritação da mucosa.

A sonda de *Foley* é biluminar, possuindo na extremidade distal balão inflável e, na proximal, duas vias, uma destinada à conecção ao coletor de urina de sistema fechado e outra para insuflar o balão. Disponível nos números 6, 8, 10 e 12.

PROCEDIMENTO

Material

Sondagem vesical de alívio

- Uma sonda uretral descartável estéril.
- Um par de luvas de procedimento estéril.
- Um pacote de gaze.
- "Kit" de sondagem vesical (cubarim, cúpula, pinça Pean ou similar, cinco bolas de algodão).
- Tubo de lidocaína gel a 2% estéril individual.
- Solução antisséptica (polivinilpirrolidona-iodo degermante ou clorexidina degermante).

Sondagem vesical de demora

- Uma sonda *Foley* estéril.
- Um par de luvas de procedimento estéril.
- Um pacote de gaze.
- Solução antisséptica (polivinilpirrolidona-iodo degermante ou clorexidina degermante).
- "Kit" de sondagem vesical (cubarim, cúpula, pinça *Pean* ou similar, cinco bolas de algodão).
- Tubo de lidocaína gel a 2% estéril individual (5cm^3).
- Um campo fenestrado.
- Um coletor de urina sistema fechado.
- Uma ampola de água destilada (10ml).
- Uma seringa (10ml).
- Uma agulha de aspiração.
- Fita adesiva hipoalergênica.

Técnica

1. Explicar à criança e acompanhante o que será realizado. Simular o procedimento num boneco para facilitar sua compreensão.

2. Reunir todo o material sobre a mesa (auxiliar ou cabeceira).

3. Aproximar a mesa contendo o material e o recipiente do lixo para junto do leito.

4. Lavar as mãos.
5. Posicionar a criança em decúbito dorsal com as pernas ligeiramente afastadas. Restringir os membros inferiores de crianças agitadas e pouco cooperativas com gaze e fita crepe.
6. Abrir o "kit" de cateterismo vesical sobre o leito.
7. Abrir o restante do material sobre o campo que envolve o "kit" (gaze, seringas, agulha, sonda).
8. Colocar solução antisséptica na cúpula, embebendo as bolas de algodão.
9. Abrir o tubo de lidocaína gel e colocá-la sobre a gaze.
10. Abrir a ampola de água destilada e deixá-la sobre a mesa.
11. Calçar as luvas.
12. Aspirar a água destilada da ampola, sem tocá-la.
13. Retirar o estilete existente no interior da sonda.
14. Insuflar o balão, após verificar a capacidade determinada pelo fabricante. Ao testar o balão, detectar vazamentos, dificuldades para insuflação ou para o esvaziamento.
15. Aspirar a água esvaziando todo o balão.
16. Realizar a antissepsia.
17. Colocar o campo fenestrado sobre a região do baixo ventre de maneira a manter expostos somente o púbis e os genitais.
18. Lubrificar a extremidade da sonda com a lidocaína para facilitar a introdução.

19. Segurar a ponta da sonda lubrificada cerca de 3 a 5cm da sua extremidade proximal.
20. Introduzir delicadamente a sonda pelo meato uretral, mantendo a extremidade distal dentro da cubarim até o aparecimento de urina.
21. Após verificar a presença de urina, introduzir a sonda de 0,5 a 1cm.
22. Insuflar o balão com volume de água destilada, conforme recomendação do fabricante, na via destinada a esse fim.
23. Tracionar levemente a sonda até encontrar resistência.
24. Conectar a extremidade distal à extensão do coletor de urina com o auxílio de uma gaze.
25. Certicar-se de que a via acoplada ao sistema de drenagem esteja inserida até a base do conector, a fim de evitar desconexão acidental.
26. Fixar a sonda com fita adesiva na face interna da coxa, para evitar que os movimentos tracionem a sonda.
27. Deixar a criança confortável e o ambiente em ordem.
28. Lavar as mãos.
29. Fixar a extensão do coletor no leito com a presilha.
30. Fixar a bolsa coletora na lateral do leito.
31. Realizar anotação do procedimento contendo os seguintes dados: tipo e calibre da sonda; intercorrências durante a sondagem; aspecto e volume da urina drenada; condições da criança; profissional que realizou.

PROCEDIMENTOS

Crianças do sexo masculino

1. Posicionar o pênis perpendicularmente com uma das mãos.
2. Fazer antissepsia da área exposta e do pênis com as bolas de algodão montadas na pinça.
3. Retrair o prepúcio e a glande e fazer a antissepsia minuciosamente.
4. Os movimentos deverão ser descendentes, ou seja, do meato uretral para a base do pênis. Utilizar uma bola de algodão para cada movimento.

Crianças do sexo feminino

1. Limpar a região pubiana com bola de algodão montada na pinça.
2. Separar as pregas labiais com a mão esquerda.
3. Limpar as áreas direitas, esquerdas e o meato uretral.
4. Os movimentos deverão ser no sentido anteroposterior. Utilizar uma bola de algodão para cada movimento.

No caso de sondagem vesical de alívio, o procedimento será o mesmo, porém, será usada sonda uretral de polivinil. Não serão utilizados o coletor sistema fechado e o material para insuflar o balão.

Deixar a urina drenar na cuba-rim ou coletar urina para exames em recipiente apropriado, fechar a sonda e retirá-la delicadamente.

RECOMENDAÇÕES

- Nas crianças do sexo masculino para facilitar a passagem da sonda, aplica-se uma leve tração no pênis, puxando-o em direção caudal, para ajudar a retificar o curso da uretra peniana (Fig. II-38). Durante a passagem, certa resistência pode ser encontrada no esfíncter externo. Nessas crianças, a mão livre do executante deve palpar delicadamente a base do pênis, enquanto o balão é insuflado, assegurando-se de que o balão da sonda encontra-se na bexiga e não na uretra membranosa.

- Nas crianças do sexo feminino, a uretra é semelhante a um **C** com o meato representando a parte inferior do **C** (Fig. II-39). A sonda, portanto, deve ser ligeira-

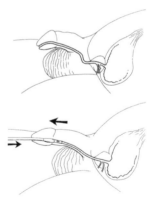

Figura II-38 • Efeito da tração aplicada ao pênis para retificação da uretra (Fonte: Hughes WT & Buescher ES. *Procedimentos Técnicos em Pediatria.* 2ª ed., Interamericana, Rio de Janeiro, 1983).

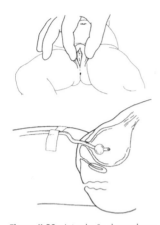

Figura II-39 • Introdução de sonda em criança do sexo feminino (Fonte: Hughes WT & Buescher ES. *Procedimentos Técnicos em Pediatria*. 2ª ed., Interamericana, Rio de Janeiro, 1983).

mente direcionada para baixo. Para alcançar a bexiga um avanço de alguns centímetros é o suficiente.

- Promover higiene, a troca de fralda é o suficiente para prevenir contaminação do meato uretral.
- A troca arbitrária da sonda em intervalos fixos não é indicada. Deve ser trocada quando deixar de funcionar adequadamente. Removê-la junto com o sistema fechado de drenagem e substituí-los por uma nova unidade, caso haja necessidade de manter a criança sondada.
- Coletar amostra de urina para exame bacteriológico, apenas no local adequado para coleta de urina, utilizando técnica asséptica (Fig. II-40). Fazer antissepsia do local com álcool a 70% ou clorexi-

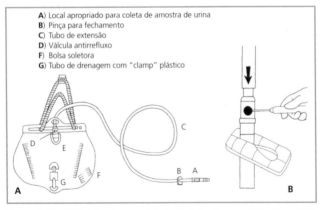

Figura II-40 • **A**) Coletor de urina sistema fechado. **B**) Local apropriado para a coleta de amostra de urina.

PROCEDIMENTOS

dina alcoólica e aspirar a amostra com seringa e agulha estéreis.
- Nunca elevar o sistema ao nível da bexiga ou inverter a bolsa.
- O cateter deve ser inserido com técnica asséptica e todo o material utilizado deve ser estéril, inclusive a lidocaína utilizada deve ser de uso único.
- Optar por cateteres de menor calibre e de boa qualidade com o objetivo de minimizar o traumatismo uretral.
- A junção entre a terminação final da sonda e o tubo de extensão da bolsa não deve ser desconectada a menos que haja necessidade de irrigar o cateter.
- Promover periodicamente o treinamento da equipe na técnica de sondagem minimiza os riscos de infecção.

BIBLIOGRAFIA

1. CDC. Guideline for Prevention of Catheter-associated Urinary Tract Infections. April 1, 2005.
2. Hughes WT & Buescher ES. *Procedimentos Técnicos em Pediatria.* Interamericana, Rio de Janeiro, 1983, p. 270-5.
3. Maki DG & Tambyah PA. Engineering out the risk of infection with urinary catheters. *Emerg Infect Dis*, 7:1-6, 2001.
4. Mayor ERC, Mendes EMT, Oliveira KR. *Manual de Procedimentos e Assistência de Enfermagem.* Atheneu, Rio de Janeiro, 1999.

15. Acesso para Diálise Peritoneal

Gustavo Caserta Lemos
Marcelo Apezzato
Maria Lúcia de Pinho-Apezzato

INTRODUÇÃO

A diálise peritoneal (DP) depende de três componentes fundamentais: acesso à cavidade peritoneal através do cateter, soluções utilizadas e a própria membrana peritoneal com sua vascularização. O sucesso da diálise peritoneal depende de um acesso confiável, que permita boa infusão e drenagem da solução dialisante, de preferência livre de extravasamentos e infecções.

INDICAÇÃO

- Hipervolemia (edema agudo de pulmão, insuficiência cardíaca congestiva, emergência hipertensiva).
- Hiperpotassemia grave ou resistente à terapêutica conservadora

(> 7mEq/litro ou com alteração ECG).
- Acidose metabólica intratável.
- Hipernatremia e hiponatremias sintomáticas associadas à IRA.
- Uremia sintomática (pericardite, encefalopatia, distúrbios gastrointestinais).
- Ureia > 200mg% ou com elevação rápida (50mg/dl/dia).
- Hipertensão arterial refratária ao tratamento conservador e farmacológico.
- Oligúria em pós-operatório recente de cirurgia cardíaca (após tentativa de otimização da hemodinâmica cardiovascular).
- Intoxicações exógenas (salicilatos, etanol, metanol, teofilina, fenobarbital e outros).
- Erros inatos do metabolismo (situações de hiperamoniemia, acidoses orgânicas etc.).
- Hipocalcemia grave, na presença de hiperfosfatemia ou sintomatologia.
- Anúria por mais de 48h.

CONTRAINDICAÇÃO (RELATIVA)

- Defeitos, infecções e queimaduras extensas da parede abdominal.
- Cirurgia abdominal recente.
- Íleo paralítico.
- Defeitos diafragmáticos.
- Traumatismo abdominal grave.
- Coagulopatias.
- Metástase intra-abdominal.

CATETERES DE DIÁLISE PERITONEAL

Atualmente, dá-se preferência aos cateteres de uso prolongado, de material mais biocompatível e de menores complicações, quando a indicação da DP é por período indeterminado. O cateter de DP pediátrico ideal a ser utilizado deve apresentar algumas características importantes:

– Permitir rápida infusão e drenagem da solução.
– Apresentar o mínimo possível de extravasamentos.
– Apresentar baixo índice de infecção.
– Ponto de exteriorização posicionado em local visível e acessível ao paciente ou cuidador.
– Permitir infusão e drenagem da solução isentas de dor, o que é importantíssimo no paciente pediátrico.

Os tipos de cateteres pediátricos correspondem geralmente aos mesmos modelos disponíveis para os adultos, porém mais curtos e de menor diâmetro; o cateter de Tenckhoff padrão, de forma reta e com dois "cuffs" de dácron, é hoje o mais utilizado. Feito de silicone, material biocompatível e inerte, é macio, flexível e também pouco traumático aos tecidos adjacentes. Cateteres de poliuretano são também utilizados em escala muito menor, mas com a desvantagem de poderem apresentar fissuras principalmente junto ao ponto de exteriorização.

Diversas modificações do cateter de Tenckhoff têm sido realizadas no intuito de melhorar o fluxo da solução de DP, cateteres com formas variadas no seu segmento intraperitoneal (SIP) foram idealizadas e para a melhor fixação na parede abdominal evitando a migração e reduzir os índices de infecção relacionadas ao cateter, alterações no segmento extraperitoneal (SEP) têm sido apresentadas.

Cateteres mais comumente usados e suas variantes:

- Tenckhoff: SIP reto, com orifícios laterais; SEP igualmente reto, com dois "cuffs" de dácron; há variante de SIP espiralada. As variações nas formas do SEP incluem a presença de um "cuff" único e principalmente de curvatura pré-definida, como é o caso do cateter tipo "swan-neck" (com um ou dois "cuffs", podendo o profundo ser de silicone em forma esférica), Cruz e Moncrief-Popovich.
- Toronto-Western Hospital (TWH): SIP com discos de silicone perpendiculares ao cateter para reduzir risco de obliteração dos orifícios pelo omento ou alças intestinais; pode também apresentar SEP reto ou do tipo "swan-neck".
- Ash: SIP em forma de T, com oito canaletas de 1mm, o que permitiria melhor fluxo e reduzido risco de migração; SEP reto com dois "cuffs".

Quanto à escolha do cateter mais adequado, a "International Society for Peritoneal Dialyisis" (ISPD) ainda recomenda o cateter de Tenckhoff de SIP reto e SEP com dois "cuffs" de dácron, pois até então nenhum estudo revelou evidências de que outros tipos fossem superiores; apesar da experiência inicial com cateteres de dois "cuffs" em crianças ter mostrado uma maior tendência à erosão da pele e extrusão do "cuff" superficial, esse tipo de cateter apresenta um índice significativamente menor de peritonite na população pediátrica quando comparado aos com um único "cuff"; daí também o desenvolvimento de cateteres do tipo "swanneck". Há ainda, porém, falta de evidências conclusivas mostrando a superioridade no uso desse tipo de cateter em relação ao de Tenckhoff.

COLOCAÇÃO DO CATETER DE DP

Quando é necessária a colocação de cateter de DP, uma avaliação prévia deve ser rotineiramente realizada pelo cirurgião. Durante a avaliação preliminar deve ser definido e marcado o ponto de exteriorização do cateter, preferencialmente localizado lateralmente e evitando-se áreas de pregas, cicatrizes e umbigo. A presença de hérnias, eventrações e fraquezas de parede abdominal podem ser corrigidas no mesmo ato cirúrgico.

O preparo ideal pré-operatório inclui banho com solução degermante de clorexidina e esvaziamento vesical imediatamente antes do procedimento. Em relação ao uso de antibióticos de forma profilática, a ISPD recomenda que seja realizada da mesma forma de um procedimento cirúrgico limpo, com cefalosporinas de primeira geração em uma dose pré e duas pós-operatórias; deve ser evitada a administração de vancomicina rotineiramente como profilaxia, principalmente pelo risco de desenvolvimento de bactérias resistentes (como enterococos e *S. aureus*).

Técnicas de implantação do cateter de DP

Independente da técnica empregada, a ISPD apresenta importantes recomendações que influenciam significativamente no sucesso do uso dos cateteres a longo prazo:

- A implantação do cateter deve ser realizada de forma planejada e por equipe competente e experiente.
- O "cuff" profundo deve estar posicionado na musculatura anterior do abdome ou no espaço pré-peritoneal.
- A entrada do cateter no peritônio deve ser lateral ou paramediana para melhor fixação do "cuff" profundo, reduzindo o risco de herniações e extravasamentos.
- O "cuff" superficial deve estar posicionado próximo à superfície cutânea, porém a pelo menos 2cm de distância do orifício de exteriorização do cateter.
- O orifício de exteriorização deve estar posicionado lateralmente e direcionar o cateter em direção caudal ou eventualmente lateral.
- O SIP do cateter deve estar posicionado entre as lâminas parietal e visceral do peritônio, direcionado ao fundo de saco de Douglas.
- A confirmação do livre fluxo pelo cateter com o uso de solução fisiológica é obrigatória, tanto na infusão quanto na drenagem.

Diversas são as técnicas descritas para inserção de cateteres de DP: cirúrgica, assistida por laparoscopia, percutânea (com trocarte ou técnica de Seldinger) e técnica de Moncrief-Popovich.

Cirúrgica

É a técnica mais comumente utilizada, de acordo com o "Paediatric Peritoneal Dialysys Study Consortium". Deve preferencialmente ser realizada em centro cirúrgico, sob anestesia geral. Para a minimização do risco de infecção, atenção especial deve ser dada à escolha do ponto de exteriorização do cateter, que deve se localizar o mais distante possível de eventual estomia apresentada pela criança. Após rigorosa antissepsia e esvaziamento vesical, realiza-se incisão paraumbilical transversa ou longitudinal de aproximadamente 3cm, interessando pele, subcutâneo e aponeurose do músculo reto abdominal; a musculatura é divulsionada, acessando-se o folheto posterior da aponeurose, no qual deve ser realizada incisão de 1cm, o mesmo devendo ser feito no peritônio. Apesar de controversa, a omentectomia, pelo menos parcial, tem sido recomendada por diversos autores durante a inserção de cateteres de DP em crianças, com a finalidade de reduzir o índice de obstrução. Procede-se então à introdução do cateter obliquamente em direção ao fundo de saco de Douglas, com auxílio de fio-guia ou de uma pinça cirúrgica longa e de ponta romba. É realizada, então, sutura em bolsa no peritônio para fixação do cateter na altura do "cuff" profundo, reduzindo o risco de extravasamento. Após aproximação da musculatura e do plano aponeurótico anterior com o devido cuidado para evitar estrangulamento do cateter, realiza-se a verificação do bom funcionamento pela infusão e drenagem de solução fisiológica. A seguir, confecciona-se o trajeto subcutâneo em direção ao orifício de exteriorização do cateter previamente selecionado, posicionado lateralmente à incisão. É importante ressaltar que o "cuff" superficial deve idealmente distar pelo menos 2cm do ponto de saída do cateter, minimizando o risco de extrusão. Finaliza-se o procedimento com aproximação do plano subcutâneo e da pele (Fig. II-41).

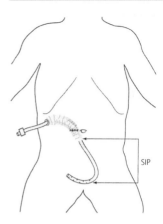

Figura II-41 • Correta posição do cateter de Tenckhoff, com exteriorização lateral e em direção caudal (SIP = segmento intraperitoneal).

Laparoscopia

Ainda pouco utilizada, tem a vantagem da visibilização direta do cateter na cavidade peritoneal; por essa razão, tem sido empregada nos casos em que há problemas de funcionamento do cateter. Sob anestesia geral, cria-se inicialmente o pneumoperitônio; introduz-se o primeiro trocarte na linha média junto à cicatriz umbilical; outros dois trocartes são então colocados em posição parrretal direita ou esquerda e na fossa ilíaca contralateral. Após boa visibilização do fundo de saco de Douglas, realiza-se a introdução do cateter através do trocarte pararretal, sendo que alguns cirurgiões optam inclusive pela fixação da extremidade do cateter ao peritônio parietal com ponto frouxo de fio inabsorvível.

Percutânea

Como é realizada inicialmente por meio de punção às cegas, deve ser evitada em pacientes obesos, em pacientes com cirurgias abdominais prévias ou em qualquer situação em que se suspeita da presença de aderências intra-abdominais, em razão do risco de perfuração intestinal. Pode ser realizada com utilização de trocarte ou da técnica de Seldinger. A primeira é iniciada com a infusão de solução fisiológica na cavidade peritoneal; realiza-se pequena incisão infraumbilical, através da qual é introduzido o trocarte e seu mandril; retirado o último, coloca-se o cateter direcionando-o à pelve. Pode ser confeccionada sutura em bolsa no peritônio e sutura do pequeno orifício na aponeurose. Segue-se o fechamento da pele. Na técnica de Seldinger, realiza-se punção com agulha e certifica-se de estar na cavidade peritoneal; o fio-guia é então introduzido, servindo para a dilatação progressiva do trajeto para a passagem de outro guia que direcionará o cateter de Tenckhoff para a pelve.

Moncrief-Popovich

Essa técnica apresenta sua diferença básica no procedimento em relação ao SEP do cateter; após sua inserção e fixação realizada cirurgicamente como já descrito, não se exterioriza o SEP, mantendo-o sepultado no tecido celular subcutâneo por quatro a seis semanas. Após esse período, realiza-se uma pequena incisão a 2cm do "cuff" superficial para exteriorização do cateter; espera-se, com isso, evitar a colonização precoce dessa porção do cateter e do "cuff" superficial, reduzindo assim os índices de infecção.

Revisões recentes comparando as diversas técnicas de inserção do cateter e suas complicações mostram que os resultados independem da modalidade escolhida, mas sim de uma equipe devidamente capacitada para a realização do procedimento.

Se possível, o início da DP pode ser depois de 1 a 3 dias (o ideal é de 10 a 14 dias) após a implantação do cateter, permitindo assim cicatrização da ferida cirúrgica e maturação do "cuff", minimizando o risco de extravasamento. Havendo necessidade de imediato início da DP, ela pode ser realizada de preferência de forma intermitente, com a infusão de pequenos volumes e em posição supina.

INDICAÇÕES DE RETIRADA DO CATETER

As complicações relacionadas aos cateteres de DP incluem principalmente os quadros infecciosos (de trajeto subcutâneo ou peritonites), extravasamento precoce ou tardio, formação de hérnia incisional e obstrução do fluxo no cateter. Como indicações para retirada do cateter, podem ser citados: peritonites recorrentes ou não-responsivas ao tratamento conservador, peritonite fúngica, por *Pseudomonas* e de etiologia multibacteriana relacionada à perfuração de víscera oca; infecção crônica do túnel subcutâneo; o mau funcionamento, a recuperação da função renal ou a conversão definitiva para hemodiálise também justificam a retirada do cateter de DP.

BIBLIOGRAFIA

1. Ash AR. Placement, repair and removal of chronic peritoneal catheters. In ___: *Textbook of Peritoneal Dialysis*. Kluwer, Dordrecht, 1994, p. 315.

2. Bar-Zohar D. Laparoscopic implantation of the Tenckhoff catheter for the treatment of end-stage renal failure and congestive heart failure: experience with the pelvic fixation technique. *Isr Med Assoc J*; 8(3):174-8, 2006.

3. Boeschoten EW. Peritoneal dialysis-related infections recommendations 2005--an important tool for quality improvemen. *Nephrol Dial Transplant*, 21(Suppl 2):31-3, 2006.

4. Dombros N. European best practice guidelines for peritoneal dialysis. 3 Peritoneal access. *Nephrol Dial Transplant*, 20(Suppl 9):8-12, 2005.

5. Flanigan M. Peritoneal catheters and exit-site practices toward optimum peritoneal access: a review of current developments. *Perit Dial Int*, 25(2):132-9, 2005.

6. Harvey EA. Peritoneal access in children. *Perit Dial Int*, 21(Suppl 3):218-22, 2001.

7. Klaus G. Prevention and treatment of peritoneal dialysis-associated peritonitis in pediatric patients. *Perit Dial Int*, 25(Suppl 3):117-9, 2005.

8. Negoi D. Current trends in the use of peritoneal dialysis catheters. *Adv Perit Dial*, 22:147-52, 2006.

16. EXSANGUINEOTRANSFUSÃO

Victor Nudelman
Alice D'Agostini Deutsch

Exsanguineotransfusão (EXT) é o procedimento pelo qual se realiza a troca de sangue de um recém-nascido (RN). É procedimento especializado e está associado a eventos adversos potencialmente sérios; como tal, deve ser realizado por profissionais experientes em centro que possua cuidados intensivos terciários. O uso de fototerapias mais eficazes para controle da hiperbilirrubinemia neonatal diminuiu significativamente a necessidade de EXT nas últimas décadas.

Todos os RN devem permanecer em fototerapia intensiva durante o processo de decisão e enquanto o preparo da EXT estiver em andamento. Salienta-se que a decisão de realizar uma EXT deve ser individualizada.

INDICAÇÕES

• Correção da anemia grave e melhora da insuficiência cardíaca em fetos hidrópicos com doença hemolítica.

- Remoção de hemácias recobertas por anticorpos nos processos hemolíticos por incompatibilidade sanguínea materno-fetal com a consequente diminuição de hemólise e hiperbilirrubinemia.

- Para remoção do excesso de bilirrubina não-conjugada (BI) independente de sua causa (vide Tabela II-15).

- Para prevenção da encefalopatia bilirrubínica (Fig. II-42).

Tabela II-15 • Níveis de bilirrubina sugestivos de indicação de exsanguíneotransfusão por peso de nascimento.

Peso (g)	Níveis de BI (mg/dl)
2.000-2.499	18-20
1.500-1.999	16-18
1.000-1.499	12-15
< 1.000	10

Obs.: Na presença de doença hemolítica e de outros fatores de risco considerar níveis inferiores.

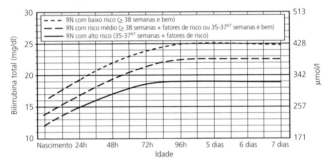

Imediatamente em RN com concentrações altas de BT (> 5mg/dl acima das linhas pontilhadas de acordo com normograma específico para a idade em horas), e em RN com sinais de neurotoxicidade bilirrubínica (letargia, hipotonia ou hipertonia, sucção fraca e choro agudo, opistótono, febre).

Fatores de risco – doença hemolítica isoimune, deficiência de glicose-6-fosfato-desidrogenase, asfixia, letargia importante, instabilidade térmica, sepse e acidose, hipoalbuminemia (albumina < 3g/dl).

Para os RN que ainda não tiveram alta do berçário, a EXT é recomendada se a BT atingir o nível limite apesar da fototerapia. Para RN readmitidos por hiperbilirrubinemia e que apresentam nível de BT acima do limiar deve-se repetir a BT a cada 2 a 3h, enquanto se prepara a EXT, e considerar a indicação de EXT se BT permanecer acima do limite, apesar da fototerapia intensiva.

Circunstâncias especiais – EXT deve ser considerada em RN que desenvolvem a síndrome do bebê bronze durante fototerapia se BT estiver numa faixa indicativa de fototerapia intensiva e a fototerapia não reduz rapidamente a BT.

Figura II-42 • Indicação de exsanguineotransfusão segundo idade pós-natal, presença de fatores de risco e nível de bilirrubina total.

- Quando a fototerapia falha na prevenção de aumento da bilirrubina para níveis tóxicos.

Na doença hemolítica por incompatibilidade Rh, a EXT imediata é usualmente indicada quando:
- A bilirrubina de cordão é > 4mg/dl ou hemoglobina < 11mg/dl (com teste de Coombs positivo ou mesmo negativo decorrente da realização de transfusão sanguínea intrauterina).
- O nível de bilirrubina está se elevando mais do que 1mg/dl/h apesar da fototerapia.
- O nível de hemoglobina encontra-se entre 11 e 13g/dl e o nível de bilirrubina está aumentando mais do que 0,5mg/dl/h apesar da fototerapia.
- O nível de bilirrubina é maior do que 20mg/dl ou parece que atingirá esse valor pela velocidade de subida.
- Há progressão da anemia apesar do adequado controle do nível de bilirrubina por outros métodos (por exemplo, fototerapia).
- A EXT deve ser repetida se as mesmas indicações acima ocorrerem.

MECANISMO

A EXT remove as hemácias, parcialmente lisadas e revestidas por anticorpos, assim como os anticorpos circulantes, não-aderidos, e as substituem por hemácias do doador sem o antígeno sensibilizante. Na medida em que a bilirrubina vai sendo retirada do plasma, a bilirrubina do compartimento extravascular rapidamente se equilibra e liga-se à albumina do sangue trocado. Logo após a EXT, os níveis séricos de bilirrubina caem para cerca de 50 a 60% dos níveis anteriores (pré-EXT) representando a entrada rápida da bilirrubina no espaço intravascular. Aumentos posteriores são decorrentes da hemólise das hemácias cobertas por anticorpos sequestrados na medula óssea ou no baço ou das hemácias senescentes do doador ou manutenção da causa da hiperbilirrubinemia.

A EXT é um procedimento que pode apresentar risco de mortalidade de cerca de 0,5%. EXT deve ser realizada por profissional treinado, em terapia intensiva neonatal, com monitorização contínua do RN e disponibilidade de equipamentos para reanimação neonatal.

ESCOLHA DO SANGUE

Devem-se trocar duas volemias para que sejam retirados cerca de 90% dos glóbulos vermelhos circulantes e para que a bilirrubinemia diminua para 50% do valor prévio à EXT. Volume maior do que duas volemias não melhora a eficácia da EXT e aumenta seus riscos e complicações.

Calcula-se a volemia para o RN de termo com sendo de 80ml/kg e para o RN pré-termo de 100ml/kg.

A escolha de sangue recai sobre o concentrado de hemácias com hematócrito de 45 a 60% com adição de plasma, sendo indicada tanto para hiperbilirrubinemia quanto para anemia grave. Os glóbulos vermelhos a serem utilizados devem:

• Ser do grupo sanguíneo O ou ABO compatível com o plasma materno e do RN. Para o RN com doença hemolítica por incompatibilidade ABO, os glóbulos devem ser do tipo O com plasma com baixos títulos de anticorpos anti-A e anti-B.
• Ser negativos para qualquer antígeno de glóbulos vermelhos para o qual a mãe tenha anticorpos.
• Ser necessariamente Rh negativos se a causa for incompatibilidade de Rh. Na hiperbilirrubinemia não-imune (por exemplo, na deficiência de glicose-6-fosfato-desidrogenase), o sangue pode ser de hemácias compatíveis com as do RN, não necessitando da compatibilidade materna.
• Ser compatíveis com a técnica de antiglobulinas indiretas em prova cruzada com o sangue materno.
• Ter cinco ou menos dias de estocagem para garantir ótima função celular e níveis baixos de potássio.
• Ser coletados em anticoagulante CPD, poucos serviços utilizam heparina.
• Ser negativos para CMV, HIV e outras doenças virais.
• Ser irradiados e transfundidos em até 24h da irradiação. A irradiação é essencial se houver transfusão intrauterina prévia.
• Não ser transfundidos diretamente do armazenamento a 4ºC. Aquecer em temperatura ambiente. Nunca superaquecê-los.

Recusar a bolsa de sangue se:
• HT < 45%, pois níveis menores podem levar a uma hemoglobina menor do que 12mg/dl em RN já com anemia grave.
• pH < 6,8, Na > 160mEq/l ou K > 7mEq/l.

Materiais necessários

• Incubadora ou berço aquecido.
• Monitor cardiorrespiratório e oximetria de pulso.
• Equipamentos para suporte ventilatório e reanimação cardíaca.
• Materiais para cateterização umbilical (antecedendo o início do procedimento) ou dissecção venosa.
• Selecionar a seringa de acordo com a relação peso/alíquota:
  – RN com peso < 1.000g: de 3 a 5ml.
  – RN com peso entre 1.000 e 2.000g: de 5 a 10ml.
  – RN com peso > 2.000g: de 10 a 20ml.

A alíquota tem pouco efeito sobre a eficiência da remoção da bilirrubina, entretanto as alíquotas menores e a menor velocidade têm melhores efeitos sobre a estabilidade cardiovascular. A duração da EXT deve ser de cerca de 60 a 90 minutos.

• Bureta graduada para sangue a ser transfundido.
• Dois adaptadores de equipo de três vias.
• Um frasco de soro de 500ml vazio (sangue a ser retirado).
• Um equipo de soro, gota simples.
• Fita crepe e gaze (imobilização do recém-nascido).

PROCEDIMENTOS

- Um pacote de avental estéril.
- Soro glicosado para manter acesso venoso.
- Três pares de luvas, máscaras e gorros.
- Coletor de diurese.
- Estetoscópio.

TÉCNICA

Colocar o RN sob fonte de calor radiante ou incubadora com as pernas e braços restringidos. Colocar monitor cardiorrespiratório e oximetria de pulso. Manter infusão de soro glicosado e acesso venoso para possíveis medicações. Equipamento e pessoal para ressuscitação devem estar prontamente disponíveis. Um assistente deve anotar os volumes infundidos e retirados, observar o RN e checar os sinais vitais. Iniciar o procedimento retirando sangue do RN e usá-lo para a dosagem de bilirrubinas, hemoglobina e hematócrito, plaquetas, glicemia, cálcio, magnésio, hemocultura e eletrólitos. A técnica usualmente empregada é a de retirar/colocar intermitente. Retirar e injetar as alíquotas lentamente, cerca de 2 a 4ml/kg/min. Terminar a EXT injetando sangue e, imediatamente antes, colher os exames de controle (marco zero do pós-procedimento). Manter cateter umbilical ou acesso central com soro glicosado ou heparinizado por 12h, se houver possibilidade de nova EXT. Manter o RN em fototerapia após o procedimento. Coletar novos controles de bilirrubinas, Hb e Ht e outros (se necessário) após 6, 12 e 24h após.

EXSANGUINEOTRANSFUSÃO PARCIAL

A indicação de EXT parcial está para casos de policitemias (Ht > 65 a 70% na amostra venosa, não-capilar) e na presença de sinais e sintomas consistentes. Os objetivos são a redução da hiperviscosidade e a diminuição do hematócrito. O tratamento inclui a remoção de alíquotas de sangue por punção, ou exsanguineotransfusão parcial como reposição do volume retirado por expansores de volume ou plasma.

CONTROLES LABORATORIAIS PÓS-EXT

- Glicemia: 1, 3 e 6h.
- Bilirrubinas: 0, 3 ou 6h, 12 e 24h.
- Hb e HT; plaquetas: 3 ou 6 e 12 a 24h.
- Eletrólitos: 3 e 12h.

COMPLICAÇÕES

- Vasculares: embolia, trombose, enterocolite necrotizante (provavelmente por isquemia intestinal durante o procedimento).
- Cardíacas: arritmias, sobrecarga de volume, parada cardíaca, morte súbita.
- Eletrolíticas: hipernatremia, hipercalemia, hipocalcemia, acidose, alcalose após a EXT (conforme o citrato é metabolizado para bicarbonato no fígado).

- Coagulação: trombocitopenia (principalmente nos RN com incompatibilidade Rh e nos que apresentam necessidade de repetição do procedimento), sangramento.
- Infecciosas: bacteriemia, hepatites virais, citomelogavírus, HIV.
- Mecânicas: perfuração de vasos ou vísceras pelo cateter.
- Metabólicas: hiperglicemia (durante o procedimento) e hipoglicemia após. Hipo ou hipertermia por exposição.
- Outras: hemólise de células sanguíneas senescentes do doador ou decorrente de lesão mecânica ou térmica. Reação doador *versus* hospedeiro.

As infecções bacterianas são raras e a profilaxia rotineira com antibióticos não está indicada. O uso de sangue armazenado por pouco tempo (< 72h) reduz o risco de complicações, mantendo o potássio em níveis aceitáveis. A maioria das complicações pode ser evitada com atenção cuidadosa das técnicas, preparo adequado do ambiente e do sangue e equipe treinada. Caso o RN esteja recebendo alimentação, deve-se manter jejum por 3h antes, durante e 3h após o procedimento. Acesso venoso periférico, com infusão de soro glicosado, deve ser mantido. Medicações de emergência devem estar disponíveis.

BIBLIOGRAFIA

1. AAP Subcommittee on Neonatal Hyperbilirubinemia. Neonatal jaundice and kernicterus. *Pediatrics*, 108:763-5, 2002.

2. Bhutani VD, Johnson LH, Keren R. Diagnosis and management of hiperbilirubinemia in the term neonate: for a safer first week. *Pediatr Clin N Am*, 51, 2004.

3. Bhutani VK, Johnson L, Sivieri EM. Predictive ability of a predischarge hour-specific serum bilirubin for subsequent significant hyperbilirubinemia in healthy term and near-term newborns. *Pediatrics*, 103:6-14, 1999.

4. Bhutani VK, Johnson LH, Maisels MJ e cols. Kernicterus: epidemiological strategies for its prevention through systems-based approaches. *J Perinatol*, 24:650-62, 2004.

5. IP S, Chung M, Kulig J e cols. AAP Technical Report. An evidence-based review of important issues concerning neonatal hiperbilirubinemia. *Pediatrics*, 114:130-315, 2004.

6. Keren R, Bhutani VK, Luan X, Nihtianova S, Cnaan A, Schwartz JS. Identifying newborns at risk of significant hyperbilirubinaemia: a comparison of two recommended approaches. *Arch Dis Child*, 90:415-21, 2004.

7. Maisels MJ, Baltz RD, Bhutani V e cols. Management of hyperbilirubinemia in the newborn infant 35 or more weeks of gestation. *Pediatrics*, 114:297-316, 2004.

8. Martin CR & Cloherty JP. Neonatal hyperbilirubinemia. In Cloherty JP, Eichenwald EC, Stark AR: *Manual of Neonatal Care*. 5th ed., Lippincott, Williams & Wilkins, Philadelphia, 2004. p. 569-78.

PROCEDIMENTOS

17. PERICARDIOCENTESE

Carlos Augusto Cardoso Pedra

DEFINIÇÃO

Punção percutânea para esvaziamento de fluido (sangue, plasma, infiltrado inflamatório) acumulado no espaço pericárdico, caracterizando o derrame pericárdico. É realizada com fins diagnósticos e/ou terapêuticos.

INDICAÇÕES

Diagnóstica – geralmente indicada em casos de pericardite e derrame pericárdico associado a doenças infecciosas (viral, bacteriana e tuberculosa, principalmente) e reumatológicas.

Terapêutica – a pericardiocentese não deve ser postergada nos pacientes com sinais clínicos de tamponamento cardíaco, definido pela ocorrência de compressão do coração produzida pelo acúmulo excessivo (geralmente de forma aguda) de líquido no espaço pericárdico, e sinais clínicos de insuficiência cardíaca.

ETIOLOGIA DO DERRAME PERICÁRDICO

- Infecciosa (viral, bacteriana, tuberculosa, outros agentes).
- Reumatológica (febre reumática, lúpus, artrite reumatoide, outras).
- Traumática (fechado ou penetrante).
- Urêmica.
- Pós-radioterapia para doenças oncológicas.
- Tumores primários ou secundários.
- Sangramento pericárdico precoce no pós-operatório de cirurgia cardíaca com drenagem não-efetiva.
- Síndrome pós-pericardiotomia.

FISIOPATOLOGIA DO TAMPONAMENTO

O aumento significativo e geralmente rápido da pressão dentro do saco pericárdico excedendo a pressão intracardíaca, resulta em diminuição do enchimento do coração com consequente queda do débito cardíaco. Há elevação importante das pressões de enchimento com tendência à equalização das pressões médias em ambos os átrios e o capilar pulmonar, diastólica da artéria pulmonar e diastólica final de ambos os ventrículos. O aumento das pressões de enchimento leva à congestão venosa sistêmica e pulmonar. O acúmulo vagaroso de uma grande quantidade de fluido pode ser ocasionalmente bem tolerado sem levar ao tamponamento.

QUADRO CLÍNICO

O diagnóstico de tamponamento é realizado clinicamente e deve ser suspeitado quando há hipotensão arterial com diferencial pressórico reduzido, pulsos periféricos filiformes, pulso paradoxal > 10 a 20mmHg, ruídos cardíacos abafados, distensão jugular, dor ou desconforto retroesternal, taquipneia e hepatomegalia.

A radiografia de tórax revela aumento importante da área cardíaca e da sombra mediastinal com graus variáveis de congestão venosa pulmonar.

O eletrocardiograma é inespecífico e geralmente mostra complexos de amplitude reduzida. Pode haver alterações da onda T e do segmento ST.

O ecocardiograma é o exame mais sensível e específico para o diagnóstico definitivo da doença. Entretanto, nos pacientes instáveis hemodinamicamente e com sinais clínicos de tamponamento cardíaco, a pericardiocentese não deve ser postergada, mas, realizada precocemente mesmo antes da confirmação ecocardiográfica do diagnóstico.

TRATAMENTO

Medidas gerais

Medidas padrões de reanimação são empregadas antes da realização da pericardiocentese. O uso cuidadoso de sedativos e analgésicos deve ser contemplado para a realização do procedimento.

Pericardiocentese

- Monitorização da pressão arterial, da oximetria de pulso e do ECG.
- Assepsia da região subxifoidea.
- Anestesia local com lidocaína a 2% sem vasoconstritor.
- Uso de "kits" de pericardiocentese (Cook®) ou, alternativamente, do material descrito a seguir.
– Agulhas

Lactentes: 22G com três polegadas de comprimento (agulha de punção liquórica).

Crianças maiores: de 16 a 18G com seis polegadas de comprimento.

– Seringas: de 5, 10 ou 20ml conforme tamanho do paciente e preferência do operador.
– Torneira: de três vias entre a seringa e a agulha e pela via lateral conectar um tubo para esvaziamento e coleta do material aspirado (alternativo).

- Avançar aspirando a agulha em um ângulo de 45° em direção ao ombro esquerdo (Fig. II-43).
- Aspiração vagarosa do fluido ao entrar no espaço pericárdico.
- Coletar material para análise complementar.

Se a agulha é avançada demasiadamente e atinge o miocárdio, um padrão de lesão pode ser observado no eletrocardiograma com alterações evidentes da onda T e do segmento ST associadas a alargamento do complexo QRS.

Nos casos pertinentes, o sangue acumulado no espaço pericárdico pode ser diferenciado do sangue

PROCEDIMENTOS

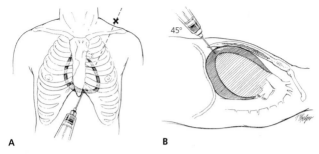

Figura II-43 • Técnica de punção pericárdica.

intracardíaco pelo fato de não se coagular devido às propriedades fibrinolíticas do pericárdio.

Aspiração da maior quantidade possível de fluido na tentativa de esvaziar o espaço pericárdico e possibilitar a estabilização clínica do paciente nos casos de tamponamento.

Monitorização contínua do paciente depois do procedimento.

Ecocardiografia de controle é desejável.

O procedimento é facilitado do ponto de vista técnico quando monitorizado pela ecocardiografia e/ou fluoroscopia. Entretanto, o uso dessas técnicas de imagem não é obrigatório para a realização segura do procedimento.

DRENAGEM CIRÚRGICA

Geralmente necessária para casos de sangramento contínuo por traumatismo, no pós-operatório de cirurgia cardíaca, em derrames de etiologia bacteriana e em grandes derrames com esvaziamento incompleto após a pericardiocentese.

BIBLIOGRAFIA

1. Nichols DG, Yaster M, Lappe DG, Haller A. Pericardial tamponade. In ——: *Golden Hour. The Handbook of Advanced Pediatric Life Support.* 2nd ed., Mosby, St Louis, 1996.

2. Nichols DG, Yaster M, Lappe DG, Haller A. Cardiac tamponade. In ——: *Golden Hour. The Handbook of Advanced Pediatric Life Support.* 2nd ed., Mosby, St Louis, 1996.

3. Park MK. Pericarditis. In ——: *The Pediatric Cardiology Handbook.* 2nd ed., Mosby, St Louis, 1997.

18. CARDIOVERSÃO

Adriana Vada Souza Ferreira
Celso de Moraes Terra

A utilização do choque elétrico no tratamento das taquiarritimias consiste em ferramenta eficaz na urgência médica e sua técnica assim como as principais indicações devem ser conhecidas pelo intensivista pediátrico (Tabela II-16).

CARDIOVERSÃO SINCRONIZADA

A cardioversão sincronizada é a aplicação de um choque elétrico ao coração, para interromper com sucesso um ritmo rápido. Tem como suas principais indicações o tratamento emergencial da taquicardia supraventricular (TSV) e da taquicardia ventricular com pulso palpável. É terapêutica de primeira linha quando existe evidente comprometimento cardiopulmonar com perfusão inadequada, hipotensão ou insuficiência cardíaca congestiva. A cardioversão é chamada de sincronizada, pois a corrente elétrica fornecida pelo cardioversor/desfibrilador é liberada automaticamente no surgimento da onda R, evitando-se o choque no período vulnerável (onda T) do ciclo cardíaco. Caso isso ocorra, pode-se propiciar, em 5% das vezes, o aparecimento de uma fibrilação ventricular sem pulso, ou seja, a alteração de um ritmo organizado grave para um desorganizado letal. A dose utilizada é de 0,5 a 1 Joule/kg de peso e pode ser dobrada na necessidade de repetição. Como pode ser visto no Capítulo IV-6 – Arritmia Cardíaca, pág. 207 na TSV instável, pode-se tentar antes a utilização de manobras vagais e adenosina endovenosa enquanto se prepara a cardioversão.

DESFIBRILAÇÃO

A desfibrilação consiste na aplicação de um choque elétrico de magnitude suficiente para despolarizar simultaneamente todas as fibras cardíacas, dissipando gradientes de voltagem múltipla, permitindo uma retomada do automatismo

Tabela II-16 • Diferenças entre a desfibrilação e a cardioversão sincronizada.

Desfibrilação	Cardioversão sincronizada
Indicações: FV e TV sem pulso • Não sincronizada com ECG • Dose: 2 Joules/kg • Repetir se necessário: 4 Joules/kg	Indicações: TSV, TV com pulso • Sincronizada com o ECG (onda R) • Dose: 0,5 a 1 Joule/kg • Se necessário: 1-2 Joules/kg

normal da fibra miocárdica. Tem como principais indicações a fibrilação ventricular (FV) e a taquicardia ventricular sem pulso palpável. Nessa situação, a ressuscitação cardiopulmonar (RCP) deve ser iniciada imediatamente enquanto o aparelho é preparado para realizar a descarga elétrica. Como esses ritmos não são organizados e efetivos, não é necessária a sincronização com a onda R. A dose inicial utilizada é de 2 Joules/kg de peso. Imediatamente após o choque, deve ser reiniciada a RCP, começando pelas compressões torácicas, por mais 2min. Nesse momento, deve ser interrompida a RCP para a verificação do ritmo cardíaco e do pulso. Pode-se observar término da FV/TV e retorno do ritmo de perfusão normal; aparecimento de assistolia/atividade elétrica sem pulso ou manutenção da TV sem pulso/FV. Na assistolia e na atividade elétrica sem pulso, retorna-se às manobras de ressuscitação com uso de vasopressores associados à massagem cardíaca externa por 1min. Permanecendo os ritmos de FV ou TV sem pulso, pode-se repetir a desfibrilação com 4 Joules/kg de peso e considerar a utilização de vasopressor (epinefrina) intercalado com antiarrítmico (amiodarona). Vide Capítulo I-4 – Ressuscitação Cardiopulmonar Pediátrica, pág. 21).

CONSIDERAÇÕES PRÁTICAS

Sempre que se deparar com situações de arritmias potencialmente fatais, tentar identificar e tratar causas potencialmente reversíveis da origem ou manutenção. Controle da hipoxemia, hipotensão, hipotermia e correção dos distúrbios metabólicos (hipoglicemia, hiper e hipocalemia, acidose e distúrbios do cálcio e magnésio) são fundamentais no tratamento dessas crianças. Para a aplicação adequada e segura do choque elétrico, considerar a carga utilizada, o tamanho das pás, a sua posição, a interface entre os eletrodos e o paciente, a sedação e a analgesia, a forma das ondas, a segurança da equipe multiprofissional e as possíveis complicações do procedimento.

• **Tamanho das pás**

O tamanho das pás é um importante determinante da impedância transtorácica, ou seja, quanto maior, menor a impedância e maior a corrente elétrica. Utiliza-se as pás pediátricas (4,5cm) para crianças de até 1 ano de idade ou 10kg de peso. As pás maiores (8 a 13cm) são utilizados para maiores de 1 ano. Atenção: evitar sempre o contato entre as pás. Caso só as pás maiores estejam disponíveis, utilizá-las na posição anteroposterior em lactentes pequenos.

• **Posição das pás**

As pás devem ser colocadas de modo que o coração fique entre elas. Comumente, utiliza-se uma pá no lado direito superior do tórax (abaixo das clavículas) e outra

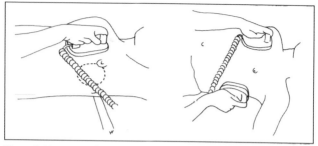

Figura II-44 • Posição das pás do cardioversor.

à esquerda do mamilo na linha axilar anterior. Outra opção seria a anteroposterior, ou seja, uma pá à esquerda sobre o coração e outra nas costas (Fig. II-44).

- **Interface entre eletrodos e pele**

Normalmente, uma pasta própria para eletrodos é utilizada como condutor, além de pressionar os eletrodos contra a pele, facilitando o contato eletrodo-pele e consequentemente uma oferta adequada da corrente elétrica. O gel sonográfico é condutor pobre e não deve ser utilizado, assim como gazes embebidas em solução salina, pois podem fazer ponte entre os eletrodos, dissipando corrente elétrica. Soluções alcoólicas representam risco de fogo, queimaduras no paciente assim com explosões quando próximas às fontes de oxigênio.

- **Sedação e analgesia**

A não ser em condições de extrema urgência, em que não pode ser postergado, deve-se providenciar analgesia e sedação prévia à utilização do eletrochoque. Entre as medicações sedativas, utilizam-se: o midazolam (0,1 a 0,3mg/kg), o propofol (1 a 2mg/kg) e o tionembutal (3mg/kg). Como analgésico e sedativo, adiciona-se o fentanil na dose de 2 a 3μg/kg de peso.

- **Formas das ondas e segurança da equipe**

Atualmente são utilizados os desfriladores bifásicos, ou seja, são geradas correntes em duas direções. Na primeira, vai de uma pá à outra e na segunda, o sentido de direção se inverte. Isso, em adultos, permite a utilização de doses menores se comparados aos desfibriladores monofásicos (Fig. II-45). Em pediatria, a mesma dose de 2 a 4 Joules/kg, que é utilizada nos aparelhos monofásicos, também é recomendada para os equipamentos bifásicos. Durante a aplicação do eletrochoque, toda a equipe, in-

PROCEDIMENTOS

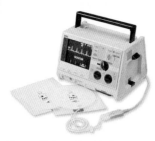

Figura II-45 • Desfibrilador manual bifásico.

cluindo o operador e a equipe deve se afastar do contato direto do paciente e de suas linhas venosas, evitando-se assim choques e queimaduras. Nenhuma linha com oxigênio deve ser mantida entre ou próxima às pás.

• **Complicações**

Entre as principais, citam-se: hipóxia decorrente de sedação excessiva, queimaduras cutâneas, edema pulmonar, elevação transitória do segmento ST assim como aumento de enzimas séricas entre 10 e 70% dos casos (creatinocinase, DHL e aspartato aminotransferase). Esse aumento é usualmente consequência da lesão musculoesquelética e não da fibra cardíaca.

BIBLIOGRAFIA

1. American Heart Association in collaboration with International Liaison Committee on Resuscitation. Guidelines 2005 for cardiopulmonary resuscitation and emergency cardiovascular care: international consensus on science. Part 12: Pediatric advanced life support. *Circulation*, 112(IV):167-87, 2005.

2. Pediatric Advanced Life Support. Rhythm disturbances. Provider Manual, 2002.

3. Stap A e cols. *Manual de Normas em Terapia Intensiva Pediátrica*. 1ª ed., Sarvier, São Paulo, 1998.

19. INSTALAÇÃO DE MARCAPASSO EXTERNO

Ayrton Bertini Junior

INTRODUÇÃO

A estimulação cardíaca é possível devido à fisiologia sincicial do miocárdio, funcionando como uma única célula. O estímulo aplicado em qualquer parte do miocárdio propaga-se instantaneamente, por condução muscular, para todos os outros miócitos, independentemente de inervações ou mediadores químicos, devido à existência, entre os miócitos, de discos intercalares, tornando-se sinapses elétricas altamente eficazes. Fazendo da estimulação cardíaca artificial um procedimento eficaz e indispensável em terapias intensivas.

INDICAÇÕES

A estimulação temporária é comumente utilizada em doenças cardíacas frequentemente transitórias. As principais indicações nas crianças são as bradiarritmias por intoxicação medicamentosa ou exógena, em doenças inflamatórias agudas e nas crianças submetidas à cirurgia cardíaca. Com isso, são várias as etiologias, os distúrbios de condução e as situações em que está indicada a estimulação cardíaca temporária, tais como:

- Bloqueio atrioventricular total sintomático de qualquer etiologia.
- Bloqueio atrioventricular total, bloqueio atrioventricular de 2º grau ou bifascicular pós-cirurgia cardíaca.
- Bloqueio atrioventricular de 2º grau tipo II, sintomático.
- Bloqueio atrioventricular de 2º grau tipo I, sintomático (não-responsivo à atropina).
- Bloqueio de ramo alternante.
- Doença do nó sinusal sintomática.
- Bradicardia sintomática induzida por medicamentos.
- Antes ou durante o implante de marcapasso (MP) definitivo com bradicardia grave.
- Profilaxia durante ou após grandes intervenções cirúrgicas, nos portadores de distúrbios no sistema excitocondutor do coração.
- Reversão de taquicardias por "overdrive", "underdrive".
- "Flutter" ou fibrilação atrial com alto grau de bloqueio com sintomas.
- Síndrome braditaquicardia sintomática.
- Terapêutica de apoio nos casos de ICC grave, parada cardíaca e insuficiência circulatória renal ou cerebral.

PROCEDIMENTOS

MÉTODOS DE ESTIMULAÇÃO TEMPORÁRIA EM CRIANÇAS

Estimulação cutaneotorácica

Estímulo aplicado diretamente na parede torácica, com colocação de um par de eletrodos adesivos na parede torácica (anteroposterior, esternoápex ou laterolateral), pode permitir também desfibrilação e monitorização eletrocardiográfica.

Estimulação epicárdica

Os eletrodos são colocados diretamente no epimiocárdio (ventricular ou atrioventricular), sob visão direta. Em emergência, só são utilizados quando da necessidade de toracotomia, com isso seu uso rotineiro e eletivo é feito em crianças submetidas à cirurgia cardíaca, como suporte intra e pós-operatória (Fig. II-46).

PROGRAMAÇÃO DO GERADOR EXTERNO

Modos de estimulação

1. Primeira letra – representa a câmara estimulada: **A** (átrio), **V** (ventrículo), **D** (átrio e ventrículo) e **O** (nenhuma).
2. Segunda letra – identifica a câmara sentida: **A**, **V**, **D** ou **O**.
3. Terceira letra – indica a resposta do marcapasso à detecção de um sinal natural: **T** (deflagração), **I** (inibição), **D** (deflagração e inibição) e **O** (sem resposta)

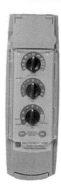

Figura II-46 • Marcapasso externo.

Exemplos:

AAI – modo que estimula o átrio, sente-o e inibe-se na presença de onda P espontânea.

VVI – modo que estimula o ventrículo, sente-o e inibe-se nessa eventualidade (em presença de onda R).

DDD – modo bicameral que estimula o átrio e o ventrículo, sente os átrios e os ventrículos, deflagra em ventrículo quando sente os átrios e inibe o estímulo nas duas câmaras quando sente o ventrículo. Também chamado marcapasso fisiológico.

Limiar de comando ("output")

É a menor quantidade de energia aplicada ao músculo cardíaco capaz de despolarizá-lo. Para sua determinação, inicialmente, regula-se o gerador ainda desligado para o modo assíncrono, com frequência 20% maior que a do pa-

123

ciente e com amplitude mínima. Liga-se o gerador, aumentando progressivamente a amplitude de pulso até obter o comando dos batimentos cardíacos. O valor assim encontrado é o limiar de comando, geralmente abaixo de 2mA ou 1V. Regula-se o valor da amplitude em cerca de três vezes o limiar encontrado. A realização de estimulação com excessiva energia, o que, em caso de competição com o ritmo cardíaco, implica maior risco de fibrilação ventricular.

Limiar de sensibilidade ("sense")

É poder de captação, pelo eletrodo, dos sinais cardíacos resultantes da despolarização. Para sua determinação, ajusta-se o gerador para a sensibilidade máxima (por exemplo: 1mV), com frequência inferior à do paciente. Diminui-se gradativamente a sensibilidade até o momento em que se observa a competição com o ritmo do paciente (por exemplo: 5mV), determinando-se o limiar de sensibilidade. O gerador deverá ser mantido com valor de sensibilidade igual ao dobro do valor encontrado (metade do valor numérico, no exemplo, 2,5mV). Quando o paciente não apresenta ritmo próprio ou tem frequência muito baixa, por vezes, é impossível determinar o limiar de sensibilidade.

Os principais problemas associados ao marcapasso provisório, suas causas e as condutas adequadas para resolvê-los estão descritos na tabela II-17.

Tabela II-17 • Problemas com marcapasso cardíaco provisório.

Problemas	Causas	Condutas
Desaparecimento da espícula do MP	a) Fios soltos, quebrados ou desligados b) Esgotamento da bateria c) Inibição por sensibilidade alta d) Curto-circuito entre os fios	a) Conectar ou substituir o cabo de estimulação b) Trocar a bateria c) Reduzir sensibilidade d) Isolar adequadamente os fios
Perda de comando sem desaparecimento da espícula do MP	a) Deslocamento do cabo-eletrodo b) Corrente de saída muito baixa c) Desgaste da bateria d) Ruptura do isolamento do cabo e) Aumento do limiar de comando	a) Reposicionar o cabo-eletrodo b) Aumentar a corrente de saída c) Trocar a bateria d) Restaurar o isolamento e) Aumentar saída, testar inversão de polaridade, reposicionar cabo

Problemas	Causas	Condutas
Alteração de frequência e/ou ritmo	a) Sensibilidade à onda T b) Gerador defeituoso c) Interferência elétrica d) Aumento do limiar de sensibilidade	a) Diminuir a sensibilidade do gerador b) Trocar o gerador c) Trocar a bateria d) Aumentar sensibilidade
Perda de sensibilidade	a) Má posição do eletrodo b) Sensibilidade baixa c) MP defeituoso d) Desgaste de bateria e) Interferência elétrica causando reversão em todo assíncrono	a) Reposicionar eletrodo b) Aumentar sensibilidade c) Trocar gerador d) Trocar a bateria e) Eliminar interferência, "aterrar" o monitor cardíaco, o eletrocardiógrafo
Estimulação do diafragma ou do nervo frênico	a) Corrente de saída muito alta b) Eletrodo em posição inadequada	a) Reduzir a saída b) Conferir posição com radiografia de tórax, reposicionar eletrodo
Infecção	a) Secreção purulenta no local de introdução do eletrodo b) Septicemia	a) Retirar eletrodo e colocar novo em outro local b) Cultura e antibioticoterapia; trocar eletrodo

BIBLIOGRAFIA

1. Furman S. & Hayes DL. *A Practice of Cardiac Pacing.* Futura, 1986.

2. Mateos JCP. Marcapasso cardíaco provisório: indicações e procedimentos. *Rev Bras Marcapasso e Arritmia,* 3(3):94, 1990.

3. Waldo AL, Wells JL, Cooper TB. Temporary cardiac pacing. Applications and techniques in the treatment of cardiac arrhythmias. *Prog Cardiovasc Dis,* 23:451, 1981.

4. Gauch PRA. Técnica de implante de marcapasso endocárdico. *Rev Bras Marcapasso e Arritmia,* 2:65, 1999.

5. Melo CS. *Temas de Marcapasso.* Lemos, São Paulo, 2001.

Parte III. Sedação, Analgesia e Princípios de Anestesia

coordenador • *Eduardo Juan Troster*

1. Avaliação da Dor e da Sedação

Celso de Moraes Terra
Benaia Cândida Alves

A realização de procedimentos diagnósticos e terapêuticos invasivos em um ambiente de terapia intensiva pediátrica frequentemente é acompanhada de sensações desagradáveis de dor e ansiedade. Isso é potencializado pela existência de dor relacionada à doença preexistente assim como pela ansiedade provocada pelo ambiente hostil, pelos valores familiares, e expectativas culturais. A prevenção e o tratamento precoce da ansiedade e da dor evitarão danos físicos e emocionais, com consequente melhora na recuperação.

A sensação da intensidade da dor deve ser individualizada, pois depende da doença de base, dos tipos de procedimentos invasivos ou desagraváveis a serem realizados (aspiração do tubo endotraqueal, ventilação mecânica, fisioterapia respiratória, punção intraóssea, cateterização arterial e venosa central, banho de queimados etc.) assim como da experiência prévia a procedimentos dolorosos e da tolerância individual.

A presença constante dos pais nesse ambiente é fator primordial para obter-se maior conforto da criança nessas situações, bem como a orientação para a criança e os familiares sobre a escala a ser utilizada. Embora devam ser abordados independentemente, sabemos que a ansiedade e o medo podem exacerbar a sensação de dor e a resposta ao estresse.

A avaliação adequada da dor e da sedação é desafiadora quando se trabalha com crianças, uma vez que seu desenvolvimento cognitivo não permite que ela relate adequadamente seus sentimentos. Para facilitar esse processo de avaliação são utilizadas escalas que podem uniformizar a conduta de toda a equipe multidisciplinar. Muitas das escalas de avaliação da dor e da consciência são multidimensionais, e combinam observações comportamentais com as alterações dos parâmetros fisiológicos (frequência cardíaca, pressão arterial, frequência respiratória, alterações da saturometria e avaliação do cortisol sérico).

A experiência e o treinamento da equipe multiprofissional na detecção do desconforto da criança gravemente enferma, associados à opinião dos familiares e à utilização de escalas, parecem ser a melhor maneira de detectar e tratar a dor e a ansiedade.

ESCALAS DE AVALIAÇÃO DA DOR

Existem várias escalas utilizadas na avaliação da dor, sendo consideradas as melhores, as de autoavaliação, pelo fato de a dor ser uma sensação subjetiva. Devido às habilidades cognitivas necessárias, essas escalas são empregadas em pré-escolares e em crianças maiores, sendo as mais utilizadas, a Escala de Oucher, a Escala de Face, a Escala Numérica e a Escala Análoga Visual Linear, por meio das quais se pode questionar a criança sobre a intensidade, a duração, o local e frequência da dor.

A Escala de Oucher consiste em uma escala numérica que varia de 0 a 10, associada a uma escala de fotografias paralela de expressões faciais (da face sorridente até a chorosa) que variam desde a ausência de dor até a presença da pior dor possível. Os quadros são avaliados em diferentes raças.

A Escala de Face de Wong-Backer é a representação de figuras com variações de semblantes do alegre ao choro, apresentada à criança que escolhe qual a face que demonstra melhor a sua dor, possui pontuação de 0 a 5.

A Escala Numérica da dor consiste na autoavaliação pelo paciente com índices que variam de 0 a 10 (0 = sem dor e 10 = pior dor da vida).

0 1 2 3 4 5 6 7 8 9 10	
Ausência de dor	Pior dor sentida

No período neonatal, utiliza-se a escala "Neonatal Infant Pain Scale" (NIPS) (Tabela III-1). A presença de pontuação superior a 3, indica a necessidade de iniciar ou adequar medicações analgésicas.

Em lactentes e crianças maiores, utiliza-se a Escala Objetiva da Dor de Hannallah que associa observações comportamentais a variações dos parâmetros fisiológicos, tais como a frequência cardíaca e a pressão arterial (Tabela III-2). A presença de pontuação igual ou maior que 6, indica necessidade de reavaliação da terapia analgésica.

SEDAÇÃO, ANALGESIA E PRINCÍPIOS DE ANESTESIA

Tabela III-1 • Escala "Neonatal Infant Pain Scale" – NIPS.

	0 ponto	1 pontos	0 ponto
Expressão facial	Relaxada	Contraída	–
Choro	Ausente	"Resmungo"	Vigoroso
Respiração	Regular	Diferente da basal	–
Braços	Relaxados	Fletidos/Extendidos	–
Pernas	Relaxadas	Fletidas/Extendidas	–
Estado de alerta	Dormindo e/ou calmo	Desconfortável e/ou irritado	–

Tabela III-2 • Escala Objetiva da Dor de Hannallah.

Parâmetro	0	1	2
Pressão arterial (sistólica)	Abaixo de 10% do basal	Entre 11 e 20% do basal	Maior que 20% do basal
Choro	Ausente	Presente e consolável	Presente e inconsolável
Movimentação	Quieto	Sem repouso	Esperneando
Agitação	Adormecido ou calmo	Leve	Intensa
Verbalização e postura (postura para crianças sem condições de verbalizar)	Adormecido ou sem relatar dor (relaxado)	Dor leve ou sem localização (flexão de extremidades)	Dor moderada e localizada (aponta o local da dor)

ESCALAS DE AVALIAÇÃO DA SEDAÇÃO

Assim como para a dor, existem várias escalas utilizadas para avaliação e seguimento da intensidade do grau de sedação em pediatria. A Escala Comfort, idealizada inicialmente para a avaliação da sedação em crianças submetidas à ventilação mecânica, é baseada na avaliação de oito parâmetros comportamentais e fisiológicos (pressão arterial e frequência cardíaca). Cada parâmetro recebe a nota de 1 a 5, variando, portanto, as avaliações de 8 a 40 pontos.

O paciente é considerado adequadamente sedado com valores entre 17 e 26, excessivamente sedados quando a pontuação for entre 8 e 16 e insuficiente quando estiver entre 27 e 40 (Tabela III-3).

Para crianças não-submetidas à ventilação mecânica, substitui-se a resposta respiratória pela avaliação do choro. O escore será 1 para

Tabela III-3 • Escala de Comfort.

Itens	Achados clínicos	Escore
Alerta	Sono profundo	1
	Sono leve	2
	Cochilando	3
	Totalmente acordado e alerta	4
	Excitado, hiperativo	5
Calma/ agitação	Calmo	1
	Levemente ansioso	2
	Ansioso	3
	Muito ansioso	4
	Pânico	5
Resposta respiratória	Sem tosse e sem respiração espontânea	1
	Respiração espontânea com pouca ou nenhuma resposta à ventilação	2
	Tosse ocasional ou resistência ao respirador	3
	Ventilação ativa contra o respirador ou tosse frequente	4
	Briga com o respirador	5
Movimentos físicos	Sem movimento	1
	Movimento leve e ocasional	2
	Movimento leve e frequente	3
	Movimentos vigorosos limitados às extremidades	4
	Movimentos vigorosos incluindo tronco e cabeça	5
Tônus muscular	Totalmente relaxado, sem tônus	1
	Tônus muscular reduzido	2
	Tônus normal	3
	Tônus aumentado e flexão de extremidades	4
	Rigidez muscular extrema e flexão de extremidades	5
Tensão facial	Músculos faciais totalmente relaxados	1
	Músculos faciais com tônus normal, sem tensão facial	2
	Tensão evidente em alguns músculos da face	3
	Tensão evidente em todos os músculos da face	4
	Músculos faciais contorcidos e caretas	5
Pressão arterial média	Pressão abaixo da linha de base	1
	Pressão arterial consistentemente na linha de base	2
	Elevações infrequentes de 15% ou mais (1 a 3 no período de observação)	3
	Elevações frequentes de 15% ou mais (mais de 3) acima da linha de base	4
	Elevação sustentada maior que 15%	5
Frequência cardíaca média	Abaixo da média	1
	Consistentemente na média	2
	Infrequentes elevações de 15% ou mais acima da média	3
	Elevações frequentes de 15% ou mais acima da média	4
	Elevação sustentada de 15% ou mais acima da média	5

crianças respirando tranquilamente sem choro, 2 para crianças soluçando, 3, gemendo, 4, chorando e 5, berrando.

A Eescala de Sedação de Ramsay, muito utilizada em adultos, avalia apenas parâmetros comportamentais, sendo considerados os graus 2 e 3 como aqueles com grau adequado de sedação (Tabela III-4).

Recentemente, foi descrita a Escala "Comfort Comportamental" (Comfort Behavior) com a retirada dos parâmetros fisiológicos, sendo demonstrado por alguns autores que isso tornou sua aplicação mais fácil, sem perder sua acurácia. Os parâmetros fisiológicos (frequência cardíaca e pressão arterial) foram considerados menos fidedignos, pois podem variar de acordo com situações clínicas distintas da sedação, tais como, presença de febre, choque circulatório e uso de medicações vasoativas.

A utilização das escalas é seriamente comprometida quando se utiliza curarizantes, uma vez que podem interferir tanto nos parâmetros fisiológicos quanto na resposta motora. A maioria dos autores tem utilizado apenas as alterações dos parâmetros fisiológicos nessas situações, tais como, a hipertensão, a taquicardia e a presença de lágrimas. Nesses casos, a utilização da avaliação do índice biespectral (BIS), pode ser muito útil.

A análise biespectral consiste no processamento da atividade eletroencefalográfica por meio de um sensor com eletrodos, transformando-a em uma escala numérica de 0 a 100. Como pode ser visto na figura III-1, os sensores são de fácil instalação e aplicação indolor.

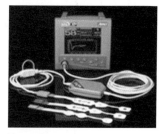

Figura III-1 • BIS.

O valor zero corresponde à ausência de atividade elétrica cerebral (eletroencefalograma isoelétrico), e 100 corresponde à atividade eletroencefalográfica normal. A sedação adequada é considerada entre 60 e 80 e a anestesia é considerada para valores inferiores a 30.

Tabela III-4 • Escala de Sedação de Ramsay.

1	Ansiedade e/ou agitação, ou irrequieto ou ambos
2	Tranquilidade, cooperação e orientação
3	Dormindo, responsividade ao comando verbal, tátil e auditivo leve
4	Resposta franca à estimulação auditiva intensa ou compressão da glabela
5	Resposta débil à estimulação auditiva intensa ou compressão da glabela
6	Irresponsividade

O monitor BIS também tem sido utilizado em crianças com traumatismo cranioencefálico grave associado a monitorização invasiva da pressão intracraniana (PIC), a fim de se obter o melhor nível de sedação, evitando-se os efeitos cardiocirculatórios indesejáveis do uso excessivo de medicamentos depressores do sistema nervoso central.

É recomendável que a equipe multidisciplinar após utilizar uma escala de dor ou sedação reavalie a criança para averiguar se ocorreu o alívio da dor, pois, é essencial compreender as diferenças entre os conceitos de analgesia e sedação.

A escolha correta de utilização de uma escala de dor e de sedação, dependerá do conhecimento da equipe multiprofissional, que poderá proporcionar para a criança e sua família a garantia de alívio rápido e seguro da dor, do estresse e/ou ansiedade, de maneira eficiente.

BIBLIOGRAFIA

1. Aneja R e cols. Sedation monitoring of children by the Bispectral Index in the pediatric intensive care unit. *Ped Crit Care Med*, 4(1):60-4, 2003.

2. Bauman BH e cols. Pediatric pain management in the emergency department. *Emerg Med Clin Am*, 23(2):393-414, 2005.

3. Carpenito LJ. *Diagnósticos de Enfermagem – Aplicação à Prática Clínica*. Artmed, Porto Alegre, 2002.

4. Flood RG e cols. Procedural sedation and analgesia for children in the emergency department. *Emerg Med Clin Am*, 21(1):121-39, 2003.

5. Young KD. Pediatric procedural pain – *Ann Emerg Med*, 45:160-71, 2005.

2. ANALGESIA E SEDAÇÃO

Celso de Moraes Terra
José Carlos Fernandes

A sensação de dor é subjetiva e individual, sendo decorrente de um aprendizado social relacionado à experiência prévia. Recém-nascidos internados em unidade de terapia intensiva neonatal e submetidos a procedimentos dolorosos, permanecem mais sensíveis à dor durante toda a infância, quando comparados a recém-nascidos a termo. O alívio da dor e da ansiedade frequentemente é negligenciado, principalmente em crianças e recém-nascidos. O desenvolvimento cognitivo próprio da faixa etária gera a incapacidade de expressar seus sentimentos. A prevenção e o tratamento da dor e da ansiedade devem ser priorizados durante o cuidado com crianças gravemente enfermas, sejam decorrentes da doença de base ou de procedimentos diagnósticos e terapêuticos invasivos relacionados a seu atendimento. O alívio do medo e da ansiedade é fundamental, uma vez que em situações de estresse a resposta à dor é exacerbada.

DEFINIÇÕES

As definições dos níveis de sedação foram revistas recentemente pela "American Society of Anesthesiologysts" (ASA) e são apresentadas na tabela III-5.

Deve ser feita distinção clara entre sedação e analgesia. A sedação diminui o estado de consciência, enquanto a analgesia diminui ou elimina a sensação à dor. Na prática clínica, os estados de diminuição da consciência constituem-se em um contínuo, em que o fármaco e a dosagem podem determinar sedação moderada em algumas crianças e em outras, sedação profunda. A analgesia deve ser entendida como o alívio da dor, sem o desencadeamento de sedação concomitante intencional. Atualmente é utilizada a nomenclatura de sedação para procedimentos (sedação/analgesia moderada) a uma técnica de administração de sedativos ou agentes dissociativos, com ou sem analgésicos, para induzir um estado que permita ao paciente tolerar a ansiedade e a dor de determinado procedimento desagradável, com manutenção da integridade cardiorrespiratória. Como as

Tabela III-5 • Níveis de sedação.

	Responsividade	Vias aéreas	Ventilação espontânea	Função cardiovascular
Sedação mínima (ansiólise)	Resposta normal à estimulação verbal	Não afetada	Não afetada	Não afetada
Sedação e analgesia moderada (sedação consciente)	Resposta presente após estímulo verbal ou táctil	Não requer intervenção	Adequada	Usualmente mantida
Sedação/analgesia profunda	Resposta presente a estímulos tácteis ou dolorosos repetitivos	Pode ser necessária intervenção	Pode ser afetada	Usualmente mantida
Anestesia geral	Não acorda mesmo com estímulo doloroso intenso	Intervenção sempre necessária	Frequentemente inadequada	Pode ser afetada

principais complicações da sedação são decorrentes da depressão respiratória e cardiovascular, o intensivista deve estar atento para seu surgimento e estar habilitado para proceder a ressuscitação respiratória e tratar adequadamente a instabilidade cardiocirculatória.

INDICAÇÕES

Todos os procedimentos invasivos sejam diagnósticos ou terapêuticos realizados em emergência pediátrica, devem ser avaliados previamente para que haja adequada definição do grau de sedação e analgesia a serem utilizados. Destacam-se os procedimentos dolorosos mais frequentemente utilizados:

- Obtenção de acesso vascular venoso central.
- Punção arterial e venosa periférica.
- Drenagem torácica.
- Intubação traqueal.
- Colheita de líquor.
- Realização de biopsia medular e mielograma.
- Cardioversão.
- Instalação de cateter de diálise peritoneal.

Entre as doenças e situações mais comuns que evoluem com dor, destacam-se os politraumatizados, o traumatismo cranioencefálico, as fraturas, as queimaduras extensas, a anemia falciforme e os pós-operatórios. Alguns procedimentos exigem sedação para a sua realização, principalmente em lactentes e pré-escolares, tais como, a realização de tomografia computadorizada, ressonância magnética, eletroencefalograma, ecocardiograma e endoscopias. Frequentemente, crianças submetidas à ventilação mecânica necessitam de sedação e analgesia.

AVALIAÇÃO DA DOR E ANALGESIA

Utiliza-se escalas para avaliação e seguimento da intensidade da dor e da profundidade da sedação (ver Capítulo III-1, pág. 127). A melhor escala é aquela que é confiável, de fácil obtenção e em que haja familiaridade de utilização pela equipe multiprofissional. A presença constante dos pais na unidade de terapia intensiva atua no sentido de tranquilizar a criança, facilitando ao profissional, a troca de informações com quem conhece adequadamente o comportamento do filho diante de situações de estresse.

PRÉ-AVALIAÇÃO E MONITORIZAÇÃO

O uso de sedativos e analgésicos na urgência pediátrica deve ser precedido de criteriosa avaliação clínica que incluirá:

- Avaliação das anormalidades de sistemas orgânicos existentes.
- Experiência prévia com sedação e analgesia.
- Alergia a medicamentos e interação medicamentosa.
- Tempo de jejum.

- História de uso de cigarro, álcool e dependência de drogas, em adolescentes.

Todos os pacientes submetidos à sedação moderada e profunda (sedação para procedimentos) devem ser monitorizados por meio de oximetria de pulso, traçado eletrocardiográfico e avaliação da pressão não-invasiva a cada 5min. Lembrando que a maioria dos procedimentos invasivos em pediatria será realizada sob sedação moderada, e que doses repetitivas, ou associação de outros fármacos, poderão levar a níveis de sedação profundos, com comprometimento cardiorrespiratório associado. O ideal é ter um médico envolvido no procedimento e outro responsável pela monitorização e administração de sedativos e analgésicos. Deve-se garantir a existência de equipamentos de ressuscitação, tais como, fonte de oxigênio a 100% com dispositivo manual bolsa-máscara de tamanhos apropriados, aspirador, laringoscópios e cânulas de intubação, além de medicamentos de emergência e agentes antagonistas para reversão da sedação. O treinamento nas manobras de suporte avançado de vida em pediatria, associado ao conhecimento da farmacologia das principais medicações utilizadas, constituem-se em pré-requisitos básicos para o profissional que estiver conduzindo a sedação e a analgesia em crianças gravemente enfermas.

TRATAMENTO FARMACOLÓGICO

Alguns conceitos básicos devem ser utilizados na escolha do sedativo e analgésico ideal:

• Avaliar a necessidade predominante de sedativo e/ou analgésico. Embora alguns analgésicos tenham efeito sedativo, a maioria dos sedativos não tem efeito analgésico.

• Evitar a associação de medicamentos, quando a anterior não estiver sendo utilizada em doses plenas. Isso determina um aumento dos efeitos colaterais e da interação de medicamentos, mantendo baixa eficácia.

• Evitar a prescrição de sedativos/analgésicos a critério médico ou se necessário, em situações sabidamente de estresse (exemplo: instalação de ventilação mecânica) ou aquelas em que a dor é esperada (exemplo: pós-operatório de cirurgia cardíaca).

Analgésicos

Analgésicos não-opioides

Como regra, são utilizados no controle da dor de intensidade leve a moderada. Para o tratamento de dores de maior intensidade, sua associação aos opioides, determina maior eficácia no controle da dor e menor utilização desses últimos, com menos efeitos colaterais.

Analgésicos opioides

Têm sua indicação precisa nas dores de forte intensidade. São analgésicos potentes e geram algum grau de sedação, mas não determinam amnésia. Frequentemente, determinam durante a sua utilização: indução à tolerância após alguns dias, aparecimento de sinais físicos e sintomas de abstinência após a suspensão abrupta e a possibilidade de utilização de antagonistas (naloxone) para a reversão de sedação excessiva.

Na tabela III-6 encontra-se os analgésicos mais frequentemente utilizados, com as doses e os principais efeitos colaterais.

SEDATIVOS

Os sedativos combatem a ansiedade e diminuem o nível de consciência, mas de regra não têm ação analgésica. Nunca devem ser utilizados antes dos analgésicos quando a dor for a causa da agitação. A grande vantagem dos diazepínicos consiste no fato de determinarem amnésia retrógrada. Os principais sedativos utilizados em situações pediátricas são citados na tabela III-7.

OUTRAS FORMAS DE COMBATE À DOR E À ANSIEDADE

Atualmente, várias opções terapêuticas diferenciadas, comportamentais e medicamentosas, têm sido utilizadas para o combate da dor e da ansiedade. Ambientes mais silenciosos, quartos com decoração infantil, presença constante dos familiares e objetos afetivos à criança, atuam como agentes tranquilizadores. Em crianças maiores, as explicações detalhadas sobre procedimentos, expectativas do tratamento e situações vivenciais apoiadas por psicólogos, brinquedistas e músicos, auxiliam demasiadamente a continuidade do tratamento.

Como opções medicamentosas, com a participação dos anestesistas pediátricos, destacam-se a analgesia controlada pelo paciente (PCA), os "patches" transcutâneos de opiáceos, os bloqueios nervosos e a analgesia epidural em situações específicas. A PCA constitui-se em excelente método de tratamento da dor em pós-operatórios e na dor crônica. Comumente, utiliza-se a morfina e em crianças com capacidade de entendimento do processo, geralmente maiores de 6 anos. Define-se previamente a dose a ser fornecida por meio de "push" desencadeados pelo paciente ou pela enfermagem, determinando períodos de "lock out", evitando-se com isso a superdosagem.

Os bloqueios nervosos e a analgesia epidural têm sido utilizados com maior frequência pelos anestesistas, constituindo-se em tratamento eficaz e seguro. A medicação mais utilizada é a bupivacaína e tem entre as indicações, os bloqueios intercostais após toracotomias e drenagens pleurais, o transplante hepático, os politraumatizados com fraturas instáveis de membros inferiores e as grandes cirurgias abdominais.

Tabela II-6 • Relação dos principais analgésicos.

Analgésico	Indicação	Dose	Efeito adverso
Paracetamol	Dor leve a moderada, sem efeitos anti-inflamatórios	VO e VR 10-15mg/kg/dose de 4/4 ou 6/6h Maiores de 12 anos: 500mg/dose	Discrasia sanguínea, insuficiência hepática e lesão renal
Dipirona	Não aprovada pelo FDA, mas com extensa experiência de uso clínico. Dor leve a moderada	EV, IM ou VO 10-20mg/kg/dose de 6/6h	Discrasia sanguínea, depressão medular, hipotensão e reações de hipersensibilidade
Ibuprofeno	Dor leve a moderada Efeito anti-inflamatório	VO, 5-10mg/kg/dose de 6/6h Adultos 200-400mg/dose a cada 4 a 6h	Edema, "rash" cutâneo, dor abdominal, úlcera péptica, inibição da agregação plaquetária
Diclofenaco	Dor leve a moderada Anti-inflamatório	VO, 1-3mg/kg/dia dividido em 2 a 3 doses	Dor abdominal, úlcera péptica, diarreia, agranulocitose, inibição da agregação plaquetária, hepatite e disfunção renal
Cetorolaco	Dor moderada a intensa Pode ser utilizado EV Uso em > 3 anos	EV, 0,5-1mg/kg ataque, seguido por 0,3-0,5mg/kg de 6/6h > 12anos: 30mg, EV, 6/6h	Semelhante ao diclofenaco. Pode aumentar sangramento pós-operatório
Morfina	Dor moderada e grave Dor crônica Evitar na hipertensão intracraniana e na depressão respiratória grave	EV, IM, SC e VO 0,05-0,2mg/kg/dose a cada 2-4h Infusão contínua: 10-60mcg/kg/h	Hipotensão, bradicardia, depressão do SNC, aumento da PIC, vômitos, espasmo biliar, retenção urinária, depressão respiratória, dependência física e possibilidade de abstinência
Fentanil	Dor moderada e grave Cem vezes mais potente que a morfina	EV, IM e transdérmico 1-4mcg/kg/dose cada 2-4h Infusão contínua: 1-5mcg/kg/h	Semelhantes aos da morfina Rigidez torácica à infusão rápida Depressão respiratória potencializada pelo uso de diazepínico
Metadona	Dor moderada a grave Utilizada na prevenção e no tratamento da abstinência	EV, VO 0,05-0,1mg/kg/dose cada 4-6h Máximo: 10mg/dose	Semelhantes aos da morfina Efeito cumulativo e mais longo que o da morfina
Naloxona	Reverte o efeito dos opioides, principalmente depressão respiratória, sedação e hipotensão	EV, IM e intratraqueal 0,1mg/kg	Hipertensão, pode precipitar abstinência

Tabela III-7 • Relação dos principais sedativos.

Sedativo	Indicação	Dose	Efeito adverso
Diazepam	Sedação, amnésia, ansiolítico e anticonvulsivante	EV, IM, VO e VR EV: 0,2-0,3mg/kg/dose	Hipotensão, bradicardia, sonolência, excitação paradoxal
Midazolam	Sedação, amnésia, ansiolítico e anticonvulsivante	EV, IM, VO, sublingual EV: 0,1-0,2mg/kg/dose EV contínuo: 0,05 a 0,2mg/kg/h	Semelhantes ao diazepam
Lorazepam	Sedação e ansiólise Muito utilizado na abstinência de outros diazepínicos	VO 0,05-0,1mg/kg/dose cada 4-8h	Semelhantes ao diazepam
Flumazenil	Antagonista dos diazepínicos	EV, 0,01mg/kg/dose máximo de 0,2mg	Convulsões, hipo e hipertensão e arritmias
Hidrato de cloral	Sedativo e hipnótico Procedimentos não-dolorosos	VO, VR 25-50mg/kg/dose 6/6h Máximo: 2g/dia	Irritação gástrica, excitação paradoxal, cefaleia e leucopenia
Tionembutal	Hipnótico, barbitúrico de ação rápida e anticonvulsivante	EV 1-5mg/kg/dose ataque EV contínuo: 10-100mcg/kg/min	Depressão respiratória, hipotensão grave, redução do débito cardíaco
Propofol	Anestésico hipnótico de curta duração Útil em procedimentos rápidos	EV 1-3mg/kg/dose ataque Titulação conforme a necessidade Não utilizar infusão contínua em crianças < 12 anos	Hipotensão, apneia, acidose, hiperlipidemia, síndrome grave da infusão do propofol em crianças com infusão prolongada

Tabela III-7 • Continuação.

Sedativo	Indicação	Dose	Efeito adverso
Cetamina	Sedativo dissociativo Contraindicado na hipertensão intracraniana e ICC Ideal para sedação de asmáticos	EV, IM 0,5-2mg/kg/dose EV contínuo 5 a 20mcg/kg/min Pode-se utilizar atropina como pré-tratamento 0,01-0,02mg/kg	Hipertensão, taquicardia, aumento da PIC, alucinações mais frequentes em adultos, tremores, diminuição da resistência das VAS, aumento da secreção brônquica
Etomidato	Agente hipnótico não-barbitúrico Sem propriedades analgésicas e sem amnésia	EV 0,2-0,4mg/kg	Apneia, mioclonias, agitação e vômitos Mínima depressão respiratória e hemodinâmica
Tramadol	Analgesia moderada	EV, VO 1-2mg/kg/dose cada 8-12h	Náuseas e vômitos Semelhantes aos de outros opiáceos
Dexmedetomidina	Agonista α2-adrenérgico Ansiolítico, analgésico e sedativo Liberado pelo FDA para adultos e utilização < 24h Trabalhos em crianças para procedimentos e ventilação mecânica	VO e IV 0,5mcg/kg ataque Manutenção: 0,5-1mcg/kg/h	Diminuição da FC e PA iniciais. Mantém "drive" respiratório Obs.: Mesmo grupo farmacológico da clonidina, apenas mais específico α2 e não α1

Tabela III-8 • Indicações de sedação e analgesia com base no quadro clínico.

Situação clínica	Sugestão	Comentários
Punção lombar	EMLA ou infiltração de lidocaína Midazolam se necessário	Cuidado com a depressão respiratória
Acesso venoso central	Lidocaína tópica, fentanil e midazolam Alternativa: midazolam e cetamina ou propofol	Cuidado com a interação entre midazolam e fentanil, que potencializa depressão respiratória Estar atento à hipoxemia
EEG	Hidrato de cloral	Pode ser acompanhado por recuperação lenta da hipnose
Endoscopia	Midazolam ou propofol	Importância da monitorização
Ecocardiografia	Nada ou hidrato de cloral Associar midazolam se necessário	
Tomografia	Midazolam Opções: propofol ou tiopental	Importância da monitorização
Dor no pós-operatório	Analgésicos e/ou anti-inflamatórios de horário Morfina a critério médico Opções: morfina ou fentanil em infusão contínua	Estar atento aos efeitos colaterais dos opiáceos Frequentemente necessário o uso de dimenidrinato ou ondansetron para o controle dos vômitos
Ventilação mecânica	Midazolam e fentanil em infusão contínua Opção: associar hidrato de cloral de horário ou "push" de cetamina ou propofol Na asma: cetamina com atropina se necessário	Abstinência após suspensão abrupta de infusão prolongada Descartar outras causas de briga com o respirador
Politrauma-tizados com HIC	Midazolam e fentanil em infusão contínua Opção: tiopental em bolo ou propofol ou tiopental em infusão contínua	Depressão cardiovascular determinada pelo tiopental, frequentemente requerendo a utilização de vasoativos
Queimaduras extensas	Opióides ou cetamina Opção: midazolam se necessário sedação adicional	
Anemia falciforme	Acetaminofeno e codeína Opções: dipirona de horário, meperidina, morfina ou fentanil	
Biopsia de medula e mielograma	Fentanil e midazolam Opção: cetamina ou fentanil e propofol	Importância da monitorização e acesso a material de emergência

Entre os anestésicos locais, utilizam-se os cremes de prilocaína e lidocaína, que produzem anestesia em pele íntegra. Podem ser utilizadas previamente à realização de punções venosas e arteriais periféricas, assim como para a colheita de líquor lombar. Tem como principais desvantagens a obtenção de analgesia local somente após 60 a 90 minutos, levar a vasoconstrição dificultando a punção venosa e poder determinar metaemoglobinemia em recém-nascidos e lactentes jovens. A anestesia tópica com lidocaína injetável tem efeito praticamente imediato, duração de 30 a 60 minutos e é praticamente isenta de efeitos colaterais. Pode ser utilizada em crianças submetidas a punção liquórica, inserção de cateteres venosos profundos e drenagem torácica. A dose total a ser infiltrada não deve exceder 4mg/kg. Na tabela III-8, sugerem-se alguns esquemas para sedação e analgesia em situações comuns em pediatria.

BIBLIOGRAFIA

1. Berkenbosch JW, Wankum PC, Tobias JD. Prospective evaluation of dexmedetomidine for noninvasive procedural sedation in children. *Pediatr Crit Care Med*, 6:435-9, 2005.

2. Hannallah RS e cols. Postoperative pain management in children. *Anesthesiol Clin N Amer*, 23:163-84, 2005.

3. McManus Jr. Pediatric pain management in the emergency department. *Anestesiol Clin N Amer*, 23:393-414, 2005.

4. Practice guidelines for sedation and analgesia by non-anesthesiologists. *Anesthesiology*, 96(4):1004-17, 2002.

5. Rodriguez E e cols. Contemporary trends in pediatric sedation and analgesia. *Emerg Med Clin N Amer*, 20(1):199-222, 2002.

6. Young KD. Pediatric procedural pain. *Ann Emerg Med*, 45(2):160-71, 2005.

3. BLOQUEADORES NEUROMUSCULARES

Virgínia Antelmi Gomes
Eliana Laurenti
Karine Furtado Meyer

Os bloqueadores neuromusculares interrompem a transmissão de impulsos nervosos na junção neuromuscular, produzindo paralisia de músculos esqueléticos. Com base nas diferenças eletrofisiológicas de seus mecanismos de ação e duração, podem ser classificados em bloqueadores despolarizantes (simular as ações da acetilcolina) e bloqueadores não-despolarizantes (interfere nas ações da acetilcolina), sendo os últimos subdivididos em bloqueadores de longa, intermediária e curta duração (Tabela III-9).

Os bloqueadores neuromusculares são utilizados para o relaxamento dos músculos esqueléticos, a fim de facilitar a intubação traqueal e para proporcionar ótimas condições cirúrgicas. Os bloqueadores neuromusculares não-despolarizantes podem ser utilizados para facilitar a ventilação mecânica, porém esse uso é limitado. O uso também está indicado em pacientes em que é necessário reduzir a pressão intracraniana, diminuir o consumo de oxigênio, tétano, intoxicações exógenas, síndrome neuroléptica maligna, diminuição do metabolismo em condições associadas a hiperatividade muscular e promover imobilização para estudos diagnósticos.

É importante lembrar que os bloqueadores neuromusculares não possuem efeito analgésico ou anestésico e não devem ser usa-

Tabela III-9 • Classificação dos bloqueadores neuromusculares.

Despolarizantes	Não-despolarizantes	
Succinilcolina	Longa ação	Pancurônio
	Ação intermediária	Vecurônio Rocurônio Atracúrio Cisatracúrio
	Ação curta	Mivacurônio
	Rápido início e ação curta	Rapacurônio

dos em pacientes conscientes (Tabela III-10). A ventilação pulmonar deve ser realizada mecanicamente sempre que se utilizá-los.

Para garantir bloqueio neuromuscular suficiente e evitar o acúmulo da medicação administrada ou de seus metabólitos ativos, é obrigatório monitorizar a atividade neuromuscular. Isso se faz pela avaliação da resposta muscular à estimulação elétrica nervosa. A estimulação de nervo periférico, mais comumente realizada pelo "train of four" (sequência de quatro estímulos), é bem tolerada e o equipamento é de custo acessível e de fácil manuseio. Ela consiste na aplicação de quatro estímulos tetânicos sequenciais. A abolição de uma ou duas respostas indica bloqueio neuromuscular (BNM) suficiente. Quando o paciente não apresenta resposta, reduz-se a posologia.

A escolha do bloqueador neuromuscular é influenciada por sua velocidade de início de ação, duração, via de eliminação, efeitos colaterais associados como alterações induzidas por drogas na pressão arterial sistêmica e/ou débito cardíaco. Um rápido início de ação e curta duração de paralisia de músculo esquelético são úteis para a intubação traqueal. Quando são necessários longos períodos de bloqueio neuromuscular, os bloqueadores não-despolarizantes podem ser escolhidos. Quando o início rápido da paralisia muscular não é necessário, é aceitável produzir relaxamento muscular com a administração de bloqueadores não-espolarizantes de longa ou intermediária duração para facilitar a intubação traqueal.

Lembrando que muitos pacientes de unidade de terapia intensiva apresentam falência de múltiplos órgãos, de tal forma que o metabolismo dos bloqueadores neuromusculares deve, preferencialmente, ser independente da função hepática ou renal. Além disso, é ideal que o agente e/ou seus metabólitos não sofram acúmulo; a recuperação constante e previsível é uma propriedade importante de um bloqueador neuromuscular a ser utilizado em unidade de terapia intensiva.

O bloqueio neuromuscular traz risco de atrofia muscular, trombose venosa profunda, escaras de decúbito, lesão nervosa por compressão e úlcera de córnea. Há evidências de que o bloqueio neuromuscular de longa duração pode resultar em paralisia prolongada e fraqueza em pacientes gravemente enfermos.

Tabela III-10 • Principais bloqueadores neuromusculares e sua farmacologia.

Bloqueador neuromuscular	Dose única	Dose contínua	Farmacocinética	Indicações	Contraindicações	Efeitos colaterais
Succinilcolina Quelicin® frasco 100mg	1-2mg/kg EV 4-5mg/kg IM	Não usada	Início: EV: 30-60s IM: 2-5min Duração: 3-5min Metabolização plasmática	Intubação endotraqueal (usada quando se prevê intubação difícil) Eletroconvulsoterapia	Hipercalemia Queimados Grandes esões musculares Grandes atrofias musculares	*Hipertermia maligna* Liberação de histamina Hipercalemia Taquicardia/bradicardia Aumento de pressão intraocular e intracraniana Fasciculações/mialgia Paralisia prolongada (colinesterase atípica)
Pancurônio Pavulon®, ampola 4mg/2ml	0,06-0,1mg/kg	0,02-0,03mg/kg/h ou 0,02-0,04mcg/kg/min (máxima de 0,6mcg/kg/min)	Início: 2-3 min Duração: t(1/2) = 100-130min Excreção: renal (80%) hepática (20%)	*De escolha em pacientes críticos* Relaxamento muscular prolongado Necessidade de ventilação mecânica prolongada	Insuficiência renal Insuficiência hepática	Elevação da frequência cardíaca Elevação da pressão arterial Elevação do débito cardíaco
Vecurônio Norcuron®, ampola 4mg, frasco 10mg	0,05-0,1mg/kg	0,4-1mg/kg/h	Início: 2,5-3min Duração: t(1/2): 65-75min Excreção: hepática (25-50%) renal (35%)	*De escolha em pacientes com doença cardíaca + instabilidade hemodinâmica* Baixa liberação de histamina	Insuficiência renal Insuficiência hepática	

SEDAÇÃO, ANALGESIA E PRINCÍPIOS DE ANESTESIA

Bloqueador neuromuscular	Dose única	Dose contínua	Farmacocinética	Indicações	Contraindicações	Efeitos colaterais
Rocurônio Esmeron®, frasco 50mg/5ml	0,6-1,2mg/kg	0,3mg/kg/h	Início: 60-90s Duração: t(1/2): 15-45min Excreção: hepática (maior parte) renal (menor parte)	Rápido início de ação Intubação em sequência rápida Pouca liberação de histamina	Insuficiência hepática	Ação prolongada em insuficiência hepática
Atracúrio Tracrium®, ampolas 25 e 50mg	0,3-0,5mg/kg	5-10mcg/kg/min	Início: 2-3min Duração: t(1/2): 20min Metabolização plasmática	Insuficiência renal	Asma	Grande liberação de histamina Hipotensão arterial Taquicardia Broncoespasmo "Rash" cutâneo
Cisatracúrio Nimbium®, ampola 2mg/ml	0,15-0,2mg/kg	2-4mcg/kg/min	Início: 1,5-2min Duração: t(1/2): 25-30min Metabolização plasmática	*De escolha em pacientes críticos* Instabilidade hemodinâmica Insuficiência renal	Asma	Liberação de histamina (menos intensa que a do atracúrio)

Mivacúrio e rapacurônio: pouca utilidade em unidade de terapia intensiva.

BIBLIOGRAFIA

1. Cavalcanti IL, Diego LAS. *Bloqueadores Neuromusculares. Bases Científicas e Uso Clínico em Anestesiologia*. Projetos Médicos, São Paulo, 2002.

2. Stape A, Troster EJ, Kimura HM e cols. *Manual de Normas em Terapia Intensiva Pediátrica*. 1ª ed., Sarvier, São Paulo, 1998.

3. Stoelting RK, Miller RD. *Bases de Anestesia*. 4ª ed., Roca, São Paulo, 2004.

4. http://pt.wikipedia.org/iki/Drogas_em_terapia_intensiva.

5. Odetola FO, Bhatt-Mehta V, Zahraa J e cols. Cisatracurium infusion for neuromuscular blockade in the pediatric intensive care unit: a dose-finding study. *Pediatr Crit Care Med*, 3(3):250-4, 2002.

4. Síndrome de Abstinência

Gustavo Antonio Moreira
Virgínia Antelmi Gomes

O conhecimento sobre a síndrome de abstinência existe que quando o homem começou a utilizar substâncias psicoativas. Nos séculos XVIII e XIX, o uso abusivo de morfina na Europa e o fumo do ópio na China tornaram-se importantes, marcando o início do conhecimento da adição associada ao consumo crônico.

Do ponto de vista farmacológico, três fenômenos devem ser reconhecidos:

1. Tolerância é definida como redução da resposta biológica após administração repetida de uma substância psicoativa.
2. Dependência física é um estado fisiológico alterado, provocado pela exposição a uma substância, que leva ao aparecimento de síndrome de abstinência típica e ao efeito da tolerância.
3. Dependência psíquica envolve um padrão de comportamento caracterizado por uso compulsivo da substância, quando o indivíduo perde a liberdade de escolha.

Pacientes internados que receberam sedação e analgesia podem desenvolver dependência física, mas o risco de dependência psíquica após a alta é desprezível. Os mecanismos mais conhecidos de tolerância são aumento do metabolismo da medicação e a alteração na densidade dos receptores. Uma vez instituídos esses mecanismos, a ausência da substância leva aos sintomas de abstinência.

Há um risco de 50% de ocorrer abstinência quando a duração da administração for ≥ 5dias ou com doses elevadas de opiáceos (fentanil ≥ 1,5mg/kg dose total recebida) ou de benzodiazepínicos (midazolam ≥ 60mg/kg dose total recebida). Esse risco chega em 100% à medida que se prolonga a terapia ou com o aumento da dose.

OPIÁCEOS

Os opiáceos atuam nos receptores opioides e são depressores do sistema nervoso central (Tabela III-11). Seus efeitos são: antitussígeno, analgésico, liberador de histamina, estimulante do centro do vômito, vasodilatador, hipnótico e depressor respiratório. A tolerância usualmente se desenvolve após alguns dias de administração de morfina ou em algumas horas de infusão contínua de fentanil. A abstinência em adultos é caracterizada por mal-estar, cólicas, lacrimejamento, espasmo muscular, sensação de frio, palpitação, tensão muscular, dores, bocejo e dificuldade para dormir. Recém-nascidos e lactentes, porém apresentam sintomas distintos como tremor grosseiro, taquipneia, vômito, bocejo, febre, soluço, obstrução nasal, espirros, salivação, diarreia, sudorese profusa, hiperatividade, choro agudo e alto, hipertonia, diminuição da aceitação alimentar apesar de sucção vigorosa, escarificações pela hiperatividade, falta de sono e convulsão.

BENZODIAZEPÍNICOS

Os benzodiazepínicos são agonistas dos receptores GABA (Tabela III-12). Suas principais ações são ansiolítica, indutor do sono, relaxamento muscular, anticonvulsivante, amnésia e sedação. Os efeitos colaterais mais comuns são hipotonia muscular, perda do equilíbrio, hipotensão e coma. A abstinência é caracterizada por ansiedade, insônia, hipertonia muscular, câimbras e convulsão.

Tabela III-11 • Equivalência dos opiáceos.

	Meia-vida	Dose equianalgésica (VO)	Dose equianalgésica (EV)
Fentanil	2h*	–	0,1mg, 2/2h
Meperidina	3h	300mg, 3/3h	100mg, 3/3h
Codeína	3h	130mg, 4/4h	75mg, 4/4h
Morfina	3-4h	30mg, 4/4h	10mg, 4/4h
Metadona	12h	20mg, 8/8h	10mg, 8/8h
Nalbufina	5h	–	10mg, 3/3h

* Em prematuros, a meia-vida de fentanil é de 4h.

Tabela III-12 • Benzodiazepínicos meia-vida e equivalência.

	Meia-vida	Equivalência
Midazolam	1,5-2,5h	2,5mg
Lorazepam	10-20h	1mg
Diazepam	30-60h	5mg

TRATAMENTO

A terapia da abstinência por opiáceos e benzodiazepínicos obedece a princípios semelhantes. Depende de conhecimento da farmacologia, monitorização contínua e retirada gradativa. O tempo de desmame da medicação costuma ser igual ao tempo em que o paciente recebeu a terapia. A princípio, deve-se realizar retirada gradativa de 10 a 20% por dia. Também é útil a substituição por medicação de mesmo grupo farmacológico com meia-vida longa. Como existe o mecanismo de tolerância cruzada, quando se faz essa substituição é necessário reduzir em 40% a dose equianalgésica. É importante manter as medicações de horário. Em caso de piora dos sintomas, é necessário dose de resgate duas a três vezes maior do que a dose de horário. Tabelas de avaliação permitem monitorização contínua por vários dias. A clonidina é um agonista α2-adrenérgico pré-sináptico que reduz a neurotransmissão adrenérgica no *locus ceruleus*. A clonidina ajuda a aliviar sintomas de abstinência como náuseas, vômitos, câimbras, sudorese, taquicardia e hipertensão. Porém, não reduz as dores generalizadas e a fissura característica da abstinência aos opiáceos. Os antidepressivos tricíclicos também auxiliam na terapia da abstinência por ter efeito semelhante no *locus ceruleus* e por ação atenuadora de dor neuropática.

Exemplo

Na sequência apresentada na tabela III-13 realizou-se a substituição de fentanil (EV) por morfina (EV) no terceiro dia de tratamento. No sétimo dia modificou-se o horário de 4/4 horas para 6/6 horas, com isso foi necessário aumentar a dose, mas a dose total diária é 20% menor. A partir do décimo dia, quando a dose era mínima, foram espaçados para os horários até uma vez ao dia, e por fim em dias alternados.

Alguns cuidados são importantes no tratamento. Quando há mudança da medicação ou da dose, a criança pode ficar mais sonolenta ou mais irritada. É importante monitorizar (Tabela III-11), para que se tenha uma medida adequada dos efeitos clínicos. Usar dose de resgate em caso de piora de sintomas. Se forem necessárias duas ou mais doses de resgate no mesmo dia, mantém-se a mesma dose no

Tabela III-13 • Exemplo de substituição de fentanil (EV) por morfina (EV).

Dias	1º	2º	3º	4º	5º	6º	7º
Fentanil (mcg/kg/h)	2	1					
Morfina (mg/kg)			0,2 4/4h	0,15 4/4h	0,13 4/4h	0,10 4/4h	0,12 4/4h
Dias	8º	9º	10º	11º	12º	13º	14º
Morfina (mg/kg)	0,09 6/6h	0,07 6/6h	0,05 6/6h	0,05 8/8h	0,05 12/12h	0,05 1x dia	0,05 dias alternados

dia seguinte. Em lactentes menores de seis meses, a função hepática é diminuída e a meia-vida da metadona costuma ser maior do que 24 horas, podendo levar à superdosagem após vários dias de administração. Nessa situação, dar preferência para morfina. A meperidina (dolantina) não deve ser administrada de horário em crianças, pois leva ao acúmulo do metabólito metilmeperidina que aumenta o limiar de convulsão.

PREVENÇÃO

Pode-se prevenir abstinência com estratégias simples: evitando uso de substâncias de ação curta, evitando infusão contínua, usando medicações de grupos farmacológicos diferentes, usando bloqueio da raiz nervosa. Além disso, recomenda-se anestesia geral para procedimentos e usar medicações preventivas (clonidina, antidepressivos tricíclicos).

BIBLIOGRAFIA

1. Acute pain management in infants children, and adolescents: Operative and medical procedures. *Quick reference guide for clinicians* AHCPR Pub No. 92-0020. Rockville, MD Agency for Health Care Policy and Research, US Department of Health and Human Services.

2. Frank LS, Gregory GA. Clinical evaluation and treatment of infant pain in the neonatal intensive care unit. In Schechter NL, Berde CB, Yaster M: *Pain in Infants, Children and Adolescents*. Williams & Wilkins, Baltimore, 1993.

3. Fredda JJ, Bush Jr HL, Barie PS. Alprazolam withdrawal in critically ill patient. *Crit Care Med*, 20(4):545-6, 1992.

4. O'Brien CP. Overview: the treatment of drug dependence. *Addiction*, 89:1565-9, 1994.

5. Tobias JD, Rasmussen GE. Pain management and sedation in the pediatric intensive care unit. *Ped Clin N Amer*, 41(6):1269-92, 1994.

6. Tobias JD. Tolerance, withdrawal, and physical dependency after long-term sedation and analgesia of children in the pediatric intensive care unit. *Crit Care Med*, 28(6):2122-32, 2000.

5. Hipertermia Maligna

José Luiz Reginato Lopes

Hipertermia maligna (HM) foi descrita, em 1960, por Denborough e Lovell. Foi caracterizada, então, uma nova síndrome que afetava indivíduos saudáveis que, ao serem expostos a determinados agentes anestésicos desenvolviam uma série de sintomas, sendo o principal, o aumento da temperatura corporal. Havia claramente um componente hereditário, uma alta taxa de mortalidade, e a possibilidade de abortar a síndrome se o diagnóstico e o tratamento ocorressem rapidamente.

Em 1975, Harrison relatou que dantrolene era efetivo em tratar e prevenir hipertermia maligna em porcos. Em 1979, já com relatos de casos de HM revertidos com dantrolene em humanos, a FDA aprovou seu uso.

O diagnóstico de HM utilizando o teste de contração halotano-cafeína de biopsia muscular foi padronizado em 1980. Em 1985, foi demonstrado o aumento dramático do cálcio intracelular durante a crise de HM e sua reversão com o uso de dantrolene.

FISIOPATOLOGIA E CLÍNICA

A HM é uma desordem hipermetabólica da musculatura esquelética com várias apresentações. O fenômeno principal é a hipercalcemia intracelular que provoca a depleção de ATP, acidose, destruição de membrana e morte celular.

Os primeiros sintomas geralmente ocorrem na sala de cirurgia, mas eventualmente podem aparecer algumas horas depois. Taquicardia e taquipneia são secundárias a hipermetabolismo e hipercarbia. Com o paciente curarizado, não há taquipneia, mas há o aumento do CO_2 expirado. Logo após o aumento da FC pode ocorrer hipertensão e arritmias ventriculares devido a hipercarbia, hipercalemia e liberação de catecolaminas. A temperatura corporal aumenta numa taxa de 1 a 2°C a cada 5min e pode haver quebra do bloqueio muscular com sinais de hipertonia. Sudorese e cianose de extremidades aparecem concomitantemente.

A análise da gasometria sanguínea geralmente mostra acidose respiratória e metabólica com saturação de oxigênio normal. O aumento do CO_2 expirado é um dos primeiros sinais de HM. Hipercalemia, hipercalcemia, aumento do lactato e mioglobinúria são características. O aumento da CPK é dramático, em geral acima de 2.000U nas primeiras 12 a 24h.

Mesmo com tratamento e sobrevida o paciente pode progredir para insuficiência renal pela mioglobinúria e coagulação intravascular disseminada.

Existe forte associação de rigidez do masseter após a utilização de succinilcolina e HM. Os sintomas podem aparecer imediatamente ou, mais comumente, após uns 20min. Mesmo quando descontinuada a anestesia e o paciente acorda sem sintomas, pode ser observado um aumento de CPK de 4 a 12h depois. Esse fenômeno ocorre mais frequentemente em crianças, por isso, vários anestesistas preferem não usar succinilcolina nessa faixa etária, a não ser que especificamente indicada.

FÁRMACOS ASSOCIADOS COM HIPERTERMIA MALIGNA

Substâncias indutoras: todos os agentes anestésicos inalatórios (exceção do óxido nitroso), succinilcolina e sais de potássio.

Substâncias seguras: antibióticos, anti-histamínicos, anestésicos locais, barbitúricos, benzodiazepínicos, medicamentos vasoativos, droperidol, opioides, óxido nitroso, propofol, propranolol, quetamina e relaxantes musculares não-despolarizantes (exceção: curare).

TRATAMENTO

1. Descontinuação imediata de agentes inalatórios e succinilcolina.
2. Hiperventilação com oxigênio a 100%.
3. Dantrolene deve ser iniciado a uma dose mínima de 2,5mg/kg antes da cirurgia para profilaxia pré-operatória. Na crise, iniciar com 1mg/kg por dose até o máximo de 10mg/kg. Uma ampola de dantrolene tem 20mg e deve ser diluída em 50ml de água destilada. A dose deve ser ditada pela evolução clínica.
4. Em casos fulminantes com acidose metabólica grave, deve ser dado bicarbonato de 2 a 4mEq/kg.
5. Arritmias ventriculares podem ser tratadas com lidocaína. Bloqueadores de canal de cálcio devem ser evitados, pois podem provocar hipercalemia e depressão miocárdica.
6. A temperatura corporal deve ser diminuída com utilização de manta térmica, contato com líquidos gelados e lavagem gástrica e retal. A terapia deve parar aos 38° para evitar hipotermia.
7. Se hipercalemia estiver associada a arritmia cardíaca, terapia com cálcio deve ser usada. Durante o tratamento da HM pode seguir hipocalemia, no entanto não deve ser dado potássio suplementar, pois os sais de potássio podem provocar nova crise.
8. Monitorização contínua da gasometria sanguínea, da temperatura, do CO_2 expirado, dos eletrólitos e dos parâmetros hemodinâmicos.

Após o tratamento da crise aguda com sucesso, ainda podem ocorrer três complicações:

1. Em até em 25% dos casos pode haver volta dos sintomas.

2. CIVD pode ocorrer, provavelmente devido à liberação de tromboplastina secundária ao choque e/ou à liberação de conteúdos provindos da destruição de membranas celulares. O tratamento usual deve ser feito.

3. Insuficiência renal devido à mioglobinúria. Classicamente a CPK já está aumentada de 4 a 8h após o episódio agudo.

O tratamento com dantrolene após a crise aguda é empírico. Em geral, preconiza-se 1mg/kg a cada 6h por no mínimo 36h.

O dantrolene é um relaxante muscular que provoca diminuição do cálcio intracelular do músculo. Fraqueza muscular segue a HM, pela destruição do músculo e pelo tratamento com dantrolene.

BIBLIOGRAFIA

1. Aldrete JA, Britt BA. Second International Symposium on Malignant Hyperthermia episode in swine. *Muscle Nerve*, 11:82, 1988.

2. Barash PG, Cullen BF, Stoelting RK. Malignant hyperthermia and other pharmacogenetic disorders. In ___: *Clinical Anesthesia*, 4th ed., Lippincott, Philadelphia, 1992.

3. Denborough MA, Lovell RRH. Anaesthetic deaths in a family. *Lancet*, 2:45, 1960.

4. Lopez JR, Allen PD, Alamo L e cols. Myoplasmic free (Ca2+) during a malignant hyperthermia episode in swine. *Muscle Nerve*, 11:82, 1988.

Parte IV. Cardiocirculatório

coordenador • *Eduardo Juan Troster*

1. Insuficiência Cardíaca Congestiva

Carlos Augusto Cardoso Pedra

DEFINIÇÃO

A insuficiência cardíaca congestiva (ICC) é uma síndrome clínica na qual o coração não mantém débito suficiente para suprir as necessidades metabólicas dos tecidos. Neste capítulo será abordada a ICC que necessita de cuidados intensivos, ou seja, aquela que tem origem aguda ou aquela que é crônica, mas que está descompensada ou agudizada

ETIOLOGIA

Cardiopatias congênitas: é a causa mais frequente de ICC na faixa etária pediátrica (90%), principalmente no primeiro ano de vida. As cardiopatias mais comuns que cursam com ICC são aquelas com grande fluxo esquerdo-direito (CIV, PCA, defeito do septo AV) com apresentação entre o segundo e o quarto meses de vida. As cardiopatias obstrutivas do coração esquerdo (estenose aórtica crítica, hipoplasia do coração esquerdo, coarctação da aorta) também são causa importante de ICC no período neonatal.

Cardiopatias adquiridas: cardiomiopatias (principalmente as miocardites nos lactentes); doença reumática; endocardite infecciosa; pericardites com tamponamento. Mais frequentes em crianças maiores.

Arritmias: taquicardia supraventricular paroxística; "flutter" ou fibrilação atrial; bloqueio AV (principalmente no neonato ou pós-cirúrgico). Descartar distúrbios metabólicos associados.

Causas iatrogênicas: dano cardíaco cirúrgico (ventriculotomia); sobrecarga volêmica aguda; terapêutica com doxorrubicina (Adriamicina®).

Causas não-cardíacas: tireotoxicose; fístulas AV sistêmicas; anemia; doenças renais (nefrites); traumatismos; doenças pulmonares e/ou respiratórias (TEP, obstrução alta); doenças neuromusculares. No neonato, são comuns ainda os distúrbios metabólicos (hipoglicemia, hipocalcemia, hipomagnesemia) e o insulto hipóxico-isquêmico (asfixia perinatal).

PRINCIPAIS MECANISMOS FISIOPATOLÓGICOS

Devido ao baixo débito sistêmico que ocorre na ICC, há redução da pressão de perfusão renal com consequente ativação do sistema renina-angiotensina-aldosterona, retenção de sódio e água, hipervolemia e hiponatremia dilucional. Além disso, há ativação de barorreceptores periféricos resultando em hiperatividade adrenérgica, vasoconstrição periférica e aumento da resistência vascular sistêmica. O baixo débito leva à taquicardia reflexa que aumenta o consumo de oxigênio miocárdico.

Dependendo da etiologia, um ou mais dos mecanismos a seguir podem estar envolvidos na instalação e perpetuação do quadro de ICC.

Disfunção miocárdica sistólica (alteração do inotropismo): diminuição da contratilidade miocárdica levando ao aumento das pressões de enchimento com consequente congestão venosa sistêmica e pulmonar. Exemplo: miocardiopatias, miocardite, fibroelastose, origem anômala de coronária, distúrbios metabólicos ou hipóxia no RN.

Disfunção diastólica (alteração do lusitropismo): alteração nas fases de relaxamento muscular e de enchimento ventricular devido à redução da complacência ventricular. Também leva a quadros congestivos, principalmente pulmonar. Exemplo: hipertensão arterial crônica, cardiomiopatia hipertrófica.

Sobrecarga de volume (alteração da pré-carga): exemplos: lesões de "shunt" E-D; conexão anômala de veias pulmonares; insuficiência valvar; fístulas arteriovenosas; doenças renais; iatrogênica.

Sobrecarga de pressão (alteração da pós-carga): exemplos: obstruções na via de saída do VE (estenose aórtica grave; coarctação da aorta); estenoses nas valvas AV; hipertensão arterial.

Alterações da FC e do ritmo (alteração do cronotropismo): arritmias primárias ou secundárias podem comprometer ainda mais o débito sistêmico.

CLASSIFICAÇÕES

ICC direita e esquerda: terminologia frequentemente empregada e útil em pacientes com ICC associada a cardiopatias congênitas. Depende do lado em que predominam as alterações fisiopatológicas e clínicas da ICC. Por exemplo, na doença de Ebstein há ICC direita e na estenose aórtica crítica do RN há ICC esquerda.

ICC sistólica e diastólica: existem doenças que acometem o miocárdio levando às disfunções sistólica ou diastólica isoladas (esta última é mais rara nas crianças). Na disfunção diastólica, a fração de eje-

CARDIOCIRCULATÓRIO

ção está conservada. É mais comum haver comprometimento de ambas as funções.

ICC de alto e baixo débitos: na ICC de alto débito, o coração não consegue suprir uma demanda metabólica tecidual excessiva. São exemplos: anemia, tireotoxicose, fístulas AV. Na grande maioria dos casos, a ICC é de baixo débito sistêmico.

ICC anterógrada e retrógrada: na modalidade anterógrada predominam os sinais de baixo débito e na retrógrada, os sinais de congestão.

ICC leve, moderada e grave: classificação frequentemente usada na prática clínica para nortear a terapêutica. Apesar de estar embasada em critérios clínicos, tem caráter algo subjetivo. Os casos de ICC grave podem ser considerados como de choque cardiogênico.

QUADRO CLÍNICO

Sinais de desempenho cardíaco inadequado e baixo débito sistêmico: ganho ponderoestatural insuficiente, sudorese, extremidades frias, irritabilidade, aumento da área cardíaca à radiografia de tórax, taquicardia, ritmo de galope, alteração dos pulsos periféricos (redução da amplitude, pulso paradoxal ou alternante).

Sinais de congestão venosa sistêmica: hepatomegalia, dor abdominal, estase jugular, edema periférico.

Sinais de congestão venosa pulmonar: taquipneia/dispneia às mamadas ou aos esforços, tosse, chiado (de repetição ou asma cardíaca), estertores pulmonares (pulmão úmido), cianose que melhora com a administração de 100% de oxigênio (se não houver "shunt" intracardíaco), padrão de congestão venosa ou hiperfluxo à radiografia de tórax.

DIAGNÓSTICO

O diagnóstico da ICC é clínico e não necessita de exames laboratoriais. Na definição da etiologia, a realização de exames adicionais é imprescindível.

Ecocardiograma: permite a avaliação anatômica e funcional do coração. Importante também para monitorização da resposta terapêutica à utilização de agentes inotrópicos.

Radiografia de tórax: avalia grau e cardiomegalia e hiperfluxo ou congestão pulmonar.

Eletrocardiograma: permite o diagnóstico específico das arritmias como causa de ICC. Em outras condições, os sinais são inespecíficos.

Avaliação metabólica e bioquímica: importantes para a monitorização do tratamento e, em alguns casos, para o diagnóstico etiológico.

Hemograma: ajuda no diagnóstico de quadros infecciosos. Importante para monitorização dos níveis de Hb/Ht.

Lactato: usado no pós-operatório de cirurgia cardíaca para monitorização do débito cardíaco. Útil também em casos graves com choque cardiogênico. Aumentos progressivos dos níveis ou manutenção em patamares elevados estão associados a piores prognósticos.

Enzimas cardíacas: importantes quando o diagnóstico de processos isquêmicos ou inflamatórios é considerado.

BNP ("brain natriuretic peptide"): encontra-se elevado nos casos de ICC crônica e ajuda no diagnóstico diferencial entre desconforto respiratório de origem cardíaca e pulmonar.

Ressonância magnética: usada principalmente para avaliar anatomicamente as estruturas extracardíacas como as artérias pulmonares e a aorta e na detecção de processos inflamatórios miocárdicos nos casos de miocardites.

Medicina nuclear: usada para avaliar contratilidade ventricular, perfusão e viabilidade miocárdicas. A cintilografia com gálio pode ser empregada para a detecção de processos inflamatórios miocárdicos.

TRATAMENTO

Tratamento dos fatores desencadeantes

1. **Quadros infecciosos**: são os principais fatores de descompensação cardíaca em crianças.
2. **Arritmias**: podem precipitar o aparecimento de ICC em pacientes com cardiopatias congênitas ou adquiridas compensadas.

Medidas gerais e medidas para redução da demanda metabólica sistêmica

1. **Repouso no leito.**
2. **Posição semissentada.**
3. **Correção de distúrbios metabólicos e hidroeletrolíticos**: atenção para a correção da hipocalcemia, já que o cálcio é fundamental para inotropismo adequado.
4. **Correção da anemia**: manter Hb/Ht em 1g/dl e 33%, em pacientes com cardiopatias acianogênicas e em 15g/dl e 45% em pacientes com cardiopatias cianogênicas.
5. **Controle adequado da temperatura**: evitar e tratar febre ou hipotermia.
6. **Sedação**: deve ser empregada cuidadosamente. Nos casos de necessidade de ventilação mecânica, o uso de sedativos e bloqueio neuromuscular deve ser fortemente considerado a fim de reduzir o consumo periférico de oxigênio.
7. **Aspectos respiratórios e ventilatórios**: o oxigênio deve ser administrado em suas diversas formas para manter saturações apropriadas (> 90% nas cardiopatias acianogênicas e em cerca de 80% nas cianogênicas). A intubação orotraqueal com instituição de ventilação mecânica não deve ser postergada em pacientes com esforço respiratório excessivo e sinais de fadiga respiratória. Pacientes com ICC esquerda (cardiomiopatias, lesões de hiper-

fluxo, lesões obstrutivas esquerdas) melhoram significativamente após o início da ventilação mecânica com pressão positiva devido à redução da pós-carga intratorácica. Nesses pacientes, a respiração laboriosa diminui ainda mais as pressões negativas intratorácicas resultando em incremento da pós-carga ao VE. O uso de PEEP é fundamental para restauração da capacidade residual funcional nos pacientes com congestão venosa ou hiperfluxo pulmonar. Em contrapartida, em pacientes com ICC direita (tromboembolismo pulmonar agudo, PO tardio de tetralogia de Fallot ou Fontan), o uso da ventilação mecânica convencional com pressão positiva aumenta a pós-carga do VD e pode dificultar o esvaziamento dessa câmara. Nesses pacientes, recomenda-se o uso de ventilação com pressões negativas ou de ventilação de alta frequência. Se a única alternativa é a ventilação convencional, deve-se manter as pressões intratorácicas positivas (incluindo PEEP) nos menores níveis possíveis para permitir a troca de gases adequada. Em neonatos com cardiopatias obstrutivas graves do coração esquerdo, cujo débito sistêmico é dependente do fluxo direito-esquerdo pelo canal arterial (hipoplasia de VE, estenose aórtica crítica e coarctação da aorta), deve-se manter a FiO_2 em 21% e permitir discreta hipercapnia (permissiva). Tal conduta resulta em hipertensão pulmonar e assegura o débito cardíaco sistêmico pelo fluxo direito-esquerdo através do canal arterial.

8. **Instalação de acesso venoso central**: possibilita a medida seriada da pressão venosa central e da saturação venosa mista de oxigênio para estimar a adequação da pré-carga e do débito cardíaco, respectivamente.

9. **Monitorização**: todo paciente com ICC deve ser monitorizado em relação às frequências cardíaca e respiratória, à pressão arterial e à saturação arterial de oxigênio. Nos casos mais graves, a medida seriada da pressão venosa central pode ser útil para estimar a pré-carga. Além disso, a coleta da saturação venosa mista de oxigênio do cateter central em veia cava superior permite estimar a adequação do débito cardíaco. Em pacientes com $FiO_2 < 40\%$, a diferença entre a saturação sistêmica e a saturação venosa mista na veia cava superior não deve ser maior que 30 a 35%. Diferenças maiores que 40% estão associadas a baixo débito cardíaco, denotando maior extração periférica do oxigênio. A utilização do cateter de Swan-Ganz para monitorização invasiva dos parâmetros hemodinâmicos é raramente utilizada em terapia intensiva pediátrica. Crianças

maiores com ICC grave e sem "shunts" intracardíacos (como miocardiopatias) constituem-se em exceção.

Redução da sobrecarga hídrica e salina

1. **Redução do aporte volêmico**: nos casos graves de ICC aguda ou agudizada reduz-se a oferta para 60 a 70% das necessidades diárias.
2. **Restrição da oferta de sódio**: evitar sobrecarga salina.
3. **Diuréticos**: fundamentais no manejo da ICC. Na fase aguda, são usados os diuréticos de alça, principalmente a furosemida, que tem ação rápida (5min), pico em 30min, produzindo rápida diurese e duração de cerca de 2 a 3h quando administrada por via IV. Pode ser usada de forma IV intermitente ou contínua nas doses de 2 a 6mg/kg/dia. Em doses elevadas, causa hipocalemia, hiponatremia, hipocloremia, alcalose metabólica e hipovolemia. Depois de controlado o quadro de descompensação inicial, a espironolactona pode ser utilizada em associação com a furosemida ou hidroclorotiazida. Devido à sua ação de inibição competitiva mineralocorticoide, resulta em reabsorção de potássio, minimizando as perdas causadas pela furosemida. É contraindicada na vigência de insuficiência renal. A dose é de 1 a 3mg/kg/dia.

Melhora do inotropismo

Digitálicos

Seu uso é restrito em quadros agudos que necessitam de cuidados intensivos. Sua meia-vida longa, janela terapêutica estreita e toxicidade limitam sua utilização segura em pacientes instáveis hemodinamicamente e metabolicamente. Doses de manutenção (10mcg/kg/dia) podem ser introduzidas na fase de desmame dos medicamentos vasoativos. Quando a causa da ICC é a taquicardia supraventricular, o digital pode ser usado na fase aguda (ver Capítulo IV-6 – Arritmia Cardíaca, pág. 207). Em adultos, com miocardiopatias e ICC crônica, o digital melhora os sintomas e a classe funcional, além de reduzir o número de internações devido à agudização da ICC.

Drogas vasoativas

São preferíveis em pacientes gravemente enfermos devido à sua meia-vida curta, com início e cessação de efeitos imediatos e maior estabilidade em situações metabólicas desfavoráveis.

Dopamina: tem ação variável de acordo com a dose utilizada. Pode ser utilizada com efeitos β_1-adrenérgicos em doses de 5 a 10mcg/kg/min. Em doses mais elevadas, tem efeitos α-adrenérgicos, estando associada à taquicardia excessiva e ao aumento da resistência vascular sistêmica. Em doses de 2 a 5mcg/kg/min tem ação dopaminérgica com efeitos nas circulações renal e mesentérica.

CARDIOCIRCULATÓRIO

Dobutamina: é a substância vasoativa mais empregada em UTI pediátrica para tratamento da ICC. Tem ação β-adrenérgica nas doses de 5 a 20mcg/kg/min. Além de possuir efeito inotrópico satisfatório (efeito β_1), produz leve vasodilatação periférica (efeito β_2) com redução benéfica da pós-carga.

Isoproterenol: raramente usado. Nos casos de bloqueio AV total pode aumentar a frequência ventricular nas doses de 0,1 a 1mcg/kg/min.

Adrenalina: é usada mais frequentemente no pós-operatório de cirurgia cardíaca, principalmente nos neonatos e na correção de cardiopatias complexas como TGA, hipoplasia do VE e Fontan. Em doses mais baixas (0,01 a 0,3mcg/kg/min), é inotrópico potente devido à sua ação β_1. Em doses mais altas (0,3 a 1mcg/kg/min), começa a apresentar efeitos α com vasoconstrição periférica, taquicardia e aumento do consumo de oxigênio. Pode ser útil em neonatos e lactentes com ICC devido à disfunção sistólica primária. Contraindicada em situações de isquemia miocárdica.

Milrinona: é um agente biperidínico, não-adrenérgico, inibidor da fosfodiesterase com efeitos inotrópico e lusitrópico significativos, associados à redução da resistência vascular sistêmica e pulmonar, com diminuição da pós-carga para ambos os ventrículos. Não tem efeitos cronotrópicos significativos. Especialmente útil no pós-operatório de cirurgia cardíaca e em neonatos. A dose de ataque é de 25 a 50mcg/kg (pode levar à hipotensão discreta) e a dose de manutenção é de 0,25 a 1,0mcg/kg/min. Útil em pacientes com miocardiopatias e ICC. Contraindicada em casos de estenose aórtica e pulmonar e deve ser usada com cuidado em pacientes com insuficiência renal.

Levosimendan: novo agente inibidor da fosfodiesterase que aumenta a ligação entre o cálcio iônico e a troponina C, sensibilizando o aparelho miofibrilar a esse íon. Produz incremento da força de contração e melhoria do relaxamento. Tem poucos estudos em crianças. A dose em adultos é de 5 a 25mcg/kg em 10min (ataque) e de 0,05-0,4mcg/kg/min em infusão contínua.

Redução da pós-carga

A terapêutica com vasodilatadores é usada em pacientes com ICC grave e/ou refratária ao tratamento com inotrópicos e diuréticos. São particularmente benéficos em pacientes com índice cardíaco muito baixo, resistência vascular sistêmica elevada e congestão venosa pulmonar. Diminuem a resistência vascular periférica e as pressões de enchimento com redução do trabalho cardíaco.

1. **Nitroprussiato de sódio**: é o vasodilatador mais utilizado na fase aguda. Reduz a resistência vascular sistêmica e aumenta a capacitância venosa, tratando

tanto o baixo débito sistêmico quanto os sintomas congestivos. A infusão IV contínua é iniciada na dose de 0,3mcg/kg/min, sendo aumentada até obtenção do efeito clínico desejado ou até haver queda de cerca de 10% na pressão arterial. A dose benéfica média é de 3mcg/kg/min. Tem indicação na ICC associada à crise hipertensiva causada pela GNDA. Sua administração deve ser feita na UTI, protegida da luz, e, de preferência, sob monitorização invasiva da pressão arterial. Se for usado por período prolongado, os níveis de tiocianato devem ser medidos.

2. **Captopril e enalapril**: são fármacos inibidores da enzima de conversão da angiotensina, bloqueando a produção dessa substância. São utilizados como vasodilatadores de manutenção por VO no tratamento crônico da ICC. Podem ser introduzidos na fase de desmame das medicações intravenosas. A dose do captopril é de 0,5 a 6mg/kg/dia em duas a três tomadas. Recomenda-se como dose inicial cerca de 0,1 a 0,3mg/kg, e ir aumentando. O enalapril possui meia-vida mais longa e a dose em crianças é de 0,1 a 0,5mg/kg/dia em uma a duas tomadas. Em adolescentes e adultos, utiliza-se de 2,5 a 10mg por dose, uma a duas vezes ao dia. Atentar para os níveis de potássio em pacientes que recebem suplementação desse íon ou espironolactona.

Inibidores neuro-hormonais

Utilizados no tratamento da ICC crônica (cardiomiopatias primárias ou secundárias). Esse grupo de medicamentos é composto dos inibidores do sistema da renina-angiotensina-aldosterona (por exemplo: captopril, enalapril, losartan, já abordados, e dos agentes antiadrenérgicos ou betabloqueadores (exemplo: carvedilol). Os últimos bloqueiam a hiperatividade simpática (agem nos receptores β_1, β_2 e α_1) e minimizam o remodelamento miocárdico negativo com melhora na sobrevida. Podem ser introduzidos quando o paciente encontra-se estabilizado. A dose inicial de carvedilol em crianças é 0,025mg/kg, aumentando-se até 0,5mg/kg/dose em duas tomadas (máximo de 50mg/dose).

Medidas especiais

1. **Manipulação farmacológica do canal arterial**: a prostaglandina deve ser empregada nos neonatos com ICC grave causada por doenças obstrutivas do coração esquerdo (hipoplasia do VE, coarctação da aorta e estenose aórtica crítica). Mantém a potência do canal arterial, viabilizando o "shunt" D-E por meio dessa estrutura e mantendo o débito cardíaco sistêmico. A dose é de 0,01 a 0,1mcg/kg/min, devendo ser infundida em veia central. A indometacina, ou o ibuprofeno, deve ser utilizada em neonatos prematuros com ICC causada pela persistência do canal arterial. O esquema terapêutico da

indometacina é de 0,2mg/kg/dose por três doses com intervalos de 12 a 24h. O esquema do ibuprofeno é de três doses em intervalos de 12 a 24h, com dose inicial de 10mg/kg e as seguintes de 5mg/kg.

2. **Pericardiocentese**: ver Capítulo II-17, pág. 115.
3. **Cateterismo intervencionista**: em neonatos portadores de algumas cardiopatias congênitas específicas (TGA, conexão anômala de veias pulmonares, hipoplasia do VE, estenose ou atresia mitral, estenose ou atresia tricúspide) evoluindo com ICC devido a CIA ausente ou muito restritiva, a atriosseptostomia por cateter-balão deve ser indicada com urgência e pode ser realizada à beira do leito. O cateterismo intervencionista deve ser considerado no tratamento eletivo de várias cardiopatias congênitas que cursam com ICC, a saber: estenose aórtica, coarctação da aorta, estenose pulmonar, CIV, PCA, CIA e fístulas AV.
4. **Cirurgia cardíaca**: empregada no tratamento eletivo de várias cardiopatias congênitas que cursam com ICC.
5. **Circulação assistida (ECMO)**: são duas as principais indicações de instalação de suporte circulatório mecânico em pacientes pediátricos com ICC e disfunção miocárdica grave. Como ponte para recuperação cardíaca espontânea ou como ponte para o transplante. No primeiro grupo, encontram-se os pacientes com miocardite aguda, miocardiopatias crônicas agudizadas, rejeição aguda pós-transplante e no pós-operatório de cirurgia cardíaca em lesões como TGA e origem anômala da coronária esquerda. A sobrevida de pacientes com miocardite fulminante em suporte mecânico tem sido muito boa. No segundo grupo de indicação, encontram-se os pacientes com miocardiopatia dilatada, cardiopatias congênitas em fase terminal e rejeição prolongada ao enxerto após transplante cardíaco. Tais pacientes apresentam prognóstico pior em relação ao primeiro grupo quando colocados em ECMO. Na faixa etária pediátrica, a oxigenação extracorpórea (ECMO) tem sido aplicada como modalidade de eleição para o suporte mecânico na grande maioria dos casos. O uso de dispositivos de assistência ventricular (VAD) é limitado em crianças.

BIBLIOGRAFIA

1. Chang AC, Towbin JA. *Heart Failure in Children and Young Adults*. Elsevier, Philadelphia, 2006.

2. Park MK. Congestive heart failure. In ——: *The Pediatric Cardiology Handbook*. 2nd ed., Mosby, St Louis, 1997, p. 243-50.

2. Miocardiopatias e Miocardite

Gustavo Foronda

MIOCARDIOPATIAS

As miocardiopatias (ou cardiomiopatias) são afecções do músculo cardíaco que têm como denominador final a disfunção ventricular, levando a quadro clínico de insuficiência cardíaca congestiva (ICC) e/ou síndrome de baixo débito. As miocardiopatias podem ser divididas em quatro grandes grupos: dilatadas, hipertróficas, restritivas e arritmogênicas do ventrículo direito, com diferenças na morfologia, fisiopatologia, quadro clínico e tratamento.

Miocardiopatia dilatada

Forma mais comum na faixa etária pediátrica caracterizada por dilatação ventricular, com espessura de paredes extremamente finas, apresentando disfunção predominantemente sistólica e, nas fases finais, diastólica. Quadro clínico clássico de ICC progressiva (inapetência, perda de peso, sudorese, cansaço aos esforços, dispneia, taquicardia, hepatomegalia) e, nas fases avançadas, baixo débito sistêmico (extremidades frias, pulsos finos, oligúria, síncope). Arritmias, tromboembolismo e morte súbita são comuns, podendo ocorrer em qualquer fase da doença.

O diagnóstico é feito com a suspeita clínica e exames subsidiários: radiografia de tórax evidencia área cardíaca aumentada com predomínio de aumento das câmaras esquerdas e trama vascular pulmonar também aumentada; eletrocardiograma com taquicardia sinusal, sobrecarga ventricular esquerda ou biventricular nas fases mais avançadas, e distúrbios de repolarização ventricular difusos, podendo apresentar arritmias ventriculares; ecocardiograma confirma o diagnóstico e quantifica disfunção ventricular, podendo mostrar presença de trombos intracavitários. A realização de exames mais invasivos como cintilografia e cateterismo cardíaco deve ser reservada para os casos de falha terapêutica, inclusive com indicação de transplante cardíaco e aprofundamento diagnóstico nos casos que suscitem muitas dúvidas.

A miocardiopatia dilatada mais comum é a forma idiopática, mas devem sempre ser afastadas as causas menos comuns, que muitas vezes têm terapêutica específica e curativa (Tabela IV-1).

O tratamento visa à melhora dos sintomas de insuficiência cardíaca e tratamento propriamente dito das arritmias, quando presentes. Repouso relativo, dieta e restrição hidrossalina devem ser associados

Tabela IV-1 • Miocardiopatias dilatadas.

Patologia	Diagnóstico	Terapêutica
Insuficiência mitral (congênita ou reumática)	Ecocardiograma	Cirúrgico
Origem anômala de coronária esquerda	Ecocardigrama (e/ou cateterismo)	Cirúrgico
Coarctação de aorta	Ecocardiograma	Cirúrgico
Doenças inflamatórias (Kawasaki/Takaiassu)	Clínico/cateterismo/ressonância	Clínico
Doenças de depósito	Laboratorial	Clínico
Taquiarritmias	ECG	Clínico

ao tratamento farmacológico. Cardiotônicos, diuréticos, vasodilatadores e betabloqueadores são componentes do arsenal terapêutico, sendo que os maiores índices de sobrevida estão associados ao uso crônico de carvedilol, inibidores da enzima de conversão da angiotensina e antagonistas da aldosterona. Nos casos mais graves com disfunção ventricular crítica e necessidade de internação, devem ser utilizados medicamentos vasoativos (dobutamina, dopamina, epinefrina), inibidores de fosfodiesterase (milrinona) e diuréticos. Várias medidas cirúrgicas foram testadas com resultados pouco promissores, principalmente na faixa etária pediátrica. Como opções cirúrgicas efetivas destacam-se o implante de marcapasso biventricular, com intuito de sincronização da contração das paredes dos ventrículos levando à melhora da cinética de contração, otimizando o débito sistêmico, e o transplante cardíaco.

Miocardiopatia hipertrófica

Doença miocárdica genética, autossômica dominante, caracterizada por hipertrofia ventricular sem dilatação e desarranjo de miofibrilas. Uma porcentagem significativa dos casos (cerca de 25%) está associada a sinais de obstrução da via de saída do ventrículo esquerdo, com gradiente de pressão dinâmico. A maioria dos pacientes é assintomática ou oligossintomática, apresentando dispneia, dor torácica, palpitações e síncope. A morte súbita é comum principalmente em adolescentes e adultos jovens, podendo ser a primeira manifestação clínica, e está associada na maioria das vezes a arritmias cardíacas, habitualmente mal toleradas na miocardiopatia hipertrófica. O prognóstico é pior quanto mais precoce é a expressão da doença, e muito reservado em neonatos.

A radiografia de tórax normalmente não apresenta alterações significativas, com área cardíaca dentro dos limites da normalidade e trama vascular pulmonar discretamente aumentada. O eletrocardiograma apresenta sobrecarga ventricular esquerda evidente, alterações de repolarização ventricular e complexos QRS de alta voltagem, além da presença de arritmias supraventriculares e ventriculares. O ecocardiograma permite quantificar e caracterizar a anatomia, evidenciando intensa hipertrofia ventricular com diminuição das cavidades, levando à intensa disfunção diastólica, além do diagnóstico de obstrução da via de saída do ventrículo esquerdo. A função sistólica pode estar preservada. A ressonância nuclear magnética é método alternativo, cada vez mais em uso, que permite avaliação da hipertrofia em todos os segmentos cardíacos e avaliação de função. O holter é muito elucidativo nos casos de síncopes e arritmias.

Os diagnósticos diferenciais são: doenças de depósito (mucopolissacaridoses e glicogenoses), hipertrofia ventricular em filhos de mãe diabética, cardiopatias congênitas com obstrução de via de saída do ventrículo esquerdo (estenoses supra-aórtica, subaórtica e aórtica, coarctação de aorta) e hipertensão arterial sistêmica.

Os pacientes sintomáticos devem ser orientados a evitar atividades físicas de maneira geral, principalmente competitivas, e manter hidratação adequada, para evitar acentuação da obstrução dinâmica da via de saída do ventrículo esquerdo. As medidas farmacológicas são baseadas em betabloqueadores (nas formas obstrutivas) e bloqueadores de canais de cálcio (formas não-obstrutivas). Na faixa etária pediátrica, os fármacos mais utilizadas são o propranolol e o verapamil (utilizado em crianças maiores de 2 anos). A disopiramida é antiarrítmica e está sendo usada como alternativa em adultos, ainda sem estudos na faixa etária pediátrica. Controle rigoroso de arritmias deve ser sempre uma prioridade, com utilização de terapêutica específica nos casos de detecção de distúrbios de ritmo. O tratamento cirúrgico é reservado aos casos mais dramáticos e o transplante cardíaco é uma alternativa.

Miocardiopatia restritiva

Forma mais rara das miocardiopatias, é caracterizada por disfunção diastólica acentuada com dificuldade de esvaziamento atrial. Classificada em dois grupos na faixa etária pediátrica: miocardiopatia restritiva primária e endomiocardiofibrose. Os achados macroscópicos de ambas são muito semelhantes, com átrios muito dilatados e ventrículos aparentemente normais. Nos estudos microscópicos existem graus variáveis de fibrose intramiocárdica na miocardiopatia restritiva primária, e obliterações em câmaras cardíacas no caso da endomiocardiofibrose. As manifestações clínicas são: cansaço aos esforços, hepatomegalia, edema de membros inferiores e estase jugular em crianças maiores.

Os exames complementares são importantes para o direcionamento do raciocínio, pois muitas vezes esses pacientes são inicialmente diagnosticados como hepatopatas ou nefropatas. Na radiografia de tórax, observa-se aumento importante da área cardíaca à custa dos átrios e sinais de congestão pulmonar. O eletrocardiograma é muito característico com sobrecarga biatrial evidente e, em parte dos casos, alterações de repolarização ventricular. O ecocardiograma é de fundamental importância no diagnóstico, revelando aumento das cavidades atriais e ventrículos com disfunção diastólica e, no caso da endomiocardiofibrose, pode mostrar obliteração da ponta do ventrículo. A análise do pericárdio também é importante para afastar um dos grandes diagnósticos diferenciais, a pericardite constritiva. Em caso de dúvida nesse diferencial, deve-se realizar a biopsia endomiocárdica. Outros diagnósticos diferenciais a serem lembrados: doenças de depósito (glicogenoses), radioterapia, fibroelastose, síndromes carcinoides, ventrículo esquerdo não-compactado.

O tratamento farmacológico é baseado em diuréticos, com utilização de digitálicos e bloqueadores da enzima de conversão de angiotensina controversa. Betabloqueadores e bloqueadores dos canais de cálcio podem ser utilizados na tentativa de melhorar a função diastólica, porém com resultados ruins. O tratamento cirúrgico pode ser tentado na endomiocardiofibrose, com realização de endocardiomiectomia e tratamento cirúrgico valvar concomitante (mitral e tricúspide). Nos casos de falha terapêutica, transplante cardíaco.

Displasia arritmogênica do ventrículo direito

Doença miocárdica caracterizada por substituição de miócitos por tecido fibrogorduroso. O comprometimento principal é no ventrículo direito, principalmente em regiões posterior da valva tricúspide, infundibular e apical. A disfunção sistólica é predominantemente do ventrículo direito, podendo ser observada discreta disfunção ventricular esquerda. As áreas acometidas com tecido fibrogorduroso são substrato para arritmias cardíacas, desde arritmias benignas (extrassistolia) até arritmias malignas (taquicardias ventriculares com morfologia de bloqueio de ramo esquerdo). O diagnóstico é clínico, com sinais de insuficiência cardíaca direita, e complementado com evidências de anormalidades elétricas e morfológicas do ventrículo direito. Além do eletrocardiograma, radiografia de tórax e ecocardiograma, a ressonância nuclear magnética está sendo muito utilizada, pois permite estimar função, volume e alterações de movimentação segmentares do ventrículo direito. O diagnóstico de certeza somente é feito com biopsia e evidência de áreas com tecido fibrogorduroso. Os diagnósticos diferenciais são anomalia de Uhl e miocardites em fases iniciais, com presença de arritmias.

O tratamento é baseado em controle dos sintomas de insuficiência cardíaca, restrição de atividades físicas, pois a morte súbita também é frequente, e controle rigoroso das arritmias cardíacas. Nos casos de falha no tratamento antiarrítmico, cateterismo para ablação dos focos por radiofrequência e cardiodesfibrilador implantável; nos casos de insuficiência cardíaca refratária, a opção é o transplante cardíaco.

MIOCARDITE

Doença inflamatória do miocárdio associada a disfunção ventricular, podendo apresentar-se de forma aguda ou crônica. É fator determinante, independente das etiologias, no desenvolvimento da cardiomiopatia dilatada. São vários os fatores etiológicos e, também, pode ser causada por agentes infecciosos (virais, bacterianos etc.), agentes químicos, agentes farmacológicos, reações imunitárias (Tabela IV-2). As miocardites secundárias a agentes infecciosos são causadas por invasão direta do miócito, produção de toxinas e reação imunológica. Portanto, em cada indivíduo, a apresentação clínica e a gravidade do quadro são muito variáveis, dificultando o diagnóstico e a abordagem precoce. Pacientes podem apresentar-se desde oligossintomáticos, com dispneia leve aos grandes esforços, até quadros graves, com insuficiência cardíaca franca e sinais de baixo débito sistêmico, podendo apresentar, como sinais iniciais, arritmias cardíacas, síncope e até morte súbita.

A taquicardia é achado muito comum em qualquer forma de apre-

Tabela IV-2 • Principais agentes etiológicos de miocardites.

Infecciosas – virais	Coxsackie B, adenovírus (mais frequentes), echovírus, influenza, HIV, hepatite C, herpes, citomegalovírus, sarampo, pólio, varicela
Infecciosas – bacterianas	Estreptococos, estafilococos, tuberculose, gonococos, brucelose
Infecciosas – fúngicas	Cândida, criptococos, actinomicose, aspergilose, histoplasmose
Infecciosas – protozoários	Chagas, malária, leishmaniose, toxoplasmose
Infecciosas – outras	Riquétsias, sífilis
Inflamatórias	Lúpus, artrite reumatóide, Kawasaki
Agentes farmacológicos	Quimioterápicos

sentação, assim como a presença de terceira bulha cardíaca, porém o exame clínico em geral é muito inespecífico nas formas leves. Nos casos mais graves, sinais de insuficiência cardíaca são bem evidentes facilitando o diagnóstico. A radiografia de tórax, nas fases iniciais, mostra área cardíaca normal ou discretamente aumentada, com trama vascular pulmonar também discretamente aumentada. O eletrocardiograma também é inespecífico, podendo evidenciar alterações de repolarização ventricular e arritmias. O ecocardiograma permite avaliação de função ventricular assim como presença de dilatação e/ou áreas de hipocinesia, além da visibilização de trombos intracavitários. A medicina nuclear e as técnicas de utilização de radiofármacos (gálio-67, pirofosfato de tecnécio e índium-111) permitem o diagnóstico de inflamação miocárdica e áreas de necrose, sendo fundamentais na avaliação e na determinação terapêutica dos casos de evolução não-satisfatória. A evidência de agente infeccioso por intermédio de culturas, sorologias, pesquisa de genoma viral utilizando, técnicas de biologia molecular devem ser sempre realizadas na tentativa de isolar o agente etiológico e instituir terapêutica específica. Porém, o diagnóstico de certeza é feito por intermédio da biopsia endomiocárdica, com presença de infiltrado leucocitário com necrose e ausência de isquemia, também podendo ser evidenciado agente etiológico, com presença de inclusões virais e realização de culturas.

O tratamento inicial é de suporte, com medidas para controle da insuficiência cardíaca e baixo débito sistêmico. Medidas gerais, adequação hidroeletrolítica, repouso e utilização de digitálicos, diuréticos, vasodilatadores (inibidores da enzima de conversão da angiotensina), betabloqueadores e, nos casos mais graves, substâncias vasoativas. A utilização de corticoides e imunoglobulinas nas fases iniciais ainda é muito controversa. Os corticoides têm sido evitados, principalmente por aumentarem a viremia podendo elevar o processo de lesão miocárdica, além de relatos de aumento dos índices de evolução para miocardiopatia dilatada. A utilização de imunoglobulinas em doses altas (2g/kg) tem sido mais aceita na faixa pediátrica, levando à melhora da evolução a curto e médio prazos, provavelmente por imunomodulação da resposta inflamatória, sem efeitos colaterais significativos, porém ainda aguardando estudos mais conclusivos. As complicações como arritmias, tromboembolismo (prevenção e tratamento) e as infecções secundárias também devem ser tratadas. Após a fase inicial (15 a 20 dias de tratamento), se a evolução for ruim, com manutenção da insuficiência cardíaca e/ou baixo débito, realizar a cintilografia e/ou a biopsia endomiocárdica, dependendo das condições clínicas do paciente, e, se confirmada a presença de processo inflamatório ativo, introduzir imunossupressores. A terapêutica deve ser prolongada (6 a 12 meses) com utilização de prednisona (ou similares) associada a azatioprina ou ciclosporina; aumento dos índices de melhora em cerca de 85%, quando comparados à terapêutica única com corticoides.

A resposta deve ser monitorizada por intermédio de ecocardiograma e ventriculografia radioisotópica. Quando existe a confirmação do agente etiológico, o tratamento específico deve ser ministrado; no caso das infecções virais, novas perspectivas com utilização de novos antivirais e utilização de interferon.

BIBLIOGRAFIA

1. Frustraci A, Chimenti C, Calabrese F e cols. Immunosuppressive therapy for active lymphocytic myocarditis. Virological and immunologic profile of responders *versus* nonresponders. *Circulation*, 107:857-63, 2003.

2. Grimm W, Rudolph S, Christ M e cols. Prognostic significance of morphological biopsy analysis in patients with idiopathic dilated cardiomyopathy. *Am Heart J*, 146:372-6, 2003.

3. Higuchi ML, Moraes CF, Camargo PR e cols. Incidência de miocardite diagnosticada por biopsia endomiocárdica em crianças com miocardiopatia dilatada. *Arq Bras Cardiol*, 45(1):79, 1985.

4. Maron BJ. Hypertrophic cardiomyopathy. *Lancet*, 350:127-33, 1997.

5. Mason JW, O'Connell JB, Herskowitz A e cols. A clinical trial of immunosuppressive therapy for myocarditis: the myocarditis treatment trial investigators. *N Engl J Med*, 333:269-75, 1995.

6. Richardson P, McKenna W, Bristow M e cols. Report of 1995 World Health Organization/International Society and Federation of Cardiology Task Force on the definition and classification of cardiomyopathies. *Circulation*, 93:841-42, 1996.

3. ABORDAGEM PERIOPERATÓRIA EM CIRURGIA CARDÍACA

Deipara Monteiro Abellan

INTRODUÇÃO

Nas últimas três décadas, o conhecimento detalhado da anatomia e da fisiopatologia das cardiopatias congênitas, o diagnóstico precoce, a monitorização básica e complementar e o tratamento apropriado, rápido e eficaz, sob responsabilidade de uma equipe treinada, têm contribuído para resultados mais

CARDIOCIRCULATÓRIO

promissores, com redução dos índices de morbimortalidade.

CUIDADOS NO PRÉ-OPERATÓRIO

A oportunidade cirúrgica ideal para cada paciente depende da ponderação entre os riscos e os benefícios do procedimento naquele momento.

No pré-operatório, as alterações hemodinâmicas, respiratórias, metabólicas e hematológicas devem ser identificadas e corrigidas, especialmente em recém-nascidos. Como exemplos, a administração de prostaglandina nos portadores de cardiopatias dependentes do canal arterial, a atriosseptostomia nos portadores de transposição das grandes artérias e a valvoplastia em estenose aórtica ou pulmonar críticas, que permitem a reversão dos estados de choque e reduzem a hipoxemia.

Após o planejamento operatório, alguns cuidados e controles devem ser sistematizados e adotados. A seguir, destacam-se normas e controles utilizados nesse período.

1. Normas pré-operatórias
- Informação compreensível à criança e aos responsáveis.
- Consentimento dos responsáveis.
- Diagnóstico anatômico minucioso e detalhado.
- Planejamento multidisciplinar.
- Exames laboratoriais pré-operatórios.
- Jejum oral antes da cirurgia:
  – 4 horas para lactentes;
  – 6 horas para crianças entre 1 e 12 anos;
  – 8 horas para crianças maiores de 12 anos.
- Administração de soro com glicose aos lactentes, após início de jejum.

2. Exames laboratoriais pré-operatórios
- Hemograma completo.
- Coagulograma.
- Sódio e potássio.
- Ureia e creatinina.
- Tipagem sanguínea.
- Sorologias anti-hepatite e anti-HIV.
- Urina I.
- Radiografia de tórax (PA e perfil).
- Eletrocardiograma.

3. Profilaxia antibiótica

As infecções na incisão esternal constituem causa de morbidade e, muitas vezes, mortalidade em pacientes submetidos à cirurgia cardíaca pela possibilidade de progressão para mediastinite e/ou osteomielite. Os agentes infecciosos mais frequentes são os *Staphylococcus* sp., embora outros agentes da flora hospitalar possam estar envolvidos.

A profilaxia antibiótica com cefalosporinas de segunda geração (cefuroxima ou cefazolina) deve ser iniciada 6h antes da incisão esternal, com dose adicional após saída de circulação extracorpórea, mantida por 24 a 48h de pós-operatório.

CIRCULAÇÃO EXTRACORPÓREA

A circulação extracorpórea (CEC) necessita de hipotermia, hemodiluição, anticoagulação e alteração do padrão de fluxo, de pulsátil para contínuo, podendo alterar mecanismos fisiológicos da criança e desencadear disfunções orgânicas de diferentes magnitudes. Frequentemente ocorre redução da pressão coloidosmótica, retenção hídrica intersticial, consumo de fatores de coagulação e plaquetas, elevação do número de leucócitos, liberação de hormônios de estresse, ativação de complemento, aumento das resistências vasculares sistêmica e pulmonar e síndrome de resposta inflamatória sistêmica que, aliada à redução da pressão coloidosmótica, exacerba a retenção hídrica e o edema intersticial.

A síndrome de resposta inflamatória sistêmica é atribuída à interação entre sangue e superfícies não-endotelizadas dos circuitos. Compromete a estabilidade hemodinâmica e favorece a disfunção de múltiplos órgãos e sistemas. Na tentativa de minimizar a reação inflamatória e a retenção hídrica pós-CEC, alguns métodos, como a ultrafiltração convencional, têm sido empregados. Os efeitos deletérios da CEC, hoje bem-estabelecidos como fatores agravantes ao sistema cardiocirculatório, estão relacionados ao tempo de utilização.

TRANSPORTE PARA UTI

O transporte para UTI deve ser realizado pelas equipes da cirurgia e anestesia em momento de estabilidade da criança. Durante a transferência, as monitorizações de frequência e ritmo cardíacos, oximetria de pulso e pressão arterial sistêmica, devem ser mantidas, com atenção para que não ocorram deslocamentos ou perdas de sondas e drenos.

As principais informações referentes ao ato anestésico-operatório precisam, necessariamente, ser transmitidas à equipe multidisciplinar da UTI: técnica operatória, tipo de anestésico, tempo de operação, de perfusão e de pinçamento aórtico, balanço hídrico e de coloides, diurese, posição dos cateteres venosos e arteriais, fios de marcapasso e drenos mediastinais ou torácicos, condições ventilatórias, ácido-básicas, frequência e ritmo cardíacos, coagulação e medicações vasoativas administradas.

MONITORIZAÇÃO

Monitorização pós-operatória

A monitorização da criança em UTI envolve avaliação clínica e complementar da função cardíaca, das resistências sistêmica e pulmonar, bem como adequação dos diversos sistemas ao longo do período de evolução ou tratamento.

Na UTI, são adotadas monitorizações de rotina e complementares.

1. Monitorização de rotina

a) Indicação:
- Todas as crianças submetidas à cirurgia cardíaca, com ou sem CEC.

b) Parâmetros:
- Ritmo cardíaco.
- Pressão arterial sistêmica (sistólica, diastólica e média).
- Pressão venosa central (PVC) ou pressão de átrio direito (AD).
- Débito urinário.
- Débito por sonda nasogástrica.
- Débito por drenos de mediastino e/ou pleurais.
- Temperatura retal ou esofágica.
- Parâmetros respiratórios.
- Oximetria de pulso, capnografia.

2. Monitorização complementar

a) Indicações:
- Disfunção miocárdica perioperatória.
- Hipertensão pulmonar.
- Suspeita de defeitos anatômicos residuais.
- Suspeita de isquemia ou infarto miocárdico.

b) Parâmetros:
- Pressão do átrio esquerdo.
- Pressão da artéria pulmonar.
- Ecocardiograma Doppler – transtorácico ou transesofágico.
- Débito cardíaco – estimado por ecocardiograma Doppler ou medido por termodiluição com cateter de Swan Ganz.
- Cateterismo cardíaco:
  - Avaliação da permeabilidade dos "shunts" sistemico-pulmonares do tipo Blalock-Taussig.
  - Avaliação da vasculatura pulmonar após reunificação ou centralização das artérias pulmonares.
  - Avaliação de defeitos residuais (por exemplo: gradientes residuais após ampliação das vias de saída de ventrículo direito ou esquerdo).
  - Avaliação das anastomoses cavopulmonares tipo Glenn ou Fontan modificado.
  - Cálculo da resistência vascular pulmonar e sistêmica.
- Cintilografia miocárdica – por meio de radioisótopos:
  - Localização de áreas de infarto miocárdico recentes.
  - Avaliação da função cardíaca (cálculo da fração de ejeção ventricular).

3. Controle laboratorial pós-operatório

O controle laboratorial pós-operatório orienta a adequação cardiocirculatória, respiratória, eletrolítica e metabólica. Como rotina sugerem-se os controles referidos na tabela IV-3. Pode ser também monitorizados o lactato e a troponina, como marcadores de lesão celular.

Débito cardíaco

O débito cardíaco sofre redução entre a 6ª e a 18ª horas de pós-operatório. A incidência e a magnitude

Tabela IV-3 • Controle laboratorial.

Exames	POI	1º PO	2º PO*
Gasometria	6/6h	6/6h	1x/dia
Na/K	6/6h	6/6h	1x/dia
Glicemia	6/6h	6/6h	1x/dia
Hb/Ht	6/6h	12/12h	1x/dia
Cálcio	2x/dia	2x/dia	1x/dia
Ureia/creatinina	1x/dia	1x/dia	1x/dia
Radiografia de tórax	1x/dia	1x/dia	1x/dia

* Crianças estáveis no 2º PO poderão ser controladas com intervalos maiores. A partir do 2º PO, a solicitação de exames depende de cada situação.

dessa redução são variáveis, dependendo da cardiopatia, da idade e de outros fatores como tempo de clampeamento aórtico, hipotermia, injúria de reperfusão, ativação da resposta inflamatória sistêmica e alterações nas resistências sistêmica e pulmonar.

O débito cardíaco é determinado por fatores diretos que incluem: contratilidade miocárdica, pré-carga, pós-carga, frequência cardíaca e relaxamento ou complacência diastólica. Depende, também, de fatores indiretos, tais como: idade, ansiedade, dor, temperatura, infecção, nível de hemoglobina, catecolaminas endógenas e exógenas e composição bioquímica do sangue, com alteração da relação oferta-consumo de oxigênio tecidual.

A contratilidade miocárdica inadequada é a causa principal de baixo débito pós-operatório. O próprio defeito estrutural cardíaco pode ser um dos principais fatores determinantes da disfunção, como no caso do reimplante da coronária anômala esquerda, operação de Norwood, operação de Jatene ou correção de *truncus arteriosus comunis*, e dos defeitos residuais.

A segunda causa de baixo débito pós-operatório é a hipovolemia determinada pela síndrome de resposta inflamatória sistêmica, vasodilatação sistêmica após reaquecimento, débito urinário e perdas sanguíneas. A volemia pode ser estimada pelas pressões atriais, que auxiliam na conduta terapêutica pós-operatória.

A pós-carga, em geral, encontra-se elevada pela hipotermia durante a CEC, pela vasoconstrição secundária à síndrome de resposta inflamatória, pela presença de catecolaminas endógenas liberadas pelo estresse ou pela administração de aminas vasoativas.

A frequência cardíaca, quarto fator determinante do débito, é o primeiro mecanismo compensatório nas situações de comprometimen-

CARDIOCIRCULATÓRIO

to hemodinâmico. Pode ser influenciada por: volemia, temperatura, dor, ansiedade, anemia, distúrbios metabólicos, disritmias, emprego de digital, betabloqueadores e agentes cronotrópicos.

O relaxamento diastólico, fator de suma importância na determinação do débito cardíaco, pode estar alterado nas cardiopatias que cursem com hipertrofia ou fibrose miocárdica, direita ou esquerda.

Avaliação do débito cardíaco

A função cardiocirculatória pós-operatória pode ser avaliada pela condição clínica da criança ou ser estimada por índices relacionados ao transporte e à oxigenação tecidual.

a) **Quadro clínico** – dados de importância na avaliação do baixo débito cardíaco:
- Sudorese (fria).
- Nível de consciência e ansiedade (agitado).
- Cor das extremidades (descoradas).
- Temperatura das extremidades (hipotermia persistente).
- Gradiente térmico entre os joelhos e os pés.
- Gradiente térmico central e periférico (> 4°).
- Amplitude dos pulsos periféricos (finos).
- Enchimento capilar (lento).
- Débito urinário (< 1ml/kg/h).
- Pressão arterial (baixa e pinçada).

b) **Marcadores bioquímicos de lesão celular**

Lactato sérico

O lactato constitui-se num marcador de agressão tecidual à hipóxia ou aos agentes tóxicos. E como a depuração do lactato não se altera na disfunção hepática, continua sendo marcador de lesão celular mesmo diante da insuficiência hepática.

Os níveis séricos normais de lactato não ultrapassam, em condições normais, 2mmol/litro, mas somente parada circulatória total ou hipotermia profunda, sem alteração cardiocirculatória, podem elevá-los para 6 a 10mmol/litro. A dosagem seriada de lactato e a presença, ou não, de acidose metabólica concomitante estratificam a agressão tecidual e têm valor preditivo na evolução pós-operatória.

Troponina

As troponinas T e I são marcadores específicos da lesão miocárdica (lesão isquêmica ou infarto miocárdico). Na população pediátrica submetida à CEC, observa-se que os níveis séricos de troponina elevam-se 6h após a operação e permanecem elevados por 72h, relacionados diretamente à agressão miocárdica.

c) **Consumo, transporte e extração periférica de oxigênio**

As gasometrias, arterial e venosa, permitem o cálculo indireto da oxigenação tecidual periférica, relacionada ao débito cardíaco.

173

A saturação venosa de oxigênio coletada por cateter na veia cava superior, permite a estimativa do débito cardíaco. Valores acima de 60% podem ser indicativos da adequação do débito cardíaco, mesmo nos pacientes portadores de cardiopatias com "shunts". A redução da saturação venosa pode estar relacionada ao baixo débito, ao consumo elevado de oxigênio, à redução da hemoglobina ou à redução da saturação arterial de oxigênio.

A oxigenação tecidual pode ser estimada pelo simples cálculo da diferença arteriovenosa, do consumo, do transporte e da extração de oxigênio. A terapêutica clínica nas crianças em baixo débito pode ser monitorizada sequencialmente por esses índices. Na tabela IV-4, são apresentados os valores de referência para esses índices.

d) **Medida direta do débito cardíaco**

A medida direta do débito cardíaco pode ser obtida por métodos não-invasivos, a exemplo da ecocardiografia Doppler, ou invasivos como a termodiluição com cateter de Swan-Ganz. Em recém-nascidos e crianças menores, a medida direta raramente tem sido empregada pelas limitações técnicas nessa faixa etária. O método também

Tabela IV-4 • Principais variáveis relacionadas à oxigenação (modificado de Reich LD & Kaplan JA, 1993).

Fórmula	Valores normais
Conteúdo arterial O_2 $CaO_2 = (1{,}39 \times Hb \times SaO_2) + (0{,}0031 \times PaO_2)$	18-20ml/dl
Conteúdo venoso O_2 $CvO_2 = (1{,}39 \times Hb \times SvO_2) + (0{,}0031 \times PvO_2)$	13-16ml/dl
Diferença arteriovenosa O_2 $DavO_2 = CaO_2 - CvO_2$	4-5,5ml/dl
Transporte O_2 $DO_2 = DC \times CaO_2 \times 10$ $IDO_2 = IC \times CaO_2 \times 10$	800-1.100ml/min > 600ml/min/m^2
Consumo O_2 $VO_2 = DC \times (CaO_2 - CvO_2) \times 10$ $IVO_2 = IC \times (CaO_2 - CvO_2) \times 10$	150-300ml/min > 160ml/min/m^2
Taxa de extração O_2 $TEO_2 = VO_2/DO_2$	22-28%

não é aplicável a crianças portadoras de "shunts" intracardíacos ou corações univentriculares.

É possível a medida do débito cardíaco e a obtenção indireta do índice cardíaco, relacionando-se o débito medido à superfície corpórea da criança. O índice cardíaco é considerado moderadamente reduzido entre 2,0 e 3,0 litro/min/m² e gravemente reduzido se abaixo de 2,0 litro/min/m². De modo geral, o índice cardíaco tem tendência à redução a partir da 4ª ou 6ª hora de pós-operatório em relação à hora zero e aumenta após a 9ª até 18ª hora.

Finalmente, com as medidas das pressões em câmaras direitas ou esquerdas e com o cálculo do índice cardíaco, podem ser obtidos os índices de resistência vascular, sistêmica e pulmonar. Por meio de fórmulas convencionais, as medidas de pressão são correlacionadas com o índice cardíaco, como demonstrado na tabela IV-5.

Tratamento

Condutas gerais

As principais condutas na UTI são:

1. Aquecimento corpóreo até 36 a 36,5°C.

2. Sedação e analgesia.

3. Adequação da pré-carga ou da volemia:

a) Valores das pressões atriais, considerando-se "zero" na linha axilar média:
  • Átrio direito (PAD) – 15mmHg, podendo chegar até 18mmHg quando houver obstrução na via de saída ventricular ou hipertensão arterial pulmonar.

Tabela IV-5 • Parâmetros hemodinâmicos (modificado de Reich LD & Kaplan JA, 1993).

Parâmetros	Valores normais
IC = DC/SC	2,8-4,2l/min/m²
VS = DC × 1.000/FC	50-110ml/bat.
IS = VS/SC	30-65ml/bat./m²
RVS = (PAM – PAD) × 80/DC	900-1.400 dinas.s.cm⁻⁵
IRVS = (PAM – PAD) × 80/IC	1.500-2.400 dinas.s.cm⁻⁵.m²
RVP = (PAP – PAE) × 80/DC	150-250 dinas.s.cm⁻⁵
IRVP = (PAP – PAE) × 80/IC	250-400 dinas.s.cm⁻⁵.m²

IC = índice cardíaco; DC = débito cardíaco; SC = superfície corpórea; VS = volume sistólico; IS = índice sistólico; RVS = resistência vascular sistêmica; IRVS = índice de resistência vascular sistêmica; RVP = resistência vascular pulmonar; IRVP = índice de resistência vascular pulmonar; PAM = pressão arterial média; PAP = pressão artéria pulmonar; PAD = pressão átrio direito; PAE = pressão átrio esquerdo.

- Átrio esquerdo (PAE) – 15mmHg, podendo chegar até 20mmHg quando houver hipertrofia, hipocontratilidade, obstrução parcial da via de saída ventricular esquerda.
- Cardiopatias com comunicação interatrial (CIA, DATVP ou DSAV) – PAD entre 5 e 10mmHg.
- Operações do tipo Fontan ou anastomose cavopulmonar – pressão em veia cava superior entre 18 e 20mmHg para manter fluxo pulmonar adequado.
- Recém-nascidos são mais dependentes da frequência cardíaca do que da pressão de enchimento esquerdo acima de 7 a 10mmHg, para a manutenção do débito cardíaco.

b) Administração de cristaloides – limitado a 30 ou 50% das necessidades basais diárias da criança nas primeiras 24 horas.
No 1º ou 2º PO, com a reacomodação da água total e liberação de ingestão por VO, a administração EV de fluidos deve ser mais criteriosa, com a associação de diuréticos se necessário.

c) Administração de hemoderivados – repor as necessidades volêmicas, reposição de perdas sanguíneas e manutenção da hemoglobina e hematócrito em níveis ideais.
- Cardiopatias acianóticas Hb/Ht de 10/30-35%
- Cardiopatias cianóticas Hb/Ht de 15/40-45%
- Blalock-Taussig Hb/Ht de 13-14/40%

4. Suporte acidobásico, eletrolítico e metabólico:

a) Glicose – administração inicial de 2,0mg/kg/min (SG a 10%), com elevações subsequentes se necessário.

b) Eletrólitos – de acordo com as necessidades basais, ajustados pelos controles séricos:
- Potássio 2,5mEq/kg/dia
- Cálcio 0,5 a 1,0mEq/kg/dia
- Magnésio 0,2 a 1,0mEq/kg/dia
- Sódio 3,0mEq/kg/dia

c) Acidose metabólica – corrigida se o BE for inferior a –5, administrando-se metade da dose calculada, segundo a fórmula habitual. Os níveis de ácido láctico, após parada circulatória ou CEC sob hipotermia, costumam ser elevados (6 a 10 moles/L) e a persistência e/ou a elevação desses níveis podem refletir baixo débito cardíaco.

5. Suporte nutricional

a) Nutrição parenteral total – iniciada no 2º ou na 3º PO quando não houver possibilidade de realimentação oral. Atenção quanto à restrição inicial de 30% das necessidades basais.

CARDIOCIRCULATÓRIO

b) Nutrição enteral – iniciada com alíquotas e intervalos reduzidos, assim que o quadro hemodinâmico e o trânsito gastrointestinal estiverem adequados.

Estratégias terapêuticas no baixo débito cardíaco

As medidas terapêuticas para o baixo débito cardíaco no pós-operatório incluem: diagnóstico etiológico; redução da demanda metabólica; adequação da perfusão tecidual e transporte de oxigênio aos tecidos (Fig. IV-1).

Diante da suspeita de baixo débito devem ser acionados os métodos clínicos e subsidiários que possam confirmar a etiologia, não se retardando as medidas terapêuticas específicas para o controle imediato da situação. Os defeitos anatômicos residuais devem ser afastados pela ecocardiografia ou mesmo pelo cateterismo cardíaco, em caso de dúvida.

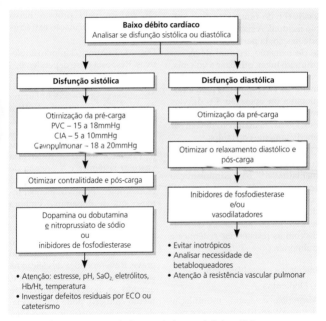

Figura IV-1 • Esquema terapêutico nas síndromes de baixo débito.

A demanda metabólica da criança deve ser vigiada em todas as fases perioperatórias. É importante o controle da temperatura, da dor e da ansiedade. Redução do trabalho respiratório nas situações de baixo débito clínico, independente da concomitância dos procedimentos diagnósticos ou terapêuticos. Se necessário, a ventilação invasiva deve ser mantida até a estabilização hemodinâmica.

O mais importante na estratégia terapêutica da criança em baixo débito é a adequação da perfusão tecidual e do transporte de oxigênio tecidual. A sistematização para adequação da perfusão e transporte de oxigênio tecidual deve, em primeiro lugar, otimizar a volemia, baseando-se nas pressões de enchimento atriais esperadas para a cardiopatia ou operação. Os desvios metabólicos, eletrolíticos e de hemoglobina/hematócrito devem ser imediatamente corrigidos.

O controle do baixo débito cardíaco, entretanto, baseia-se fundamentalmente na administração concomitante de agentes inotrópicos e/ou vasodilatadores, de acordo com a disfunção preponderante, sistólica ou diastólica, e de acordo com as resistências sistêmica e pulmonar.

Inotrópicos e vasodilatadores

a) Dopamina

Mecanismo de ação – estimulação dos receptores β1-adrenérgicos pós-sinápticos, produzindo aumento da contratilidade e do fluxo coronariano, com consequente melhora da pressão arterial média e do índice cardíaco. A dopamina atua como vasoconstritor, sistêmico e pulmonar, por meio da ação em receptores α-1 e α-2 pós-sinápticos. Em receptores dopaminérgicos atua como vasodilatador em território renal, esplâncnico, coronariano e cerebral.

Indicações – a dopamina está indicada em baixo débito cardíaco moderado, especialmente em recém-nascidos, e quando houver retenção hídrica pelo próprio baixo débito ou pela circulação extracorpórea.

Dose – de 2 a 20 mcg/kg/min são efetivas. Resposta dose dependente.

b) Dobutamina

Mecanismo de ação – a dobutamina é uma amina simpatomimética sintética, agonista β-1-adrenérgica. A dobutamina eleva o volume sistólico e, consequentemente, o débito cardíaco. Reduz a resistência vascular sistêmica e a pressão de enchimento ventricular. Tem efeito cronotrópico positivo menos intenso que a dopamina, embora possa elevar a frequência cardíaca.

Indicações – a dobutamina está indicada no baixo débito cardíaco não acompanhado de hipotensão grave. É a terapêutica de eleição na sepse sem insuficiência cardíaca e, quando já houver comprometimento cardíaco, pode ser associada a um vasoconstritor, como a norepinefrina.

Dose – de 2 a 20mcg/kg/min são efetivas.

Efeitos colaterais – com o aumento da frequência cardíaca pode haver aumento acentuado do consumo de oxigênio miocárdico e isquemia transitória. Podem surgir disritmias supra ou ventriculares por comprometimento do fluxo coronariano.

c) Epinefrina

Mecanismo de ação – a epinefrina atua em receptores α, β-1 e β-2-adrenérgicos. Em doses menores, aumenta a frequência cardíaca e a pressão arterial sistólica, diminui a pressão arterial diastólica e vasodilata o leito vascular periférico. Em altas doses, predomina o efeito α-adrenérgico, comprometendo perfusão cutânea, esplâncnica e renal.

Indicações – a epinefrina é indicada em baixo débito cardíaco acompanhado de hipotensão arterial sistêmica grave e comprometimento da perfusão coronariana, especialmente em pós-operatório cardíaco, choque cardiogênico ou séptico não-responsivo à dopamina e à dobutamina. É também efetiva na parada cardíaca.

Dose – de 0,03 a 1mcg/kg/min são efetivas.

d) Norepinefrina

Mecanismo de ação – é um neurotransmissor do sistema nervoso simpático. Tem ação β-1 e α, aumentando tanto a pressão arterial sistólica quanto a diastólica. Eleva a resistência vascular pulmonar e a pós-carga ventricular direita.

Indicações – hipotensão refratária associada a vasodilatação periférica.

Dose – inicial de 0,05 a 0,1µg · kg · $^{-1}$min^{-1}.

e) Inibidores da fosfodiesterase

Mecanismo de ação – os inibidores da fosfodiesterase, amrinona e milrinona, são agentes que inibem seletivamente a fosfodiesterase cíclica, aumentando o AMP cíclico miocárdico e vascular, independente dos receptores beta. Têm três ações principais: 1. aumento do inotropismo e da contratilidade; 2. vasodilatação sistêmica e pulmonar; 3. aumento do relaxamento ventricular durante a diástole (efeito lusitrópico). Os inibidores da fosfodiesterase elevam o índice cardíaco e reduzem a pressão diastólica final do ventrículo esquerdo, do capilar pulmonar e do átrio direito. Além disso, quando associados à dobutamina, têm maior ação na elevação do índice cardíaco e redução da resistência vascular pulmonar. Não elevam significativamente a frequência cardíaca.

Indicações – são indicados no baixo débito cardíaco com disfunção miocárdica e elevação da resistência vascular sistêmica e pulmonar, mas sem hipotensão arterial grave.

Dose milrinona – a dose de ataque é de 50mcg/kg (25 a 75mcg/kg) em 60min, seguida de 0,375 a 0,75mcg/kg/min para manutenção.

f) Nitroprussiato de sódio

Mecanismo de ação – o nitroprussiato de sódio atua no relaxamento vascular, através do GMPc, com vasodilatação arteriolar e venosa. O início de ação, após administração por via EV, ocorre em poucos minutos. Os principais metabólitos do nitroprussiato são: tiocianato e cianato.

Indicação – é o agente vasodilatador mais utilizado não somente no controle de estados hipertensivos sistêmicos e pulmonares, como também na redução da pós-carga em situações de baixo débito cardíaco, principalmente após a cirurgia cardíaca.

Dose – 0,5 a 8mcg/kg/min.

g) Levosimendan

Mecanismo de ação – sensibilizador do cálcio com aumento da força contrátil do miocárdio por ação nos miofilamentos, sem elevação da concentração intracelular de cálcio, consumo de oxigênio e risco de arritmia. Apresenta efeito inotrópico e vasodilatador pulmonar e sistêmico.

Indicação – no tratamento da insuficiência cardíaca congestiva refratária. Em crianças, há relatos de experiências iniciais não-protocoladas.

Dose – ataque 24mcg/kg e manutenção: 0,1 a 0,2mcg/kg/min, durante 24h.

Hipertensão arterial

a) Hipertensão arterial sistêmica (HAS)

Os níveis pressóricos aceitáveis devem oscilar entre 25% acima e 10% abaixo dos valores médios para a idade. As medidas para controle da HAS abrangem um conjunto de medidas:

- Sedação e analgesia.
- Correção da volemia.
- Anti-hipertensivos endovenosos:
  – Nitroprussiato de sódio – 0,5 até o máximo de 10µg/kg/min.
- Medidas anti-hipertensivas – em substituição ao nitroprussiato de sódio:
  – furosemida VO ou EV – 1 a 6mg/kg/dia;
  – captopril – 1 a 5mg/kg/dia **ou** enalapril – 0,05 a 0,1mg/kg/dia, VO;
  – propranolol – 1 a 4mg/kg/dia, VO;
  – amlodipina – 0,1mg/kg/dia **ou** nifedipina – 0,5 a 1,0mg/kg/dia, VO;
  – hidralazina – 3 a 5mg/kg/dia, VO.

b) Hipertensão pulmonar

A hipertensão pulmonar (HP), por definição, refere-se à pressão pulmonar média superior a 20 (repouso) e 30mmHg (esforço), ou a sistólica acima de 30 (repouso) e 35mmHg (esforço). No pós-operatório, a pressão pulmonar não deve ultrapassar 50% da pressão sistêmica, prevenindo-se, dessa maneira, a crise hipertensiva pulmonar e o baixo débito cardíaco.

As principais condutas para o controle da HP incluem:

- Sedação com benzodiazepínicos e analgesia com derivados opioides (morfina ou fentanil).
- Adequação ventilatória e oxigenação (FR, VC, PEEP, Pins).
- Elevação da FiO$_2$ para aumento da pressão alveolar de O$_2$. Entretanto, não é tão efetivo quanto a redução da paCO$_2$ e a elevação do pH.
- Alcalinização – elevação do pH sérico até 7,5 ou 7,6 com administração de bicarbonato de sódio, por redução da resistência vascular pulmonar. Hiperventilação para manter pH.
- Correção dos distúrbios metabólicos.
- Vasodilatadores pulmonares intravenosos:
  - Milrinona é de escolha entre os vasodilatadores venosos.
  - Prostaglandina E$_1$ de 0,01 a 0,05mcg/kg/min.
  - Nitroprussiato de sódio de 0,5 a 10mcg/kg/min.
- Vasodilatadores pulmonares inalatórios.

O óxido nítrico (NO) é a opção principal. A dose de inalação oscila entre 5 e 20ppm, iniciada com 20ppm e titulada até que se estabeleça a menor dose terapêutica efetiva, evitando-se efeitos colaterais e uso desnecessário. Deve ser mantida até estabilização hemodinâmica e SaO$_2$ adequadas. Para prevenção do efeito rebote administra-se dipiridamol ou sildenafil (1 a 2 mg/kg/dia).

c) Crise de hipertensão pulmonar

A crise hipertensiva é um episódio agudo de elevação da pressão pulmonar, acima da sistêmica, com diminuição da PAS, da FC e da oxigenação, podendo determinar parada cardiorrespiratória e óbito. As crises de hipertensão pulmonar caracterizam-se por uma sequência de eventos, iniciada por elevação da pressão pulmonar, seguida pela diminuição da saturação arterial de oxigênio e pressão arterial sistêmica, geralmente acompanhada por broncoespasmo. A abordagem terapêutica das crianças susceptíveis ou em crise hipertensiva pulmonar abrange:

- Sedação por 24 a 48h.
- Adequação ventilatória com parâmetros descritos para HP por 24 a 48h.
- Correção dos distúrbios metabólicos.
- Oxigenação e alcalinização para elevação do pH.
- Vasodilatadores pulmonares intravenosos ou inalatórios (NO).

Arritmias cardíacas

As disritmias cardíacas têm incidência aproximada de 25%, a maioria delas nas primeiras 48h de pós-operatório, e representam séria ameaça quando não atendidas de imediato. Os fatores de risco principais são: hipertrofia ventricular, ventriculotomia, isquemia miocárdica e distúrbios hidroeletrolíticos. Podem ainda ser decorrentes da manipulação próxima ao sistema de condução, múltiplas linhas de sutura, processo inflamatório pericárdico ou irritação miocárdica pela presença de cateteres intracardíacos. Para classificação e tratamento ver Capítulo IV-6 Arritmia Cardíaca.

Sistema respiratório

O pulmão é um dos órgãos mais afetados no período pós-operatório. A insuficiência cardíaca, o hiperfluxo pulmonar e a hipertensão pulmonar em várias cardiopatias têm participação preliminar deletéria à função pulmonar, com aumento da água extravascular, formação de atelectasias, alteração da relação ventilação/perfusão e hipoxemia.

Além disso, os pulmões deixam de ser perfundidos durante a circulação extracorpórea. Em consequência, surgem alterações, tais como, aumento do exsudato alveolar e redução na formação da membrana hialina e da substância surfactante. Esses fatores aliados à baixa idade, ao tipo de anestesia e à operação, determinam "shunt" intrapulmonar e redução da complacência.

As crianças submetidas às correções de cardiopatias mais simples podem ser extubadas logo após a recuperação dos efeitos anestésicos, inclusive na própria sala de operações. Mas, é importante recordar que as crianças portadoras de cardiopatias com hiperfluxo ou insuficiência cardíaca prévia apresentam maior comprometimento pós-operatório, inclusive com maiores áreas de atelectasia independente do tempo de CEC. Isso obriga à otimização da pressão expiratória final positiva antes da retirada da ventilação pulmonar mecânica.

As crianças que não apresentarem condições adequadas para extubação na sala de operações deverão ser transferidas para a UTI em suporte ventilatório mecânico.

a) Parâmetros ventilatórios no período pós-operatório:
- Frequência respiratória – ajustada de acordo com a idade e com alterações do pH e paCO$_2$ arteriais.
- Fração inspirada de oxigênio (FiO$_2$) – objetiva manter PaO$_2$ entre 80 e 120mmHg e a SaO$_2$ acima de 90% nas operações com correção total do defeito. Nas operações com persistência de "shunt" sistêmico-pulmonar, paO$_2$ e SaO$_2$ ao redor de 45mmHg e 70%, respectivamente.
- Pressão expiratória final positiva (PEEP) – entre 5 e 7cmH$_2$O.

b) Critérios para extubação:
- Nível adequado de consciência.
- Estabilidade hemodinâmica.
- Ausência de sangramento excessivo pelos drenos, que possa ser indicativo de reoperação.
- Ausência de desequilíbrio ácido-básico.

- Pressões parciais de oxigênio e gás carbônico adequadas.
- Radiografia de tórax dentro de padrões aceitáveis.

c) Principais causas de prolongamento do suporte ventilatório:
- Baixo débito cardíaco grave.
- Estados hemorrágicos.
- Defeito cardíaco residual, com possível reoperação.
- Processos infecciosos.
- Alterações no nível de consciência por acometimento neurológico.
- Paralisia diafragmática.

Sistema renal

A função renal está diretamente relacionada ao débito cardíaco, podendo haver disfunção renal caracterizada morfologicamente por necrose tubular aguda (NTA) de diferentes magnitudes.

a) Fatores de risco para IRA:
- Tempo de CEC prolongado.
- Parada circulatória total.
- Baixo débito cardíaco pós-operatório.
- Baixo peso corpóreo.
- Hipoxemia.
- Cardiopatias complexas.
- Disfunção renal pré-operatória.
- Pressão arterial média < 30mmHg durante a CEC.
- Substâncias nefrotóxicas como antibióticos e contrastes iodados.

b) Medidas terapêuticas diante da IRA:
- Manutenção de débito cardíaco adequado, otimizando volemia, inotrópicos e controle das arritmias.
- Dopamina – 1 a 3mcg/kg/min por ação vasodilatadora renal. Ação não comprovada como efetiva.
- Diuréticos – furosemida 0,5 a 1mg/kg/dose, EV, até 6mg/kg/dia, de forma intermitente ou contínua.
- Albumina – quando houver hipoalbuminemia e anasarca, associada a diurético, desde que não exista ICC grave.
- Diálise peritoneal – método de eleição na IRA ou nos estados de hipervolemia e oligúria refratários. Hemodiálise não é o método dialítico de escolha, pela alteração hemodinâmica, necessidade de anticoagulação e de acesso venoso.
- Ultrafiltração convencional ou modificada – proposta ainda durante o período intraoperatório, permite redução do conteúdo de água total, remoção dos mediadores inflamatórios liberados durante a CEC.

Sistema hematológico

O sangramento pós-operatório é um evento frequente, devendo ser investigado para adoção imediata de medidas terapêuticas, sejam referentes à correção da coagulopatia ou indicação de reoperação se sangramento ativo. O diagnóstico precoce e as condutas específicas previnem transfusões de hemoderivados.

Quanto às perdas sanguíneas pós-operatórias, elas não devem ultrapassar 10% da volemia na primeira hora e 5% a partir da segunda hora. Esses níveis são considerados indicativos de reoperação mesmo na ausência de sangramento ativo.

a) Fatores relacionados a alterações na hemostasia pós-CEC:
- Consumo de fatores de coagulação e plaquetas.
- Utilização de heparina para anticoagulação. Após CEC, a neutralização da heparina é obtida por meio de protamina na proporção de 1mg de protamina para cada 100U de heparina empregadas na anticoagulação.
- Crianças portadoras de cardiopatias congênitas cianogênicas associadas à policitemia são mais propensas a desenvolverem coagulopatia.
- Recém-nascidos constituem grupo de risco para sangramento porque, apresentam deficiência de fatores II, V, VII, X, XII e XIII. Nesse grupo, em especial, deve-se empregar sangue "fresco", com menos de 48h após coleta.
- Tempo de CEC prolongado, hipotermia profunda e parada circulatória total.

b) Condutas diante do sangramento:
- Coagulograma logo após a constatação de sangramento acima dos níveis aceitáveis.
- Se coagulograma normal (sangramento ativo), conduta expectante, dependendo do volume drenado e da condição hemodinâmica do paciente
- Se coagulograma alterado (coagulopatia), tratamento específico:
  – Plaquetas abaixo de 100.000 – administração de concentrado de plaquetas.
  – Alteração no TTPA, sem evidências de fibrinólise – administração de doses complementares de protamina.
  – Alterações do TTPA e TP – administração de plasma fresco e crioprecipitado.
  – Alteração do TTPA, TT, TP e plaquetas (CIVD) – reposição de fatores de coagulação, concentrado de plaquetas e tratamento da causa básica.
  – Hiperfibrinólise – antifibrinolíticos, como ε-aminocapróico, que inibem o sistema fibrinolítico por inibição do plasminogênio e do ativador de plasminogênio.
  – Se houver presença de coágulos nas cavidades pericárdica ou pleural, mesmo sem evidências de coagulopatia, a reoperação fica automaticamente indicada para evitar fibrinólise subsequente.

CARDIOCIRCULATÓRIO

Sistema neurológico

Do ponto de vista anatômico, as principais lesões neurológicas agudas observadas são a leucomalácia periventricular, o infarto e a hemorragia subependimária, associadas a quadros hipóxico-isquêmicos perioperatórios e à injúria de reperfusão pós-isquêmica.

Essas alterações agudas podem se expressar clinicamente sob a forma de convulsão ou coma em diferentes magnitudes. Podem ser transitórias no período pós-operatório imediato, mas também são referidas como fatores preditivos de lesão permanente do sistema nervoso central, com atraso no desenvolvimento neuropsicomotor, retardo mental, paralisia cerebral e epilepsia crônica. As convulsões clínicas, em 4 a 10% dos operados, ou as alterações eletroencefalográficas, com incidência ainda maior, podem correlacionar-se a inadequado desenvolvimento neurológico tardio.

Assim, sem dúvida, múltiplos fatores podem ser relacionados à injúria do SNC durante o perioperatório:

- Fatores genéticos ou síndromes genéticas.
- Idade, principalmente recém-nascidos prematuros.
- Hipoxemia, isquemia e acidose perioperatória.
- Baixo débito cardíaco.
- Injúria de reperfusão hipóxico-isquêmica, principalmente em CIV, TGA e TAC.
- Cardiopatias com obstrução do arco aórtico.
- Embolia gasosa intraoperatória, principalmente se em câmaras esquerdas ou coração univentricular.
- Seleção inadequada ou mau posicionamento da cânula aórtica durante a CEC.
- Tempo de parada circulatória total acima de 40 minutos.
- Técnica para correção ácido-básica intraoperatória pelo método alfa "stat".
- Hematócrito abaixo de 30% durante a CEC.
- Hipertermia pós-operatória.

A cirurgia cardíaca pediátrica tem a peculiar característica de ser uma especialidade de trabalho cooperativo em busca dos objetivos comuns, ou seja, a recuperação física e emocional da criança e da família. Raras vezes observa-se tão amplo elo de atuação. Do pré ao pós-operatório, ocorrem uma busca incessante pela precisão diagnóstica e uma necessidade imperiosa de cooperação para o planejamento, a terapêutica e a prevenção de complicações. Têm sido fundamentais o respeito ao recém-nascido e à criança com suas peculiaridades, o respeito à família com suas ansiedades e expectativas e, finalmente, o respeito às partes que trabalham integradas. Esse comportamento tem norteado os resultados ao longo dos anos.

BIBLIOGRAFIA

1. Abellan DM. Análise dos fatores que influenciam a evolução imediata da operação de Jatene para transposição das grandes artérias: estudo de 120 recém-nascidos operados no Instituto do Coração do Hospital das Clínicas da Faculdade de Medicina da Universidade de São Paulo. São Paulo, 1998. Tese (Doutorado) – Faculdade de Medicina da Universidade de São Paulo.

2. Atik FA. Monitorização hemodinâmica em cirurgia cardíaca pediátrica. *Arq Bras Cardiol*, 82(2):199-208, 2004.

3. Goldsmith S, Dick C. Differentiating systolic from diastolic heart failure: pathophysiologic and therapeutic considerations. *Am J Med*, 95:645-55,1993.

4. Hoffman TM, Wernovsky G, Atz AM e cols. Efficacy and safety of milrinone in preventing low cardiac output syndrome in infants and children after corrective surgery for congenital heart disease. *Circulation*, 107:996-1002, 2003.

5. Kageyama K, Shime N, Hirose M e cols. Factors contributing to successful discontinuation from inhaled nitric oxide therapy in pediatric patients after congenital cardiac surgery. *Pediatr Crit Care Med*, 5(4):351-5, 2004.

6. Kirklin JW, Barratt-Boyes BG. Postoperative care. In Kirklin JW, Barratt-Boyes BG: *Cardiac Surgery*. Churchill Livingstone, New York, 1993, p. 195-248.

7. Latifi S, Lindsky K, Blumer JL. Pharmacology of inotropic agents in infants and children. *Progress Pediatr Cardiol*, 12:57-79, 2000.

8. Reich DL, Kaplan JA. Hemodynamic monitoring. In Kaplan JA: *Cardiac Anesthesia*. WB Saunders, Philadelphia, 1993, p. 261-98.

9. Turanlahti M, Boldt T, Palkama T e cols. Pharmacokinetics of levosimendan in pediatric patients evaluated for cardiac surgery. *Pediatr Crit Care Med*, 5(5): 457-62, 2004.

10. Wessel D. Current and future in the treatment of childhood pulmonary hypertension. *Progress in Pediatric Cardiol*, 12:289-318, 2001.

11. Wessel DL. Managing low cardiac output syndrome after congenital heart surgery. *Crit Care Med*, 29(Suppl 10):220-38, 2001.

CARDIOCIRCULATÓRIO

4. CHOQUE

Denise Varella Katz
Marta Pessoa Cardoso

DEFINIÇÃO

Choque é definido como uma situação clínica em que o fluxo sanguíneo apresenta-se inadequado para suprir as demandas metabólicas teciduais.

As manifestações clínicas do choque dizem respeito à hipoperfusão:
- alteração do nível de consciência;
- extremidades frias;
- diminuição de pulsos;
- oligúria (diurese < 1ml/kg/h);
- redução da pressão arterial (PA < percentil 50).

CLASSIFICAÇÃO

As principais causas de choque e sua classificação são:

Choque hipovolêmico
- hemorragias;
- desidratação (perda de água e eletrólitos);
- sequestro de líquidos para terceiro espaço;
- perda de poder oncótico sérico.

Choque cardiogênico
- falência ventricular esquerda;
- miocardites/miocardiopatias;
- arritmias/distúrbios de condução;
- lesões valvares;
- disfunção miocárdica da sepse e da anóxia;
- infarto agudo do miocárdio;
- intoxicação por drogas.

Choque obstrutivo
- embolia pulmonar;
- tamponamento cardíaco;
- pneumotórax hipertensivo.

Choque distributivo
- vasoplégico;
- neurogênico;
- anafilaxia;
- hipotireoidismo/hipocortisolismo;
- síndrome de hiperviscosidade.

O choque pode também ser classificado em relação ao débito cardíaco (DC) e resistência vascular sistêmica (RVS).

Choque hipo-dinâmico	hipovolêmico cardiogênico obstrutivo	baixo DC e alta RVS (vaso-constrição)
Choque hiper-dinâmico	distributivo	alto DC e baixa RVS (vaso-dilatação)

FISIOPATOLOGIA

No choque, o sistema circulatório apresenta alterações em um ou mais de seus componentes responsáveis pelo desempenho cardio vascular:

1. Volemia.
2. Bomba – alteração no DC (FC, contratilidade, pré-carga); no ritmo; nas válvulas.
3. Resistência – o leito arteriolar é o maior responsável pela queda na resistência vascular.
4. Capilares e vênulas – nos capilares ocorre a troca de nutrientes e o fluxo de fluido entre o intra e o extravascular. O desvio de fluxo pela rede capilar é importante na hipoperfusão tecidual.

Alterações hemodinâmicas

A redução na perfusão tecidual deflagra uma série de reflexos fisiológicos que objetivam manter o DC e a PA:

- Sistema nervoso simpático → aumenta FC e contratilidade.
- Liberação de catecolaminas, angiotensina, vasopressina, endotelinas → aumenta o tônus arteriolar e venoso → aumenta PA e desvia o fluxo sanguíneo para a circulação central.
- Fluxo sanguíneo é redirecionado da musculatura, tecido celular subcutâneo e circulação esplâncnica para o coração e SNC.
- Vasopressina e sistema renina angiotensina aldosterona (SRAA) → aumento da retenção de sódio e água.

Na medida em que progride o choque, com a queda da pressão arterial, há o comprometimento da perfusão coronariana, do desempenho cardíaco e da integridade da microcirculação.

O aumento na RVS leva ao aumento na pós-carga. Nas fases terminais do choque, ocorrem disfunção vasomotora caracterizada pela perda do tônus arteriolar com um aumento paradoxal na resistência venular, levando à elevação da pressão hidrostática capilar e à consequente perda de volume intravascular, com piora do estado de choque.

Essa fisiopatologia não se configura totalmente em pacientes com choque séptico (hiperdinâmico), no qual ocorrem vasodilatação arterial e venosa, aumento no DC, e má distribuição do fluxo sanguíneo. Substâncias vasodilatadoras como óxido nítrico (NO) predominam sobre o efeito de vasopressores endógenos e exógenos. Níveis baixos de vasopressina e cortisol contribuem para a refratariedade a catecolaminas. A circulação hipodinâmica constitui evento terminal.

Alterações no metabolismo oxidativo

O defeito metabólico primário no choque é o prejuízo no metabolismo oxidativo, e ocorre devido à baixa oferta tecidual de O_2.

Inicialmente, o consumo de O_2 pode estar aumentado, apesar de inadequado para suprir as demandas metabólicas teciduais. Todas as formas de choque terminam com a diminuição acentuada do consumo de O_2. O risco de mortalidade está diretamente ligado ao total cumulativo de déficit de O_2.

A oferta de O_2 é determinada pelo DC, Hb e $SatO_2$:

$$DO_2 = DC \times CaO_2$$
$$DO_2 = DC \times (Hb \times Sat\,O_2 \times 1{,}36) + (0{,}0031 \times paO_2)$$

Em condições normais, o consumo de O_2 é independente da oferta O_2 e do DC. O aumento na extração de O_2 pela célula para até 80% (normal 25%), é o que mantém o consumo de O_2 na vigência de baixo fluxo sanguíneo tecidual. Quando a extração de O_2 é maximizada, um nível crítico de oferta de O_2 é alcançado (DO_2 crit), o consumo cai e tem início o metabolismo anaeróbio.

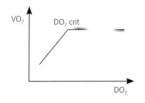

Alterações nos reflexos vasomotores devido a sepse ou substâncias podem limitar o máximo de extração de O_2, resultando em hipóxia tecidual crítica e metabolismo anaeróbio ainda que sob ofertas mais altas de O_2.

A menor geração de ATP em condições de anaerobiose causa a entrada de piruvato no ciclo do ácido cítrico, resultando no acúmulo de ácido láctico e geração de íons H^+ adicionais a partir da hidrólise do ATP. Assim, a acidose láctica é um indicador de déficit crítico no metabolismo de fosfato de alta energia.

O metabolismo oxidativo também pode estar reduzido por meio de mecanismos independentes da hipoperfusão tecidual. Mediadores inflamatórios como NO, endotoxinas, radicais de O_2, cálcio e TNF prejudicam diretamente a função mitocondrial.

O acúmulo tecidual de CO_2 acompanha o desenvolvimento de déficit de O_2 no choque circulatório. Clinicamente, observa-se hipercapnia e redução do pH venoso. O aumento do gradiente arteriovenoso de CO_2 é proporcional ao grau de falência circulatória. O valor normal do gradiente CO_2 é de 5mmHg, podendo chegar até 40mmHg na PCR.

AVALIAÇÃO HEMODINÂMICA

- Bradicardia (hipóxia, medicações, metabólico) → baixo DC.
- Taquicardia → baixo DC (redução no tempo de enchimento ventricular).
- PA invasiva
- PwAP; PVC – oferecem medidas indiretas da pré-carga ventricular.
- Ecocardiograma – valores acurados da volemia, das condições de

pré-carga ventricular, da pressão pulmonar e função ventricular.
- Contratilidade cardíaca – várias técnicas – radionucleotídeo, ecocardiograma, índices de oxigenação e de perfusão tecidual após volume.
- Resistência vascular sistêmica (RVS) é indicadora do tônus arterial e é calculada a partir do DC e PA.
- Transporte de oxigênio:
  $DO_2 = DC \times CaO_2$
  $CaO_2 = (Hb \times SatO_2 \times 1,36) + (paO_2 \times 0,0031)$
- Consumo de O_2:
  $VO_2 = (CaO_2 - CvO_2) \times DC$
- Extração de O_2: $E = VO_2/DO_2$

MONITORIZANDO A MÁ PERFUSÃO

FC, PA e DC – pouca relação com sobrevida.

Saturação venosa de O_2 (SvO_2) – obtida na artéria pulmonar é o melhor índice de oxigenação tecidual. No choque cardiogênico, a SvO_2 reflete bem a função cardíaca e a perfusão sistêmica. No choque distributivo, a habilidade do tecido de extrair O_2 é limitada por decréscimos no fluxo de nutrientes – assim, a SvO_2 pode estar aumentada ou normal apesar da presença de hipóxia tecidual e metabolismo anaeróbio.

Lactato arterial – é um marcador útil na presença de anaerobiose (déficit tecidual de energia). A dosagem inicial de lactato tem valor prognóstico. Em pacientes com choque séptico, outros fatores além da hipoperfusão contribuem para o acúmulo de lactato: aumento do fluxo hepático de alanina a partir da musculatura esquelética; redução da atividade da piruvato desidrogenase; redução no "clearance" hepático de lactato; respiração mitocondrial disfuncional.

Consumo e oferta de O_2 – são marcadores globais do metabolismo sistêmico de oxigênio. O consumo de O_2, uma medida das necessidades globais metabólicas, é calculado a partir do índice cardíaco, Hb e saturações arterial e venosa. Também pode ser medido diretamente a partir dos gases expirados. A oferta de O_2 é calculada a partir de DC, Hb e Sat arterial de O_2, e é medida do total de O_2 ofertado aos tecidos.

"Clearance" de CO_2

$ETCO_2$ – perfusão pulmonar.

Tonometria gástrica – perfusão da mucosa gástrica: marcador precoce de perfusão sistêmica.

Delta pCO_2 arterial-intramucoso – medida mais acurada que a tonometria. O aumento na diferença (acima de 10mmHg), ou a queda no pH intramucoso, está relacionado com aumento na mortalidade.

TRATAMENTO

1. Medidas gerais

- Garantir vias aéreas e oxigenação.

CARDIOCIRCULATÓRIO

- Suporte ventilatório quando necessário.
- Controle da glicemia e distúrbios eletrolíticos.
- Controle de diurese e balanço hídrico.
- Substituição renal (diálise) quando indicada.
- Profilaxia de úlcera péptica com inibidores de H_2.
- Tratamento de foco infeccioso.
- Sedação criteriosa.
- Controle da temperatura (eutermia).
- Jejum ou suporte enteral mínimo e/ou NPP.

2. Fluidoterapia – cristaloides (soro fisiológico ou Ringer lactato) 20ml/kg ou coloides (albumina; hemoderivados) 10ml/kg quando houver indicação.

Objetivos do tratamento:
- manutenção do volume intravascular;
- correção da pré-carga;
- melhora DC e DO$_2$;
- melhora da perfusão tecidual;
- equilíbrio ácido-básico e eletrolítico.

Avaliação da resposta clínica:
- tempo enchimento capilar < 2s;
- pulsos periféricos e centrais palpáveis;
- diurese > 1ml/kg/hora;
- temperatura controlada;
- recuperação do nível de consciência;
- SvO_2 > 70%.

3. Substâncias inotrópicas (Tabela IV-6) e vasopressoras
- Catecolaminas: dopamina; dobutamina; norepinefrina; epinefrina.
- Vasopressina.
- Inibidores da fosfodiesterase: milrinona.
- Vasodilatadores: nitroprussiato de sódio; nitroglicerina.

4. Hemoderivados – concentrado de glóbulos quando Hb < 9,0 (otimizar o transporte de O_2). Plasma e plaquetas apenas quando o coagulograma estiver alterado; plaquetas abaixo de 50 mil/mm^3 e/ou presença de sangramento ativo.

5. Reposição de esteroides – hidrocortisona 100mg/m^2 em bolo; seguida de 100mg/m^2/dia durante 5 dias ou antes se houver melhora do choque.

6. Reposição de hormônios tireoideanos no choque refatário.

FLUXOGRAMAS

Choque: sinais clínicos – pulsos, perfusão, nível de consciência, diurese, PA.

Volume: SF 20ml/kg em até 20min – repetir até recuperação:
- Diurese aumentada e PA normal → observar.
- Diurese diminuída e PA normal → 10ml/kg SF.
- Diurese aumentada ou diminuída e PA < 5% → 10ml/kg SF, se a resposta for negativa, considerar uso de substância vasoativa.

Tabela IV-6 • Inotrópicos e seus efeitos.

Medicamentos	Efeito	Indicação (tipos choque)	Dose (mcg/kg/min)
Dopamina	β, α-adrenérgico; dose dependente	Choque distributivo; choque séptico	5-20
Norepinefrina	α-adrenérgico	Choque distributivo (vasoplegia)	0,05-4,0
Epinefrina	β, α-adrenérgico	Choque cardiogênico; choque distributivo refratário	0,05-2,0
Dobutamina	β-adrenérgico	Choque cardiogênico; choque séptico com baixo DC	2,5-20
Milrinona	Inibidor da fosfodiesterase	Choque cardiogênico; choque séptico com baixo DC e alta RVS	0,1-0,7
Vasopressina	Vasoconstrição; retenção hidrossalina	Choque séptico RVS baixa	–
Nitroprussiato de sódio	Vasodilatação arterial e venosa	Choque cardiogênico (FE baixa; PVC alta; PA diastólica alta)	0,5-4

Choque cardiogênico

• Acesso venoso central. Monitorização de PVC, lactato arterial, Sat venosa O_2.
• Otimizar transporte O_2: volume SF 5ml/kg; dobutamina 5mcg/kg/min; transfusão de glóbulos s/n.
• Ecocardiograma: se fração de ejeção (FE) baixa → titular dobutamina até 20mcg/kg/min.
• Associar epinefrina se sinais de choque persistentes; milrinona quando PA próxima ao normal.
• Se PA sistólica normal e diastólica alta → associar nitroprussiato de sódio.

• Se sinais de congestão pulmonar, hepatomegalia, estase jugular → furosemida 0,5 a 1mg/kg; diálise se persistir oligoanúria.

Choque séptico (Fig. IV-2)

FALÊNCIA DE ÓRGÃOS

As causas primárias de disfunção orgânica são: lesão isquêmica pela hipoperfusão tecidual e lesão de reperfusão. A lesão isquêmica é o principal fator para a falência de órgãos nos choques cardiogênico e hipovolêmico. No choque séptico, os principais fatores envolvidos são

CARDIOCIRCULATÓRIO

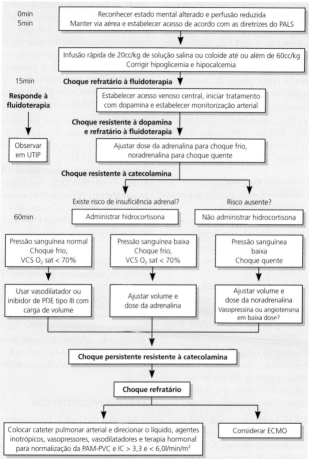

PALS = suporte avançado de vida em pediatria, UTIP = unidade de tratamento intensivo pediátrico; VCS O₂ = saturação de oxigênio na veia cava superior; PDE = fosfodiesterase; IC = índice cardíaco; ECMO = oxigenação por membrana extracorpórea.

Figura IV-2 • Fluxograma de atendimento do choque séptico em pediatria.

os efeitos diretos de mediadores inflamatórios (NO, TNF, radicais superóxidos), acoplados com a lesão isquêmica. A lesão de reperfusão, mais importante no choque hemorrágico e em grandes traumatismos, tem a participação de neutrófilos ativados e radicais de O_2.

Os critérios clínicos para disfunção orgânica (segundo Goldstein e cols., PCCM, 2005) estão listados no Capítulo IV-5 – Choque Séptico a seguir.

Disfunção cardíaca
- Substâncias miocárdio-depressoras no choque séptico.
- Baixa densidade dos betarreceptores e de sua atividade.
- Aumento da resistência vascular pulmonar em pacientes com TEP e SDRA.
- Diminuição na perfusão da musculatura respiratória e ação direta de mediadores depressores da atividade da musculatura respiratória.

Disfunção renal: relacionada à hipoperfusão. No choque cardiogênico, ocorre a liberação do fator natriurético atrial, que tende a proteger o fluxo sanguíneo renal.

Lesão hepática: a isquemia leva a necrose centrolobular, com a elevação de transaminases. A ativação das células de Kupffer promove a liberação de mediadores inflamatórios.

Perda da barreira intestinal: translocação bacteriana e toxinas. A lesão de reperfusão leva à ativação de neutrófilos e radicais livres de O_2. A evolução do choque e o emprego de vasopressores agravam a hipoperfusão intestinal, podendo causar úlceras de estresse, colecistite acalculosa, necrose intestinal, pancreatite.

Trombocitopenia: ocorre na maioria dos pacientes com choque séptico. Há ativação da cascata da coagulação por citocinas, fatores teciduais e toxinas bacterianas. A CIVD é marcada pela fibrinólise incompleta e pelo aumento no consumo dos fatores de coagulação. As manifestações clínicas são sangramento e trombose vascular.

SNC: hipotensão, distúrbios metabólicos, hipóxia e o efeito tóxico direto de mediadores inflamatórios levam a alterações do sensório, convulsão e coma.

Disfunção imunológica: imunossupressão – interleucina 10, prostaglandina E_2, adenosina levam à diminuição da imunidade humoral e da atividade de monócitos e neutrófilos.

FATORES PROGNÓSTICOS
- Número de órgãos com disfunção na admissão.
- Tempo para o início do tratamento.
- Controle da fonte infecciosa.

BIBLIOGRAFIA

1. American Academy of Pediatrics and American Heart Association. *PALS Provider Manual*, 2002.

2. Astiz ME. Pathophysiolgy and classification of shock states. In Fink M: *Textbook of Critical Care*. 5th ed., Elsevier, Philadelphia, 2005, p. 897-904.

3. Carcillo JA, Fields AI. Task Force Committee Members. ACCM clinical practice parameters for hemodynamic support of pediatric and neonatal septic shock. *Crit Care Med*, 30(6):1365-78, 2003.

4. Carcillo JA. Pediatric septic shock and multiple organ failure. *Crit Care Clinics*, 19(3), 2003.

5. Goldstein B e cols. International Pediatric Sepsis Conference: definitions for sepsis and organ dysfunction in pediatrics. *Pediatr Crit Care Med*, 6(1):2-8, 2005.

6. Machado FS, Barretto AJ, Silva E. Classificação dos diferentes estados de choque. In Knobel E e cols.: *Terapia Intensiva – Hemodinâmica*. Atheneu, Rio de Janeiro, 2003, p. 167-85.

7. Rivers E, Nguyen B, Havstad S e cols. Early goal directed therapy in the treatment of severe sepsis and septic shock. *N Engl J Med*, 346(19): 1368-77, 2001.

5. Choque Séptico e Choque Tóxico

Denise Varella Katz
Cristiane Freitas Pizarro

Apesar dos avanços na terapia antimicrobiana, manejo de medicamentos vasoativos e novos métodos de suporte avançado de vida, o choque séptico continua sendo uma importante causa de morbimortalidade em UTI.

DEFINIÇÕES

Os critérios para as definições de sepse, sepse grave e choque séptico, inicialmente descritos pela ACCP/SCCM, em 1992, e adaptados para a faixa etária pediátrica por Hayden, em 1994, foram substituídos segundo Goldstein e cols. (PCCM, 2005), e estão exibidos na tabela IV-7.

A tabela IV-8 mostra os sinais vitais e os valores laboratoriais e a tabela IV-9 mostra os critérios para falência orgânica, ambas também segundo Goldstein e cols. (PCCM, 2005).

O "American College of Critical Care Medicine" (ACCM) também define choque de acordo com a resposta à terapia em três categorias: choque refratário à fluidoterapia/resistente à dopamina, choque resistente à catecolamina e choque refratário.

Tabela IV-7 • Definições de sepse (Goldstein e cols., PCCM, 2005).

Síndrome da resposta inflamatória sistêmica (SIRS)
A presença pelo menos dois dos quatro critérios, sendo ao menos um deles anormalidade de temperatura ou contagem de leucócitos
– Temperatura central > 38°C ou < 36°C
– Frequência cardíaca > duas vezes o desvio-padrão da média para idade, durante meia hora até 4h, **ou** em crianças abaixo de 1 ano: bradicardia com FC abaixo do percentil 10, durante mais de meia hora
– Frequência respiratória > duas vezes o desvio-padrão da média para idade, ou necessidade de ventilação mecânica não relacionada à doença neuromuscular
– Contagem de leucócitos superior ou inferior ao normal para idade ou acima de 10% em formas jovens (Tabela IV-8).
Infecção
Suspeita ou comprovada (cultura, PCR) por qualquer patógeno **ou** síndrome clínica associada com alta probabilidade de infecção.
Sepse
SIRS na presença de ou como resultado de uma infecção suspeita ou comprovada
Sepse grave
Sepse associada a **um** dos seguintes: disfunção cardiovascular ou SDRA ou duas ou mais disfunções orgânicas outras – tabela IV-9
Choque séptico
Sepse associada a disfunção cardiovascular

Tabela IV-8 • Sinais vitais e valores laboratoriais específicos para idade (limites inferiores baseados no percentil 5 e limites superiores no percentil 95; Goldstein e cols., PCCM, 2005).

Idade	Frequência cardíaca (bpm) Taqui-cardia	Frequência cardíaca (bpm) Bradi-cardia	Frequência respiratória (incursões/min)	Contagem de leucócitos (leuc. × 10^3)	PAS (mmHg)
0 dias a 1 sem	> 180	< 100	> 50	> 34	< 65
1 sem a 1 mês	> 180	< 100	> 40	> 19,5 ou < 5	< 75
1 mês a 1 ano	> 180	< 90	> 34	> 17,5 ou < 5	< 100
2 a 5 anos	> 140	NA	> 22	> 15,5 ou < 6	< 94
6 a 12 anos	> 130	NA	> 18	> 13,5 ou < 4,5	< 105
13 a < 18 anos	> 110	NA	> 14	> 11 ou < 4,5	< 117

CARDIOCIRCULATÓRIO

Tabela IV-9 • Critérios para falência orgânica (Goldstein e cols., PCCM, 2005).

Sistema orgânico	Critério
Cardiovascular	Apesar da administração de fluidos EV ≥ 40ml/kg em 1h, a presença de: • Hipotensão abaixo do percentil 5 para idade ou PAS abaixo de dois desvios-padrão pela idade; **ou** • Necessidade de medicação vasoativa para manter PAM (dopamina > 5mcg/kg/min ou dobutamina, epinefrina ou norepinefrina em qualquer dose); **ou** • Dois dos seguintes: – acidose metabólica inexplicada com BE > 5,0mEq/l – lactato arterial elevado acima de duas vezes o limite superior – oligúria abaixo de 0,5ml/kg/h – TEC > 5s – Gradiente de temperatura central – periférica > 3°C
Respiratório	• PaO_2/FiO_2 < 300torr na ausência de cardiopatia congênita ou pneumopatia preexistente **ou** • $PaCO_2$ > 65torr ou 20mmHg acima da $PaCO_2$ de base **ou** • Necessidade de FiO_2 > 50% para manter $SatO_2$ ≥ 92% **ou** • Necessidade não-eletiva de ventilação mecânica invasiva ou não-invasiva
Neurológico	• Escala coma Glasgow ≤ 11 **ou** • Mudança aguda no nível de consciência com queda no Glasgow ≥ 3 pontos
Hematológico	• Plaquetas < 80.000/ mm³ ou uma queda de mais de 50% na contagem do maior valor obtido nos últimos três dias **ou** • RNI > 2
Renal	• Creatinina sérica > duas vezes o limite superior do normal para idade ou um aumento em duas vezes o seu valor basal
Hepático	• Bilirrubina total > 4rng/dl **ou** • TGO maior que duas vezes o valor normal para idade

PAS = pressão arterial sistólica; PAM = pressão arterial média; TEC = tempo de enchimento capilar; BE = excesso de base; TGO = transaminase glutâmico oxaloacética; PaO_2/FiO_2 = relação entre pressão parcial de oxigênio e fração inspirada de oxigênio.

ETIOLOGIA

• Os principais agentes etiológicos envolvidos no choque séptico de lactentes e crianças são: *Streptococcus pneumoniae, Neisseria meningitidis, Staphylococcus aureus, Haemophilus influenzae* tipo b. Em recém-nascidos, *Streptococcus* do grupo B, bacilos Gram-negativos e *Listeria monocytogenes* também ocupam lugar de destaque. Atualmente, com a utilização das vacinas contra *S.*

pneumoniae e *H. influenzae* tem se verificado uma redução na incidência dessas infecções.

- Bacilos Gram-negativos (*Klebsiella* sp., *Serratia* sp., *Pseudomonas* sp etc.) costumam estar associados com sepse decorrente de infecção hospitalar.
- Agentes virais, tais como vírus herpes simples, varicela-zóster, citomegalovírus, Epstein-Barr, adenovírus, *Influenzae*, dentre outros, também podem causar sepse.

MANIFESTAÇÕES CLÍNICAS DO CHOQUE

O reconhecimento precoce do choque (Tabela IV-10) tem relação direta com a sobrevida, e deve ocorrer antes que se instale a hipotensão (choque descompensado), pelos seguintes critérios clínicos:

1. Avaliação do estado geral, nível de consciência.
2. Avaliação da função circulatória: frequência cardíaca, qualidade do pulso, temperatura da pele, perfusão (vasodilatação periférica – choque quente ou presença de extremidades frias – choque frio), pressão arterial.
3. Avaliação da função e perfusão de órgãos:
   - Cérebro – nível de consciência.
   - Pele – tempo de enchimento capilar, coloração.
   - Rins – débito urinário (> 1ml/kg/h).

INVESTIGAÇÃO LABORATORIAL

- Hemograma.
- Gasometria arterial e venosa.
- Provas de coagulação.
- Eletrólitos, lactato sérico, ureia, creatinina.

Tabela IV-10 • Choque séptico.

	Sinais clínicos	Distúrbios fisiológicos	Alterações bioquímicas
Choque quente	• Boa perfusão periférica • Pele quente e seca • Taquicardia • Instabilidade térmica • Pulsos amplos • Alteração do nível de consciência	• Aumento do DC • Aumento da SvO_2 refletindo queda VO_2 • Diminuição da RVS	• Hipocapnia • Hipóxia • ↑ do lactato • Hiperglicemia
Choque frio	• Cianose • Pele fria e úmida • Pulsos fracos • Taquicardia • Respiração lenta • Depressão do nível de consciência	• Oligúria • Diminuição do DC • Aumento da RVS • Diminuição da PVC • Trombocitopenia • Diminuição da PvO_2	• Hipóxia • Acidose metabólica • Coagulopatia • Hipoglicemia • ↑↑ do lactato

CARDIOCIRCULATÓRIO

- Culturas (antes de iniciar antibioticoterapia).
- Provas de atividade inflamatória.
- Exames de imagem.
- Ecocardiograma.

MONITORIZAÇÃO

A sobrevida do paciente em choque está na dependência de três fatores básicos:

1. Diagnóstico precoce.
2. Instituição imediata de tratamento agressivo e sistematizado.
3. Atenta monitorização clínica, laboratorial e hemodinâmica (ver Capítulos IV-8 – Monitorização Hemodinâmica Não-invasiva e IV-9 – Invasiva).

TRATAMENTO

A base do tratamento do choque séptico em pediatria está no reconhecimento e diagnóstico precoces da alteração da perfusão. Assim sendo, uma terapêutica agressiva e escalonada deve ser instituída da forma mais rápida possível. Han e cols. demonstraram que cada hora de atraso na instituição de uma terapêutica consistente com o ACCM-PALS está associada a um aumento de 50% na mortalidade.

Rivers e cols. demonstraram uma redução da mortalidade de adultos com choque séptico quando utilizada "early goal directed therapy". Ou seja, quando utilizada uma terapêutica dirigida ao objetivo de restabelecer a pressão de perfusão e a oferta de oxigênio. Essa terapêutica é guiada pela saturação venosa mista de O_2 – veia cava superior (SvO_2).

As condutas iniciais no tratamento do choque são:

1. Estabelecer via aérea adequada.
2. Estabelecer acesso venoso.
3. Restabelecer o volume circulante efetivo.
4. Correção dos distúrbios metabólicos e ácido-básicos associados.
5. Terapia vasopressora.

1. Oferta de oxigênio: o fornecimento de oxigênio aos tecidos constitui o objetivo primário do tratamento do choque. O oxigênio deve ser fornecido inicialmente a 100% por meio de máscara, cânula nasal ou ventilação mecânica tendo como objetivo a manutenção da PaO_2 em valores superiores a 65mmHg. A importância na manutenção de uma oferta de oxigênio adequada (SaO_2 > 90%) e uma taxa de hemoglobina superior a 10g% pode ser compreendida pela análise da equação da oferta de oxigênio e do conteúdo arterial de oxigênio:

$$DO_2 = CaO_2 \times DC$$
$$CaO_2 = [Sat\,O_2 \times 1,36 \times Hg] + [PaO_2 \times 0,0031]$$

DO_2 = oferta de oxigênio; CaO_2 = conteúdo arterial de oxigênio; DC = débito cardíaco; $SatO_2$ = saturação da hemoglobina; Hg = hemoglobina; PaO_2 = pressão parcial de oxigênio arterial.

Além da otimização da oferta de oxigênio deve-se considerar a redução do consumo de oxigênio, pelo controle térmico e pela redução do esforço respiratório com a utilização do suporte ventilatório.

2. **Acesso vascular**: a obtenção de acesso venoso é de vital importância no tratamento. O acesso vascular deve ser obtido imediatamente. Deve-se estabelecer o acesso intraósseo se não for possível a obtenção de um acesso venoso rápido e seguro. A colocação de acesso central será necessária para as infusões de medicamentos vasoativos e monitorização.

3. **Administração de fluido**
- Todas as crianças com choque necessitam de agressiva ressuscitação fluídica.
- Hipovolemia é a causa mais comum de choque em pediatria.
- Essa ressuscitação deve ser iniciada com a infusão de 20ml/kg em bolo de cristaloide (soro fisiológico ou Ringer lactato) até um total de 60ml/kg nos primeiros 10min. Algumas crianças necessitam de até 200ml/kg na primeira hora do choque. O objetivo é de otimizar a pré-carga e manter o débito cardíaco. Essa infusão de volume deve ser realizada em bolo, de forma rápida até a normalização da perfusão, da pressão sanguínea e $SvO_2 > 70\%$. Porém, a cada bolo o paciente deve ser reavaliado e o médico deve estar atento aos sinais de descompensação cardíaca (estertores, ritmo de galope, hepatomegalia e aumento de esforço respiratório). Inúmeras são as soluções disponíveis para a reposição fluídica e estão listadas na tabela IV-11.
- As soluções cristaloides são de eleição para expansão inicial, apesar de ainda se discutir qual a solução ideal (cristaloide *vs.* coloides).
- Plasma fresco congelado pode ser utilizado para corrigir o tempo de protrombina e o tempo parcial de tromboplastina, ou em pacientes com choque hemorrágico, não devendo ser utilizado como expansor.
- A hemoglobina ideal a ser mantida no choque não está definida, sendo aceito em adultos o valor mínimo de 9,0mg/dl (lembrar

Tabela IV-11 • Soluções utilizadas para reposição fluídica.

1. Coloides	Hemoderivados	Albumina
		Concentrado de glóbulos
		Plasma fresco
	Sintéticos	Dextrans
		Hidroxiesteroides
2. Cristaloides	Isotônicas	Soro fisiológico
		Ringer lactato

que o transporte de oxigênio depende significativamente de sua concentração).
- Uma perda de fluidos e hipovolemia persistente secundária ao extravasamento capilar difuso podem continuar por dias no paciente em choque. Assim, uma reposição contínua de fluidos pode ser necessária para manter a perfusão, o débito cardíaco e a pressão arterial.

4. Uso de substâncias vasoativas
- A contratilidade miocárdica pode ser melhorada pela correção de distúrbios metabólicos (hipóxia, acidose, hipoglicemia) e administração de agentes inotrópicos.
- Quando o paciente em choque não responde adequadamente à reposição volêmica, a administração de medicações inotrópicas e vasopressoras deve ser considerada.
- O padrão hemodinâmico do choque séptico na criança é diferente em relação ao do adulto. No adulto, observa-se um padrão hiperdinâmico com índice cardíaco aumentado e baixa resistência periférica. Ceneviva e cols. (1998) estudaram 50 crianças com choque séptico refratário a reposição fluídica e observaram três padrões: 58% apresentavam baixo índice cardíaco e respondiam à terapia com inotrópico com ou sem adição de vasodilatadores (grupo I); 20% apresentavam alto índice cardíaco com baixa resistência vascular periférica e respondiam à terapia vasopressora (grupo II), e 22% apresentavam disfunção cardíaca e vascular e respondiam a uma terapia combinada de vasopressor e inotrópico (grupo III). A sobrevida em 28 dias foi de 72% no grupo I, 90% no grupo II e 91% no grupo III (Tabelas IV-12 e IV-13).

Terapia vasopressora
- A dopamina permanece como o vasopressor de primeira escolha para choques refratários à fluidoterapia. A dopamina causa vasoconstrição pela liberação de noradrenalina a partir das vesículas simpáticas. Em doses de 5 a 10µg/kg/min tem efeito predominante no inotropismo e cronotropismo (β-adrenérgico). Em doses de 10 a 20µg/kg/min predomina o efeito vasoconstritor (α-adrenérgico).
- Choques resistentes à dopamina geralmente respondem ao trata-

Tabela IV-12 • Preparo dos medicamentos vasoativos.

Medicamento	Preparação	Taxa de infusão
Adrenalina Noradrenalina	0,6mg × kg (peso) em 100ml de diluente	1ml/hora = 0,1µg/kg/min
Dopamina Dobutamina	6mg × kg (peso) em 100ml de diluente	1ml/hora = 1µg/kg/min

Tabela IV-13 • Efeito das catecolaminas nos diferentes receptores.

Medicamento	Dose infundida	Receptores farmacológicos			
		Alfa	Beta 1	Beta 2	DA
Dopamina	Até 3µg/kg/min	–	+	–	++
	5-10µg/kg/min	+	++	–	++
	> 10µg/kg/min	++	+++	–	++
Noradrenalina	0,05-5µg/kg/min	++++	+	–	–
Adrenalina	0,05-0,3µg/kg/min	+	++	++	–
	> 0,3µg/kg/min	+++	++	+++	–
Dobutamina	2-20µg/kg/min	+/–	++	+	

mento com noradrenalina e altas doses de adrenalina. No choque frio, a adrenalina pode ser o medicamento de primeira escolha.

• A utilização da adrenalina pode ser considerada nos casos de choque séptico com hipotensão. Em doses baixas (≤ 0,3µg/kg/min), estimula os receptores β_1-cardíacos e β_2-vasculares, aumentando o fluxo sanguíneo aos músculos esqueléticos com diminuição da pressão diastólica. Em doses mais elevadas (> 0,3µg/kg/min), apresenta ação α-adrenérgica com elevação da pressão arterial.

• Em algumas crianças com choque resistente à noradrenalina, a vasopressina (em doses fisiológicas), ou a angiotensina, pode agir independentemente dos receptores α-adrenérgicos, elevando a pressão arterial.

Terapia inotrópica

• Assim como em pacientes adultos, pode ser utilizada em crianças, a dobutamina, ou a dopamina, em dose β-adrenérgica como suporte inotrópico de primeira linha. O choque refratário à dopamina, ou dobutamina, pode ser revertido com infusão de adrenalina.

• Os inibidores de fosfodiesterase (amrinona, milrinona) têm excelente efeito inotrópico, com ação diferente das catecolaminas, podendo ser utilizados em associação nos casos mais graves. Porém, no choque séptico, seu emprego não é recomendável, pois sua ação vasodilatadora pode agravar a hipotensão.

Terapia vasodilatadora

• Quando pacientes pediátricos permanecem em estado normotenso, com débito cardíaco baixo e alta resistência vascular, apesar do uso de adrenalina, deve-se considerar o uso de milrinona.

• Milrinona e amrinona são inibidores da fosfodiesterase tipo III. Impedem a hidrólise da adenosina monofosfato cíclica, potencializando assim o efeito de estimulação do receptor β no tecido cardíaco e vascular. Não é preconizada a dose de ataque, devendo ser utilizados

apenas em infusão contínua. Por causa da meia-vida longa, esses medicamentos devem ser descontinuados ao primeiro sinal de taquiarritmia, hipotensão ou redução da resistência vascular sistêmica.
• O emprego de vasodilatadores, tal como nitroprussiato de sódio, pode ser necessário quando da utilização da adrenalina em doses elevadas.

Reposição de glicose e cálcio

• A hipoglicemia precisa ser rapidamente diagnosticada e imediatamente tratada, pois pode causar danos neurológicos quando não identificada (glicose a 25%, 2 a 4ml/kg em bolo).
• A hipocalcemia é um fator frequente e reversível que contribui para a disfunção cardíaca. Corrigir com gluconato de cálcio a 10%, 1 a 2ml/kg em bolo, lentamente.

Correção da insuficiência adrenal

• Estudos recentes mostram alta incidência de insuficiência adrenal absoluta e relativa em pacientes com choque refratário às catecolaminas. Nesses casos, estariam indicados o uso de hidrocortisona e a realização do teste de estímulo com ACTH.
• A dose preconizada de hidrocortisona no choque é de $100mg/m^2$ em bolo, seguida de $100mg/m^2$/dia divididos de 6/6h durante cinco dias ou até a reversão do choque séptico (desmame de substâncias vasoativas).
• Existem duas situações em que é mandatória a administração de hidrocortisona conforme as doses preconizadas crianças com choque e história de uso crônico de corticosteróides, e a meningococcemia (síndrome de Waterhouse-Friederichsen).

Antibióticos

• Antibióticos e antifúngicos devem ser administrados de acordo com critérios de idade, apresentação do quadro infeccioso e padrão de resistência antimicrobiana da comunidade e do serviço intra-hospitalar.

Terapêuticas imunológicas

• Crianças com linfopenia prolongada (superior a sete dias) têm aumento na incidência de morte secundária à infecção e depleção de linfócitos. Esse quadro geralmente está associado a hipoprolactinemia, hipogamaglobulinemia e diminuição na contagem de CD4. Assim sendo, esses pacientes talvez possam se beneficiar da terapêutica com imunoglobulina endovenosa e medicamentos estimuladores da prolactina.
• Pacientes com falência orgânica múltipla, superinfecção, podem evoluir com "desativação" de monócitos e se beneficiar do tratamento com GM-CSF.
• As recomendações para o manejo do suporte hemodinâmico de crianças e recém-nascidos com choque séptico estão nos fluxogramas apresentados nas figuras IV-3 e IV-4, respectivamente.

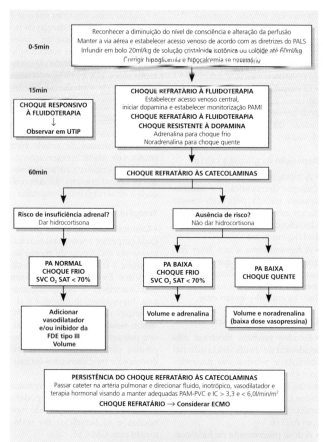

UTIP = Unidade de Terapia Intensiva Pediátrica; PALS = "Pediatric Advanced Life Support – American Heart Association"; PAMI = pressão arterial média invasiva; PA = pressão arterial; PAM = pressão arterial média; SVC O₂ SAT = saturação de oxigênio na veia cava superior; FDE = fosfodiesterase; PVC = pressão venosa central; IC = índice cardíaco; ECMO = oxigenação de membrana extracorpórea.

Figura IV-3 • Recomendações para o manejo do suporte hemodinâmico em crianças com choque séptico (ACCM, 2002).

CARDIOCIRCULATÓRIO

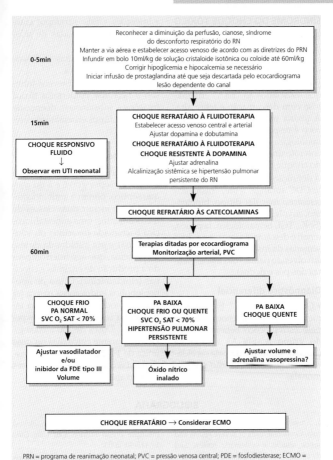

Figura IV-4 • Recomendações para o manejo do suporte hemodinâmico em recém-nascidos (RN) com choque séptico (ACCM, 2002).

SÍNDROME DO CHOQUE TÓXICO

Tendo como causa classicamente descrita a infecção por *Staphylococcus aureus*, a síndrome do choque tóxico (SCT) é caracterizada pela presença dos sinais clínicos de cho que associados ao "rash" eritematoso com descamação e febre alta. A toxina produzida pelo estafilococo é responsável pela lesão dermatológica clássica da SCT. É uma enterotoxina, a toxina da síndrome do choque tóxico – 1 (TSST-1).

A definição clínica preconizada pelo CDC abrange: febre, "rash" eritematoso macular difuso, hipotensão, envolvimento de outros órgãos (SNC, TGI, hematológico, hepático, renal) e descamação (até uma a duas semanas da instalação do quadro, e envolvendo palmas das mãos, plantas dos pés e dedos).

Diagnóstico diferencial

• Outras infecções bacterianas: meningococcemia; choque tóxico pelo estreptococo beta-hemolítico do grupo A (SBGA); escarlatina (SBGA); síndrome da pele escaldada estafilocócica; infecção por salmonela.

• Infecções virais: sarampo; enteroviroses acompanhadas de miocardite.

• Febre das montanhas rochosas, leptospirose, erlichiose.

• Outras: síndrome Stevens-Johnson e necrólise epidérmica tóxica (reações a substâncias); doença de Kawasaki; lúpus eritematoso sistêmico.

Tratamento

A abordagem terapêutica da SCT é igual à da sepse grave e à do choque séptico, porém a antibioticoterapia deve incluir duas classes de medicamentos: uma antiestafilocócica bactericida (oxacilina ou vancomicina), e um inibidor da síntese de proteína, que age interrompendo a produção de enzimas e citocinas (clindamicina). O uso de imunoglobulina endovenosa parece ter ação na modulação da resposta inflamatória segundo modelos experimentais. Doses de 150 a 600mg/kg/dia durante cinco dias ou dose única de 1 a 2g/kg vêm sendo preconizadas com resultados melhores quando aplicadas precocemente.

BIBLIOGRAFIA

1. Annane D, Bellissant E, Bollaert PE e cols. Corticosteroids or severe sepsis and septic shock: a systematic review and meta-analysis. *BMJ*, 329:480-9, 2004.

2. Carcillo JA, Fields AI, Task Force Committee Members. ACCM clinical practice parameters for hemodynamic support of pediatric and neonatal septic shock. *Crit Care Med*, 30:1365-78, 2003.

3. Carcillo JA. Pediatric septic shock and multiple organ failure. *Crit Care Clin*, 19:413-40, 2003.

4. Dellinger RP e cols. Surviving Sepsis Campaign guidelines for management of severe sepsis and septic shock. *Crit Care Med*, 2004; 32: 858-73.

5. Dhanani S & Cox PN. Infectious syndromes in the pediatric intensive care

unit. In Fuhrman B, Zimmerman J: *Pediatrics Critical Care*. 3rd ed., Mosby, Philadelphia, 2006, p. 1377-78.

6. Goldstein B, Giroir B, Randolph A. International Pediatric Sepsis Consensus Conference: definitions for sepsis and organ disfunction in pediatrics. *Pediatr Crit Care Med*, (6) 1, 2005.

7. Han YY, Carcillo JA, Dragotta MA e cols. Early reversal of pediatric-neonatal septic shock by community physicians is associated with improved outcome. *Pediatrics*, 112:793-9, 2003.

8. Hayden WR. Sepsis terminology in pediatrics. *J Pediatr*, 124:657-8, 1994.

9. Members of the ACCP/SCCM Consensus Conference Committee. Definitions for sepsis and organ failure and guidelines for the use of innovative therapies in sepsis. *Crit Care Med*, 20:864-74, 1992.

10. PALS Provider Manual. American Heart Association, Dallas, 2002.

11. Pizarro CF, Troster EJ, Damiani D, Carcillo JA. Absolute and relative adrenal insufficiency in children with septic shock. *Crit Care Med*, 33(4):855-9, 2005.

12. Rivers EP, Nguyen B, Havstad S e cols. Early goal-directed therapy in the treatment of severe sepsis and septic shock. *N Engl J Med*, 345:1368-77, 2001.

6. Arritmia Cardíaca

Adriana Vada Souza Ferreira
Adalberto Stape

Os distúrbios do ritmo cardíaco são decorrentes de disfunção na formação ou na condução do estímulo elétrico, acarretando variação de frequência cardíaca que pode ser muito rápida ou muito lenta para a condição clínica do paciente. Na criança, o débito cardíaco é particularmente dependente da frequência e, portanto, alterações significativas da frequência cardíaca podem levar a sério comprometimento cardiovascular.

Débito cardíaco =
Frequência cardíaca × Volume sistólico

A frequência cardíaca muito lenta diminui o produto da equação acima, com consequente redução do débito cardíaco. Por outro lado, a frequência cardíaca muito rápida diminui o tempo de enchimento diastólico dos ventrículos com consequente diminuição do volume sistólico, podendo levar à diminuição do débito apesar do aumento da frequência. Neste capítulo abordaremos as síndromes bradicárdicas e as síndromes taquicárdicas. Quando a frequência cardíaca é igual a zero, trata-se de ritmo de colapso, que foi abordado no Capítulo I-4 – Ressuscitação Cardiopulmonar Pediátrica.

O diagnóstico de uma determinada arritmia depende da interpretação correta do eletrocardiograma. No entanto, a melhor opção terapêutica depende não só do tipo de arritmia, mas também da sua causa, da doença cardíaca de base e da condição clínica do paciente.

Os pacientes com risco de arritmias são aqueles portadores de:

- Miocardite.
- Golpe violento sobre o tórax.
- Cardiopatia congênita ou adquirida.
- Antecedente de arritmia.
- Síndrome do QT longo.
- Distúrbios eletrolíticos graves.
- Hipotermia profunda.
- Intoxicações por fármacos/drogas.

ELETROCARDIOGRAMA

O eletrocardiograma (ECG) registra a despolarização e a repolarização miocárdica. A onda P representa a despolarização atrial. O intervalo PR registra a condução do estímulo elétrico pelo nó atrioventricular, feixe de His e sistema de Purkinge. O complexo QRS representa a despolarização ventricular e a onda T a repolarização ventricular.

Padrão ECG:

- Velocidade papel = 25mm/s.
- 1 quadrado pequeno = 1mm = 0,04s.
- 1 quadrado grande = 5mm = 0,2s.

São considerados valores médios normais no ECG de crianças:

- Intervalo PR: 70 a 200ms.
- Eixo QRS:

Faixa etária	Ângulo QRS
Recém-nascido	+60° a +160°
Lactente	0° a +120°
Criança	0° a +90°
Adulto	–30° a +90°

- Duração QRS: < 80ms.
- Intervalo QT corrigido < 0,44ms.
- QTc = QT/raiz quadrada do intervalo R-R.
- Amplitude da onda T: 1/3 a 1/2 da amplitude do intervalo QRS.
- Frequência cardíaca de acordo com idade (Tabela IV-14).

CLASSIFICAÇÃO DOS DISTÚRBIOS DE RITMO DE ACORDO COM A FREQUÊNCIA CARDÍACA

- Ritmo lento de pulso = bradiarritmia.
- Ritmo rápido de pulso = taquiarritmia.

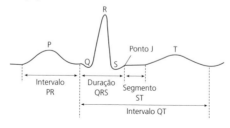

CARDIOCIRCULATÓRIO

Tabela IV-14 • Valores normais de frequência cardíaca em crianças.

Idade	Frequência cardíaca (bpm)	
	Desperto	Durante sono
Recém-nascido até 3 meses	85 a 205	80 a 160
3 meses até 2 anos	100 a 190	75 a 160
2 anos até 10 anos	60 a 140	60 a 90
Mais de 10 anos	60 a 100	50 a 90

- Ausência de pulso = ritmo de colapso (abordado no capítulo de PCR).

Síndromes bradicárdicas

Considera-se bradicardia quando a frequência cardíaca está abaixo dos limites inferiores de normalidade para determinada idade. Necessita de abordagem de urgência quando o número de batimentos cardíacos é menor que 60bpm com comprometimento da perfusão sistêmica. De acordo com sua origem, podem ser divididas em bradicardia sinusal ou bloqueios atrioventriculares (Fig. IV-5).

A bradicardia sinusal pode ocorrer por disfunção intrínseca do nó sinusal, por estímulo parassimpático ou por efeito de medicações, intoxicações e distúrbios metabólicos.

Os bloqueios atrioventriculares podem ser de primeiro, segundo ou terceiro grau.

No bloqueio AV de primeiro grau:
- Aumento fixo do intervalo PR.
- Toda onda P é seguida de complexo QRS.

No bloqueio AV de segundo grau:
- Tipo I – aumento progressivo do intervalo PR até interrupção do

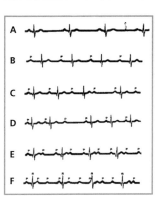

Figura IV-5 • Bradicardias. **A)** Bradicardia sinusal; **B)** Bloqueio AV 1º grau; **C)** BAV 2º grau tipo I; **D)** BAV 2º grau tipo II; **F)** BAV 2:1; **F)** BAV 3º grau.

estímulo, com onda P sem preceder o complexo QRS. Esse fenômeno se repete de forma regular.

- Tipo II – ocorre interrupção da condução AV sem prévio alongamento do intervalo PR. Tem risco de evoluir para BAV total.

No bloqueio AV de terceiro grau:
- Ocorre interrupção completa da condução atrioventricular.
- Inexistência de relação entre atividade atrial e ventricular.

As principais causas de bradicardia em crianças são:

- Hipoxemia.
- Hipotermia.
- Estímulo do sistema nervoso parassimpático.
- Hipotireoidismo.
- Distúrbios metabólicos – hiperpotassemia.
- Traumatismo cranioencefálico – hipertensão intracraniana ou lesão de tronco cerebral.
- Transplante cardíaco – denervação cardíaca.
- Intoxicação – organofosforados, bloqueador do canal de cálcio, betabloqueador, digoxina, clonidina.
- Bloqueio AV congênito – secundário a cardiopatia congênita, autoanticorpos maternos.
- Bloqueio AV adquirido – cardite reumática, doença de Lyme, pós-operatório de cirurgia cardíaca.

Abordagem da bradicardia com sinais clínicos de hipoperfusão tecidual segue o algoritmo apresentado na figura IV-6.

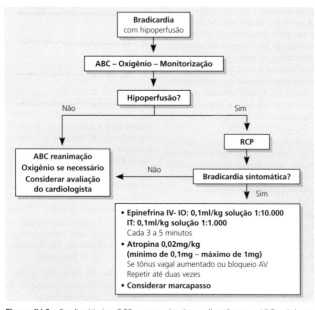

Figura IV-6 • Bradiarritmias. RCP = ressuscitação cardiopulmonar; ABC = "airway breathing circulation".

CARDIOCIRCULATÓRIO

Síndromes taquicárdicas

Classificação

Supraventricular
- Taquicardia sinusal.
- Taquicardia atrial.
- Fibrilação atrial e "flutter" atrial.
- Taquicardia supraventricular paroxística.

Ventricular
- Taquicardia ventricular.

1. Taquicardia sinusal

Na taquicardia sinusal, existe uma situação clínica compatível com a frequência cardíaca encontrada, como no paciente com febre, dor, ansiedade, hipovolemia, hipertireoidismo ou em uso de beta-agonistas. O tratamento da causa de base reverte a taquicardia.

O ECG da taquicardia sinusal apresenta (Fig. IV-7).
- Onda P presente/normal.
- FC que varia com atividade.
- RR variável com PR constante.
- Lactentes: FC < 220bpm.
- Crianças: FC < 180bpm.

2. Taquicardia atrial

A taquicardia atrial focal é responsável por 20% das TSV em crianças. Ela pode ser paroxística ou apresentar-se e modo contínuo, por reentrada intra-atrial.

O ECG da taquicardia atrial apresenta (Fig. IV-8).

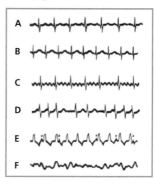

Figura IV-8 • Taquiarritmias. **A**) Taquicardia atrial; **B**) Taquicardia supraventricular. **C**) "Flutter" atrial; **D**) Fibrilação atrial; **E**) Taquicardia ventricular; **F**) Fibrilação ventricular.

- Ondas P diferentes do ritmo sinusal (anormal).
- Frequência atrial entre 150 e 220bpm.
- Frequência ventricular pode ser igual ou menor que a atrial.
- BAV costuma estar presente.

A arritmia costuma ser resistente ao tratamento.

3. Fibrilação atrial

Na fibrilação atrial, as despolarizações atriais ocorrem de maneira

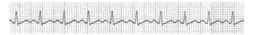

Figura IV-7 • Taquicardia sinusal.

desordenada e irregular, levando a contrações atriais inefetivas. É rara em crianças e está associada a aumentos atriais como doença reumática da valva mitral, doença de Ebstein e miocardite.

O ECG da fibrilação atrial apresenta (Fig. IV-8)

- Ausência da onda P e os intervalos RR são irregulares.
- Presença de atividade atrial rápida e irregular, de baixa amplitude (ondas F).
- Frequência atrial entre 350 e 600bpm.
- Frequência ventricular varia de 70 até 250bpm, dependendo do bloqueio AV.

O tratamento mais rápido e efetivo é a cardioversão elétrica sincronizada.

4. "Flutter" atrial

É uma disritmia rara em crianças, podendo ser decorrente de cirurgia cardíaca atrial, cardite reumática ou miocardites.

O ECG do "flutter" atrial apresenta (Fig. IV-8).

- Frequência atrial é de 250 a 400bpm, com ondas F regulares.
- Ocorre BAV do tipo 2:1 ou 3:1.
- Se ocorrer condução AV 1:1 pode haver alterações hemodinâmicas importantes.

O tratamento mais efetivo é a cardioversão elétrica sincronizada. Uma variedade de medicações pode ser dada a fim de prevenir as recorrências, como digital, procainamida, quinidina, amiodarona e betabloqueadores.

5. Taquicardia supraventricular paroxística

São as arritmias sintomáticas mais frequentes na faixa etária pediátrica. A sua gênese envolve mecanismo de reentrada na região nodal ou em via acessória (síndrome de Wolf-Parkinson-White). O início da arritmia tem início súbito e geralmente sem uma condição clínica que justifique a taquicardia.

O ECG da TSVP apresenta (Fig. IV-9).

- Onda P ausente/anormal.
- FC não varia com atividade.
- Alterações abruptas na FC.
- Intervalo RR fixo.
- Lactentes: FC ≥ 220bpm.
- Crianças: FC ≥ 180bpm.

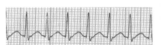

Figura IV-9 • Taquicardia supraventricular paroxística.

As demais taquicardias supraventriculares são raras em pediatria e geralmente acometem pacientes com alterações cardíacas estruturais.

6. Taquicardia ventricular

É definida como uma arritmia que se origina nas porções abaixo do feixe de His. São raras na faixa etária pediátrica, sendo na maioria das vezes associado a cardiopatias estruturais. Podem ocorrer em crianças sem alteração cardíaca prévia,

CARDIOCIRCULATÓRIO

como decorrente de distúrbios metabólicos, de efeito de substâncias ou de alterações do miocárdio. São arritmias graves com alta mortalidade.

Pacientes com aumento do intervalo QT em ritmo sinusal podem apresentar taquicardia ventricular polimórfica, denominada *Torsades de Pointes*. Esta deve ser reconhecida, pois na sua terapêutica não se deve utilizar medicamento que aumente o intervalo QT.

O ECG da TV apresenta (Figs. IV-10 e IV-11).

- Complexos QRS alargados (> 0,12s).
- Dissociação atrioventricular na maioria dos casos.
- Frequência ventricular > 120bpm.

RECURSOS TERAPÊUTICOS
(Figs. IV-12 e IV-13)

Adenosina

- Bloqueio da condução atrioventricular por aproximadamente 10s.

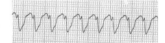

Figura IV-10 • Taquicardia ventricular.

- Indicada na taquicardia supraventricular sintomática.
- Meia-vida muito curta: utilizar técnica de administração rápida com bolo de 5ml de soro fisiológico em dupla-via.
- Registrar o ritmo durante a administração.

Amiodarona

- Prolonga intervalo QT (evitar associação com procainamida).
- Diminui condução nó atrioventricular e prolonga QRS.
- Indicada nas taquicardias atriais e ventriculares.
- Pode causar bradicardia e hipotensão.
- Meia-vida longa.

Atropina

- Efeito anticolinérgico.
- Indicada na bradicardia sintomática não responsiva a oxigenação, ventilação e epinefrina.
- Tratamento da bradicardia sintomática BAV.
- Prevenção e tratamento da bradicardia estímulo vagal.

Cardioversão sincronizada

- Indicada na taquicardia supraventricular e na taquicardia ventricular com pulso.

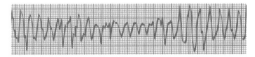

Figura IV-11 • Taquicardia ventricular – *Torsades de Pointes*.

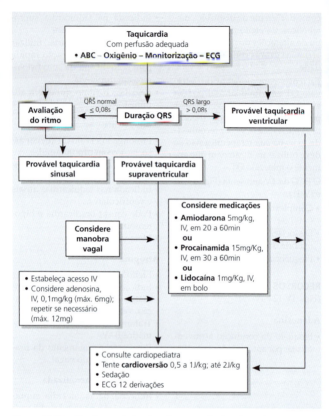

Figura IV-12 • Abordagem da taquicardia com perfusão adequada.

- Primeiro choque: 0,5 a 1 J/kg.
- Segundo choque: 2 J/kg.
- Sedação prévia se houver tempo disponível, de acordo com a gravidade do caso.

Epinefrina

- Indicada no tratamento da bradicardia sintomática que não responde a oxigenação e ventilação.

CARDIOCIRCULATÓRIO

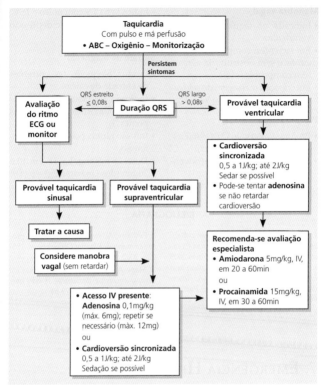

Figura IV-13 • Abordagem da taquicardia com pulso e perfusão inadequada.

- Pode ser utilizada em infusão contínua na bradicardia sintomática persistente.
- Pode provocar taquiarritmias e hipertensão.
- Inativada por bicarbonato de sódio.

Lidocaína

- Diminui o automatismo das fibras miocárdicas.
- Tratamento alternativo das taquicardias ventriculares.
- Risco de depressão miocárdica, hipotensão, convulsão.

Manobra vagal
- Indicada na taquicardia supraventricular.
- Em lactentes: compressa de gelo em face sem obstruir via aérea e sem comprimir órbita
- Em crianças: massagem do seio carotídeo ou manobra de Valsalva.

Procainamida
- Prolonga intervalo QT (evitar associação com amiodarona).
- Diminui condução nó atrioventricular e prolonga QRS.
- Indicada na TV com pulso e TSV.
- Risco de hipotensão e depressão miocárdica.

Sulfato de magnésio
- Produz bloqueio das correntes de entrada de cálcio.
- Indicado na taquicardia ventricular polimórfica ("torção das pontes").
- Infusão rápida pode causar hipotensão.
- Dose: 25 a 50mg/kg, IV, em 10 a 20min (dose máxima 2g).

BIBLIOGRAFIA

1. American Heart Association in collaboration with International Liaison Committee on Resuscitation. Guidelines 2005 for Cardiopulmonary Resuscitation and Emergency Cardiovascular Care: International Consensus on Science. Part 12: Pediatric Advanced Life Support. *Circulation*, 112(IV):167-87, 2005.

2. Pediatric Advanced Life Support, provider manual. *Rhythm Disturbances*, 185-228, 2002.

3. Stape A e cols. *Manual de Normas em Terapia Intensiva Pediátrica*. 1ª ed., Sarvier, São Paulo, 1998. p.79-84.

7. Emergência Hipertensiva

Benita Galassi Soares Schvartsman
Olberes Vitor Braga de Andrade

INTRODUÇÃO

A prevalência de hipertensão arterial (HA) persistente não é bem conhecida nas várias faixas etárias pediátricas. Lactentes e crianças menores, geralmente, apresentam hipertensão secundária a uma doença de base, enquanto, na adolescência, a hipertensão primária tem sido mais prevalente. A emergência hipertensiva caracteriza-se por disfunção grave de órgãos nobres secundária à hipertensão, com risco de morte iminente, e requer tratamento agressivo e imediato para melhora de suas complicações. No paciente pediátrico, as principais emergências hipertensivas são a encefalopatia hipertensiva e a insuficiência cardíaca congestiva (ICC) esquerda com edema pulmonar.

DEFINIÇÃO

Pressão arterial (PA) normal e hipertensão estabelecidas pela Segunda Força Tarefa Americana em Controle da Pressão Sanguínea em Crianças, em 1987, e atualizadas no Quarto Relato em Diagnóstico, Avaliação e Tratamento da Pressão Alta em Crianças e Adolescentes de 2004, que apresenta a PA sistólica e diastólica em percentis (50, 90, 95 e 99) de acordo com o sexo, idade e os diversos percentis de altura em crianças e adolescentes entre 1 e 17 anos, com base na distribuição normal de seus valores, medidos em crianças saudáveis. Para lactentes no primeiro ano de vida, são utilizadas as curvas de PA estabelecidas em 1987 por esse mesmo grupo de estudo. A HA é definida quando a média da PA sistólica ou diastólica, medida em três ocasiões diferentes, é superior ou igual ao percentil 95 (estágio 1), é considerada grave se superior ao percentil 99 + 5mmHg (estágio 2), conforme idade, sexo e percentil de altura.

A crise hipertensiva (CH) é definida, segundo o grupo de estudo acima mencionado, por aumento súbito e sintomático da PA ao estágio 2, ou, segundo outros autores, a valores cerca de 30% maiores que o percentil 95. A tabela IV-15 mostra sua classificação em urgência hipertensiva (UH) e emergência hipertensivas (EH). O termo EH aplica-se quando a hipertensão determina disfunção grave de órgãos vitais (cérebro, coração e rins), com ameaça imediata à vida do paciente. Na UH, a sintomatologia é menos intensa (cefaleia, tontura e epistaxe), sem evidências clínicas de comprometimento dos órgãos vitais, porém com risco de evolução em curto prazo para a situação emergencial.

Tabela IV-15 • Classificação das crises hipertensivas.

Emergências hipertensivas
- encefalopatia hipertensiva
- hipertensão grave com acidente vascular cerebral
- hipertensão grave com insuficiência cardíaca e edema agudo pulmonar
- crise adrenérgica no feocromocitoma
- eclampsia

Urgências hipertensivas
- hipertensão maligna
- hipertensão aguda grave sintomática
- hipertensão grave em pós-operatório (transplantes, cirurgia cardíaca)
- pré-eclampsia

ETIOPATOGENIA

As formas graves e sintomáticas de HA em crianças e adolescentes são quase sempre secundárias a uma doença de base aguda ou crônica, com 70 a 80% de etiologia renal, embora diversas doenças e medicamentos possam estar envolvidos (Tabela IV-16).

Dentre as doenças agudas, em nosso meio, destaca-se a glomerulonefrite pós-estreptocócica, caracterizada por hipertensão, edema, oligúria e hematúria. A HA é volume-dependente e ocorre em 80 a 90% dos casos, sendo grave em 10 a 20% dos pacientes. A síndrome hemolítico-urêmica (anemia hemolítica, trombocitopenia e insuficiência renal aguda – IRA de instalação abrupta) ocorre mais comumente em lactentes e também pode evoluir com HA grave, renina-dependente ou secundária à retenção hidrossalina devido à IRA. Em crianças maiores, as glomerulopatias proliferativas, como a nefrite lúpica e as glomerulonefrites rapidamente progressivas podem se apresentar com HA grave e CH.

As doenças renais crônicas, associadas ou não a insuficiência renal (crônica ou agudizada), como glomerulopatias, nefrite lúpica, hipo-

Tabela IV-16 • Causas mais comuns de emergências e urgências hipertensivas.

Renais
- Glomerulonefrite aguda pós-estreptocócica
- Síndrome hemolítico-urêmica
- Púrpura de Henoch-Schönlein
- Nefrite lúpica
- Glomerulonefrite membranoproliferativa
- Pielonefrite crônica
- Insuficiência renal aguda e crônica
- Transplante renal
- Hematoma perirrenal
- Rins policísticos

Endócrinas
- Feocromocitoma
- Hiperplasia congênita de adrenal
- Síndrome de Cushing
- Hiperaldosteronismo primário
- Hipertireoidismo
- Hiperparatireoidismo

Cardiovasculares
- Coarctação da aorta
- Fístulas arteriovenosas
- Estenose da artéria renal
- Vasculites

Sistema nervoso central
- Meningite
- Encefalite
- Traumatismo
- Tumor
- Hidrocefalia
- Poliomielite
- Síndrome de Guillain-Barré

Metabólica
- Hipercalcemia
- Hipernatremia

Miscelânea
- Ingestão de metais pesados
- Fármacos (esteroides/ simpatomiméticos/ anticoncepcionais/anfetaminas/ ciclosporinas/tacrolimus)
- Queimaduras
- Traumatismo ortopédico
- Traumatismo abdominal

plasia e displasia renal, rins policísticos e pielonefrite crônica com cicatrizes renais, estão entre as causas comuns de HA na criança. A estimulação do sistema renina-angiotensina por déficit regional ou global da perfusão parenquimatosa renal e a redução da excreção renal de água e sódio são os mecanismos determinantes da HA, muitas vezes agravada por efeitos adversos de medicamentos usados no tratamento dessas doenças.

A coarctação da aorta e a estenose de artéria renal são as principais causas vasculares e renovasculares (respectivamente) de HA na infância (mais comumente detectadas em lactentes e crianças menores) e podem cursar com CH. No período neonatal, tem importância, ainda, a trombose de artéria renal por cateterismo umbilical.

As doenças endócrinas são pouco frequentes na criança como causa de CH. O feocromocitoma e o neuroblastoma, embora raros, podem se apresentar como EH, com HA grave associada a palidez, taquicardia e sudorese, decorrente da produção tumoral de catecolaminas.

A hipertensão por drogas e medicamentos é mais frequentemente observada com o uso de corticoesteroides, simpatomiméticos, anfetaminas, cocaína e imunossupressores como a ciclosporina e o tacrolimus. Em recém-nascidos e lactentes, mesmo doses terapêuticas de vasoconstritores tópicos nasais podem desencadear CH.

FISIOPATOLOGIA

A fisiopatologia da EH permanece parcialmente compreendida. O aumento na resistência vascular periférica (RVP) parece ser o passo inicial e pode ser precipitado pela liberação de substâncias vasoconstritoras como norepinefrina e angiotensina II, ou ainda por hipovolemia relativa. Nessa fase de aumento inicial da PA e da RVP, o endotélio vascular reage promovendo a liberação de moléculas vasodilatadoras como o óxido nítrico. À medida que a hipertensão se acentua, os mecanismos compensatórios são suplantados e ocorre disfunção endotelial progressiva, por mecanismos pouco conhecidos, que incluem distensão mecânica da parede vascular e participação direta da angiotensina II, com liberação de substâncias pró-inflamatórias, citocinas, moléculas de adesão das células vasculares, endotelina e tromboxano, com consequente aumento da permeabilidade e perda da integridade endotelial, agregação plaquetária e aumento adicional da RVP. O sistema renina-angiotensina-aldosterona parece estar progressivamente ativado e amplificado pela hipoperfusão tecidual renal, estabelecendo-se um círculo vicioso de aumento contínuo da RVP e da PA. Em curto prazo, são observados fenômenos isquêmicos ou hemorrágicos e perda da autorregulação do fluxo sanguíneo (FS), comprometendo funcionalmente órgãos nobres.

DIAGNÓSTICO

A avaliação diagnóstica inicial objetiva caracterizar a presença de EH ou UH (ou detectar hipertensão grave sem risco iminente) e esclarecer, dentro do possível em ambiente de terapia intensiva, a etiologia da hipertensão.

Medida da pressão arterial

O diagnóstico de HA pressupõe avaliação correta da PA. O manguito dever ser de tamanho adequado. O método de escolha é o auscultatório, com esfigmomanômetro de mercúrio ou aneroide. Em lactentes e em ambiente de terapia intensiva, o método oscilométrico é comumente utilizado. Sempre que houver detecção de PA acima do percentil 90 por esse método, recomenda-se confirmação pelo auscultatório.

História e exame físico

A história clínica inclui pesquisa de sintomas frequentemente atribuídos à elevação da PA que incluem cefaleia, visão borrada, tonturas, vômitos, convulsões, dispneia, dor torácica, déficit neurológico focal e epistaxe, além de eventos recentes, como alterações urinárias, erupções cutâneas, artralgias, febre, infecções de pele e vias aéreas superiores ou ingestão de drogas ilícitas e medicamentos (anticoncepcionais, simpatomiméticos, anti-inflamatórios não-hormonais, corticosteroides, ciclosporina, tacrolimus, eritropoietina), que possam estar relacionados à etiologia da HA.

A história pregressa pode trazer dados significativos, como uso de cateter umbilical no período neonatal, infecções urinárias de repetição, doenças renais ou urológicas, hematúria e/ou proteinúria ou traumatismo abdominal anterior.

O exame físico deve incluir avaliação dos sinais vitais, pesquisa de sintomas e sinais de ICC como dispneia e ortopneia, estertores pulmonares, sopro cardíaco, taquicardia, hepatomegalia e ingurgitamento jugular, avaliação do estado de consciência e exame neurológico detalhado, com fundo de olho (pesquisa de alterações vasculares, edema de papila, hemorragia e exsudatos) e pesquisa de alterações focais. Alguns dados, quando presentes, sugerem etiologia específica: sudorese, taquicardia, palidez cutânea, ansiedade no feocromocitoma; diminuição de pulso e pressão arterial em membros inferiores na coarctação de aorta; edema nas glomerulopatias; "rash" cutâneo facial e comprometimento articular e sistêmico no lúpus eritematoso sistêmico (LES); lesões purpúricas em membros inferiores na púrpura de Henoch-Schöenlein; entre outros. Podem ainda estar presentes massas abdominais, sopro abdominal, manchas "café au lait", palidez cutânea e petéquias.

CARDIOCIRCULATÓRIO

Avaliação laboratorial

Os testes laboratoriais e os exames complementares permitem verificar a extensão do comprometimento de órgãos-alvo e esclarecer o mecanismo da hipertensão e devem ser direcionados pela anamnese e exame físico. Os seguintes exames são recomendados a todos os pacientes, devendo ser realizados simultaneamente ao tratamento da EH: avaliação hematológica por hemograma, plaquetas, esfregaço de sangue periférico, com pesquisa de hemácias crenadas e esquizócitos; avaliação de função renal por ureia, creatinina, sódio, potássio, cloro, cálcio, fósforo e magnésio séricos e urina tipo I; avaliação cardiopulmonar por radiografia de tórax e eletrocardiograma; TC de crânio se houver comprometimento do SNC.

A ultra-sonografia Doppler renal e o ecocardiograma são complementares na investigação inicial. A investigação prossegue paralelamente ao tratamento da EH, incluindo exames laboratoriais específicos para as doenças renais e renovasculares, devem ser solicitados de forma criteriosa, com indicação baseada nos sinais e sintomas clínicos (ver etiologia). Os exames incluem proteinúria e microalbuminúria, perfil lipídico, ácido úrico, ASLO, complemento total e frações, FAN, anti-DNA, ANCA, cintilografia renal estática e dinâmica, metanefrina e catecolaminas séricas e urinárias, esteroides plasmáticos e urinários, renina, aldosterona e hormônios tireoideanos, exames de imagem das artérias renais (angiotomografia, angiorressonância e/ou arteriografia), mapeamento com metaiodobenzilguanidina (MIBG), entre outros.

TRATAMENTO

Princípios gerais

No tratamento, são regras básicas: avaliar corretamente a PA (ver quadro clínico), determinar a urgência do tratamento, considerar a cronicidade da HA e reconhecer situações clínicas subjacentes que possam se agravar com a hipertensão ou mesmo com seu controle. Hipotensores utilizados habitualmente pelo paciente podem bloquear respostas compensatórias reflexas às medicações agudamente prescritas ou exacerbar seus efeitos.

A forma mais segura de iniciar o tratamento da EH envolve a utilização de medicamentos anti-hipertensivos administrados por via parenteral, por infusão contínua, em centros de terapia intensiva e monitorização apropriada.

Na EH, considerar o risco de redução rápida e abrupta da PA e a possibilidade de hipoperfusão dos órgãos, principalmente isquemia cerebral, devido à perda da capacidade de autorregulação do fluxo sanguíneo cerebral (FSC), dificultando o ajuste na perfusão tecidual. Durante o tratamento, qualquer deterioração do estado neurológico deve trazer o questionamento se é devida ao tratamento ou à própria CH.

O objetivo é minimizar as complicações nos órgãos-alvo, mais do que normalizar a pressão arterial. Dados mais recentes em pediatria orientam à redução da PA média (PAM) em até 25% nas primeiras 8h, paralelamente à redução da sintomatologia, seguida de redução gradual da PA nas 26 a 48h seguintes. Recomenda-se também, não atingir PAM abaixo do percentil 95 para idade e estatura antes de 48h da apresentação inicial. Cabe salientar, novamente, que a redução abrupta e sem critério da PA frequentemente resulta no hipofluxo cerebral e na consequente ocorrência de amaurose, AVC isquêmico ou coma.

Outras medidas de suporte incluem assistência ventilatória e hemodinâmica, além de sedação,/analgesia e de terapia diurética e/ou dialítica em casos de hipervolemia refratária associada.

Principais agentes anti-hipertensivos

Vários fármacos são disponibilizados para o tratamento das EH (Tabela IV-17), entretanto, muitos com experiência limitada em pediatria. A individualização no uso dos diferentes medicamentos deve levar em conta a doença de base, a fisiopatogenia, os dados hemodinâmicos, contraindicações específicas, a presença de insuficiência renal ou hepática e a experiência e a disponibilidade do medicamento. O uso de anti-hipertensivos por via oral não é preconizado no tratamento

Tabela IV-17 • Medicamentos usados na emergência hipertensiva.

Medicamento	Tempo de ação	Dosagem	Observações
Nitroprussiato de sódio	Início de ação: imediato Meia-vida: 2-4min	EV: 0,25-8µg/kg/min proteger da luz	Monitorizar tiocianato sérico se: • uso ≥ 72h ou dose > 3mcg/kg/min • falência renal/hepática (cianeto)
Fenoldopan	Meia-vida: 5-9min	EV: 0,2-0,8µg/kg/min	Vasodilatação renal, natriurese e diurese Usada em pacientes com disfunção renal
Labetalol	Início de ação: 5-15min Meia-vida: 3-5h	EV: bolo 0,2-1mg/kg/dose Máx: 40mg/dose EV contínuo: 0,25-3mg/kg/h	Não usar: asma, falência cardíaca e diabetes insulino-dependente

CARDIOCIRCULATÓRIO

Medicamento	Tempo de ação	Dosagem	Observações
Esmolol	Início de ação: 1min Duração: 10-20min	EV: 25-300µg/kg/min	Pode causar bradicardia profunda
Nicardipina	Início de ação: minutos Duração: 10 a 15min	EV: 1 a 3µg/kg/min	Taquicardia reflexa Pode aumentar nível sérico de ciclosporina Não usar em ICC
Hidralazina	Início de ação: 10-20min Duração: 3-4h	EV, IM: 0,2mg-0,5mg/kg/dose a cada 4 a 6h	Efeito variável e inconsistente Pode ser usado na gestação
Fentolamida	Início de ação: 30s Duração: 10-60min	EV: 0,05-0,2mg/kg/dose a cada 10 a 15min/n (máx. 5mg) EV contínuo: 1-5µg/kg/min	Usado em estados hiperadrenérgicos como feocromocitoma

das EH. Para o tratamento da emergência hipertensiva não se recomenda o uso de nifedipina sublingual em pediatria. Na figura IV-14, observa-se um fluxograma com as principais indicações em situações específicas.

Nitroprussiato de sódio (NS) – potente vasodilatador arterial e venoso é o anti-hipertensivo mais utilizado nas EH. Sua ação inicia-se em segundos e apresenta meia-vida curta. Promove aumento do FS cerebral (efeito dose-dependente) além de gerar aumento da PIC. Possui cianeto na sua fórmula. A remoção do cianeto e seu metabólito, o tiocianato, requerem integridade das funções hepática e renal. Na realidade, os níveis de cianeto raramente se elevam a não ser na administração prolongada por diversos dias e/ou na presença de insuficiência renal. A toxicidade do cianeto resulta em acidose metabólica, convulsão, coma e morte. Embora muito utilizado nas EH, o uso do NS deve ser feito de maneira extremamente criteriosa. Deve ser iniciado em infusão de 0,25µg/kg/min e titulado até a dose máxima de 8,0µg/kg/min.

Nicardipina – bloqueador dos canais de cálcio diidropiridínico, apropriado para uso endovenoso. Tem seu início de ação entre 5 e 15min, com duração de ação de 4 a 6h. Dose deve ser titulada de 0,5-3µg/kg/min até redução desejada da PA. A nicardipina apresenta eficácia comparável à do nitroprussiato de sódio com a vantagem adicional de reduzir a isquemia cardíaca e cerebral. Desvantagens incluem

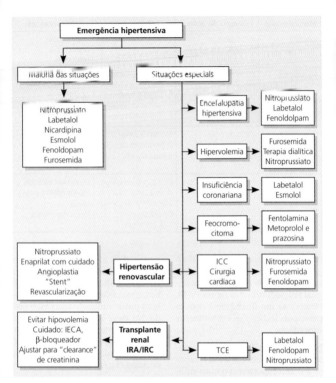

Figura IV-14 • Situações gerais e específicas e estratégia terapêutica anti-hipertensiva. ICC = insuficiência cardíaca congestiva; IRA = insuficiência renal aguda; IRC = insuficiência renal crônica; TCE = traumatismo cranioencefálico.

o risco de tromboflebites e o potencial aumento da pressão intracraniana por vasodilatação cerebral, devendo ser usada com cautela nas lesões neurológicas que ocupam espaço (sangramentos, tumores).

Fenoldopam – é um agonista dopaminérgico DA1 que tem curta duração de ação com a vantagem adicional de aumentar o fluxo sanguíneo e a excreção renal de sódio. Promove vasodilatação pelo aumento do AMPc, promovendo relaxamento da célula muscular lisa. Sua ação renal se dá por ativação de receptores dopaminérgicos em túbulo proximal e distal com inibição da reabsorção de sódio e consequente natriurese. Tem duração de ação de 30 a 60min obtendo-se redução gradual da PA, sem efeito rebote após sua interrupção. Deve ser administrado na posologia inicial de 0,1µg/kg/min com incrementos de 0,05-0,1µg/kg/min até dose máxima de 0,8µg/kg/min em crianças. Desvantagens incluem o potencial desenvolvimento de tolerância farmacológica e o potencial aumento da pressão intraocular.

Labetalol – bloqueador dos receptores adrenérgicos α_1 e β, apresenta um β-bloqueio sete vezes superior ao seu bloqueio nos receptores α. O seu efeito hipotensor é observado após 2 a 5min da sua administração (pico de ação de 5 a 10min e duração de ação de 2 a 4h). Redução discreta da frequência cardíaca é observada e, ao contrário dos outros β-bloqueadores, seu uso não implica redução do débito cardíaco. Seu efeito vasodilatador não resulta em redução do fluxo sanguíneo periférico, assim como não reduz o fluxo de sangue para artérias coronarianas, cerebrais e renais. É efetivo no manejo das EH, em especial naquelas associadas às síndromes coronarianas agudas. Em geral, deve ser administrado em infusão contínua na dose de 0,2 a 3,0mg/kg/h, até dose cumulativa máxima de 300mg em 24h. É contraindicado em pacientes com asma.

Enalaprilato – esse inibidor da enzima conversora da angiotensina é uma opção de escolha no tratamento da HA maligna. Tem início de ação em 15min com duração de ação estimada de 12 a 24h. Apresenta a desvantagem do efeito anti-hipertensivo ser menos previsível e maior dificuldade de titulação, pois é utilizado em doses seriadas. Deve ser inicialmente administrado na dose de 5-10µg/kg/dose a cada 6 a 24h, podendo ser titulada à dose máxima de 5mg a cada 6h em adultos, exigindo controle clínico rigoroso. Seu uso é contraindicado na gestação.

Esmolol – bloqueador β-adrenérgico, apresenta curta duração de ação, atuando por redução do débito cardíaco. O início de ação se dá em 60s com duração de ação de 10 a 20min. Tem sua indicação mais aceita para as EH associadas às arritmias supraventriculares e ao IAM, podendo também ser usado na hipertensão grave de pós-operatórios. Deve ser administrado na posologia inicial com infusão de 25 a 50µg/kg/min. Incrementos de 25µg/kg/min podem ser efetuados a cada 10min até resposta anti-hipertensiva adequada (dose máxima de 300µg/kg/min). Deve ser utilizado com critério ou evitado em casos de asma, doença pulmonar obstrutiva crônica e ICC, podendo causar também bradicardia.

Fentolamina – bloqueador α-adrenérgico, frequentemente utilizado nas crises hipertensivas adrenérgicas (como feocromocitoma). Deve ser administrada na posologia de 0,1 a 0,2mg/kg, EV, em bolo, podendo ser repetida a cada 2 a 4h até adequação da PA (dose máxima de 15mg). Pode ser utilizado de 1 a 2h antes da cirurgia pré-operatória. Seu uso está relacionado à ocorrência de angina e taquiarritmias.

Furosemida – diurético potente de alça, promove o bloqueio da reabsorção de sódio, entre outras ações. Além do aumento da excreção de sódio e da diurese, apresenta efeito vasodilatador. A dose varia de 1 a 5mg/kg/dia com intervalos de até 6h. Indicada nos casos de hipertensão associados à hipervolemia, deve ser utilizada com critério em doses elevadas, devido à toxicidade e aos efeitos colaterais (nefrite tubulointersticial, surdez, alcalose metabólica, hipocalemia e hiponatremia, entre outros).

SITUAÇÕES ESPECÍFICAS NA CRISE HIPERTENSIVA

Encefalopatia hipertensiva

A encefalopatia hipertensiva caracteriza-se por disfunção cerebral secundária a variações no FS cerebral efetivo, de rápida evolução. Está mais relacionada à rapidez com que a PA se eleva do que aos valores de PA atingidos, embora com frequência ocorra na vigência de HA muito grave. Na infância, é mais comum na síndrome nefrítica aguda e na hipertensão crônica de etiologia renal inadequadamente controlada.

Na encefalopatia, quando a PAM supera a faixa normal de autorregulação, os vasos cerebrais contraídos subitamente dilatam produzindo vasodilatação generalizada. Instala-se hiperperfusão cerebral em regime de altas pressões, com escape de fluido perivascular e formação de edema cerebral. Observa-se ainda perda da integridade da barreira hematocerebral com lesão endotelial, aumento de permeabilidade vascular e micro-hemorragias.

O quadro clínico inclui cefaleia intensa, visão borrada, náuseas, vômitos, distúrbios de consciência e, eventualmente, alterações neurológicas focais, frequentemente transitórias e mutáveis, como afasia, amaurose, hemiplegia e paralisia do nervo facial. Evolui com convulsões (focais ou tonicoclônicas generalizadas) e coma, não sendo raras tais manifestações em crianças. O exame de fundo de olho pode revelar espasmos arteriolares, exsudatos e hemorragias, além de edema de papila. Essas alterações nem sempre estão presentes, especialmente na hipertensão aguda.

CARDIOCIRCULATÓRIO

O diagnóstico diferencial com outras causas envolvendo o SNC, como traumatismo craniano, acidente vascular cerebral (AVC) ou vasculites, é por vezes difícil e a TC de crânio é obrigatória.

O tratamento de escolha é com o nitroprussiato de sódio. Seu uso requer observação neurológica contínua. As alternativas incluem labetalol, fenoldopam e nicardipina. Devem ser evitados medicamentos que promovem sedação, devido à interferência na avaliação neurológica sequencial. Observa-se, em geral, grande melhora da sintomatologia com a redução da pressão arterial.

Hipertensão grave e insuficiência cardíaca congestiva

A elevação da PA envolve aumento da resistência vascular periférica (RVP) (pós-carga) e do trabalho cardíaco. As alterações miocárdicas podem evoluir para falência ventricular e queda do DC, e hipertensão capilar pulmonar com transudação alveolar e edema pulmonar. Na hipertensão hipervolêmica, além do aumento da RVP, o aumento do retorno venoso (pré-carga) é fator agravante para o trabalho cardíaco.

No tratamento, a redução da PA e do volume extracelular (se houver hipervolemia) e a oxigenação são medidas fundamentais para melhorar o rendimento cardíaco. A via parenteral é preferível, com vasodilatadores de ação tanto arterial (diminui a pós-carga) quanto venosa (aumento a capacitância venosa), como o nitroprussiato de sódio, além de diuréticos potentes, como a furosemida. A hipervolemia associada à insuficiência renal, que não responde ao esquema citado, deve ser tratada por diálise ou hemofiltração. Na ICC de incipiente a moderada, sem congestão pulmonar significativa, os bloqueadores da enzima conversora, por VO, podem ser usados. Seu uso é limitado nas situações emergenciais, pelo início relativamente lento de ação. Bloqueadores de canal de cálcio, hidralazina e betabloqueadores são, em geral, contraindicados na ICC aguda com edema pulmonar.

Hipertensão grave e acidente vascular cerebral

O AVC na CH pode ser isquêmico ou hemorrágico, envolvendo regiões intracerebrais ou subaracnoideas. Em pediatria é raro, embora com consequências igualmente devastadoras. Clinicamente, observa-se cefaleia, sinais neurológicos focais, confusão mental, distúrbios de comportamento, convulsões e/ou coma profundo. O diagnóstico diferencial com a encefalopatia hipertensiva requer exames complementares, como TC, ressonância magnética e análise do líquido cefalorraquidiano.

O tratamento da hipertensão é individualizado, devido aos riscos de hipoperfusão cerebral com a diminuição da PAM. No AVC, os mecanismos de autorregulação de FS não estão normais nas áreas vicinais (áreas de penumbra) ao infarto, tornando-as mais suscetíveis à hipoperfusão e aumentando extensão da área infartada. Por outro lado, a HA grave intensifica a lesão neurológica por agressão endotelial contínua e contribui para o aumento de hemorragia intracraniana preexistente e requer algum grau de redução. Estudos mais recentes apontam para maior sobrevida (adultos, com PA diastólica maior que 120 a 130mmHg) com redução parcial (20%) da HA nas primeiras 24h de atendimento.

São mais indicados medicamentos de ação rápida e titulável como nitroprussiato de sódio e labetalol. Com a vasodilatação cerebral, pode ocorrer piora de sangramento e/ou aumento da PIC, com progressão de isquemia. A monitorização neurológica sequencial (em muitos casos, também da PIC) é obrigatória. A presença de bradicardia (resposta de Cushing) pode dificultar o uso de labetalol, por sua ação betabloqueadora.

Crise hipertensiva adrenérgica

Feocromocitoma é um tumor secretor de catecolaminas (dopamina, norepinefrina e epinefrina), que se origina nos tecidos cromafins da medula adrenal e gânglios simpáticos. É raro na infância, com pico de incidência na terceira e na quarta décadas de vida.

Os sinais clínicos mais frequentes no feocromocitoma são episódios recorrentes de cefaleia, sudorese profusa, náuseas, vômitos e distúrbios visuais. Hipertensão mantida é o mais comum nos casos pediátricos. A CH é frequentemente grave, determinando complicações como encefalopatia, ICC, IRA (por HA maligna) e AVC. As crises paroxísticas são espontâneas ou desencadeadas por refeições, posturas, medicamentos, cirurgia, anestesia, procedimentos angiográficos e palpação abdominal.

O medicamento de escolha para o controle da crise adrenérgica é a fentolamina. Em seguida, a fenoxibenzamina, por VO, é útil no controle a longo prazo da HA, até remoção cirúrgica do tumor. Alternativas são nitroprussiato de sódio, labetalol, e prazosina e metoprolol para uso parenteral, lembrando que o bloqueio de alfa-receptores e o controle da RVP devem preceder o uso de betabloqueadores cardíacos, pelo risco de ICC.

Hipertensão acelerada ou maligna

Hipertensão acelerada ou maligna pode ocorrer durante a evolução de qualquer quadro hipertensivo grave e é considerada UH. Tem como principal característica o surgimento de arteriopatia progressiva, com fenômenos inflamatórios agudos e necrose fibrinoide em arteríolas. Ao exame do fundo de olho, essas alterações se manifestam por hemorragias, exsudatos cotonosos e edema de papila. A presença de hematúria, cilindrúria e proteinúria reflete alterações semelhantes ocorrendo nos rins. Os achados laboratoriais são de anemia hemolítica tipo microangiopática, com aumento de reticulócitos e de DHL e presença de hemácias crenadas e esquizócitos no esfregaço de sangue periférico.

A hipertensão é chamada de acelerada quando a retinopatia é de grau III, segundo a classificação de Keith-Wegener e maligna quando se acrescenta o edema de papila (grau IV). Pode evoluir com encefalopatia hipertensiva, ICC e IRA, que quando presentes são abordadas como EH. A HA pode ser controlada com hipotensores por VO ou parenteral, com redução de 20 a 25% da PAM nas primeiras 24h, e o restante em vários dias, conforme cronicidade da HA. Podem ser usados captopril e enalaprilato, fenoldopan, nicardipina, amlodipina, nifedipina de liberação lenta, hidralazina, clonidina, e mesmo o minoxidil, em pacientes com resistência aos esquemas habituais. Podem ser associados betabloqueadores para potencializar sua ação e/ou controlar efeitos colaterais. A hipovolemia durante a fase de malignização da hipertensão é comumente observada e, em geral, os diuréticos não estão indicados, sendo, por vezes, necessária a reposição volêmica.

OUTRAS SITUAÇÕES CLÍNICAS

Na hipertensão que cursa também com componente renina-dependente (por exemplo, na síndrome hemolítico-urêmica), os bloqueadores da enzima conversora de angiotensina como captopril, são as medicações mais indicadas. Na pré-eclampsia, a hidralazina por via parenteral é considerada segura.

Os pacientes hipertensos crônicos, assintomáticos, que apresentam aumento grave da PA (estágio 2), porém sem complicações e sem comprometimento de órgãos-alvo (e sem retinopatia grave), devem de preferência receber ajustes nas doses dos hipotensores que vinham sendo utilizados, permanecendo em repouso, sob observação por algumas horas até que a HA esteja controlada. A normalização da PA pode ser obtida gradualmente em vários dias ou semanas com supervisão ambulatorial.

BIBLIOGRAFIA

1. Adelman RD, Coppo R, Dillon MJ. The emergency management of severe hypertension. *Pediatr Nephrol*, 14:422-7, 2000.

2. Bartosch SM, Aronson AJ. Childhood hypertension. An update on etiology, diagnosis and treatment. *Ped Clin North Am*, 46(2):235-52, 1999.

3. Constantine E, Linakis J. The assessment and management of hypertensive emergencies and urgencies in children. *Pediatr Emerg Care*, 21 (6):391-6, 2005.

4. Fivush B, Neu A, Furth S. Acute hypertensive crises in children: emergencies and urgencies. *Curr Opin Pediatr*, 9:233-6, 1997.

5. Patel PH, Mitsnefes M. Advances in the pathogeneses and management of hypertensive crisis. *Curr Opin Pediatr*, 17:210-4, 2005.

6. Porto I. Hypertensive emergencies in children. *J Pediatr Health Care*, 14:312, 2000.

7. The Fourth Report in the Diagnosis, Evaluation, and Treatment of High Blood Pressure in Children and Adolescents. *Pediatrics* 114:555-76, 2004.

8. Tumlin JA, Dunbar LK Oparil S. Fenoldopam, a dopamine agonist, for hypertensive emergency: a multicenter randomized trial. Fenoldopan Study Group. *Acad Emerg Med*, 7(6):653-62, 2000.

9. Update on the 1987 Task Force Report on High Blood Pressure in Children and Adolescents: A Working Group Report from the National High Blood Pressure Program. *Pediatrics*, 98:649, 1996.

10. Vaughan CJ, Delanty N. Hypertensive emergencies. *Lancet*, 356:411, 2000.

11. Vogt BA, Davis ID. Treatment of hypertension. In Avner ED, Harmon WE, Niaudet P (eds.): *Pediatric Nephrology*. 5th ed., Lippincott, Williams & Wilkins, Philadelphia, 2004, p. 1199-222.

8. Monitorização Hemodinâmica Não-Invasiva

Woady Jorge Kalil Filho
Cláudio Flauzino de Oliveira

Os objetivos da monitorização hemodinâmica não-invasiva são:

- Avaliar as condições cardiovasculares e de perfusão tecidual.
- Monitorizar extração e transporte de oxigênio.
- Minimizar riscos.
- Reconhecer precocemente o choque.
- Identificar o momento correto de iniciar o tratamento.
- Diminuir morbidade e aumentar sobrevida.

- Evitar complicações do paciente hospitalizado.
- Reduzir custos hospitalares.

Na tabela IV-18 estão resumidos os principais métodos de monitorização não-invasiva que serão discutidos.

Tabela IV-18 • Métodos para avaliação e monitorização hemodinâmica não-invasiva.

Exame físico
Ausculta
Pulso
Perfusão tecidual
Nível de consciência
Débito urinário
Sinais vitais
Temperatura
Frequência cardíaca
Frequência respiratória
Pressão arterial
Eletrocardiograma
Radiografia de tórax
Ecocardiograma
Laboratorial
Lactato
Saturação venosa central de oxigênio
Minimamente invasivos
Doppler transesofágico
Análise do contorno de pulso
Emergentes
Método indireto de Fick (CO_2)
Bioimpedância
Tensão transcutânea de oxigênio
Espectroscopia infravermelha
Termodiluição transpulmonar

EXAME FÍSICO

O exame físico, especialmente se realizado sequencialmente, é a técnica inicial e mais comum para a avaliação hemodinâmica. A ausculta cardíaca pode trazer informações sobre frequência e ritmo cardíacos, presença de terceira bulha e localização do ictus. A ausculta pulmonar pode evidenciar crepitação e sinais de congestão.

Estado de hidratação pode ser avaliado pelo turgor da pele, umidade das mucosas e exame da fontanela anterior (em lactentes); mas essa avaliação pode não refletir o volume intravascular. Distensão venosa jugular e hepatomegalia são indicativos de aumento da pressão de enchimento de ventrículo direito ou disfunção ventricular direita.

As avaliações do pulso e da temperatura periféricas mostram, em situações de baixo débito, pulsos finos com extremidades frias, enquanto em situações hiperdinâmicas ou de vasodilatação, evidenciam pulsos amplos com extremidades quentes.

O exame da perfusão tecidual busca verificar o tempo de preenchimento capilar após a digitopressão cutânea. Os locais preferenciais para avaliação são extremidades dos membros (palma das mãos, planta dos pés, dedos), lóbulo auricular, tórax (região do esterno). O tempo de preenchimento capilar normal é de 2 a 3s.

Valores superiores a 3s podem significar vasoconstrição cutânea devido a:
- Redução da volemia (absoluta ou relativa).
- Hipotermia.

- Uso de vasoconstritores em doses excessivas.
- Insuficiência cardíaca congestiva.

Valores inferiores a 2s podem ocorrer com vasodilatação cutânea devido a:
- Hipertermia.
- Vasoplegia central (disautonomia do SNC).
- Excesso de vasoativos com alguma ação vasodilatadora.
- Hipercapnia.
- Choque séptico.

A avaliação da perfusão tecidual apresenta inconvenientes como interpretação dependente do avaliador, não representa necessariamente as condições vasomotoras sistêmicas, varia muito com as temperaturas extrínseca e intrínseca e pode ser dificultada em crianças negras e ictéricas.

O débito cardíaco é avaliado indiretamente também por seus efeitos no débito urinário (normal 1 a 3ml/kg/h) e no nível de consciência.

SINAIS VITAIS

Alterações de temperatura, frequência cardíaca e frequência respiratória fazem parte da definição da síndrome da resposta inflamatória sistêmica. Diferença entre temperatura central e periférica ocorre em situações de baixo débito cardíaco. O débito cardíaco na criança é bastante dependente da frequência cardíaca quando comparado com o adulto.

$$DC = VS \times FC$$

sendo: DC = débito cardíaco; VS = volume sistólico; FC = frequência cardíaca.

Pressão arterial – um dos métodos mais antigos de verificação das condições hemodinâmicas em adultos e crianças. É também um dos métodos mais utilizados e considerado obrigatório em qualquer setor de emergência. A pressão arterial (PA) depende do débito cardíaco e resistência vascular sistêmica.

$$PAM = PD + (PS - PD)/3$$

sendo: PAM = pressão arterial média; PD = pressão diastólica; PS = pressão sistólica.

Cuidados técnicos da medida da pressão arterial:
- A parte inflável do manguito deve ter pelo menos 40% da circunferência do braço no ponto médio entre acrômio e olécrano e sua extensão deve cobrir de 80 a 100% da circunferência do braço.
- Confirmação de pelo menos três medidas consecutivas.

Tão importante quanto a técnica da mensuração da pressão arterial é sua correta interpretação, variável com a idade e a estatura da criança. Percentis 50, 90, 95 e 99 para PA sistólica e diastólica, de acordo com estatura, sexo e idade são apresentados para meninos e meninas e podem ser acessados na Internet no endereço:

http://www.nhlbi.nih.gov/guidelines/hypertension/child_tbl.htm

Apesar da PAM representar a pressão que contribui na movimentação do sangue pelo sistema circulatório, é de suma importância que a interpretação da pressão arterial seja feita em conjunto (sistólica e diastólica). Analisando PS e PD podemos notar que uma PA pinçada "para cima" não representa a mesma coisa que quando pinçada "para baixo", ou seja, 100 × 80mmHg (pode representar vasoconstrição importante com insuficiência de ventrículo esquerdo) é diferente de 50 × 40mmHg (insuficiência de todas as câmaras com vasodilatação ou vasoconstrição extrema), que pode indicar choque séptico ou cardiogênico. Outro exemplo é o distanciamento pressórico: com PD baixa e PS elevada (110 × 40mmHg), podendo representar vasodilatação e aumento da contratilidade de ventrículo esquerdo, ou ainda PS normal com PD baixa (100 × 40mmHg), representando vasodilatação e/ou insuficiência de câmara direita

Os principais inconvenientes da medida não-invasiva da PA são:

- Alterações na PA ocorrem tardiamente na sepse grave, choque séptico, cardiogênico ou hipovolêmico.
- Dificuldade de mensuração em pacientes com pulso fino.
- Dificuldade de todos os tamanhos de manguitos para cada tamanho de criança.
- Não fornece mensuração contínua da PA.

CARDIOCIRCULATÓRIO

RADIOGRAFIA DE TÓRAX

Avaliar área, contorno e configuração cardíacos, vasculatura pulmonar, derrames pleurais e parênquima pulmonar. Em casos com comprometimento cardiovascular, a área cardíaca está frequentemente aumentada. O índice cardiotorácico dá uma estimativa do tamanho do coração. Existe cardiomegalia se o índice for maior que 0,5 em adultos e 0,6 em crianças. O índice não é útil para aumento de câmaras direitas.

ELETROCARDIOGRAMA

O eletrocardiograma (ECG) de 12 derivações informa sobre frequência cardíaca, ritmo, direção do eixo da onda P, complexo QRS e onda T, intervalos entre as ondas, tamanho e forma da onda P, progressão da onda R, formato da onda Q e alterações do segmento ST.

Portanto, a realização do ECG pode auxiliar no diagnóstico e no acompanhamento de situações como arritmias, distúrbios de condução, aumento e sobrecarga de câmaras cardíacas e isquemia miocárdica, além de distúrbios hidroeletrolíticos e intoxicações digitálicas.

ECOCARDIOGRAMA

Método extremamente útil na monitorização, diagnóstico e terapêutica na emergência (Tabela IV-19). Fatores limitantes: alto custo do aparelho e necessidade de profissional especializado.

Tabela IV-19 • Utilização do ECO na monitorização e avaliação cardiovascular.

Avaliação	Características
Hipertrofia miocárdica	Massa ventricular (g)/superfície corpórea (m^2)
Pressão de artéria pulmonar	Pressão pulmonar normal = 25 a 30% da pressão sistêmica HP = PmAP > 25mmHg (repouso) ou > 30mmHg (esforços) HP por hiperfluxo → doença vascular pulmonar HP pela insuficiência tricúspide → valorizar PS de AP HP pela insuficiência pulmonar → valorizar PM e PD de AP

Ventrículo esquerdo	Função sistólica
	    Fração de ejeção do VE
	    Fração de encurtamento
	    Estimativa do volume ventricular
	Função diastólica
	    Fluxo mitral

Endocardite infecciosa	Sensibilidade
	    ECO transtorácico: 70 a 80%
	    ECO transesofágico: 90 a 100%
	Maior dificuldade com vegetações menores que 2mm
	Identificar complicações:
	    Regurgitação valvar
	    Ruptura de cordas
	    Formação de abscessos
	    Fístulas

Pesquisa de trombos	Sensibilidade 95% e especificidade 86%
Outras	Avaliação de derrames pericárdicos e pericardites Avaliação de coronárias anômalas

HP = hipertensão pulmonar; PmAP = pressão média de artéria pulmonar; PS = pressão sistólica; AP = artéria pulmonar; PM = pressão média; PD = pressão diastólica; VE = ventrículo esquerdo.

LABORATORIAL

Lactato – marcador do metabolismo anaeróbio e do déficit energético tecidual. Embora possa não estar aumentado desde o início, o acompanhamento do nível sérico de lactato auxilia a monitorizar sequencialmente o paciente, permitindo verificar se determinada conduta adotada melhorou ou piorou o quadro hemodinâmico do paciente.

Saturação venosa central de oxigênio – é parâmetro útil na avaliação do débito cardíaco, nos pacientes que possuem cateter posicionado em veia central. Valores de saturação venosa central de oxigênio abaixo de 70% podem estar associados com: diminuição do débito cardíaco, diminuição da saturação arterial de oxigênio, redução da hemoglobina ou aumento do consumo de oxigênio. Aumentos da saturação venosa central de oxigênio (normalmente acima de 80%) podem estar associados com: aumento da oferta de oxigênio tecidual, diminuição do consumo de oxigênio, diminuição da extração de oxigênio ou "shunt" intracardíaco da esquerda para direita.

MINIMAMENTE INVASIVOS

Ecocardiograma transesofágico – indicado no insucesso do ecocardiograma transtorácico. Por exemplo, pacientes com enfisema pulmonar grave ou pneumomediastino. Propicia imagens de melhor qualidade para visibilização de próteses, vegetações, avaliações intraoperatórias e aorta torácica.

Análise do contorno de pulso – baseia-se no conceito de que o contorno da onda de pressão arterial é proporcional ao volume de ejeção, que pode ser estimado por meio da integral da alteração da pressão do final da diástole até o final da sístole. A estimativa do volume de ejeção também é influenciada pela impedância da aorta. A maioria dos estudos mostra excelente correlação com a termodiluição em artéria pulmonar.

EMERGENTES

Método indireto de Fick CO_2 – de acordo com o princípio de Fick, o débito cardíaco é igual ao consumo de oxigênio dividido pela diferença entre conteúdo arterial e venoso de oxigênio. No método indireto, CO_2 substitui o O_2 na fórmula. A partir de técnica específica, o aparelho mede a diferença entre conteúdo inspirado e expirado de CO_2 e estima o débito cardíaco.

Bioimpedância cardiovascular – método não-invasivo de obtenção contínua dos dados hemodinâmicos que mede a resistência ao fluxo de baixa amplitude, alternando correntes de 40 a 100kHz, aplicadas sobre o tórax, necessitando-se para isso, de pouca experiência técnica. É baseada na ideia de que o tórax humano é formado por uma estrutura eletricamente não-homogênea para condução de massa. A variação na impedância para fluxo de alta frequência e baixa magnitude, alternando através do tórax, resulta na geração de um traçado por meio do qual o volume sanguíneo ejetado poderia ser calculado. As limitações incluem: artefatos de movimento, arritmias, edema pulmonar, derrames pleurais e edema intersticial. A experiência clínica em pediatria é limitada.

Tensão transcutânea de oxigênio ($tcPO_2$) – a tensão de oxigênio é captada de determinada área da pele, após estímulo local a 44ºC, que visa ao aumento da difusão de oxigênio através da pele e evita vasoconstrição no local da avaliação.

Pode detectar precocemente alterações da perfusão tecidual, servindo como monitorização de pacientes em estado grave e permitindo a titulação terapêutica de repertusão orgânica imediatamente após a admissão hospitalar.

Espectroscopia infravermelha de proximidade (NIRS) – pode estimar o fluxo sanguíneo regional (cerebral, muscular, cutâneo etc.) e, portanto, o consumo de oxigênio.

Termodiluição transpulmonar – utiliza as mesmas equações da termodiluição na artéria pulmonar; no entanto, a solução fria é injetada em voia central (cateter de duplo lúmen) e medida no sistema arterial (artéria femoral normalmente). Enquanto a termodiluição na artéria pulmonar mede o débito cardíaco do coração direito, a termodiluição transpulmonar mede o débito do lado esquerdo.

BIBLIOGRAFIA

1. Chaney JC, Derdak S. Minimally invasive hemodynamic monitoring for the intensivist: Current and emerging technology. Crit Care Med, 30:2338-45, 2002.

2. Fuhrman BP, Zimmerman JJ. Pediatric Critical Care. Mosby – Year Book, St. Louis, 2005.

3. Maehara T, Novak I, Wyse RK, Elliot MJ. Perioperative monitoring of total body water by bio-electrical impedance in children undergoing open heart surgery. Eur J Cardiothorac Surg, 5:258-64, 1991.

4. Nguyen HB, Rivers EP, Knoblich BP e cols. Early lactate clearance is associated with improved outcome in severe sepsis and septic shock. Crit Care Med, 32: 1637-42, 2004.

5. Park MK, Menard SW, Yuan C. Comparison of auscultatory and oscillometric blood pressures. Arch Pediatr Adolesc Med, 155:50-3, 2001.

6. Pham TH, Hornung R, Ha HP e cols. Noninvasive monitoring of hemodynamic stress using quantitative near-infrared frequency-domain photon migration spectroscopy. J Biomed Opt, 7:34-44, 2002.

7. Shoemaker WC, Belzberg H, Wo CC e cols. Multicenter study of noninvasive monitoring systems as alternatives to invasive monitoring of acutely ill emergency patients. Chest, 114:1643-52, 1998.

8. Shoemaker WC, Wo CC, Bishop MW e cols. Noninvasive physiologic monitoring of high-risk surgical patients. Arch Surg, 131:732-7, 1996.

9. Shoemaker WC, Wo CC, Chan L e cols. Outcome prediction of emergency patients by noninvasive hemodynamic monitoring. Chest, 120:528-37, 2001.

10. Summers RL, Shoemaker WC, Peacock WF e cols. Bench to bedside: electrophysiologic and clinical principles of noninvasive hemodynamic monitoring using impedance cardiography. Acad Emerg Med, 10:669-80, 2003.

11. Tatevossian RG, Wo CC, Velmahos GC e cols. Transcutaneous oxygen and CO_2 as early warning of tissue hypoxia and hemodynamic shock in critically ill emergency patients. Crit Care Med, 28: 2248-53, 2000.

12. The fourth report on the diagnosis, evaluation, and treatment of high blood

pressure in children and adolescents. *Pediatrics*, 114:555-76, 2004.

13. Tibby SM, Murdoch IA. Measurement of cardiac output and tissue perfusion. *Curr Opin Pediatr*, 14:303-9, 2002.

14. Velmahos GC, Wo CC, Demetriades D e cols. Invasive and noninvasive hemodynamic monitoring of patients with cerebrovascular accidents. *West J Med*, 169:17-22, 1998.

9. Monitorização Hemodinâmica Invasiva

Flávio Roberto Nogueira de Sá
Hélio Massaharo Kimura

O estado de choque é caracterizado pela incapacidade do sistema cardiovascular manter oferta adequada de oxigênio (e outros nutrientes), para suprir as necessidades teciduais naquele determinado momento. A apresentação clínica do choque cursa com taquicardia, pulsos finos, alteração do tempo de enchimento capilar, extremidades frias, hipotensão, oligúria, alteração do nível de consciência etc. Essas alterações podem ser tardias para um tratamento adequado.

A monitorização hemodinâmica objetiva avaliar as variáveis que interferem na oferta e no consumo de oxigênio tecidual, permitindo o restabelecimento do equilíbrio celular. A monitorização permite a detecção precoce de anormalidades, direcionando a terapêutica e possibilitando sua avaliação. A simples medição dessas variáveis não garante que o médico cuidador esteja utilizando esses dados de maneira adequada, nem que haja benefício ao paciente.

OFERTA DE OXIGÊNIO TECIDUAL

A oferta de oxigênio tecidual (ou transporte de O_2 ou DO_2) depende do débito cardíaco (DC) e do conteúdo arterial de O_2 (CaO_2). É expresso em ml/min.

$$DO_2 = DC \times CaO_2 \times 10$$

O valor do DO_2 é multiplicado por 10 para converter as unidades finais para ml/min.

O DC é a quantidade de sangue ejetada pelo coração em um minuto (l/min), e depende da frequência cardíaca (FC) e do volume sistólico (volume de sangue ejetado a cada contração, VS). Para comparar o DC de indivíduos de diferentes tamanhos, utiliza-se o índice cardíaco (IC), que corresponde ao DC dividido pela superfície corpórea (em m²).

$$DC = FC \times VS$$

O volume sistólico depende da pré-carga, da contratilidade e da pós-carga (Fig. IV-15).

A pré-carga é o volume de enchimento ventricular (ou volume diastólico final do ventrículo), correspondendo ao estiramento présistólico da fibra, importante determinante do débito cardíaco (lei de Frank-Starling em que quanto maior a distensão da fibra miocárdica, maior a força de contração cardíaca, até um limite fisiológico).

A avaliação da pré-carga pode ser realizada pelas medidas da pressão venosa central e da pressão da artéria pulmonar ocluída. É importante lembrar que o sistema venoso é 30 a 50 vezes mais complacente que o arterial, sendo o grande reservatório sanguíneo (65 a 75% do volume sanguíneo).

A pós-carga corresponde à resistência contra a qual o ventrículo contrai. Compreende os fatores que contribuem para a tensão miocárdica durante a ejeção sistólica: viscosidade sanguínea, distensibilidade dos grandes vasos e, principalmente, tônus arteriolar (resistência vascular periférica, RVS). Dentro de determinados limites há uma relação inversa entre desempenho ventricular e pós-carga (quanto menor a pós-carga melhor o desempenho ventricular). Considerando que a resistência da circulação é calculada pela diferença entre a pressão inicial (pressão arterial média – PAM) e pressão final (pressão venosa central – PVC), dividida pelo débito cardíaco, tem-se:

$$RVS = (PAM - PVC)/DC$$

O resultado é obtido em mmHg/l/min, mas quando indexado para superfície corpórea do paciente, o resultado deve ser multiplicado por 79,99 (dinas.s.cm^{-5}/m²). Portanto ao medir a PAM, PVC e o débito cardíaco (por cateter de artéria pulmonar ou por métodos não-invasivos), pode-se calcular a

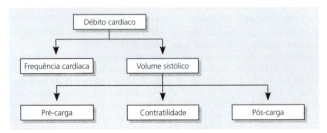

Figura IV-15 • Determinantes do débito cardíaco.

resistência vascular periférica pela fórmula:

$$RVS = [(PAM - PVC)/DC] \times 80$$

Contratilidade consiste na capacidade do miocárdio de gerar tensão contrátil.

CONTEÚDO ARTERIAL DE O_2

O conteúdo arterial de O_2 (CaO_2) corresponde à quantidade de O_2 presente no sangue arterial. Depende do O_2 ligado à hemoglobina e do O_2 dissolvido no plasma. Em situações normais, a hemoglobina transporta 98% do O_2 do sangue. O CaO_2 pode ser calculado pela fórmula:

$$CaO_2 = (Hb \times Sat.art.O_2 \times 1,34) + (PaO_2 \times 0,0031)$$

sendo:

Hb é o valor da hemoglobina (g/dl);
Sat.art.O_2 é a saturação de Hb pelo O_2, medido pela gasometria arterial; 1,34 é a quantidade (ml) de O_2 ligado a 1g de hemoglobina totalmente saturada;
PaO_2 é a pressão parcial de oxigênio medido na gasometria arterial; 0,0031 é a quantidade (ml) de oxigênio dissolvido em decilitro de sangue para cada mmHg medido na gasometria.

PRESSÃO ARTERIAL

A pressão arterial (PA) pode ser monitorizada continuamente por meio da cateterização de uma artéria, conectada a um transdutor de pressão. Propicia informação contínua da PA e permite a coleta de sangue arterial. Geralmente, são cateterizadas: artérias radiais, pediosas, tibiais posterior ou femorais.

PRESSÃO VENOSA CENTRAL

Sua medida é realizada por meio da inserção de um cateter com a ponta localizada na veia cava superior (ou inferior), próximo ao átrio direito. A medida da pressão venosa central (PVC) corresponde à pressão diastólica final do ventrículo direito, e é uma estimativa da pré-carga (volume de enchimento ventricular). Vários fatores alteram seu valor: posição postural (decúbito horizontal, a 30° ou 45°), pressão intratorácica, retorno venoso, relaxamento ventricular, complacência ventricular. Os valores obtidos devem ser utilizados sequencialmente, considerando-se a situação clínica do paciente, o volume administrado e outras variáveis hemodinâmicas; a comparação entre os valores obtidos em diferentes momentos é mais importante que os valores absolutos encontrados. Para a adequada interpretação das pressões obtidas em um paciente é importante que as condições de medida sejam mantidas: por exemplo, que o ponto de pressão zero seja o mesmo (linha axilar média), que o decúbito do paciente seja mantido (30°, por exemplo). As medidas realizadas por cateter localizado na veia cava inferior são comparáveis àquelas obtidas se o cateter estiver localizado na veia cava superior.

SATURAÇÃO VENOSA CENTRAL DE OXIGÊNIO

Medida por meio da coleta de gasometria de sangue venoso de cateter central ou por meio de cateter de fibra óptica acoplado a um monitor específico para essa medida, permitindo a análise contínua da saturação venosa central (Fig. IV-16). Reflete a oferta de oxigênio aos tecidos e seu consumo. É um substituto adequado à saturação venosa mista de O_2 (medido pelo cateter de artéria pulmonar, com sangue coletado na própria artéria pulmonar). A saturação venosa central de O_2 baixa (menor do que 70%) representa baixa oferta de O_2 aos tecidos, com extração proporcionalmente maior de O_2 (em relação ao conteúdo arterial de O_2) pelas células. Portanto, na presença de saturação arterial de O_2 adequada, a saturação venosa central de O_2 baixa (< 70%) reflete um baixo débito cardíaco ou anemia. Protocolo de tratamento de sepse grave/choque séptico em adultos utilizando cateter para medida contínua da saturação venosa central de O_2 mostrou redução da mortalidade. Resultados semelhantes estão sendo encontrados em crianças.

CATETER DE ARTÉRIA PULMONAR (SWAN-GANZ)

O cateter de artéria pulmonar (CAP) (Fig. IV-17) permite aferição do débito cardíaco por meio da técnica de termodiluição. Ultimamente, os benefícios do cateter de artéria pulmonar têm sido questionados. A correta interpretação dos dados fornecidos pelo CAP é imprescindível para a intervenção adequada e benéfica ao paciente.
Além da medida do débito cardíaco, permite monitorização da pressão de átrio direito, da pressão de artéria pulmonar, da pressão da artéria pulmonar ocluída (PAPO), além do cálculo da resistência vascular sistêmica, resistência vascular pulmonar, índice de trabalho sistólico ventricular. Durante a introdução do cateter (com o balão

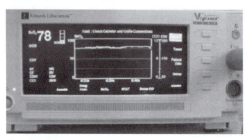

Figura IV-16 • Monitor contínuo da saturação venosa central de oxigênio.

CARDIOCIRCULATÓRIO

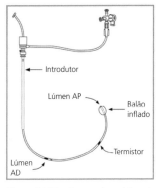

Figura IV-17 • Cateter de artéria pulmonar.

da extremidade do cateter insuflado com ar), é necessário reconhecer as ondas de pressão para realizar a adequada progressão do cateter (Fig. IV-18). A onda de pressão de veia cava superior e átrio direito é detectada por pequenas oscilações de pressão. Ao penetrar no ventrículo direito com a extremidade do cateter, surge uma pressão sistólica pulsátil e a pressão diastólica corresponde àquela encontrada no átrio direito. Quando o cateter ultrapassa a válvula pulmonar e entra na artéria pulmonar, a pressão diastólica aumenta subitamente, correspondendo ao fechamento da válvula pulmonar (nó dicrótico); a pressão sistólica permanece inalterada. Ao avançar o cateter pela artéria pulmonar, ocorrerá a impactação do balão, com consequente desaparecimento do componente pulsátil sistólico; essa pressão corresponde à pressão da artéria pulmonar ocluída (ou pressão capilar pulmonar) e reflete os eventos mecânicos do átrio esquerdo. Ao desinsuflar o ar do balão, a pressão pulsátil da artéria pulmonar deverá reaparecer. Após a passagem do CAP, o balão deve permanecer de-

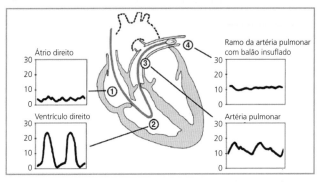

Figura IV-18 • Ondas de pressão na progressão do cateter de artéria pulmonar.

sinsuflado e ser insuflado somente para as medidas da pressão da artéria pulmonar ocluída. As medidas da pressão de artéria pulmonar e de capilar pulmonar devem ser realizadas ao fim da expiração, para minimizar os efeitos da pressão de vias aéreas sobre a pressão vascular. A ponta do cateter de artéria pulmonar deve se localizar na zona 3 de West (dependente), ou seja, no local em que as pressões arterial e venosa pulmonar excedem a pressão alveolar; como essas áreas recebem a maior parte do fluxo sanguíneo pulmonar, geralmente o CAP progride para essas regiões. Dois métodos podem ser utilizados para saber se o CAP se encontra em zona 3 de West: 1. súbita queda ou aumento do PEEP não deve influenciar a medida da pressão da artéria pulmonar ocluída; e 2. radiografia de tórax lateral deve mostrar ponta do cateter localizado abaixo ou na altura do átrio esquerdo. A medida do débito cardíaco (DC) é realizada por termodiluição, pela injeção de um volume de soro fisiológico (ou glicosado a 5%, geralmente 10ml) com temperatura conhecida no lúmen proximal do cateter (átrio direito ou junção da veia cava superior com átrio direito); a alteração da temperatura do sangue ao longo do tempo, medida na extremidade distal do cateter (pela presença de um termistor, que detecta alterações de temperatura), permite a mensuração do débito cardíaco. Pelo menos três medidas devem ser realizadas, obtendo-se uma média delas para cálculo final do DC. Uma constante de cálculo deve ser fornecida ao monitor que realizará a medida do DC, dependendo do tipo de cateter utilizado, do volume de fluido a ser injetado e de sua temperatura. A injeção do fluido deve ser realizada de maneira constante e rápida (menos de 4s). Uma diferença de temperatura mínima de 10°C entre o fluido a ser injetado e o sangue é necessária para medidas fidedignas. Novos cateteres de artéria pulmonar permitem a mensuração do débito cardíaco continuamente, sem a necessidade de injeções intermitentes de fluidos. A medida da PAPO reflete a pressão diastólica final do ventrículo esquerdo (pressão de enchimento do ventrículo esquerdo) e serve para avaliar a pré-carga; como essa variável é uma medida de pressão e utilizada com o objetivo de avaliar o volume de enchimento ventricular, deve-se considerar o efeito da complacência ventricular na interpretação dos valores obtidos; ou seja, valores elevados de PAPO podem significar uma pré-carga elevada ou uma baixa complacência ventricular (ou ambos).

O CAP permite a coleta de sangue da artéria pulmonar para medida da saturação venosa mista de oxigênio. A incorporação da fibra óptica ao CAP permite mensurar a saturação venosa mista continuamente, sem necessidade de amostra de sangue.

CONSUMO DE O_2

É medido ao avaliar a quantidade de O_2 que foi extraído do sangue arterial pelos tecidos. Pode ser calculado pela diferença entre o conteúdo arterial (CaO_2) e venoso misto de O_2 (CvO_2, com sangue coletado na própria artéria pulmonar), multiplicado pelo débito cardíaco, conforme a fórmula:

$$VO_2 = (CaO_2 - CvO_2) \times DC \times 10$$

O valor do VO_2 é multiplicado por 10 para converter as unidades finais para ml/min.

Reflete o metabolismo oxidativo tecidual global. Em condições normais o VO_2 não é dependente da oferta: à medida que se diminui a oferta de O_2 (DO_2), o VO_2 é mantido à custa de aumento da extração do O_2 pelas células. Quando a oferta cai a um nível crítico ocorre queda do consumo, com início do metabolismo anaeróbico e acidose láctica (Fig. IV-19).

TAXA DE EXTRAÇÃO DE O_2 (TEO_2)

A taxa de extração de oxigênio representa a fração de O_2 que foi extraído pelos tecidos. Seu valor normal é de 20 a 30%, ou seja, 20 a 30% do O_2 presente no sangue arterial é consumido pelos tecidos. É calculado dividindo-se o consumo de O_2 pelo transporte de O_2.

$$TEO_2 = VO_2/DO_2$$

SATURAÇÃO VENOSA MISTA DE O_2

A saturação venosa mista de O_2 é aquela medida na artéria pulmonar, refletindo o consumo de O_2 global pelos tecidos. A adequação entre a oferta e consumo de O_2 é representada por valores de 65 a 75% de saturação venosa mista. Valores menores que esses representam uma oferta de O_2 inadequada às necessidades teciduais, seja por baixo débito cardíaco ou por baixo conteúdo arterial de O_2.

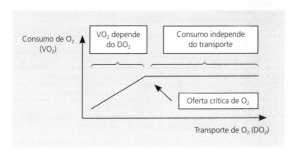

Figura IV-19 • Transporte e consumo de O_2.

Os parâmetros hemodinâmicos normais e em diversas situações clínicas estão listados nas tabelas IV-19 e IV-20, respectivamente.

LACTATO SÉRICO

Na presença de hipóxia tecidual ocorre acidose metabólica, por aumento do metabolismo anaeróbio com produção de lactato. A glicólise anaeróbica ocorre quando a pressão parcial de oxigênio nos tecidos é inferior a 20mmHg. O lactato é sintetizado no interior da célula, a partir do piruvato. Situações de agressão celular, mesmo que na ausência de hipóxia tecidual, podem prejudicar a utilização de O_2 pela célula e causar aumento do lactato. O lactato normal do sangue é menor que 2mMol/litro. Outras causas de hiperlactatemia são infusão de adrenalina, deficiência de tiamina, alcalose, disfunção hepática, inibição da piruvato desidrogenase (por sepse) e intoxicação por nitroprussiato.

Tabela IV-19 • Parâmetros hemodinâmicos normais.

Pressão venosa central (PVC)	1-6mmHg
Pressão de artéria pulmonar ocluída	6-12mmHg
Índice cardíaco (IC)	3,5-5,5l/min/m^2
Índice de volume sistólico	40-70ml/batimento/m^2
Índice de trabalho sistólico ventricular esquerdo	56 ± 6g.m/m^2
Índice de trabalho sistólico ventricular direito (VD)	6 ± 0,9g.m/m^2
Índice de resistência vascular sistêmica (IRVS)	800-1.600dinas.segundo/cm^5/m^2
Índice de resistência vascular pulmonar	80-240dinas.segundo/cm^5/m^2
Pressão sistólica do VD	15-25mmHg
Pressão diastólica do VD	0-10mmHg
Pressão sistólica da artéria pulmonar	15-25mmHg
Pressão diastólica da artéria pulmonar	5-10mmHg
Pressão venosa mista de oxigênio	40mmHg
Transporte de O_2 (DO_2)	500-600ml/min/m^2
Consumo de O_2 (VO_2)	120-150ml/min/m^2
Taxa de extração de O_2 (TEO_2)	20-30%
Diferença de O_2 arteriovenosa mista = CaO_2 – CvmistoO_2	3-5,5ml/dl

VD = ventrículo direito; 13cmH$_2$O = 10mmHg;
CaO_2 = conteúdo arterial de O_2; CvmistoO_2 = conteúdo venoso misto de O_2.

CARDIOCIRCULATÓRIO

Tabela IV-20 • Perfis hemodinâmicos em diferentes situações clínicas.

	ICC	Choque cardiogênico	Choque hipovolêmico	Choque neurogênico	Choque séptico
PVC	Elevada	Elevada	Baixa	Baixa	Baixa
IC	Baixo	Baixo	Baixo	Normal ou baixo	Normal, baixo ou elevado
IRVS	Elevado	Elevado	Elevado	Baixo	Baixo ou elevado
VO$_2$	Normal	Baixo	Baixo	Normal ou baixo	Baixo

ICC = insuficiência cardíaca congestiva; PVC = pressão venosa central; IC = índice cardíaco; IRVS = índice de resistência vascular sistêmica; VO$_2$ = consumo de O$_2$.

BIBLIOGRAFIA

1. Sheridan RMD, Nackel ARN, Lydon MR e cols. Infradiaphragmatic central venous pressures reflect supradiaphragmatic pressures in stable burn patients. *J Trauma*, 47(2):300-2, 1999.

2. Rivers E, Nguyen B, Havstad S e cols. Early Goal-Directed Therapy Collaborative Group. Early goal-directed therapy in the treatment of severe sepsis and septic shock. *N Engl J Med*, 345(19):1368-77, 2001.

3. Matos GFJ, Silva E. Perfusão Tecidual. In Amib: *Medicina Intensiva*. Revinter, Rio de Janeiro, 2004.

4. Heitmiller ES, Wetzel RC. Hemodynamic monitoring considerations in pediatric critical care. In Rogers MC, Nichols DG: *Textbook of Pediatric Intensive Care*, 3rd ed., Williams & Wilkins, Baltimore, 1996, p. 607-41.

5. Marino PL. Cateter de artéria pulmonar. Pressão venosa central e pressão da artéria pulmonar ocluída. Termodiluição: Métodos e Aplicações. Oxigenação Tecidual. In —: *The ICU Book*. Williams & Wilkins, Baltimore, 1998.

6. Terzi RGG, Araujo S. Monitorizando a resposta à infusão de volume. Novos cateteres de artéria pulmonar. Marcadores da perfusão tecidual. In —: *Monitorização Hemodinâmica em UTI – Avançado*. Atheneu, Rio de Janeiro, 2004.

7. Knobel E. *Terapia Intensiva – Hemodinâmica*. Atheneu, Rio de Janeiro, 2004.

8. Ceneviva G, Paschall JA, Maffei F e cols. Hemodynamic support in fluid-refractory pediatric septic shock. *Pediatrics*, 102:1-6, 1998.

9. Oliveira CF, Troster EJ, Vaz FAC. Descrição de técnica para monitorização

contínua da saturação venosa central de oxigênio em crianças com choque séptico. Relato de casos. *RBTI*, 17(4):119-22, 2005.

10. Pinsky MR. Assessment of indices of preload and volume responsiveness. *Curr Opin Crit Care*, 11:235-9, 2005.

11. Magder S. How to use central venous pressure measurements. *Curr Opin Crit Care*, 11:264-70, 2005.

Parte V. Respiratório

coordenador • *Hélio Massaharo Kimura*

1. Insuficiência Respiratória Aguda

Lucília Santana Faria
Cristiane do Prado
Albert Bousso
Ana Cristina Zanon Yagui

INTRODUÇÃO

Define-se insuficiência respiratória aguda como a incapacidade súbita do sistema respiratório suprir as demandas metabólicas do organismo no que se refere à oxigenação e à eliminação de gás carbônico. Para que o processo da respiração ocorra adequadamente é necessário que três passos sejam realizados: a respiração externa, o transporte de oxigênio e a respiração interna (celular). A respiração externa inclui a ventilação, a adequação entre ventilação e perfusão e a difusão. Uma falha em qualquer um desses passos pode provocar falência respiratória.

O diagnóstico da insuficiência respiratória aguda em crianças é baseado no quadro clínico associado às alterações gasométricas. Os valores de PaO_2 e de $PaCO_2$ que indicam insuficiência respiratória são variáveis, pois seus valores normais são influenciados pela pressão atmosférica, idade e processos metabólicos. Em recém-nascidos a PaO_2 normal varia de 50 a 70mmHg, e portanto considera-se hipoxemia uma PaO_2 inferior a 50mmHg. Os lactentes de até 1 ano de idade têm PaO_2 variável de 60 a 80mmHg, e crianças maiores de 1 ano têm PO_2 maior que 80mmHg semelhante à do adulto, porém nelas, considera-se insuficiência respiratória aguda a PaO_2 arterial menor que 60mmHg em ar ambiente e a $PaCO_2$ maior que 50mmHg.

FATORES PREDISPONENTES

O sistema respiratório da criança tem uma série de características anatômicas e fisiológicas que predispõe a criança a desenvolver insuficiência respiratória. As principais são: maior resistência das vias aéreas, menor complacência do parênquima pulmonar e maior complacência da caixa torácica. O sistema respiratório da criança só vai ser semelhante ao de um adulto por volta dos 7 a 8 anos de idade.

Maior resistência das vias aéreas

A via aérea da criança, do ponto de vista absoluto, é muito menor que a do adulto e como a resistência ao fluxo aéreo é inversamente proporcional à quarta potência do raio, pequenas reduções no raio levam a grande aumento da resistência da via aérea. Esse aumento na resistência ao fluxo aéreo leva a aumento no trabalho respiratório predispondo a criança a desenvolver insuficiência respiratória aguda. Além disso, a via aérea distal é relativamente mais estreita e se encontra em menor número na criança até os 2 anos de idade, gerando grande aumento na resistência da via aérea periférica. Assim sendo, doenças que têm pouca importância no adulto, como laringite, laringotraqueobronquite e bronquiolite, podem levar à insuficiência respiratória aguda na criança.

Menor complacência do parênquima pulmonar

A criança tem uma complacência do parênquima pulmonar relativamente menor do que o adulto. A complacência do parênquima pulmonar é determinada pela anatomia alveolar, pelas qualidades elásticas do pulmão e pelo surfactante. No período perinatal, a anatomia alveolar é imatura, com a presença de sacos alveolares com suas paredes espessadas. Além disso, o interstício pulmonar tem menor quantidade de elastina, o que produz menor capacidade de recolhimento elástico e tendência ao colapso alveolar. Também, o volume pulmonar da criança e o número de alvéolos da criança são menores. O fato de ter menor número de alvéolos faz com que a criança tenha menor reserva de troca gasosa predispondo-a a desenvolver insuficiência respiratória aguda.

Maior complacência de caixa torácica

O esterno da criança é mais maleável, constituindo-se numa base instável para as costelas. As costelas são muito complacentes e horizontalizadas. A musculatura intercostal é pouco desenvolvida. A complacência da caixa torácica na criança é muito maior do que no adulto. O diâmetro anteroposterior do tórax é relativamente maior do que no adulto, fazendo com que a caixa torácica seja mais ovalada. Por todos esses fatores, o mecanismo de alça de balde, importante para a respiração torácica é eliminado, aumentando a importância do diafragma na ventilação espontânea da criança. No diafragma da criança, predominam as fibras musculares do tipo II, fibras de contração rápida, porém menos resistentes à fadiga. Assim sendo, nos recém-nascidos e lactentes jovens, um aumento do trabalho respiratório leva mais precocemente à fadiga da musculatura respiratória.

A diminuição da complacência do parênquima pulmonar e o aumen-

RESPIRATÓRIO

to da complacência da caixa torácica levam a uma tendência a atelectasias e à diminuição da capacidade residual funcional (CRF). Na verdade, quando medida passivamente, a CRF é muito menor na criança, porém, quando avaliada dinamicamente, ela se aproxima dos valores do adulto. O volume crítico de fechamento é o volume pulmonar a partir do qual a via aérea terminal começa a colapsar, gerando descontinuidade entre a via aérea de condução e o alvéolo, podendo levar a atelectasia e "shunt". Acredita-se que o volume crítico de fechamento é determinado pela quantidade de tecido elástico presente nas pequenas vias aéreas. Como a criança e o idoso têm menor quantidade de elastina, essas duas populações tendem a ter maior volume crítico de fechamento e maior tendência ao colapso das pequenas vias aéreas.

ETIOLOGIA

O pulmão normal isoladamente não é capaz de manter oxigenação e eliminação de gás carbônico. Uma série de conexões anatômicas e fisiológicas é necessária para o funcionamento adequado do sistema respiratório. Na tabela V-1 estão relacionadas as principais causas, conforme os diferentes órgãos envolvidos.

QUADRO CLÍNICO

A insuficiência respiratória na criança pode ser de instalação abrupta ou insidiosa, com deterioração gradual e progressiva da função respiratória. A ventilação alveolar insuficiente resulta invariavelmente em hipoxemia e hipercapnia, que contribuem para posterior depressão da ventilação, culminando na falência respiratória. Nem todos os mecanismos fisiopatológicos da insuficiência respiratória provocam hipercapnia. A hipoxemia nem sempre se manifesta com cianose, especialmente em crianças anêmicas. A cianose está presente quando há mais do que 5g% de hemoglobina não-saturada. Assim, uma criança com 7,5g% de hemoglobina só apresentará cianose quando sua saturação de O_2 estiver próxima de 25%.

O diagnóstico de insuficiência respiratória deve basear-se tanto no quadro clínico quanto nas alterações laboratoriais, particularmente nos gases sanguíneos arteriais. Os sinais clínicos e os achados laboratoriais associados à falência respiratória estão relacionados na tabela V-2.

Os gases sanguíneos, embora necessários no diagnóstico e no manuseio da insuficiência respiratória, perdem sua importância quando comparados ao julgamento clínico rápido em situação de emergência. Após o atendimento inicial e o controle da situação de risco de morte, a criança deve ser transferida para um local em que possam ser realizados gasometria arterial, estudos radiológicos, além de manutenção das medidas terapêuticas.

Tabela V-1 • Principais causas de insuficiência respiratória de acordo com os órgãos envolvidos.

Cérebro	Alterações corticais inibem os reflexos respiratórios e podem causar inibição do centro respiratório (meningoencefalites, encefalites e traumatismo cranioencefálico)
Bulbo	Depressão direta do centro respiratório por fármacos (principalmente barbitúricos, opiáceos e benzodiazepínicos). Outras causas são poliomielite bulbar, traumatismo craniano direto ou herniação
Medula espinhal	Secção da medula acima de C4 leva à perda da inervação frênica, com perda da musculatura diafragmática e insuficiência respiratória aguda. Outras etiologias: síndrome de Werdnig-Hoffmann, degeneração do corno anterior da medula
Nervos periféricos	São causas de alteração da ventilação, entre outras a polirradiculoneurite e o tétano
Junção neuromuscular	*Miastenia gravis*, uso de curare, intoxicação por organofosforados e botulismo provocam paralisia da musculatura respiratória
Parede torácica	Esclerose sistêmica progressiva, dermatopoliomiosite, cifoescoliose e traumatismo torácico
Vias aéreas superiores	Amigdalite, abscesso retrofaríngeo, epiglotite, paralisia de cordas vocais, estenose subglótica, corpo estranho, anel vascular e laringotraqueomalácia
Vias aéreas inferiores	Asma, bronquiolite, mucoviscidose e broncomalácia
Alvéolos	Pneumonias, SDRA, afogamento e edema agudo de pulmão
Espaço intersticial	Pneumonias intersticiais, fibrose pulmonar congênita (síndrome de Hamman-Rich), doenças do colágeno e edema intersticial
Espaço pleural	Derrame pleural e pneumotórax
Circulação pulmonar	Hipoperfusão pulmonar (choque), tromboembolismo pulmonar, hipertensão pulmonar e embolia gordurosa
Alterações hemáticas	Meta-hemoglobinemias, intoxicação por monóxido de carbono e anemias
Alterações diafragmáticas	Hérnia diafragmática, eventrações diafragmáticas e paralisia de nervo frênico
Alterações abdominais	Distensão abdominal e ascites volumosas

RESPIRATÓRIO

Tabela V-2 • Critérios para o diagnóstico de falência respiratória.

Sinais clínicos		Achados laboratoriais	
Gerais	Sudorese, fadiga	Gasométricos	Hipoxemia, hipercapnia, acidose respiratória e/ou metabólica
Respiratórios	Chiado, estridor, diminuição ou ausência de murmúrio vesicular, batimento de asas do nariz, retrações intercostais e subdiafragmáticas, taquipneia, apneia, bradipneia, dispneia ou cianose		
		Radiológicos	Pode variar desde radiografia normal até uma com hiperinsuflação pulmonar nas doenças obstrutivas ou presença de condensações alveolares ou infiltrados intersticiais nas doenças restritivas
Cardiovasculares	Taquicardia ou bradicardia, hipotensão ou hipertensão, pulso paradoxal, PCR		
SNC	Ansiedade, irritabilidade, cefaleia, sonolência, confusão mental, convulsões, coma		

DIAGNÓSTICO DIFERENCIAL

Na tabela V-3, encontram-se as principais situações clínicas que cursam com insuficiência respiratória com suas prováveis alterações gasométricas e radiológicas.

PRINCIPAIS AFECÇÕES DO SISTEMA RESPIRATÓRIO NA CRIANÇA

Vias aéreas superiores

As doenças das vias aéreas superiores são bastante comuns na infância. Na maioria das vezes, são autolimitadas e sem maior gravidade. Ocasionalmente, podem evoluir para insuficiência respiratória, colocando em risco a vida da criança.

Laringotraqueobronquite

A laringotraqueobronquite viral é a causa mais frequente de doença das vias aéreas superiores em crianças, com incidência nas menores de 6 anos. Os vírus que mais normalmente causam essa doença são: parainfluenza I e II, sincicial respiratório e influenza A e B.

251

Tabela V-3 • Diagnóstico diferencial das situações clínicas que cursam com insuficiência respiratória aguda.

Topografia	Principais patologias	Investigação respiratória
Cérebro	Traumatismo cranioencefálico, meningoencefalites, encefalites	• Gasometria arterial – hipercapnia e hipoxemia com diferença alvéolo-arterial de oxigênio normal • Radiografia de tórax-normal • Se atelectasia: ↑ diferença alvéolo-arterial de oxigênio
Bulbo	Intoxicações (opiáceos, benzodiazepínicos ou barbitúricos)	
Medula espinhal	Traumatismo raquimedular Síndrome de Werdnig-Hoffman	
Nervos periféricos	Polirradiculoneurite, tétano	
Junção neuro-muscular	Intoxicação por organofosforados, botulismo, *miastenia gravis*	
Caixa torácica	Esclerose sistêmica progressiva, dermatopolimiosite, cifoescoliose	
	Traumatismo torácico	• Gasometria arterial – hipercapnia e hipoxemia com diferença alvéolo-arterial de oxigênio aumentada se houver contusão de parênquima pulmonar
Vias aéreas superiores	Atresia de cóanas	• Gasometria arterial – hipercapnia e hipoxemia com diferença alvéolo-arterial de oxigênio normal • Radiografia de tórax normal
	Amigdalite e abscesso retrofaríngeo	
	Laringite, laringotraqueobronquite, epiglotite	
	Anel vascular	
	Corpo estranho	• Radiografia de tórax inspirado e expirado, hiperinsuflação localizada
Vias aéreas inferiores	Asma	• Gasometria – hipoxemia com CO_2 normal ou baixo; aumento do CO_2 indica fadiga respiratória • Radiografia de tórax – hiperinsuflação pulmonar, atelectasias
	Bronquiolite	
	Broncomalácia	
	Mucoviscidose	• Gasometria – hipercapnia e hipoxemia • Radiografia de tórax – hiperinsuflação pulmonar, bronquiectasia

RESPIRATÓRIO

Topografia	Principais patologias	Investigação respiratória
Alvéolos	Pneumonias, atelectasias, hemorragia alveolar, SDRA	• Gasometria – hipoxemia com CO_2 normal ou baixo; aumento do CO_2 indica fadiga respiratória • Radiografia de tórax – condensação, velamento alvéolo intersticial difuso
Interstício pulmonar	Pneumonia intersticial, doenças do colágeno, edema intersticial, enfisema intersticial	• Gasometria – hipoxemia com CO_2 normal ou baixo; aumento do CO_2 indica fadiga respiratória • Radiografia de tórax – infiltrado intersticial difuso
Espaço pleural	Derrame pleural, pneumotórax	• Gasometria – hipoxemia com CO_2 normal ou baixo; aumento do CO_2 indica fadiga respiratória • Radiografia de tórax – velamento pleural nos derrames pleurais com ou sem desvio de mediastino, e colapso pulmonar com hipertransparência, ausência de trama, desvio de mediastino no pneumotórax hipertensivo
Circulação pulmonar	Cardiopatias congênitas com hipofluxo pulmonar, tromboembolismo pulmonar, hipertensão pulmonar, choque com hipoperfusão pulmonar, hiperinsuflação alveolar	• Gasometria – hipoxemia com CO_2 normal ou baixo; aumento do CO_2 indica fadiga respiratória ou tromboembolismo pulmonar maciço • Radiografia de tórax – redução de trama vascular
Alterações na hemácia	Anemias, metahemoglobinemia, intoxicação por CO	• Gasometria – normal ou acidose metabólica por alteração no transporte de oxigênio
Alterações diafragmáticas	Paralisia de nervo frênico, hérnia diafragmática, eventração diafragmática	• Gasometria – hipoxemia com CO_2 normal ou baixo; aumento do CO_2 indica fadiga respiratória • Radiografia de tórax – elevação diafragmática, alças intestinais no tórax
Alterações abdominais	Ascites volumosas, distensão abdominal, síndrome de "prune-belly"	• Gasometria – hipoxemia com CO_2 aumentado por hipoventilação e com piora se fadiga respiratória • Radiografia de tórax – elevação diafragmática bilateral com redução do volume pulmonar

O tratamento constitui-se de umidificação e oxigenação. Nos casos mais graves, utiliza-se inalação com adrenalina. A ação da adrenalina se dá pelo efeito alfa-adrenérgico vasoconstritor, ao nível da mucosa subglótica e dos capilares da submucosa. O uso da adrenalina por via inalatória não altera o curso natural da doença, porém pode reduzir a necessidade de intubação e ventilação mecânica. A utilização de corticosteroides é controversa, embora o benefício em curto prazo seja discutível.

Epiglotite

Apesar da redução na incidência da epiglotite devido à disponibilidade de vacina contra *Haemophylus influenzae*, a epiglotite continua sendo uma das infecções das vias aéreas superiores de maior gravidade na criança. A epiglotite é quase exclusivamente causada pelo sorotipo B. Outros agentes muito mais raros são *Streptococcus* beta-hemolítico, *Staphylococcus aureus* e *Streptococcus pneumoniae*.

Atinge crianças entre os 7 meses e os 16 anos, com pico de incidência entre os 2 e os 6 anos. É mais comum durante o inverno e a primavera. Quando se suspeita do diagnóstico, nenhum procedimento doloroso ou invasivo deve ser realizado. Mesmo radiografia das vias aéreas superiores só deve ser realizada em ambiente com monitorização adequada e equipado para possível intubação ou traqueostomia de urgência.

Aspiração de corpo estranho

A aspiração de corpo estranho é problema comum em pediatria e aproximadamente 75% desses episódios ocorrem em crianças menores de 3 anos. O amendoim é o corpo estranho mais frequente. A maior parte dos corpos estranhos se aloja em um brônquio principal, porém os corpos estranhos de laringe e traqueia estão associados a maiores morbidade e mortalidade. Os objetos arredondados, volumosos ou de forma cilíndrica causam obstruções mais dramáticas e pioram o prognóstico.

O quadro clínico varia desde quadros praticamente assintomáticos até quadros de sufocação, com dispneia, tosse e estridor. Quando ocorre obstrução completa das vias aéreas, o corpo estranho está alojado ao nível da laringe ou da traqueia proximal. A obstrução completa das vias aéreas tem prognóstico ruim, a não ser que a aspiração tenha sido observada e a ressuscitação cardiopulmonar seja prontamente iniciada no local do acidente. Se a criança estiver consciente, estável, deve receber oxigênio em alto fluxo e ser transportada ao hospital mais próximo em posição em que se sinta confortável. Em criança instável com rápida progressão para insuficiência respiratória, apneia ou alteração do nível de consciência devem ser instituídas imediatamente manobras para desobstrução da via aérea. Nas crianças menores de 1 ano, essas manobras constituem-se de cinco "pancadas" nas costas e compressões no tórax, seguidas de inspeção direta da orofaringe à procura do corpo estranho.

Essas manobras devem ser repetidas até que a obstrução seja aliviada. Em crianças maiores de 1 ano, uma série de compressões abdominais subesternais, em pé ou deitado, é recomendada (manobra de Heimlich). A orofaringe deve ser examinada entre cada série de compressões à procura do corpo estranho. A procura às cegas, com os dedos, é contraindicada. Se a via aérea mantém-se obstruída apesar das manobras específicas para a idade, um exame direto da hipofaringe, laringe e traqueia proximal deve ser realizado. Se o objeto for visto, a sua remoção com pinça de Magill está indicada. Se o corpo estranho estiver fora do alcance da pinça, a intubação orotraqueal pode servir para deslocar o objeto distalmente para um brônquio principal, aliviando a obstrução completa. A intubação deve ser tentada antes da realização de cricotireoidotomia. A realização de estudo radiológico do pescoço e do tórax, em criança estável, raramente define a posição do corpo estranho, pois apenas 6 a 7% dos corpos estranhos aspirados são radiopacos. No entanto, na radiografia de tórax pode-se identificar aprisionamento de ar, sugerindo a localização do corpo estranho.

DOENÇAS DAS VIAS AÉREAS INFERIORES

Asma

A asma aguda na criança envolve broncoespasmo, edema de vias aéreas e grande quantidade de secreção, independente do fator desencadeante. O menor calibre das vias aéreas da criança leva ao aumento na dificuldade respiratória diante de obstrução mecânica, e quanto menor a criança, maior a rapidez com que ela entra em fadiga e desenvolve insuficiência respiratória. Considera-se que uma criança esteja em estado de mal asmático quando não responde a terapêutica inalatória convencional.

A terapêutica inicial inclui oxigenioterapia, inalações com agentes beta-adrenérgicos e corticoterapia. A utilização de oxigênio na criança asmática não leva ao desenvolvimento de hipercarbia. A utilização dos corticosteroides na asma aguda, atualmente, é bem aceita. Seu efeito anti-inflamatório diminui o edema e as secreções das vias aéreas e reduz a hiper-reatividade brônquica, melhorando com isso a oxigenação e diminuindo a duração e gravidade do broncoespasmo.

Bronquiolite

A bronquiolite é a infecção das vias aéreas inferiores caracterizada por sibilância aguda e que é responsável por um número significativo de internações de lactentes em UTI pediátrica. O vírus sincicial respiratório é responsável por cerca de 50% das bronquiolites, porém outros vírus, como *adenovírus*, influenza e parainfluenza podem ser os agentes etiológicos. Acomete principalmente crianças com idade inferior a 2 anos, com pico de incidência por volta dos 6 meses de idade. O diagnóstico é baseado nos quadros clínico e radiológico e pode ser confirmado pela pesquisa do vírus na orofaringe. Na maior parte dos casos, o tratamento é de suporte (oxigenioterapia, hidratação, fisioterapia respiratória e monitorização). O uso de corticoides e β_2 agonistas é ainda controverso. A utilização de ribavirina por via inalatória deve ser considerada em crianças com risco de desenvolver doença grave. Eventualmente, pode ser necessária a instalação de ventilação mecânica e, nesse caso, há maior risco de barotrauma. Utilizar tempo expiratório longo é muito importante para reduzir o aprisionamento de ar nos pulmões.

DOENÇAS DO PARÊNQUIMA PULMONAR

Pneumonia

Em crianças, as pneumonias adquiridas na comunidade são bacterianas em 60% dos casos, sendo o agente mais comum, em todas as faixas etárias, exceto nos recém nascidos, o pneumococo. Outros agentes de importância são o *Staphylococcus aureus* e o *Haemophylus influenzae* (cuja incidência diminuiu muito após a vacinação). Em crianças maiores de 5 anos têm importância o *Mycoplasma pneumoniae* e a *Chlamydia pneumoniae*.

Síndrome do desconforto respiratório agudo

Cerca de 1 a 4% de todas as internações em UTI pediátrica tem como causa a síndrome do desconforto respiratório agudo (SDRA), com mortalidade que varia de 50 a 75%. Os principais fatores predisponentes na criança são sepse e choque séptico, infecção pulmonar, traumatismo, contusão pulmonar, acidente por submersão, queimaduras, circulação extracorpórea e drogas ou medicamentos.

O tratamento se constitui em estabelecer e tratar a causa de base e manter suportes básico, hemodinâmico e ventilatório. A abordagem ventilatória se baseia em vários estudos em adultos e alguns em crianças, que sugerem efeitos benéficos da utilização de estratégia de ventilação mecânica menos agressiva em pacientes com SDRA.

Além da estratégia de ventilação, outras formas de abordagem não-convencional têm surgido com o intuito de reduzir a alta mortalidade da SDRA pediátrica, como posição prona, recrutamento e ventilação de alta frequência.

TRATAMENTO

Toda criança com quadro clínico de insuficiência respiratória deve receber suporte para sua oxigenação, independente dos valores dos gases sanguíneos. Lembrar que a criança para aumentar sua ventilação alveolar, aumenta o trabalho respiratório com consequente elevação do consumo de oxigênio e produção de gás carbônico. Portanto, ocorre aumento das necessidades de oxigenação.

Quanto aos critérios laboratoriais, considera-se hipoxemia em recém-nascidos quando a PaO_2 for menor que 50mmHg, em lactentes de até 1 ano, PaO_2 abaixo de 60mmHg e em crianças maiores de 1 ano, PaO_2 menor que 80mmHg. Nessas situações, está indicada oxigenioterapia. Quanto ao CO_2, considera-se hipercapnia valores superiores a 50mmHg, estando indicadas técnicas que visem a sua redução.

Tipos de assistência respiratória

A hipoxemia grave pode levar à morte ou deixar sequelas em qualquer idade. O oxigênio pode ser administrado de diversas formas.

Cateter nasal – propicia FiO_2 entre 24 e 40%. Tem como desvantagens o desconforto, que faz com que seja pouco tolerado pelas crianças, e o fato de se deslocar facilmente.

Máscara simples – propicia FiO_2 de até 60%, quando se utiliza fluxo maior que 8 litros/min.

Máscara com reservatório e reinalação parcial – propicia FiO_2 entre 50 e 90%.

Máscara com reservatório e sem reinalação – propicia FiO_2 de 100% com fluxo de 10 litros/min. Dentre as dificuldades no uso das máscaras, destacam-se: dificuldade na fixação, interferência com alimentação, expectoração e aspiração de vias aéreas.

Capuz – propicia FiO_2 de até 100%. Deve ser aquecido, pois o frio acarreta aumento no consumo de oxigênio. Os maiores problemas são o ruído no interior do capuz e a dificuldade com alimentação e aspiração de vias aéreas. Utilizado em recém-nascidos.

Oxitenda – propicia FiO_2 de até 60%. Não mantém FiO_2 estável quando se manipula a criança. Apresenta os mesmos inconvenientes do capuz. Utilizado em lactentes e pré-escolares.

Incubadoras – propiciam FiO_2 variável de 40 a 80%, dependendo da posição da bandeira e do fluxo de oxigênio. Tem como problema principal o fato de não ser possível manter FiO_2 estável quando se manipula o recém-nascido, devido à abertura da incubadora.

Aparelhos de ventilação mecânica – propiciam FiO_2 de 21 a 100%.

Complicações do uso de oxigênio

A utilização de oxigênio pode provocar supressão do "drive" respiratório e consequente hipoventilação. Normalmente, o "drive" ventilatório é controlado pelo nível do CO_2, porém em pacientes com hipercapnia crônica, a hipoxemia torna-se o principal estímulo ventilatório. A administração de oxigênio nesses pacientes pode resultar em hipoventilação, hipercapnia e até apneia. O uso de altas concentrações de O_2 pode também levar à formação de atelectasias, por lavagem do nitrogênio do alvéolo, particularmente em áreas que já tenham a ventilação um pouco diminuída. A toxicidade do oxigênio com uso de FiO_2 maior que 50%, inclui: traqueobronquite, depressão da atividade mucociliar, náuseas, anorexia e cefaleia reversíveis com a suspensão da oxigenioterapia. A exposição mais prolongada pode levar a lesões pulmonares tipo SDRA ou broncodisplasia. A fibroplasia retrolental é uma complicação associada a níveis elevados de PaO_2.

Umidificação e terapêutica inalatória

Os mecanismos de umidificação das vias aéreas superiores são, em geral, muito eficientes, mesmo em recém-nascidos e lactentes jovens. Sua eficiência pode ser comprometida por desidratação sistêmica, nebulização de gases secos, taquipneia, respiração bucal ou pelo uso de vias aéreas artificiais. Se a umidificação for inadequada, as secreções se tornam espessas e difíceis de serem eliminadas pela tosse. Os umidificadores mais eficientes são aqueles em cascata ou os ultrassônicos.

A terapêutica inalatória visa a prevenir ou tratar doenças respiratórias pelo emprego intermitente de inalação com soro fisiológico e/ou medicamentos broncodilatadores, vasoconstritores, mucolíticos ou agentes antimicrobianos. O material nebulizado distribui-se segundo os padrões de fluxo gasoso nos pulmões, portanto, áreas pouco ventiladas ou atelectasiadas recebem muito pouco ou nenhum aerossol. Não há dúvida de que a terapêutica inalatória é muito útil, particularmente nas crianças asmáticas.

Aspiração das vias aéreas

A aspiração cuidadosa das vias aéreas, e particularmente da faringe, a intervalos frequentes, permite não apenas a retirada da secreção local, mas também estimula a tosse com saída de secreção traqueobrônquica.

Fisioterapia

A fisioterapia respiratória tem como objetivo primário diminuir o desconforto respiratório da criança, melhorando a troca gasosa, por intermédio da diminuição do trabalho muscular respiratório, da diminuição da resistência de vias aéreas, da expansão pulmonar e da preparação dos músculos respiratórios para melhor eficiência ventilatória.

RESPIRATÓRIO

Para tanto, dispõe-se de:
- Posicionamentos que favoreçam a mecânica respiratória, podendo levar ao aumento de volume corrente e à diminuição da frequência respiratória, auxiliando na diminuição do esforço muscular e do gasto energético.
- Assistência ventilatória para diminuir o esforço respiratório e evitar fadiga muscular.
- Desobstrução brônquica e manutenção das vias aéreas pérvias, por manobras de higiene brônquica que incluem: percussão torácica, vibrocompressão, drenagem postural, inaloterapia, tosse assistida e aspiração quando necessário.
- Expansão pulmonar e melhora da troca gasosa, abertura de áreas pulmonares ocasionalmente atelectasiadas com manobras de insuflação pulmonar como: cinesioterapia respiratória, manobras de reexpansão pulmonar e exercícios com pressão positiva.
- Exercícios terapêuticos de posicionamento, fortalecimento e alongamento dos músculos respiratórios, para melhorar a função pulmonar e mecânica, prevenindo áreas de colabamento e acúmulo de secreções pulmonares.

Hidratação

A hidratação, inicialmente endovenosa, é importante para manter a fluidez das secreções.

Assistência ventilatória

A assistência ventilatória pode ser realizada de forma invasiva quando é administrada por meio de intubação oro ou nasotraqueal, ou ventilação mecânica não-invasiva quando a ventilação é administrada por meio de máscaras ou prongas nasais.

Em geral, tem-se utilizado a ventilação não-invasiva como opção terapêutica anterior à ventilação invasiva, ou seja, quando há necessidade de assistência ventilatória na ausência de critérios que a contraindiquem.

Os critérios para indicação de ventilação mecânica invasiva podem ser dividos em clínicos e gasométricos, e as indicações clínicas podem ser divididas em:
- Absolutas: PCR ou apneia com repercussão hemodinâmica.
- Relativas: desconforto respiratório intenso ou fadiga respiratória, coma (com avaliação pela escala de coma de Glasgow < 8), pós-operatório de grandes cirurgias ou hiperventilação terapêutica na presença de hipertensão intracraniana.

Os valores gasométricos variam em diferentes serviços. Os seguintes critérios para indicação de ventilação mecânica em pacientes com IRA, independente da idade têm sido utilizados:

$PaO_2 \leq 50mmHg$ em $FIO_2 \geq 60\%$

$PaCO_2 \geq 60mmHg$ ou elevando-se para 5 a 10mmHg/h com pH < 7,2

Ventilação mecânica não-invasiva

A ventilação mecânica não-invasiva (VMNI) tem sido muito utilizada

259

na insuficiência respiratória aguda com o principal objetivo de evitar a intubação endotraqueal e suas complicações. É responsável pela melhora na troca gasosa, aumentando o nível da CRF, diminuindo a tendência de atelectasias e melhorando o "shunt" pulmonar, além de diminuir o trabalho respiratório.

A eficácia de sua utilização em pediatria está relacionada à idade da criança, devido à resistência de vias aéreas pela própria anatomia, necessidade de colaboração e sincronia da criança com o aparelho, de modo que a VMNI está contraindicada quando há: intolerância à máscara; confusão mental, agitação ou rebaixamento do nível de consciência; instabilidade hemodinâmica; hipoxemia refratária; sangramento gastrointestinal alto; acúmulo excessivo e inabilidade em expelir secreções; cirurgias de face que impossibilitam o acoplamento da máscara.

Ventilação mecânica invasiva

O modo de ventilação mais comumente utilizado em pediatria ainda é a ventilação mandatória intermitente, sincronizada ou não, limitada à pressão e ciclada a tempo.

Na ventilação ciclada a tempo com pressão limitada, as taxas de fluxo inspiratório são altas (de três a quatro vezes o volume minuto), para permitir que o pico de pressão inspiratória atinja um limite pré-determinado antes do final da inspiração e mantê-lo nesse nível até o início da expiração. O excesso de fluxo escapa pela válvula de limite de pressão. A maioria desses aparelhos dispõe de um sistema de fluxo contínuo de gases que permite a criança respirar espontaneamente sem a necessidade de abrir uma válvula de demanda, o que, dependendo do tempo de resposta e da dificuldade da abertura dessa válvula, levaria a um aumento do trabalho respiratório, resultando em assincronia e fadiga. Alguns aparelhos têm sistema de "flow by" ou de "bias flow" que mantém a válvula de demanda parcialmente aberta, reduzindo o tempo de resposta e esforço necessário para abri-la durante a respiração espontânea da criança, possibilitando o uso de um sistema de demanda.

Na criança, habitualmente, ventila-se com pressão controlada ou pressão limitada, de modo que o volume corrente é variável. A vantagem da utilização de ventilação com volume controlado é a administração de volume-corrente constante, independente das variações de complacência e resistência pulmonares. Porém, o pico de pressão inspiratória é variável, com maior risco de barotrauma.

Não há dados científicos conclusivos que sugiram que a ventilação com pressão controlada seja superior à ventilação com volume controlado para crianças.

Na tabela V-4 estão descritos os parâmetros ventilatórios sugeridos nas principais situações clínicas que levam à necessidade de ventilação mecânica na criança.

RESPIRATÓRIO

Tabela V-4 • Parâmetros para situações clínicas específicas.

Situação clínica	VC	Pinsp	PEEP	Tinsp	Texp	R i:e	FR	FiO$_2$
Asma, bronquiolite (resistência via aérea aumentada)	VC: 8 a 10ml/kg (para manter volume minuto: FR baixas)	30 a 35cmH$_2$O	3-5cmH$_2$O Monitorizar auto-PEEP e SN aumentar até 80% do valor do auto-PEEP	Normal ou ↑ RN: 0,4-0,6s Crianças: 0,7 a 1s Adolescentes: 1 a 1,5s	Aumentado	1:3, 1:4, 1:5	Baixa Crianças < 20 resp/min Adolescentes < 10 resp/min	< 60%, A menor possível para manter SatO$_2$ > 90%
Pneumonia grave, SDRA (complacência diminuída)	VC: 4 a 6ml/kg (estratégia protetora)	Até 30cmH$_2$O	> 8cmH$_2$O	Normal ou ↑	Normal	1:1, 1:2	Normal ou ↑ para manter pCO2 que mantenha pH > 7,20	< 60%, suficiente para manter SatO$_2$ > 88%
Doença neuromuscular	8 a 10ml/kg (pelo risco de atelectasias)	Até 30cmH$_2$O	5 a 10cmH$_2$O	Normal	Normal	1:2	Normal para a idade	< 60%, suficiente para manter SatO$_2$ > 90%

Obs.: para o cálculo do volume-corrente, deve-se observar em que local é realizada a sua medida; caso seja no ventilador, deve-se descontar o volume de compressão do circuito e umidificador.

BIBLIOGRAFIA

1. Antonelli M, Conti G, Esquinas A e cols. A multiple-center survey on the use clinical practice of noninvasive ventilation as a first line intervention for acute respiratory distress syndrome. *Crit Care Med*, 35:1-8, 2007.

2. Cheifetz IM. Invasive and noninvasive pediatric mechanical ventilation. *Respiratory Care*, 48(4):442-53, 2003.

3. Faria LS, Bousso A, Yagui ACZ. Insuficiência respiratória aguda na criança. In Knobel E: *Condutas no Paciente Grave*. Atheneu, Rio de Janeiro. 2006, p. 1787-804.

4. Hislop AA, Haworth SG. Airway size and structure in the normal fetal and infant lung and the effect of premature delivery and artificial ventilation. *Am Rev Respir Dis*, 140:1717, 1989.

5. Killian A, Guthrie RD, Balsan MJ. Specific diseases of the respiratory system: neonatal lung disease. In Furhman BP, Zimmerman JJ: *Pediatric Critical Care*. Mosby-Year Book, St. Louis, 1992, p. 435.

6. Mehta NM, Arnold JH. Mechanical ventilation in children with acute respiratory failure. *Curr Opin Crit Care*, 10(1): 7-12, 2004.

7. Newth CJL. Recognition and management of respiratory failure. *Ped Clin North Am*, 26(3):617, 1979.

8. O'Rourke PP, Crone RC. The respiratory system. In Gregory GA: *Pediatric Anesthesia*. 2nd ed., Churchill Livingstone, New York, 1989, p. 63.

9. Pierce LNB. Administration of oxygen, humidification, and aerosol therapy. In ___: *Guide to Mechanical Ventilation and Intensive Respiratory Care*. Philadelphia, WB Saunders, 1995, p. 92.

10. Priestley MA, Helfaer MA. Approaches in the management of acute respiratory failure in children. *Curr Opin Pediatr*, 16(3):293-8, 2004.

2. Síndrome do Desconforto Respiratório no Recém-Nascido

Celso Moura Rebello
Felipe de Souza Rossi
Alice D'Agostini Deutsch

INTRODUÇÃO

A síndrome do desconforto respiratório no recém-nascido (SDR) é doença respiratória que incide exclusivamente em recém-nascidos prétermo, causada por deficiência quantitativa e qualitativa de surfactante ao nascimento, associada a graus variáveis de imaturidade estrutural pulmonar. Essa última resulta em maior permeabilidade endotelial e alveolar a proteínas, facilitando a ocorrência de edema pulmonar com piora da função respiratória e inativação do surfactante presente na luz alveolar.

DIAGNÓSTICO

Tem como base: história, exame físico e confirmação radiológica. Além da história de prematuridade, a suspeita de SDR eleva-se em situações de asfixia perinatal grave, diabetes materno malcontrolado e no sexo masculino. Ao contrário, na ocorrência de situações que elevam os níveis de corticosteroides endógenos, como no retardo de crescimento intrauterino e ruptura prematura de membranas, há aceleração da maturação pulmonar e diminuição da incidência de SDR. Da mesma forma, o uso de corticosteroide pré-natal diminui a incidência e a gravidade da SDR, além de reduzir a inativação do surfactante exógeno usado no tratamento pelas proteínas presentes no edema alveolar.

No exame físico, é característico o achado de retração de fúrcula, intercostal e subcostal (esforço muscular para expandir o pulmão de baixa complacência e caixa torácica mais complacente). A presença de gemido expiratório, causado pelo fechamento da glote durante a expiração com os objetivos de produzir pressão expiratória elevada e aumento da capacidade residual funcional.

O diagnóstico é confirmado pela radiografia de tórax, que mostra hipoaeração pulmonar global devido a graus variáveis de microatelectasias que resultam em infiltrado reticulogranular bilateral e difuso, podendo levar, com a progressão da doença, ao aparecimento de broncogramas aéreos e ao apagamento da silhueta cardíaca.

FISIOPATOLOGIA

A fisiopatologia da SDR está resumida na figura V-1.

O quadro clínico inclui insuficiência respiratória progressiva logo após o nascimento prematuro, com taquipneia, tiragem intercostal, gemência, batimento de asas de nariz, com piora nas primeiras 48h de vida.

TRATAMENTO

Pressão de distensão contínua das vias aéreas (CPAP)

O CPAP nasal deve ser iniciado imediatamente após o nascimento de um prematuro com suspeita de SDR. O uso precoce resulta em redução da FiO_2 máxima necessária, do tempo de permanência em O_2 e na necessidade de ventilação mecânica. Em virtude da redução da ocorrência de atelectasias, o CPAP nasal determina aumento na capacidade residual funcional e da complacência pulmonar, com elevação da PaO_2 e redução da $paCO_2$.

O valor inicial do CPAP deve ser entre 5 e 7cmH_2O, no entanto, a pressão ideal de distensão é difícil de ser definida.

Entre os efeitos adversos do uso de CPAP nasal, estão: sobredistensão

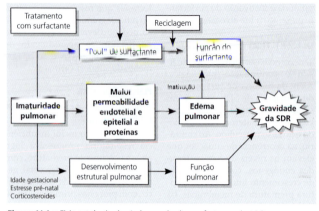

Figura V-1 • Fisiopatologia da síndrome do desconforto respiratório.

alveolar, aumento da pressão intratorácica com diminuição do retorno venoso, diminuição do débito cardíaco e retenção de líquido, além de lesão da mucosa nasal causada pela presença do duplo tubo.

Ventilação mecânica

De modo geral, são duas as indicações de ventilação mecânica na SDR: 1. clínica, com base no aumento do esforço muscular necessário para expandir o pulmão, com intensificação da tiragem de fúrcula e intercostal, sugerindo falência respiratória iminente; e 2. gasométrica, com a obtenção de $paCO_2 \geq$ 60mmHg e/ou $PaO_2 <$ 50mmHg em $FiO_2 \geq 0{,}6$. Os objetivos iniciais da ventilação mecânica na SDR incluem: a abertura dos alvéolos atelectasiados, a prevenção da formação de novas atelectasias, o aumento da capacidade residual funcional e a elevação da pressão média das vias aéreas para melhorar a oxigenação.

Manipulação das variáveis do ventilador

Pressão expiratória final positiva (PEEP) – deverá ser elevada (5 a 8cmH$_2$O) a fim de promover a abertura dos alvéolos atelectasiados e a prevenção da formação de novas atelectasias, com aumento da capacidade residual funcional. O PEEP elevado também contribui para o aumento da PMVA, com melhora da PaO_2. Na fase de recuperação, o PEEP deverá ser reduzido, a fim de se evitar a hiperdistensão alveolar.

Pico de pressão inspiratória (PIP) – o PIP deverá ser o suficiente para se obter volume corrente adequado. A pressão ideal deverá ser determinada por meio da observação de expansão torácica e de uma ausculta pulmonar satisfatória. Elevação do PIP acima da mínima necessária para a boa expansão pulmonar poderá ser feita com o objetivo de se elevar a pressão média das vias aéreas (PMVA), a fim de melhorar a PaO_2 ou de aumentar o volume corrente e o volume minuto com consequente redução da $paCO_2$. É importante lembrar que, tanto após o tratamento com surfactante exógeno quanto na fase de recuperação da SDR (em geral a partir de 48h de vida), ocorre melhora da complacência pulmonar que deve ser acompanhada de redução do PIP, sob o risco da ocorrência de barotrauma.

Tempo inspiratório (Ti) e tempo expiratório (Te) – a constante de tempo, que é medida da velocidade de equilíbrio das pressões proximais e distais das vias aéreas, está reduzida na SDR em virtude da diminuição da complacência sem alteração da resistência das vias aéreas. Como resultado, podem ser empregados Ti e Te curtos, da ordem de 0,3s. Como regra geral, o tempo inspiratório é inicialmente regulado em 0,5s, podendo ser aumentado em situações de maior gravidade, com o objetivo de aumentar a PMVA e melhorar a oxigenação. O tempo expiratório será uma função da frequência respiratória do ventilador. Evitar o uso de tempos expiratórios excessivamente curtos que possam levar ao aprisionamento de gás durante a expiração, com a ocorrência de PEEP inadvertido.

FiO_2 – como regra geral, a correção da hipoxemia deverá ser feita com a elevação da FiO_2, e também com a elevação da PMVA, especialmente com $FiO_2 \geq 0,5$. Deverá ser mantida saturação de oxigênio na faixa de 93 ± 3%.

Frequência respiratória (FR) – função dos tempos inspiratório e expiratório, deve ser utilizada em conjunto com o volume corrente (função da diferença entre PIP e PEEP e da complacência pulmonar) para a alteração do volume minuto (volume corrente × FR) e controle da $paCO_2$. Como regra geral, a $paCO_2$ deverá ficar entre 45 e 55mmHg. A hiperventilação deve ser evitada, pois está associada a aumento na ocorrência de displasia broncopulmonar.

Surfactante exógeno

O uso do surfactante exógeno em associação com a ventilação mecânica é o tratamento recomendado para os casos graves da SDR. Estudos multicêntricos controlados e randomizados demonstraram que a terapêutica com surfactante exógeno reduz a mortalidade e a gravidade da SDR, assim como diminui a incidência de barotrauma, sem aumento da incidência de hemorragia intracraniana ou persistência do canal arterial. Da mesma forma, não foi demonstrada diminuição da incidência de SDR com o uso profilático de surfactante ao nascimento, assim como redução na incidência de displasia broncopulmonar com o tratamento.

Os efeitos fisiológicos imediatos do tratamento da SDR com surfactante exógeno incluem: a melhora em poucos minutos da oxigenação, o aumento da capacidade residual funcional em virtude do recrutamento de alvéolos atelectasiados, a melhora rápida da complacência com diminuição da pressão de abertura do pulmão e maior estabilidade na expiração.

Em virtude da rapidez dessas mudanças é importante que o RN seja monitorizado de perto durante e imediatamente após a administração, com o objetivo de evitar o excesso de ventilação pulmonar com a ocorrência de barotrauma. Dessa forma, a FiO_2 e a PIP devem ser progressivamente reduzidas logo após o tratamento, de acordo com a melhora da função pulmonar.

Em relação aos vários tipos de surfactante existentes no mercado, há consenso de que os de origem animal, seja por lavado ou macerado de pulmão, são comparáveis entre si e agem mais rapidamente do que os sintéticos.

A dose recomendada para o tratamento é de 100mg/kg, e o tratamento deve ser iniciado tão logo quanto possível, assim que for estabelecido o diagnóstico de SDR em RN prematuro em ventilação mecânica, com $FiO_2 \geq 0,4$, de preferência antes da segunda hora de vida.

BIBLIOGRAFIA

1. Bancalari E, Sinclair JC. Mechanical ventilation. In Sinclair JC, Brachen MB: *Effective Care of the Newborn Infant.* Oxford, Oxford University Press, 1991. p. 200-20.

2. Gortner L, Pohland F, Bartmann P e cols. High-dose *versus* low-dose bovine surfactant treatment in very premature infants. *Acta Paediatr*, 83:135, 1994.

3. Ikegami M, Rebello CM, Jobe AH. Surfactant inhibition by plasma: gestational age and surfactant treatment effects in preterm lambs. *J Appl Physiol*, 81: 2517, 1996.

4. Jobe AH. Hypocarbia and bronchopulmonary dysplasia. *Arch Pediatr Adolesc Med*, 149:615, 1995.

5. John E, Thomas DB, Burnard ED. Influence of early introduction of CPPB on the course of HMD. *Aust Paediatr J*, 12: 276, 1976.

6. Rebello CM, Ikegami M, Polk DH e cols. Postnatal lung responses and surfactant function after fetal or maternal corticosteroid treatment of preterm lambs. *J Appl Physiol*, 80:1674, 1996.

7. Sergerer H. Pulmonary distribution and efficacy of exogenous surfactant in lung lavaged rabbits are influenced by the instillation technique. *Pediatr Res*, 34: 490, 1993.

RESPIRATÓRIO

3. Síndrome de Aspiração Meconial

Felipe de Souza Rossi
Alice D´Agostini Deutsch
Celso Moura Rebello

INTRODUÇÃO

A síndrome de aspiração meconial (SAM) é doença respiratória que incide em 4 a 6% dos recém-nascidos com líquido amniótico meconial ao nascimento, sendo que, entre os acometidos, 1/3 involui para morte ou complicações neurológicas. A aspiração pode ocorrer já no ambiente intrauterino em decorrência de movimentos respiratórios fetais tipo "gasping", secundário a processo hipoxicoisquêmico, ou após o nascimento, no momento das primeiras respirações.

A SAM tem sofrido modificações na compreensão da sua fisiopatologia, nos questionamentos quanto à conduta do pediatra em sala de parto e nos cuidados intensivos posteriores.

EPIDEMIOLOGIA

A eliminação de mecônio frequentemente não está associada a sofrimento fetal ou maior risco de morbimortalidade para o recém-nascido (RN). Porém, RN expostos a líquido amniótico meconial têm > 100 vezes mais risco de desconforto respiratório ao nascer, além de um risco cinco vezes maior de mortalidade perinatal, comparado-se a RN com líquido amniótico claro. A eliminação de mecônio é maior entre RN pequenos para a idade gestacional e para aqueles com complicações de cordão.

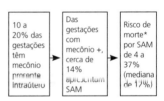

A gravidade da SAM, segundo Wiswell, pode ser classificada em três grupos:

1. Leve – necessidade de < 40% de oxigênio, por < 48h.
2. Moderada – necessidade de > 40% de oxigênio, por > 48h.
3. Grave* – necessidade de ventilação mecânica pela SAM.

---

*A mortalidade acima descrita pela SAM está restrita ao grupo da SAM grave.

FISIOPATOLOGIA (Fig. V-2)

Houve modificações em relação ao entendimento da SAM. Deixou-se de encará-la como um evento apenas pós-natal, principalmente nos casos graves. A síndrome da hipertensão pulmonar persistente neonatal (SHPPN) é descrita em mais de 40% dos casos graves de SAM, em 75% dos que necessitam de oxigenação extracorpórea por membrana (ECMO) e em 100% daque-

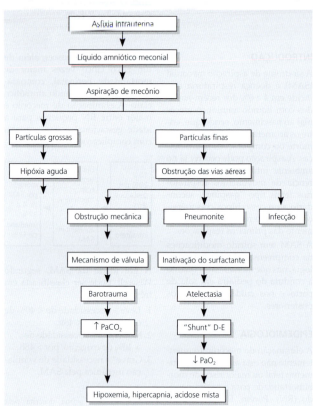

Figura V-2 • Fisiopatologia da SAM.

les com involução letal, estando mais presente nas formas graves de SAM. Dados de autópsia de RN que morreram por SAM grave demonstram maior muscularização de arteríolas pulmonares, com remodelação que leva de 3 a 8 dias para ocorrer. Assim, parece razoável considerar que situações que provocam hipóxia aguda ao feto → vasoespasmo e eliminação de mecônio. As situações descritas associam-se também à ocorrência de "gasping" intraútero → aspiração de mecônio antes do parto, tornando ineficaz a aspiração de vias aéreas logo ao nascimento. A obstrução mecânica das vias aéreas, parcial ou total, cria condições que facilitam o aprisionamento de ar alveolar ou o colapso e atelectasia das regiões pulmonares mais distais. O mecanismo de válvula, permitindo a entrada do ar na inspiração e gerando dificuldade expiratória, causa aumento da resistência do sistema respiratório, da capacidade residual funcional e do diâmetro torácico anteroposterior. Áreas com colapso alveolar geram efeito "shunt" intrapulmonar e as áreas hiperexpandidas associam-se a baro e volutrauma.

Na SAM, ocorre também pneumonite com mediadores inflamatórios que parecem atuar na vasoconstrição do leito pulmonar da SHPPN associada à SAM grave, além de causarem lesão pulmonar direta. A presença de mecônio também é capaz de inativar o surfactante pulmonar e gerar edema hemorrágico.

DIAGNÓSTICO

Tem como base história, exame físico e confirmação radiológica. Além da história de presença de mecônio ao nascimento, é importante pesquisar dados referentes à intensidade e à duração do sofrimento fetal intra-útero que podem sugerir a ocorrência de "gasping" mesmo na ausência de mecônio na boca ou nas narinas durante a reanimação.

O exame físico se caracteriza por graus variados de insuficiência respiratória, com retração de fúrcula, intercostal e subcostal, causados pelo intenso esforço muscular necessário para expandir o pulmão com aspiração de material denso e viscoso. É comum o achado de cianose que não melhora após a oferta de oxigênio em altas concentrações, sugerindo a ocorrência de "shunt" intrapulmonar. A ausculta pulmonar é bastante rica, com a presença de estertores abundantes, roncos difusos e expiração prolongada.

O diagnóstico é confirmado pela radiografia de tórax, que caracteristicamente mostra infiltrado heterogêneo e difuso, com áreas de atelectasia e de hiperinsuflação, ao lado de parênquima pulmonar normal (Fig. V-3). Em decorrência do mecanismo de válvula é possível encontrar a presença de pneumotórax e/ou pneumomediastino.

O diagnóstico diferencial inclui outras doenças que geram insuficiência respiratória no RN e que vêm acompanhadas da eliminação de

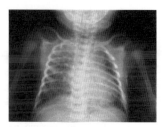

Figura V-3 • Radiografia simples (PA) de RN com SAM.

mecônio intraútero, como taquipneia transitória, persistência da circulação fetal (não secundária à SAM), sepse ou pneumonia, edema pulmonar e aspiração de sangue ao nascer. Esses diagnósticos são, frequentemente, subvalorizados quando há a presença de mecônio no líquido amniótico e têm fatores de risco comuns à SAM.

TRATAMENTO

O nascimento de uma criança com líquido amniótico meconial não é necessariamente uma indicação de sofrimento fetal, principalmente se parâmetros como frequência cardíaca e pH fetais permanecem dentro de parâmetros normais. Porém, a equipe obstétrica deve estar preparada para a possibilidade do nascimento de um RN deprimido e o neonatologista, para uma eventual reanimação neonatal mais vigorosa, caso haja presença de mecônio espesso.

Outro aspecto refere-se à remoção do mecônio das vias aéreas do RN, evitando sua aspiração aos pulmões. A aspiração de oro e nasofaringe pelo obstetra, antes da liberação dos ombros do RN, é procedimento recomendado pela Academia Americana de Pediatria. Alguns estudos mostram pequeno impacto dessas medidas na redução da SAM e de sua mortalidade associada, havendo a sugestão que este seja um procedimento tardio para a SAM grave. Ao pediatra, cabe a aspiração traqueal após o nascimento, com discussão sobre quais RN realmente se beneficiam dessa medida. A aspiração traqueal está reservada aos RN expostos ao mecônio não-vigorosos, aos que necessitem de ventilação com pressão positiva ou que apresentem insuficiência respiratória após a abordagem inicial em sala de parto (Tabela V-5).

Quando indicada a aspiração traqueal, deve-se optar pelo uso de cânula com o maior calibre possível, acoplada a um aspirador de mecônio, com sucção contínua a vácuo, com pressão entre –80 a

Tabela V-5 • Abordagem pediátrica em sala de parto ao RN exposto a mecônio.

1. Conduta expectante	RN vigoroso ao nascer, mecônio de qualquer consistência
2. Conduta ativa: aspiração traqueal	RN não-vigoroso RN que necessita de ventilação mecânica RN que desenvolve insuficiência respiratória

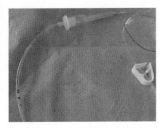 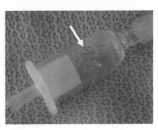

Figura V-4 • Intermediário específico para aspiração de mecônio, acoplado à cânula traqueal e ao vácuo.

Figura V-5 • Detalhe do intermediário. Na seta, a presença de orifício que deve ser ocluído para a obtenção de pressão negativa para aspiração do mecônio.

–150mmHg. Deve-se repetir a aspiração, se necessário, até que não exista mais o retorno de mecônio (Figs. V-4 e V-5).

Nos últimos anos, tem-se estudado o uso do surfactante exógeno no tratamento da SAM. A lavagem de vias aéreas a partir da instilação de uma solução contendo surfactante, vem apresentando resultados promissores. Doses de surfactante em bolo (100 a 200mg/kg), no tratamento da SAM estabelecida, apresenta resultados ainda controversos, em relação à redução da gravidade da doença, síndrome de escape de ar e indicação de ECMO sem haver uma recomendação formal do seu uso na SAM. Respaldados pelos conhecimentos atuais sobre a inativação e disfunção do surfactante endógeno, recomendamos o uso de surfactante exógeno, em bolo, para os RN com SAM e com necessidade de ventilação mecânica.

Não há evidências que respaldem o uso rotineiro de antibióticos na SAM. Caso sejam aplicados, sua manutenção deve ser baseada no resultado de hemocultura. O uso de corticosteroides é motivo de investigação, uma vez que existe liberação de mediadores inflamatórios pela presença de mecônio. A abordagem da hipertensão pulmonar associada à SAM está descrita em seu respectivo capítulo.

BIBLIOGRAFIA

1. Cleary GM, Wiswell TE. Meconium-stained amniotic fluid and the meconium aspiration syndrome. An update. *Ped Clin North Am*, 45:511-29, 1998.

2. Dargaville PA, South M, McDougall PN. Surfactant and surfactant inhibitors in meconium aspiration syndrome. *J Pediatr*, 138:113-5, 2001.

3. Klingner MC & Kruse J. Meconium aspiration syndrome: pathophysiology and prevention. *J Am Board Fam Pract*, 126:450-66, 1999.

4. Szyld E, Vain N, Prudent L e cols. 7 Oro-and nasopharyngeal suctioning of meconium-stained neonate before delivery of their shoulders does not prevent meconium aspiration syndrome: results of the international, multicenter, randomized, controlled trial. *Am J Obstet Gynecol*, 187(6, part2):55, 2002.

5. Tashiro K, Cui XG, Kobayashi T e cols. Modified protocols for surfactant therapy in experimental meconium aspiration syndrome. *Biol Neonate*, 83:49-56, 2003.

6. van Kaam AH, Haitsma JJ, De Jaegere A e cols. Open lung ventilation improves gas exchange and attenuates secondary lung injury in a piglet model of meconium aspiration. *Crit Care Med*, 32:443-9, 2004.

7. Wiswell TE, Gannon CM, Jacob J e cols. Delivery room management of the apparently vigorous meconium-stained neonate: results of the multicenter, international collaborative trial. *Pediatrics*, 105:1-7, 2000.

4. Hipertensão Pulmonar no Recém-Nascido

Alice D'Agostini Deutsch
Celso Moura Rebello
Felipe de Souza Rossi

INTRODUÇÃO

O feto, durante a vida intrauterina, apresenta elevada resistência de suas artérias pulmonares, devido à acidemia e à hipoxemia a que está submetido, além dos pulmões estarem preenchidos de líquido e colabados, o que permite que o sangue mais rico em oxigênio se direcione preferencialmente à sua circulação sistêmica, através do forame oval e do canal arterial. Ao nascimento, a expansão pulmonar, a liberação de substâncias vasodilatadoras, a remoção da placenta e o aumento do pH sérico e da oxigenação reduzem a resistência pulmonar. A falha nessa adaptação pós-natal foi definida como *"persistência da circulação fetal"* (Gersony, 1976) ou *"síndrome da hipertensão pulmonar persistente do RN"*(SHPPN).

ETIOLOGIA

Hipertensão pulmonar primária: ocorre ↑ muscularização das arteríolas pulmonares; sem causa identificável.

Hipertensão pulmonar secundária: ocorre secundariamente a outros fatores identificáveis, citados na tabela V-6.

PATOGENIA (Fig. V-6)

DIAGNÓSTICO

Embora as etiologias sejam muito distintas, os passos na suspeita e

Tabela V-6 • Causas secundárias de hipertensão pulmonar persistente.

Mecanismos	Situação clínica
À não-expansão pulmonar	Asfixia perinatal, hipoplasia pulmonar, hérnia diafragmática, ↓ surfactante (primária ou secundária)
Ao desbalanço de prostaglandinas	Prostaglandinas vasodilatadoras e vasoconstritoras, com predomínio das últimas, mantendo a circulação pulmonar "fechada"
À acidemia e/ou à hipoxemia	Manutenção da constrição do leito pulmonar e à persistência do canal arterial
Às anormalidades cardiovasculares	↑ fluxo pulmonar → ↑ muscular das arteríolas pulmonares. Exemplos: fechamento intraútero do canal arterial, drenagem anômala das veias pulmonares
À falta de superfície de troca	Não-alinhamento alveolocapilar

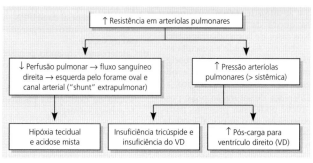

Figura V-6 • Patogenia da hipertensão pulmonar persistente.

confirmação da persistência da circulação fetal têm base no quadro clínico e em exames complementares.

Quadro clínico

Bastante variável, sendo importante o quadro de base – os quadros secundários são os mais frequentes. Grau de hipertensão pulmonar é variável mesmo diante de uma mesma doença de base. As manifestações podem ser desde praticamente assintomáticas, como um período mais longo para a estabilização do RN após o nascimento, até quadros de grave insuficiência respiratória e colapso hemodinâmico, com alta morbimortalidade.

Acomete preferencialmente RN de termo ou próximo do termo, mas elevadas pressões de artérias pulmonares são encontradas em RN pré-termo mais extremos com expansão pulmonar inadequada → maior resistência pulmonar. A ausculta cardíaca evidencia uma segunda bulha única, hiperfonética, que se torna desdobrada conforme há queda da pressão pulmonar. Nos casos de hérnia diafragmática → abdome escavado e ausculta torácica com presença de borborigmos. Hipoplasia pulmonar + oligoâmnio → fácies característico.

Diferença de saturação pré e pós-ductal pode estar presente, particularmente se o principal local de "shunt" direito-esquerda for o canal arterial, e não o forame oval. "Bebê arlequim" → cianose mais acentuada nas regiões pós-ductais.

Exames complementares

a) Exame radiológico simples de tórax – radiografia simples – variável, conforme causa de base. SHPPN primária → campos pulmonares bem aerados e pobres em identificação de vasos, SHPPN secundária → deficiência de surfactante, síndrome de aspiração meconial, hérnia diafragmática etc.
b) Saturometria ou diferenças de PaO_2 por gasometria – quando há "shunt" pelo canal arterial, a comparação dos valores pré (mão direita) com regiões pós-ductais (pés) pode gerar diferenças de 10 a 15% nas medidas de saturação, ou > 20mmHg de PaO_2 em gasometrias simultâneas.
c) Ecocardiografia com Doppler – avalia o coração e seus vasos, além da direção dos fluxos intracavitários, do canal arterial e do forame oval; estima a pressão da artéria pulmonar; afasta ou identifica anormalidades anatômicas que possam ser causa ou diagnóstico diferencial da SHPPN. É comum o encontro de regurgitação tricúspide
d) Cateterismo – quando persiste dúvida diagnóstica, pode ser o determinante entre manutenção de tratamento clínico ou identificação de cardiopatia passível de correção cirúrgica.

TRATAMENTO

Não há uma única abordagem que sirva a todas as situações. Deve-se buscar a reversão da SHPPN – restabelecendo a adequada oxigenação do paciente – evitando ao máximo sequelas pulmonares, auditivas e neurológicas, que são descritas em literatura, além de maior mortalidade em pacientes submetidos a ventilação pulmonar agressiva.

Dentre as estratégias empregadas, apenas o óxido nítrico foi avaliado em estudos prospectivos e randomizados. Desdobrando o tratamento da SHPPN, pode-se descrevê-lo em etapas, como apresentado na figura V-7.

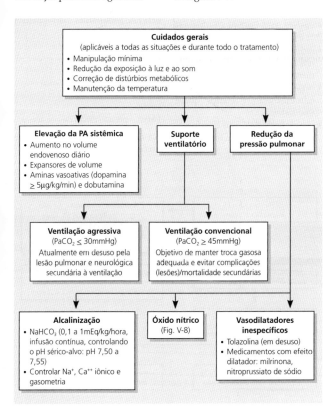

Figura V-7 • Algoritmo do tratamento de hipertensão pulmonar persistente.

Óxido nítrico inalatório

O óxido nítrico (NO) causa vasodilatação agindo via ↑ do GMPc' → ↓ cálcio intracelular → relaxamento da musculatura das artérias e arteríolas pulmonares.

O uso inalatório permite:
- vasodilatação seletiva pulmonar → é inativado pela hemoglobina;
- reduz efeito "shunt" → atua apenas nos vasos e alvéolos efetivamente ventilados;
- dose tóxica > terapêutica, fácil administração e efeitos quase imediatos; e
- sua deficiência é um dos mecanismos propostos na fisiopatologia da SHPPN.

Há diferentes estratégias de uso na literatura, incluindo dose inicial, dose de manutenção, tempo e parâmetros para sua retirada e estratégia ventilatória associada. O NO melhora a oxigenação e reduz a necessidade de oxigenação extracorpórea por membrana (ECMO) na SHPPN, sem hérnia diafragmática associada.

As indicações do NO:

Índice de oxigenação (IO) > 25,

onde $IO = \dfrac{PMVA \times FiO_2}{PaO_2} \times 100$

sendo:
PMVA = pressão média de vias aéreas.

Na figura V-8, o algoritmo do uso do óxido nítrico.

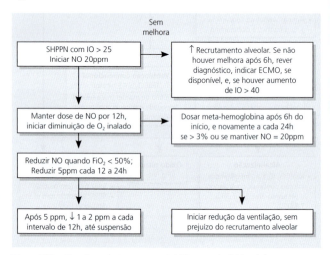

Figura V-8 • Algoritmo do tratamento de HPP – uso do óxido nítrico.

Suporte inotrópico

É habitual o uso de medicamentos inotrópicos nas situações de SHPPN, devido à sobrecarga ao coração direito e sua insuficiência secundária. Opções por dobutamina e milrinona são comuns, não havendo, contudo, dados objetivos que corroborem tal conduta.

Suporte ventilatório

Há duas linhas básicas quanto à estratégia ventilatória, em ventiladores convencionais, que nunca foram estudadas profundadamente ou confrontadas entre si.

- Fox, em 1983, propôs ser a hiperventilação a base do tratamento da SHPPN. Alcalose respiratória ($PaCO_2$ tão baixa quanto 16mmHg) à custa de frequências suprafisiológicas em ventiladores convencionais. Há evidências de lesões em SNC, auditivas e pulmonares induzidas por ventilação mecânica agressiva.
- Em 1985, Wung limitou a pressão inspiratória e permitia níveis mais elevados de $PaCO_2$ em pacientes com SHPPN, com excelentes resultados em uma série de casos.

Ventilação de alta frequência

Por utilizar baixíssimos volumes correntes, a ventilação de alta frequência (VAF) é citada em situações de doenças pulmonares graves. Tanto a ventilação por "jato" quanto a "oscilatória" foram utilizadas para tratamento da SHPPN, associada ou não ao NO. Deve-se lembrar que, em doenças que cursam com comprometimento parenquimatoso importante, a melhora do quadro de SHPPN só ocorre quando há recrutamento alveolar e redução do "shunt" intrapulmonar. O uso da ventilação "oscilatória", como resgate em pacientes com critérios para ECMO, também demonstra bons resultados. Associação de NO com alta frequência oscilatória também foi avaliada, em SHPPN grave, mostrando efeito sinérgico para a associação, estando a eficácia do NO relacionada com a abordagem ventilatória da doença de base, possibilitando melhor oferta de NO ao seu local de ação.

Oxigenador de membrana extracorpórea

As SHPPN tratadas com ECMO têm sobrevida acima de 80%. Critérios de elegibilidade: RN com > 2kg e > 35 semanas, doença pulmonar reversível, sem diátese hemorrágica, após ausência de resposta ao uso máximo de inotrópicos, vasodilatadores e de ventilação mecânica.

O critério de indicação de ECMO inclui situações com risco de morte acima de 80% (usualmente, IO > 40). Atualmente, a sigla ECMO vem sendo substituída pela ECLS ("extra corporeal life support").

BIBLIOGRAFIA

1. Clark RH, Gertsmann DR, Jobe AH e cols. Lung injury in neonates. Causes, strategies for prevention and long-term consequences. *J Pediatr*, 139:478-86, 2001.

2. Davidson D, Barefield ES, Kattwinkel J, Dudell G and the I-NO/PPHN Study Group. Safety of withddrawing nitric oxide therapy in persistent pulmonary hypertension of the newborn. *Pediatr*, 104:231-6, 1999.

3. Kinsella JP, Abman SH. Clinical approach to inhaled nitric oxide therapy in the newborn with hypoxemia. *J Pediatr*, 136:717-26, 2000.

4. Kinsella JP, Truog WE, Walsh WF e cols. Randomized, multicenter trial of inhaled nitric oxide and high-frequency oscillatory ventilation in severe, persistent pulmonary hypertension of the newborn. *J Pediatr*, 131:55-62, 1997.

5. Pearson DL, Dawling S, Walsh W. Neonatal pulmonary hypertension – Urea-cycle intermediates, nitric oxide production, and carbamoyl phosphate synthetase function. *N Engl J Med*, 344:1832-8, 2001.

6. The Neonatal Inhaled Nitric Oxide Study Group. Inhaled nitric oxide in full-term and nearly full term infants with hypoxic respiratory failure. *N Engl J Med*, 336:597-604, 1997.

7. The Franco-Belgium Collaborative NO Trial Group. Early compared with delayed inhaled nitric oxide in moderately hypoxaemic neonates with respiratory failure: a randomised controlled trial. *Lancet*, 354:1066-71, 1999.

8. Wung J, James LS, Kilchevsky E. Management of infants with severe respiratory failure and persistence of the fetal circulation, without hyperventilation. *Pediatrics*, 76:488, 1985.

5. Doenças das Vias Aéreas Superiores

Iracema de Cássia Oliveira Ferreira Fernandes
Hélio Massaharo Kimura

INTRODUÇÃO

A via aérea superior (VAS) compreende o segmento anatômico que se estende do nariz e boca até a glote. Múltiplas etiologias acometem esse segmento, determinando quadros obstrutivos que se manifestam com os seguintes sinais e sintomas.

Movimento paradoxal do tórax

- Retração do tórax e protrusão do abdome durante a inspiração.

RESPIRATÓRIO

Uso da musculatura acessória
- Retração dos intercostais e da fúrcula.
- Batimento de asas do nariz.

Estridor
- Inspiratório – obstrução acima da laringe.
- Ins/expiratório – obstrução abaixo da laringe.

Tosse
- Fina, seca – abaixo da laringe.
- Rouca – ao nível da laringe.
- Abafada – acima da laringe (epiglote).

Sintomas inespecíficos de desconforto respiratório
- Cianose, palidez.
- Agitação, sonolência.

ETIOLOGIA

As principais etiologias estão listadas na tabela V-7. É muito importante uma história clínica bem feita, pois subsidiará a suspeita diagnóstica.

DIAGNÓSTICO DIFERENCIAL

Os principais diagnósticos diferenciais de estridor de causa infecciosa estão na tabela V-8.

Tabela V-7 • Principais causas de obstrução das vias aéreas superiores.

Causas anatômicas	Outras etiologias
Anomalias congênitas • Hipoplasia mandibular: síndrome de Pierre Robin, Treacher Collins • Macroglossia: síndrome de Beckwitt, Down, hipotireoidismo, doença de depósito • Lesão traqueolaríngea: estenose subglótica, laringomalácia, fístula traqueoesofágica etc. Infecção • Supraglótica: epiglotite, abscesso retrofaríngeo/peritonsilar etc. • Subglótico: laringite, laringotraqueobronquite (LTB), traqueíte Traumatismo externo de laringe e traqueia Pós-intubação, pós-traqueostomia Paralisia de corda vocal (congênita ou secundária) Anafilaxia/laringoespasmo	Aspiração de corpo estranho Queimaduras Medicamentos/Intoxicações exógenas • anestésicos • álcool • sedativos/hipnóticos • opioides Hipoxemia/hipercapnia Distúrbios metabólicos • alterações eletrolíticas • encefalopatia hepática/urêmica • acidose metabólica • sepse Traumatismo craniano Hipertensão intracraniana (HIC) → hidrocefalia, obstrução de "shunt"

Tabela V-8 • Diagnóstico diferencial das causas infecciosas de estridor.

Aspectos	LTB	Laringite	Epiglotite	Traqueíte	Abscesso retrofaríngeo
Idade	2m a 4a	3m-3a	3-6a	2 a 4a	Criança-adolescente
Sexo (M:F)	2:1	–	1:1	1:1	1:1
Pródromo	IVAS ou nenhum	–	Incomum	IVAS	Faringite; traumatismo local
Início	Gradual	Súbito	Fulminante	Variável	Gradual
Quadro clínico					
Febre (°C – média)	37,8	Ausente	38,6	39,2	37,8
Toxemia	Incomum	Ausente	Comum	Variável	Variável
Salivação	Ausente	Ausente	Presente	Ausente	Presente
Rouquidão	20% pacientes	Comum	20% pacientes	Ausente	Incomum
Tosse ladrante	Comum	Comum	Incomum	Comum	Incomum
Cianose	10% pacientes	Comum	Incomum	10% pacientes	Incomum
Postura	Deitado	Variável	Sentado	Variável	Variável
Ritmo respiratório	Rápido	Variável	Normal	Variável	Normal
Exames					
Leucócitos	Normal ou ↑	Normal	↑	↑	↑
Agente etiológico	Viral	Alérgico/viral	Bacteriano	Viral/bacteriano	Bacteriano

TRATAMENTO DOS QUADROS OBSTRUTIVOS

Conduta inicial

A primeira atitude diante de um quadro de desconforto respiratório alto é colocar a criança em ambiente calmo e se necessário ofertar oxigênio. Enquanto isso, o pediatra deve levantar a história e fazer o exame físico inicial. Se sinais de falência respiratória iminente, iniciar procedimento de reanimação. Especificamente em relação a esse grupo de situações clínicas procede-se à sequência:

RESPIRATÓRIO

1º) Estimar a gravidade da obstrução

a) **Avaliação clínica**: utilizando escore de gravidade a fim de estimar melhor o grau de insuficiência respiratória (Tabela V-9).

b) **Avaliação laboratorial**: colher apenas se absolutamente necessário, pois pode agravar a obstrução (agitação). Podem ser solicitados gasometria arterial, hemograma, provas de fase aguda, culturas etc. Poderão ajudar no diagnóstico e na terapêutica.

c) **Avaliação radiológica**: os exames radiológicos poderão ser pedidos de acordo com a gravidade. Nesse caso, o paciente deve ser encaminhado ao Serviço de radiologia com supervisão médica e material de urgência (reanimação cardiopulmonar e material para cricotireoidostomia).

- Radiografia lateral do pescoço: para visibilizar corpo estranho (a maioria não é radiopaca); sinais de epiglotite.
- Radiografia de tórax, PA e perfil: para visibilizar corpo estranho; detectar asma; pneumonia associada; pneumomediatino.
- Fluoroscopia: para visibilizar corpo estranho; detectar paralisia diafragmática.
- Radiografia contrastada: anel vascular comprimindo traqueia e esôfago.
- Tomografia computadorizada de pescoço, se há suspeita de abscesso retrofaríngeo e de tórax, se há suspeita de malformações de vias aéreas.

d) **Avaliação endoscópica**: alguns pacientes têm indicação de avalição do Serviço de laringoscopia e broncoscopia de urgência, como nas suspeitas de corpo estranho, fístulas traqueoesofágicas e epiglotite.

Tabela V-9 • Escore de gravidade da obstrução alta.

Sinal	Grau			
	0	1	2	3
Estridor	Nenhum	Somente quando agitado	Leve em repouso	Grave em repouso
Retração	Nenhuma	Leve	Moderada	Grave em repouso
Entrada de ar	Normal	Leve ↓	Moderada ↓	Acentuada ↓
Cor	Normal	Normal	Normal	Cianótica
Nível de consciência	Normal	Inquieto se incomodado	Inquieto	Letárgico

2º) Determinação da etiologia

O diagnóstico diferencial se baseia na história clínica, no exame físico e em alguns exames subsidiários. As principais etiologias estão listadas nas tabelas V-7 e V-8.

CONDUTA ESPECÍFICA

Epiglotite

a) Mínimo desconforto para o paciente

Evitar procedimento que possa precipitar obstrução súbita:
- Colocar a criança em ambiente calmo.
- Não examinar a faringe com espátula.
- Não colocar a criança em decúbito supino.
- Se possível, examinar no colo dos pais.
- Não colher exames ou instalar venóclise antes de estar seguro quanto à permeabilidade da via aérea e recursos para seu acesso.

b) Oxigênio

Fornecer com máscara se tolerado, ou como nebulização a distância.

c) Manejo da via aérea

Se instável (cianose, letargia, bradicardia):
- Ventilar com máscara e AMBU com 100% de O_2.
- Iniciar sequência rápida de intubação; laringoscopia de urgência e intubação orotraqueal. Se não obtiver sucesso, e deterioração circulatória e/ou respiratória realizar cricotireoidostomia.
- Utilizar cânulas de menor calibre que o estimado.

Se estável e diagnóstico não-conclusivo:
- Manter oferta de O_2.
- Radiografia lateral do pescoço.
- Puncionar venóclise e colher exames.

Se epiglotite é altamente provável:
- Encaminhar ao centro cirúrgico, com acompanhamento médico de urgência.
- Laringoscopia e intubação, com cirurgião ou endoscopista presente na sala.

d) Cuidados intensivos

- Monitorização: ECG; PA; oximetria de pulso.
- Aspiração frequente da cânula traqueal.
- Sedação e analgesia adequadas para evitar extubação acidental.
- Observar possibilidade de edema pulmonar, outros focos associados (pneumonia, meningite).
- Coleta de material: hemograma, culturas etc.
- Instalação de soro de manutenção basal e reposição se necessário.
- Antibiótico: ceftriaxona 50 a 70mg/kg/dia de 12/12h ou cefotaxima 100mg/kg/dia de 6/6h.
- Extubação: deve haver escape de ar ao redor da cânula, pode ser realizada avaliação endoscópica prévia.

RESPIRATÓRIO

Laringotraqueobronquite (crupe)

a) Mínimo desconforto para o paciente

- Manipular com delicadeza e o mínimo necessário.
- Sedação leve se necessário (evitar opioides).
- Realizar exames subsidiários.

b) Estimar a gravidade da obstrução (ver Tabela V-9)

- Internar o paciente com escore > 6.
- Se escore > 8 maior possibilidade de intubação.

c) Oxigenioterapia

- Com nebulização úmida e aquecida.

d) Manejo da via aérea

- Inalação com epinefrina: 5mg (5 ampolas), podendo ser repetido a cada 20min.
- Dexametasona – 0,6mg/kg dose única, pode ser por via EV ou IM.
- Intubação deve ser considerada quando:
  - ↑ da intensidade da retração;
  - diminuição da troca gasosa;
  - piora do estridor;
  - diminuição do estridor com ↑ do chiado expiratório;
  - depressão do nível de consciência;
  - piora da hipoxemia/hipercapnia;
  - cianose refratária ao O_2;
  - aparecimento de complicações respiratórias.

e) Cuidados intensivos

- Monitorização: ECG; PA; oximetria de pulso.
- Aspiração frequente da cânula traqueal.
- Manter corticoterapia.
- Sedação e analgesia adequadas.
- Antibiótico caso haja sinais de infecção secundária.
- Extubação: escape de ar ao redor da cânula, compressões baixas (≤ 25cmH_2O).
- Mínima quantidade de secreção.
- Pode ser necessária a avaliação do endoscopista, se via aérea difícil na intubação ou se intubação prolongada.

Laringite pós-extubação

Fatores de risco

- Intubação traumática na urgência e/ou via aérea difícil.
- Uso de cânulas de tamanho inadequado.
- Intubação prolongada. Nos escolares e maiores a partir do sétimo dia. O lactente é mais tolerante. A decisão de traqueostomia depende do caso.
- Sedação e analgesia inadequadas. Muitas vezes, restrição física é necessária.

Tratamento

- Com nebulização com O_2, úmida e aquecida.

- Inalação com epinefrina: 5mg (cinco ampolas) nas crianças e 3mg (três ampolas diluídas em 2ml de soro fisiológico) nos recém-nascidos, logo após a extubação. Repetir se necessário até três vezes. Se não houver melhora, considerar falha na extubação e reintubar com cânula menor. Será necessária avaliação endoscópica.
- Dexametasona: 0,15mg/kg dose, em quatro doses diárias.
- CPAP/ventilação não-invasiva podem ser úteis, como medidas para evitar a reintubação.

Cuidados intensivos

- Monitorização: ECG, PA, oximetria de pulso enquanto se observa a evolução.
- Material e medicamentos para reintubação preparados.

BIBLIOGRAFIA

1. Berry FA e cols. Pediatric airway in health and disease. *Pediatr Clin N Am*, 41(1):153-80, 1994.
2. Brambrink AM e cols. Management of pediatric airway: new developments. *Curr Opin Anaest*, 15:329-37, 2002.
3. Brown JC. The managemnet of croup. *Br Med Bull*, 61:189-202, 2002.
4. Chin R e cols. Child health. *J Pediatr*, 38:382-7, 2002.
5. Muniz R e cols. Croup. e-medicine – instant access to the minds medicine, 2004.
6. Rowe BH. Corticosteroid treatment for acute croup. *Ann Emerg Med*, 40:353-5, 2002.
7. Rafei K, Licheinstein R. Airway infectious disease emergencies. *Pediatr Clin North Am*, 53(2):215-42, 2006.
8. Ahmad SM, Soliman AMS. Congenital anomalies of the larynx. *Otolaryngol Clin North Am*, 40(1):177-91, 2007.

6. Doenças das Vias Aéreas Inferiores

Hélio Massaharo Kimura
Eduardo Juan Troster

BRONQUIOLITE AGUDA

Bronquiolite aguda é a causa mais frequente de acometimento do trato respiratório inferior no lactente; aproximadamente de 2 a 3% das crianças acometidas anualmente são internadas. A evolução da doença é, em geral, autolimitada. O tratamento é fundamentalmente de suporte com suplementação de oxigênio, mínima manipulação e hidratação.

RESPIRATÓRIO

DEFINIÇÃO

• É doença inflamatória aguda das vias aéreas inferiores em criança menores de 2 anos.

• Classicamente, inicia com sintomas de vias aéreas superiores, tais como, febre baixa, coriza, espirros e tosse leve, progredindo em 4 a 6 dias com acometimento das vias aéreas inferiores, manifestando-se com tosse intensa, chiado e desconforto respiratório.

Epidemiologia

• Variação sazonal (mais frequente nos meses frios).

• Fonte de aquisição: adultos e crianças maiores (assintomáticos ou com acometimento de vias aéreas superiores).

• Imunidade não duradoura: reinfecções são frequentes.

• Época epidêmica: aproximadamente 10% dos lactentes são acometidos.

• Incidência maior entre 3 e 6 meses de idade.

• 2 a 3% das crianças infectadas são hospitalizadas.

• Mortalidade estimada de 1% dos internados.

• Fatores de risco de aquisição, gravidade e morbidade pós-bronquiolite aguda estão descritos na tabela V-10.

Etiologia

• Vírus respiratório sincicial (VRS): 50 a 75% dos casos.

• VRS tipo A: anual – quadro mais intenso; tipo B: a cada 2 anos.

• Parainfluenza: 25% dos casos.

• Adenovírus: 5% dos casos.

• Outros: rinovírus, metapneumovírus etc.

Fisiopatologia

• Infecção e inflamação de bronquíolos (pequenas vias aéreas) → espessamento da parede bronquio-

Tabela V-10 • Fatores associados com maior risco na bronquiolite.

Fatores	Aumento da aquisição	Aumento da gravidade	Aumento da morbidade
Condição habitacional desfavorável	+++	+++	?
Fumante passivo	+++	+++	++
Sexo masculino	+	++	++
Ausência de aleitamento materno	+	+	?
História familiar de asma	±	±	±
Presença de atopia	–	–	+++
Doença respiratória neonatal	++	+++	–
Reatividade brônquica	–	+	++
Resposta IgE-VRS específica	++	++	++

lar (edema) e obstrução (secreção e broncoespasmo).

- Espessamento bronquiolar → aumento da resistência ao fluxo aéreo → aumento do trabalho respiratório (Fig. V-9).
- Obstrução bronquiolar → hipersinsuflação e atelectasia.
- Alteração relação ventilação-perfusão (V/Q) → hipoxemia com ou sem hipercapnia.
- Fatores imunológicos: hiper-resposta linfocitária proliferativa e aumento IgE e IgG4-VRS específico.

Quadro clínico

- Clássico: bronquiolite (2/3 dos casos) → chiado, atelectasia e hiperinsuflação pulmonar.
- Pneumonia (1/3 casos) → eventualmente SDRA.
- Apneia: menores de 2 meses de idade e prematuros.
- Fatores de risco para evolução desfavorável (Tabela V-11).
- Classificação da bronquiolite conforme a gravidade (Tabela V-12).

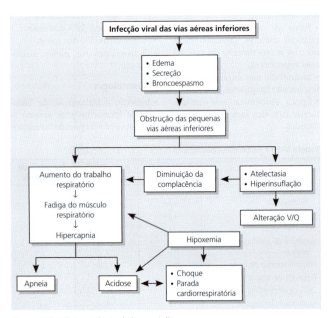

Figura V-9 • Fisiopatologia da bronquiolite.

RESPIRATÓRIO

Tabela V-11 • Fatores de risco para evolução desfavorável na bronquiolite aguda.

- Menores de 6 meses de idade
- Antecedentes de prematuridade (< 36 semanas)
- Displasia broncopulmonar
- Fibrose cística ou doença pulmonar crônica
- Cardiopatia congênita
- Malformações congênitas
- Imunodeficiência celular (linfócitos T)
- Baixa condição socioeconômica
- Sexo masculino

Tabela V-12 • Classificação da gravidade da bronquiolite aguda.

Parâmetros	Leve	Moderada	Grave
FR ipm	< 60	60-80	> 80
Sibilância	+	++	+++
Cianose	Ausente	Melhora com FiO$_2$ 40%	Não melhora FiO$_2$ 40%
PaO$_2$mmHg	> 80	50-80	< 50
PaCO$_2$mmHg	< 45	45-70	> 70
pH	normal	Acidose respiratória	Acidose respiratória ou mista

ipm = inspirações por minuto.

Diagnóstico

Clínico

- IVAS com febre baixa (2 a 3 dias) seguida de taquipneia, retração costal, uso da musculatura acessória e batimento de asas do nariz.
- Tórax abaulado e rebaixamento de fígado (hiperinsuflação pulmonar).
- Diminuição do murmúrio vesicular, crepitação, sibilos e prolongamento do tempo expiratório.

Etiológico

- Imunofluorescência direta para vírus (VRS, influenza, adenovírus) em secreção da nasofaringe.

Diferencial

- Asma.
- Corpo estranho.
- Insuficiência cardíaca congestiva.
- Broncopneumonia.
- Mucoviscidose.
- Miocardite.
- Laringotraqueobronquite.
- Traqueíte.
- Coqueluche.
- Acidose metabólica.
- Refluxo gastroesofágico.
- Traqueomalácia e broncomalácia.
- Anel vascular/massa intratorácica.

Tratamento

Forma leve

- Medidas de suporte: hidratação, dieta em pequeno volume, lavagem nasal, aspiração de secreção, posição semissentada e fisioterapia respiratória.

- Nessa forma, não há necessidade de internação.

Forma moderada e grave

- As formas moderadas e graves requerem internação hospitalar e, às vezes, tratamento em terapia intensiva (estão detalhados nas tabelas V-13 e V-14).

Tabela V-13 • Critérios para tratamento hospitalar na bronquiolite aguda.

- FR ≥ 60ipm
- Desconforto respiratório moderado e/ou episódio de apneia em menos de 24h e evolução
- Sinais de hipoxemia: cianose, letargia, alteração da consciência, PaCO$_2$ > 50mmHg, PaO$_2$ < 50mmHg
- Retornos frequentes ao pronto-socorro
- Presença de fatores de risco (Tabela V-11)
- Ambiente doméstico desfavorável
- Menores de 1 mês de vida

Tabela V-14 • Critérios para internação em terapia intensiva.

- Bronquiolite grave (Tabela V-12)
- SaO$_2$ < 90% (PaO$_2$ < 60mmHg) em FiO$_2$ ≥ 40%
- PaCO$_2$ > 65mmHg
- pH ≤ 7,20
- Bradicardia
- Apneia com bradicardia e/ou cianose

- Medidas de suporte
  - Dieta
    - Jejum se FR > 60ipm e incoordenação da deglutição.
    - Espessamento da dieta na prevenção da aspiração.
    - Evitar SNG → aumenta resistência da via aérea.
  - Hidratação parenteral
    - Aumento das perdas: jejum prévio, taquipneia, febre.
    - SIHAD → em alguns casos (2/3 do soro de manutenção).
  - Decúbito elevado.
  - Mínima manipulação.
  - Evitar sedação excessiva (usar hidrato de cloral SN)
  - Isolamento de contato.
- Oxigênio
  - Umidificado e aquecido para manter SatO$_2$ > 94%.
  - Heliox → potencial utilidade; poucos estudos.
- Broncodilatador
  - Beta$_2$-adrenérgico – não reduz o número de internação, nem o tempo de internação (Kellner, 2000 – metanálise).
  - Adrenalina – não reduz o tempo de internação (Harting, 2003 – metanálise).
- Corticoide
  - Uso controverso:
    - Redução do tempo de internação: 0,43 dias (Garrison, 2000 – metanálise).
    - Melhora do escore clínico e diminui número de internação (Schuh, 2002).
    - Não melhora em pacientes em ventilação mecânica (van Woensel, 2003).
- Ribavirina
  - Emprego em situações especiais:
    - Imunocomprometidos com bronquiolite VRS+.

RESPIRATÓRIO

- Pacientes em ventilação mecânica.
- Doença pulmonar crônica.
- Cardiopatia congênita.
- Doenças de evolução grave.
- Dose (aerossol):
  - 6g/dia: solução 20mg/ml → 12 a 18h/dia por 3 a 7 dias.
- Fisioterapia respiratória
  - Atua positivamente na mobilização de secreções, recrutamento de áreas atelectásicas, liberação de vias aéreas superiores e administração do suporte respiratório. Eficácia não-comprovada em relação à diminuição da mortalidade e ao tempo de internação.
- Outras terapias
  - Interferon, surfactante, vitamina A, anticolinérgicos: utilidade não-demonstrada.
- Suporte ventilatório
  - Indicação:
    - Apneia.
    - $PaCO_2 > 65mmHg$ e $PaO_2 < 70mmHg$ ($FiO_2 > 60\%$).
  - CPAP e ventilação não-invasiva:
    - Tem-se mostrado de grande valia nos casos graves, corrigindo a hipoxemia e evitando a intubação.

Medidas de prevenção

- Precaução de contato
  - Luva e avental (VRS, parainfluenza).
- Precaução de perdigoto
  - Quarto individual, máscara (adenovírus).
- Imunoprofilaxia
  - Indicação (Tabela V-15).
  - Anticorpo monoclonal anti-VRS (Palivizumab Sinagis®):
    - Dose mensal de 15mg/kg, IM.
  - Imunoglobulina anti-VRS (Respigam®):
    - Dose mensal 750mg/kg, EV.

Tabela V-15 – Profilaxia recomendada para VRS.

Condição	Primeiro ano de vida	Segundo ano de vida
< 2 anos	Doença pulmonar em tratamento nos seis meses que antecedem a estação sazonal	Idem
	Cardiopatia congênita com repercussão significativa*	Idem
RN ≤ 32 semanas	Dependendo da presença de doença pulmonar crônica	Somente se houver fatores de risco
RN 32-35 semanas	Recomendação deve ser individualizada conforme presença de fatores de risco**	Não recomendado de rotina

* medicação para ICC, hipertensão pulmonar, cardiopatia cianogênica.
** Tabela V-10.

ASMA GRAVE

Introdução

A crise asmática é uma das causas mais importantes de atendimento em pronto-socorro, bem como de hospitalização. Apesar dos avanços significativos no tratamento da asma ocorridos na última década, um aumento significativo na prevalência, morbidade e mortalidade são relatados nos últimos anos.

Na maioria dos pacientes, a asma se expressa pelos sintomas: tosse e/ou sibilância e/ou dispneia.

Definição

Asma é a doença das vias aéreas que ocorre em indivíduos suscetíveis e tem as seguintes características:
- Obstrução reversível das vias aéreas (embora não completamente em alguns pacientes), espontaneamente ou com tratamento.
- Inflamação das vias aéreas.
- Aumento da reatividade das vias aéreas a uma variedade de estímulos.

A asma grave, ou estado de mal asmático, pode ser definida como uma insuficiência respiratória progressiva devido à asma. Na prática clínica, qualquer paciente que não responde à terapia inicial com broncodilatador inalatório deve ser considerado em estado de mal asmático.

Fisiopatologia

- Inflamação brônquica: resultante da ação de mediadores humorais proinflamatórios (histamina, leucotrienos, prostaglandinas etc.) e celulares (eosinófilos, mastócitos, leucócitos etc.)
- Obstrução ao fluxo aéreo: inflamação e edema das vias aéreas inferiores, broncoconstrição e obstrução intraluminal por muco.
- Obstrução ao fluxo expiratório → aumento do trabalho respiratório, hipoxemia, aprisionamento do ar (auto-PEEP), atelectasia e hiperinsuflação pulmonar.
- Alteração ventilação-perfusão (V/Q) → hipoxemia.
- Pressão pleural negativa → aumento na pós-carga do ventrículo esquerdo, propicia formação de edema alveolar transcapilar.
- Vasoconstrição pulmonar secundária a hipóxia, acidose e aumento dos volumes pulmonares → aumento da pós-carga do ventrículo direito.
- Aumento da demanda metabólica, hipoperfusão e hipoxemia → fadiga muscular com hipercapnia e insuficiência ventilatória.

Avaliação da criança em crise asmática (Tabela V-16)

- Histórico objetivo da crise
  – Início da crise asmática e fator envolvido na agudização.
  – Gravidade dos sintomas em comparação a crises anteriores.
  – Medicação em uso e horário da última dose.
  – Internação prévia e atendimento em pronto-socorro.
  – Presença de comorbidade.

RESPIRATÓRIO

Tabela V-16 • Classificação da crise asmática conforme a gravidade.

Sinal	Crise asmática aguda			Parada respiratória eminente
	Leve	Moderada	Grave	
Dispnéia	Ao caminhar	Ao falar Prefere ficar sentado (lactente: dificuldade para mamar, choro entrecortado)	Em repouso Sentado com projeção do tórax para frente (lactente: para de mamar)	Agônico
Fala	Sentenças	Frases	Palavras	Não fala
Estado mental	Pode estar agitado	Geralmente agitado	Geralmente agitado	Sonolento ou confuso
FR*	Aumentada	Aumentada	Quase > 30ipm	Variável
Musculatura acessória e retração supraesternal	Geralmente ausente	Usualmente	Usualmente	Movimento paradoxal toraco-abdominal
Sibilos	Moderado, geralmente na expiração	Na inspiração e expiração	Na inspiração e expiração	Ausentes
FC**	< 100	100-120	> 120	Bradicardia
Pulso paradoxal	Ausente < 10mmHg	Pode estar presente 10-25mmHg	Quase sempre presente > 25mmHg (adulto) 20-40mmHg (criança)	Ausência sugere fadiga músculo respiratório
PEF após broncodilatador % do predito	> 80%	~ 60-80%	< 60% (< 100l/min adulto) Resposta < 2h	< 50%
Sat O_2	> 95%	91-95%	< 90%	< 90%
PaO_2 (ar ambiente)	Normal	> 60mmHg	< 60mmHg Cianose pode estar presente	< 60mmHg
$PaCO_2$	< 45mmHg	< 45mmHg	> 45mmHg	> 45mmHg

Obs.: Adaptado de III Consenso Brasileiro no manejo da asma, 2002.

* Frequência respiratória	< 2 meses : < 60ipm	** Frequência cardíaca	2-12 meses < 160bpm
	2-12 meses : < 50ipm		1-2 anos < 120bpm
	1-5 anos : < 40ipm		2-6 anos < 110bpm
	6-8 anos : < 30ipm		

Asma grave

1. Boyd R & Stuart P. Pressurised metered dose inhalers with spacers versus nebulisers for β-agonist delivery in acute asthma in children in the emergency department. *Emerg Med J*, 22:641-2, 2005.

2. Browne GJ, Penna AS, Phung X e cols. Randomised trial of intravenous salbutamol in early management of severe asthma in children. *Lancet*, 349:301-5, 1997.

3. Cox RG, Barker GA, Bohn DJ. Efficacy, results, and complications of mechanical ventilation in children with status asthmaticus. *Pediatr Pulm*, 11:120-6, 1991.

4. DeNicola LK, Monem GF, Gayle MO e cols. Treatment of critical status asmathicus in children. *Pediat Clin North Am*, 41:1293-324, 1994.

5. Ferguson C & Gidwani S. Delivery of bronchodilators in acute asthma in children. *Emerg Med J*, 23:471-2, 2006.

6. McFadden Jr. ER. Acute severe asthma. *Am J Respir Crit Care Med*, 168:740-59, 2003.

7. Papo MC, Frank T, Thompson AE. A prospective, randomised study of continuous versus intermittent nebulised albuterol for severe status asthmaticus in children. *Crit Care Med*, 21:1479-86, 1993.

8. Salmeron S, Brochard L, Mal H e cols. Nebulised versus intravenous albuterol in hypercapnic acute asthma. A multicenter, double-blinded, randomised study. *Am J Respir Crit Care Med*, 146:1466-70, 1994.

9. Scarfone RJ. Management of acute asthma exacerbations in children. UpToDate® *version 15.2, 2007*. Acessado em 10 de setembro 2007. www.uptodateonline.com.

7. Pneumonias e Pneumonias Relacionadas à Ventilação Mecânica

Alfredo Elias Gilio
Hélio Massaharo Kimura

Pneumonia é uma das mais frequentes infecções na faixa pediátrica e uma causa importante de internação, bem como do prolongamento da internação em unidade de cuidados intensivos.

Ela pode ser classificada como adquirida na comunidade ou de aquisição hospitalar. A pneumonia hospitalar pode estar associada à ventilação mecânica ou não.

PNEUMONIA ADQUIRIDA NA COMUNIDADE

Definição

Os critérios de definição de pneumonia adquirida na comunidade estão descritos na tabela V-18.

Tabela V-18 • Definição de pneumonia adquirida na comunidade na criança imunocompetente (adaptado de Langley, 2005).

- Infecção aguda sintomática do parênquima pulmonar na criança não-hospitalizada a pelo menos 7 dias antes do início dos sintomas. O diagnóstico requer dois achados clínicos, mais febre e taquipneia e confirmação laboratorial e radiológica
- Dados clínicos (≥ dois achados)
  - Tosse
  - Aparecimento de secreção no trato respiratório inferior, alteração nas características da secreção ou aumento na quantidade de secreção ou necessidade de aspiração
  - Ausculta de pneumonia ou consolidação (estertores, respiração soprosa, egofonia, diminuição do murmúrio vesicular)
  - Dispneia (ou aparecimento de "fome de ar")
  - Hipoxemia (PaO$_2$ < 60mmHg em ar ambiente)
- Sinais vitais (febre, taquipneia)
  - Febre (oral, retal ou axilar) 3-24 meses ≥ 38,3°C; > 2 anos > 38°C
  - Taquipneia (FR > 60/min em menores de 2 meses; FR > 50/min de 2 a 11 meses e FR > 40/min de 12 a 59 meses)
- Laboratorial – leucócitos > 15.000 e > 10% segmentados ou < 4.000
- Radiografia – presença de novo infiltrado compatível com infecção (intersticial, brônquico, alveolar), consolidação, cavitação, abscesso ou pneumatocele nas 48h antes do início da administração de terapia. O estado de hidratação do paciente deve ser considerado quando da realização da radiografia. A repetição da radiografia após hidratação ou diurese é aceitável, respeitando o período de 48h antes do início da terapêutica

Tabela V-27 • Definição de pneumonia de aquisição hospitalar (adaptado de Langley, 2005).

- Pneumonia hospitalar é definida como pneumonia que se desenvolve após ≥ 3 dias da internação ou < 7 dias da alta hospitalar. Pneumonia associada a ventilação mecânica é definida como aquela que ocorre após ≥ 48h do início da ventilação mecânica. Evidência radiológica de pneumonia é considerada nova ou progressivo infiltrado compatível com infecção pulmonar (intersticial, brônquico, alvéolos), consolidação, cavitação, abscesso ou pneumatocele

Para criança < 1 ano: evidência radiológica de pneumonia **mais** piora da troca gasosa (episódio de dessaturação, ↑ da necessidade de O_2 ou ↑ do suporte ventilatório) **mais** ≥ 3 dos dados clínicos e vitais

- Dados clínicos
  - Tosse
  - Chiado, estertores ou roncos
  - Apneia, taquipneia, batimento de asas de nariz com retração costal ou grunhido
  - Aparecimento de nova secreção de trato respiratório inferior, alteração das características da secreção ou aumento da quantidade da secreção ou necessidade de aspiração

- Sinais vitais
  - Instabilidade térmica
  - Bradicardia ou taquicardia conforme a idade

Para criança entre 1 e 12 anos de idade: evidência radiológica de pneumonia mais 3 ou mais dos critérios clínicos, sinais vitais e laboratorial

- Dados clínicos
  - Tosse
  - Chiado, estertores ou roncos
  - Apneia, taquipneia, batimento de asas de nariz com retração costal ou grunido
  - Piora da troca gasosa (episódios de dessaturação, aumento da necessidade de O_2 ou aumento do suporte ventilatório)
  - Aparecimento de secreção purulenta ou alteração nas características da secreção ou aumento da quantidade de secreção ou necessidade de aspiração

- Sinais vitais
  - Temperatura > 38,4°C ou hipotermia (< 36,5°C) na ausência de causa reconhecida

- Laboratorial
  - Leucócitos > 15.000 com > 10% segmentados ou < 4.000

- Intubação orotraqueal.
- Limpeza oral com clorexedina.
- Lavagem das mãos e precauções com a contaminação.
- Decúbito elevado 30°.
- Evitar distensão gástrica.
- Evitar a troca do circuito do aparelho e sua manipulação.
- Drenar o condensado fluido do circuito do aparelho.
- Evitar o transporte do paciente.
- Prevenir a extubação acidental.

RESPIRATÓRIO

Tabela V-28 • Fatores de risco para aquisição de pneumonia associada à ventilação mecânica (adaptado de Kollef, 2004).

- Episódio de aspiração*
- Doença pulmonar crônica**
- Administração de antiácido ou antagonista H_2-histamina**
- Posição supina*
- Coma*
- Nutrição enteral*
- Sonda nasogástrica*
- Reintubação*
- Traqueostomia*,**
- Transporte*
- SDRA*, **
- Uso prévio de antibiótico**
- TCE*
- Monitorização de PIC*

* Predispõe à aspiração de secreção contaminada.
** Predispõe à colonização do trato aerodigestivo com bactérias patogênicas.

Tratamento
(vide tabela V-25)

- Pneumonia hospitalar precoce (3 a 5 dias):
  - Prevalece (flora endógena): *S. pneumoniae, H. influenzae, S. aureus.*
  - Sensibilidade antimicrobiana habitual.
- Pneumonia hospitalar tardia (> 5 dias):
  - Germes hospitalares: *Pseudomonas aeruginosa, S. aureus, Enterobacter* sp., *S. maltophilia.*
  - Perfil de sensibilidade e agente variam com o local do serviço.
  - Agente multirresistente.

Precauções de isolamento respiratório (Tabela V-29)

Tabela V-29 • Precauções de isolamento baseadas em transmissão.

Patógeno	Precaução
RVS	Contato
Influenza	Perdigoto + máscara ao entrar no quarto individual
Parainfluenza	Contato
Adenovírus	Perdigoto e contacto
Varicela	Aérea
Mycoplasma pneumoniae	Perdigoto
Bordetella pertussis	Perdigoto (até 5 dias do tratamento)
Mycobacterium tuberculosis	Aérea (quarto individual, pressão negativa)
Bactérias multirresistentes	Específica para o patógeno

BIBLIOGRAFIA

1. British Thoracic Society. BTS Guidelines for the management of community acquired pneumonia in children. *Thorax*, Suppl(1) 57:7-22, 2002.

2. Cherian T. Acquired pneumonia in developing countries. *Arch Dis Child Fetal Neonatal*, 90:a211-9, 2005.

3. Klig JE & Shah NB. Office pediatrics: current issues in lower respiratory infections in children. *Curr Opin Pediatr*, 17: 111-8, 2005.

4. Kollef MH. Prevention of hospital-associated pneumonia and ventilator-associated pneumonia. *Crit Care Med*, 32: 1396-405, 2004.

5. Korppi M. Community acquired pneumonia in children. *Pediatr Drugs*, 5(12): 821-32, 2003.

6. Langley JM & Bradley JS. Defining pneumonia in critically ill infants and children. *Pediatr Crit Care Med*, 6(3):9-13, 2005.

7. Lichenstein R, Suggs AH, Campbell J. Pediatric pneumonia. *Emerg Med Clin North Am*, 21(2):437-51, 2003.

8. Nascimento-Carvalho CM & Souza-Marques HH. Recomendação da Sociedade Brasileira de Pediatria para Antibioticoterapia de Crianças e Adolescentes com Pneumonia Comunitária, outubro 2004.

9. Pong AL & Bradley JS. Guidelines for the selection of antibacterial therapy in children. *Pediatr Clin N Am*, 52.869-94, 2005.

10. Richards MJ, Edwards JR, Culver DH, Gaynes RP. Nosocomial infections in pediatric intensive care units in the United States. *Pediatrics*, 103:39-45, 1999.

11. Sandora TJ & Harper MB. Pneumonia in hospitalized children. *Pediatr Clin N Am*, 55:1059-81, 2005.

12. Shorr AF, Sherner JH, Jackson WL, Kollef MH. Invasive approaches to the diagnosis of ventilator-associated pneumonia: a meta-analysis. *Crit Care Med*, 33:46-53, 2005.

13. Zar HJ & Cotton MF. Nosocomial pneumonia in pediatric patients. *Paediatr Drug*, 4:73-83, 2002.

8. SÍNDROME DO DESCONFORTO RESPIRATÓRIO AGUDO

Eduardo Juan Troster
Flávia Feijó Panico Rossi
Lucília Santana Faria

DEFINIÇÃO

A síndrome do desconforto respiratório agudo (SDRA) representa uma falência respiratória associada a uma lesão aguda grave, acometendo ambos os pulmões, decorrente de diversas etiologias.

RESPIRATÓRIO

ETIOLOGIA

A SDRA é causada pelo processo inflamatório desencadeado por qualquer insulto pulmonar e/ou sistêmico que lesa a barreira membrana alveolocapilar (Tabela V-30).

A distinção entre SDRA de etiologia pulmonar ou extrapulmonar é importante porque pode haver diferenças na resposta clínica ao manejo ventilatório.

No insulto direto, o dano é predominantemente intra-alveolar, com preenchimento do alvéolo, com edema, colágeno, fibrina e sangue.

No insulto indireto, a alteração predominante é na microvasculatura, com congestão e edema intersticial, com preservação do espaço intra-alveolar (predomínio de atelectasia).

FISIOPATOLOGIA

A SDRA é caracterizada por dano alveolar difuso, acentuado aumento da permeabilidade da membrana alveolocapilar e acúmulo de fluido rico em proteína nos alvéolos. Manifesta-se com hipoxemia refratária à oxigenioterapia, diminuição da complacência pulmonar e infiltrados pulmonares bilaterais à radiografia simples de tórax.

Como resultado, as barreiras normais à formação do edema alveolar são perdidas. As proteínas escapam do espaço vascular e o gradiente oncótico que favorece a reabsorção de fluido é perdido. Os fluidos escapam para o interstício e ultrapassam a capacidade de absorção dos linfáticos. Os espaços aéreos são preenchidos com fluido edematoso proteináceo, sanguíneo e com debris de células degeneradas. A função do surfactante é perdida, resultando em colapso alveolar.

Todos esses desarranjos fisiopatológicos resultam em:

A alteração na troca gasosa – o distúrbio ventilação-perfusão com aumento do "shunt" são as principais causas da hipoxemia. O aumento do espaço morto fisiológico pode interferir na eliminação de CO_2, entretanto hipercapnia é incomum,

Tabela V-30 • Etiologia da SDRA.

Lesão direta	Lesão indireta
Pneumonias (bacterianas, fúngicas, virais, atípicas)	Sepse/choque séptico
Aspiração de conteúdo gástrico	Traumatismo não-torácico grave com choque hipovolêmico e fraturas de ossos longos
Traumatismo torácico (contusão pulmonar)	Circulação extracorpórea
Afogamento	Transfusão de sangue
Lesão pulmonar por inalação	Coagulopatia/CIVD
	Queimaduras
	Pancreatite

pois o volume minuto para manter uma PaCO$_2$ normal aumenta significativamente.

A alteração na complacência pulmonar – a redução na complacência pulmonar é um dos mecanismos da SDRA. Essa redução é decorrente do colapso de alvéolos que passam a ser não aerados ou pobremente aerados. Como apenas as áreas de pulmão com função normal ou parcialmente aeradas participam da troca gasosa, mesmo pequenos volumes correntes podem exceder a capacidade inspiratória pulmonar e causar aumento dramático nas pressões nas vias aéreas. O aumento da resistência nas vias aéreas é fator adicional da SDRA que pode ocorrer, porém sua importância clínica não é clara.

Hipertensão pulmonar – a hipertensão pulmonar também ocorre comumente na SDRA. Os fatores que contribuem para a ocorrência da hipertensão pulmonar incluem o reflexo de vasoconstrição hipóxica, a alteração na vasculatura pulmonar decorrente do colapso alveolar e a compressão vascular pela ventilação com pressão positiva.

As consequências deletérias da hipertensão pulmonar relacionada a SDRA não são claras.

DIAGNÓSTICO

Com base na conferência de Consenso Americano-Europeu, distingue-se lesão pulmonar aguda (LPA) de SDRA (Fig. V-10 e Tabela V-31).

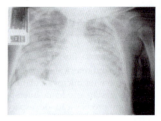

Figura V-10 • Radiografia de criança de 8 meses no segundo dia de SDRA associado a choque séptico.

TRATAMENTO

Abordagem clínica geral

- Identificar e tratar causas infecciosas (pneumonia, sepse etc.).
- Nutrição adequada, com preferência para a via enteral x parenteral.

Tabela V-31 • Critérios diagnósticos de LPA/SDRA.

Critérios	LPA	SDRA
Instalação	Aguda	Aguda
PaO$_2$/FiO$_2$	≤ 300mmHg	≤ 200mmHg
Radiografia de tórax	Infiltrado bilateral	Infiltrado bilateral
Pressão capilar pulmonar	≤ 18mmHg ou ausência de evidência de sobrecarga atrial esquerda	≤ 18mmHg ou ausência de evidência de sobrecarga atrial esquerda

RESPIRATÓRIO

- Manter euvolemia, evitando a sobrecarga hídrica, avaliando perfusão periférica, diurese, PA sistêmica.
- Nos pacientes hipoproteinêmicos, o uso de albumina com furosemida pode ser benéfico.
- Associar medicamentos vasopressores quando indicado (dificuldade de manutenção da PA após restabelecimento da volemia, por exemplo).
- Utilizar cateter central para monitorização de pressão venosa central, monitorizar saturação venosa central, se possível. Monitorização de PA invasiva permite melhor controle hemodinâmico e facilita coleta de exames.
- Monitorização do equilíbrio ácido-básico e hidroeletrolítico.

Ventilação mecânica

- Utilizar os princípios da ventilação protetora, minimizando a abertura e fechamento cíclicos das unidades alveolares, evitando a hiperdistensão de áreas sãs e o colapso de áreas comprometidas, com o objetivo de ↓ lesão pulmonar induzida pela ventilação mecânica.
- Optar entre os modos ventilatórios: em pediatria, pressão controlada ou SIMV. Utilizar ventilação controlada ou controle quase total nos pacientes mais graves no início do suporte ventilatório.
- FiO_2 de 0,8 a 1 nos momentos iniciais, enquanto são feitos os ajustes a seguir.
- Limitar o pico inspiratório de pressão em 35cmH$_2$O, sempre que possível.
- Utilizar PEEP suficiente que permita uma saturação de O_2 adequada ($\geq$ 90%), com FiO_2 < 0,6. Aumentos gradativos da PEEP (de 2cmH$_2$O) podem ser utilizados até se obter melhora da saturação ou melhora no volume corrente expirado, em aparelhos que disponham dessa monitorização. Aumentos significativos na PEEP exigem reavaliações hemodinâmicas constantes, ponderando necessidade de volume x uso de agentes inotrópicos.
- Utilizar volumes correntes baixos (5 a 7ml/kg), permitindo aumento gradual nos níveis de $PaCO_2$ (ao redor de 60 a 100mmHg), mantendo pH > 7,2.
- Considerar aumentar o tempo inspiratório caso não haja melhora com os recursos anteriores (melhor distribuição gasosa em unidades com constantes de tempo distintas).

Recrutamento alveolar

- Pode ser tentado em pacientes com hipoxemia grave, com o objetivo de recrutar (expandir/abrir) alvéolos colapsados, com consequente diminuição do "shunt" pulmonar.
- Na SDRA de etiologia pulmonar, a resposta ao recrutamento parece ser pior do que na SDRA de etiologia extrapulmonar, em que há predomínio de atelectasia.
- Deve ser tentado na fase inicial da SDRA. O aparecimento de fibrose (ligado ao tempo de evolução) leva a uma piora na resposta ao recrutamento.

- Deve ser feito com o paciente sedado e sob efeito de bloqueador neuromuscular.
- Utilização de níveis progressivamente mais altos de PEEP, com manutenção de uma pressão controlada de 15cmH$_2$O, até o recrutamento completo (as tentativas devem ter duração de 2min, com o paciente estando sob ventilação mecânica, no modo assistocontrolado, com FR = 10 e Tinsp = 3s). As manobras de recrutamento devem ser interrompidas caso haja piora hemodinâmica significativa.
- Outra estratégia de estabelecer PEEP idealmente alto, e iniciar desrecrutamento progressivo, até nível que mantenha boa saturação. Não estabelecido em crianças.
- Não há estudo que mostre redução da mortalidade.

Posição prona

- Funciona como forma de recrutamento, promovendo a abertura das regiões dorsais do pulmão, habitualmente comprimidas na posição supina.
- Por ser procedimento seguro, deve ser tentado sempre que houver dificuldade de oxigenação, em pacientes que não tenham apresentado melhora significativa com a estratégia ventilatória utilizada, desde que não possuam contraindicação para o uso dessa posição.
- Monitorizar edema, lesões de face e outras.
- Pode ser descontinuada quando o paciente não mais apresentar melhora significativa da oxigenação com esse tipo de decúbito ou quando o pico de pressão inspiratório puder ser mantido em níveis seguros com o paciente na posição supina.
- Não diminui a taxa de mortalidade

Insuflação de gás traqueal (TGI)

- Colocação de um cateter de fino calibre através do tubo traqueal, com um fluxo baixo de oxigênio.
- Usado com o objetivo de atenuar a hipercapnia associada à ventilação mecânica protetora, através da lavagem do CO$_2$ próximo ao cateter, impedindo sua reinalação.
- Pode ser utilizado caso haja retenção de CO$_2$ importante, com acidemia com pH < 7,2 e não se tenha disponível outro recurso ventilatório, com a ventilação de alta frequência oscilatória (VAFO).
- Monitorizar constantemente a criança, já que a oferta de fluxo adicional pode contribuir para o aumento da incidência de pneumotórax.

Ventilação de alta frequência

- Na ventilação de alta frequência oscilatória, a pressão média da via aérea é colocada acima da pressão de fechamento e o volume pulmonar é mantido constante durante a exalação. Proteção do estresse cíclico de recrutamento que ocorre na ventilação convencional.
- O uso de ventilação de alta frequência oscilatória resultou em melhora da sobrevida, menos barotrauma e menor necessidade de oxigênio após 30 dias.

• A conversão da ventilação convencional para a de alta frequência deve ser cogitada quando a pressão de pico inspiratório for maior do que 35cmH_2O ou a pressão média da via aérea atingir 15 a 18cmH_2O, apesar da hipercapnia permissiva.

Tratamento farmacológico

Vários agentes farmacológicos foram investigados, entretanto, nenhum deles reduziu a mortalidade (Tabela V-32).

Tabela V-32 • Agentes farmacológicos investigados no tratamento da SDRA.

Terapia	Desfecho
Surfactante	Redução da mortalidade não significativa (adulto)
NO	Melhora da oxigenação, mas sem alterar a mortalidade
Corticoide (preventivo)	Sem efeito
Corticoide (terapêutico)	Sem benefício na mortalidade; pode aumentar nos pacientes com SDRA > 14 dias
Antifúngico (azole)	Sem benefício na mortalidade; pode ser benéfico na prevenção da SDRA
Fosfodiesterase (inibidor)	Sem benefício na mortalidade SDRA/LPA

BIBLIOGRAFIA

1. Amato MBP, Barbas CSV, Medeiros DM e cols. Effect of a protective ventilation strategy on mortality in the acute respiratory distress syndrome. *N Engl J Med*, 338:47, 1998.

2. Arnold J, Hanson J, Toro Figuero L e cols. Prospective randomized comparison of high frequency oscillatory ventilation and conventional mechanical ventilation in pediatric respiratory failure. *Crit Care Med*, 22:1530, 1994.

3. Barbas CSV. Lung recruitment maneuvers in acute respiratory distress syndrome and facilitating resolution. *Crit Care Med*, 31(4):265, 2003.

4. Bernard GR, Artigas A, Brigham KL e cols. and The Consensus Committee. The American-European consensus conference on ARDS: definitions, mechanisms, relevant outcomes, and clinical trial coordination. *Am J Respir Crit Care Med*, 149:818, 1994.

5. Calfee CS & Mathay MA. Nonventilatory treatment for acute lung injury and ARDS. *Chest*, 131:913-20, 2007.

6. Conner BD & Bernard GR. Acute respiratory distress syndrome – potential pharmacologic interventions. *Clin Chest Med*, 21(3):563, 2000.

7. Girard TD & Bernard GR. Mechanical ventilation in ARDS – a state of the art review. *Chest*, 131:921-9, 2007.

8. Lamm W, Graham M, Albert R. Mechanism by which the prone position improves oxygenation in acute lung injury. *Am J Respir Crit Care Med*, 150:84, 1994.

9. The Acute Respiratory Distress Syndrome Network. Ventilation with lower tidal volumes as compared with traditional tidal volumes for acute lung injury and the acute respiratory distress syndrome. *N Engl J Med*, 342:1301, 2000.

10. Ware LB & Matthay MA. The Acute respiratory distress syndrome. *N Engl J Med*, 342:1334, 2000.

9. DOENÇAS NEUROMUSCULARES

Abram Topczewski
Hélio Massaharo Kimura
Dumara Nascimento de Oliveira
Regina Helena Andrade Quinzani

INTRODUÇÃO

As doenças neuromusculares manifestam-se com insuficiência ventilatória ou pneumonia/atelectasia (motivo principal de internação na UTI) ou manifestam-se com dificuldade de desmame da ventilação mecânica devido à diminuição da força muscular.

Os pacientes internados na UTI são submetidos a várias causas que podem afetar a unidade motora (distúrbio eletrolítico, nutricional, medicação etc.).

Nas tabelas V-33 e V-34 são apresentadas as etiologias que acarretam diminuição da força muscular.

DOENÇAS NEUROMUSCULARES NO LACTENTE

Os lactentes podem apresentar, durante o período neonatal, quadro sindrômico de lactente hipotônico ou paralisia aguda flácida após alguns meses de normalidade. Alguns apresentam primariamente comprometimento respiratório agudo no período neonatal imediato associado com hipotonia. Outros manifestam no decorrer do primeiro ano de vida.

Corno anterior da medula

A amiotrofia espinhal tipo 1 (Werdnig-Hoffman) é uma das mais frequentes causas da síndrome hipotônica do lactente. Manifesta-se, geralmente entre 1 e 3 meses de idade. Ocasionalmente não é reconhecida, sendo considerada quando da impossibilidade do desmame da ventilação mecânica. O diagnóstico é realizado por meio da eletromiografia e da análise genética do DNA.

A poliomielite, embora rara nos dias atuais, deve ser sempre lembrada.

Nervo periférico

A polineuropatia desmielinizante congênita apresenta-se no período neonatal com quadro clínico similar ao da doença de Werdnig-Hoffman. Geralmente, necessitam de suporte ventilatório.

A síndrome de Guillain-Barré raramente acomete o recém-nascido.

Junção neuromuscular

A miastenia transitória do recém-nascido é a causa mais frequente.

RESPIRATÓRIO

Tabela V-33 • Diagnóstico diferencial da diminuição da força muscular em UTI.

M	**Medications**: corticoide, bloqueador neuromuscular, amiodarona, aminoglicosídeos, quinolonas, polimixina, imipenem, bloqueador de canal de cálcio, antiarrítmicos, betabloqueadores, fenitoína, zidovudina, interferon alfa, D-penicilamina, magnésio etc.
U	**Undiagnosed neuromuscular disorder**: síndrome de Guillain-Barré, miastenia, miopatias inflamatórias, miopatia mitocondrial, deficiência de acidomaltase, amiotrofia espinhal infantil
S	**Spinal cord disease**: isquemia, compressão, traumatismo, vasculite, desmielinização, mielite infecciosa
C	**Critical illnes**: miopatia, polineuropatia
L	**Loss of muscle mass**: caquexia, rabdomiólise
E	**Electrolyte disorders**: hipocalemia, hipofosfatemia, hipermagnesemia
S	**Systemic illnes**: porfiria, aids, vasculite, dermatomiosite

Tabela V-34 • Doenças neuromusculares que se apresentam com diminuição da força muscular em UTI.

Doença muscular
Miopatia do paciente crítico
Miopatia inflamatória: polimiosite, dermatomiosite
Miopatia hipocalêmica
Rabdomiólise
Distrofia muscular
Distrofia mitocondrial
Distrofia miotônica
Deficiência de acidomaltase

Doença da junção neuromuscular
Miastenia gravis
Induzida por bloqueador neuromuscular
Intoxicação por organofosforados
Picada de cobra
Síndrome miastênica de Lambert-Eaton
Síndrome miastênica congênita
Hipermagnesemia
Botulismo
Picada de carrapato

Neuropatia periférica
Síndrome de Guillain-Barré
Polineuropatia desmielinizante crônica idiopática

Polineuropatia do paciente crítico
Neuropatia tóxica
Neuropatia vasculítica
Neuropatia porfírica
Difteria
Linfoma
Polineuropatia relacionada a CMV

Desordem do corno anterior
Esclerose amiotrófica lateral
Poliomielite
Amiotrofia espinhal infantil

Desordem da coluna espinhal
Traumatismo
Hematoma
Infarto
Abscesso epidural

Desmielinização
Esclerose múltipla
Mielite transversa
Encefalomielite aguda disseminada

Mielite infecciosa
Coxsackie vírus A, B
CMV, herpes, raiva
Micoplasma, legionela

Ocorre em 15 a 20% dos recém nascidos de mães portadoras de *Miastenia gravis*.

O botulismo ocorre tipicamente na criança previamente hígida entre 10 dias e 6 meses de idade, com quadro agudo de hipotonia generalizada, dificuldade de alimentar, disfagia e constipação.

Músculo

As miopatias congênitas manifestam-se como síndrome da criança flácida. Geralmente, não se apresentam como causa de paralisia flácida aguda e/ou de desconforto respiratório agudo que necessite de cuidados intensivos.

As miopatias metabólicas (alteração do metabolismo do glicogênio ou mitocondrial) raramente apresentam hipotonia grave e fraqueza respiratória no período neonatal.

DOENÇAS NEUROMUSCULARES DA CRIANÇA

As condições que levam a crise neuromuscular na criança são descritas a seguir.

Corno anterior da medula

A amiotrofia espinhal tipo II tem início entre 6 e 12 meses e a fraqueza muscular é menos acentuada do que no tipo I. O desenvolvimento motor, inicialmente, ocorre de modo adequado, mas os portadores não conseguem ficar em pé sem apoio. Na idade escolar, aparecem as retrações tendíneas e as deformidades esqueléticas, como a cifoescoliose. Os reflexos miotáticos estão diminuídos ou ausentes e a fraqueza muscular é mais evidente nos membros inferiores. Pode se perceber fasciculações na língua. O tipo III é diagnosticado na faixa dos 3 aos 17 anos por conta do desenvolvimento motor mais lento, dificuldade para correr, subir escadas ou mesmo para levantar-se, quando no chão. Os reflexos miotáticos podem estar normais ou diminuídos e a atrofia muscular é mais proximal, predominando nos membros inferiores. Não há tratamento específico, senão cuidados gerais e fisioterapia motora e respiratória.

A poliomielite deve ser lembrada, particularmente na paralisia aguda flácida assimétrica.

Nervo periférico

A síndrome de Guillain-Barré é a causa mais frequente de paralisia generalizada na criança. O quadro clínico se inicia de modo agudo e se manifesta com perda progressiva da força muscular, com caráter ascendente e simétrico, hipotonia e arreflexia miotática. Os sintomas neurológicos progridem num período variável de 1 a 4 semanas, iniciando com fraqueza nos membros inferiores, mais distais, hipotonia muscular, arreflexia miotática, dor nos membros inferiores e parestesias. Pode ocorrer comprometimento dos nervos cranianos, tais como: faciais, bulbares e oculomotores.

Alterações autonômicas podem acompanhar o quadro, como hipo ou hipertensão arterial, sudorese, arritmia cardíaca, retenção urinária e constipação.

Cerca de 20% dos pacientes necessitam de ventilação mecânica, pois o comprometimento dos músculos respiratórios reduz a capacidade vital. Além disso, as pneumonias aspirativas, devido à dificuldade de deglutição. As condições que indicam a necessidade de internação em UTI estão na tabela V-35.

Tabela V-35 • Condições da síndrome de Guillain-Barré que requerem internação na UTI.

Disfunção bulbar
Instabilidade autonômica
Doença com rápida progressão
Redução de > 30% da capacidade vital basal
Capacidade vital < 20ml/kg
Pressão máxima inspiratória < 30cmH$_2$O
Pressão máxima expiratória < 40cmH$_2$O
Episódio de aspiração
Queda da SatO$_2$ < 90% recorrente

A imunoglobulina, 0,4g/kg/dia, por 5 dias, tem sido utilizada no tratamento com resultados bons, pois parece abreviar o curso da doença. Há quem recomende a plasmaferese, embora de alto custo e pouca disponibilidade.

O prognóstico é bom, com recuperação total em cerca de 80% dos casos.

A síndrome de Miller-Fischer é uma forma variante da polirradiculoneurite que se manifesta com oftalmoplegia, paralisia facial bilateral, ataxia e arreflexia miotática. O exame do líquor revela hiperproteinorraquia discreta.

Junção neuromuscular

A *Miastenia gravis* juvenil manifesta-se na primeira ou segunda década com quadro clínico variável que pode ter manifestações oculares (ptose palpebral, diplopia, paresia da musculatura extrínseca ocular), fraqueza generalizada, dificuldade à mastigação e deglutição, além das dificuldades respiratórias. O quadro piora com os exercícios e melhora com o repouso. As queixas de fraqueza se acentuam com o passar do dia. O diagnóstico pode ser confirmado pela eletromiografia e a prova terapêutica com o Tensilon®. A tomografia computadorizada do mediastino deve ser indicada, pois a *Miastenia gravis* pode estar associada a timoma.

O tratamento preconizado é com os anticolinesterásicos como a neostigmina, 0,04mg/kg, IM, nos pacientes com dificuldade para deglutir; a piridostigmina é usada por via oral, 0,5-1mg/kg. Nos casos em que a resposta a esses medicamentos não é satisfatória, é preconizado o tratamento com corticosteroides, imunssupressores, plasmaferese, imunoglobulina ou até timectomia.

Músculo

A poliomiosite e a dermatomiosite são as principais doenças musculares inflamatórias agudas que ocasionam internação em UTI. A dermatomiosite tem curso clínico mais grave que a poliomiosite e apresenta "rash" cutâneo característico da doença.

A polimiosite e a dermatomiosite têm um quadro agudo que se inicia com fraqueza muscular, especialmente, da cintura pélvica e, posteriormente acomete a cintura escapular. A palpação dos músculos é dolorosa. O início pode ser agudo ou subagudo com febre, cansaço, fraqueza muscular cervical, em cinturas, predominantemente proximal e mialgias. O comprometimento da musculatura orofaríngea e esofágica acarreta alterações da fala, incoordenação da deglutição e disfagia. As enzimas musculares estão elevadas na maioria dos casos, o eletromiograma é do tipo miopático e, à biopsia muscular, encontram-se infiltrado inflamatório, lesões vasculares, focos de necrose e sinais de regeneração das fibras musculares.

Os corticoides são os medicamentos de eleição, sendo o pulso de metilprednisolona indicado nos casos de insuficiência ventilatória. A imunoglobulina é utilizada como medicamento de segunda linha na dermatomiosite, especialmente nos casos de resistência aos corticoides.

Os distúrbios metabólicos que produzem fraqueza muscular e que merecem ser mencionados são a hipocalemia (geralmente secundária à gastroenterite aguda) e, em menor frequência, a hipofosfatemia.

Outras

A mielite transversa se apresenta com fraqueza e arreflexia que simula a síndrome de Guillain-Barré. O envolvimento precoce do controle vesical, instestinal, bem como pulso não-palpável nos membros inferiores, alerta para a necessidade da realização de ressonância magnética de coluna.

Desordens neuromusculares do paciente crítico

Os pacientes críticos, com sepse, disfunção de múltiplos órgãos ou estado de mal asmático, podem desenvolver desordens neuromusculares que mimetizam a síndrome de Guillain-Barré e que, habitualmente, se manifestam como dificuldade no desmame da ventilação mecânica. Na tabela V-36 estão listadas as desordens neuromusculares descritas no paciente crítico.

A síndrome de Hopkins é uma doença "polimielite like" que ocorre após quadro de mal asmático. Caracteriza-se por monoplegia ou diplegia progressiva e permanente. A etiologia não é conhecida.

RESPIRATÓRIO

Tabela V-36 • Desordens neuromusculares do paciente crítico.

Doença segmentar do corno anterior (síndrome de Hopkins)
Polineuropatia do paciente crítico
Bloqueio neuromuscular persistente
Miopatia quadriplegia aguda
Miopatia necrotizante aguda do paciente crítico

A polineuropatia do paciente crítico é uma polineuropatia sensoriomotora axonal que se desenvolve em associação com sepse e disfunção de múltiplos órgãos. O quadro clínico é predominante de fraqueza das extremidades distais e perda dos reflexos musculares. O envolvimento de nervos cranianos é raro e o acometimento sensorial é de difícil avaliação, devido às condições clínicas dos pacientes.

O bloqueio neuromuscular persistente após a suspensão dos bloqueadores neuromusculares resulta em prolongada fraqueza muscular e inabilidade do desmame ventilatório. Ela ocorre mais frequentemente nas crianças com insuficiência renal ou hepática.

A miopatia aguda quadriplégica tem como fatores predisponentes: asma, corticoide, substância não despolarizante e aminoglicosídeo.

FISIOTERAPIA NAS DOENÇAS NEUROMUSCULARES

A grande maioria desses pacientes necessita de suporte ventilatório e muitas vezes, após a resolução do evento, fica dependente da ventilação mecânica por fraqueza do diafragma. As complicações mais frequentemente encontradas e que são abordadas no tratamento fisioterapêutico são diminuição de força muscular e hipersecreção.

Diminuição da força muscular

Motora – desde o início da internação, deve haver a preocupação com o posicionamento no leito, mudanças de decúbito e mobilização passiva para a prevenção de deformidade por encurtamentos, desenvolvimento de úlceras de pressão e perda da amplitude dos movimentos. Assim que o paciente sair da fase aguda e estiver clinicamente estável, deve-se estimular exercícios ativos – assistidos e livres. A manutenção das atividades motoras deve fazer parte da estratégia de atendimento: favorecer a sedestação, o ortostatismo e a deambulação quando possíveis. Esses estímulos devem ser realizados de forma a não fadigar o paciente.

Respiratória – a avaliação respiratória é importante tanto nos pacientes extubados quanto nos intubados. Os indicadores mais usados para diagnosticar fraqueza respiratória, bem como a expansibilidade são: monitorização de frequência respiratória espontânea, volume corrente (VC) e pressão inspiratória máxima (Pimax). Consideram-se aceitáveis os valores da ordem de:

317

- VC > 5ml/kg.
- Pimax ≥ −30cmH$_2$O – utilizar o maior valor de três medidas.

Deve-se iniciar o processo de desmame do ventilador assim que houver estabilização do quadro clínico.

a) **Fraqueza do diafragma** – o treinamento da musculatura respiratória parece ser necessário para alguns pacientes, porém é capítulo controverso na literatura. Não existe consenso quanto à sua indicação, nem quanto à carga e à frequência a serem utilizadas. Quando a escolha for por um treinamento, esse poderá ser realizado por meio de uso de diminuição da pressão suporte (PS), nebulização com "tubo T", alteração da sensibilidade, CPAP e dispositivo com carga linear (Threshold®).

A fadiga deve ser a principal preocupação. Se forem observados sinais de desconforto respiratório e queda da saturação, interromper o estímulo e reavaliar para nova reabordagem. Iniciar e evoluir o treino lentamente a fim de que o paciente se adapte.

b) **Diminuição da expansibilidade torácica** – a principal causa da diminuição da expansibilidade é o comprometimento muscular e suas complicações mais frequentes são as atelectasias. Entre as técnicas utilizadas para o tratamento, citam-se as aplicáveis por pressão positiva por meio de uma interface (máscaras faciais, máscaras nasais e prongas), respiração com pressão positiva intermitente (RPPI), pressão contínua em vias aéreas (CPAP) e duplo nível pressórico.

- RPPI – aplicação de pressão positiva na fase inspiratória gerada a partir de ventiladores ciclados a pressão ou a volume.
- CPAP – aplicação de pressão positiva em todo o ciclo respiratório, produzida a partir de um gerador de fluxo específico com dispositivo de válvula expiratória ou mesmo em ventiladores.
- Duplo nível pressórico – modalidade ventilatória com dois níveis pressóricos que se alternam.

Outras formas

- Exercícios respiratórios – realização de ciclos respiratórios com diferentes tempos inspiratórios e expiratórios podendo associar movimentação dos membros superiores.
- Espirometria de incentivo – são dispositivos que proporcionam "feedback" visual, estimulando o paciente a realizar inspirações profundas objetivando restaurar volumes e capacidades pulmonares ativamente, podendo ser orientado a volume ou a fluxo.

Hipersecreção

A depuração normal das vias aéreas depende da ação mucociliar funcional e da tosse eficaz. A tosse complementa a depuração mucoci-

RESPIRATÓRIO

liar normal e ajuda a assegurar a higiene das vias aéreas superiores e inferiores. Nesses pacientes, pode-se ter alteração dos dois mecanismos e, para conseguir a limpeza pulmonar, utilizam-se manobras de higiene brônquica e técnicas que garantam a eliminação de secreção quando a tosse não é eficaz.

a) **Fluidificação**

Utiliza-se a hidratação e a inalação com objetivo de diminuir a viscosidade da secreção.

b) **Manobras de higiene brônquica**
- Técnicas convencionais – percussão torácica, vibração e vibrocompressão manual.
- Técnicas com alteração de fluxo – aumento do fluxo expiratório, expiração lenta total com alteração de decúbitos e dispositivos que alteram o fluxo aéreo (Flutter® e Acapella®).
- Drenagem – aplicada apenas em pacientes estáveis. Na drenagem postural, usa-se a gravidade como auxiliar na depuração da secreção. Na drenagem autógena, ocorre a autorremoção de secreções por meio de respirações com diferentes volumes pulmonares. É necessário um bom nível de compreensão do paciente.

c) **Eliminação**

O principal mecanismo de eliminação de secreção pulmonar é a tosse. A tosse é considerada eficiente quando a PEmax for maior que 40cmH$_2$O.

Pode-se auxiliar a limpeza das seguintes formas:

- Tosse provocada – estímulo do reflexo da tosse, por compressão da fúrcula esternal.
- Tosse assistida manualmente – assistência manual do fisioterapeuta sobre a caixa torácica do paciente após uma inspiração profunda no intuito de favorecer o fluxo expiratório.
- Tosse assistida mecanicamente – "Insuflação-Exsuflação Mecânica" (*Emerson Cough Assist*®). Equipamento que permite a aplicação gradual de pressão positiva nas vias aéreas e a variação rápida para pressão negativa. Essa rápida variação de pressão, aplicada por meio de máscara facial ou bocal, produz elevado fluxo expiratório, simulando tosse.
- Aspiração – eliminação da secreção das vias aéreas por meio de um sistema de vácuo conectado a uma sonda.

BIBLIOGRAFIA

1. Birnkrant DJ, Pope JF, Eiben RM. Management of the respiratory complications of neuromuscular diseases in the pediatric intensive care unit. *J Child Neurol*, 14:(3)139-43, 1999.

2. Bolton CF. Neuromuscular manifestations of critical illness. *Muscle & Nerve*, 32.140-63, 2005.

3. Caruso P, Friedrich C e cols. The unidirectional valve is the best method to determine maximal inspiratory pressure during weaning. *Chest*, 115:1096-101, 1999.

4. Darras BT & Jones Jr HR. Neuromuscular problems of the critical ill neonate and child. *Semin Pediatr Neurol*, 2:147-68, 2004.

5. Emery AEH. *Diagnostic Criteria For Neuromuscular Disorders*. 2nd ed. Royal Society of Medicine Press, London, 1997.

6. Gozal D. Pulmonary manifestations of neuromuscular disease with special reference to Duchenne muscular dystrophy and spinal muscular atrophy. *Pediatr Pulmonol*, 29:141-50, 2000.

7. Maramattom BV & Wijdicks EM. Acute neuromuscular weakness in the intensive care unit. *Crit Care Med*, 34: 2835-41, 2006.

8. Mead M, Guyatt G, Cook D e cols. Predicting sucess in weaning from mechanical ventilation. *Chest*, 120:(65)400-24, 2001.

9. Reed UC – Miopatias. In Diament A, Cypel S: *Neurologia Infantil*. 4ª ed., Atheneu, Rio de Janeiro, 2004.

10. Stiller K. Physiotherapy in intensive care. *Chest*, 118:1801-13, 2000.

10. Hipertensão Pulmonar

Hélio Massaharo Kimura
Eduardo Juan Troster

INTRODUÇÃO

A hipertensão pulmonar (HP) é definida quando a pressão sistólica da artéria pulmonar é maior que 35mmHg, ou a pressão média da artéria pulmonar é maior que 25mmHg em repouso ou maior que 30mmHg durante o exercício.

A ocorrência da HP na UTI pode ser devido à doença preexistente, pulmonar, hepática ou cardíaca. A HP também pode ocorrer em doenças críticas, tais como, SDRA, disfunção aguda do ventrículo esquerdo, embolia pulmonar ou após cirurgia torácica e cardíaca.

CLASSIFICAÇÃO

A classificação da HP separa as causas que afetam primariamente a artéria pulmonar ou o sistema venoso pulmonar, daqueles que comprometem a arquitetura vascular pulmonar devido a alterações estruturais ou funcionais do pulmão (Tabela V-37).

AVALIAÇÃO DIAGNÓSTICA

A melhor estratégia no tratamento da HP de moderada a grave é o tratamento de sua causa. A avaliação da HP envolve: história clínica completa, exame clínico e extensa avaliação laboratorial (Tabelas V-38 e V-39).

As doenças cardíacas congênitas constituem causa frequente de HP. A idade em que essas cardiopatias produzem lesão vascular pulmonar irreversível é variável. Em geral, as cardiopatias tipo CIV e PCA não desenvolvem lesão da vasculatura pulmonar irreversível antes dos 2 anos de idade.

Tabela V-37 • Classificação da hipertensão pulmonar.

1. Hipertensão pulmonar arterial
   1.1. idiopática
   1.2. familiar
   1.3. associada com:
      1.3.1. colagenose vascular
      1.3.2. "shunt" congênito sistêmico-pulmonar
      1.3.3. hipertensão portal
      1.3.4. infecção HIV
      1.3.5. drogas e toxinas
      1.3.6. outras (hemoglobinopatias, doença mieloproliferativa, doença de Gaucher, doença de depósito do glicogênio etc.)
   1.4. Associada a envolvimento venoso ou capilar
      1.4.1. doença veno-oclusiva pulmonar
      1.4.2. hemangiomatose capilar pulmonar
   1.5. Hipertensão pulmonar persistente do recém-nascido
2. Hipertensão pulmonar com doença ventricular esquerda
   2.1. defeito do septo ventricular ou atrial
   2.2. defeito do septo atrioventricular
3. Hipertensão pulmonar associada com doença pulmonar e/ou hipoxemia
   3.1. doença obstrutiva crônica
   3.2. doença pulmonar intersticial
   3.3. apneia do sono
   3.4. hipoventilação alveolar
   3.5. exposição crônica em alta altitude
   3.6. anormalidade do desenvolvimento
4. Hipertensão pulmonar devido a doença crônica trombótica e/ou embólica
   4.1. obstrução tromboembólica proximal da artéria pulmonar
   4.2. obstrução tromboembólica distal da artéria pulmonar
   4.3. embolismo não-trombótico pulmonar (tumor, parasitas, corpo estranho)
5. Miscelânea
   Sarcoidose, histiocitose X, linfangiomatose, compressão dos vasos pulmonares (adenopatia, tumor, mediastinite fibrosante)

Tabela V-38 • História clínica e exame físico.

História	Início e duração da HP
	História familiar de HP
	Cirurgia cardíaca prévia
	Antecedentes neonatais
Sintomas	Dor torácica, dispneia, síncope
Exame físico	Hiperfonese de 2ª bulha, sopro sistólico em tricúspide, sopro diastólico de insuficiência da válvula pulmonar, palpação da 2ª bulha, edema periférico, distensão das veias jugulares

Tabela V-39 • Avaliação diagnóstica da hipertensão pulmonar.

Raios X de tórax	Sinais de cardiomegalia e aumento da artéria pulmonar
ECG	Sobrecarga ventricular direita e alteração do segmento ST
Ecocardiografia	Avaliação da anatomia com atenção as cardiopatias congênitas, hipertrofia ventricular direita, quantificação da pressão sistólica ventricular direita e sinais de refluxo tricúspide
Cateterização cardíaca com teste com vasodilatador	Determinação da pressão da artéria pulmonar, da resistência e o grau de reatividade pulmonar ao uso de vasodilatador (óxido nítrico)
Avaliação hepática	Testes de função hepática, US de abdômen (hipertensão portopulmonar) e perfil sorológico
Avaliação laboratorial	Hemograma, eletrólitos, urina, fator natriurético C, ácido úrico
Avaliação da trombofilia	Fator V, antitrombina III, mutação da protrombina 22010, proteína C, proteína S, anticardiolipina IgG/IgM e fator de Von Willebrand
Avaliação da doença colagenose/autoimune	Anticorpo antinuclear, fator reumatoide, VHS, complemento
Avaliação de doença pulmonar crônica	Teste de função pulmonar, polissonografia, teste de perfusão/ventilação pulmonar, biopsia pulmonar
Teste de exercício	
Sorologia HIV	
Teste da função tiroideana	
Triagem toxicológica	Cocaína, anfetamina

Os pacientes portadores da síndrome de Down apresentam risco elevado de HP. As cardiopatias congênitas cianóticas (transposição das grandes artérias, *truncus arteriosus* e ventrículo único) com alto fluxo podem desenvolver HP, bem como, nas cardiopatias submetidas a cirurgia paliativa para aumentar o fluxo sanguíneo pulmonar.

As doenças pulmonares são causas importantes de HP (displasia broncopulmonar, fibrose cística, hérnia diafragmática congênita, doença da membrana hialina, hipoplasia pulmonar etc.).

TRATAMENTO DA HIPERTENSÃO PULMONAR NA UTI

As linhas gerais do tratamento da HP estão listadas na figura V-11.

Pacientes com HP descompensada necessitam de terapia agressiva para a descompensação do ventrículo direito, incluindo vasodilatadores pulmonares e inotrópicos. Nos casos de HP venoso pulmonar, a terapia visa a otimizar a função do ventrículo esquerdo. Nos secundários, doença pulmonar e/ou hipoxemia é importante tratar a causa básica.

A administração de fluidos deve ser criteriosa, pois tanto a hipovolemia quanto a hipervolemia podem comprometer o débito cardíaco. A dobutamina é o inotrópico mais empregado na disfunção ventricular direita.

A ventilação mecânica pode agravar o comprometimento hemodinâmico. O aumento do volume pulmonar e a diminuição da capacidade residual funcional podem aumentar a resistência vascular pulmonar e a pós-carga do ventrículo direito, reduzindo o débito cardíaco. Deve-se empregar baixo volume corrente, PEEP baixo, evitando a hipercapnia.

Terapia farmacológica da HP

Vasopressores e inotrópicos – os objetivos hemodinâmicos na disfunção ventricular direita com HP são:

1. Redução da resistência vascular pulmonar.
2. Aumento do débito cardíaco.
3. Restaurar a hipotensão sistêmica.

A maioria dos inotrópicos e vasopressores são ineficientes para a redução da resistência vascular pulmonar. O melhor perfil terapêutico é o apresentado pela dobutamina associada ao óxido nítrico inalado. Entretanto, a dobutamina pode ocasionar hipotensão sistêmica, tornando necessário o emprego de vasopressor (noradrenalina).

Vasodilatadores pulmonares – os vasodilatadores podem ser classificados em duas categorias:

1. Que aumentam a produção da guanosina monofosfato cíclica (óxido nítrico) e da adenosina monofosfato cíclica (prostanoide).
2. Que diminuem a quebra da guanosina monofosfato cíclica (sildenafil, zaprinast) e a adenosina monofosfato cíclica (milrinona).

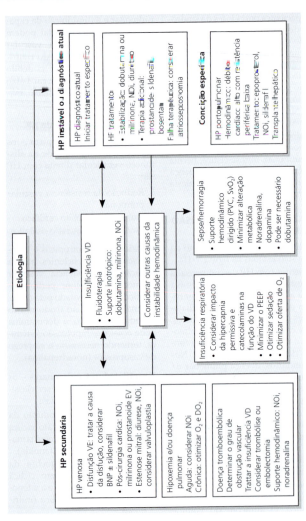

Figura V-11 • Hipertensão pulmonar na UTI.

RESPIRATÓRIO

Óxido nítrico inalado – o óxido nítrico inalado (NOi) é um potente vasodilatador, que dilata a vasculatura pulmonar nas áreas ventiladas, melhorando a oxigenação e revertendo a vasoconstrição hipóxica pulmonar. O NOi é rapidamente inativado pela reação na hemoglobina dos capilares pulmonares e, dessa forma, não apresenta efeitos sistêmicos. O uso em altas doses e por tempo prolongado pode acarretar meta-hemoglobinemia. A suspensão abrupta do NOi pode ocasionar HP de rebote.

Prostagladinas – a prostagladina E_1 e a prostaciclina (epoprosterol) apresentam como limitante a necessidade de uso endovenoso e seus efeitos sistêmicos, particularmente a hipotensão sistêmica.

Milrinona – a milrinona é um inibidor seletivo da fosfodiesterase 3 com efeito inotrópico e vasodilatador. Tem como limitante o efeito hipotensor sistêmico.

Sildenafil – o sildenafil é um inibidor específico da fosfodiesterase 5. Tem como vantagem a apresentação de uso oral.

Outras terapias

Oxigênio – reduz a pressão pulmonar e melhora o débito cardíaco, independendo da causa da HP. Oferta suplementar de O_2 deve sempre ser incluída na terapêutica da HP.

Diuréticos – são utilizados como terapia convencional da HP devido a doença vascular pulmonar ou insuficiência ventricular esquerda. Seu emprego deve ser ajustado de acordo com a resposta hemodinâmica.

Digoxina – seu emprego é controverso.

Bloqueadores de canal de cálcio – devido ao efeito inotrópico negativo pode acarretar piora da função ventricular direita.

Atriosseptostomia – o emprego da atriosseptostomia é controverso no tratamento da HP em UTI. E associado com altas morbidade e mortalidade nos pacientes críticos com grave insuficiência ventricular direita.

BIBLIOGRAFIA

1. Haj RM, Cinco JE, Mazer CD. Treatment of pulmonary hypertension with selective pulmonary vasodilators. *Curr Opin Anathesiol*, 19:88-95, 2006.

2. Rashid A & Ivy DD. Pulmonary hypertension in children. *Curr Paediatrics*, 16:237-47, 2006.

3. Roy R & Couriel JM. Secondary pulmonary hypertension. *Pediatr Respir Rev*, 7:36-44, 2006.

4. Zamanian RT, Haddad F, Doyle RL, Weinacker AB. Management strategies for patients with pulmonary hypertension in the intensive care unit. *Crit Care Med*, 35:2037-50, 2007.

11. Ventilação Pulmonar Mecânica

Cristiane do Prado
Lucília Santana Faria
Sandra Harumi Murakami
Eduardo Juan Troster

INTRODUÇÃO

A insuficiência respiratória aguda é uma das principais situações que geram internação em terapia intensiva pediátrica e, independente da etiologia, é uma causa significativa de morbidade e mortalidade na população pediátrica. Uma em cada seis crianças admitidas em unidades de terapia intensiva pediátrica necessitam de ventilação mecânica, que continua sendo a principal terapêutica na insuficiência respiratória.

PRINCÍPIOS DA VENTILAÇÃO MECÂNICA

A ventilação mecânica se faz com o uso de aparelhos que insuflam as vias aéreas com volumes de ar (volume corrente), a uma determinada velocidade (fluxo inspiratório) gerando pressões positivas (pressão inspiratória e pressão expiratória). A interação entre o sistema respiratório do paciente e o aparelho que a fornece determina a eficácia da ventilação mecânica.

O estudo do sistema respiratório é baseado em princípios físicos que regem as relações entre pressão, fluxo inspiratório e volume de gás. As relações entre essas variáveis são estabelecidas de acordo com os valores de complacência e resistência do sistema respiratório. Esse comportamento mecânico é chamado de equação do movimento (Fig. V-12).

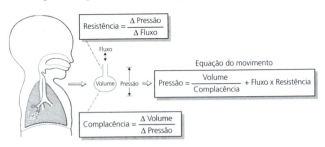

Figura V-12 • Equação do movimento.

INDICAÇÕES CLÍNICAS

A decisão de intubação e ventilação mecânica é baseada na avaliação da oxigenação, ventilação e trabalho respiratório. Também é utilizada após grandes cirurgias e na hiperventilação, no tratamento de hipertensão intracraniana. A indicação deve ser precisa e precoce e pode se basear em parâmetros clínicos (↑ frequência respiratória, ↓ volume corrente, ↑ uso da musculatura acessória, dispneia) ou gasométricos.

Indicações gasométricas na insuficiência respiratória aguda:

$PaO_2 \leq 50mmHg$ em $FIO_2 \geq 60\%$

$PaCO_2 \geq 60mmHg$ ou elevando-se para 5 a 10mmHg/h com pH < 7,2

OBJETIVOS DA VENTILAÇÃO MECÂNICA

- Reverter a hipoxemia – $SatO_2$ > 90%.
- Melhorar a ventilação pulmonar.
- Reverter a acidose respiratória aguda – corrigir acidemia grave (pH < 7,2), sem necessariamente atingir $PaCO_2$ normal.
- Aliviar o desconforto respiratório.
- Prevenir ou reverter atelectasias.
- Reverter a fadiga da musculatura respiratória.
- Diminuir o consumo de oxigênio sistêmico e/ou miocárdico.
- Reduzir a pressão intracraniana.
- Estabilização da caixa torácica.
- Pemitir sedação e/ou bloqueio muscular.
- Minimizar efeitos adversos: hipercapnia permissiva.
- Evitar hiperinsuflação pulmonar (pressão de platô < $35cmH_2O$).

PRINCÍPIOS BÁSICOS DOS VENTILADORES

Para melhor compreensão, a ventilação com pressão positiva será dividida em quatro fases:

1. Fase inspiratória

Os pulmões da criança serão insuflados pelo ventilador, vencendo as propriedades resistivas e elásticas do sistema respiratório. Uma pausa inspiratória poderá ser utilizada ao final da insuflação pulmonar, prolongando-se essa fase caso seja necessário para melhor troca gasosa. Os ventiladores, quanto à fase inspiratória, podem ser classificados em geradores de pressão ou geradores de fluxo.

Os ventiladores utilizados em pediatria normalmente são geradores de pressão não-constante, em uma forma de ventilação com limitação de pressão ciclada a tempo (Sechrist®, Inter® 3, Newport® E 100).

Nesses ventiladores, o fluxo se eleva progressivamente com o decorrer da inspiração. Há uma fonte fixa de gases para alimentar concomitantemente o pulmão da criança e uma válvula aliviadora de pressão, de forma que quando a pressão em vias aéreas alcança um valor predeterminado, há um escape contínuo de gases através da válvula, mantendo um valor fixo de pressão até o final do tempo inspiratório programado. Padrão de fluxo constante no início e desacelerante no final.

Atualmente, têm-se utilizado em pediatria, ventiladores geradores de pressão constante (Servo® i, Servo® 300, Servo® 900, Newport® E 200 plus, Inter® 5).

Nesse caso, o pico de fluxo inspiratório é livre, ou seja, o aparelho manda um fluxo inspiratório para se atingir a pressão programada. A pressão se mantém constante na via aérea porque há uma desaceleração do fluxo desde o início da fase inspiratória. O padrão de fluxo final é desacelerante.

2. Mudança da fase inspiratória para expiratória

Ocorre quando o ventilador interrompe a fase inspiratória e permite o início da fase expiratória, mecanismo conhecido como ciclagem. Atualmente, os respiradores são capazes de funcionar com até três dos quatro mecanismos de ciclagem: volume, fluxo, tempo e pressão.

Ventilação ciclada a volume – na ventilação a volume controlada, na maior parte dos ventiladores, o ciclo ventilatório termina a inspiração quando um determinado volume pré-estabelecido é liberado no circuito do ventilador. O tempo necessário para liberar esse volume corrente depende da taxa de fluxo estabelecida e do valor do volume corrente determinado. Uma vez que o volume corrente e a frequência respiratória foram ajustados no ventilador, o fluxo inspiratório deve ser ajustado para que o volume corrente seja administrado num tempo inspiratório desejado. A pressão necessária para liberar o volume corrente estabelecido e o pico de pressão inspiratória, vão variar dependendo da complacência e da resistência do pulmão.

Ventilação ciclada a tempo – a fase inspiratória termina quando após um período de tempo prefixado. O volume corrente é consequência da pressão aplicada, da complacência do sistema respiratório e da relação Ti/τ (tempo inspiratório/constante de tempo do sistema respiratório). Pode-se limitar a pressão ou deixar que o volume corrente seja determinado pelo fornecimento do fluxo inspiratório por um determinado tempo. Em crianças, frequentemente utiliza-se ventilação limitada à pressão e ciclada a tempo, ou seja, o aparelho passa da fase inspiratória para a fase expiratória ao término do tempo inspiratório predeterminado.

Ventilação ciclada a pressão – a fase inspiratória termina quando é atingido o valor prefixado de pressão nas vias aéreas. Isso ocorre independente do tempo inspiratório ou mesmo do volume de ar liberado. Ajusta-se a pressão até atingir o volume corrente desejado. Nos aparelhos usados em pediatria, esse mecanismo de ciclagem só ocorre quando o nível de alarme de pico inspiratório é atingido e, nesse momento, o aparelho termina a inspiração independente do tempo inspiratório decorrido.

Ventilação ciclada a fluxo – o final da inspiração ocorre quando o fluxo cai a uma percentagem predeterminada do pico de fluxo. Nessa modalidade o paciente pode controlar o tempo inspiratório, o fluxo inspiratório e o volume corrente, portanto esse sistema de ciclagem é mais confortável para o paciente. Um exemplo desse modo de ventilação é o de pressão de suporte.

3. Fase expiratória

O fluxo expiratório é consequência do gradiente de pressão entre os alvéolos e a atmosfera. O esvaziamento do pulmão se faz normalmente pela abertura de uma válvula que libera o fluxo expiratório, ou seja, põe o pulmão em contato com a atmosfera. O fluxo expiratório é consequência do gradiente de pressão entre os alvéolos e a atmosfera. A manutenção de uma pressão expiratória positiva ao final da expiração se faz por meio da incorporação de mecanismos que fazem com que o esvaziamento pulmonar ocorra contra uma pressão constante acima da atmosférica.

4. Mudança da expiração para a inspiração

Quando a fase expiratória é interrompida, a fase inspiratória pode ser deflagrada por mecanismos de tempo, pressão e fluxo. Quando o início da inspiração se faz após um espaço de tempo preestabelecido, ocorre o disparo por tempo e o modo de ventilação é controlado.

Nas modalidades sincronizadas, assistidas ou de suporte, o disparo pode ser desencadeado por uma variação de pressão, por fluxo, por variação da impedância torácica (constatação da contração muscular) ou ainda por movimentação abdominal.

Na criança, o tipo de disparo é muito importante. Como o esforço inspiratório da criança é menor, o sistema de detecção da respiração deve ser muito sensível e a resposta do aparelho muito rápida para evitar aumento do trabalho respiratório.

Em pediatria, é mais frequentemente usado o sistema de disparo por pressão ou por fluxo, sendo que esse último tem-se mostrado mais eficiente por desencadear um menor trabalho respiratório. Sistemas de detecção por impedância torácica (SAVI®) e por movimentação abdominal (Infant Star®) foram desenvolvidos em neonatologia.

MODOS DE VENTILAÇÃO MECÂNICA

Os vários modos de ventilação são decorrentes das seguintes variáveis:

- **"Trigger"** é a variável que desencadeia o ciclo.
- **Limite** é a variável referente ao valor alvo de pressão, volume ou fluxo que não pode ser ultrapassado.

- **Ciclo ou ciclagem** é a variável que indica a mudança da fase inspiratória para expiratória.
- **Controle** é a variável que regula a oferta de gás ao paciente – pode ser pressão controlada ou volume controlado.

Na criança, habitualmente ventila-se com pressão controlada ou pressão limitada, de modo que o volume corrente é variável. A vantagem da utilização de ventilação com volume controlado é a administração de um volume corrente constante, independente das variações de complacência e resistência pulmonares. Porém, o pico de pressão inspiratória é variável, com maior risco de barotrauma.

Modo controlado

É modalidade de ventilação na qual todas as respirações são fornecidas pelo aparelho de ventilação, a frequência, pressão (ou volume), fluxo inspiratório e tempo inspiratório predeterminados. Está indicado em situações em que a criança não tenha esforço inspiratório como em lesões do SNC, durante anestesia ou no pós-operatório imediato, ou em situações em que a criança precise de sedação profunda ou curarização. O uso prolongado desse modo pode levar à fraqueza da musculatura respiratória e à atrofia se usada por tempo prolongado.

Modo assistido/controlado

É modalidade de ventilação na qual as respirações mandatórias são fornecidas a frequência, pressão (ou volume), fluxo e tempo inspiratório preestabelecidos, porém entre as respirações iniciadas pelo aparelho, a criança pode desencadear uma resposta do aparelho de ventilação e receber uma respiração mandatória com os mesmos parâmetros daquelas iniciadas pelo aparelho de ventilação, exceto pela frequência que é determinada pelo paciente.

Está indicada em situações em que a criança tenha um esforço inspiratório normal, porém com uma musculatura respiratória incapaz de realizar todo o trabalho respiratório para manter ventilação adequada. Permite ao paciente controlar sua frequência respiratória. Na criança, para que esse tipo de ventilação possa ser realizado, o sistema de disparo ("trigger") deve ser bastante sensível e a válvula de demanda de resposta rápida. Tem como desvantagem a possibilidade da hiperventilação por dor, ansiedade ou fatores neurológicos, levando a alcalose respiratória.

Ventilação mandatória intermitente (IMV) e ventilação mandatória intermitente sincronizada (SIMV)

A ventilação mandatória intermitente é o modo de ventilação mais usado em pediatria. Nessa modalidade as respirações mandatórias são fornecidas ao paciente a frequência, pressão (ou volume), fluxo e tempo inspiratório predeterminados, porém entre as respirações mandatórias o paciente pode respirar espontaneamente, com frequência, pressão, volume e tempo inspiratório determinados por ele. Isso é possível pela existência de um fluxo contínuo entre as respirações mandatórias, ou de um fluxo de demanda desencadeado pela detecção de esforço inspiratório do paciente. O SIMV faz com que a respiração mandatória ocorra concomitantemente ao esforço inspiratório do paciente.

Está indicado quando a criança tem um "drive" respiratório, porém sua musculatura respiratória é incapaz de realizar todo o trabalho respiratório para manter uma ventilação adequada. É também usado como forma de desmame da ventilação mecânica.

Pressão de suporte

É um modo de ventilação no qual o esforço inspiratório da criança é assistido pelo ventilador para se atingir um nível de pressão pré-estabelecido. A inspiração termina quando o fluxo inspiratório atinge um nível mínimo, ou uma porcentagem do pico de fluxo atingido. A criança determina sua frequência respiratória e a interação do sistema respiratório da criança com o aparelho determina o tempo inspiratório e o volume corrente, que são variáveis de uma respiração para a outra. Como a criança inicia a respiração e a interação entre a mecânica respiratória da criança e o ventilador leva ao término da respiração, esse tipo de ventilação é considerado espontâneo.

Tem sido indicado para o desmame da criança em ventilação mecânica ou como forma de ventilação associado ao SIMV, para as crianças que apresentam um esforço inspiratório adequado, porém com musculatura respiratória ou parênquima pulmonar incapaz de manter um trabalho adequado para a sua necessidade ventilatória. Essa modalidade permite melhor sincronia entre a criança e o ventilador.

Na criança, a realização desse modo de ventilação pode ser dificultada pela utilização de cânulas muito pequenas, cuja resistência inspiratória elevada pode fazer com que o pico de pressão seja atingido muito rapidamente, com um volume corrente baixo. O escape da cânula sem "cuff" pode dificultar a ciclagem nessa modalidade.

Pressão regulada com volume controlado (PRVC)

A PRVC é modalidade controlada, disponível no Servo® 300 e no Servo® i, na qual se determina o volume corrente e o respirador regula, automaticamente, o menor pico de pressão inspiratória possível, de acordo com as características da mecânica respiratória do paciente. A PRVC promove os benefícios do volume controlado, por garantir o volume corrente, e da pressão controlada, por promover baixos picos de pressão inspiratória.

Nessa modalidade, o fluxo inspiratório é desacelerado e com esse padrão de fluxo ocorre melhor distribuição dos gases dentro dos pulmões com picos de pressão mais baixos. O respirador calcula, nas quatro primeiras respirações, o menor nível de pressão inspiratória possível para alcançar o volume corrente determinado. Quando houver alteração na complacência pulmonar, o respirador automaticamente ajusta a pressão inspiratória, com uma variação de no máximo 3cmH₂O entre as respirações consecutivas.

VOLUME SUPORTE

Essa modalidade assistida é correspondente à PRVC, disponível no Servo® 300 e no Servo® i. A respiração é iniciada pelo paciente e a pressão de suporte inspiratória é regulada, automaticamente em quatro respirações consecutivas, até o paciente receber o volume corrente determinado. À medida que a complacência do paciente melhora, o volume prefixado vai ser administrado com pressão progressivamente menor; o desmame se faz automaticamente.

Ventilação com liberação de pressão das vias aéreas (VLPVA)

É a modalidade de ventilação mecânica que mantém pressão positiva contínua nas vias aéreas e transitoriamente diminui ou libera essas pressões para níveis mais baixos (mantendo-se um nível de PEEP ou a pressão ambiente) pela abertura de uma válvula de liberação de pressão durante a inspiração. Essa modalidade está disponível no Inter® 3, e ainda e pouco utilizada. Constituída basicamente de um sistema de CPAP de fluxo contínuo com uma válvula de alívio no ramo expiratório, a abertura dessa válvula permite a redução do nível de CPAP, ocasionando a exalação do volume de ar do pulmão, e, com o fechamento dessa válvula, restabelece o nível de CPAP inicial.

AJUSTES DA VENTILAÇÃO MECÂNICA

Ventilação

Como o CO_2 se difunde facilmente do sangue para dentro dos alvéolos, sua eliminação depende em grande parte da quantidade total de ar que passa para dentro e para fora dos alvéolos.

Ventilação alveolar = (VC – Vd) × FR

VC = volume corrente; Vd = espaço morto; FR = frequência respiratória.

Portanto, a ventilação alveolar depende de:

Frequência respiratória (FR): aumentando-se a FR, aumenta-se a eliminação de CO_2. Lembrando que sempre que se altera a FR, altera-se a relação I:E. O tempo expiratório que se deve utilizar seria o equivalente a três constantes de tempo ($\cong 0,45s$), porém, nas doenças em que a resistência da via aérea está aumentada, esse tempo pode ser insuficiente.

A constante de tempo é um produto da resistência pela complacência.

| Valor normal para RN | 1 CT = 0,15s |

Volume corrente (VC): depende da complacência pulmonar, do gradiente de pressão (PIP – PEEP) e, eventualmente, do tempo inspiratório (pressão controlada). A diminuição VC leva à retenção de CO_2, sendo seu valor normal entre 6 a 8ml/kg. Dependendo da fisiopatologia da insuficiência respiratória, usa-se VC corrente menor (doenças restritivas, como a SDRA) ou maior (doenças neuromusculares).

Oxigenação

A oxigenação depende da FiO_2 e da pressão média das vias aéreas (PMVA). Logo após a intubação, deve-se aumentar a FiO_2, pois o procedimento gera hipoxemia. Entretanto, logo após, deve-se reduzir a FiO_2 o mais rápido possível, com base na oximetria de pulso, até um objetivo clínico aceitável ($PaO_2 > 60mmHg$ com FiO_2 de 50%). Se $FiO_2 > 60\%$, é necessária para manter uma boa oxigenação, deve-se considerar a adição de PEEP.

A PMVA é a medida da pressão a qual os pulmões estão expostos durante o ciclo respiratório e varia com os seguintes itens:

Fluxo inspiratório – tem relação direta com o tempo inspiratório e pressão inspiratória. Com fluxos baixos, gera-se onda de pressão tipo "sino" e, com fluxos altos, associados à elevação do Ti, onda "quadrada" (que, embora menos fisiológica, fornece maior VC, melhor distribuição do fluxo e uma elevação da PMVA).

Pico de pressão inspiratória (PIP) – é o primeiro parâmetro a ser ajustado, de acordo com a doença de base. A pressão ideal deve promover expansão torácica adequada, sem hiperdistensão, situando-se entre 15 e $20cmH_2O$. Em doenças obstrutivas, ou quando há diminuição da complacência, utilizam-se pressões mais elevadas com maior o risco de barotrauma.

Tempo inspiratório (Ti) – aumento do Ti traz aumento da PMVA, com aumento da oxigenação. O uso de Ti prolongado, entre 1,5 e 2s, aumenta o risco de barotrauma, particularmente se há inversão da relação I:E, devido à auto-PEEP.

A pressão expiratória final positiva (PEEP) é a pressão de distensão que e mantém o alvéolo aberto no final da expiração. A PEEP recupera alvéolos pérvios, evita colabamento das vias aéreas na expiração e redistribui a água pulmonar, diminuindo o "shunt" intrapulmonar, aumentando a capacidade residual funcional (CRF), a complacência e a oxigenação. Em pacientes com $PaO_2 < 60mmHg$ ($SatO_2 < 90\%$) em $FiO_2 > 0,5$, elevação da PEEP está indicada para melhorar a oxigenação. Com a utilização da PEEP, é possível aumentar a eficácia da oxigenação com uma FiO_2 menor, reduzindo a toxicidade pulmonar pelo oxigênio. A PEEP fisiológica varia de 3 a 5cmH$_2$O. Em doenças com diminuição da complacência, pode-se, ocasionalmente, atingir 15 a 20cmH$_2$O.

MONITORIZAÇÃO

A monitorização deve ser realizada durante a ventilação mecânica, por meio da avaliação de mecânica respiratória, capnografia e oximetria de pulso (ver Capítulo V-13 – Monitorização Respiratória).

COMPLICAÇÕES DA VENTILAÇÃO MECÂNICA

A ventilação pulmonar mecânica (VPM) pode causar lesões tanto pulmonares como extrapulmonares. Existem também complicações relacionadas ao mau funcionamento do aparelho.

Complicações da ventilação pulmonar mecânica

- Relacionadas ao equipamento:
  - Problemas no circuito.
  - Falhas mecânicas e eletrônicas.
  - Falhas de programação e regulagem.
- Das vias aéreas superiores:
  - Complicações da intubação.
  - Alterações dentogengivopalatais.
  - Obstrução da cânula.
  - Lesões de estruturas nasais, de laringe e traqueia.
  - Estenoses e malácias laringotraqueobrônquica.
  - Traqueobronquites.
- Das vias aéreas inferiores:
  - Induzidas pela ventilação barotrauma, volutrauma, atelectotrauma e biotrauma.
  - Síndrome de extravazamento de ar – pneumotórax, pneumomediatino, enfisema intersticial e pneumoperitônio.
  - Toxicidade do oxigênio.
  - Infecções pulmonares.
- Complicações extrapulmonares:
  - Cardiovasculares – hipotensão, diminuição da pré-carga do VE, diminuição do volume sistólico e aumento da pressão da artéria pulmonar.
  - Renais – retenção hidrossalina, diminuição do fator natriurético atrial, elevação da aldosterona e HAD.
  - Neurológicas – elevação da PIC e diminuição do fluxo sanguíneo cerebral.
  - Gastrointestinais – hemorragias digestivas, hiperdistensão gástrica.

Os principais fatores desencadeantes da lesão pulmonar induzida pela ventilação mecânica são:

- Elevados volumes pulmonares, levando à hiperdistensão pulmonar e a altas pressões transpulmonares (*barotrauma e volutrauma*).
- Colapso e abertura cíclica das unidades alveolares em situações de baixo volume corrente e baixas pressões de distensão alveolar (*atelectrauma*).
- Lesão do capilar pulmonar.
- Produção no parênquima pulmonar de mediadores inflamatórios

decorrentes da própria VPM, toxicidade do oxigênio, agravando dano pulmonar (*biotrauma*).

DESMAME

O desmame consiste na retirada gradual da assistência ventilatória mecânica. Deve ser realizada quando o paciente apresentar condições cardiocirculatórias, neurológicas e metabólicas estáveis. O desmame deve ser iniciado assim que o paciente é intubado.

O objetivo do desmame é minimizar o tempo de ventilação mecânica de cada paciente. Prolongamento da ventilação mecânica está associado a aumento do tempo de internação e permanência na UTI, dos custos hospitalares, do risco de pneumonia nosocomial, da lesão pulmonar causada pelo ventilador, do tempo de sedação e, possivelmente, a maior índice de mortalidade.

Índices preditivos para um desmame bem-sucedido

Embora um médico experiente possa frequentemente predizer o sucesso de um desmame, são desejáveis medidas objetivas. Identificando os pacientes que falharão na tentativa precoce de desmame, tais índices evitariam essas tentativas e o desenvolvimento da descompensação cardiorrespiratória grave e/ou psicológica. Estudos em adultos têm demonstrado que a permanência em ventilação mecânica e o insucesso na extubação são menores quando guiados por protocolos de desmame.

Os parâmetros utilizados para o desmame são:

- Troca gasosa:
  - PaO_2 > 60mmHg com FiO_2 < 0,35.
  - Gradiente alvéolo arterial de O_2 ($PAO_2 - PaO_2$) < 350 em FiO_2 = 100%.
  - Relação PaO_2/FiO_2 > 200.
- Bomba ventilatória (parâmetros avaliados em adultos):
  - Capacidade vital > 10 a 15ml/kg de peso.
  - Pressão inspiratória negativa máxima < –30cmH_2O.
  - Volume minuto < 10 litros/min.
  - Ventilação voluntária máxima maior que o dobro do volume/minuto de repouso.
  - Espaço morto (Vd/VC < 0,5).
  - FR/VC (índice de Tobin).

Modalidades ventilatórias para o desmame

A ventilação mecânica é prática comum na assistência ao paciente em terapia intensiva, porém ainda não foi estabelecido um método ideal para o desmame em crianças e recém-nascidos, apesar de estudos recentes. Mesmo a comparação do uso de protocolos para extubação *versus* extubação com base apenas na prática clínica individual não demonstrou impacto sobre a duração da ventilação mecânica em pediatria. Assim, os métodos utilizados para a suspensão da ventilação são os seguintes.

Suspensão abrupta

Muitos pacientes que foram submetidos a períodos curtos de suporte ventilatório podem reassumir respiração espontânea com pouca dificuldade. Por exemplo, pacientes submetidos à cirurgia, sem comprometimento respiratório, podem ser extubados após algumas horas.

Desmame gradual em tubo T

A abordagem do desmame gradual em tubo T consiste de sessões de respiração espontânea de duração crescente, intercalados por períodos de ventilação mecânica. Após 30min de respiração espontânea com gasometria arterial normal, é realizada a extubação. Não é frequentemente utilizado em crianças devido ao menor calibre do tubo, levando a aumento da resistência da via aérea e do espaço morto. Atualmente, há estudos mostrando que é possível utilizá-lo, mesmo em lactentes jovens, com resultados semelhantes aos da utilização da pressão de suporte.

Ventilação mandatória intermitente – IMV ou SIMV

O paciente recebendo IMV pode respirar espontaneamente e, além disso, pode receber ventilação com pressão positiva numa frequência determinada pelo aparelho. A frequência respiratória é reduzida gradualmente com medidas de gasometria arterial.

Nos ventiladores atuais, o IMV é utilizado como SIMV, isto é, sincronizado, utilizando uma tecnologia com válvula de demanda. A redução na pressão de vias aéreas ou a geração de um fluxo gasoso faz com que a válvula abra e permita que haja a liberação de um fluxo de gás durante a inspiração espontânea. As respirações mandatórias são sincronizadas com o início da respiração espontânea do paciente a frequência, pressão ou volume, fluxo e tempo inspiratório predeterminado, enquanto as espontâneas são a frequência, pressão, volume e tempo inspiratório determinados pelo paciente.

Devido à flexibilidade dessa modalidade em oferecer suporte ventilatório maior com frequência altas, ou parcial com frequências baixas, é uma forma de ventilação mecânica usada tanto para os casos agudos quanto para o desmame.

Pressão de suporte (PS)

A ventilação mecânica pode ser abruptamente interrompida se os pacientes colocados por períodos curtos de ventilação com PS forem capazes de desempenhar o trabalho respiratório espontaneamente.

Vários trabalhos mostram que a PS é capaz de contrabalançar o trabalho respiratório imposto pela sonda endotraqueal e pelo circuito ventilatório. É modalidade que tem sido utilizada com sucesso no desmame de crianças, embora não haja comprovação científica de que seja superior à SIMV.

RESPIRATÓRIO

Uma variação dessa modalidade, recentemente usada em pediatria, é a combinação da PS com volume garantido, em que o volume corrente é predeterminado durante as respirações espontâneas. Enquanto o paciente estiver recebendo esse volume corrente, as respirações serão simplesmente com PS, entretanto, se o volume corrente não alcançar o valor mínimo no final da inspiração, o fluxo persiste, prolongando o tempo inspiratório até o volume garantido ser alcançado. Outra modalidade é a PS com volume minuto mínimo predeterminado. Se o volume minuto cair abaixo desse valor, as respirações do SIMV são acionadas para que o paciente alcance o volume minuto desejado. Ambas as modalidades parecem satisfatórias no desmame, porém mudanças na complacência pulmonar ou "drive" respiratório podem impedir o processo do desmame.

EXTUBAÇÃO

No desmame, a redução da FiO_2 deve ser priorizada até chegar a $FiO2 \leq 50\%$, redução da pressão e do tempo inspiratório, para minimizar a lesão pulmonar. Reduzir então a frequência respiratória e o PEEP.

Quando há a possibilidade de se utilizar pressão de suporte, pode-se seguir o esquema de desmame (Fig. V-13).

A extubação pode ser realizada se:
- FiO_2 40%.
- PIP < $25cmH_2O$.
- PEEP $\leq$ $5cmH_2O$ (quando há necessidade de extubação com PEEP maior, recomenda-se a manutenção de pressão na via aérea após extubação, com ventilação não-invasiva).
- FR aparelho < 10 ciclos/min em lactentes e pré-escolares (não há necessidade de se manter o paciente em CPAP pré-extubação); em crianças maiores e adolescentes, FR aparelho < 5 ciclos/min.
- Relação PaO_2/FiO_2 200.
- Pressão de suporte < $10cmH_2O$ (Tabela V-40).

Técnica da extubação

1. Jejum por 4 a 6 horas ou aspiração do conteúdo gástrico.

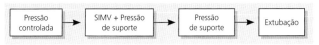

Figura V-13 • Esquema de desmame.

Tabela V-40 • Critérios para extubação.

FiO_2	PEEP	PIP	FR aparelho	PaO_2/FiO_2	Pressão suporte
< 40%	$\leq 5cmH_2O$	< $25cmH_2O$	< 5-10 ciclos/min	> 200	< $10cmH_2O$

2. Aspiração da traqueia e da orofaringe imediatamente antes da extubação.
3. Coloque o paciente em ambiente com FiO$_2$ 10% maior do que a utilizada pré-extubação.
4. Pode-se manter o paciente com CPAP nasal pós-extubação, principalmente recém-nascidos e lactentes jovens, ou em crianças maiores ventilação não-invasiva com máscara.
5. Se PEEP e/ou PIP forem mais elevadas, pode-se usar, após extubação, ventilação não-invasiva.

BIBLIOGRAFIA

1. Chatburn RL. Classification of mechanical ventilators. In Tobin MJ: *Principles and Practice of Mechanical Ventilation*. McGraw-Hill, New York, 1994.

2. Cheifetz IM. Invasive and nonivasive pediatric mechanical ventilation. *Respiratory Care*, 48(4):442-53, 2003.

3. Donn SM & Becker MA. Special ventilatory techniques and modalities I: patient-triggered ventilation. In Goldsmith JP, Karotkin EH: *Assisted Ventilation of the Neonate*. WB Saunders, Philadelphia, 2003.

4. Faria LSF & Rossi FS. Ventilação pulmonar mecânica. In Knobel E: *Terapia Intensiva Pediatria e Neonatologia*. Atheneu, Rio de Janeiro, 2005.

5. Martin RJ, Carlo WA, Chatburn RL. Mechanical ventilation in the neonatal and pediatric setting. In Tobin MJ: *Principles and Practice of Mechanical Ventilation*. McGraw-Hill, New York, 1994.

6. Pierce LNB. Mechanical ventilation: indications, basic principles of ventilators performance of the respiratory cycle and initiation. In ___: *Guide to Mechanical Ventilation and Intensive Respiratory Care*. WB Saunders, Philadelphia, 1995.

7. Pierce LNB. Modes of mechanical ventilation. In ___: *Guide to Mechanical Ventilation and Intensive Respiratory Care*. WB Saunders, Philadelphia, 1995.

8. Slutzky AS. American College of Chest Physicians' Consensus Conference. Mechanical Ventilation. *Chest*, 104: 1833, 1993.

9. Tobin MJ, Skorodin M, Alex CG. Weaning from mechanical ventilation. In: Taylor RW, Shoemaker WC: *Critical Care State of Art*. SCCM, Anaheim, 1991.

10. Venkataraman ST, Saville A, Wiltsie D e cols. Pediatric respiratory care. In Dantzker DR, Macintyre NR, Bakow ED: *Comprehensive Respiratory Care*. WB Saunders, Philadelphia, 1995.

12. Ventilação Mecânica Não-Invasiva

Dafne Cardoso Bourguignon da Silva
Ana Lúcia Capelari Lahóz

CONCEITO

Ventilação mecânica não-invasiva (VMNI) refere-se à liberação da ventilação pulmonar mecânica sem a utilização de uma via aérea artificial, como o tubo endotraqueal ou a cânula de traqueostomia.

TÉCNICA

Pode ser realizada por pressão positiva interna: por meio de máscara nasa ou facial ou duplo tubo nasal. Essa pressão positiva pode ser contínua na via aérea (CPAP) ou intermitente com dois níveis pressóricos ("bilevel" ou BIPAP): um inspiratório (IPAP) e um expiratório (EPAP). O uso do duplo tubo nasal é possível nos neonatos e lactentes até 3 meses, pois eles têm respiração predominantemente nasal.

OBJETIVOS DA VENTILAÇÃO MECÂNICA NÃO-INVASIVA

A ventilação mecânica não-invasiva com pressão positiva (VMNI) tem como objetivos melhorar a fadiga muscular, melhorar a capacidade residual funcional pela diminuição das áreas de atelectasias e melhorar a troca gasosa.

POTENCIAIS BENEFÍCIOS

- Evitar intubação endotraqueal e complicações associadas.
- Reduzir a duração da ventilação mecânica.
- Diminuir a incidência de pneumonia e sinusite associadas a VPM.
- Preservar a habilidade de comunicação.
- Preservar a habilidade de ingestão de dieta.
- Reduzir a necessidade de sedação/paralisia.
- Preservação da tosse eficaz (máscara nasal somente).

POTENCIAIS RISCOS E COMPLICAÇÕES

- Necrose de pele facial, do septo nasal ou conjuntivite.
- Aumento risco de broncoaspiração.
- Aumento da duração de VPM nos pacientes em que houve falha da VMNI.
- Dificuldade em adequar necessidade calórica via oral.
- Menor habilidade de tosse (com a máscara facial).
- Hipoxemia transitória (remoção acidental da máscara).

- Distensão gástrica (com IPAP superior a 25mmHg).

INDICAÇÕES

As indicações de VNI são as insuficiências respiratórias hipercapneicas e/ou hipoxêmicas. A maioria das indicações vem da transposição de evidências baseadas em trabalhos da população adulta.

- Apneia obstrutiva do sono, doenças neuromusculares e casos de hipoventilação central, pois a hipercapnia é a principal indicação de VMNI.
- Asma, bronquiolite, pneumonias, doenças das vias aéreas superiores.
- Neonatais: síndrome do desconforto respiratório, aspiração meconial, displasia broncopulmonar.
- Doença pulmonar crônica, edema agudo de pulmão.
- Desmame: quanto maior o tempo de permanência em ventilação mecânica, maior a chance da criança desenvolver complicações. O uso da VMNI diminuiria o tempo de desmame e, portanto, complicações associadas à ventilação e impediria a necessidade de reintubação naqueles pacientes limítrofes.
- Pacientes imunodeprimidos com quadros de insuficiência respiratória.

CONTRAINDICAÇÕES

- Cirurgia, traumatismo ou deformidade facial (impeditivos do uso da máscara).
- Obstrução total de vias aéreas superiores.
- Ausência de reflexo de proteção de via aérea.
- Hipersecreção respiratória.
- Alto risco de broncoaspiração (vômitos ou hemorragia digestiva alta).
- Pneumotórax não-drenado.
- Falência orgânica não-respiratória: encefalopatia aguda grave, hemorragia digestiva, arritmia cardíaca e instabilidade hemodinâmica (choque e PCR).
- Lembrar que essas contraindicações podem ser relativas, especialmente na ausência de pessoal treinado em intubação e naqueles pacientes não-candidatos a intubação.

NEONATOLOGIA

Como resultado da deficiência de surfactantes no neonato, principalmente no prematuro, frequentemente tem-se atelectasias com baixo volume pulmonar. A aplicação da CPAP previne o colapso pulmonar no fim da expiração e aumenta o volume pulmonar. Já em doenças obstrutivas, ocorre sequestro de ar no pulmão com hiperdistensão. A CPAP novamente estabiliza as vias aéreas na expiração. A apneia também é problema comum no RN pré-termo, podendo ter origem obstrutiva (causada pelo colapso das vias aéreas), central (por alteração da regulação do SNC) ou mista. A aplicação da CPAP pode estabilizar o colapso das vias aére-

RESPIRATÓRIO

as, manter o volume pulmonar ótimo ou influenciar os reflexos pulmonares, resultando em diminuição da ocorrência dos episódios de apneia. Rotineiramente, utiliza-se o duplo tubo nasal, mas há relatos de casos de uso de máscara já nessa faixa etária.

INSTALAÇÃO DA VNI

Além de um ventilador mecânico, precisa-se de uma interface para aplicar a VNI: a máscara. A máscara pode ser facial (compreendendo nariz e boca) ou nasal, de diversas formas e tamanhos, inclusive com proteção em áreas de pressão (por exemplo, protetores nasais). São acopladas à face por meio de fitas elásticas, os "fixadores cefálicos", no formato de um "capacete" ou "cabresto" e sua adequação ao paciente representa sucesso ou insucesso no procedimento, daí a importância de se dispor de certa variedade de máscaras. Normalmente se utiliza uma máscara facial nas primeiras 24h e após a melhora do paciente, troca-se por máscara nasal.

Parâmetros iniciais

- **Modo**: S/T
- **IPAP**: 12-15cmH$_2$O (até 20)
- **EPAP**: 3-5cmH$_2$O
- **FR**: 15 ipm
- **Relação I:E**: 1:3
- **"Trigger"**: sensibilidade máxima

Falha da VMNI

- **FiO$_2$** > 60%
- **EPAP** > 10cmH$_2$O
- **IPAP** > 25cmH$_2$O
- Instabilidade hemodinâmica
- Sem melhora gasométrica e do padrão respiratório após fisioterapia respiratória com desobstrução brônquica.

BIBLIOGRAFIA

1. British Thoracic Society Standards of Care Committee – BTS Guideline: Non invasive ventilation in acute respiratory failure. *Thorax*, 57(3):192-211, 2002.

2. Ferrer M, Esquinas A, Arancibia F, Bauer TT, Gonzalez G, Carillo A e cols. Non-invasive ventilation during persistent weaning failure- a randomized controlled trial. *Am J Respir Crit Care Med*, 10(4) Abstract, 2003.

3. International Consensus Conferences in Intensive Care Medicine: Noninvasive positive pressure ventilation in acute respiratory failure. *Am J Respir Crit Care Med*, 163:283-91, 2001.

4. Ligthowler JV, Wedzicha JA, Elliott MW, Ram FSF. Non-invasive positive pressure ventilation to treat respiratory failure resulting from exacerbations of chronic obstructive pulmonary disease: Cochrane systematic review and meta-analysis. *BMJ*, 326(7382):185, 2003.

5. Mehta SS & Hill N. Noninvasive ventilation – state of the art. *Am J Respir Crit Care Med*, 163:540-77, 2001.

6. Norregaard O. Noninvasive ventilation in children. *Eur Respir J*, 20:1332-42, 2002.

7. Padman R, Lawless ST, Kettrick RG. Noninvasive ventilation via bilevel pos-

itive airway pressure support in pediatric practice. Crit Care Med, 26:169-73, 1998.

8. Peter VP, Moran JL, Phillips-Hughes J, Warn P. Noninvasive ventilation in acute respiratory failure – a meta-analysis update. Crit Care Med, 30:555-62, 2002.

9. Silva DCB, Foronda FAK, Troster EJ. Ventilação não invasiva em pediatria. J Pediatr, 79 (Suppl 2):161-8, 2003.

10. Thill PJ, McGuire JK, Baden HO e cols. Noninvasive positive pressure ventilation in children with lower airway obstruction. Ped Crit Care Med, 5(4):337-12, 2004.

13. Monitorização Respiratória

Eduardo Juan Troster
Lucília Santana Faria
Naiana Valério
Cristiane do Prado

INTRODUÇÃO

A monitorização respiratória auxilia na redução das complicações induzidas pela ventilação, otimizando a interação paciente-ventilador e determinando a aptidão do paciente para descontinuação da ventilação mecânica. Constitui também um dos principais aspectos do cuidado à criança com insuficiência respiratória e, frequentemente, o motivo da internação na UTI.

A avaliação e a monitorização do sistema respiratório são baseadas em:

Exame físico
- Frequência respiratória.
- Padrão respiratório.
- Ausculta pulmonar.
- Coloração da pele.
- Pulso paradoxal.
- Função cerebral.

Monitorização invasiva
- Gases sanguíneos arteriais.
- Saturação venosa mista de oxigênio.

Monitorização não-invasiva
- Raios X de tórax.
- Ventilação.
- Oxigenação.
- Mecânica respiratória.
- Volumes pulmonares.
- Troca metabólica dos gases.
- Função da musculatura respiratória.

A troca gasosa pulmonar deve ser monitorizada nos pacientes com insuficiência respiratória modera-

RESPIRATÓRIO

da a grave e, se possível, a mecânica ventilatória. Os pacientes sob assistência ventilatória necessitam de atenção especial, pois são vulneráveis a numerosas complicações de início súbito, resultantes tanto da doença de base como da própria assistência ventilatória.

MONITORIZAÇÃO DA TROCA GASOSA PULMONAR

Índices de oxigenação

A medida da oxigenação arterial pode ser direta (medida dos gases arteriais por gasometria ou por eletrodos intra-arteriais) ou indireta (oxímetro de pulso, PO_2 transcutâneo).

Técnicas não-invasivas (indiretas)

• Oximetria de pulso

Os oxímetros de pulso medem a saturação de O_2 que se relaciona à PaO_2 de acordo com a curva de dissociação da Hb. Alterações da curva de dissociação da Hb alteram a relação entre a SaO_2 e a PaO_2. Como pode ocorrer variação de até 4% na leitura do oxímetro, se estivermos na porção superior da curva de dissociação uma leitura de 95% de saturação pode significar uma $PaO_2 = 60mmHg$ ($SaO_2 = 91\%$) ou uma $PaO_2 = 160mmHg$ ($SaO_2 = 99\%$).

As limitações são descritas na tabela V-41.

Técnicas invasivas (diretas)

A troca gasosa consiste na principal função dos pulmões, sendo a hipoxemia o evento de maior gravidade, pois compromete diretamente a oferta de O_2. A importância da função hematológica na criança necessitando de ventilação assistida por insuficiência respiratória deve-se à capacidade da hemoglobina de transportar e liberar O_2. Lembrar que a oferta tecidual de oxigênio está ligada ao débito cardíaco e ao conteúdo de oxigênio arterial, calculado pela fórmula:

$$DO_2 = DC \times CaO_2$$
$$CaO_2 = 1,34 \times Hb \times FiO_2 + 0,031 \times PaO_2$$

DO_2 = oferta de oxigênio
DC = débito cardíaco
CaO_2 = conteúdo arterial de oxigênio
Hb = hemoglobina
SaO_2 = saturação de oxigênio
PaO_2 = pressão arterial de oxigênio

Tabela V-41 • Fatores que afetam a acurácia da SaO_2.

Baixo sinal para detecção	Falso ↓ SaO_2	Falso ↑ SaO_2
Sensor malposicionado	Esmalte de unha	Carbóxi-hemoglobina
Movimentação	Pigmentação da pele	Meta-hemoglobina
Hipotermia	Luminosidade do ambiente	Luz ambiente
Ausência de pulso	Azul de metileno	Hipertermia
Vasoconstrição		
Hipotensão		

1. Pressão parcial de oxigênio no sangue arterial (PaO$_2$) e venoso (Sv O$_2$):

a) Gasometria arterial e venosa. Coleta intermitente de amostra de sangue arterial e venoso. Pode-se definir hiposemia quando a PaO$_2$ for menor que os valores normais para a idade.

Idade	PaO$_2$ (mmHg)
RN prematuro	50 a 60
RN termo	55 a 70
1-6 meses	60 a 85
6-12 meses	85 a 90
> 1 ano	90 a 97

b) Oxigenação tecidual ou saturometria venosa mista.
A medida da saturação da mistura venosa de O$_2$ (SvO$_2$) é muito útil na monitorização da liberação de O$_2$ para os tecidos. Idealmente deveria ser colhido no nível do capilar pulmonar, porém a medida do cateter venoso central tem boa correlação:

- SvO$_2$ de 45 – estado hiperdinâmico.
- SvO$_2$ entre 35 a 45 – normal.
- SvO$_2$ entre 27 a 35 – reserva limitada.
- SvO$_2$ de 27 – hipóxia tecidual grave, limiar de anaerobiose.

2. Índices derivados

Existem vários métodos de monitorizar a oxigenação do nosso paciente. É interessante conhecer a composição do gás alveolar ao qual o sangue é exposto. Num ambiente de 100% de umidade, a equação do ar alveolar (simplificada) será:

$$P_AO_2 = PinspO_2 - \frac{PaCO_2}{QR}$$

$$PinsO_2 = (P_B - P_{H_2O}) \times FiO_2$$

P_AO_2 = pressão alveolar de O$_2$
PH_2O = pressão do vapor d'água = 47mmHg
P_B = pressão barométrica
QR = coeficiente respiratório = 0,8

a) Diferença alvéolo-arterial de O$_2$ → $D_{(A-a)}O_2$

$$D_{(A-a)}O_2 = P_AO_2 - PaO_2$$

P_AO_2 = pressão alveolar de O$_2$
$P_AO_2 = (PB - PH_2O) \times FiO_2 - \frac{PaCO_2}{QR}$

Normal: 10 a 20 mmHg (FiO$_2$: 21%).
Limitação: altera de forma imprevisível com alterações da FiO$_2$.

b) Relação arterial/inspirada de O$_2$ → $\frac{PaO_2}{FiO_2}$

Normal: 400 a 500mmHg.
PaO$_2$/FiO$_2$ < 200 → "shunt" > 20%.

c) Relação arterial/alveolar de O$_2$ → $\frac{PaO_2}{P_AO_2}$

Normal: < 0,75.

d) "Shunt" → Qs/Qt
Medida do "shunt" pulmonar (Qs/Qt) indica a quantidade de sangue que não é oxigenada. Os

valores normais são de 3 a 5%. O "shunt" é calculado de acordo com as seguintes equações:

$$\frac{Qs}{Qt} = \frac{CcO_2 - CaO_2}{CcO_2 - CvO_2}$$

Conteúdo de O_2 = Hb × Sat O_2 × 1,34 + 0,0031 × PO_2

ou por cálculo aproximado:

$$\frac{Qs}{Qt} = \frac{D_{(A-a)}O_2 \times 0,0031}{20}$$

"Shunt" leve: até 15%
"Shunt" moderado = 15-25%
"Shunt" grave = > 25%

CcO_2 = conteúdo de O_2 no sangue capilar pulmonar
CaO_2 = conteúdo de O_2 no sangue arterial
CvO_2 = conteúdo de O_2 no sangue venoso misto
Sat = saturometria

e) Consumo de O_2 (VO_2)

$$VO_2 = DC \times (CaO_2 - CvO_2)$$

VO_2 = 150-300ml/min
IVO_2 = 130-190ml/min/m²

f) Extração de O_2

$$\text{Extração de } O_2 = \frac{CaO_2 - CvO_2}{CaO_2}$$

Normal = 0,22 a 0,30

Índices de ventilação

Relaciona-se ao $PaCO_2$ que pode ser medida de forma direta (gasometria arterial ou por eletrodos intra-arteriais) ou indireta (PCO_2 transcutâneo) e, também ao PetCO_2 (PCO_2 expirado), medido por capnografia.

Com a medida da $PaCO_2$ pode-se adequar a ventilação alveolar, que depende do volume corrente e da frequência respiratória:

$$FR \text{ desejada} = FR \text{ prévia} + \frac{PaCO_2 \text{ prévia}}{PaCO_2 \text{ desejado}}$$

Um fator importante a se considerar é a determinação do espaço morto (Vd), que consiste na porção do VC que não entra em contato com a perfusão pulmonar, isto é, a via aérea de condução, alvéolos pouco ou não-perfundidos e todo volume adicionado pelo circuito do ventilador.

> A eliminação do CO_2 é diretamente proporcional à ventilação alveolar.

Técnicas não-invasivas (indiretas)

- **Capnografia/capnometria ($PetCO_2$)**

A medida do CO_2 expirado permite monitorização contínua de sua pressão parcial alveolar (semelhante à $PaCO_2$ arterial, na maioria das vezes). O capnômetro é um aparelho que mede e mostra numericamente os valores do CO_2 expirado ($P_{et}CO_2$), enquanto o capnógrafo mostra também a forma da onda do CO_2 expirado. Utiliza técnica de absorção de luz infravermelha.

O $PetCO_2$ é o valor da PCO_2 do gás exalado no platô da onda de CO_2, e em indivíduos normais 1 a 5mmHg menor que a PCO_2 arterial. A onda de CO_2 tem três fases:

- fase zero: representa o gás do espaço anatômico;
- fase de aumento rápido da PCO₂ à medida que o gás alveolar se mistura com o espaço morto;
- fase em que a PCO₂ desenvolve um platô, sendo a continuação da expiração (Fig. V-13).

As condições clínicas associadas com alterações na PetCO₂ podem ser vistas na tabela V-42.

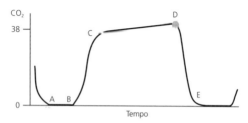

Figura V-13 • Capnografia normal.

Tabela V-42 • Condições clínicas associadas com alterações na PetCO₂.

Aumentos na PetCO₂	
Súbito	• Aumento súbito no débito cardíaco • Liberação de um torniquete • Administração de bicarbonato de sódio
Gradual	• Hipoventilação • Aumento na produção de CO₂
Diminuições na PetCO₂	
Súbito	• Hiperventilação súbita • Diminuição súbita no débito cardíaco • Tromboembolismo pulmonar • Embolia gasosa • Desconexão do ventilador • Obstrução do tubo endotraqueal • Vazamento no circuito
Gradual	• Hiperventilação • Diminuição no consumo de O₂ • Diminuição da perfusão pulmonar
Ausência de PetCO₂	
	• Intubação esofágica

Volume corrente (VC)

VC fisiológico = 5 a 7ml/kg

Volume minuto

VMin = VC × FR

Equação do espaço morto: espaço morto (Vd) é o volume de gás que não participa das trocas gasosas. A relação Vd/VC representa a porcentagem do volume corrente desperdiçada. Em indivíduos normais varia de 0,33 a 0,45.

$$\frac{Vd}{VC} = \frac{PaCO_2 - P_{et}CO_2}{PaCO_2}$$

Ventilação alveolar (VA)

$$VA = (VC - Vd) \times FR$$

Vantagens da capnografia

- monitorização contínua da PetCO$_2$;
- não-invasiva;
- facilita a rápida detecção de defeitos no funcionamento do ventilador;
- facilita a rápida detecção de obstrução do tubo endotraqueal ou interrupção no circuito de ar entre o ventilador e o paciente;
- detecção de vários tipos de distúrbios como intubação seletiva, embolia pulmonar, pneumotórax hipertensivo, reduções agudas no débito cardíaco, edema pulmonar, atelectasias;
- determinações do espaço morto;
- monitorização da PetCO$_2$ em diversas manipulações terapêuticas.

RESPIRATÓRIO

Técnicas invasivas (diretas)

- **Pressão parcial de gás carbônico no sangue arterial (PaCO$_2$)**

A medida da pressão parcial de gás carbônico no sangue arterial (PaCO$_2$) é muito útil na monitorização da ventilação alveolar efetiva.

A produção de CO$_2$ total pode ser calculada pela fórmula:

$$VCO_2 = VA \times PaCO_2$$

MONITORIZAÇÃO DA MECÂNICA VENTILATÓRIA

A avaliação da mecânica ventilatória não é realizada rotineiramente na faixa pediátrica devido às limitações para a sua realização.

As medidas da pressão nas vias aéreas (Paw), fluxo inspiratório (VI) e volume corrente (VC) permitem o cálculo de propriedades fisiológicas básicas do sistema respiratório como: complacência, resistência e trabalho respiratório.

Nas diferentes doenças respiratórias, dependendo do seu mecanismo fisiopatológico ocorre diminuição progressiva na complacência e nos volumes pulmonares, e aumento da resistência das vias aéreas, predominando um ou outro. A monitorização da mecânica pulmonar fornece informações sobre a ocorrência e intensidade dessas alterações no decorrer do tempo, facilitando a adequação da terapêutica, com mudanças na ventilação e detecção precoce de seus efeitos adversos.

As monitorizações da pressão na via aérea, do fluxo aéreo e dos volumes pulmonares fornecem informações que permitem o manuseio eficiente dos ventiladores pulmonares.

As propriedades mecânicas do sistema respiratório são definidas pela equação do movimento do sistema respiratório relaxado:

$$Paw = \frac{1}{Csr} \times VC + Rsr \times Vl$$

Paw = pressão nas vias aéreas
Csr = complacência do sistema respiratório
VC = volume corrente
Rsr = resistência do sistema respiratório
Vl = fluxo inspiratório médio

Complacência/elastância

Em condições estáticas (paciente relaxado), a pressão nas vias aéreas é igual à pressão de recolhimento elástico do sistema respiratório. Dessa forma, a complacência (inverso da elastância) é a medida da variação de volume por unidade de pressão aplicada, geralmente medida em litro/cmH_2O. A complacência estática é determinada utilizando-se a pressão de platô enquanto a complacência dinâmica (menos usada) utiliza o pico de pressão inspiratória (que inclui também a pressão resistiva da via aérea).

A complacência pode ser obtida segundo o cálculo:

$$Csr = VC/Pplatô - Pexp$$

Pplatô = pressão de platô inspiratório
Pexp = pressão ao final da expiração (PEEP ou ZEEP)

A pressão necessária para distender o sistema respiratório é a soma das pressões de distensão do pulmão e da caixa torácica:

A elastância pode ser definida como:

$$Esr = Ep + Ept$$

Esr = elastância do sistema respiratório
Ep = elastância do pulmão
Ept = elastância da parede torácica

Variáveis que alteram a medida da complacência:

- Com uso de FR altas o VC ofertado pode ser incompleto, assim haverá um volume mais baixo para a mesma pressão e, portanto, a complacência calculada menor.
- Se a massa corpórea é pequena, o valor absoluto da complacência é menor quanto menor o peso (complacência específica = complacência/peso).
- Complacência da caixa torácica.

Resistências

Corresponde à oposição ao fluxo de gases e movimento dos tecidos devido às forças de fricção através do sistema respiratório.

A resistência, medida em cmH_2O/litro/s, pode ser calculada segundo a fórmula, usando-se onda de fluxo quadrada:

$$Rsr = (Ppico - Pplatô)/Fluxo$$

Na impossibilidade de se medir diretamente a resistência, podemos inferi-la avaliando conjuntamente as complacências estática

RESPIRATÓRIO

(Cst) e dinâmica (Cdin). A Cdin é obtida pela fórmula:

Cest = VC/Ps – PEEP total
Cdin = VC/Pd – PEEP total

Queda na Cdin indica alteração no sistema respiratório por problema resistivo e/ou parenquimatoso. Se a Cest for aproximadamente normal, a alteração na Cdin deve ser secundária ao aumento do componente de resistência ao movimento dos gases (fluxo aéreo) e/ou dos tecidos.

Fatores que interferem na medida da resistência:

- Resistência ao fluxo de gás depende do raio, do comprimento e do n° de divisões da árvore brônquica e, na criança em ventilação, o tubo endotraqueal representa uma resistência dependente do seu diâmetro e comprimento. A utilização de VC e FR altos levam à ocorrência de fluxo alto, levando a um aumento da resistência. Como a árvore respiratória não é uma estrutura rígida, a resistência é sempre menor na inspiração, pois ocorre dilatação da via aérea na inspiração.
- Tipo de fluxo também influencia a resistência da via aérea. Fluxo laminar leva a menor resistência que o fluxo turbulento.

A monitorização da complacência respiratória e resistência, assim como dos volumes pulmonares, podem auxiliar a equipe intensivista a:

- Obter melhor compreensão da fisiologia da doença.
- Indicar o curso da doença.
- Otimizar parâmetros ventilatórios.
- Diminuir o risco de barotrauma.
- Assegurar a efetividade de modalidades de tratamento e medicações.
- Facilitar o desmame.

Curvas pressão/volume e fluxo/volume

As curvas pressão/volume representam graficamente a pressão de insuflação pulmonar em relação ao VC oferecido durante a inspiração e a relação passiva durante a exalação (Fig. V-14).

A avaliação das curvas pressão/volume fornece as seguintes informações:

- Identificar variações na complacência e na resistência pulmonar.
- Identificar o PEEP mais adequado para o paciente (podendo corresponder ao primeiro ponto de inflexão inspiratório – ponto de menor pressão com maior variação de volume).
- Identificar hiperinsuflação pulmonar (e, portanto, determinar a PIP máxima – segundo ponto de alteração na curvatura da fase inspiratória da curva).
- Permite calcular o trabalho respiratório.
- Permite determinar o escape da cânula.

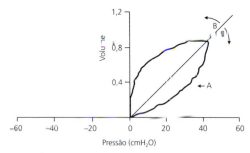

Figura V-14 • Curva pressão/volume – complacência normal e resistência normal. (**A**) indica a curva de complacência. Um desvio da curva para o eixo vertical (**B**) indicaria um aumento na complacência (maior volume ofertado com menor pressão); o desvio para o eixo horizontal (**C**) indicaria uma diminuição na complacência (maior pressão necessária para fornecer um menor volume).

As curvas fluxo/volume são utilizadas para diagnóstico de doença pulmonar obstrutiva e restritiva. Têm como características:

- A curva é obtida passivamente em ventilação mecânica.
- A magnitude e a forma da curva inspiratória em ventilação mecânica dependem da oferta de gás do aparelho e não do paciente.
- O padrão do fluxo expiratório é semelhante ao da respiração espontânea, mas limitado pelo tempo expiratório.
- Ao analisar-se uma curva fluxo/volume, observa-se:
  - A resposta ao uso de broncodilatadores.
  - A presença de auto-PEEP, porém não a sua magnitude (Fig. V-15).
  - Presença e magnitude de perda gasosa (fístula ou escape).

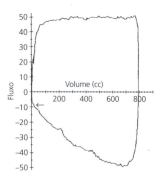

Figura V-15 • Curva fluxo/volume em tempo expiratório curto.

BIBLIOGRAFIA

1. Caples SM & Hubmayr RD. Respiratory monitoring tools in the intensive care unit. *Curr Opin Crit Care*, 9:230-5, 2003.

2. Harrison RA. Monitoring respiratory mechanics. *Crit Care Clin*, 11:151-67, 1995.

3. Helfaer MA. Developmental physiology of the respiratory system. In Rogers M: *Textbook of Pediatric Intensive Care*. Williams & Wilkins, New York, 1996.

4. Jubran A. Advances in respiratory monitoring during mechanical ventilation. *Chest*, 116:1416-25, 1999.

5. Jubran SJ. Monitoring gas exchange during mechanical ventilation. In Tobin MJ: *Principles and Practice of Mechanical Ventilation*. McGraw-Hill, New York, 1994.

6. Kacmarek RM. Airway pressure, flow and volume waveforms, and lung mechanics during mechanical ventilation. In Kacmarek RM: *Monitoring in Respiratory Care*. Mosby, St. Louis, 1993.

7. McCarthy K. Pulse oximetry. In Kacmarek RM: *Monitoring in Respiratory Care*. Mosby Year Book, St. Louis, 1993.

8. Numa AH & Newth CJL. Assessment of lung function in the intensive care unit. *Pediatr Pulmonol*, 19:118-28, 1995.

9. Tobin MJ. Monitoring of pressure, flow and volume during mechanical ventilation. *Respiratory Care*, 37(9):1081, 1992.

10. Tobin MJ. Respiratory monitoring in the intensive care unit. *Am Rev Respir Dis*, 138:1625-42, 1998.

11. Tobin MJ. Respiratory monitoring. *JAMA*, 264(2):244, 1990.

PARTE VI. NEUROLÓGICO

coordenador • *Albert Bousso*

1. AVALIAÇÃO E MONITORIZAÇÃO NEUROLÓGICA

João Fernando Lourenço de Almeida
José Luiz Dias Gherpelli

INTRODUÇÃO

A monitorização neurológica adequada tem como objetivos, a prevenção e o diagnóstico precoces de alterações fisiológicas (principalmente hipotensão e hipóxia), que podem levar a lesões cerebrais secundárias ou agravamento de lesões já existentes, com consequente aumento da morbidade e mortalidade.

Como não existe parâmetro único que consiga determinar o prognóstico e a melhor condução clínica do paciente, utiliza-se a monitorização de múltiplas variáveis neurológicas e hemodinâmicas, caracterizando a "monitorização multimodal".

AVALIAÇÃO CLÍNICA

O exame neurológico deverá responder às seguintes questões:

a) A criança está consciente ou inconsciente (coma)?

b) Se consciente, existe sinal neurológico de localização (déficits motores, ataxia, papiledema, paralisia da musculatura ocular extrínseca/intrínseca, alteração dos reflexos miotáticos, sinal de Babinski, sinais de irritação meníngea)?

c) Se a criança está inconsciente, qual é o nível do coma (profundidade)?

d) O distúrbio é de natureza funcional ou orgânica?

e) Se for de natureza orgânica, é focal ou difuso; existe o risco de hipertensão intracraniana?

f) A criança está melhorando, estável, ou piorando?

g) Qual é a doença que está determinando o quadro neurológico, ou o estado comatoso?

h) Qual o tipo de tratamento (clínico, cirúrgico)?

Se a criança está consciente e existe anormalidade neurológica que sugere lesão focal do SNC, exames de neuroimagem (TC ou RM de crânio), exame do líquido cefalorraquideano, ou outros exames laboratoriais deverão ser realizados para definir a etiologia.

Se a criança está em coma, a escala de coma de Glasgow (Tabela VI-1) deve ser aplicada para avaliar a profundidade do coma. Em crianças com menos de 5 anos, é possível a utilização das escalas referentes à motricidade e à abertura ocular, com exceção dos lactentes, que têm dificuldade para localizar o estímulo doloroso (Tabela VI-2).

Tabela VI-1 • Escala de Glasgow adaptada.

Pontuação	> 5 anos	< 5anos
	Abertura ocular	
4	Espontânea	Idem
3	Ao chamado	Idem
2	À estimulação dolorosa	Idem
1	Nenhuma	Idem
	Verbal	
5	Orientado	Vigil, balbucia, palavras, ou sentenças – normal
4	Confuso	Verbaliza menos que o normal, choro irritadiço
3	Palavras desconexas	Chora em resposta à dor
2	Sons incompreensíveis	Gemido em resposta à dor
1	Nenhuma resposta à dor	Idem
	Motricidade	
6	Obedece a comandos	Movimentos espontâneos normais
5	Localiza estímulos dolorosos	Localiza estímulos dolorosos (> 9 meses)
4	Retira o membro à compressão dolorosa do leito ungueal	Idem
3	Flexão das extremidades à compressão dolorosa da região supraorbitária	Idem
2	Extensão das extremidades à compressão dolorosa da região supraorbitária	Idem
1	Nenhuma resposta à compressão dolorosa da região supraorbitária	Idem

Tabela V-2 • Exame do tronco encefálico.

Item	Sinal/resposta	Localização topográfica da lesão
Resposta à dor	Flexão de extremidades	Diencefálica
	Extensão de extremidades	Mesencéfalo/cranial da ponte
	Nenhuma	Caudal da ponte
Postura	Normal	Tronco encefálico intacto
	Hemiparesia	Herniação uncal
	Decorticação	Diencefálica
	Descerebração	Mesencéfalo/cranial da ponte
	Flácida	Caudal da ponte
Tono muscular/reflexos	Normais	Controle encefálico normal
	Sinais piramidais unilaterais	Herniação uncal
	Sinais piramidais bilaterais	Diencefálica
	Flacidez/sinal de Babinski	Caudal da ponte
Prova oculocefálica (olhos de boneca)	Movimentos oculares sacádicos	Controle encefálico normal
Excluir lesão espinhal cervical	Desvio completo do olhar para o lado oposto da rotação	Diencefálica
Rodar a cabeça de um lado para o outro, observando os olhos	Desvio mínimo do olhar	Mesencéfalo/cranial da ponte
Prova oculovestibular (prova calórica)	Nistagmo	Controle encefálico normal
Excluir perfuração timpânica	Desvio do olhar em direção ao estímulo	Diencéfalo
Manter a cabeça na linha média, com inclinação de 30°	Desvio mínimo do olhar	Mesencéfalo/cranial da ponte
Injetar 20ml de água gelada no conduto auditivo	Nenhum movimento ocular	Caudal da ponte
Tamanho pupilar	Normal, médio	Mesencéfalo/cranial da ponte
	Mióticas	Diencefálica
	Dilatação unilateral	Herniação uncal
	Dilatação bilateral	Caudal da ponte

Tabela V-2 • Continuação.

Item	Sinal/resposta	Localização topográfica da lesão
Resposta pupilar à luz	Rápida	Tronco encefálico intacto
	Ausência de resposta	Mesencéfalo/cranial da ponte
Padrão respiratório	Normal	Tronco encefálico intacto
	Cheyne-Stokes	Diencefálica
	Hiperpneia	Mesencéfalo/cranial da ponte
	Atáxica	Caudal da ponte
	Agônica ("gasping")	Medula oblonga

A não responsividade de natureza psicogênica, mimetizando quadros comatosos, apesar de incomum na infância, ocorre de forma esporádica em adolescentes e pode implicar dificuldades diagnósticas. O médico deve procurar por sinais e sintomas de natureza neurológica que não respeitem a anatomia e a fisiologia normal do SNC e obter informações dos pais e acompanhantes sobre problemas de natureza emocional que sejam suficientemente importantes para explicar os achados anormais sob uma base psicológica.

A presença de assimetrias na reatividade motora, postural e reflexa deve alertar o médico para lesão focal, ou para comprometimento assimétrico das estruturas do SNC. A presença de papiledema sugere HIC de etiologia subaguda ou crônica. As herniações cerebrais determinam compressões e distorções do parênquima cerebral, levando a lesões isquêmicas e hemorrágicas de natureza vascular. As síndromes neurológicas que permitem diagnosticar os vários tipos de herniação e acompanhar sua evolução temporal são conhecidas clinicamente (Tabelas VI-2 e VI-3).

A tabela VI-4 sintetiza as condutas a serem tomadas diante da criança comatosa.

Se a etiologia da HIC é lesão com efeito de massa (tumor, abscesso, hematoma), ou uma hidrocefalia aguda, o tratamento é cirúrgico.

MONITORIZAÇÃO

Monitorização respiratória/ hemodinâmica

Capnometria – sua monitorização contínua tem fundamental importância, pois hoje se sabe com bom nível de evidência que a hiperven-

NEUROLÓGICO

Tabela VI-3 • Síndromes de herniações cerebrais internas.

Síndrome	Sinais clínicos
Uncal	Dilatação pupilar unilateral
	Ptose palpebral unilateral
	Desvio mínimo do olhar na prova oculocefálica/vestibular
	Hemiparesia
Diencefálica (central)	Pupilas mióticas, ou médio
	Desvio completo do olhar na prova oculocefálica/vestibular
	Resposta flexora à estimulação dolorosa e/ou postura decorticada
	Hipertonia muscular e/ou hiper-reflexia, com resposta plantar extensora
	Respiração do tipo Cheyne-Stokes
Nível mesencéfalo/cranial da ponte (central)	Pupilas mediofixas
	Desvio mínimo do olhar na prova oculocefálica/vestibular
	Resposta extensora à estimulação dolorosa e/ou postura descerebrada
	Hiperpneia
Nível caudal da ponte	Pupilas mediofixas
	Ausência de resposta nas provas oculocefálica/vestibular
	Ausência de resposta à estimulação dolorosa, ou apenas flexão de membros inferiores
	Respiração atáxica
Nível medular	Dilatação pupilar bilateral e ausência de resposta à luz
	Respiração agônica, irregular
	Apneia, com função hemodinâmica preservada

tilação prolongada ou profilática ($PaCO_2 < 25mmHg$) deve ser evitada pelo alto risco de isquemia cerebral. Deve-se manter o $ETCO_2$ entre 35 e 40mmHg. O aumento da $PaCO_2$ leva à vasodilatação cerebral, sendo que para cada 1mmHg de elevação do CO_2, o fluxo sanguíneo cerebral (FSC) aumenta cerca de 2 a 3%.

Oximetria e pressão arterial média invasiva (PAMi) – a presença de hipotensão e/ou hipóxia à admissão e nas primeiras horas de tratamento são os principais determinantes de mau prognóstico em pacientes neurointensivos. Com isso, deve-se monitorizar continuamente a saturação arterial de O_2 e a PAMi, com objetivo de se evitar

Tabela VI-4 • Manejo emergencial da criança em coma.

- Estabelecer ventilação adequada com máscara com alto fluxo de O_2
- Manter pressão arterial, administrar soluções inotrópicas, se houver hipotensão. Administrar soluções inotrópicas, se houver hiertensão, evitar reduções rápidas
- Obter níveis glicêmicos e corrigi-los, se necessário
- Avaliar nível de consciência pela escala de coma (Tabela VI-1)
- Avaliar função do tronco encefálico (Tabela VI-2) e decidir se o paciente apresenta, ou não, sinais de herniação cerebral (Tabela VI-3)
- Elevar as pálpebras da criança observando se há desvio ocular, ou nistagmo
- Realizar o exame de fundo de olho
- Se o escore da escala de Glasgow revelar valores < 12, ou se houver evidências clínicas de herniação cerebral, intubar e ventilar artificialmente a criança
- Se o escore da escala de Glasgow for 11 ou 12 e a criança apresentar sinais de herniação cerebral progressiva e não puder ser intubada imediatamente, administrar manitol 0,25mg/kg
- Se houver desvio tônico do olhar, ou nistagmo, assumir que a criança esteja em estado de mal epiléptico sutil e administrar diazepínicos, ou fenitoína
- Se a criança estiver febril e tiver idade < 12 meses, ou > 12 meses e com escore > 12 na escala de Glasgow, realizar punção lombar desde que a criança não esteja em estado de mal epiléptico sutil. Realizar manometria do líquor e, se a pressão liquórica > 15cmH$_2$O, ou houver deterioração do nível de consciência, ou sinais de comprometimento de tronco encefálico, após a punção, administrar manitol 0,25g/kg
- Se a criança estiver afebril, ou febril, porém houver deterioração do estado comatoso, não realizar punção liquórica, iniciar cefalosporina de 3ª geração e aciclovir, e realizar tomografia de crânio

PaO$_2$ < 60mmHg (ou Sat O$_2$ < 90%) e PA sistólia < percentil 5 para a idade (vide Capítulo IV-4 – Choque).

Pressão intracraniana (PIC)

A PIC normal é < 10mmHg. É fundamental na indicação de várias modalidades de tratamento (geralmente utilizando PIC > 20mmHg como gatilho para tratamento). A monitorização da PIC possibilita a detecção precoce de elevações da PIC (suspeita de lesões expansivas e risco de herniação), evita a utilização de tratamentos empíricos para redução da PIC (por exemplo: hiperventilação excessiva, manitol de horário etc.), permite a drenagem liquórica terapêutica (cateter ventricular) e auxilia na determinação do prognóstico.

Indicações – traumatismo cranioencefálico (TCE), coma pós-anóxico, hepatite fulminante, encefalites e casos de acidente vascular cerebral (AVC).

Técnicas – pode ser medida por meio de cateteres de fibra óptica

NEUROLÓGICO

ou cateteres de silicone com fluido (conectados a transdutores de pressão). A localização pode ser ventricular, parenquimatosa e subdural. A localização ideal deve ser ventricular, pois é mais fidedigna, além de permitir drenagem liquórica terapêutica (se indicado) e recalibração do sistema. Quando o grau de edema cerebral é intenso, não permitindo colocação do cateter ventricular, a localização parenquimatosa se torna mais interessante.

Complicações – infecções (raras, maior colonização bacteriana em localizações parenquimatosas), hemorragias (incidência de 1,4%) e mau funcionamento (principal complicação, com incidência de 10-30%).

Pressão de perfusão cerebral

A determinação da PPC depende da PIC e PAM (PPC = PAM – PIC). A PPC é um dos determinantes do fluxo sanguíneo cerebral (FSC = PPC/RVC), onde RVC significa resistência vascular cerebral. Pelos fatores já citados, a monitorização contínua da PPC é importante em todo caso de TCE grave. A PPC deve ser maior que 40mmHg (entre 40 e 65mmHg considerando todas as idades). Deve-se evitar quedas da PPC por mais que 10 minutos, tempo suficiente para acarretar lesões secundárias. Não há comprovação de que manutenção da PPC acima de valores normais melhore o prognóstico.

Oximetria de bulbo jugular (SVJO$_2$)

O objetivo da monitorização da SVJO$_2$ é estimar o consumo cerebral de oxigênio (CMRO$_2$). O CMRO$_2$ normal é de aproximadamente 3,5ml/100g/min. No TCE temos redução de 30 a 50% do consumo. Em cérebros normais, o FSC é regulado principalmente pelo CMRO$_2$. A SVJO$_2$ não fornece valores diretos do FSC ou CMRO$_2$, mas pode refletir a relação entre ambas.

Técnica – avaliar a jugular em que há predomínio de drenagem com compressão por 20s (avaliando a PIC conjuntamente). A veia jugular escolhida é puncionada com a mesma técnica já consagrada, porém, por via retrógrada. O cateter deve ser introduzido até se encontrar pequena resistência. O posicionamento adequado é acima da segunda vértebra cervical. Pode ser utilizada técnica contínua, com cateter de fibra óptica, ou coletas seriadas de gasometrias.

Interpretação – a SVJO$_2$ normal é de 55 a 75%, com extração cerebral de O$_2$ de 24 a 42%. A SVJO$_2$ < 50% ou extração > 42% demonstram situação de inadequação da oferta cerebral de oxigênio, com aumento do metabolismo cerebral ou por diminuição do FSC. Tem como vantagem a diferenciação entre as causas de hipertensão intracraniana: por hipoperfusão cerebral (SVJO$_2$ baixa) ou hiperemia encefálica (SVJO$_2$ alta).

Complicações – relacionadas à punção, infecção e trombose.

EEG/BIS (índice bispectral)

O eletroencefalograma pode ser contínuo ou intermitente. Se não houver possibilidade de monitorização contínua, é importante que a equipe de neurofisiologia esteja disponível 24h/dia. O EEG tem sido utilizado para: monitorizar isquemia hemisférica instável, detectar progressão de lesão focal, diagnóstico de convulsões, manejo adequado da dose de barbitúrico ou sedativo, auxiliar na determinação do prognóstico e diagnosticar morte encefálica.

O BIS, inicialmente idealizado para monitorização de sedação em anestesia, é derivado do EEG. Tem como vantagens a facilidade de aplicação (pouco invasivo) e de não existirem complicações relatadas. Os níveis de sedação variam de 100 (acordado com sedação leve) até valores < 40 (estado hipnótico profundo). Em comas induzidos, há tendência de se manter valores de BIS < 30.

BIBLIOGRAFIA

1. Adelson PD, Bratton SL, Carney NA, Chesnut RM e cols. Guidelines for acute medical management of severe traumatic brain injury in infants, children and adolescents. *Ped Crit Care Med,* 4(3Suppl.):1-75, 2003.

2. Fenichel GM. *Clinical Pediatric Neurology – a Signs and Symptoms Approach.* WB Saunders, Philadelphia, 1997.

3. Johansen JW & Sebel PS. Development and clinical application of eletroencephalographic bispectrum monitoring. *Anesthesiology,* 93:1336-44, 2000.

4. Kirkham FJ. Non-traumatic coma in children. *Arch Dis Child,* 85:303-12, 2001.

5. Perz A, Minces PG, Schnnitzler EJ e cols. Jugular venous oxygen saturation or arterios venous difference of lactate content and outcome in children with severe traumatic brain injury. *Ped Crit Care Med,* 4:33-38, 2003.

6. Plum F & Posner JB. *The Diagnosis of Stupor and Coma.* FA Davis, Philadelphia, 1982.

2. ESTADO DE MAL EPILÉPTICO

Celso de Moraes de Terra
Erasmo Barbante Casella

DEFINIÇÃO

O estado de mal epiléptico (EME) é definido como crise única (EME contínuo) ou crises repetitivas (EME intermitente), sem que haja retorno do nível de consciência, com duração maior que 30min. O EME é denominado refratário, quando não responde adequadamente aos medicamentos anticonvulsivantes de segunda linha, ou seja, ao fenobarbital e à fenitoína, geralmente ultrapassando o período de 1h de duração.

CLASSIFICAÇÃO

Utilizando-se classificação eletroclínica, o EME pode ser classificado pela presença de crises epilépticas motoras (EME convulsivo) ou na sua ausência (EME não-convulsivo). No EME convulsivo, ocorre atividade epiléptica em todo o cérebro (EME generalizado) ou em apenas uma parte (EME parcial). Este capítulo aborda predominantemente o EME convulsivo generalizado.

ETIOLOGIA

As etiologias do EME podem ser subdivididas em cinco grandes grupos:

1. Criptogênica – as crises epilépticas criptogênicas ocorrem na ausência de uma lesão precipitante no SNC, ou decorrente de um insulto metabólico em paciente sem alterações neurológicas preexistentes ou sem que haja insulto pré-existente no SNC que possa ser associado a maior risco de crises.

2. Remota sintomática – as crises ocorrem sem provocação aguda em paciente com história de lesão prévia conhecida no SNC que possa ser associada com maior risco de crises epilépticas, tais como: acidente vascular cerebral isquêmico e hemorrágico, traumatismo cranioencefálico, meningite e encefalopatia não-progressiva (hipoxicoisquêmica). Nessa categoria, incluem-se crianças com diagnóstico prévio de epilepsia.

3. Febril – a febre está envolvida na gênese dessas convulsões não se identificando nenhum outro fator adicional, não havendo história de crises epilépticas na ausência de febre. Nesse grupo, também podem existir crianças que apresentam alterações neurológicas prévias e apresentam crises epilépticas desencadeadas por febre.

4. Aguda sintomática – nesse caso, encontra-se um evento precipitante agudo como lesão neurológica aguda ou disfunção sistêmica metabólica. As crises epilépticas agudas sintomáticas podem ser secundárias, por exemplo, a: meningites, traumatismo cranioencefálico, hipóxia, encefalites, distúrbios metabólicos, tumores, intoxicação exógena ou abstinência de drogas.

5. Encefalopatia progressiva – as crises epilépticas ocorrem num contexto em que há uma doença neurológica progressiva.

Quanto menor a faixa etária (principalmente em lactentes menores de 2 anos), mais frequentemente o EME está associado a crises epilépticas febris ou a causas agudas sintomáticas.

FISIOPATOLOGIA

O conhecimento da fisiopatologia é fundamental na abordagem das crises prolongadas e do EME, devido à possibilidade de complicações celulares no SNC e também sistêmicas. Sabe-se que o recrutamento ineficiente dos neurônios inibitórios associados a excessiva excitação neuronal tem papel fundamental na ocorrência do EME. O GABA (gama-ácido butírico) é o principal neurotransmissor inibitório do SNC, sendo sua ação facilitada pelos barbitúricos, benzodiazepínicos e alguns anestésicos. O GABA facilita a abertura dos canais de cloro, provocando hiperpolarização neuronal, levando consequentemente à diminuição da excitabilidade neuronal. De outro modo, a estimulação do receptor NMDA (n-metil D aspartato) pelo mediador excitatório glutamato, facilita o influxo celular de cálcio, que ao ocorrer de modo excessivo, durante o EME, pode ser responsável por injúria neuronal nos pacientes com EME. Do ponto de vista sistêmico, o início do quadro é caracterizado pelo aumento do metabolismo cerebral suprido pelo aumento do fluxo sanguíneo cerebral e pelo aumento do débito cardíaco, consequentes da hiperatividade adrenérgica. A progressão do EME (após 30min) é caracterizada pelo declínio dos mecanismos compensatórios sobrevindo a hipotensão sistêmica, queda da oferta de oxigênio e glicose para o cérebro com dano neuronal evidente.

ABORDAGEM INICIAL

O EME é emergência clínica e deve ser interrompido o mais rapidamente possível. A abordagem inicial no setor de emergência deve começar pela avaliação da integridade cardiorrespiratória. A criança deve ser colocada em local seguro, protegida contra traumatismos decorrentes da atividade convulsiva e deverá permanecer em decúbito dorsal horizontal com a face lateralizada, no sentido de evitar-se o risco de broncoaspiração. É então realizada a aspiração das vias aéreas superiores e fornecido oxigênio através de cateter ou "borrachinha", com fluxo não superior a cinco litros por minuto. Na maior parte das vezes, não é necessária a intubação traqueal nessa fase do tratamento. Simultaneamente, providencia-se acesso venoso que servirá para a coleta de exames laboratoriais, assim como para a administração de anticonvulsivantes. Os exames considerados fundamentais são: hemograma completo, gasometria arterial, eletrólitos séricos (Na$^+$ e K$^+$), ureia e creatinina, glicemia, além das dosagens de cálcio e magnésio, principalmente nos recém-nascidos. Dosagem dos anticonvulsivantes previamente utilizados pela criança, análise do LCR, enzimas hepáticas, bilirrubinas totais e frações, "screening" toxicológico, e exames de imagem, deverão ser ponderados por meio dos dados obtidos durante a anamnese e o exame físico sumários. Após a coleta de exames, inicia-se a infusão de glicose a 25%, na dose de 2 a 4ml/kg/dose para as crianças maiores. Em recém-nascidos, preconiza-se a realização da glicemia capilar e, na impossibilidade, a realização de infusão de solução glicosada a 10% para RN de termo e a 5% para pré-termos, na dose de 1mg/kg/dose.

TERAPÊUTICA MEDICAMENTOSA

O algoritmo terapêutico do EME encontra-se na figura VI-1 e os principais medicamentos indicados na tabela VI-5. A escolha para o tratamento inicial do EME em crianças é o diazepam. O diazepam endovenoso apresenta penetração quase que imediata no SNC, porém por ter rápida distribuição para outros tecidos, ocorre queda importante no nível parenquimatoso cerebral, acarretando em 30 a 40% dos pacientes, recorrência das crises após 30 a 60min da dose inicial. Portanto, é fundamental a associação de um segundo medicamento, com vida média mais longa, após o controle inicial das crises. A eficácia do diazepam no controle das crises em crianças é de 85 a 90%. A via de utilização preferencial é a EV, na dose de 0,3mg/kg/dose (máximo 10mg), podendo ser repetido mais duas vezes, com intervalos de 5min. A medicação deve ser infundida em 2 a 3min, e não deve ser diluída, pois pode predispor à precipitação. O nível sérico adequado é obtido praticamente ao término da infusão endovenosa (1 a 3min). Não se deve utilizar essa medicação por via IM, devido ao fato de a absorção ser muito lenta. Em casos de emergência e na falta de acesso venoso, pode-se utilizá-la com bons resultados por via retal, na dose de 0,5mg/kg/dose. O principal efeito colateral do uso de diazepam consiste na depressão sensorial e, principalmente, respiratória que habitualmente é de curta duração. A substância de escolha, após a utilização do diazepam, geralmente é a fenitoína, que não provoca depressão importante do nível de consciência ou do centro respiratório. A

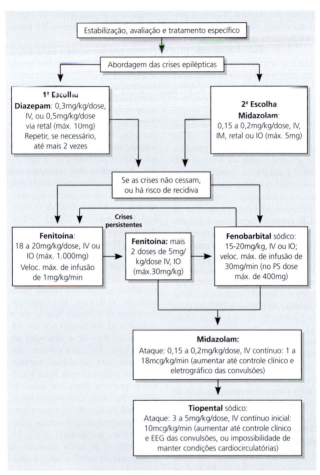

Figura VI-1 • Abordagem terapêutica das crises epilépticas prolongadas.

Tabela VI-5 • Principais anticonvulsivantes utilizados para o tratamento do EME em crianças (modificado de Tunik, 1992).

Nome	Via	Dose	Pico de ação	Duração	Nível sérico terapêutico	Efeitos colaterais
Diazepam	IV, IO	0,25 a 0,3mg/kg (máx. 10mg/dose); pode ser repetido 10 a 15min, dose máx. 40mg/dia	1 a 3min	5 a 15min		Depressão respiratória, ↓ do nível de consciência, laringoespasmo
	Via retal	0,5mg/kg (máx. 20mg)	2 a 6min			
Midazolam	IV, IO, IM	0,05 a 0,20mg/kg (máx. 7mg); infusão contínua de 1 a 18mcg/kg/min	1,5 a 5min	1 a 5h		Depressão respiratória, ↓ do nível de consciência
Fenitoína	IV, IO	18 a 20mg/kg em bolo, podendo completar para 30mg/kg Veloc. de infusão < 0,5-1mg/kg/min	10 a 30min	12 a 24h	10 a 20mcg/ml	Arritmias cardíacas, hipotensão
Fenobarbital	IV, IO	15-20mg/kg (máx. 1g) Veloc. de infusão < 50mg/min máx. de 40mg/kg	10 a 20min (2 a 4h, se IM)	1 a 3 dias	15 a 40mcg/ml	Depressão respiratória, ↓ do nível de consciência, coma, hipotensão
Tiopental	IV	2 a 3mg/kg em bolo Infusão contínua a partir de 10mcg/kg/min	Rápido	Curta	250 a 400mcg/ml	Hipotensão, edema pulmonar, íleo paralítico, PCR
Lidocaína	IV	1 a 2mg/kg em bolo Infusão contínua de 6mg/kg/h	Rápido	Curta		Arritmias cardíacas, convulsões

IV = intravenosa; IO = intraóssea; IM = intramuscular; PCR = parada cardiorrespiratória.

eficácia da fenitoína no controle do EME em crianças é de, aproximadamente, 70 a 75%. A via de utilização preferencial é a EV, com dose de ataque de 20mg/kg/dose (máximo 1.200mg), em infusão lenta. Nos casos de EME retratário têm sido indicadas doses adicionais de 5mg/kg, até um máximo de 30mg/kg. A diluição da medicação, quando necessária, deve ser realizada com água destilada ou solução fisiológica a 0,9%, pois ocorre rápida precipitação quando é utilizada a solução glicosada. O início da ação do anticonvulsivante é rápido, mas atinge atividade máxima somente 20 a 30min após o início da infusão. A velocidade utilizada para a infusão é de 1mg/kg/min, com um máximo de 50mg/min. Em infusões rápidas, pode ocorrer hipotensão arterial e arritmias, principalmente em pessoas idosas ou com alteração da função cardiocirculatória prévia. No momento da infusão, certificar se do posicionamento correto da agulha, pois a solução tem pH acima de 10 e pode acarretar necroses cutâneas extensas quando infundida no subcutâneo. Após 12h, deve ser iniciada dose de manutenção de 5 a 7,5mg/kg/dia, dividida em duas infusões diárias. O ajuste adequado da dose deve ser realizado por meio da monitorização do nível sérico (10 a 20mcg/ml). Não havendo resposta à utilização do diazepam e da fenitoína, a terceira substância a ser utilizada é o fenobarbital sódico, excetuando-se situações específicas, como os primeiros meses de vida, crises pós-anóxia e crise epiléptica febril, nas quais o fenobarbital é a escolha no tratamento inicial do EME. A dose de ataque é dependente da faixa etária da criança. Utiliza-se a dose de 20mg/kg/dose (dose máxima 300 a 400mg/dose, em locais sem facilidade para assistência respiratória). A forma preferida é o fenobarbital sódico, em infusão EV lenta, não devendo ser ultrapassada a velocidade de 30mg/minuto. Não ocorrendo controle das crises com essa dose, ou retornando as crises após o seu controle, nos recém-nascidos aplicam-se doses adicionais de 5mg/kg, até o máximo de 40mg/kg. O principal efeito colateral do fenobarbital são as depressões do nível de consciência e respiratória, que é potencializada pelo uso prévio de diazepam. Após 12 a 24h, inicia-se a dose de manutenção de 5mg/kg/dia, de preferência por via EV. O nível terapêutico desejado é entre 15 e 40mcg/ml. Não ocorrendo melhora das crises após a utilização do fenobarbital (EME refratário), indica-se a internação da criança em uma UTI pediátrica, procedendo-se a intubação traqueal e a ventilação mecânica, antes de proceder-se à próxima etapa do tratamento. Utiliza-se o tiopental, na dose de ataque de 3 a 5mg/kg/dose seguida de infusão contínua inicial de 20 a 40mcg/kg/min, diluído em solução glicosada a 5%. Devido ao fato de o tiopental ser um barbitúrico de ação ultracurta, a dosagem de manutenção deve ser ajustada em decorrência da resposta clínica e da avaliação do EEG, que é mandatório nessa fase do tratamento. Por meio da monitorização pelo EEG, pode-se detectar crises epilépticas subclínicas, assim como inferir a superdosagem medicamentosa. Preconiza-se a realização do EEG em todos os pacientes após o controle das crises, para afastar a possibilidade da presença de EME eletroencefalográfico, ou seja, EME sem manifestação clínica de convulsões ou associado a quadro comatoso. Nesse momento, também é mandatória a obtenção de acesso venoso central, que servirá para a infusão contínua de medicamentos por bombas de infusão, assim como para a monitorização hemodinâmica.

O midazolam, benzodiazepínico que apresenta um anel imidazólico que o torna solúvel em água (pH de 3,5), classicamente utilizado como hipnótico, vem sendo cada vez mais preconizado na utilização do *status epilepticus*, principalmente nos casos em que as crises se mostraram refratárias às medicações clássicas, utilizadas por via parenteral, previamente à introdução do tiopental sódico. Nesse tipo de situação, tem sido utilizado na dose de 0,2mg/kg de peso, por via EV (máximo 7mg), e a seguir efetuando-se infusão contínua 0,2mg/kg/h, mantendo-a por 6 a 12h.

Essa medicação, por seu caráter hidrofílico, também pode ser utilizada por via IM, nasal e sublingual e, desse modo, pode ser utilizada também na fase aguda do tratamento da crise epiléptica, quando não é possível o acesso venoso ou se a utilização do diazepam por via retal não tiver sucesso (por exemplo, pela eliminação por esforço do paciente, logo após ser administrada).

Utiliza-se preferentemente o midazolam em relação ao tiopental, fora da unidade de terapia intensiva, quando não se dispõe de profissionais treinados para a obtenção de via aérea segura ou nos casos de encefalopatias convulsivas crônicas até que as doses dos anticonvulsivantes sejam ajustadas.

Dois outros medicamentos ainda não estão disponíveis em nosso meio, porém com possibilidades de implantação em curto prazo, a fosfenitoína e o ácido valpróico endovenoso, podem trazer vantagens significativas no tratamento do EME.

BIBLIOGRAFIA

1. Chen JW & Wasterlain CG. Status epilepticus: pathophysiology and management in adults. *Lancet Neurol*, 5(3):246-56, 2006.

2. Lowenstein DH, Bleck T, Macdonald RL. It's time to revise the definition of status epilepticus. *Epilepsia*, 40:120, 1999.

3. Rivera R, Segnini M, Baltodano A, Perez V. Midazolam in the treament of status epilepticus in children. *Crit Care Med*, 21:991, 1993.

4. Robakis TK & Hirsch LJ. Literature review, case report, and expert discussion of prolonged refractory status epilepticus. *Neurocrit Care*, 4(1):35-46, 2006.

5. Tasker RC, Dean JM. Status epilepticus. In Rogers MC: *Textbook of pediatric intensive care*. Williams & Wilkins, Baltimore, 1992.

6. Treiman DM, Meyers PD, Walton NY e cols. A comparison of four treatments for generalized convulsive status epilepticus. *N Engl J Med*, 339:792, 1998.

7. Treiman DM & Walker MC. Treatment of seizure emergencies: convulsive and non-convulsive status epilepticus. *Epilepsy Res*, 68 (Suppl 1):77-82, 2006.

3. Traumatismo Cranioencefálico

Adalberto Stape
Antonio Capone Neto

INTRODUÇÃO

A morbimortalidade associada ao traumatismo cranioencefálico (TCE) pediátrico tem diminuído significativamente nas últimas duas décadas. Em geral, observa-se que a maior mortalidade acontece no TCE de crianças menores de 1 ano.

O melhor resultado no tratamento do TCE decorre de múltiplos fatores como: resgates mais rápidos e eficientes, melhores exames de imagem, intervenções cirúrgicas mais precoces e melhor tratamento intensivo.

FISIOPATOLOGIA

As lesões neurotraumatológicas iniciais podem ser descritas como lesões ósseas (fraturas lineares, cominutivas e desniveladas), lesões do parênquima cerebral (contusões, lacerações cerebrais, e a lesão axonal difusa) e a formação de hematomas (intraparenquimatosos, extradural e subdural).

Fraturas

São soluções de continuidade do crânio e podem ser lineares ou cominutivas, diastáticas (bordas dis-

NEUROLÓGICO

tantes) ou desniveladas. Fraturas não implicam absolutamente em lesão neurológica, mas demonstram a importância da força de impacto. Podem seccionar vasos durais e causar hematomas extradurais, ou estender-se à base do crânio e causar fístulas liquóricas, além de associar-se a cargas de impulso.

Todo o paciente com fratura deverá ser submetido à tomografia computadorizada da cabeça, pois a fratura pode ser associada a hematoma intracraniano. São sinais de fratura da base do crânio: as equimoses ocular e retroauricular, a sinorragia, a sinoliquorreia, a otorragia e a otoliquorreia.

Hematoma extradural

Situa-se entre a dura-máter e os ossos cranianos. Geralmente ocorre na região temporal, por laceração de artérias meníngeas. Progride, em geral, rapidamente e pode causar hipertensão intracraniana e morte. Clinicamente, caracteriza-se pelo intervalo lúcido, período que compreende o intervalo entre a recuperação da perda de consciência inicial logo após o TCE até a redução progressiva do nível de consciência até o estado de coma. À tomografia, observa-se imagem em forma de lente biconvexa hiperatenuante. Indicam-se a drenagem cirúrgica e a hemostasia imediata.

Hematoma subdural

Situa-se entre a dura-máter e o encéfalo. Costuma ocorrer devido ao estiramento e à ruptura das veias corticais "em ponte" que drenam para o seio sagital superior, fenômeno consequente às forças de impulso. Geralmente, não há intervalo lúcido, pois, como ocorreram forças de aceleração e desaceleração, há lesão parenquimatosa cerebral associada que provoca o coma logo no momento do traumatismo. À tomografia, observa-se imagem em forma de lente côncavo-convexa hiperatenuante, geralmente associada com inchaço cerebral. As lesões devem ser removidas cirurgicamente, seguindo-se a hemostasia.

Contusão cerebral

Ocorre como consequência de pressão traumática exercida pelos ossos do crânio, ou como consequência dos fenômenos de aceleração e desaceleração bruscos que deslocam o encéfalo, que colide contra a superfície óssea interna. Pode ocorrer no polo craniano diametralmente oposto ao impacto (lesão por contragolpe), caracterizando-se por lesão celular e formação de hemorragias confluentes, que formam hematomas intracerebrais em contato com a superfície cortical e de diferentes dimensões. As contusões maiores e particularmente as da região temporal anterior, que podem comprimir o tronco cerebral, devem ser removidas cirurgicamente. Podem associar-se à laceração cerebral que se caracteriza pela ruptura macroscópica do parênquima.

369

Lesão axonal difusa

As cargas de impulso provocam o deslizamento das diferentes camadas no encéfalo, umas sobre as outras, ou o estiramento, a torção e o cisalhamento dos axônios longos que trafegam entre o córtex, os núcleos da base do tronco cerebral e o cerebelo. As acelerações angulares são particularmente deletérias.

A extensão, a gravidade e o prognóstico dessas rupturas axonais são extremamente variáveis, de acordo com a biomecânica do traumatismo. Os casos mais leves são denominados de concussão cerebral, caracterizada por perda transitória de consciência e de memória de fixação. Os casos mais graves associam-se ao coma e às posturas hipertônicas.

A tomografia é normal ou, nos pacientes mais graves, revela pequenas hemorragias encefálicas profundas que demonstram que também houve cisalhamento de artérias perfurantes ao parênquima. Não há tratamento específico, apenas medidas de suporte.

Inchaço cerebral ("brain swelling")

Trata-se de fenômeno hemodinâmico caracterizado por vasodilatação e aumento do volume sanguíneo cerebral que geram hipertensão intracraniana. Essa vasodilatação ocorre por hipóxia hipóxica (insuficiência respiratória), ou hipóxia isquêmica (diminuição da pressão de perfusão cerebral por aumento da pressão intracraniana por hematomas ou diminuição da pressão arterial sistêmica).

Na sua evolução, o inchaço por vasodilatação aumenta a pressão intracraniana e reduz a pressão de perfusão cerebral, gerando isquemia e vasodilatação adicionais que elevam, secundária e adicionalmente, a pressão intracraniana. Associa-se, a essa lesão, o edema cerebral propriamente dito, por acúmulo de líquido intracelular (citotóxico) ou por extravasamento de plasma (vasogênico). O tratamento é realizado à custa de medidas de suporte intensivo para reduzir a pressão intracraniana e aumentar a pressão de perfusão cerebral.

Mecanismos de lesão cerebral

A **lesão cerebral primária** resulta do impacto direto e das forças inerciais (aceleração e desaceleração) que acontecem no momento do traumatismo sobre o parênquima encefálico. O SNC sofre ainda deslocamentos devido às forças de translação, rotação e angulação. O conjunto dessas forças anômalas é que determinará a intensidade e gravidade da agressão.

As crianças têm conteúdo maior de água cerebral e maior volume sanguíneo cerebral, mielinização incompleta e a proporção cabeça/tronco também é maior que no adulto. As crianças têm lesão maior na substância branca mais profunda, hemorragias puntiformes difusas, "brain swelling" e fraturas de crânio lineares sem afundamento, resultando em lesões cerebrais difusas.

NEUROLÓGICO

A **lesão cerebral secundária** se refere aos eventos bioquímicos e fisiológicos que surgem após o aparecimento da lesão primária e que podem ampliar a lesão existente ou desencadear novas lesões. Os eventos secundários amplificam e exacerbam a gravidade da lesão secundária e são importantes determinantes prognósticos (por exemplo, hipotensão e hipóxia).

A lesão cerebral secundária frequentemente tem natureza isquêmica. As alterações do fluxo sanguíneo cerebral (FSC) e de sua autorregulação, associados à resposta inflamatória decorrente do próprio traumatismo e da lesão de reperfusão, aumentam ainda mais a vulnerabilidade encefálica à isquemia. As alterações da reatividade vascular e da autorregulação prejudicam os mecanismos compensadores de manutenção do FSC, fazendo com que alterações sistêmicas que normalmente não provocariam isquemia cerebral passem a desencadeá-la na presença de TCE (Tabela VI-6).

O TCE apresenta vários mecanismos da inflamação, entre eles: adesão de neutrófilos ao endotélio vascular cerebral, ação das citocinas e lesão de isquemia-reperfusão (incluindo produção de radicais livres com lesão endotelial e peroxidação lipídica de membranas).

Os mecanismos de autorregulação em resposta às mudanças da pressão arterial média estão alterados nos casos de TCE grave. A perda total da autorregulação faz com que a PIC se eleve ou diminua de acordo com a elevação ou diminuição da pressão arterial média, sendo de mau prognóstico.

Outro evento fisiopatológico importante nos casos de TCE é a hipertensão intracraniana (HIC), seja pela sua frequência, seja por suas implicações terapêuticas e prognósticas. Do ponto de vista fisiopatológico, a HIC pode ser secundária às lesões com efeito de "massa", ao edema cerebral e ao inchaço cerebral ("brain swelling"). O edema cerebral pode ser classificado em

Tabela VI-6 • Causas de lesão cerebral secundária.

Sistêmicas	Intracranianas
• Hipotensão	• Hematomas
• Hipóxia	• Inchaço e edema cerebral
• Hipercapnia	• Hipertensão intracraniana
• Hipocapnia	• Hérnias cerebrais
• Anemia	• Vasoespasmo
• Febre	• Hidrocefalia
• Hipoglicemia/hiperglicemia	• Infecções
• Hiponatremia	• Convulsões
• Sepse/pneumonia	• Lesões vasculares cerebrais
• Coagulopatia	• Resposta inflamatória cerebral

vasogênico ou citotóxico e refere-se ao aumento de água no interstício encefálico ou no intracelular, respectivamente. O edema vasogênico é secundário a alterações da barreira hematoencefálica causando aumento da permeabilidade capilar. O edema citotóxico (ou celular) é consequente ao dano celular direto e o intersticial é decorrente da hidrocefalia.

O termo inchaço cerebral é utilizado para descrever o aumento global do encéfalo, geralmente associado à hipertensão intracraniana. O mecanismo do inchaço é descrito como consequente ao aumento do volume sanguíneo encefálico (hiperemia) e não ao aumento de água por quebra da barreira hematoencefálica. Evidências mais atuais sugerem que ambos componentes, inchaço e edema, estão envolvidos no TCE, em proporções variadas (Fig. VI-2).

As principais consequências da hipertensão intracraniana são:

- Diminuição do fluxo sanguíneo cerebral levando à isquemia, com queda da pressão de perfusão cerebral (PPC).
- A cada episódio de isquemia, ocorre vasodilatação reacional (envolvendo a isquemia por si, a lesão de reperfusão e a resposta inflamatória) com aumento da HIC.
- Herniações cerebrais levando à compressão e à isquemia de estruturas cerebrais nobres.

AVALIAÇÃO E ATENDIMENTO INICIAL

O objetivo no tratamento pré-hospitalar (resgate) e tratamento hos-

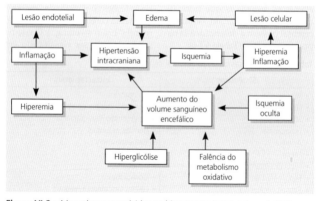

Figura VI-2 • Mecanismos envolvidos na hipertensão intracraniana do TCE.

NEUROLÓGICO

pitalar inicial do TCE é a estabilização das funções vitais, sendo prioridades absolutas a prevenção e o tratamento da hipotensão e da hipóxia

Três aspectos do exame neurológico são essenciais no atendimento inicial:

1. Avaliação pela Escala de coma de Glasgow (Tabela VI-7).
2. Pupilas: diâmetro, simetria e resposta à luz.
3. Déficits motores localizados.

É importante que se obtenha a história do traumatismo incluindo: mecanismo de lesão, perda ou não da consciência no local do acidente, presença ou não de convulsões, cianose, hipotensão, vômitos, sangramentos etc.

Tabela VI-7 • Escala de coma de Glasgow adaptada.

Pontuação	> 5 anos	< 5 anos
Abertura ocular			
4	Espontânea	Idem
3	Ao chamado	Idem
2	À estimulação dolorosa	Idem
1	Nenhuma	Idem
Verbal			
5	Orientado	Vigil, balbucia, palavras, ou sentenças – normal
4	Confuso	Verbaliza menos que o normal, choro irritadiço
3	Palavras desconexas	Chora em resposta à dor
2	Sons incompreensíveis	Gemido em resposta à dor
1	Nenhuma resposta à dor	Idem
Motricidade			
6	Obedece a comandos	Movimentos espontâneos normais
5	Localiza estímulos dolorosos (> 9 meses)	–
4	Retira o membro à pressão dolorosa do leito ungueal	Idem
3	Flexão das extremidades à pressão dolorosa da região supraorbitária	Idem
2	Extensão das extremidades à pressão dolorosa da região supraorbitária	Idem
1	Nenhuma resposta à pressão dolorosa da região supraorbitária	Idem

Pacientes com Glasgow < 9 sempre requerem intubação orotraqueal imediata. Aqueles que apresentam valores de Glasgow maiores, mas têm perda dos reflexos protetores das vias aéreas, intoxicações, choque ou traumatismos faciais graves também deverão ter uma via aérea definitiva estabelecida precocemente. A intubação desses pacientes deverá ser realizada somente após sedação adequada e com recursos adequados, evitando piora da HIC que possa existir ou provocando broncoaspiração. Evitar uso de sedativos que possam causar ou agravar a hipotensão, especialmente em pacientes hipovolêmicos.

Mantenha o paciente sob ventilação mecânica, evitando a hiperventilação profilática (PaCO$_2$ ≤ 35mmHg) nas primeiras 24 horas após o TCE grave porque poderá comprometer a perfusão cerebral num período em que o fluxo sanguíneo cerebral está reduzido.

O atendimento inicial do TCE segue os princípios do ATLS ("Advanced Traumatismo Life Suport"), com as mesmas prioridades (ABCD). Hipotensão (PA sistólica < 90mmHg) e hipoxemia (paO$_2$ < 60mmHg) devem ser evitadas e imediatamente corrigidas. É aconselhável manter a pressão arterial sistólica sempre acima de 110mmHg (ou PAM > 90mmHg) para garantir PPC adequada nos adolescentes (maiores que 12 anos) e nas crianças menores acima do percentil 90 para a idade.

A expansão volêmica inicial deverá utilizar soluções cristaloides, preferencialmente a solução salina a 0,9% (soro fisiológico). Nunca utilize soluções hipotônicas, em especial o soro glicosado a 5%.

Utilize imediatamente manitol e hiperventilação, se houver sinais de deterioração neurológica progressiva ou de herniação cerebral (Fig. VI-3).

Transferência do paciente com TCE

Quando o atendimento inicial foi realizado em hospital que não possui serviço de neurocirurgia de urgência e de terapia intensiva, o paciente deve ser transferido para hospitais que possuam esse tipo de atendimento, tão logo tenha recebido o atendimento inicial. A transferência só deve ser efetivada após a estabilização do paciente.

TRATAMENTO DA HIPERTENSÃO INTRACRANIANA

Após terem sido excluídas ou tratadas as lesões cirúrgicas, o tratamento clínico do TCE, e especialmente da hipertensão intracraniana, deve fazer parte de um contexto mais amplo de prevenção da lesão cerebral secundária, que inclui a otimização da oferta cerebral de oxigênio e a diminuição do consumo cerebral de oxigênio. Apesar do controle da HIC ser um objetivo essencial no tratamento do TCE, ela não deve ser o único objetivo do tratamento, sob risco de não se

NEUROLÓGICO

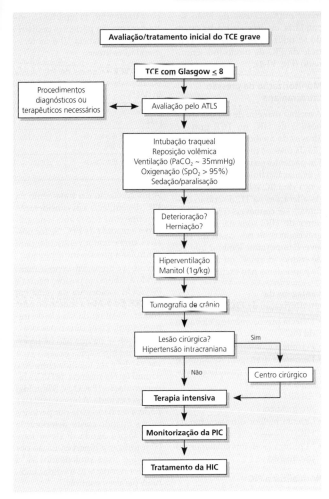

Figura VI-3 • Algoritmo de avaliação e tratamento inicial do TCE grave.

tratar outras causas de lesão secundária, ou desencadeá-las quando se utilizam medidas para controle da PIC de modo indiscriminado (Fig. VI 4).

Monitorização da pressão intracraniana

A melhor maneira de se fazer diagnóstico de HIC no TCE grave é através da medida da monitorização da pressão intracraniana (PIC). Em pacientes sedados ou em coma, a avaliação clínica quanto a presença de HIC é bastante precária. As alterações na TC de crânio costumam ser confiáveis como indicadores de HIC somente nos casos gravíssimos ou nos casos de TCE leve. É importante lembrar que TC de crânio "normal" ou a ausência de papiledema não excluem HIC.

Vantagens da monitorização da PIC

- Detecta precocemente a elevação da PIC.
- Permite a monitorização da PPC.
- Permite a drenagem de líquor e controle da PIC, quando em posição ventricular.
- Auxilia na determinação do prognóstico.
- Orienta melhor o tratamento da HIC.
- Minimiza os efeitos colaterais do tratamento.

Normalizar a PIC

Apesar de não haver padronização definitiva quanto aos níveis de PIC para tratamento da hipertensão intracraniana em pacientes pediátricos, estão na tabela VI-8 as recomendações atuais.

Tabela VI-8 • Limites de PIC, acima dos quais deve ser iniciado o tratamento da HIC.

Crianças < 1 ano de idade	$\geq$ 15mmHg
Crianças < 8 anos de idade e $\geq$ 1 ano	$\geq$ 18mmHg
Crianças $\geq$ 8 anos de idade	$\geq$ 20mmHg

A interpretação e o tratamento da PIC devem levar em consideração o exame clínico, o exame tomográfico e a medida da PPC. Se for possível, drene líquor ventricular para controlar a pressão intracraniana.

Favoreça a drenagem venosa, mantendo a cabeça em posição neutra e elevando a cabeceira da cama em 10 a 30º. Evite que a fixação do tubo endotraqueal ou da cânula de traqueostomia comprima o pescoço.

Certifique-se de que não há hipercapnia ou hipocapnia excessivas. A $PaCO_2$ deve ser mantida entre 30 e 35mmHg. Na ausência de HIC, a hiperventilação ($PaCO_2$ < 35mmHg) deve ser evitada. A hiperventilação poderá ser necessária por períodos curtos quando existir deterioração neurológica aguda. Pode-se também utilizar a hiperventilação por períodos mais prolongados se a HIC for refratária às medidas habituais para seu controle.

Se forem necessários valores de $PaCO_2$ < 30mmHg, a monitoriza-

NEUROLÓGICO

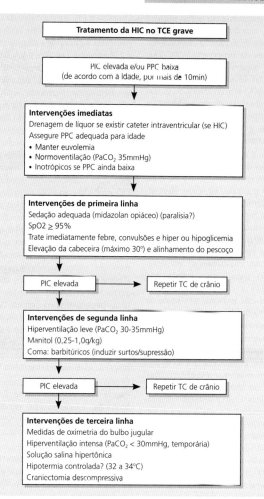

Figura VI-4 • Algoritmo de tratamento da HIC no TCE grave.

ção da oximetria do bulbo jugular poderá auxiliar na identificação dos casos de isquemia cerebral decorrentes da hiperventilação. Durante a hiperventilação, manter a saturação de oxigênio do bulbo jugular (SjO_2) acima de 55% ou extração cerebral de oxigênio entre 24 a 42% (hiperventilação otimizada). Retorne gradativamente (em 4 a 8h) a normoventilação.

Manitol é eficiente em controlar a elevação da PIC e deve ser administrado em bolo (10min) na dose de 0,25 g a 1,0g/kg/dose. Reposição volêmica poderá ser feita para evitar a hipovolemia causada pelo efeito diurético do manitol. Mesmo sem monitorização da PIC, o manitol está indicado nos casos de herniação transtentorial ou deterioração neurológica aguda não atribuível a causas sistêmicas. O manitol está indicado nos casos de aumento da PIC com $SjO_2 < 55\%$ ou a extração cerebral de $O_2 > 42\%$.

A principal função da sedação é evitar que o paciente faça manobras que aumentem a PIC como: tossir, incoordenar a ventilação mecânica ou apresentar posturas hipertônicas. Com a sedação adequada é possível o controle da $PaCO_2$, utilizando-se modos de ventilação controlada. O possível efeito de redução do consumo cerebral de oxigênio não parece ser o fator mais importante. Quando indicada, a sedação de primeira escolha é a associação de midazolam e opiáceos. Ketamina é contraindicada.

Quando a PIC ainda não está controlada, a sedação deve abolir as respostas a qualquer estímulo (SAS = 1, Ramsey = 1 ou BIS < 40). Barbitúricos somente devem ser utilizados no controle da HIC, em pacientes hemodinamicamente estáveis, com tratamento clínico e cirúrgico otimizados, ou seja, quando as outras não foram eficazes. Apesar do tionembutal ser eficaz em reduzir a PIC, pode induzir hipotensão (por depressão miocárdica e vasoplegia) com consequente queda no DC, na PAM e na PPC, além de não permitir exame neurológico adequado e produzir despertar demorado. A dose de tionembutal deve ser ajustada por meio da monitorização contínua do EEG com objetivo de obter surtos/supressão ("burst/supression"). Após atingir surtos/supressão, as doses são tituladas para manter esse efeito. Pode-se tentar doses baixas inicialmente, em torno de 5mg/kg, cada 4 a 6h, ou infusão contínua de 1 a 4mg/kg/h, e ajustadas de acordo com a resposta eletroencefalográfica.

O uso de bloqueio neuromuscular é cada vez menos frequente. Entretanto, em casos de HIC de difícil controle, a paralisia pode ser necessária para ajustar a ventilação e para manipular o paciente.

Não é recomendado o uso corticosteroides no TCE para reduzir a PIC ou melhorar o prognóstico. O uso de corticoides (dexametasona) está indicado apenas no controle da HIC

NEUROLÓGICO

associado aos casos de tumores intracranianos e abscessos cerebrais.

O uso de outras soluções hiperosmolares, em especial da solução salina hipertônica, nao está completamente definido. A solução de NaCl a 3% tem sido utilizada em infusão contínua 0,1 a 1ml/kg/h, ou em bolo, para HIC de difícil controle e os resultados iniciais têm sido favoráveis. A hipernatremia e a hiperosmolaridade parecem ser bem toleradas, desde que não haja hipovolemia.

Embora existam vários estudos avaliando a eficácia e a segurança do uso da hipotermia em pacientes pediátricos, ainda não se dispõe de evidências para sua utilização nessa população.

Craniotomia descompressiva precoce tem sido utilizada com intenção de reduzir a PIC e evitar o óbito por herniação cerebral, em casos de HIC grave.

Otimizar a pressão de perfusão cerebral

Os estudos disponíveis indicam que crianças com pressão de perfusão cerebral (PPC) > 40mmHg apresentam melhor prognóstico. As recomendações atuais estão descritas na tabela VI-9. A PPC é a PAM menos a PIC.

Tabela VI-9 • Valores da PPC no TCE.

Crianças < 8 anos de idade	> 45mmHg
Crianças ≥ 8 anos de idade	> 60mmHg

A PPC deve ser mantida pela expansão volêmica adequada com soluções cristaloides (preferencialmente solução salina a 0,9%), balanço hídrico cuidadoso e ajuste da sedação. Caso a volemia esteja adequada e a PPC esteja abaixo dos níveis recomendados, deve-se utilizar vasoativos: noradrenalina (0,1 a 2mcg/kg/min) ou dopamina (5 a 20mcg/kg/min).

Prevenir lesões secundárias

A hipotensão e a hipertensão intracraniana são os eventos secundários mais importantes.

Previna e trate rapidamente a hiponatremia se ela ocorrer. A reposição volêmica deverá ser feita com soluções isosmolares ou hiperosmolares, evitando-se a oferta excessiva de água livre. O que efetivamente piora a HIC é a hiposmolaridade/hiponatremia. Mantenha o paciente normovolêmico e com o sódio sérico acima ou no limite superior da normalidade.

A hipertermia tem se mostrado um evento desencadeador de lesões secundárias. A temperatura central deve ser mantida entre 36 e 38°C após o TCE. Caso não haja controle da febre com medidas farmacológicas, deverão ser instituídos métodos físicos de controle da temperatura, o mais precocemente possível (colchão térmico, compressas etc.). A febre piora o prognóstico do paciente neurológico grave.

A hipoxemia é um dos mais importantes fatores prognósticos independentes. Para a otimização do conteúdo arterial de oxigênio, as recomendações gerais são: manter o hematócrito entre 30 e 35% (hemoglobina de 10 a 11g%), manter a saturação arterial de oxigênio > 95%, evitar a hiperóxia (PaO$_2$ > 150mmHg).

Os casos graves com insuficiência respiratória, que necessitem do uso da PEEP, deverão ter a PIC monitorizada. Assim, os níveis máximos da PEEP dependerão do grau de comprometimento da oxigenação e do comportamento da PIC com relação a ela.

O estudo da diferença arteriovenosa jugular de O$_2$ (DAVjO$_2$) permite avaliar a extração cerebral de oxigênio. Essa técnica é utilizada em casos de HIC refratário.

Convulsões aumentam o consumo cerebral de oxigênio e agravam a HIC. Anticonvulsivantes podem ser utilizados profilaticamente para prevenir convulsões na primeira semana em pacientes de alto risco. Fenitoína, fenobarbital ou carbamazepina são utilizados. Pacientes de alto risco são:

- Contusão cortical.
- Fratura craniana deprimida (afundamento de crânio).
- Hematomas intracranianos.
- Ferimentos penetrantes de crânio.
- Glasgow < 9.
- Crianças < 1 ano.

A hiperglicemia persistente agrava a lesão cerebral secundária. Ajuste a oferta de glicose pelas infusões e dieta.

BIBLIOGRAFIA

1. American Association of Neurological Surgeons. Guidelines for the management of severe head injury. *J Neurotrauma*, 13(11):643-734, 2000.

2. Bayir H, Kochanek PM, Clark RBS. Traumatic brain injury in infants and children. Mechanisms of secondary damage and treatment in the intensive care unit. *Crit Care Clin*, 19:529-49, 2003.

3. Chesnut RM. Management of brain and spine injuries. *Crit Care Clin*, 20(1): 25-55, 2004.

4. Chesnut RM & Prough DS. Critical care of severe head injury. *New Horizons*, 3 (3):365-593, 1995.

5. Faillace WJ. Management of childhood neurotrauma. *Surg Clin North Am*, 82(2):349-63, 2002.

6. Kochanek PM, Clark RSB, Marion DW. Role of inflammation after severe head injury. *Crit Care Symposium, SCCM*, 1997. p. 119-34.

7. Capone Neto A, Stape A, Brant RA. Traumatismo cranioencefálico. In Knobel E: *Terapia Intensiva – Pediatria e Neonatologia*. Atheneu, Rio de Janeiro, 2005.

8. Mazzola CA & Adelson D. Critical care management of head trauma in children. *Crit Care Med*, 30 (Suppl 11): 393-401, 2002.

9. Procaccio F, Stocchetti N e cols. Guidelines for the treatment of adults with severe head trauma. *J Neurosurg Sci*, 44(1): 1-24, 2000.

10. Siesjö BK & Durieux ME. Pathophysiology of cerebral ischaemia and inflammation. *European J Anaesth*, 17(Suppl 18):6-25, 2000.

4. Traumatismo Raquimedular

Amâncio Ramalho Junior
Reynaldo André Brandt

INTRODUÇÃO

Traumatismo raquimedular (TRM) é o conjunto de alterações consequentes à ação de agentes físicos sobre a coluna vertebral e os elementos do sistema nervoso nela contidos (medula espinhal, cauda equina, cone medular e raízes nervosas). Pode resultar em déficits neurológicos com perdas motoras, sensitivas e alterações de controle esfincteriano.

Embora o TRM responda por pequena porcentagem de todas as lesões traumáticas, muitos casos requerem internações e tratamentos prolongados, com intensos programas de reabilitação e grande sobrecarga emocional.

Grande parte dos TRM ocorre em adolescentes e adultos jovens (15 a 24 anos). A população infantil que sofre esse tipo de lesão representa um grupo diferente de pacientes a ser cuidado, em função das características físicas, intelectuais, psicológicas e sociais naturais para essa faixa etária.

Embora raro, o TRM contribui de forma significativa para as taxas de mortalidade na infância.

O conhecimento da incidência e etiologia do TRM na infância são fundamentais para a identificação de grupos de risco, prevenção e planejamento de cuidados e reabilitação dessas crianças. As causas mais comuns de TRM são os acidentes automobilísticos que respondem por 29% dos casos, atingindo principalmente os lactentes. As quedas estão relacionadas às lesões, com maior frequência entre os 2 e os 9 anos. Os TRM devidos a esportes atingem principalmente as crianças e adolescentes entre 10 e 16 anos. O nível vertebral mais afetado é a região cervical entre occipital e C4. A incidência de lesões medulares sem alteração radiológica (SCIWORA – "spinal cord injury without radiologic abnormality") é relatado na frequência de 6%.

MECANISMOS E TIPOS DE LESÃO

Lesão indireta – ação indireta do agente sobre a coluna vertebral, como na aceleração ou desaceleração súbitas, como consequência de colisão automobilística, esportes aquáticos ou mesmo em manobras obstétricas.

Lesão direta – ocorre frequentemente como ferimento aberto nas lesões por projétil de arma de fogo e como ferimentos fechados nas fraturas e luxações que sucedem com maior frequência na coluna cervical ou na transição dorsolombar.

Lesões arteriais – podem determinar isquemias segmentares da medula, devido a processos compressivos agudos em traumatismos diretos, ou ainda a situações em que haja um estiramento de medula espinhal, mesmo sem lesão musculoesquelética aparente.

Mecanismos de deformidade da unidade espinhal

1. Acunhamento vertebral ou fratura por compressão.
2. Explosão vertebral.
3. Luxação facetária unilateral com fratura do pedículo.
4. Luxação facetária bilateral com grande deslocamento.
5. Lesões em hiperextensão.

CLASSIFICAÇÃO DAS FRATURAS

Fratura estável – deformidade de apenas uma coluna da unidade espinhal; compressão < 50%.

Fratura instável – deformidade de duas ou três colunas da unidade espinhal; compressão > 50%; compressão com angulação > 30%; explosão; fratura-luxação; flexão + rotação; cisalhamento; tipo Chance.

Lesões da coluna vertebral

A classificação, descrita a seguir define três tipos (A, B e C) que decorrem de mecanismos de lesão típicos e facilmente diferenciados a partir da análise radiológica.

As fraturas do tipo A são as mais frequentes, (66%), seguidas pelo tipo C (20%) e finalmente pelo tipo B (14%). As lesões neurológicas variam desde a paraplegia completa até lesão parcial de uma raiz. No tipo A, déficits neurológicos são relatados em 14% dos casos. No tipo B, em 32% e no tipo C, os déficits neurológicos podem estar presentes em até 55% dos casos.

Tipo A – compressão vertebral

As lesões são provocadas pela compressão axial com ou sem flexão e afetam quase exclusivamente o corpo vertebral. A altura do corpo vertebral fica reduzida e o complexo ligamentar posterior, intacto. Não ocorrem translações no plano sagital.

As fraturas do tipo A estáveis em geral causam apenas dores moderadas e o paciente consegue andar. Nas fraturas instáveis, a dor é importante e reduz a mobilidade do paciente. O acunhamento vertebral acentuado produz deformidade cifótica visível. Nesses casos, não se observa a presença de hematoma ou edema subcutâneo na região dorsal, pois a lesão posterior quando presente não envolve as partes moles circunjacentes. Nota-se apenas dor à palpação da região da fratura.

Os achados radiológicos comuns nesses casos são: perda de altura do corpo vertebral, em geral na parte anterior, resultando em deformidade cifótica, redução na altura do muro posterior quando fraturado, divisão vertical da lâmina acompanhada por alargamento da distância entre os pedículos que se observa na incidência anteroposterior.

Tipo B – lesões dos elementos anteriores e posteriores com distração

O principal critério de classificação para esse tipo de lesão é a ruptura transversa da coluna anterior e/ou posterior. A flexão-distração leva à ruptura e ao alongamento posterior enquanto a hiperextensão com ou sem cisalhamento provoca a ruptura anterior e o alongamento.

A lesão anterior pode ser através do disco ou através do corpo vertebral, por essa razão é necessária a descrição detalhada da fratura para a definição completa das lesões do tipo B. As lesões mais graves implicam ruptura dos músculos eretores da espinha, de suas fáscias ou da aponeurose toracolombar, atingindo por vezes até o plano da tela subcutânea.

A translação no plano sagital pode ocorrer, porém, se não for evidente nas radiografias iniciais poderá nunca ser detectada. O grau de instabilidade pode ser parcial ou total e a incidência de lesão neurológica é significativamente maior que no tipo A.

Os sinais clínicos e radiológicos das lesões tipo B: dor, com aumento de volume e hematoma subcutâneo importantes na região posterior da área de lesão. Intervalo palpável entre os processos espinhais, o que é forte indicativo de lesão posterior por distração.

Radiologicamente, quando ocorre a explosão do corpo vertebral os fragmentos do muro posterior podem se deslocar não apenas para posterior, mas também cranialmente. Esses fragmentos, por vezes apresentam rotações superiores a 90° em torno do eixo transverso e a parte correspondente ao platô vertebral fica voltada para o corpo da vértebra. Diferentemente das fraturas tipo explosão (A), nesses casos, a parte anterior do fragmento é mais densa enquanto a parte posterior é menos definida.

Nas lesões por cisalhamento em hiperextensão, ocorre a ruptura anterior através do disco do corpo vertebral. Essas lesões são raras e a ruptura transversa origina-se na coluna anterior ou pode se estender até a coluna posterior. A maioria dessas lesões localiza-se no segmento torácico ou toracolombar, sendo altamente associada às lesões neurológicas completas.

Tipo C – lesão dos elementos anteriores e posteriores associadas à rotação

A despeito de raras exceções, as lesões rotacionais estão associadas aos maiores índices de lesões neurológicas, que são causadas pelos fragmentos que invadem o canal vertebral ou ainda pelo estreitamento desse mesmo canal consequente ao deslocamento.

As características comuns incluem as lesões de ambas as colunas; deslocamentos rotacionais e translações em todas as direções do plano horizontal; ruptura de todos os ligamentos longitudinais e discos; fraturas dos processos articulares, em geral unilaterais; fraturas dos processos transversos; deslocamentos ou fraturas de costelas próximas à coluna vertebral; avulsão lateral do platô vertebral; fraturas irregulares do arco posterior da vértebra; fraturas assimétricas do corpo vertebral.

Achados clínicos e sinais radiológicos são comuns no tipo C. As fraturas dos processos transversos são o principal indicador das lesões rotacionais na região lombar. Por essa razão, quando essas fraturas estão presentes, deve-se investigar exaustivamente uma lesão rotacional oculta tipo C.

Lesões medulares

As alterações neurológicas agudas instalam-se muitas vezes sem qualquer comprometimento do aspecto radiológico da coluna vertebral. Com base no nível de lesão tem-se a apresentação do quadro motor e de sensibilidade (Tabela VI-10).

Resumidamente, essa é a sequência de eventos que ocorrem após uma lesão de impacto contra a medula espinhal:

- Hemorragia, que se difunde a partir da substância cinzenta para a branca.

Tabela VI-10 • Nível funcional das lesões medulares.

Nível	Sensibilidade	Motricidade
C1	Sensibilidade apenas na face	
C2	Sensibilidade occipital	Algum controle cervical
C3		Controle cervical
C4		Trapézios, esternocleidomastoideos, diafragma
C5	Face radial	Deltoides
C6	Três primeiros dedos	Flexores de antebraços e estensores de punhos
C7	Quatro primeiros dedos e face medial	Extensores dos antebraços, flexores dos punhos e extensores dos dedos
C8	Todos os dedos	Preensão palmar
D5	Mamilos	
D8	Rebordo costal	
D10	Nível umbilical	
D12	Regiões ilíacas	

NEUROLÓGICO

- Redução da perfusão vascular, e consequente isquemia no local do traumatismo.
- Edema citotóxico.
- Alterações da estrutura celular.
- Necrose neuronal.

A Completa: ausência de motricidade voluntária e de sensibilidade abaixo da lesão.

B Incompleta: ausência de motricidade voluntária e alguma sensibilidade preservada.

C Incompleta: déficit motor e sensitivo sem função motora útil.

D Incompleta: déficit motor e sensitivo com função motora útil.

E Normal ou com parestesias residuais ou reflexos anormais persistentes.

QUADRO CLÍNICO DO TRM

Nas lesões completas de medula, o quadro clínico caracteriza-se inicialmente pelo choque medular. Esse fenômeno decorre da desconexão nervosa distal ao segmento traumatizado, tendo como consequência os déficits motor e sensitivo, associados a arreflexia osteotendínea e incapacidade para o controle esfincteriano. Todas as lesões medulares determinam perda do controle esfincteriano voluntário, paralisia dos movimentos peristálticos, perda de regulação vasomotora, de sudorese, da piloereção, da temperatura corpórea e hipotensão arterial (grave nas lesões altas).

O estado de choque medular habitualmente desaparece ao final de seis semanas, embora existam casos que perduram por meses. Após esse período variável, reaparecem os reflexos miotáticos, inicialmente nas porções distais, tornando-se hiperativos e policinéticos com o correr do tempo. A espasticidade abaixo do nível da lesão acompanha geralmente os processos de lesão medular mais grave na fase subaguda e crônica. O estado crônico traz também o reflexo de massa que se constitui numa resposta generalizada aos estímulos, mesmo leves, havendo intensa contração abdominal e dos membros inferiores sob a forma de tríplice flexão, com sinais de hiperatividade autonômica, como piloereção, esvaziamento automático da bexiga e do reto. Esse reflexo resulta da completa desconexão dos centros medulares inferiores, de sua inibição suprassegmentar.

Nas lesões incompletas, os quadros são de melhor prognóstico, como as lesões hemimedular, centromedular e medular anterior.

As lesões radiculares vão determinar sintomatologia de acordo com a distribuição radicular. As lesões de cauda equina acompanham paralisia flácida assimétrica e arreflexia dos membros inferiores, bexiga neurogênica, déficits sensitivos acompanhando a distribuição radicular dos déficits motores.

EXAMES AUXILIARES DE DIAGNÓSTICO

Com base no diagnóstico clínico e na topografia da lesão, alguns exames complementares são imperiosos para a definição completa do quadro e frequentemente para a identificação do agente lesivo, visando a melhor conduta terapêutica (Fig. VI-5).

1. As radiografias simples da coluna vertebral, em posição neutra anteroposterior, de perfil e oblíquas, permitem visão inicial das estruturas anatômicas periféricas à medula, havendo necessidade, no entanto, de radiografias complementares em flexão e extensão para estudo da estabilidade. Tal procedimento é aconselhável que seja acompanhado atentamente, havendo necessidade de observação neurológica adequada, evitando-se desse modo manobras intempestivas que possam trazer dano iatrogênico.

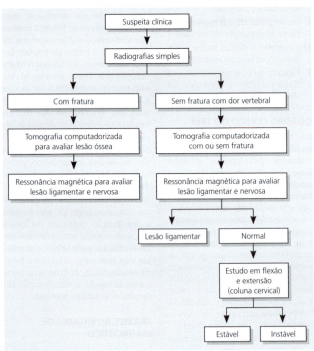

Figura VI-5 • Algoritmo para exames auxiliares de diagnóstico.

NEUROLÓGICO

Alguns detalhes em pediatria:
- Arco do atlas é invisível no primeiro ano de vida.
- Arcos posteriores são cartilaginosos até os 3 anos e sua linha média até os 5 a 6 anos.
- Odontoide de C2 funde-se ao corpo entre os 3 e os 6 anos e, portanto, a partir dos 7 anos, não deve haver linha de separação.
- É comum ter a impressão de luxação C1-C2 em crianças, pois, em 20% normais até 7 anos, o arco de C1 está acima da porção ossificada do odontoide.
- Até os 7 anos, os corpos vertebrais têm formato em cunha e podem ser confundidos com fraturas. Após os 7 anos, têm forma quadrangular.
- Atenção para as fraturas do arco posterior, difíceis de identificar.

2. A tomografia computadorizada constitui exame de grande valor complementar na definição de fraturas vertebrais, sempre que o nível da lesão esteja previamente determinado. Vale para avaliação detalhadas de um limitado segmento vertebral e constitui auxílio importante não só para decisão terapêutica como para sua estratégia.

3. A ressonância magnética, não se presta bem ao estudo do tecido ósseo, trazendo poucos subsídios aos dados já obtidos com a tomografia computadorizada. É, porém, de extrema importância na avaliação de tecidos moles, incluindo fragmentos discais e hematomas, ou mesmo corpos estranhos, que podem de uma maneira ou outra invadir o compartimento intrarraquidiano. Permite ainda o diagnóstico de alterações estruturais do próprio cordão medular, dando muitas vezes configuração anatômica às alterações funcionais observadas. A angiorressonância vem sendo utilizada atualmente como exame coadjuvante para a confirmação diagnóstica de lesões vasculares extracranianas, que podem se apresentar concomitantemente ao traumatismo raquidiano. Não substitui a tomografia computadorizada, apenas a complementa, e frequentemente em caráter eletivo.

4. Os potenciais evocados somatossensitivos avaliam o grau de comprometimento medular e potencial de recuperação. Ausência de potenciais evocados raramente é seguida de recuperação funcional.

5. A avaliação urodinâmica determina o tipo de bexiga neurogênica e sua evolução a partir da fase de choque medular.

TRATAMENTO

Cuidados imediatos

Havendo qualquer suspeita de comprometimento raquimedular o transporte deverá ser efetuado de forma planejada e, preferencialmente, na presença de assistência médica. É necessária grande precaução na mobilização e na manipulação do paciente, pois a movimentação brusca e o posicionamento inadequado podem ter como consequências lesões medulares graves quando existe instabilidade vertebral.

Uma vez asseguradas boas condições para o transporte do paciente, é fundamental o reexame geral e realização do ABC da reanimação com intuito de garantir as condições vitais e o transporte adequado.

Estabelecido o diagnóstico de lesão raquimedular, o paciente será removido para um centro especializado de tratamento multidisciplinar, visando à continuidade dos cuidados inicialmente instituídos.

Tratamento hospitalar

Uma vez instalado o paciente em local definitivo, fato que acarretará diminuição da sua manipulação e transporte, é comum a utilização de coxins com o intuito de propiciar redução postural de fraturas dorsais ou lombares com deslocamentos. Os indivíduos portadores de luxação cervical ou da transição cervicodorsal serão submetidos à tração esquelética. Algumas lesões vertebrais são tratadas com o auxílio de "halo vest". O que propicia a fixação da cabeça e do pescoço sob tração, apoiados sobre o tórax, de forma a imobilizar de maneira mais efetiva os segmentos cervicais superiores e a transição craniovertebral.

Pele

O sucesso da prevenção das escaras é um dos pilares mais importantes para a sobrevivência desses pacientes. O uso do colchão de espuma moderadamente macio é vantajoso, pois possibilita a livre mudança de decúbito e a elevação do dorso, sem determinar pontos de compressão acentuada nas protuberâncias ósseas. A mudança de decúbito é imperiosa, devendo ser realizada a cada duas horas tanto durante o período diurno quanto noturno, havendo necessidade de proteção axilar e interfemoral que pode ser obtida com o uso de travesseiros macios.

Bexiga

A distensão vesical demanda atenção imediata. O conhecimento de que existe acentuada diminuição da diurese nas fases agudas do traumatismo raquimedular, permite, quando a bexiga se encontra inicialmente vazia, que sua manipulação seja efetuada após algumas horas do acidente, sem que ocorra distensão importante. A cistostomia suprapúbica e a utilização de cateter vesical tipo Foley, muito empregados anteriormente, hoje em dia dão lugar à cateterização vesical intermitente.

Intestino

A lesão medular aguda provoca imediata parada de eliminação de gases e fezes. Tem-se como consequência a distensão de alças levando à instalação ou ao agravamento de insuficiência ventilatória às vezes já existente em consequência da situação neurológica prévia. A prevenção dessas complicações de forma regular é frequentemente bem-sucedida.

Dieta e equilíbrio hidroeletrolítico

Uma dieta rica em proteínas e calorias é essencial. Caso não haja condições para a alimentação oral, é necessária a adoção de alimentação parenteral e/ou por sonda nasogástrica ou nasoenteral.

A alcalose metabólica secundária à drenagem nasogástrica, ao uso de antiácidos e/ou de diuréticos é deletéria, promovendo hipoventilação compensatória e agravando o desequilíbrio ventilação/perfusão.

Cardiovascular

A perda do tônus simpático, a ausência de taquicardia reflexa e depressão miocárdica intrínseca estão associadas à instabilidade hemodinâmica. O objetivo da reposição volêmica é elevar a pressão capilar pulmonar a 18mmHg, promovendo melhora do desempenho ventricular esquerdo e otimizando o fluxo sanguíneo medular.

A incidência de trombose venosa profunda atinge até 15% dos pacientes com TRM, metade dos quais sofrerá episódio tromboembólico para os pulmões na ausência de profilaxia.

Respiratório

A deterioração respiratória atinge seu pico no quarto dia pós-traumatismo. A recuperação respiratória desenvolve-se por volta da segunda ou terceira semana. A assistência ventilatória não deve ser retardada pelo receio de um futuro desmame difícil.

Traqueostomia é controversa, podendo ser postergada até o final da terceira semana.

Medicamentos

Havendo sinais de sofrimento neurológico da medula espinhal está indicado o uso de metilprednisolona por via EV na dosagem de 30mg/kg em infusão rápida, seguida de 5,4mg/kg/h nas próximas 23h. Os estudos que vêm sendo desenvolvidos apontam resultados favoráveis quando o tratamento é iniciado dentro das primeiras 8h após o traumatismo, diminuindo de forma significativa a intensidade de sequelas. Estudos complementares discutem a possibilidade de se estender esse tratamento pelas primeiras 48h, havendo evidências de significativa melhora da capacidade de recuperação a longo prazo nesses pacientes, ainda que se observe maior índice de infecções.

A morfina e seus derivados devem ser evitados na medida do possível, em decorrência da possibilidade do desenvolvimento de dependência. Os quadros álgicos são frequentemente controlados com o uso de salicilatos, dipirona, carbamazepina, antidepressivos tricíclicos e mais raramente, de codeína e paracetamol em associação.

O uso de antibióticos está na dependência da avaliação geral do paciente. Em geral, existe associação do traumatismo raquimedular com lesão de víscera oca nos casos de ferimento por arma de fogo, ou com ferimentos abertos acometendo outros órgãos. É importante, em todos os casos, a proteção antisséptica imediata da lesão aberta com a finalidade se prevenir contaminação e infecção dos planos profundos.

Tratamento cirúrgico

A indicação do tratamento cirúrgico está baseada no quadro clínico e nos achados dos exames complementares. O exame neurológico determina a urgência do tratamento cirúrgico, quando esse deve ser adotado. Lesões medulares com déficit parcial devem ser priorizadas, pois oferecem melhor prognóstico de recuperação neurológica.

Basicamente, será considerado de tratamento cirúrgico o paciente portador de déficit neurológico progressivo relacionado às alterações estruturais demonstradas nos exames complementares, de forma associada ou não à instabilidade vertebral, que poderá constituir-se isoladamente em situação cirúrgica, caso os procedimentos de estabilização externa não se mostrem competentes.

A instabilidade das lesões, em geral, é progressiva do tipo A para o C na classificação proposta e as opções de tratamento são determinadas de acordo com o grau de instabilidade.

Lesão tipo A – nesse tipo, a instabilidade pode estar ou não presente, sendo progressiva desde as fraturas estáveis até as instáveis com explosão do corpo vertebral. A coluna vertebral é estável em extensão, pois o ligamento longitudinal anterior, que é muito resistente, está preservado. Quando o acunhamento do corpo vertebral é maior que 50% de sua altura ou maior que 10°, o tratamento cirúrgico está indicado com a estabilização posterior ou com corpectomia por via anterior para descompressão do canal vertebral quando ocorre a protrusão de fragmentos para esse espaço.

Lesão tipo B – nessas lesões, a perda completa ou parcial das forças de tensão dos elementos vertebrais são frequentemente associadas à perda de estabilidade pela compressão axial. O tratamento conservador com imobilização em hiperextensão pode ser feito nos casos em que a lesão é predominantemente óssea em que os processos articulares estão íntegros de forma a evitar translações anteriores. Quando as lesões envolvem as estruturas discoligamentares, a fusão vertebral está indicada devido ao baixo grau de cicatrização desses elementos.

Lesão tipo C – devido ao alto grau de instabilidade dessas lesões e ao pobre poder cicatricial das estruturas discoligamentares, o tratamento cirúrgico está sempre indicado. A estabilização a ser obtida nesses casos deve ser dimensionada de forma a conter os esforços rotacionais e de cisalhamento, além da resistência ao encurtamento, flexão e extensão.

O tratamento cirúrgico tem, portanto, duas finalidades primordiais:

1. Prover a descompressão do cordão medular e seus envoltórios, propiciando boas condições para a reabilitação; e

2. Fixar anatomicamente os elementos ósseos da coluna vertebral, mantendo sua integridade funcional e a proteção dos elementos nervosos nela contidos.

A utilização de próteses, enxertos ósseos e instrumentação vertebral estará na dependência da estabilidade do segmento afetado, considerando-se: condições gerais do paciente, sua idade, doenças associadas e infecção concomitante.

A fixação vertebral é ainda empregada quando não se consegue obter estabilidade por meio de órteses externas. Para tanto, pode-se utilizar a cerclagem, interessando os elementos posteriores, as hastes posteriores fixadas sobre a massa lateral com parafusos transpediculares, placas laterais ou anteriores fixadas com parafusos somáticos. Menos frequentemente, utilizam-se hastes com amarrias sublaminares.

BIBLIOGRAFIA

1. Ball JR. Timing of decompression and fixation after spinal cord injury–when is surgery optimal. *Crit Care Ressusc*, 8(1):56-63, 2006.

2. Biering-Sørensen F. Evidence-based medicine in treatment and rehabilitation of spinal cord injured. *Spinal Cord*, 43(10):587-92, 2005.

3. Bracken MB. High dose methylprednisolone must be given for 24 or 48 hours after acute spinal cord injury. *BMJ*, 322:862-3, 2001.

4. Bracken MB. Pharmacological interventions for acute spinal cord injury. *Cochrane Database Syst Rev*, 1:1-32, 2001.

5. Buhs C, Cullen M, Klein M, Farmer D. The pediatric trauma C-spine. *J Pediatr Surg*. 35:994-7, 2000.

6. Cirak B, Ziegfeld S, Knight VM e cols. Spinal Injuries in Children. *J Pediat Surg*, (39):607-12, 2004.

7. Kim DH. Acute sports-related spinal cord injury: contemporary management principles. *Clin Sports Med*, 22(3):501-12, 2003.

8. Magerl F, Aebi M, Gertybeim SD e cols. A comprehensive classification of thoracic and lumbar injuries. *Eur Spine J*, 3:184-201, 1994.

9. Privat A. Pathophysiology and treatment of spinal cord injury. *Bull Acad Natl Med*, 189(6):1109-17, 2005.

10. Saillant G. Spinal cord trauma: epidemiology and pre-hospital management. *Bull Acad Natl Med*, 189(6):1095-106, 2005.

5. PÓS-OPERATÓRIO EM NEUROCIRURGIA

Guilherme Carvalhal Ribas
Arthur Werner Poetscher
Koshiro Nishikuni
Adalberto Stape

INTRODUÇÃO

O período pós-operatório (PO) de neurocirurgia apresenta possibilidade de complicações graves, e, portanto, deve-se manter o paciente na UTI no pós-operatório imediato.

O principal objetivo do intensivista no PO é evitar as lesões secundárias (Tabela VI-11).

Nos pacientes com maior risco de desenvolvimento de complicações neurológicas no PO, deverão ser instituídas monitorização intensiva para detecção das causas de lesões secundárias sistêmicas (PAM invasiva, oximetria, capnografia, medida contínua da temperatura e dosagem seriada de glicemia e do sódio sérico) e monitorização neurológica intensiva (monitorização da consciência e nível de atividade cerebral, da atividade motora e reação das pupilas, monitorização da PIC, da PPC e do consumo de O_2 cerebral).

Inicialmente, os aspectos comuns à maioria dos procedimentos e, a seguir, algumas particularidades.

MONITORIZAÇÃO

Controles clínicos de h/h nas primeiras 12h e após SN

- FC, PVC, PA invasiva de preferência, $SatO_2$, capnografia ($EtCO_2$), PIC, PPC (quando necessário).
- Nível de consciência pela escala de Glasgow.
- Tamanho e reatividade pupilar.

Tabela VI-11 • Causas de lesões secundárias.

Causas sistêmicas	Causas intracranianas
• Hipotensão	• Hipertensão intracraniana
• Hipóxia	• Herniações
• Hipo ou hipercapnia	• Hematomas
• Hipo ou hiperglicemia	• Hidrocefalias e convulsões
• Hiponatremia	• Infecções
• Embolia gasosa	• Vasoespasmos

- Movimentação e força de membros.
- Controle de temperatura contínua (retal).
- Controle de débitos de drenos e sondas.
- Controle de diurese.
- Balanço hídrico de 6/6h.
- Controle do posicionamento no leito (30°, cabeça centrada).

Controle laboratorial e exames subsidiários

- Gasometria arterial se em ventilação mecânica, Hb e Ht, glicemia, K^+, Na^+, osmolalidade séricos, Na^+ e osmolalidade urinários à admissão. Controle de Na^+ de 8/8h por 2 a 3 dias nos pacientes de risco. Demais exames conforme a necessidade.
- Tomografia de crânio de urgência se suspeição de complicações ou controle em 12 a 48h, conforme o tipo de cirurgia e seu transcorrer.
- Raios X de tórax à admissão.
- Monitorização de EEG, EEG contínuo, BIS®, Neurotrack® SN.
- Potenciais evocados somatossensitivo e auditivo SN.

ABORDAGEM CLÍNICA

Abordagem ventilatória

A ventilação mecânica pode ser retirada assim que o paciente acordar e conseguir manter um padrão respiratório regular. Em grandes cirurgias, com risco de coma prolongado ou de edema cerebral no PO, deve-se manter a ventilação mecânica por 24 a 48h e a $PaCO_2$ em 35 a 45mmHg. A hiperventilação deve ser evitada pelo risco de vasoconstrição e isquemia cerebral.

Posicionamento do paciente

A cabeça em posição centrada, com decúbito elevado a 30°, com exceção dos seguintes casos:

- derivação ventrículo peritoneal, para evitar excesso de drenagem liquórica e risco de formação de hematoma subdural por descompressão; e
- paciente com hipotensão ou choque, pois pode-se diminuir a pressão de perfusão cerebral. Corrigir rapidamente o distúrbio hemodinâmico.

O posicionamento dos drenos colocados em ventrículos ou subdurais deve ser ao nível da cabeça e sem vácuo; os drenos subgaleais podem ser submetidos a vácuo de leve intensidade e devem ser colocados na altura da cintura escapular.

Fluidoterapia

A hidratação deve ser normal de 100ml/100kcal/dia. Deve-se tomar cuidado com os pacientes de risco para distúrbios do metabolismo de Na^+:

- hiponatremias devido à SSHAD, ou síndrome perdedora de Na^+, sendo necessária a restrição hídrica com manutenção da oferta basal de Na^+ no primeiro caso, e reposição hídrica e de Na^+ no segundo; e

- hipernatremias devido ao diabetes insípido que ocorre nas lesões da hipófise ou no eixo hipotálamo-hipofisário, sendo necessária a reposição de desmopressina (DDAVP).

Nos grandes PO é necessária a presença de cateter venoso central, para garantir fluidoterapia eficaz e controles hemodinâmicos.

Abordagem farmacológica

A analgesia desses pacientes pode ser controlada com analgésicos não-opioides (paracetamol, dipirona e anti-inflamatórios não-hormonais), nos casos de dor leve e moderada, estando o paciente extubado. Quando necessária a ventilação mecânica prolongada deve-se utilizar a associação de opioides (fentanil ou morfina) e sedativos como os benzodiazepínicos (ver Capítulo VIII-2 Sedação e Analgesia).

O uso profilático de anticonvulsivantes não deve ser rotina. Está indicado nos casos de PO de tumores supratentoriais, em que há manipulação de córtex cerebral, e quando há história de convulsão anterior. Quando indicado, deve-se usar fenitoína.

O uso de antibiótico profilático é recomendado por 24h, ou até a retirada dos drenos, com cefalosporina de 1ª ou 2ª geração, de acodro com a orientação da Comissão de Controle de Infecção Hospitalar de cada hospital.

Corticoide (dexametasona) pode ser empregado em caso de grande edema perilesional (tumor, metástases ou abscesso). Não indicado no traumatismo cranioencefálico.

Utilizam-se inibidores da secreção ácida estomacal (ranitidina ou omeprazol) até a realimentação do paciente, para prevenção de hemorragias digestivas. A utilização de pró-cinéticos (bromoprida e domperidona) melhora o esvaziamento gástrico.

Reposição de hormônios da neuro-hipófise (pitressina) e adeno-hipófise (tireotoxina, hidrocortisona) deverá ser realizada se necessário.

A reposição hidrossalina é calculada de acordo com o balanço hídrico e os dados laboratoriais.

Nutrição

O tubo digestivo normalmente pode ser utilizado em 24 a 48h seja por VO seja por dieta enteral gástrica ou pós-pilórica. Nos traumatismos graves, é comum ocorrer gastroplegia. Raras vezes é necessária a prescrição de nutrição parenteral. Em casos com tendência à evolução crônica, a gastrostomia deverá ser considerada precocemente.

ABORDAGEM CIRÚRGICA

Cicatriz cirúrgica

As particularidades da incisão em neurocirurgia dizem respeito à presença de fístula liquórica e às coleções subgaleais.

A presença de fístula liquórica é fato preocupante, pois indica comunicação do espaço subdural com o meio externo, sendo fator de risco para meningite pós-operatória. Caso o líquor ultrapasse apenas a solução de continuidade da dura-máter, mas não da pele, formará coleção subgaleal. O tratamento da fístula e da coleção liquórica pode requerer punções repetidas, enfaixamento compressivo, ressutura da pele e, eventualmente, revisão da sutura dural.

As coleções sanguíneas subgaleais são decorrentes de sangramentos a partir da gálea descolada do periósteo. Quando pequenas, são reabsorvidas espontaneamente e, se maiores, podem necessitar de punção e enfaixamento compressivo.

Presença de derivação ventricular externa

Diversas cirurgias de fossa posterior e outras, em que ocorre manipulação do sistema ventricular, apresentam risco de evolução com hidrocefalia, motivo pelo qual uma derivação ventricular externa (DVE) é instalada já no intraoperatório. Dependendo da doença de base e da evolução, ela pode ser retirada no transcorrer do PO ou requerer sua troca por uma derivação ventriculoperitoneal definitiva.

A DVE deve, portanto, ser sempre manipulada com o máximo de assepsia para evitar ventriculite. Obstruções da DVE podem levar a uma hidrocefalia aguda. As causas mais frequentes incluem: oclusão do lúmen do cateter por coágulos, fechamento acidental do sistema e dobraduras no cateter. Seu funcionamento deve ser constantemente verificado.

Uma vez que a altura da bolsa coletora em relação à cabeça determina a velocidade de drenagem do sistema, deve ser sempre mantida constante.

Presença de monitor de pressão intracraniana

A monitorização da pressão intracraniana (PIC) está indicada em pacientes com presença ou risco de desenvolver hipertensão intracraniana (HIC) aguda, comum após agressões agudas ao sistema nervoso central, como na ocorrência de traumatismo cranioencefálico, eventos hipóxico-isquêmicos e no pós-operatório de lesões intracranianas extensas ou de malformações arteriovenosas.

O objetivo da monitorização da PIC é de manter a pressão de perfusão cerebral (PPC) em níveis adequados, ou seja, acima de 40mmHg no lactente e de 60mmHg na criança maior e adolescente. As medidas para controlar PIC elevada incluem o posicionamento adequado do paciente, otimização dos parâmetros ventilatórios, manutenção do hematócrito em níveis adequados (maior do que 30%), evitar e corrigir distúrbios metabólicos (sódio, glicemia), sedação/coma induzido, uso de manitol, hipotermia, drenagem de líquor ventricular e descompressão cirúrgica.

Algumas medidas como sedação, uso de manitol e hipotermia podem causar também hipotensão sistêmica, com consequente diminuição da PPC, que deve ser prontamente diagnosticada e corrigida.

Por ser monitorização contínua e dinâmica, permite diagnosticar precocemente situações de HIC e a avaliação imediata do impacto das condutas na redução da PIC, evitando também a necessidade de tomografias frequentes, o que minimiza o risco associado ao transporte de paciente grave.

SITUAÇÕES ESPECÍFICAS

Cranioestenose

Essa cirurgia implica descolamento extenso do couro cabeludo e normalmente leva a volumosa coleção sanguínea subgaleal e anemia. A monitorização hemodinâmica e dos níveis de hemoglobina é fundamental, havendo necessidade frequente de transfusão de concentrado de glóbulos.

Lesões da fossa posterior

Lesões nessa topografia muitas vezes são operadas com o paciente em "posição sentada", o que pode levar à embolia gasosa (normalmente um problema transoperatório e não pós) e à entrada de grande quantidade de ar no espaço liquórico, formando um pneumoencéfalo, que pode ter comportamento hipertensivo. A manipulação cirúrgica do tronco encefálico e estruturas adjacentes pode causar diversos distúrbios autonômicos como variações abruptas de pressão arterial e arritmias, assim como natriurese de causa central. Pode ocorrer também edema na fossa posterior, com obliteração do quarto ventrículo e consequente hidrocefalia, motivo pelo qual uma derivação ventricular externa é colocada preventivamente. A manipulação de nervos cranianos baixos pode levar a disfagia e aspiração. A extubação desses pacientes deve ser muito cautelosa, sendo prudente a realização de tomografia de crânio antes, eventualmente, fazê-la de forma assistida com a utilização de laringoscopia. Havendo suspeita ou confirmação de comprometimento de nervos cranianos baixos (7º ao 12º nervo craniano), a realimentação somente deverá ser feita após avaliação da deglutição por fonoaudióloga.

Lesões supratentoriais

A remoção de lesões volumosas pode deixar áreas cruentas extensas, havendo, portanto, risco de formação de hematomas no pós-operatório, assim como de edema importante. O uso de corticoide está indicado apenas nos edemas associados a tumores intracranianos e a lesões de caráter infeccioso (pesando o risco da imunossupressão). A manipulação do córtex e a própria lesão de base podem ser epileptogênicas, sendo prudente manter o paciente com medicações anticonvulsivas. Síndrome de secreção inapropriada de hormônio antidiurético (SSIHAD), diabetes insípido e natriurese de causa central, mais frequentemente, estão presentes em cirurgias de lesões relacionadas à hipófise e ao hipotálamo.

Traumatismo cranioencefálico

Diversas condições associadas, desde lesão de envoltórios com fístula liquórica ao inchaço cerebral por perda da autorregulação, sem esquecer de possíveis traumatismos em outros segmentos, podem levar a um PO bastante tumultuado. O principal objetivo é controlar a PIC e manter a PPC adequada, com auxílio das medidas já descritas. Lesões encefálicas graves podem também cursar com SSIHAD, diabetes insípido e natriurese central, além de grave disautonomia, com episódios de taquicardia, hipertensão arterial sistêmica, sudorese e hipertermia.

Doenças cerebrovasculares

As hemorragias intracranianas mais comuns na infância são devidas a sangramentos de malformações intracranianas congênitas (angiomas, cavernomas). Tais sangramentos costumam se caracterizar como hemorragias intraparenquimatosas que podem ou não requerer drenagem de urgência, enquanto o tratamento da lesão vascular em geral é realizada após a estabilização do quadro inicial.

Hemorragias meníngeas por aneurismas são bastante raras em crianças e pouco frequentes em adolescentes. Os maiores riscos envolvidos consistem no ressangramento e no vasoespasmo. O ressangramento tem seu pico de incidência nas primeiras 24h e só é controlado com a oclusão do aneurisma, por via cirúrgica ou endovascular, que deve ser realizada o mais precocemente possível. Até então, para minimizar esse risco, o paciente deve ser mantido com a pressão arterial sistólica abaixo do percentil 95 para a idade e estatura. O vasoespasmo ocorre habitualmente entre o 3º e 14º dias após o sangramento, com seu pico de incidência por volta do sétimo dia. O tratamento clássico consiste em manter o paciente hiper-hidratado, hipertenso e hemodiluído, tentando com isso manter a PPC e uma boa viscosidade sanguínea. Vasodilatadores cerebrais, como a nimodipina, podem ser empregados, devendo-se estar atento à hipotensão arterial sistêmica que podem induzir. O US Doppler transcraniano é de grande ajuda no diagnóstico e no controle evolutivo do vasoespasmo, devendo ser realizado rotineiramente.

BIBLIOGRAFIA

1. Apuzzo MLJ. *Brain Surgery: Complication Avoidance and Management*. Churchill Livingstone, New York, 1993.

2. Batchelor TT & Byrne TN. Supportive care of brain tumor patients. *Hematol Oncol Clin N Am*, 20:1337-61, 2006.

3. Carney NA, Chesmit R, Kochanek PM. Guidelines for the acute medical management of severe traumatic brain injury in infants, children and adolescents. *Pediatric Crit Care Med*, 4(Suppl 3):1, 2003.

4. Heergaard W & Biros M. Traumatic brain injury. *Emerg Med Clin N Am*, 25: 655-78, 2007.

5. Jankowitz BT & Adelson PD. Pediatric traumatic brain injury: past, present and future. *Dev Neurosci*, 28(4-5):264-75, 2006.

6. Narajan RK, Wilberger JE, Povlishock JT. *Neurotrauma*. McGraw Hill, New York, 1996.

7. Machado FS, Knobel M. Perioperatório neurocirúrgico. In Knobel E: *Terapia Intensiva – Neurologia*. Atheneu, Rio de Janeiro, 2002.

8. Poetscher AW, Nishikuni K, Ribas GC, Etape A. Pós-operatório em neurocirurgia. In Knobel E: *Terapia Intensiva – Pediatria e Neonatologia*. Atheneu, Rio de Janeiro, 2005.

9. Rengachary SS & Wilkins RH. *Principles of Neurosurgery*. Mosby-Wolfe, London, 1994.

10. Ribas GC, Gherpelli JLD, Manreza LA. Traumatismo craniencefálico. In Diament A, Cypel S: *Neurologia Infantil – Lefèvre*. 3ª ed., Atheneu, Rio de Janeiro, 1996.

6. Morte Encefálica

Albert Bousso
Saul Cypel

CONCEITO

Atualmente, considera-se que o indivíduo que apresenta cessação irreversível das funções cardíaca e respiratória, ou cessação irreversível de todas as funções do encéfalo, incluindo o tronco cerebral, está morto. No Brasil, a morte encefálica é aceita como morte do indivíduo e os critérios para o diagnóstico foram normatizados inicialmente pelo Conselho Federal de Medicina pela resolução número 1.346 de 8 de agosto de 1991 e referendos pela Lei 8.489 do Diário Oficial da União de 18 e 22 de novembro de 1992. Recentemente, o Conselho Federal de Medicina atualizou a norma por meio da resolução número 1.480 de 8 de agosto de 1997.

DIAGNÓSTICO CLÍNICO

Na determinação de morte encefálica é fundamental que o clínico respeite algumas premissas básicas, sem as quais é impossível se estabelecer a morte encefálica com segurança. As principais exigências são:

1. Conhecer o agente causal do coma.
2. Corrigir a hipotermia (a temperatura deve ser maior ou igual a 32,2ºC).
3. Estabilizar o paciente do ponto de vista hemodinâmico, seja com o uso de fluidos ou de substâncias vasoativas.
4. Suspender substâncias curarizantes.
5. Afastar a hipótese de intoxicação exógena ("screening" toxicológico).
6. Checar os níveis séricos de depressores do sistema nervoso central se foram usados de forma terapêutica.

Uma vez cumpridas as exigências citadas, a avaliação específica da morte encefálica pode ser feita, com base num exame neurológico sistematizado, num determinado período de tempo de observação e no uso de exames subsidiários para confirmação diagnóstica se necessário.

Na avaliação da atividade do **córtex cerebral** deve-se encontrar:

- Coma aperceptivo e arreativo.
- Ausência de movimentação espontânea.
- Paralisia flácida.
- Ausência de crises convulsivas.
- Ausência de posturas de descerebração e decorticação.
- Ausência de tremores.
- Ausência de resposta à estímulos dolorosos.

Com relação à ausência de atividade de **tronco cerebral** deve-se encontrar:

- Pupilas midriáticas ou médias, com ausência de reflexo fotomotor.
- Ausência de movimentos oculares e respiratórios espontâneos.
- Ausência dos reflexos de tosse, náusea, sucção e corneopalpebral.
- Teste de apneia positivo (Tabela VI-12).
- Ausência de movimentos oculares induzidos, tais como: reflexo oculocefálico (olhos de boneca) e o oculovestibular (prova calórica – Tabela VI-13).

Outros dados clínicos podem estar presentes em pacientes com morte encefálica, embora não sejam obrigatórios. São eles: poliúria por diabetes insípido, vasodilatação periférica, hipotermia refratária a mudanças de temperatura ambiental e atividade nervosa periférica decorrente de reflexos medulares.

CRITÉRIOS DIAGNÓSTICOS DE MORTE ENCEFÁLICA

A Lei nº 8.489 de 18/11/1992 definiu que os critérios de morte ence-

Tabela VI-12 • Teste da apneia – técnica de realização.

1. Iniciar o teste mantendo $PaCO_2$ em aproximadamente 40mmHg (gasometria)
2. Pré-oxigenar o paciente por 10min com FiO_2 de 100% para evitar períodos de hipóxia durante o exame
3. Deixar o paciente em CPAP por 10min em FiO_2 de 100% (oxigenação apneica), observando atentamente a presença de esforço respiratório espontâneo
4. Após os 10min de CPAP, encerrar o teste e colher nova gasometria
5. A ausência de esforço respiratório, na presença de uma $PaCO_2 \geq$ 55mmHg, caracteriza um teste positivo

Obs.: Se não houver elevação da $PaCO_2$ a esses níveis, é recomendável repetir o teste com CPAP de 15min. O teste deve ser suspenso imediatamente se houver bradicardia ou cianose durante a sua realização

Tabela VI-13 • Prova calórica: técnica de realização.

1. O paciente deve estar posicionado com a cabeça em posição neutra e com decúbito elevado de 30 a 45°
2. Não deve haver lesões da membrana timpânica ou do sistema vestibulococlear
3. Instilar de 50ml de solução salina gelada (a 0°C) ou aquecida no conduto auditivo e observar o paciente para verificar se há resposta
4. No paciente com tronco cerebral íntegro, a instilação de soro gelado provoca um desvio dos olhos para o lado do estímulo. A intilação de água quente promove um desvio contralateral. Na presença de morte encefálica não há resposta. Uma resposta unilateral pode indicar lesão localizada

fálica sejam os estabelecidos pelo Conselho Federal de Medicina, pois determina que:

Art. 3º – V – morte encefálica – a morte definida, como tal, pelo Conselho Federal de Medicina e atestada por médico.

Os critérios diagnósticos de morte encefálica, no Brasil, para adultos e crianças acima de 7 dias de vida, seguem as determinações da resolução 1480/97 do Conselho Federal de Medicina que estabelecem:

Art. 1º A morte encefálica será caracterizada através da realização de exames clínicos e complementares durante intervalos de tempo variáveis, próprios para determinadas faixas etárias.

Art. 3º A morte encefálica deverá ser consequência de processo irreversível e de causa conhecida.

Art. 4º Os parâmetros clínicos a serem observados para constatação de morte encefálica são: coma aperceptivo com ausência de atividade motora supraespinhal e apneia.

Art. 5º Os intervalos mínimos entre as duas avaliações clínicas necessárias para a caracterização da morte encefálica serão definidos por faixa etária, conforme abaixo especificado:

NEUROLÓGICO

a) de 7 dias a 2 meses incompletos – 48 horas;
b) de 2 meses a 1 ano incompleto – 24 horas;
c) de 1 ano a 2 anos incompletos – 12 horas;
d) acima de 2 anos – 6 horas.

Art. 6º Os exames complementares a serem observados para constatação de morte encefálica deverão demonstrar de forma inequívoca:
a) ausência de atividade elétrica cerebral; ou
b) ausência de atividade metabólica cerebral; ou
c) ausência de perfusão sanguínea cerebral.

Art. 7º Os exames complementares serão utilizados por faixa etária, conforme abaixo especificado:
a) acima de 2 anos – um dos exames citados no Art. 6º, alíneas "a", "b" e "c";
b) de 1 a 2 anos incompletos – um dos exames citados no Art. 6º, alíneas "a", "b" e "c". Quando optar-se por eletroencefalograma, serão necessários dois exames com intervalo de 12 horas entre um e outro;
c) de 2 meses a 1 ano incompleto – dois eletroencefalogramas com intervalo de 24 horas entre um e outro;
d) de 7 dias a 2 meses incompletos – dois eletroencefalogramas com intervalo de 48 horas entre um e outro.

Exames subsidiários

Os exames complementares não substituem o exame físico, mas são necessários para a confirmação dos casos ou para abreviar o período de observação clínica. Os exames mais utilizados para a confirmação da morte encefálica são: o eletroencefalograma, a arteriografia cerebral, o mapeamento cerebral com tecnécio e o potencial evocado. Outras técnicas incluem a ultrassonografia com Doppler transcraniana, a tomografia computadorizada com xenônio, a tomografia por emissão de pósitrons e a ressonância nuclear magnética.

DOAÇÃO DE ÓRGÃOS

É importante frisar que, para efeitos de doação de órgãos e tecidos e mesmo para a retirada de terapias específicas, ou seja, para que seja estabelecido o diagnóstico formal de morte encefálica, é absolutamente necessário que o Termo de Declaração de Morte Encefálica seja completamente preenchido. A falta de qualquer item presente no Termo invalida o diagnóstico de morte encefálica.

BIBLIOGRAFIA

1. Drake B. Determination of cerebral death in the PICU. J Pediatr, 78:107-12, 1986.

2. Miyaky M, Carreiro JE, Cat R, Hirschheimer MR. Morte Encefálica. In Hirschheimer MR, Matsumoto T, Carvalho WB: *Terapia Intensiva Pediátrica*. 2ª ed., Atheneu, Rio de Janeiro, 1997.

3. Report of the Special task Force. Guidelines for determination of brain death in children. Pediatrics, 80:298-300, 1987.

4. Terra CM, Bousso A, Martins FRP e cols. Morte encefálica: análise. *Pediatria (São Paulo)*, 16:102-12, 1994.

5. Vernon DD, Grant MJ, Setzer NA. Brain death, organ donation, and withdrawal of life support. In Rogers MC: *Textbook of Pediatric Intensive Care*. 3rd ed., Williams & Wilkins, Baltimore, 1996.

PARTE VII. RENAL E HIDROELETROLÍTICO

coordenador • *Alfredo Elias Gilio*

1. INSUFICIÊNCIA RENAL AGUDA

Benita Galassi Soares Schvartsman
Andreia Watanabe

DEFINIÇÃO

A insuficiência renal aguda (IRA) é definida por incapacidade renal, de instalação abrupta, de manter o equilíbrio hidroeletrolítico e ácido-básico e de eliminar os produtos nitrogenados. Em crianças, caracteriza-se por elevação superior a 50% da creatinina sérica basal, presença de uremia e alteração do débito urinário (DU). A oligúria (DU < 0,5 a 1ml/kg/h) está associada a evolução mais grave e ocorre em 30% dos casos. A IRA não-oligúrica (DU normal ou aumentado) é a forma mais comum na infância e de melhor prognóstico.

ETIOPATOGENIA

A IRA comporta diferentes etiologias, didaticamente agrupadas em três categorias, pré-renal (IRA funcional), renal (intrínseca) e pós-renal (obstrutiva) (Tabela VII-1).
A etiologia da IRA é também variável com a idade, sendo mais frequentes: no recém-nascido –, asfixia perinatal, hipovolemia, doenças congênitas e cirurgia cardíaca; no lactente – desidratação grave, sepse e síndrome hemolítico-urêmica (SHU); na criança maior e adolescente – glomerulonefrite (GN) pós-infecciosa, GN rapidamente progressiva, nefrite lúpica e pós-operatório de transplantes de órgãos sólidos ou de medula óssea.

IRA pré-renal

A IRA pré-renal ocorre por diminuição da perfusão sanguínea renal, perda dos mecanismos de autorregulação e redução da perfusão glomerular. O tecido renal permanece íntegro e a IRA é funcional e transitória, prontamente reversível com a correção do fator desencadeante. Os fatores etiológicos têm em comum a redução da volemia efetiva (volume sanguíneo que perfunde os tecidos) e estão relacionados a *perdas externas*, *redistribuição interna da volemia* ou *diminuição do*

Tabela VII-1 • Causas de insuficiência renal.

Insuficiência pré-renal

Perdas externas: desidratação por diarreia, tubulopatias e adrenopatias (perda de sal), diuréticos, diabetes insípido, queimadura e hemorragias

Redistribuição interna da volemia: sepse, pancreatite, hipoalbuminemia, politrauma, choque, medicamentos vasoconstritores e vasodilatadores

Insuficiência cardíaca congestiva: tamponamento cardíaco, cardiopatia congênita, cirurgia cardíaca, miocardite, arritmias, infarto, sepse

Insuficiência renal intrínseca

Glomerulopatias e doenças da microvasculatura renal: GN pós-infeciosa, nefrite lúpica, GN rapidamente progressiva, SHU, sepse, PHS, CIVD, hipertensão maligna

Necrose tubular aguda
- Agressão hipóxico-isquêmica prolongada: ver causas de IRA pré-renal
- Toxinas exógenas: aminoglicosídeos, contraste radiológico, anfotericina B, vancomicina, cisplatina, ciclosporina, tacrolimo, anti-inflamatórios não-esteroides, metais pesados, solventes
- Toxinas endógenas: mioglobinúria (rabdomiólise, traumatismo) e hemoglobinúria (transfusão incompatível, hemólise)
- Síndrome da lise tumoral: após quimioterapia de tumores sólidos ou leucemias

Nefrite tubulointersticial: hipersensibilidade a substâncias, autoimune, infecciosa ou idiopática

Alterações vasculares: trombose de artérias ou veias renais, vasculites

Insuficiência renal pós-renal

Obstrução ureteral: bilateral ou em rim único (estenose de JUP, traumatismo, compressão extrínseca, cálculos, tumores)

Obstrução uretral: traumatismo, pólipo, cálculo, válvula de uretra posterior

Bexiga neurogênica

GN = glomerulonefrite; SHU = síndrome hemolítico-urêmica; PHS = púrpura de Henoch-Schönlein; CIVD = coagulação intravascular disseminada; JUP = junção ureteropiélica.

débito cardíaco por insuficiência cardíaca. Medicamentos, como os anti-inflamatórios, ciclosporina e inibidores da enzima conversora da angiotensina (IECA), reduzem a FG, e podem precipitar IRA, principalmente se houver hipovolemia ou hipoalbuminemia.

IRA renal ou intrínseca

Nas formas intrínsecas, a IRA envolve lesão estrutural renal e não é prontamente reversível. Pode ser devida a comprometimento glomerular, tubular, tubulointersticial ou vascular.

Glomerulopatias e doenças da microvasculatura renal – a GN aguda (edema, hipertensão e hematúria) pós-estreptocócica é, em nosso meio, a mais frequente. A nefrite lúpica é mais comum em meninas adolescentes e manifestações sistêmicas geralmente estão presentes. A SHU (anemia hemolítica, insuficiência renal e plaquetopenia) é mais observada em lactentes, após pródomo de 3 a 5 dias de diarreia (mais comumente secundária a *E. coli* O 157-H7).

Necrose tubular aguda (NTA) – é a principal causa de IRA em UTI. Agressão hipoxicoisquêmica prolongada e nefrotoxicidade endógena ou exógena são os principais desencadeantes. Com frequência é multifatorial, secundária a eventos simultâneos ou sequenciais (hipotensão, hipovolemia, sepse, hipoxemia, antibióticos) ou faz parte da síndrome de disfunção de múltiplos órgãos.

Nefrites tubulointersticiais (NTI) – as formas agudas por reação alérgica a medicamentos se apresentam com febre, exantema, artralgia, linfadenopatia, eosinofilia, IRA (comumente não-oligúrica) e eosinofilúria. As principais substâncias envolvidas são: penicilinas, vancomicina, cimetidina, sulfonamidas, rifampicina, cefalosporinas, anticonvulsivantes e anti-inflamatórios não-esteroides.

Alterações vasculares – podem resultar em IRA se bilaterais ou em rim único. A trombose de veias renais é mais comum em RN e lactentes (asfixia neonatal, diabetes materno, cardiopatias cianóticas, desidratação, acidose, choque e coagulopatias) e na síndrome nefrótica. A trombose de artérias renais pode ocorrer em coagulopatias, cateterismo umbilical em RN ou como complicação de estenose de artéria renal ou vasculite do pedículo renovascular. Na estenose de artéria renal bilateral (ou em rim único), pode ocorrer IRA com o uso de IECA.

IRA pós-renal

A falência renal pós-renal é consequência de obstrução bilateral de vias excretoras (ou unilateral em rim único) por malformações congênitas, cálculos, coágulos ou compressão extrínseca de vias urinárias baixas por tumores, abscessos ou hematomas.

QUADRO CLÍNICO E DIAGNÓSTICO

A avaliação clinicolaboratorial inclui anamnese detalhada (história atual e pregressa), dados de exame físico e exames complementares. Deve-se objetivar a diferenciação entre processo agudo e crônico e entre causas de IRA pré-renal, renal e pós-renal. Contribuem para o diagnóstico dados retrospectivos de evolução de peso, balanço hídrico, ureia e creatinina séricas, eventos e procedimentos recentes e medicamentos recebidos.

Alterações clínicas

Os sinais e sintomas relacionados especificamente à IRA incluem:

Modificações da diurese – oligúria (DU inferior a 0,5 a 1ml/kg/h) é um dos principais marcadores de IRA e é comum em IRA pré-renal e obstrutiva, glomerulopatias agudas, SHU e NTA grave. A anúria (mais rara) sugere obstrução ureteral bilateral ou uretral, necrose cortical e necrose tubular aguda extensa. Diurese normal ou aumentada (IRA não-oligúrica) ocorre em 50 a 70% dos casos de NTA, mais comum na NTA nefrotóxica e NTI.

Alteração da coloração da urina – presença de sangue, mioglobina, hemoglobina e ou bilirrubina, sugestivas de glomerulopatia, comprometimento vascular, rabdomiólise e hemólise.

Sinais de hipovolemia – mucosas secas, pulsos finos e rápidos, hipotensão (incluindo postural), hipoperfusão periférica, turgor diminuído da pele refletem diminuição do volume extracelular e podem ser observados na IRA pré-renal, NTA isquêmica em sua fase inicial e na fase poliúrica da NTA.

Sinais de hipervolemia – edema periférico, anasarca, hipertensão arterial, insuficiência cardíaca e edema pulmonar. Ocorrem em pacientes que receberam líquidos e sódio além de sua capacidade excretora renal.

Manifestações de uremia – letargia, vômitos, confusão mental, coma e manifestações hemorrágicas surgem, em geral, com ureia sérica superior a 200mg%. Pericardite por uremia grave é rara por indicação precoce de diálise.

Sintomas por acidose metabólica e distúrbios hidroeletrolíticos – taquipneia, letargia, convulsões e depressão miocárdica ocorrem na acidose metabólica. Confusão mental, tremores, câimbras, torpor, convulsões e coma podem ocorrer na hiponatremia e hipocalcemia. A hiperpotassemia pode evoluir assintomática ou com parestesias, fraqueza muscular progressiva, arritmias e parada cardíaca.

Outros sintomas – anemia por hemodiluição, supressão de eritropoiese, hemólise e sangramentos; alterações neurológicas (confusão mental, sonolência, agitação, convulsão, coma) pela interação entre uremia, distúrbios eletrolíticos, acidose e hipertensão arterial. Febre inexplicada, exantema, púrpura, artrite, icterícia e alterações pulmonares em doenças sistêmicas com envolvimento renal (LES, púrpura de Henoch-Schönlein, SHU).

Alterações laboratoriais

A tabela VII-2 relaciona os exames básicos na avaliação inicial de pacientes com IRA. As principais alterações nos exames bioquímicos e complementares são:

Tabela VII-2 • Exames laboratoriais e complementares iniciais na IRA*.

Sangue	Urina	Imagem
Hemograma	Análise bioquímica	Radiografia de tórax
Contagem de reticulócitos	Análise do sedimento	US de rins e vias urinárias
Esfregaço de sangue periférico	Pesquisa de eosinófilos	Ecocardiograma
Ureia, creatinina e osmolaridade	Sódio, potássio	Eletrocardiograma
Sódio, potássio, cálcio, fósforo, cloro	Creatinina	
Gasometria venosa	Osmolaridade	
Proteínas totais e frações		

* Incluir exames específicos conforme suspeita clínica.

Ritmo de filtração glomerular – está diminuído nas três formas de IRA e pode ser avaliado pelo *clearance* de creatinina, medido ou estimado pela creatinina sérica (Tabela VII-3), ou ainda "*clearance*" através de EDTA.

Ureia e creatinina – aumento de 50% das concentrações séricas basais de creatinina ou de 40% de ureia é sugestivo de IRA. Considerar aumento de creatinina (com FG normal) por interferência no método de dosagem (cefalosporinas, principalmente cefoxitina e cefalotina, sulfametoxazol-trimetoprim, cetoácidos, bilirrubina) ou diminuição de sua secreção tubular renal (cimetidina). Considerar aumento de ureia por ingestão proteica excessiva, estados hipercatabólicos (sepse, corticosteroide) e sangramentos intestinais.

Distúrbios hidroeletrolíticos e do equilíbrio acidobásico – hiponatremia, hiperpotassemia, hiperfosfatemia e hipocalcemia e acidose metabólica são os mais comuns. A hiponatremia geralmente é diluicional. O potássio e o fósforo aumentam por diminuição da excreção e liberação celular (hipercatabolismo, lise tumoral (pós QT), hemólise e lesões teciduais (politraumatizados, rabdomiólise e cirurgias extensas). A hipocalcemia ocorre por hiperfosfatemia, diminuição da oferta de cálcio e deficiência de vitamina D. A intensidade da acidose metabólica depende da excreção ácida renal, produção de ácidos fixos, grau de catabolismo e oferta proteica.

Achados urinários – hematúria, leucocitúria, eosinofilúria, cilindrúria, proteinúria, com predomínio variável conforme o tipo de comprometimento renal (Tabela VII-4). Na lesão tubular observa-se isostenúria e aumento do sódio urinário. A tabela VII-5 mostra os testes para diagnóstico diferencial entre IRA pré-renal e NTA.

Tabela VII-3 • Redução da dose e intervalo das doses conforme o valor do "clearance" de creatinina.

| Drogas | Meia-vida N | Meia-vida ESRD | Método | "clearance" de creatinina ml/min/1,73m² ||| Suplementação em hemodiálise | Suplementação em diálise peritoneal |
				50-90	10-50	< 10		
Amicacina	1,4-2,3	17-150	D I	60-90% q 12h	30-70% q 12-18h	20-30% q 24-48h	1/2 dose extra da dose em função renal normal depois da diálise	15-20mg perdida/L residual; resíduo do processo de diálise/dia
Gentamicina	2-3	20-60	D I	60-90% q 8-12h	30-70% q 12-18h	20-30% q 24-48h	1/2 dose extra da dose em função renal normal depois da diálise	3-4mg perdida/L resíduo do processo de diálise/dia
Tobramicina	2-3	20-60	D I	60-90% q 8-12h	30-70% q 12-18h	20-30% q 24-48h	1/2 dose extra da dose em função renal normal depois da diálise	3-4mg perdida/L resíduo do processo de diálise/dia
Ertapenem	4	> 4	D	1g q 24h	0,5g q 24h	0,5g q 24h	Dose igual ao CrCl < 10; se a dose for anterior a 6h	–
Imipenem	1	4	D I	50% q 6h	63% q 8h	75% q 12h	Dose após a diálise	Dose para CrCl < 10
Meropenem	1	6-8	D I	100% q 8h	100% q 12h	50% q 24h	Dose após a diálise	Dose para CrCl < 10

RENAL E HIDROELETROLÍTICO

Cefazolina	1,9	40-70	I	q 8h	q 12h	q 24-48h	25 a 50% da dose normal após a diálise	25% da dose normal a cada 12h
Cefepima	2,2	18	D	100% q 8h	100% q 12-24h	50% q 24h	50% da dose normal após a diálise	50 a 100% da dose normal a cada 48h
Cefotaxima	1,7	15-35	I	q 8-12h	q 12-24h	q 24h	50% da dose normal após a diálise	25 a 50% da dose normal 1x/d
Cefoxitina	0,8	13-23	I	q 8h	q 8-12h	q 24-48h	50% da dose normal após a diálise	50% da dose normal 1x/d
Ceftazidima	1,2	13-25	I	q 8-12h	q 24-48h	q 48h	50% da dose normal após a diálise	25% da dose normal 1x/d
Cefuroxima	1,2	17	I	q 8h	q 8-12h	q 24h	Dose após a diálise	Dose igual ao CrCl < 10
Ciprofloxacina	4	6-9	D	100%	50-75%	50%	25% da dose normal VO/50% da dose normal q 12h	25% da dose normal VO/50% da dose normal q 8h
Gatifloxacina	7-14	36	D	100% q 24h	50% q 24h	50% q 24h	50% da dose normal q 24h depois da diálise	5-% da dose normal q 24h
Levofloxacina	4-8	76	D	100%	100% 1x e 50% q 24-48h	100% 1x e 50% q 48h	Dose igual ao CrCl < 10	Dose igual ao CrCl < 10

Tabela VII-3 • Continuação.

Drogas	Meia-vida N	Meia-vida ESRD	Método	"clearance" de creatinina ml/min/1,73m²			Suplementação em hemodiálise	Suplementação em diálise peritoneal
				50-90	10-50	< 10		
Claritromicina	5-7	220	D	100%	75%	50-75%	Dose após a diálise	–
Eritromicina	1,4	5-6	D	100%	100%	50-75%	–	–
Linezolida	6,4	7,1	I	100%	100%	100% após diálise	Dose igual ao CrCl < 10	–
Metronidazol	6-14	7-21	D	100%	100%	50%	Dose após a diálise	Dose igual ao CrCl < 10
Nitrofurantoína	0,5	1	D	100%	Evitar	Evitar	–	–
Sulfametoxazol	10	20-50	I	100%	q 18h	q 24h	100% da dose normal após diálise	100% da dose normal 1v/d
Teicoplanina	45	62-230	I	q 24h	q 48h	q 72h	Dose igual ao CrCl < 10	Dose igual ao CrCl < 10
Trimetoprima	11	20-49	I	q 12h	q 18h	q 24h	Dose após a diálise	q 24h
Vancomicina	6	200-250	D I	100%	100% q 24-96h	100% a cada 4-7d	Dose igual ao CrCl < 10	Dose igual ao CrCl < 10
Amoxicilina	1	5-20	I	q 8h	q 8-12h	q 24h	Dose após a diálise	25% da dose normal q 12h
Ampicilina	1	7-20	I	q 6h	q 6-12h	q 12-24h	Dose após a diálise	12,5% da dose normal q 12h

RENAL E HIDROELETROLÍTICO

		DI	100% q 8h	50 a 100% AM q 12h	50 a 100% AM q 24h		
Amox/Clavul						Dose igual ao CrCl < 10; dose extra após a diálise	—
Ampi/Sulbac		I	q 6h	q 8-12h	q 24h	Dose após a diálise	100% da dose normal q 24h
Aztreonam	2	6-8	D	100%	50-75%	25%	25% da dose normal extra após a diálise	Dose igual ao CrCl < 10
Penicilina G	0,5	6-20	D	100%	75%	20-50%	Dose após a diálise	Dose igual ao CrCl < 10
Piper/Tazo			DI	130% q 6h	65% q 6h	65% q 8h	Dose após a diálise + 20% da dose normal após diálise	Dose igual ao CrC < 10
Anfotericina B	24	s/mud	I	q 24h	q 24h	q 24-48h	—	Dose igual ao CrCl < 10
Fluconazol	37	100	D	50-100% q 24h	25-50% q 24h	25-50% q 24h	100% da dose normal após diálise	Dose igual ao CrCl < 10
Rifampicina	1,5-5	1,8-11	D	100% q 24h	50-100% q 24h	50-100% q 24h	—	Dose igual ao CrCl < 10
Aciclovir	2,5	20	DI	50 a 100% q 8h	50-100% q 12-24h	25% q 24h	Dose após a diálise	Dose igual ao CCl < 10

Legendas: Meia-vida N: meia-vida em situação normal.
Meia-vida ERSD: meia-vida em vigência de doença renal.
Métodos: D alteração da dose.
I alteração de intervalo entre as doses.

Tabela VII-4 • Análise urinária na IRA.

Tipo de IRA	Microscopia do sedimento urinário	Proteinúria
IRA pré-renal	Normal ou alterações mínimas, cilindros hialinos raros	Ausente ou mínima
Necrose tubular aguda	Pigmentos, células epiteliais frequentes, íntegras e degeneradas, cilindros epiteliais e granulosos	Variável, geralmente leve a moderada
Glomerulonefrites agudas	Hemácias dismórficas, leucócitos, cilindros hemáticos, hialinos ou granulosos	Moderada ou acentuada
Nefrites tubulointersticiais	Leucócitos, cilindros granulosos, leucocitários e hialinos, eosinófilos (hipersensibilidade a medicamentos ou drogas)	Variável, geralmente leve a moderada
IRA pós-renal	Geralmente normal	Ausente ou mínima

Tabela VII-5 • Índices laboratoriais na IRA pré-renal e renal intrínseca (tipo NTA).

Índices	IRA pré-renal	IRA renal (NTA)
Osmolaridade urinária (mOsm)	> 500	< 350
Sódio urinário (mEq/l)	< 20	> 40
Fração de excreção de sódio – FENa (%)	< 1	> 2
Creatinina urinária/plasmática – U/P creat	> 40	< 20
Ureia sérica/creatinina sérica	> 40	< 40

FENa (%): [(Na u/Na p) × (Cr p/Cr u)] × 100.
Na = sódio; Cr = creatinina; u = urinário; p = plasmática.

Exames específicos – complemento total e frações, ASLO, FAN, anti-DNA, ANCA, anticorpo anti-MBG, pesquisa de hemácias crenadas, haptoglobina, entre outros, são necessários para o esclarecimento de GN e doenças sistêmicas com envolvimento renal, como a SHU, LES, síndrome de Goodpasture.

Exames de imagem – a ultrassonografia (US) de rins e vias urinárias é normal na IRA pré-renal, mostra rins com volume e ecogenicidade aumentados na IRA intrínseca e dilatação das vias urinárias na IRA pós-renal. O Doppler dos vasos renais pode evidenciar trombose arterial ou venosa. A radiografia de tórax e o ecocardiograma mostram sinais de congestão cardiocirculatória ou falência cardíaca. O ECG é útil nos distúrbios eletrolíticos.

DIAGNÓSTICO

No diagnóstico inicial considerar distinção entre IRA e insuficiência

RENAL E HIDROELETROLÍTICO

renal crônica (IRC) agudizada. Os dados laboratoriais e os exames subsidiários ajudam no diagnóstico. Biopsia renal pode ser necessária para um diagnóstico definitivo.

IRA pré-renal ou funcional – doenças predisponentes são evidenciadas na anamnese e exame físico. As provas laboratoriais (Tabela VII-5) refletem intensa atividade absortiva tubular, necessária para preservação da volemia: sódio urinário baixo, fração de excreção de sódio (FE_{Na+}) inferior a 1%, osmolaridade urinária elevada em relação à plasmática (U/P Osm) e ureia sérica desproporcionalmente elevada em relação à creatinina (> 40:1). O restabelecimento da volemia efetiva reverte a IRA e é também um instrumento diagnóstico.

IRA renal ou intrínseca – na isquemia renal, dados clínicos podem ser insuficientes para diferenciar a oligúria funcional daquela por lesão intrínseca. Os diuréticos, embora muito utilizados na prática, podem agravar hipovolemia não reconhecida e influenciar os índices urinários (dificultam o diagnóstico). Ainda, a presença de diurese não reflete obrigatoriamente função renal preservada, devido à possibilidade de NTA não-oligúrica. A análise da urina (Tabelas VII-4 e VII-5) é bastante útil, desde que obtida antes de diuréticos ou dopamina. Na **NTA** e na **NTI** observa-se osmolaridade urinária igual ou inferior à plasmática (isostenúria), [Na]u elevada e FE_{Na+} superior a 2%, sendo que na NTA não-oligúrica a FE_{Na+} e a [Na]u podem apresentar valores intermediários (FE_{Na+} entre 1 e 2 %). Na **NTI**, além dos dados acima, glicosúria, proteinúria leve ou moderada, leucocitúria e eosinofilúria podem ser observados, bem como hematúria discreta. Na IRA por glomerulopatias são frequentes edema, hipertensão, hematúria (macroscópica ou microscópica), leucocitúria e proteinúria (Tabela VII-4). A **GNDA pós-estreptocócica** cursa também com hipocomplementemia (C_3 e CH_{50} diminuídos) e evidência bacteriológica (cultura de orofaringe ou pele) ou laboratorial (antiestreptolisina O ou anti-DNAse B aumentadas) de infecção estreptocócica. A radiografia de tórax mostra congestão pulmonar e aumento da área cardíaca. A biopsia renal pode ser necessária para o diagnóstico diferencial da IRA intrínseca, incluindo glomerulopatias. O diagnóstico precoce é necessário, pois corticosteroides e imunossupressores, quando indicados, modificam a evolução e o prognóstico de algumas doenças. A **SHU** evolui com IRA, hipertensão, hematúria, proteinúria, plaquetopenia e anemia hemolítica (aumento de reticulócitos e DHL, diminuição de haptoglobina) tipo microangiopática (hemácias crenadas e esquizócitos no esfregaço sanguíneo). No US renal com Doppler observa-se aumento da resistência vascular intrarrenal. Em todas as formas de IRA renal, ao US renal, os rins com frequência estão edemaciados e aumentados de volume, com ecogenicidade aumenta da Ultrassom da ac e o Doppler de artérias e veias renais se houver suspeita de comprometimento vascular.

IRA pós-renal – são sinais sugestivos de obstrução urinária: mudanças repentinas no jato urinário, anúria de instalação abrupta, períodos de oligoanúria alternados com poliúria e dificuldades na micção. Ao exame físico podem ser detectadas massas renais ou bexiga aumentada. A US renal é muito útil e evidencia dilatação das vias urinárias. Evitar contraste radiológico.

TRATAMENTO CONSERVADOR

IRA pré-renal – normalizar a volemia com expansores de volume (SF, albumina a 5%) e corrigir a função cardiocirculatória com inotrópicos e vasoativos, quando indicados (após reposição volêmica).

IRA pós-renal – considerar avaliação urológica para correção do processo obstrutivo (drenagem urinária externa ou outros procedimentos, conforme o caso). A desobstrução precoce das vias urinárias promove rápida recuperação da filtração glomerular, porém pode ser seguida de poliúria e natriurese elevada, que requerem reposição adequada.

IRA intrínseca – o tratamento conservador refere-se ao controle da IRA sem diálise. Deve ser tentado inicialmente em todos os pacientes sem complicações graves, com reavaliação contínua quanto à necessidade de diálise (ver Tabela VII-7). Tem como objetivos corrigir distúrbios secundários à IRA, prevenir novas agressões renais e favorecer nutrição eficiente até o restabelecimento da função renal. O tratamento específico de doença renal de base deve envolver o nefrologista e é individualizado.

Cuidados gerais

Substituir ou minimizar o uso de antibióticos nefrotóxicos, evitar anti-inflamatórios não esteroides e contraste radiológico, prevenir eventos isquêmicos adicionais, corrigir dosagens de medicamentos de excreção renal pelo "clearance" de creatinina, monitorizar parâmetros vitais (FC, FR, PA, perfusão periférica), débito urinário (sondagem vesical de demora) e peso (12 a 24h), e, registrar minuciosamente ganhos e perdas hídricas. Fazer avaliação laboratorial diária.

Diuréticos de alça – em pacientes hipervolêmicos considerar furosemida em bolo (1-2mg/kg, EV), ou em infusão contínua por algumas horas. Se resposta ineficaz, suspender e manter restrição hídrica (ou diálise se necessário). Não manter diuréticos para melhorar IRA oligúrica já instalada (não diminui indicações de diálise, não melhora o prognóstico e é ototóxico).

"Clearance" de creatinina (ClCr)

Medido (urina de 12 a 24h): ClCr (ml/min/1,73m^2) = UV/P × 1,73/

SC, onde U e P = concentração de creatinina (mg/dl) urinária e plasmática; V = volume urinário/min; SC = superfície corpórea.

Estimado (fórmula de Schwartz): ClCr = K × Altura (cm)/Cr sérica (mg/dl), onde K = 0,33 para RN de baixo peso; 0,45 para RN de termo; 0,55 para crianças e meninas adolescentes; e 0,7 para meninos adolescentes.

Correção de distúrbios hidroeletrolíticos e acidobásicos

Adequar a reposição de fluidos (cristaloides, nutrição enteral e parenteral, medicação por IV, VO e hemoderivados) à quantidade de líquidos excretados (diurese, débitos de sondas, drenos e perdas gastrointestinais), às perdas insensíveis (modificadas por febre, calor radiante e ventilação mecânica) e à água endógena. Ajustar a oferta pelo balanço hídrico 6/6h, pesagem uma a duas vezes por dia, grau de edema e alterações clínicas. Repor parcialmente as perdas. Espera-se perda de peso de 0,5% ao dia (catabolismo) e natremia normal se a reposição estiver satisfatória. As perdas insensíveis subtraídas da água endógena, em crianças, podem ser estimadas em 400ml/m^2/dia.

Hiponatremia – geralmente é diluicional e deve ser corrigida por restrição hídrica rigorosa. A reposição de sódio só está indicada em situação emergencial, com sintomas neurológicos e sódio sérico < 120mEq/l. Nesse caso, corrigir e considerar diálise.

Hipernatremia – secundária a administração excessiva de sódio (iatrogênica, doses altas de bicarbonato de sódio, uso frequente de hemoderivados) ou, mais raramente, por poliúria e diurese hipotônica. No primeiro caso, se sintomática ou grave, tratar por diálise e, no segundo, prevenir e tratar por aumento da oferta de água livre.

Hiperfosfatemia – controlar com restrição de fósforo na dieta enteral ou parenteral. Usar quelantes como o hidróxido de alumínio (50mg/kg/dia) nas formas graves, por curto período de tempo, pelo risco de toxicidade (encefalopatia, osteomalácia) ou carbonato de cálcio (100 a 400mg/kg/dia), administrados por via oral, junto com a dieta, a intervalos de 6 a 8h. A diálise está indicada nos casos refratários, pelo risco de hipocalcemia sintomática e depósito de cálcio e fósforo em diversos órgãos, incluindo rins.

Hipocalcemia – em geral é leve e melhora com o controle da hiperfosfatemia e reposição das necessidades diárias de cálcio. Quando sintomática, administrar gluconato de cálcio a 10% (0,5-1ml/kg, EV). A reposição de 1,25(OH)$_2$ vitamina D (calcitriol) raramente é necessária.

Hipercalemia – ocorre por diminuição de excreção renal e/ou liberação de potássio intracelular. Inicialmente assintomática, requer monitorização a cada 12 a 24h. A toxicidade cardíaca do potássio é potencializada por hiponatremia, hipocalcemia e acidose concomitante e é influenciada pela rapidez de seu aumento. Os achados no ECG são: aumento de onda T (precoce) e intervalo PR, achatamento de onda P, alargamento do QRS, alterações do segmento ST, taquicardia ventricular, que evolui para fibrilação ventricular. Restringir a oferta de potássio por VO e EV e promover remoção do organismo por meio de resinas de troca iônica, diuréticos (se possível) ou diálise, conforme a gravidade. O tratamento emergencial (Tabela VII-6) está indicado se potássio sérico > 6,5mEq/l e/ou alterações no ECG. Considerar diálise nos casos graves (K > 6,5mEq/l apesar das medidas acima) e na tendência à elevação progressiva da potassemia.

Acidose metabólica – ocorre por retenção de ácidos fixos (queda da filtração glomerular) e ineficiência da acidificação urinária. Pode requerer administração de bicarbonato de sódio. Formas graves e progressivas devem ser controladas por diálise, principalmente em pacientes com hipervolemia.

Tratamento da hipertensão arterial (HA)

Usar nitroprussiato de sódio (0,25 a 8,0mcg/kg/min, infusão IV contínua) nas complicações como encefalopatia hipertensiva e insuficiência cardíaca e considerar diálise, se associada à hipervolemia. HA

Tabela VII-6 • Tratamento da hiperpotassemia.

Medicamentos	Dosagem	Observações
Gluconato de cálcio a 10%	0,5 a 1ml/kg, EV	Ação imediata, de curta duração Administrar lentamente com ECG
Salbutamol	2,5mg se < 25kg 5mg se > 25kg, via inalatória	Início de ação: 15 a 30min, duração 4-6h Nebulização por 10 a 15min
Solução "polarizante" (glicose + insulina)	0,5 a 1g/kg de glicose, EV 0,1U/kg de insulina, EV ou SC	Início de ação: 30 a 60min, duração de horas. Infusão lenta de glicose em 15 a 30min Ver glicemia
Bicarbonato de sódio (se acidose metabólica)	1 a 2mEq/kg, EV	Infusão lenta em 30min
Resina trocadora de potássio (Kayexalate® ou Sorcal®)	0,5g/kg, VO ou enema (1 a 2h de retenção)	Início de ação em 1 a 2h Diluir em SG a 5% 2-4ml/g de resina

não-complicada pode ser controlada com restrição hídrica e vasodilatadores de uso oral. Furosemida pode ser auxiliar na hipervolemia, desde que haja resposta ao medicamento. Evitar IECA.

Suporte nutricional

Preferir dieta enteral se trato gastrointestinal normal. Ofertar calorias através de carboidratos e lipídeos atingindo as necessidades diárias (RDA) para sexo, idade e condição clínica. Restringir proteínas para oferta mínima de 100% para idade e sexo (RDA), geralmente 1-2g/kg em lactentes e 1g/kg em crianças maiores, considerando a ureia sérica. Presença de sepse, pós-operatório e diálise requerem maior oferta protéica. Reduzir a oferta hídrica, de sódio, potássio, fosfato, minerais e vitaminas cuja excreção está diminuída na IRA. Se necessária a nutrição parenteral, preferir soluções mistas de aminoácidos essenciais e não-essenciais, principalmente na presença de diálise quando ocorrem perdas dos aminoácidos pela diálise.

TERAPIA RENAL SUBSTITUTIVA

Indicações

A terapia renal substitutiva está indicada nos pacientes com distúrbios hidroeletrolíticos e metabólicos não-responsivos às medidas clínicas (Tabela VII-7). Seu início precoce pode ter impacto positivo no prognóstico do paciente.

Tabela VII-7 • Indicações de terapia renal substitutiva (TRS).

- Oligúria (volume urinário insuficiente para as necessidades de fluidos da criança)
- Hipervolemia sintomática
- Distúrbios hidroeletrolíticos não-responsivos às medidas terapêuticas iniciais:
  – Hipercalemia (K > 6,5mEq/l) e/ou alteração ECG
  – Distúrbios graves da natremia (Na > 160 ou < 115mEq/l)
- Acidemia grave, com acidose metabólica grave (pH < 7,1) não-responsiva a tratamento
- Complicações urêmicas: pericardite, encefalopatia, hemorragia digestiva
- Intoxicações por substâncias dialisáveis
- Alguns erros inatos do metabolismo
- Melhorar oferta nutricional

A escolha do método de TSR depende de diversos fatores, incluindo a disponibilidade do serviço em que o paciente se encontra. A diálise peritoneal (DP) é a primeira opção em crianças por facilidade de instalação e manejo, menor risco de instabilidade hemodinâmica e sangramentos, e pela não-utilização de anticoagulação, com boa eficiência na maioria dos casos. Os métodos hemodialíticos estão indicados se houver contraindicação (Tabela VII-8) ou ineficiência da DP ou em situações como hiperamoninemia e hiperlactatemia nos erros inatos do metabolismo e algumas intoxicações.

Tabela VII-8 • Contraindicações de diálise peritoneal.

Contraindicações absolutas
• Cirurgias abdominais recentes, colocação de drenos
• Fístulas pleuroperitoneais
• Peritonite fecal ou fúngica

Contraindicações relativas
• Choque, instabilidade hemodinâmica com doses altas de vasoativos
• Massas abdominais significativas (visceromegalias e outras massas)
• Íleo adinâmico
• Derivação ventriculoperitoneal

Diálise peritoneal

A ultrafiltração ocorre por gradiente de concentração determinado pela glicose do líquido infundido. É influenciada também pela superfície de troca, drenagem venosa e linfática e características intrínsecas da membrana peritoneal. A retirada de ureia se dá por difusão.

Orientações gerais

Sistemas – usar sistema fechado, pelo menor risco de infecção: sistema "aranha" (equipo múltiplo de transferência de soluções), buretas (para pequenos volumes de dialisado) e automatizado (cicladoras).

Cateteres – preferível cateter tipo Tenckhoff®, de implantação cirúrgica. Na impossibilidade de cirurgia, utilizar cateter por punção (Cook®) à beira do leito (túnel por abertura contralateral). Evitar cateter rígido.

Soluções – as mais utilizadas são baseadas em lactato, com concentração de glicose variável (de 1,5 a 4,25%). Na presença de hiperlactatemia, utilizar solução de bicarbonato.

Prescrição inicial – inicia-se a diálise com 10ml/kg de solução a 1,5%, aquecida a 37°C. Acrescentar heparina, se necessário (500 a 1.000 UI/l). Acrescentar potássio (de 0 a 4mEq/l), de acordo com a concentração sérica. O tempo de permanência inicial pode ser de 30min a 1h, de acordo com a resposta e necessidade do paciente. O tempo de drenagem não deve exceder 20min.

Evolução – recomenda-se a medida da pressão intra-abdominal para aumento do volume de infusão, não excedendo 10cmH$_2$O. Altas pressões intra-abdominais podem se relacionar com piora ventilatória, alteração hemodinâmica e falência de ultrafiltração. Para otimizar a ultrafiltração, pode-se diminuir o tempo de permanência, aumentar o volume de infusão e aumentar a concentração gradualmente.

Complicações da diálise peritoneal

Não funcionamento do acesso – cateter malposicionado: proceder revisão do cateter ou troca; distensão de alças intestinais: considerar dimeticona ou lavagem intestinal; presença de omento na extremidade multiperfurada do cateter, fazendo mecanismo de válvula: pode-se utilizar Alteplase® (0,5 a 1mg/ml de SF), no volume de 4 ml para cateter de Tenckhoff neonatal ou 4,5 ml para cateter de Tenckhoff® pediátrico e adulto (com equipo de transferência). Deixar 1 a 2h no cateter e proceder drenagem. Se não houver funcionamento, considerar troca do cateter.

Vazamentos – por meio do óstio de saída do cateter ou da abertura contralateral (menos comum), aumentando o risco de peritonite. Recomenda-se diminuir o volume de infusão por pelo menos 24h.

Hérnias – diminuir volume de infusão e, se a DP não for efetiva, considerar métodos hemodialíticos.

Perfuração intestinal – pode ocorrer na passagem do cateter, principalmente com cateteres rígidos, na isquemia intestinal em recém nascidos ou instabilidade hemodinâmica grave.

Peritonite – apresenta-se com dor abdominal e líquido turvo, com ou sem febre. Os critérios diagnósticos laboratoriais são: líquido peritoneal com mais de 100 leucócitos/mm³ (> 50% de polimorfonucleares), bacterioscopia e cultura positivas. O tratamento, em pacientes estáveis, requer antibioticoterapia intraperitoneal ou endovenosa. Ajustar o tratamento após resultado de cultura e antibiograma. Monitorizar eficácia com citológico e culturas seriadas de líquido peritoneal.

RENAL E HIDROELETROLÍTICO

Métodos hemodialíticos

Equipamentos – máquinas para diálise contínua: PRISMA® (Gambro); BAD 100® (BBraun); Accura® (Baxter); Genius® (Fresenius). Dialisador: utilizar membranas sintéticas ou de celulose modificada. Membranas com alto "cuff" favorecem ultrafiltração e de grandes superfícies favorecem difusão em hemodiálise (HD), devendo ser adequadas à superfície corporal do paciente.

Acessos e cateteres – utilizar, preferencialmente, acesso por veia jugular interna (direita antes de esquerda), seguido pelos acessos femorais (maior risco de trombose e infecção). Evitar acesso subclávio (maior risco de pneumotórax, punção arterial e estenose). Na diálise em pacientes críticos, usar cateter de duplo lúmen (exceto para RN), cujos diâmetros são expostos na tabela VII-9.

Propriedades dos métodos venovenosos lentos

A *hemofiltração contínua* (HFC) é a perda de grande volume de ultrafiltrado, com clareamento de solutos proporcional à perda volumétrica, ao tamanho do poro da membrana e peso molecular da substância clareada. Requer reposição volumétrica.

A *hemodiálise* clássica lenta ou contínua (HDC), os solutos são removidos por difusão entre o sangue e o dialisado, que passam em contracorrente, através de compartimen-

419

Tabela VII-9 • Cateteres para hemodiálise.

Único lúmen sem "cuff":	5F Cook®	até 5kg
Duplo lúmen sem "cuff":	7 F Cook®	5-10kg
	8F Mahurkar® (Kendall)/Arrow®	10-15kg
	9F Biomedical®	15-20kg
	10F Mahurkar® (Kendall)	20-30kg
	11,5F Mahurkar® (Kendall)/Arrow®	acima de 30kg

tos separados por uma membrana semipermeável. A HD clássica requer estabilidade hemodinâmica, sem risco de hipertensão intracraniana.

A *hemodiafiltração* utiliza clareamento difusivo e convectivo. Frequentemente é utilizada em pacientes críticos na forma contínua (HDFC). Os métodos hemodialíticos lentos e contínuos podem ser utilizados em pacientes com instabilidade hemodinâmica e risco de edema cerebral.

Anticoagulação – *heparina* pode ser usada em pacientes com baixo risco de sangramento (dose de ataque de 10-30U/kg e infusão contínua de 10-20U/kg/h). Ajustar dose para TTPA entre 60 e 85s (reflete antifator Xa entre 0,3 e 0,7). A anticoagulação regional com citrato trissódico a 4% pode ser utilizada também em pacientes com risco de sangramento. Deve ser evitada na insuficiência hepática grave. A velocidade de infusão deve ser corrigida de acordo com o cálcio iônico do paciente. Os efeitos colaterais relacionados ao citrato são: hipernatremia, hipocalcemia e alcalose metabólica.

Soluções para hemodiafiltração – o uso de bicarbonato na solução de dialisado e reposição é indicado em pacientes com disfunção hepática e, preferencialmente, na hemodiafiltração contínua com grandes volumes de reposição, em pacientes hemodinamicamente instáveis. Entretanto, soluções de bicarbonato apresentam maior dificuldade no controle bacteriológico e a incompatibilidade com cálcio.

EVOLUÇÃO E PROGNÓSTICO

A NTA pode evoluir com oligúria com duração de horas a semanas (média de 7 a 10 dias). A recuperação da FG é lenta, sendo a maior parte nas duas primeiras semanas e o restante em semanas a meses. É sinalizada pelo aumento da diurese, fase em que pode ocorrer poliúria significativa, com risco de hipovolemia. A IRA não-oligúrica cursa com menor morbidade e mortalidade e recuperação mais rápida. Oligúria prolongada e necessidade de diálise estão associadas a lesão renal mais extensa e grave.

O prognóstico da IRA é determinado pela doença de base, comorbidades e insuficiência concomitante de outros órgãos e sistemas. Estudos mostram que a NTA é fator independente de risco para menor sobrevida em pacientes críticos. A mortalidade é variável (média de 40 a 60%). Na faixa etária pediátrica, situa-se ao redor de 10% no acometimento renal primário e isolado, e entre 60 e 80% se a IRA faz parte da disfunção de múltiplos órgãos. Contribui para melhor sobrevida: presença de diurese, melhor suporte nutricional, menor necessidade de procedimentos dialíticos e menor hipervolemia precedendo a diálise.

BIBLIOGRAFIA

1. Andreoli, SP. Acute renal failure. Clinical evaluation and management. In Avner ED, Harmon EH, Niaudet P: *Pediatric Nephrology*. 5th ed., Lippincott Williams & Williams, Philadelphia, 2004.

2. Benfield MR & Bunchman, TE. Management of acute renal failure. In Avner ED, Harmon EH, Niaudet P: *Pediatric Nephrology*, 5th ed., Lippincott Williams & Williams, Philadelphia, 2004.

3. Neu AM. Infant and neonatal peritoneal dialysis. In Nissenson AR, Fine RN: *Dialysis Therapy*. 3rd ed., Hanley & Belfus, New York, 2002.

4. Schvartsman BGS, Balestri D, Panico F. Insuficiência renal aguda. In Marcondes E, Vaz FAC, Ramos JLA, Okay Y: *Pediatria Básica*. 9ª ed. Sarvier, São Paulo, 2003.

5. Strazdins V, Watson AR, Harvey B. European Pediatric Peritoneal Dialysis Working Group. Renal replacement therapy for acute renal failure in children: European guidelines. *Pediatr Nephrol*, 19 (2):199-207, 2004.

2. Distúrbios Hidroeletrolíticos

José Carlos Fernandes
Patrícia Freitas Góes
Adalberto Stape

ALTERAÇÕES DO METABOLISMO DO SÓDIO

As reações bioquímicas que ocorrem no organismo humano por meio dos sistemas fisiológicos buscam manter o equilíbrio volêmico e a composição eletrolítica do meio interno.

A água é o maior componente, tanto em volume quanto em peso (80% em recém-nascidos e 55 a 60% em adultos). A água corpórea total (ACT) é dividida em dois compartimentos: intracelular (CIC) e o extracelular (CEC), que pode ainda ser subdividido em interstício e intravascular. A proporção do CIC é constante em cerca de 40% do peso corporal tanto em recém-nascidos quanto em adultos; o CEC, porém, sofre decréscimo progressivo passando de 40 a 45% do peso corporal em recém-nascidos para cerca de 20% em adultos.

O sódio é o principal cátion do compartimento extracelular sendo o principal determinante da osmolaridade do CEC e indiretamente da dimensão do CIC por meio de gradiente osmótico. Além disso, é também de extrema importância no volume do CEC, em particular do líquido intravascular, condicionando a pressão arterial média e a pressão de enchimento dos ventrículos (fatores que influenciam o débito cardíaco).

A concentração plasmática normal de sódio varia de 135 a 145mEq/l. O conteúdo corpóreo de sódio é de cerca de 50mEq/kg. Desse total, 60 a 70% são livremente permutáveis e 30 a 40% estão depositados nos ossos.

Somente 0,5 a 5mEq/kg/dia da carga filtrada são excretados na urina, o que mostra a eficiência dos mecanismos de conservação renal de sódio.

As perdas de sódio nas fezes são relativamente pequenas, compreendendo apenas 5 a 10% das necessidades diárias de sódio (0,2 a 0,5mEq/100cal/dia). Na diarreia aguda, as perdas absolutas podem atingir 10 a 15mEq/kg/dia.

Outra via de excreção de sódio é pela sudorese e descamação cutânea, envolvendo transporte ativo de eletrólitos e água em glândulas especializadas.

Desidratação

É o estado de contração do espaço extracelular por perda de água e sódio. Pode ser classificada em isotônica, hipotônica ou hipertônica.

Desidratação isotônica – também chamada de isonatrêmica (Na^+ sérico entre 135 e 150mEq/l). Há perda de água proporcional à de sódio. Representa cerca de 65 a 70% das desidratações por doença diarreica. Os fluidos fisiológicos perdidos contêm composição e concentração semelhantes às do extracelular.

Desidratação hipotônica – também chamada de hiponatrêmica (Na^+ sérico menor que 135mEq/l). Ocorre perda maior de sódio (principalmente do espaço extracelular) em relação à de água. Devido à queda de osmolaridade do extracelular, ocorre desvio de fluidos para o intracelular. A depleção do volume no sistema circulatório será mais intensa, mesmo com menores taxas de déficit de líquidos.

Desidratação hipertônica – também chamada de hipernatrêmica (Na^+ sérico maior que 150mEq/l). Nesse caso, ocorre perda excessiva de fluido hipotônico sem ingestão adequada de água. O conteúdo total de sódio está diminuído, mas o volume total de água está mais contraído.

RENAL E HIDROELETROLÍTICO

Tratamento das desidratações

A abordagem inicial baseia-se na classificação do grau de desidratação, conforme mostra a tabela VII-10.

O tratamento da criança sem desidratação ou com algum grau de desidratação é feito por soro oral e não será discutido neste livro.

Tratamento da desidratação grave

Nesse caso, sempre está indicada a hidratação endovenosa. Colher Na^+, K^+ e gasometria. A hidratação endovenosa é dividida em três fases: expansão, manutenção e reposição.

• Fase de expansão

Pesar a criança. Quantificar o grau de perda. Iniciar a expansão com soro glicosado (SG) a 5% e soro fisiológico (SF) na proporção de 1:1, no volume de 50ml/kg e na velocidade de 50ml/kg/h. Reavaliar a criança ao final. Se ele persistir desidratada após a primeira expansão, prescrever nova expansão com SG a 5% e SF na proporção de 1:1, no volume de 50ml/kg e na velocidade de 25ml/kg/h.

A expansão poderá ser modificada em três situações especiais: choque hipovolêmico, hiponatremia, hipocalemia ou acidose metabólica grave.

Choque hipovolêmico: pode ser corrigido inicialmente com SF em alíquotas de 20ml/kg até correção do choque. Controlar glicemia capilar.

Hiponatremia: na hiponatremia grave (Na^+ sérico menor do que 120mEq/l ou sintomatologia neurológica), deve-se corrigir o Na^+ pela fórmula:

$$mEq\ de\ Na^+ = (130 - Na^+\ sérico) \times 0,6 \times peso\ (kg)$$

Tabela VII-10 • Classificação clínica do grau de desidratação.

	Sem desidratação	Algum grau de desidratação	Desidratação grave
Estado geral	Ativo	Irritado, com sede	Deprimido, comatoso
Olhos	Normais	Fundos	Muito fundos
Lágrimas	Presentes	Ausentes	Ausentes
Mucosas	Normais	Secas	Muito secas
Fontanela	Normal	Deprimida	Muito deprimida
Sinal da prega	Normal	Desaparece lentamente	Desaparece muito lento
Pulsos	Normais	Finos	Muito finos
Enchimento capilar*	Normal (até 3s)	Prejudicado (3 a 10s)	Muito prejudicado (> 10s)

* O examinador comprime a mão fechada da criança por 15s. Depois a libera e observa o tempo para volta da coloração normal.

Utiliza-se NaCl a 3% (1ml = 0,5mEq de Na⁺) na velocidade de 10ml/kg/h.

Hipocalemia – na hipocalemia grave (K⁺ sérico menor do que 2,5mEq/l), pode-se acrescentar K⁺ na solução de expansão, na concentração de 15mEq/litro (6ml de KCl a 19,1% por litro).

Acidose metabólica – na vigência de quadro clínico sugestivo de acidose metabólica grave (respiração de Kussmaul), pode-se acrescentar bicarbonato de sódio na solução de expansão, mesmo sem a gasometria. Utiliza-se bicarbonato de sódio a 3% (1ml = 0,36mEq de bicarbonato) numa solução com a proporção de 7/12 de SG a 5%, 4/12 de SF e 1/12 de bicarbonato de sódio a 3%. Essa solução será administrada com o mesmo volume (50ml/kg) e a mesma velocidade que a solução 1/2 a 1/2, ou seja, 50ml/kg/h. Essa prática tem sido pouco utilizada devido à agilidade nos resultados dos exames gasométricos.

Com a gasometria, a correção está indicada se o pH for menor ou igual a 7,10 e/ou bicarbonato menor ou igual a 10mEq/l, e a criança já parcialmente recuperada do choque, de acordo com a fórmula:

mEq de bicarbonato = (15 − bicarbonato obtido) × 0,3 × peso (kg)

Utiliza-se bicarbonato de sódio a 3% diluído ao meio com água destilada em 2h. Após a fase de expansão, inicia-se a fase de manutenção.

• Fase de manutenção

Na prática clínica, a fase de manutenção é feita ao mesmo tempo em que a de reposição. Para maior clareza será apresentada separadamente.

A fase de manutenção visa a repor as perdas obrigatórias e normais da criança (perdas insensíveis e diurese). São calculadas de acordo com a atividade metabólica:

Peso	Atividade metabólica
Até 10kg	100cal/kg/dia
10 a 20kg	1.000cal + 50cal/kg/dia (cada kg acima de 10kg)
Mais de 20kg	1.500cal + 20cal/kg/dia (cada kg acima de 20kg)

As necessidades de água, glicose e eletrólitos, na manutenção para cada 100cal/dia, são:

Água: 100ml

Na⁺: 3mEq (20ml de SF ou 1ml de NaCl a 20%)

K⁺: 2,5mEq (1ml de KCl 19,1%)

Glicose: 8g (32cal).

• Fase de reposição

Visa repor as perdas fecais aumentadas. Como estimativa inicial, adicionar 50ml/kg/dia ao soro de manutenção, na forma de SF e SG a 5% meio a meio. Essa quantidade deve ser reavaliada a cada 6h e aumentada se necessário. Quando as perdas são muito intensas, a reposição deve ser feita com uma solução com duas partes de SF e uma parte de SG a 5%, ou totalmente em SF.

O déficit de K^+ também deverá ser reposto. Acrescenta-se à manutenção mais 2,5 a 5mEq/100cal/dia nos primeiros 2 a 3 dias.

Quando houver ingestão oral adequada e diminuição das perdas, reduzir progressivamente o soro endovenoso. Inicia-se pela reposição e depois pela manutenção. Após a retirada do soro, iniciar o soro oral após cada evacuação.

Hiponatremias

A hiponatremia (Na^+ sérico < 135mEq/l) é o distúrbio hidroeletrolítico mais comum. Pode ser causada por perda de sódio renal ou extrarrenal, ou distúrbio no balanço de água. Ingestão aumentada de água e/ou aumento na secreção de hormônio antidiurético (HAD) podem resultar em excesso de água relativo ou absoluto.

A tabela VII-11 resume os achados laboratoriais mais importantes no diagnóstico diferencial dos estados hiponatrêmicos.

Quadro clínico

As manifestações clínicas da hiponatremia tendem a ser mais graves à medida que a concentração de sódio sérico diminua rapidamente e atinja níveis abaixo de 120mEq/l. A concentração do sódio plasmático é o principal determinante da osmolaridade sérica, como se pode observar na fórmula:

$$\text{Osmolaridade sérica} = 2 \times Na^+ + \frac{\text{Glicemia}}{18} + \frac{\text{Ureia}}{6}$$

Tabela VII-11 • Diagnóstico diferencial das hiponatremias.

	Na^+ corpóreo total	Hematócrito	Na^+ urinário (mEq/litro)	Osmolaridade urinário	Ureia
Hipovolêmica					
Extrarrenal	↓	↑↑	< 10	Hipertônica	↑↑
Perda renal	↓	Normal ou ↓	> 20	Variável	↑
Euvolêmica					
Excesso de HAD	Normal	Normal ou ↓	> 20	Hipertônica	↓
Intoxicação hídrica	Normal	Normal ou ↓	Variável	Hipotônica	Normal ou ↓
Hipervolêmica					
Cirrose, ICC	↑	Normal	< 10	Hipertônica	↑, normal ou ↓
Insuficiência renal	↑	Normal ou ↓	> 20	Isostenúria	↑↑

As manifestações clínicas encontradas na hiponatremia hipovolêmica são de desidratação grave, nas hiponatremias euvolêmicas e hipervolêmicas, o quadro clínico está associado à presença de edema e sinais cardiocirculatórios de hipervolemia (taquicardia, edema pulmonar, hepatomegalia, cardiomegalia e hipertensão).

As principais manifestações neurológicas são decorrentes do edema cerebral e sofrerão variação em função da velocidade de instalação (< 24h) e da intensidade da hiponatremia (< 120mEq/l). Progressivamente, observa-se anorexia, náuseas, vômitos, apatia, contrações musculares, agitação psicomotora alternadas com letargia, convulsões e coma.

Tratamento

Antes de qualquer procedimento terapêutico, devem-se avaliar as reais indicações para a administração dos fluidos intravenosos. Os principais pontos a serem avaliados são:

- Qual a condição hemodinâmica: desidratação ou hipervolemia?
- Será necessário corrigir a hiponatremia rapidamente?
- Como está a função renal?
- A doença de base poderá ser tratada?

A primeira medida a ser tomada será a correção da volemia, ou seja, a correção da desidratação ou da hipervolemia de acordo com sua etiologia.

O tratamento das hiponatremias será baseado na sintomatologia clínica e nos dados laboratoriais. O objetivo é elevar a osmolaridade sérica e o sódio plasmático para fora da faixa de risco; osmolaridade sérica $\geq$ 260mOsm/kg e sódio sérico $\geq$ 120mEq/l. Para tanto, infunde-se solução salina hipertônica a 3% (0,5mEq/l de sódio). A quantidade de Na^+ a ser infundida é calculada pelas fórmulas:

$$\text{Casos agudos} = \text{mEq Na}^+ = (130 - Na^+ \text{ sérico atual}) \times 0,6 \times \text{peso (kg)}$$

$$\text{Casos crônicos} = \text{mEq Na}^+ = (120 - Na^+ \text{ sérico atual}) \times 0,6 \times \text{peso (kg)}$$

Essa solução deverá ser infundida à velocidade máxima de 5mEq/kg/h ou 10ml/g/h da solução de NaCl a 3%.

A hiponatremia crônica necessita de abordagem diferente, buscando-se correções mais lentas e menos agressivas. Procura-se, com isso, elevar o sódio sérico apenas para níveis próximos de 120mEq/l na fase aguda, à velocidade máxima de 2,5mEq/kg/h em até 4h.

A fase de manutenção visa a repor as perdas contínuas, com base no balanço eletrolítico e na evolução laboratorial, como nas diarreias e nas perdas renais. Mas, quando o desbalanço é por retenção de água, deve-se restringir a oferta de água livre, como na síndrome da secreção inapropriada de HAD. Inicia-se com uma restrição de volume de 40 a 50% das necessidades diárias de água livre.

Hipernatremias

Pode resultar de: excesso de sódio ingerido ou administrado; déficit relativo de água em relação ao sódio (perdas hipotônicas); ou déficit de água isolado. Os casos de excesso de sódio têm sido descritos em crianças que recebem fórmulas alimentares, soluções de reidratação preparadas inadequadamente ou como resultado de administração excessiva de bicarbonato de sódio. Perda relativa de água pode ocorrer secundária a diabetes insípido central ou nefrogênico. Em ambos os casos, a hipernatremia não ocorre, exceto se houver restrição de água. A tabela VII-12 apresenta o diagnóstico diferencial das hipernatremias.

Quadro clínico

As manifestações mais precoces começam a surgir quando o sódio sérico se aproxima de 150 a 155mEq/l, iniciando-se com sede intensa, seguindo-se com anorexia, náuseas e vômitos. Depois, observa-se agitação e irritabilidade, alternadas com momentos de letargia e estupor, sinais meníngeos, hiper-reflexia, tremores, ataxia, espasmos tônicos e coma.

Tratamento

Nos casos em que houver desidratação grave ou choque, a terapêutica deve ser direcionada para a correção do déficit volêmico até a obtenção da estabilidade hemodinâmica (tratamento das desidratações).

Tabela VII-12 • Diagnóstico diferencial das hipernatremias.

Euvolêmicas	Hipovolêmicas - Perda de água	Hipovolêmicas - Perda de água e Na	Hipervolêmica
Na+ corpóreo total normal	Na+ corpóreo total normal	Na+ corpóreo total baixo	Na+ corpóreo total elevado
Hipernatremia essencial Terapêutica: • reposição hídrica • avaliação neurológica	Diabetes insípido central Diabetes insípido nefrogênico Diabetes mélito Aumento perdas insensíveis Ingestão inadequada de água Hipodipsia/adipsia Terapêutica: • reposição hídrica • terapia específica	Diarreia Perdas 3º espaço: • queimaduras, • peritonites Diuréticos osmóticos Uropatia obstrutiva Terapêutica: • reposição hidrossalina	Intoxicação pelo sódio: VO, EV ou via retal Insuficiência renal crônica Hiperaldosteronismo primário Síndrome de Cushing Terapêutica: • restrição de sal, diuréticos • diálise

Nos estados hipervolêmicos, pode haver necessidade de restrição de sódio e uso de diuréticos.

A redução da concentração sérica de sódio deverá ser lenta, para evitar edema cerebral secundário. Deve-se tentar reduzir esses níveis com a infusão de soro isotônico (soro fisiológico) e estimular a excreção de sódio com diuréticos de alça (furosemida). Evitar soros muito hipotônicos.

O soro de manutenção deverá oferecer as necessidades hídricas e salinas basais, acrescidas das perdas extras (diarreia, febre, vômitos, berço aquecido, taquipneia, sonda gástrica etc.).

Se o paciente mantiver oligúria após estabilização circulatória e estímulo com diuréticos, deve-se pensar em insuficiência renal.

Se ocorrer deterioração neurológica (convulsões, coma), durante a fase de reidratação, lembrar de edema cerebral por correção rápida do sódio. Iniciar infusão de soro hipertônico (NaCl a 3%) ou manitol até melhora dos sintomas.

A hipernatremia crônica necessita de abordagem particular, já que as correções devem ser efetuadas mais lentamente (0,5mEq/l/h ou redução de 10% na natremia em 24h).

ALTERAÇÕES NO METABOLISMO DO POTÁSSIO

O potássio é o cátion mais abundante do corpo, com 98% do íon localizado no intracelular, especialmente nos músculos estriados. A concentração normal de potássio plasmático é finamente mantida entre 3,5 e 5,0mEq/l. Essa concentração plasmática é regulada por duas variáveis: 1. do potássio corpóreo total; e 2. da sua distribuição relativa entre o compartimento intracelular e o extracelular. A primeira variável depende do balanço externo, isto é, a diferença entre a ingestão do potássio e a sua excreção na urina, nas fezes e no suor. A segunda variável depende do fluxo de potássio entre os compartimentos intracelular e extracelular, estabelecendo o balanço interno de potássio, que, por sua vez, depende de fatores neuroendócrinos, como insulina e epinefrina, pH extracelular e tonicidade plasmática.

Hipocalemia

Hipocalemia é definida como concentração de potássio plasmático abaixo de 3,5mEq/l. As causas de hipocalemia são listadas na tabela VII-13. Em geral, a depleção de potássio pode resultar de ingestão baixa, perdas gastrointestinal, cutânea e renal excessivas, e/ou alteração na sua distribuição. Uma vez feito o diagnóstico de hipocalemia é importante a medida da concentração urinária do íon: excreções excedendo 10mEq/l indicam que a hipocalemia é causada por perdas renais, enquanto níveis urinários abaixo de 10mEq/l apontam para baixa ingestão ou perdas extrarrenais.

Tabela VII-13 • Etiologia da hipocalemia.

Diminuição da ingestão
Desnutrição
Aumento das perdas grastrointestinais
Gástrica: vômitos e drenagem gástrica excessiva
Intestino delgado: má absorção e diarreia prolongada, fístulas biliares ou intestinais, estomias
Intestino grosso: ureterossigmoidostomia
Aumento de perdas cutâneas de eletrólitos
Sudorese excessiva
Aumento de perdas renais
Doenças renais: tubulopatias
Excesso de mineralocorticoides
Cetoacidose diabética
Drogas (anfotericina, β_2-adrenérgicos, intoxicação por bário etc.)
Distribuição alterada
Alcalose metabólica
Distribuição alterada: administração de insulina e anabolismo

Manifestações clínicas

Produz sinais de distúrbios neuromusculares e cardíacos geralmente quando potássio sérico é menor do que 2,5mEq/l como fraqueza muscular, parestesias, flacidez e tetanias, diminuição da contratilidade da musculatura lisa, manifestada por íleo paralítico, além de sintomas cardiovasculares como arritmias e parada cardíaca.

Anormalidades típicas no eletrocardiograma:

- Depressão do segmento ST.
- Diminuição, achatamento, entalhamento e inversão da onda T.
- Aparecimento de onda U.
- Aumento da amplitude da onda P, prolongamento do espaço PR, alargamento do complexo QRS e arritmias.

Tratamento

Na maioria das circunstâncias, a hipocalemia não é uma emergência e a terapia oral é adequada, podendo ser realizada com xarope de cloreto de potássio a 6% (0,78mEq/ml).

A terapia intravenosa é indicada em pacientes com déficits graves, especialmente quando existem achados neuromusculares ou cardíacos ou após cirurgia quando a administração de potássio enteral não é possível (KCl a 19,1% = 2,5mEq/ml). Potássio sérico abaixo de 2,5mEq/l reflete uma perda intracelular maciça do íon, sendo indicativo de correção parenteral no período de 1 a 4h. A taxa de infusão do potássio não deve exceder 0,5mEq/kg/h e a concentração da solução deve ser de no máximo 80mEq/l.

Hipercalemia

Hipercalemia é diagnosticada quando a concentração de potássio plasmático excede 5,5mEq/l. Antes de diagnosticar hipercalemia verdadeira é importante descartar estados de pseudo-hipercalemia devido à liberação de potássio de elementos celulares de sangue ou músculo. Potássio pode ser liberado das células musculares durante punção venosa, após repetidas contrações musculares ou por hemólise *in vitro* dos eritrócitos. Pode estar elevado, também, em indivíduos com trombocitose e leucocitoses intensas. A etiologia da hipercalemia está sumarizada na tabela VII-14. Em geral um estado de hipercalemia verdadeira pode resultar do aumento da carga de potássio, da diminuição das perdas de potássio ou por alteração na sua distribuição.

Tabela VII-14 • Etiologia da hipercalemia.

Pseudo-hipercalemia – hemólise *in vitro*, trombocitose, leucocitose
Aumento da oferta
Exógena: dieta, medicações, tranfusões
Endógena: hemólise, sangramento gastrointestinal, exercício, infecção, rabdomiólise, estado catabólico, queimaduras, cirurgia
Diminuição das perdas
Doença renal intrínseca: insuficiência renal aguda, insuficiência renal crônica, deficiência de secreção de potássio, hipoaldosteronismo, recém-nascido muito baixo peso
Doença renal extrínseca: administração de medicamentos retentores de potássio
Distribuição alterada
Acidose metabólica
Deficiência de insulina
Medicamentos: digoxina, β_2-bloqueador
Hipertonicidade extracelular

Manifestações clínicas

Hipercalemia é clinicamente manifestada por fraqueza muscular profunda, paralisia flácida e distúrbios cardíacos como bradicardia, fibrilação ventricular, hipotensão ou parada cardíaca.

Anormalidades eletrocardiográficas tornam-se aparentes quando o potássio plasmático excede 6,5 a 7mEq/l:

- Onda T elevada e apiculada e depressão do segmento ST.
- Prolongamento do intervalo P-R, desaparecimento da onda P e complexo QRS alargado.
- Fusão do complexo QRS com onda T, arritmias ventriculares, fibrilação ventricular seguido de parada cardiorrespiratória.

Arritmias podem aparecer em qualquer momento. Em geral, a toxicidade cardíaca é mais evidente quando o potássio plasmático aumenta rapidamente.

Tratamento

A hipercalemia é tratada com medidas que resultam no desvio de potássio para dentro da célula, remoção do potássio do corpo e antagonismo dos efeitos do potássio (Tabela VII-15).

O tratamento da hipercalemia pode ser dividido de acordo com sua gravidade: hipercalemia leve, com potássio sérico de 5,5 a 6,5mEq/l, e hipercalemia moderada a grave com potássio sérico maior que 6,5mEq/l (Tabela VII-16).

RENAL E HIDROELETROLÍTICO

Tabela VII-15 • Medicamentos usados no tratamento da hipercalemia.

Medicamento	Mecanismo	Dose	Início de ação	Duração
Salbutamol	Redistribuição	Nebulização	30min	4-6h
Resinas trocadoras de íons	Remoção	1g/kg, VO/retal	60-120min	4-6h
Insulina + glicose a 25%	Redistribuição	0,1U/kg + 0,5g/kg, IV	30min	2h
Bicarbonato de sódio	Redistribuição	1 a 2mEq/kg, IV	10-30min	2h
Gluconato de cálcio a 10%	Antagonismo	0,5 a 1ml/kg, IV lento	1-3min	30min
Furosemida	Remoção	1mg/kg, IV	15-30min	4-6h

Tabela VII-16 • Tratamento da hipercalemia.

Nível sérico	Medicação
5,5-6,5mEq/l	Restrição ou suspensão do K Salbutamol Resina trocadora Diuréticos
Maior que 6,5mEq/l	Restrição ou suspensão do K Salbutamol Resina trocadora Gluconato de cálcio Diuréticos Insulina regular + glicose Bicarbonato de sódio

A infusão de gluconato de cálcio é procedimento importante na emergência para reverter os efeitos cardiotóxicos do potássio. Deve ser realizado sempre que existirem anormalidades eletrocardiográficas, independente do nível sérico. O efeito é imediato, porém transitório, devendo ser seguido por outras medidas.

A administração combinada de insulina e glicose é muito efetiva, porém existe alto risco de hipoglicemia, necessitando de monitorização frequente dos níveis de glicose.

O uso de furosemida e outros diuréticos deve ser limitado a pacientes com função renal adequada.

Nos casos de falência das medidas clínicas, deve ser instituído o tratamento dialítico.

ALTERAÇÕES DO METABOLISMO DO CÁLCIO

O cálcio é mineral essencial para o metabolismo orgânico. Participa da contração e excitação muscular, secreção neuro-humoral, divisão celular, resposta imune, movimentos transcelulares e atividade enzimática.

A concentração sérica normal de cálcio varia de 9 a 11mg/dl (4,5 a 5,5mEq/l), dos quais 5 a 6mg/dl

431

estão na forma iônica (52%). Os valores do cálcio iônico variam de 3,5mg/dl a 4,5 a 5mg/dl.

As ações do cálcio sobre os sistemas neuromuscular e cardiocirculatório dependem da interação com outros íons:

Excitabilidade neuromuscular

$$ENM = \frac{[Na^+][K^+][OH^-]}{[Ca^{++}][Mg^{++}][H^+]}$$

Excitabilidade cardiocirculatória

$$ECC = \frac{[Na^+][Ca^{++}][OH^-]}{[K^+][Mg^{++}][H^+]}$$

Observando-se as duas relações acima, evidencia-se a ação sistematicamente antagônica do potássio em relação ao cálcio.

Hipocalcemia

Ocorre quando o cálcio sérico total é menor do que 9mg/dl ou o cálcio iônico é menor do que 3,5mg/dl. Os sintomas geralmente aparecem quando o cálcio total é menor do que 7mg/dl ou o cálcio iônico está abaixo de 2,5 a 3mg/dl. A etiologia está na tabela VII-17.

Quadro clínico

Graus leves de hipocalcemia são usualmente assintomáticos. A hipocalcemia sintomática resulta da diminuição do limiar de excitabilidade das células neuronais. No período neonatal, os primeiros sinais são tremores, espasmos musculares, fasciculação, convulsões, apneias e laringoespasmo. Em crianças mais velhas, pode ocorrer letargia, anorexia, vômitos, fraqueza muscular, parestesias e hipotonia.

As manifestações cardiovasculares podem ser as mais frequentes principalmente nos portadores de cardiopatias: bradicardia, bloqueio de condução, hipotensão e parada cardíaca. O ECG mostra aumento do intervalo QT e ST, porém, em recém-nascidos, existe melhor correlação do cálcio ionizado com o QT corrigido (Qtc).

Valores de QTc maiores do que 0,19s para RN de termo ou 0,20 s para RN pré-termo são indicativos de diminuição da fração ionizada do cálcio.

Tabela VII-17 • Etiologia das hipocalcemias.

Período neonatal	Hipoparatireoidismo	Deficiência de vitamina D	Outras
Precoces (< 72h) Doenças maternas Prematuridade **Tardias** Hipoparatireoidismo Deficiência de Mg^{++}	Congênito Adquirido Resistência ao PTH	Raquitismo Má absorção Doença renal crônica	Sepse, pancreatite Pós-exsanguineotransfusão Pós-transfusão maciça Efeito colateral de corticoides, diuréticos ou beta-adrenérgicos Hipomagnesemia Pós-correção de acidose

Tratamento

A via de administração utilizada, sempre que possível, deve ser a via oral.

Dose: gluconato de cálcio a 10% na dose de 2 a 4ml/kg/dia ou cálcio elementar na dose de 300 a 500mg/kg/dia, fracionados em quatro doses.

No tratamento de urgências ou na impossibilidade da utilização da VO, deve-se utilizar a EV. Podem ser utilizadas as soluções de gluconato de cálcio a 10% (10ml = 93mg de cálcio elementar) ou cloreto de cálcio a 10% (10ml = 272mg de cálcio elementar).

Dose: na presença de crise convulsiva, utilizar gluconato de cálcio a 10% 2ml/kg/dose, EV, em infusão lenta (0,5ml/kg/min) com monitorização cardíaca. Suspender infusão se frequência menor do que 80bpm. Em seguida, continuar com manutenção entre 4 e 8ml/kg/dia, por 3 a 4 dias até a correção. Fazer controles diários.

Corrigir distúrbios associados como hipomagnesemia, hipopotassemia e hiperfosfatemia, se presentes.

Hipercalcemia

Ocorre quando o cálcio sérico total é maior do que 10,5 a 11mg/dl ou 4,5 a 5mg/dl de cálcio ionizado. A crise hipercalcêmica aguda é uma emergência e ocorre quando o cálcio sérico é maior do que 15mg/dl. Ocorre quando o rim não é capaz de excretar a carga de cálcio (desequilíbrio hipercalcêmico) ou quando se atinge um equilíbrio sangue-osso elevado (equilíbrio hipercalcêmico). A etiologia está descrita na tabela VII-18.

Tabela VII-18 • Etiologia das hipercalcemias.

Neotatal
Necrose gordurosa subcutânea
Hipoparatireoidismo materno
Hiperparatireoidismo primário
Adenoma
Hiperplasia
Carcinoma funcionante
Outras
Hipervitaminose D
Imobilização prolongada
Neoplasias
Diuréticos tiazídicos
Doença granulomatosa

Quadro clínico

Nos casos leves, geralmente é assintomática. Os sinais e os sintomas vão aparecendo conforme a evolução do nível sérico. Inicialmente, surgem anorexia, náuseas, vômitos, cefaleia, fraqueza, dor abdominal, constipação intestinal, poliúria, polidipsia e prurido.

Na crise hipercalcêmica, o paciente apresenta desidratação, que pode progredir para insuficiência renal por diminuição do fluxo sanguíneo e deposição de cálcio no parênquima renal, e letargia, que pode progredir para estupor e coma.

Outros sinais podem estar associados como: raquitismo, dor óssea, artralgia, espessamento das articulações, úlcera gástrica, pancreatite e nefrocalcinose. Agudamente, pode levar bradicardia e arritmias.

Tratamento

1. Tratamento da doença de base.
2. Correção da desidratação ou discreta hiper-hidratação (5%) com solução salina.
3. Correção dos distúrbios eletrolíticos (principalmente hipopotassemia) e acidobásicos.
4. Furosemida: 1 a 2mg/kg/dose cada 4 a 6h de acordo com a resposta diurética, é útil devido ao aumento da natriurese e calciurese.
5. Hidrocortisona: 3mg/kg a cada 6h.
6. Calcitonina.
7. Diálise nos casos graves.

ALTERAÇÕES DO METABOLISMO DO FÓSFORO

A maior parte do fósforo plasmático é formada por fosfolípides e por fosfatos inorgânicos. Somente 1% do fósforo corpóreo está distribuído no espaço extracelular, enquanto 85% estão depositados nos ossos ligados ao cálcio e 14%, nos tecidos moles.

O fósforo participa de praticamente todos os processos metabólicos (ATP).

Hipofosfatemia

Os valores normais de fósforo sérico variam de 4,5 a 7mg%, sendo considerados hipofosfatemia valores abaixo desses.

Quadro clínico

As manifestações clínicas geralmente surgem quando os níveis séricos são inferiores a 3mg%. Os principais sistemas atingidos são:

Hematopoiético – diminuição da 2,3-DPG com desvio da curva de dissociação da hemoglobina para a esquerda e consequente hipóxia tecidual, disfunção leucocitária, maior suscetibilidade a infecções, disfunção plaquetária e hemólise.

Nervoso – parestesia, fraqueza e convulsão.

Musculoesquelético e ósseo – fraqueza muscular, principalmente os músculos respiratórios, dificultando o "desmame" da ventilação mecânica, mialgia, rabdomiólise, osteomalácia e osteoporose.

Tratamento

Profilático – 0,5 a 1,1mmol/kg/dia de fosfato monoácido de potássio a 25% (cada ml contém 2mEq de K$^+$ e 1,1 mmol de fosfato).

Terapêutico – utilizar o dobro da dose.

Hiperfosfatemia

Ocorre quando os níveis séricos são superiores a 7mg%. Pode ser devido ao aumento da carga endógena ou exógena de fosfato ou à diminuição da excreção renal.

Quadro clínico

Depende inteiramente das alterações decorrentes da hipocalcemia (ver quadro clínico da hipocalcemia).

RENAL E HIDROELETROLÍTICO

Tratamento

1. Tratar a doença de base.
2. Infusão de solução salina.
3. Acetazolamina.
4. Quelantes orais de fósforo: 5 a 10ml de 6/6h.
5. Diálise peritoneal nos casos graves.

ALTERAÇÕES NO METABOLISMO DO MAGNÉSIO

Magnésio é primariamente um cátion intracelular. Aproximadamente 2/3 dos estoques do magnésio estão no osso e o restante, no músculo cardíaco, no músculo esquelético e no fígado. Apenas 1% do magnésio encontra-se no espaço extracelular.

A concentração sérica normal do magnésio varia de 1,5 a 2,4mg/dl. Vários fatores causam a mudança da razão usual intracelular/extracelular do magnésio. A acidose e a isquemia promovem a liberação do magnésio dos sítios ligadores intracelulares com efluxo de magnésio da célula.

O magnésio está intimamente envolvido na manutenção do balanço iônico celular. Ele desempenha um papel essencial na função da bomba sódio-potássio ATPase das membranas celulares e na função de outros canais iônicos celulares. O magnésio está envolvido em cerca de 300 reações enzimáticas, incluindo reações que envolvem metabolismo da glicose, síntese e quebra de ácidos graxos, metabolismo proteico e do DNA.

Hipomagnesemia

Hipomagnesemia é definida como concentração sérica de magnésio menor que 1,5mg/dl e pode ser causada por aumento nas perdas, alteração na distribuição intra e extracelular e por diminuição da ingestão do magnésio (Tabela VII-19).

Tabela VII-19 • Causas de hipomagnesemia em pacientes críticos.

Aumento das perdas
Renal
Medicamentos
Diuréticos, digoxina, anfotericina B, aminoglicosídeos, cisplatinum, ciclosporina, beta-agonistas, diuréticos de alça e tiazídicos, pentamidina, agentes osmóticos etc.
Lesão tubular renal
Álcool
Diabetes
Gastrointestinal
Diarreia, vômitos, sonda nasogástrica
Síndrome do intestino curto
Síndromes de má absorção
Pancreatite
Alteração na distribuição intra e extracelular
Síndrome de realimentação
Infusão de glicose
Infusão de aminoácidos
Insulina
Catecolaminas
Acidose metabólica
Alteração da ingestão
Outros
Nutrição parenteral total
Depleção de fósforo
Produtos sanguíneos com citrato
Hipertireoidismo
Hipercalcemia
"Bypass" cardiopulmonar

A deficiência de magnésio está associada a diversos efeitos clínicos. (Tabela VII-20). A maioria dos casos de hipomagnesemia é assintomática. Sinais e sintomas tornam-se evidentes quando o nível sérico do magnésio diminui para menos de 1,2mg/dl.

O tratamento, nos casos leves, assintomáticos, consiste em dieta rica em magnésio, sendo suficiente, na maioria das vezes, para repor os estoques corporais desse íon. Pode-se usar, também reposição VO. Nos casos sintomáticos e nos casos causados por má absorção intestinal, o tratamento consiste na reposição parenteral (Tabela VII-21).

Tabela VII-20 • Efeitos clínicos da hipomagnesemia.

Manifestações neuromusculares
Sinal de Chvostec positivo
Sinal de Trousseau positivo
Convulsões
Tremores e fasciculações musculares
Manifestações neurológicas
Vertigem
Nistagmos
Movimentos atetóticos
Hemiparesia e afasia
Manifestações psiquiátricas
Apatia
Depressão
Delírio
Manifestações cardíacas
Arritmias ventriculares
Arritmias supraventriculares
"Torsades des points"
Distúrbios hidroeletrolíticos
Hipocalcemia
Hipocalemia

Tabela VII-21 • Tratamento da hipomagnesemia.

Pacientes assintomáticos
Dieta
VO: 100-200mg/kg/dose, duas vezes por dia
Paciente sintomáticos
IV/IM: 25-50mg/kg/dose a cada 4 a 6h (3 a 4 doses)
Dose única máxima: 2g
Dose de manutenção: 30-60mg/kg/24h ou 0,25mEq/24h
Dose máxima: 1g/24h
Taxa máxima de infusão IV intermitente: 1mEq/kg/h

Hipermagnesemia

Hipermagnesemia é definida como concentração sérica de magnésio maior que 2,4mg/dl. Os pacientes tornam-se sintomáticos geralmente com nível sérico superior a 4mg/dl. A etiologia da hipermagnesemia está resumida na tabela VII-22.

Tabela VII-22 • Etiologia da hipermagnesemia.

Iatrogênica
Enema de sulfato de magnésio
Eclampsia/pré-eclampsia
Mal asmático
Recém-nascidos filhos de mãe com eclampsia
Doenças sistêmicas
Insuficiência renal aguda
Doença de Addison
Intoxicação por lítio
Hipotireoidismo

RENAL E HIDROELETROLÍTICO

Os efeitos clínicos da hipermagnesemia incluem distúrbios neuromusculares, distúrbios no sistema nervoso central, sistema cardiovascular e metabólico (Tabela VII-23). A toxicidade depende do nível sérico: > 3mg/dl – depressão do SNC; > 5mg/dl – depressão dos reflexos tendinosos profundos, sonolência; > 12mg/dl – paralisia respiratória e bloqueio cardíaco.

O tratamento da hipermagnesemia encontra-se resumido na tabela VII-24.

Tabela VII-23 • Efeitos clínicos da hipermagnesemia.

Sistema neuromuscular
Arreflexia, hipotonia muscular
Depressão respiratória
Sistema nervoso central
Sonolência, letargia
Coma
Sistema cardiovascular
Hipotensão, bradicardia, parada cardíaca
Alterações eletrocardiográficas: prolongamento do intervalo PR, alargamento do complexo QRS, aumento da amplitude da onda T, bloqueio AV
Metabólico
Hipocalcemia

Tabela VII-24 • Tratamento da hipermagnesemia.

Suspender a oferta de magnésio
Uso de diuréticos (furosemida)
Cálcio endovenoso
Gluconato de cálcio: 100mg/kg/dose
Dose máxima 3g/dose
Taxa de administração IV máxima ("push"): não exceder 100mg/min
Concentração máxima: 50mg/ml
Diálise nos casos graves e refratários

BIBLIOGRAFIA

1. Adler SM & Verbalis JG. Disorders of body water homeostasis in critical illness. *Endocrinol Metab Clin North Am*, 35(4):873-94, 2006.

2. Berry PL & Belsha CW. Hyponatremia. *Pediat Clin N Amer*, 37(2):351-64, 1990.

3. Brem AS. Disorders of potassium homeostasis. *Pediat Clin N Amer*, 37(2):419-28, 1990.

4. Conley SB. Hypernatremia. *Pediat Clin N Amer*, 37(2):365-72, 1990.

5. Ellison DH. Disorders of Sodium and Water. *Am J Kidney Dis*, 46(2):356-61, 2005.

6. Evans KJ. Hyperkalemia: a review. *J Intensive Care Med*; 20(5):272-90, 2005.

7. Hill LL. Body composition, normal electrolyte concentrations, and the maintenance of normal volume, tonicity, and acid-base metabolism. *Pediat Clin N Amer*, 37(2):241-56, 1990.

8. Lynch RE. Ionized calcium: pediatric perspective. *Pediat Clin N Amer*, 37(2):373-90, 1990.

9. Moe SM. Disorders of calcium, phosphorus, and magnesium *Am J Kidney Dis*, 45(1):213-8, 2005.

10. Schaefer TJ & Wolford RW. Disorders of potassium. *Emerg Med Clin North Am*, 23(3):723-47, 2005.

3. Distúrbios Acidobásicos

Olberes Vitor Braga de Andrade

REGRAS PARA RECONHECIMENTO DO ESTADO ACIDOBÁSICO

1. Coletar, preferencialmente, gasometria arterial associada a eletrólitos (Na^+, K^+, Cl^-, Ca^{++}, Mg^{++}, PO_4^- glicemia), ureia e creatinina. Identificar as anormalidades do pH, $paCO_2$ e bicarbonato. Avaliar o cenário de apresentação e evolução clinicolaboratorial e os possíveis distúrbios associados.

2. Determinar qual anormalidade é primária e quais são secundárias, com base no pH (observar o direcionamento do pH para identificar a desordem primária).

Se o pH ≤ 7,4, existe a possibilidade de acidose respiratória ou metabólica primárias. Se o pH > 7,4, existe a possibilidade de alcalose metabólica ou respiratória primária. Interpretar considerando os valores da $paCO_2$, do bicarbonato e do excesso de base padrão (SBE em mmol/l), considerado normal entre –5 e +5.

3. Calcular a compensação esperada dos distúrbios acidobásicos primários (Tabela VII-25).

Se o pH, pCO_2 e HCO_3^- não correspondem às regras de compensação esperada, considerar a presença de distúrbio misto, caso não existam erros na coleta ou nos dados. Em situações de acidemia ou alcalemia graves, em geral, distúrbios acidobásicos múltiplos aditivos estão presentes.

Tabela VII-25 • Principais distúrbios acidobásicos e cálculo da resposta compensatória esperada.

Distúrbio	pH	Distúrbio primário	Resposta compensatória	Regra esperada
Acidose metabólica	↓	↑ [H^+] ↓ [HCO_3^-]	↓ pCO_2	$pCO_2 = (Bic \times 1,5) + 8 \pm 2$
Alcalose metabólica	↑	↑ [HCO_3^-] ↓ [H^+]	↑ pCO_2	$\Delta [pCO_2] = 0,6\text{-}0,7 \times \Delta [Bic]$
Acidose respiratória	↓	↑ pCO_2	↑ [HCO_3^-]	Aguda: $\Delta [Bic] = 0,1 \times \Delta [pCO_2]$ Crônica: $\Delta [Bic] = 0,3\text{-}0,35 \times \Delta [pCO_2]$
Alcalose respiratória	↑	↓ pCO_2	↓ [HCO_3^-]	Aguda: $\Delta [Bic] = 0,2 \times \Delta [pCO_2]$ Crônica: $\Delta [Bic] = 0,5 \times \Delta [pCO_2]$

4. Calcular o ânion gap necessário mensuração de Na^+, Cl^- e HCO_3^-.

Na acidose metabólica (AcMet) de AG elevado, existe adição ou retenção de cargas ácidas ao sistema (por exemplo, acidose láctica e intoxicação exógena – ver Tabela VII-27). Um AG > 20mEq/l é mais do que quatro desvios-padrões da média, sendo, portanto, improvável como um valor ao acaso. Na AcMet de AG normal e hiperclorêmica, existe perda primária de bicarbonato (trato gastrointestinal ou urinário) sem existir adição de cargas ácidas, não havendo necessidade de elevação do somatório de cargas aniônicas. Como a albumina é componente importante dos ânions não-mensuráveis, utilizar um fator de correção entre a albuminemia e o ânion gap, estabelecendo o ânion gap corrigido (AGc).

Ânion gap = Na^+ – (HCO_3^- + Cl^-);
normal: 8-16mEq/l
(em geral = 12 ± 4mEq/l)

AGc = AG + [0,25 ×
(44 – albumina em g/l)]

5. Se o AG é elevado, calcular a titulação entre o aumento de AG e o decréscimo proporcional de bicarbonato, ou seja, observar o +Δ[AG], comparando com o –Δ[Bicarbonato].

Uma situação de Δ[AG] < Δ[Bic] é observada quando há acidose metabólica de AG elevada associada à acidose metabólica de AG normal, quando a bicarbonatemia se reduzirá mais do que proporcionalmente à elevação de ânions não-mensuráveis. Habitualmente, a Δ[AG]/Δ[Bic] situa-se entre 0,4 e 0,8. Valores da relação Δ[AG]/Δ[Bic] entre 1 e 2 são compatíveis com a maioria das situações não-complicadas de acidose metabólica de AG elevado. Nos casos de acidose láctica, por exemplo, pode-se esperar Δ[AG]/Δ[Bic] proporcional próximo de 1,6:1.

Valores de Δ[AG]/Δ[Bic] < 0,4 podem ocorrer na acidose de AG normal, hiperclorêmica. Nessas circunstâncias, o aumento de cloro (ânion mensurável) é devido à redução do bicarbonato, o que resulta em aumento valor numérico do denominador da relação Δ[AG]/Δ[Bic].

Por outro lado, Δ[AG] > Δ[Bic], basicamente Δ[AG]/Δ[Bic] > 2, corresponde a situação de acidose metabólica de AG elevado complicada com alcalose metabólica associada, ou compensação de acidose respiratória crônica pré-existente (Tabela VII-26).

6. Nos casos de alcalose metabólica, determinar o cloro urinário, caracterizando alcalose metabólica salinorresponsiva ou salinorresistente.

A etiologia da alcalose metabólica quase sempre é obtida por meio da história. Entretanto, a concentração do cloro urinário pode ser de utilidade (ver Tabela VII-29). As situações de hipovolemia e hipocloremia (por exemplo, vômitos) induzem à conservação de cloro

Tabela VII-26 • Resposta esperada quanto à titulação Δ[AG]/Δ[Bic] na acidose metabólica de ânion gap elevado.

Δ[AG]/Δ[Bic]	Interpretação
< 0,4	Habitual na acidose de AG normal, hiperclorêmica
04-0,8	Acidose metabólica de AG elevado combinada com acidose metabólica de AG normal. Frequentemente < 1 na acidose associada com insuficiência renal
1 a 2	Habitual na acidose metabólica de AG elevado, não-complicada Acidose láctica: valor médio habitual = 1,6 Na cetoacidose diabética, valor mais provável próximo de 1 devido a perdas de cetonas na urina (principalmente se paciente não-desidratado)
> 2	Sugere níveis de bicarbonato sérico previamente elevados Considerar: • Alcalose metabólica associada ou • Compensação de acidose respiratória crônica pré-existente

pelo rim, reduzindo a concentração do cloro urinário abaixo de 10mEq/l. Ao contrário, em situações em que a hipovolemia está ausente ou em que exista expansão do volume extracelular, a concentração de cloro urinário tende a ser elevada (excesso de mineralocorticoide, por exemplo).

7. Interpretar criticamente a mensuração de outros eletrólitos, osmolalidade e lactato séricos e função renal.

Existe íntima relação entre o equilíbrio acidobásico e o perfil eletrolítico. Por exemplo: hiperpotassemia relativa na acidemia metabólica. A osmolalidade sérica pode ser estimada (Weisberg: 2 × Na⁺ + ureia/6 + glicose/18). O lactato sérico é considerado um marcador de mortalidade em pacientes críticos.

8. Avaliar os indicadores de oxigenação:

• Relação entre tensão arterial e fração inspirada de oxigênio (PaO_2/FiO_2).

O valor normal situa-se acima de 400 em crianças.

• Avaliação do gradiente alvéolo-arterial de O_2.

$$D (A\text{-}a) O_2 = P_AO_2 - P_aO_2$$
$$P_AO_2 = [FiO_2 \times (P_{atm} - P_{H2O})] - [P_aCO_2/R]$$

• Onde:

P_AO_2 = pressão alveolar de oxigênio; P_aO_2 = pressão arterial de oxigênio.

P_aCO_2 = pressão arterial de gás carbônico; R = quociente respiratório (CO_2 produzido/O_2 consumido – sob estado de equilíbrio, normalmente = 0,8).

P_{atm} = 760 ao nível do mar. Em São Paulo: aproximadamente 697mmHg; P_{H_2O} = 47mmHg.

Sob ar ambiente, valores acima de 15-20mmHg representam aumento do "shunt", podendo estar associados à acidose respiratória, causas de hipercapnia de origem pulmonar intrínseca e problemas de V/Q. Em RN, valores de até 30mmHg podem ser normais. Sob FiO_2 = 100% por 15min, espera-se gradiente normal de 20-65mmHg. Os valores de normatização devem ser ajustados de acordo com a idade. Considerar para dados comparativos sempre a mesma FiO_2.

9. Eventualmente, em condições especiais:

- pH urinário; ânion gap urinário ([Na^+ + K^+ − Cl^-]); prova de acidificação [amônio, acidez titulável, fração de excreção de bicarbonato e (pCO_2 urinário − pCO_2 sérico)]; gap osmolar.

O gap osmolar (GO) é definido como a diferença entre a osmolalidade real e a estimada. (Weisberg: 2 × Na^+ + ureia/6 + glicose/18). Apresenta-se elevado na cetoacidose diabética, nas intoxicações por metanol e etilenoglicol (em geral > 25) e em casos de infusão endovenosa de manitol, choque grave, acidose láctica e em casos de hiperlipidemia, sugerindo a presença de altas concentrações de soluto exógeno de baixo peso molecular, elevando assim a osmolalidade sérica real.

RENAL E HIDROELETROLÍTICO

10. Determinar a causa de cada desordem primária identificada, de acordo com a história e o exame clínico do paciente. A terapêutica deve levar em conta prioridades vitais e hemodinâmicas, eficiência do aparelho respiratório, função renal, distúrbios hidroeletrolíticos e associações dos eventuais distúrbios mistos, quando presentes.

PRINCIPAIS DISTÚRBIOS ACIDOBÁSICOS

Acidose metabólica

Etiologia: as principais causas estão relacionadas na tabela VII-27.

Manifestação clínica: relaciona-se com gravidade da acidemia, estado hemodinâmico, doença de base e distúrbios eletrolíticos associados. As principais manifestações são taquipneia, vômitos, alterações do sensório (letargia e coma), convulsões, espasticidade, hipotonia, depressão miocárdica, arritmias (independente da associação com hiperpotassemia) etc.

Diagnóstico: avaliar história, exame clínico, ânion gap, lactato e outros parâmetros (Tabela VII-27 e Fig. VII-1).

Tratamento: existe consenso na reposição de álcalis e bicarbonato de sódio nos casos de acidose de ânion gap normal, entretanto, nos casos de acidose de ânion gap elevado, particularmente na acidose láctica, cetoacidose diabética e na ressuscitação cardiorrespiratória, o

441

Tabela VII-27 • Principais causas de acidose metabólica.

Ânion gap elevado	Ânion gap normal
Adição primária de H+	**Perda primária de HCO_3^-**
(> 16mEq/l; em geral > 20mEq/l)	(8-16mEq/l)
Cetoacidose diabética	Diarreia
Uremia e insuficiência renal crônica	Acidose tubular renal
Acidose láctica (tipos A e B)	Uso de acetazolamida
Erros inatos do metabolismo	Ingestão de ácidos
Choque, hipóxia, isquemia	HCl, NH_4Cl etc.
Toxinas (ânions exógenos).	Derivações ureterointestinais
Metanol, etileno glicol	Uremia (fase inicial)
Salicilatos, paraldeído	Hipoaldosteronismo
Penicilina, carbenicilina etc.	Aumento de cátions:
Rabdomiólise	K^+, Ca^{++}, Mg^{++}
Hiperalbuminemia (transitório)	Retenção de cátions: IgG, lítio
Erro laboratorial:	Cetoacidose em fase de recuperação
Na^+ falsamente elevado	Hipoalbuminemia (redução de ânion gap)
Cl^- e HCO_3^- falsamente reduzidos	Erro laboratorial:
Acidose metabólica tardia do recém-nascido	Hiponatremia (soro viscoso)
Jejum	Hipercloremia (intoxicação por bromo)
Alcoolismo	Na^+ falsamente reduzido
Glicogenose	Cl^- ou HCO_3^- falsamente elevados
Síndrome do intestino curto	Anfotericina B

uso de bicarbonato de sódio não demonstra benefícios, além dos potenciais efeitos adversos, sendo restrita sua indicação. Apesar da controvérsia, o único ponto concordante refere-se à abordagem o mais precoce da doença de base e dos mecanismos geradores da acidemia metabólica.

De forma geral, utiliza-se bicarbonato endovenoso, particularmente nas situações de acidemia metabólica de ânion gap normal (perda primária de bicarbonato), quando o pH sérico < 7,10 e/ou bicarbonato plasmático < 10mEq/l, em condições hemodinâmicas e de hidratação adequadas. Considerações especiais devem ser feitas na cetoacidose diabética, quadros de comprometimento pulmonar, tubulopatias (acidose tubular renal), na insuficiência renal, na parada cardiorrespiratória (PCR), no período neonatal, em situações específicas de intoxicações, nos erros inatos do metabolismo, entre outras situações. Em situações de PCR, existe tendência em não se recomendar a administração de bicarbonato de

RENAL E HIDROELETROLÍTICO

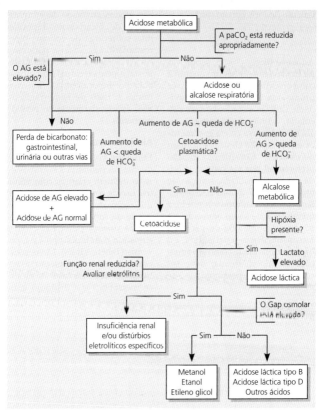

Figura VII-1 • Fluxograma geral do diagnóstico de acidose metabólica.

sódio de rotina, sendo considerado somente após reanimação prolongada com ventilação e compressão torácica efetivas e utilização de adrenalina; também considera-se seu uso em situações específicas (hipercalemia, hipermagnesemia, intoxicações por antidepressivos tricíclicos ou bloqueadores dos canais de sódio).

Cálculo do bicarbonato (Bic):

$$Bic = [Bic_{desejado} - Bic_{encontrado}] \times peso\ (kg) \times 0{,}3$$

Adota-se $Bic_{desejado} = 15$, sendo valor razoavelmente seguro quanto à compensação respiratória a ser promovida. Dependendo da gravidade, utilizar metade da dose calculada, administrada entre 1 ou 4h, quando nova coleta gasométrica e reavaliação clínica se tornam necessárias. Considerar infusão preferencial por via central, diluída em água destilada, solução de bicarbonato EV a mais isso-osmolar possível, o volume infundido, a quantidade de sódio oferecida e a condição ventilatória do paciente. Em insuficiência renal aguda, ou hiperosmolaridade como em situações de hipernatremia, deve ser considerada a possibilidade de método dialítico.

São efeitos adversos da administração de bicarbonato: hipocalemia; sobrecarga de volume, hiperosmolaridade; acidose paradoxal do SNC; alcalose metabólica sobreposta; hipóxia tecidual e hipercatabolismo; hipocalcemia e hipernatremia e risco de hemorragia do SNC (particularmente no período neonatal).

Alcalose metabólica

Etiologia: constitui distúrbio frequente em pediatria. Os grupos de risco incluem crianças com vômitos, uso de sonda nasogástrica, sob utilização de diuréticos ou com queda da função renal e portadores de doença pulmonar crônica cursando com hipercapnia e hipoxemia (Tabela VII-28). Deve-se determinar se existe depleção de volume e cloreto nos casos de alcalose metabólica e a distinção entre

Tabela VII-28 • Etiologia da alcalose metabólica.

- Oferta exógena de álcali
  - Oferta de citrato (hemoderivados e hemodiafiltração); antiácidos
  - Síndrome leiteálcali; pós-ressuscitação pulmonar
- Contração de VEC (hiperaldosteronismo secundário, PA normal e deficiência de K$^+$)
  - Origem gastrointestinal: vômitos, perdas por SNG, cloridrorreia congênita e adenoma viloso
  - Origem renal: diuréticos; estados de edema; deficiência de Mg$^+$; depleção de K$^+$; hipercalcemia; hipoparatireoidismo; síndromes de Bartter e Gitelman; ânions não-reabsorvíveis; recuperação de acidose láctica ou da cetoacidose
- Expansão do VEC (excesso de mineralocorticoide, hipertensão arterial e deficiência de K$^+$)
  - Renina elevada: estenose de artéria renal; tumor secretor de renina; terapia estrogênica; hipertensão acelerada
  - Renina baixa: hiperaldosteronismo primário (adenoma, carcinoma ou hiperplasia); defeitos enzimáticos adrenais (deficiência de 11β ou 17α-hidroxilase); síndrome de Cushing
- Outros: líquor, carbenexolona, síndrome de Liddle etc.

alcalose metabólica salinossensível e salinorresistente, por meio da história e da dosagem do cloro urinário (Tabela VII-29).

Manifestações clínicas: assintomática ou presença de sintomatologia relacionada à hipovolemia (fraqueza, câimbras musculares, hipotensão postural); ou à hipocalemia (paresia, distensão abdominal, poliúria e polidipsia); anormalidades do SNC (particularmente pacientes portadores de insuficiência hepática, devido a hipovolemia e hiperventilação presente); e sintomas relacionados com hipoxemia, consequente à hipoventilação secundária.

Diagnóstico: avaliar história, eletrólitos urinários, presença de insuficiência renal crônica, hipertensão arterial e níveis de renina e aldosterona séricos (Tabelas VII-28 e VII-29 e Fig. VII-2).

Tratamento: na alcalose metabólica salinossensível, além de retirar a causa básica, a alcalose sustentada é corrigida pela infusão de soro fisiológico. A reposição de potássio deve ser utilizada nos casos de hipocalemia grave. Em pacientes sob ventilação mecânica cursando com alcalose metabólica, cujo nível de paCO₂ apresente-se abaixo do esperado, deve-se adotar medidas de hipoventilação se possível. Na alcalose metabólica salinorresistente, deve-se abordar a causa primária, além da correção de hipocalemia, hipovolemia e hipocloremia quando presentes. Na síndrome de Cushing pode-se utilizar diuréticos inibidores de aldosterona (espironolactona), além de anti-hipertensivos, quando necessário. A síndrome de Bartter apresenta resposta, em geral, satisfatória com a administração de potássio, diuréticos poupadores de potássio, inibidores das prostaglandinas ou da enzima de conversão da angiotensina. Intervenções específicas devem ser dirigidas para as demais causas.

Acidose respiratória

Etiologia: as principais causas de acidose respiratória aguda são processos obstrutivos das vias aéreas (broncoespasmo, laringoes-

Tabela VII-29 • Causas de alcalose metabólica e perfil de cloro urinário habitual.

< 10mEq/l (salinossensível)	> 10mEq/l (salinorresistente)
Vômitos, drenagem gástrica Uso de diurético pregresso Fibrose cística Cloridrorreia Adenoma viloso	Uso recente de diurético Administração de álcali em excesso Atividade mineralocorticoide Utilização de esteroides Síndromes de Cushing, Bartter e Gitelman Doença de Cohn; estados de hiper-reninemia Hipocalemia grave (< 2,0mEq/l) Pós-hipercapnia crônica

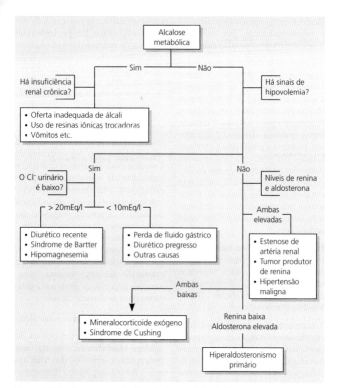

Figura VII-2 • Fluxograma do diagnóstico geral da alcalose metabólica.

pasmo, aspiração de corpo estranho), pneumonias, pneumotórax e edema pulmonar consequente à insuficiência cardíaca. Distúrbios neuromusculares e intoxicações medicamentosas (barbitúricos, sedativos e opiáceos) também são causas frequentes. A doença pulmonar obstrutiva crônica, incluindo broncodisplasias pulmonares, asma brônquica e enfisema constituem, juntamente com as causas neuromusculares (miopatias, esclerose múltipla etc.) as principais causas de acidose respiratória crônica (Tabela VII-30).

RENAL E HIDROELETROLÍTICO

Tabela VII-30 • Causas de acidose respiratória aguda e crônica.

Aguda	Crônica
1. Obstrução das vias aéreas Aspiração de corpo estranho ou vômitos, broncoespasmo generalizado Laringoespasmo, epiglotite 2. Depressão do centro respiratório Intoxicação por barbitúricos, opiáceos, anestesia geral Traumatismo cerebral, herniação tentorial 3. Distúrbios neuromusculares Polirradiculoneurite, miopatia hipocalêmica, *Mistenia gravis*, drogas Paralisia periódica, hipocalemia, hipofosfatemia, tétano, botulismo 4. Distúrbios restritivos e de difusão Pneumotórax, hemotórax Síndrome do desconforto respiratório tipo agudo na infância Insuficiência cardíaca e edema pulmonar; asma severa; pneumonia Exacerbação de doença obstrutiva crônica	1. Obstrução das vias aéreas Doença pulmonar obstrutiva crônica (asma, enfisema) Fibrose cística 2. Broncodisplasia pulmonar 3. Depressão do centro respiratório Tumor cerebral, obesidade grave 4. Distúrbios neuromusculares e de caixa torácica Poliomielite, lesões da medula vertebral, esclerose múltipla Esclerose lateral amiotrófica, miopatias, paralisia diafragmática Cifoescoliose grave 5. Distúrbios restritivos e de difusão Fibrose intersticial, doença pulmonar obstrutiva crônica Obesidade extrema e ascite grave 6. Distúrbios congênitos Hérnia diafragmática congênita, cardiopatia congênita cianótica 7. Ventilação mecânica

Manifestações clínicas: ansiedade, sudorese, alterações visuais, palidez, confusão mental, sonolência, tremores, estupor e coma, dependendo da gravidade e do tempo de instalação. Hipertensão intracraniana pode estar presente em casos graves. Muitas vezes, os sinais de hipoxemia concomitante contribuem para a sintomatologia. Taquipneia, taquicardia, arritmias cardíacas, assim como episódios de hipotensão, podem estar presentes, enquanto *cor pulmonale* e edema periférico podem se instalar nos casos crônicos.

Diagnóstico: avaliar história e os mecanismos de compensação (Tabela VII-30 e Fig. VII-3).

Tratamento: visa suprimir a causa etiológica e abordar a hipercapnia e a hipoxemia, invariavelmente presentes. Por exemplo, desobstrução mecânica ou endoscópica das vias aéreas (corpo estranho), tratamento do broncoespasmo (broncodilatadores, corticoides etc.). Terapêuticas específicas das intoxicações, fisioterapia e ventilação mecânica podem ser necessárias. A utilização de bicarbonato de sódio no trata-

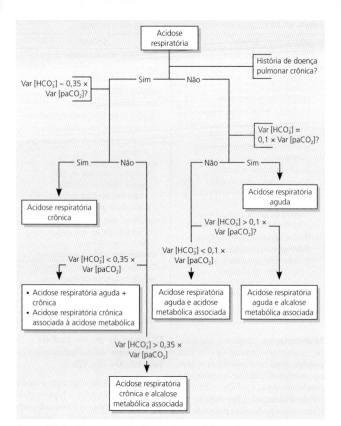

Figura VII-3 • Fluxograma do diagnóstico geral da acidose respiratória (Var = variação/delta).

mento da acidose respiratória aguda, na ausência de acidose metabólica concomitante, é especulada naqueles casos de acidemia grave (< 7,1), particularmente naqueles pacientes asmáticos necessitando de ventilação mecânica. Em pacientes sob ventilação mecânica e acidose respiratória, devem ser revistos os parâmetros, visando à ventilação alveolar adequada, particularmente com adequação da pressão inspiratória, do volume corrente e da frequência respiratória. Monitorizar e valorizar o pH arterial e, em casos de exacerbação da hipercapnia crônica, deve-se reduzir o pCO_2 gradualmente, considerando-se níveis de 45 a 60mmHg aceitáveis, desde que o pH se apresente nos limites da normalidade. Nos casos de crianças com acidose respiratória crônica, usualmente não há necessidade de correção do pH nos casos de hipercapnia grave, devido à efetividade da compensação renal. Deve-se manter oxigenação adequada e, se possível, manter ventilação efetiva, incluindo fisioterapia respiratória.

Alcalose respiratória

Etiologia: a hiperventilação primária pode ser resultado de hipoxemia (pneumopatias, insuficiência cardíaca congestiva etc.), situações de redução do pH cerebral, doenças pulmonares ou estimulação direta do centro respiratório, seja por meio de substâncias (salicilatos, nicotina) ou lesões do sistema nervoso central (processos traumáticos, vasculares, infecciosos ou neoplásicos). Iatrogenicamente, ventilação manual ou mecânica, constituem também condições habituais de alcalose respiratória em terapia intensiva, basicamente associada à utilização de frequência respiratória e/ou pressão inspiratória elevadas

Manifestações clínicas: taquipneia, ansiedade, irritabilidade, alteração do nível de consciência, alterações visuais, parestesias, câimbras, espasmos musculares e arritmias cardíacas.

Diagnóstico: avalie história e mecanismos de compensação (Tabela VII-31 e Fig. VII-4).

Tabela VII-31 • Causas de alcalose respiratória.

1. Hipoxemia
Doenças pulmonares
Crise asmática, pneumonia, fibrose intersticial, embolia pulmonar, edema pulmonar etc.
Insuficiência cardíaca congestiva
Anemia grave, baixa pressão barométrica
2. Doença pulmonar (alcalose não-corrigida com oxigenioterapia)
Pneumonia, edema pulmonar, fibrose intersticial, embolia pulmonar etc.
3. Estimulação do centro respiratório
Sepse por Gram-negativos, intoxicação por salicilatos, nicotina
Insuficiência hepática, pós-correção da acidose metabólica
Hiperventilação psicogênica ou voluntária
Gravidez, febre, ansiedade, infecção
Distúrbios neurológicos (processos traumáticos, infecciosos, neoplásicos etc.)
4. Ventilação mecânica

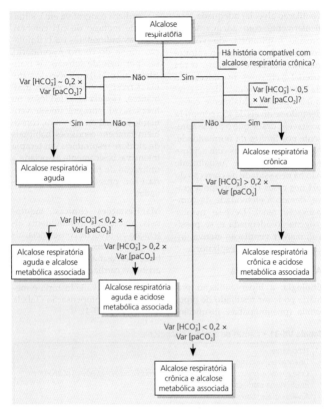

Figura VII-4 • Fluxograma do diagnóstico geral da alcalose respiratória (Var = variação/delta).

Tratamento: em geral, visa o diagnóstico e abordagem da causa etiológica (febre, ansiedade, processos pulmonares etc.) com administração de oxigenioterapia sempre que necessário, devendo-se evitar sedativos potentes e/ou administração de ácidos, como o clorídrico. Nos casos graves e sintomáticos, naqueles pacientes cooperativos, pede-se para reinspirar ciclicamente num saco de papel na tentativa de elevação da pCO_2. Ajustes na ventilação mecânica devem ser realizados, sempre que necessários, consistindo na redução dos parâmetros ventilatórios do aparelho (frequência respiratória, volume corrente e/ou pressão inspiratória). Abordagem específica dos distúrbios eletrolíticos associados.

BIBLIOGRAFIA

1. Ammari AN & Schilze KF. Uses and abuses of sodium bicarbonate in the neonatal intensive care unit. *Curr Opin Pediatrics*, 14:151-6, 2003.

2. Andrade OV, Ihara FO, Troster EJ. Metabolic acidosis in childhood: why, when and how to treat. *J Pediatr (Rio J)*, 83 (2 Suppl):11-21, 2007.

3. Andrade OVB, Matsuoka OT, Deutsch AD. Distúrbios ácido-base. In Knobel E, Stape A, Troster EJ, Deutsch AD: *Terapia Intensiva – Pediatria e Neonatogia*. Atheneu, Rio de Janeiro, 2005.

4. Carrillo-Lopes H, Chaves A, Jarillo A, Olivar V. Acid-base disorders. In Fuhrman, BP, Zimmerman JJ: *Pediatric Critical Care*. 3rd ed., Mosby Elsevier, Philadelphia, 2006.

5. Chan JCM & Mak RHK. Acid-base homeostasis. In Avner ED, Harmon WE, Niaudet P: *Pediatric Nephrology*. 5th ed. Lippincott Williams & Wilkins, Philadelphia, 2004.

6. Fall, PJ. A stepwise approach to acid-base disorders. Practical patient evaluation for metabolic acidosis and others conditions. *Postgrad Med*, 107(3):249-50, 2000.

7. Halperin ML & Goldstein MB. *Fluid, Electrolyte, and Acid-Base Physiology. A Problem-Based Approach*. 3rd ed. WB Saunders, Philadelphia, 1998.

8. Hazinski MF, Zaristsky A, Nadkarni VM e cols. *PALS Provider Manual*. Chapter 5: Fluid therapy and medications for shock and cardiac arrest. AHA, Dallas, 2002.

9. Kokko JP & Tannen RL. *Fluids and Electrolytes*. 3rd ed. WB Saunders, Philadelphia, 1996.

10. Rose BD. Acid-base physiology. In —: *Clinical Physiology of Acid-Base and Electrolyte Disorders*. McGraw-Hill, New York, 1994.

4. Pós-Operatório de Transplante Renal Pediátrico

Olberes Vitor Braga de Andrade

INTRODUÇÃO

O transplante renal pediátrico (TxR) é considerada a opção ideal de substituição da função renal em crianças portadoras de insuficiência renal crônica terminal (IRCt). Vários fatores podem determinar falha do enxerto: aspectos técnicos quanto à desproporção renal entre doador (frequentemente adulto) e receptor, condições vasculares, doença de base, a idade do doador e do receptor, imunossupressão, maior incidência de infecções, complicações urológicas, vasculares e imunológicas.

A abordagem multiprofissional e o controle clínico no pós-operatório são fundamentais, em crianças receptoras abaixo dos 10kg ou dos 2 anos de idade.

No pré-operatório, vários fatores devem ser analisados:

- Etiologia de base e preparo do receptor: avaliação do trato urinário em crianças portadoras de uropatias, tais como bexiga neurogênica (exemplo: necessidade ou não de correção cirúrgica, ampliação vesical ou realização de derivações específicas).
- Característica do doador: embora a sobrevida do enxerto seja maior com doador vivo relacionado, a utilização de doador cadáver deve ser ponderada em doenças com alta incidência de recorrência (GESF maligna, hiperoxalúria) e doadores abaixo dos 4 anos de idade (baixa sobrevida).
- Outros aspectos: transplante hepático prévio em portadores de hiperoxalúria primária; nefrectomia prévia em hipertensão arterial grave e/ou doença renal policística etc.
- Aspectos nutricionais: otimização da oferta nutricional e ingestão calórica, ponderando a utilização de sonda nasoenteral ou gastrostomia.
- Vacinações: avaliação do estado vacinal e estratégia de imunização individualizada, principalmente antes do TxR, devido às peculiaridades de conversão sorológica e predisposição de doenças infecciosas específicas do paciente renal crônico.
- Outros: aspectos imunológicos (reatividade contra painel, HLA) e psicossociais; cuidados com acesso peritoneal (Tenckhoff®) ou vascular utilizada na terapia dialítica (em casos de realização de transplante sem diálise, denomina-se transplante preemptivo); situação sorológica (CMV, hepatites B, C etc.).

IMUNOSSUPRESSÃO

Considerar diferentes protocolos e experiência das diversas instituições médicas, peculiaridades do receptor e do doador, doença de base, comorbidades, risco de rejeição aguda etc. Além da imunossupressão de manutenção com corticosteroides, agentes antiproliferativos (azatioprina, micofenolato mofetil, sirolimo) e inibidores da calcineurina (ciclosporina e tacrolimo), outras medicações e procedimentos podem ser utilizados como imunossupressão de indução com objetivo de prevenção da rejeição aguda (basiliximab, daclizumab, ATG etc.) e no tratamento da rejeição aguda ou recorrência da doença de base (pulsoterapia com metilprednisolona, OKT3, ATG, tacrolimo, rituximabe, plasmaferese etc.). Na tabela VII-32, estão relacionados alguns aspectos dos principais imunossupressores.

ASPECTOS PRÉ E INTRAOPERATÓRIOS

É importante a avaliação detalhada do histórico e do exame clínico, comorbidades associadas, aspectos quanto à realização recente de terapia dialítica, ultrafiltração, perfil e anormalidades eletrolíticas, acidobásicas, hematológicas, sinais de infecção recente etc. As estratégias de monitorização e terapêutica devem ser discutidas entre a equipe multiprofissional, relacionando-se condições de apresentação do paciente, predisposições específicas a potenciais complicações, uso de antimicrobiano profilático (cefalotina, cefazolina, cefuroxima, cefotaxima), imunossupressão etc.

É importante a colocação de cateter venoso central, disponibilizando reposição hidroeletrolítica e monitorização da pressão venosa central, e, principalmente em crianças pequenas (< 15kg), de monitorização invasiva da pressão arterial média, implantado durante a preparação anestésica. Devido à desproporção entre receptores menores e enxertos de doadores adultos e sequestro de porcentagem do débito cardíaco após restauração da anastomose vascular, há a necessidade de expansão e manutenção do volume extracelular, proporcionando adequada perfusão do enxerto. Em geral, mantém-se o paciente levemente expandido na véspera do TxR, reduzindo-se a ultrafiltração. No intraoperatório, deve-se objetivar PVC de 10 a 16cm H_2O e PAM entre 70 e 90mmHg, de acordo com a faixa etária. Conforme a necessidade, deve-se utilizar, preferencialmente, suplementação de cristaloide (soro fisiológico, 300ml/m^2/h ou ~10 a 15ml/kg/h) à solução de manutenção (400 a 600ml/m^2/dia), contabilizando também o jejum pré-operatório e o estresse cirúrgico (acréscimo aproximado de 20% do total). Eventualmente, utiliza-se dopamina (2 a 10mcg/kg/min) por curto período, coloide (albumina) ou concentrado de glóbulos (Hb < 8,0g/dl). Antes do

Tabela VII-32 • Principais imunossupressores utilizados no transplante renal pediátrico.

Medicamentos	Utilização	Dose habitual*	Principais efeitos colaterais
Corticosteroides (CE)	Manutenção	Prednisona: 0,1-2mg/kg/dia Metilprednisolona: 50-300mg/m^2	Hipertensão arterial, diabetes mélito, síndrome de Cushing, dislipidemia, déficit de crescimento, osteopenia, risco de infecções etc.
	Rejeição aguda	Metilprednisolona: 30 mg/kg/dia	
Azatioprina (AZA)	Manutenção Agente antiproliferativo	1-2mg/kg/dia	Mielossupressão, hepatotoxicidade
Micofenolato mofetil (MMF)	Manutenção Agente antiproliferativo	600-1.200mg/m^2/dia, 1-4 vezes/dia	Distúrbios gastrointestinais, maior risco de infecção por CMV Reduzir a dose quando associação com tacrolimo
Sirolimo (Rapamicina®)	Manutenção Agente antiproliferativo	1-2mg/m^2/dia 1-2 vezes/dia	Dislipidemia e plaquetopenia
Ciclosporina (CSA)	Inibidor da calcineurina	4-15mg/kg/dia	Nefrotoxicidade, hipertensão arterial, neurotoxicidade, hiperplasia gengival, acne, hipertricose Monitorar níveis séricos
Tacrolimo (FK506)	Inibidor da calcineurina	0,2-0,3mg/kg/dia, 12/12h	Efeitos similares à CSA com menos efeitos estéticos; diabetes mélito. Risco de doença linfoproliferativa pós-transplante. Monitorizar níveis séricos
Basiliximab (Simulect®)	Indução	12mg/m^2 10-20mg/dose	Dia 0 e 4 do pós-transplante
Daclizumab (Zenapax®)	Indução	1mg/kg (máx. 50 mg)	Cinco doses: no ato cirúrgico e a cada 2 semanas
OKT3		2,5mg (< 30kg) 5mg (> 30kg)	Monitorização cardiorrespiratória. Risco de anafilaxia. Evitar utilização se hipervolêmico (edema pulmonar). Risco de CMV, nefrotoxicidade, neurotoxicidade Utilizar corticóide e anti-histamínico prévio
Antitimo globulina (Atgam®)		10-15mg/kg	Febre, calafrios, artralgias, anafilaxia

* Variabilidade conforme protocolos institucionais, situação de retransplante, rejeição aguda, vascular ou crônica, período do TxR, reatividade contra painel e compatibilidade HLA, comorbidades, níveis séricos, situação individual entre outros.

desclampeamento, algumas instituições utilizam manitol (0,5 a 1,0g/kg) e furosemida (1 a 2mg/kg) para promoção da diurese. No intraoperatório, devem ser monitorizados: equilíbrio acidobásico, eletrólitos, índices hematimétricos e lactato arterial. Devem ser notificados os locais de implante e anastomoses, os tempos de isquemia quente (tempo entre a nefrectomia do doador e o início da infusão da solução de perfusão renal) e isquemia fria (tempo entre o início da perfusão até o desclampeamento vascular), o controle térmico, notificação sobre áreas renais hipoperfundidas, vasos colaterais, necessidade de "cirurgia em banco", tempo e volume de diurese e balanço hídrico.

CUIDADOS PÓS-OPERATÓRIOS

Normalmente, o paciente é extubado no centro cirúrgico, excetuando-se crianças muito pequenas ou intercorrências que justifiquem suporte ventilatório prolongado. Em terapia intensiva, devem ser realizados controles hemodinâmicos habituais, incluindo controle de PAM, PVC, $SatO_2$, diurese, balanço hídrico horário, débitos de sondas, drenos etc. A PAM deve ser tolerada entre 70 e 100mmHg, visando à boa perfusão do enxerto.

A oferta de volume e a reposição eletrolítica variam conforme o dia do pós-transplante, a quantificação da diurese (pode ser observada poliúria de até 25 a 30ml/kg/h), o balanço hídrico, o tipo de doador (espera-se disfunção do enxerto mais prolongado em doadores cadáveres), a função renal, a possibilidade ou não de ingestão oral e outras condições associadas (hipo ou hipervolemia, doença respiratória etc.).

Além da solução de manutenção repondo as perdas insensíveis (cerca de 20 a 40ml/100kcal/dia com Na^+ = 30mEq/l, K^+ = 25mEq/l e Ca^{++} = 0,5-1mEq/kg/dia, conforme controle eletrolítico individual), realiza-se a reposição de 100% das perdas urinárias, gastrointestinais e do débito por sondas ou drenos. A composição eletrolítica varia conforme o serviço, o dia pós-transplante e a resposta individual, utilizando-se soluções balanceadas com Na^+ entre 50 e 112,5mEq/l e glicose = 1,25 a 2,5% (objetivando redução de possibilidade de hiperglicemia e consequente poliúria), e complementação personalizada de cálcio, potássio e bicarbonato de sódio, conforme níveis séricos. Pode ser necessária a reposição de magnésio e fosfato e quanto maior a poliúria, maior a probabilidade de distúrbios hidroeletrolíticos. A velocidade de reposição se reduz em 75, 50 e 25% do débito urinário nos dias 2, 3 e 4 pós-transplante renal, transicionando-se progressivamente, assim que possível, a oferta para via oral.

Deve-se ter especial atenção para a analgesia, podendo-se utilizar preferencialmente analgesia peridural, ou paracetamol, dipirona e opiáceos transdérmicos ou por via parenteral. Deve-se evitar a utilização de anti-inflamatório não-hormonal e administrar protetores gástricos (ranitidina ou omeprazole). Todas as medicações devem ser ajustadas, conforme os níveis séricos ou o "clearance" de creatinina.

Hipertensão arterial deve ser controlada. Etiologia importante refere-se a dor, estresse ou hipervolemia no PO. As principais medidas iniciais incluem sedação e analgesia adequados (evitar anti-inflamatórios não-hormonais) e bloqueadores dos canais de cálcio (amlodipina, nifedipina). Utilizar inibidores e bloqueadores do SRA com cuidado (captopril, enalapril, losartan etc.). Níveis muito elevados e com sintomatologia necessitam de utilização de medidas para emergência hipertensiva, tais como o uso de nitroprussiato de sódio e, devem levantar a possibilidade de estenose de artéria renal.

Outros aspectos controversos são a utilização de heparina de baixo peso molecular, antiagregante plaquetário (prevenção de trombose vascular em crianças pequenas), tempo de antimicrobiano profilático, utilização de profilaxia para *Pneumocystis carinii*, uso de nistatina oral, antimicrobiano tópico periureteral, tempo de permanência de cateteres e sondas etc.

Níveis séricos de medicamentos, controles de imagem (ultrassonografia), e estudos radiológicos vasculares específicos devem ser realizados, conforme protocolo institucional e intercorrências clínicas. Normalmente, retira-se PAM invasiva entre o primeiro e segundo PO e sonda uretral e cateter central entre quarto e o sexto PO.

PRINCIPAIS COMPLICAÇÕES DO PÓS-TRANSPLANTE RENAL

a) Necrose tubular aguda: disfunção do enxerto, oligoanúria, hipertensão arterial.
b) Rejeição aguda
 – Disfunção renal, hipertensão arterial, febre, eosinofilia e dor no enxerto.
c) Complicações vasculares
 – Trombose de artéria renal: disfunção renal e oligoanúria.
 – Estenose de artéria renal: disfunção do enxerto, normalmente acompanhada de hipertensão arterial.
 – Trombose de veia renal: oligoanúria, disfunção do enxerto, hematúria, queda do Htc e dor intensa no enxerto renal.
 – Hematomas perienxerto: assintomática, oligoanúria, disfunção do enxerto ou queda do Htc.
d) Complicações urológicas
 – Fístula urinária: disfunção renal, oligoanúria ou anúria, ascite, dor abdominal, queda do Htc eventual.
 – Linfocele: assintomática ou disfunção ou não do enxerto com hidronefrose devido a compressão extrínseca.

e) Hipertensão arterial
   - As principais causas de HA no PO de transplante renal incluem o uso de CE, CSA, FK506, doença de base (produção de renina), estenose da artéria renal, hipercalcemia, rejeição aguda, vascular e recorrência.
f) Recorrência da doença de base
   - Disfunção renal, oligoanúria, proteinúria patológica, hipertensão arterial, edema, entre outras manifestações.
g) Infecções relacionadas
   - Bacterianas: *Staphylococcus aureus* e coagulase-negativos; Bacilos Gram-negativos *Klebsiella* sp., *Escherichia coli*, *Acinetobacter* sp., *Pseudomonas* sp., *Clostridium difficile* etc.
   - Virais: citomegalovírus, Epstein-Barr, varicela zóster, polioma BK vírus, adenovírus.
   - Pneumopatia por *Pneumocysti carinii*.
   - Fúngicas: candidíase.
h) Outras complicações
   - Rejeição crônica; síndrome hemolítico-urêmica; neoplasias; doença linfoproliferativa pós-transplante.
   - Efeitos colaterais dos imunossupressores.

BIBLIOGRAFIA

1. Benfield MR, McDonald RA, Bartosh S, Ho PL. Changing trends in pediatric transplantation: 2001 annual report of the North American Pediatric Renal Transplant Cooperative Study. *Pediatric Nephrol*, 7:321, 2003.

2. Benini V & Romão Jr. JE. Transplante renal pediátrico. In: Toporovski J, Raposo de Mello V, Martini Filho D, Benini V, Andrade OVB: *Nefrologia Pediátrica*. 2ª ed. Guanabara Koogan, Rio de Janeiro, 2006.

3. Garcia CD, Bittencourt VB, Vitola SP, Garcia VD. Transplante renal em crianças. In Garcia VD, Abbud Filho M, Neumann J, Medina Pestana JO: *Transplante de Órgãos e Tecidos*. 2ª ed. Segmento Farma, São Paulo, 2006.

4. Harmon WE. Pediatric renal transplantation. In Avner ED, Harmon WE, Niaudet P: *Pediatric Nephrology*. 5th ed. Lippincott Williams & Wilkins, Philadelphia, 2004.

5. Medina Pestana JO, Carvalhaes JTA, Machado PGP. Transplante renal. In Carvalho WE, Hischheimer MR, Matsumoto T: *Terapia Intensiva Pediátrica*. 3ª ed. Atheneu, Rio de Janeiro, 2006.

6. Shapiro R. Pediatric renal transplantation: review of recent literature. *Curr Opin Organ Transplantation*, 5:324-9, 2000.

Parte VIII. Endócrino

coordenador • *José Luiz Brant de Carvalho Britto*

1. Cetoacidose Diabética

Vaê Dichtchekenian
Adalberto Stape

DEFINIÇÃO

A principal característica da cetoacidose diabética (CAD) é o seu caráter de gravidade; 25% dos casos manifesta-se como quadro inicial do diabetes mélito tipo 1 (DM1), dos quais 15% com quadro grave. Em crianças menores de 4 anos, em que os sinais e sintomas são difíceis de serem reconhecidos, a incidência de CAD é maior e mais grave.

É definida a partir de glicemia superior a 300mg/dl, pH sérico inferior a 7,3 e/ou bicarbonato sérico inferior a 15mEq/l e presença de cetonúria e/ou cetonemia > 3,0mg/dl. Essa situação é decorrente da produção insuficiente, ou mesmo ausente, de insulina pela célula beta do pâncreas. A sua fisiopatologia pode ser vista na figura VIII-1.

CARACTERÍSTICAS CLÍNICAS

Cerca de 25 a 40% das crianças e adolescentes portadoras de DM1 têm seu diagnóstico firmado somente no primeiro episódio de cetoacidose diabética. Esses números são maiores quanto menor é a idade do paciente. As principais características clínicas da CAD estão dispostas na tabela VIII-1.

Existem alguns fatores precipitantes da CAD que dependem da faixa etária do paciente (Tabela VIII-2).

Tabela VIII-1 • Características clínicas da cetoacidose diabética.

Sintomas	Poliúria
	Sede e polidipsia
	Perda de peso
	Dor abdominal
	Fraqueza
	Vômitos
	Dificuldade respiratória
	Confusão mental
Sinais	Letargia
	Desidratação
	Pressão arterial normal ou raramente baixa
	Respiração acidótica ou mesmo deprimida
	Hálito cetônico
	Temperatura normal
	Desordem da consciência
	Inconsciência

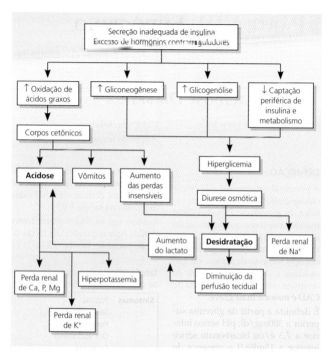

Figura VIII-1 • Fisiopatologia da cetoacidose diabética.

Tabela VIII-2 • Fatores precipitantes da cetoacidose diabética.

Crianças	Adolescentes
Primodescompensação	Subdoses de insulina ou diminuição de dose para prevenir hipoglicemia
Estresse emocional e físico	Omissão de injeções
Infecções virais e bacterianas	Abuso de bebidas alcoólicas associado aos fatores acima
Omissão ocasional de insulina	Bulimia, principalmente em meninas

DIAGNÓSTICO

O diagnóstico pode ser confirmado rapidamente com teste capilar para glicemia, porém deve-se estar atento para as condições do aparelho, das fitas e do pessoal treinado.

EXAMES DE LABORATÓRIO

Na admissão do paciente deve-se solicitar:
- Glicemia de ponta de dedo.
- Glicemia sérica.
- Na^+, K^+ e Cl^-.
- Ureia e creatinina.
- Cálcio total e iônico, magnésio e fósforo.
- Gasometria (venosa).
- β-OH butirato e/ou cetonúria.

Para a avaliação de processo infeccioso desencadeador:
- Hemograma.
- Hemocultura e antibiograma.
- Urocultura e antibiograma.
- Radiografia de tórax se houver indicação.
- LCR se houver indicação.

TRATAMENTO

A primeira medida no tratamento da CAD é aplicar o ABC da reanimação. Manter a via aérea desobstruída e ofertar oxigênio. Na presença de depressão respiratória pode ser necessária a oxigenação do paciente com máscara ou mesmo ventilação mecânica. Se o paciente estiver com a consciência comprometida, inserir a sonda nasogástrica, aspirar o conteúdo gástrico e deixá-la drenando livremente.

Garantir acesso venoso, periférico ou central, e iniciar reposição de volume.

Reposição de volume

A perda estimada de volume numa CAD gira em torno de 10%, e a reposição deve ser lenta e gradativa:

- *Paciente com desidratação de algum grau*
  Solução fisiológica:
  20ml/kg/h na 1ª hora
  10ml/kg/h nas horas subsequentes
- *Paciente em choque hipovolêmico*
  Solução fisiológica:
  50ml/kg/h na 1ª hora
  20ml/kg/h na 2ª hora
  10ml/kg/h nas horas subsequentes

Atenção: Após a primeira hora reavaliar a glicemia, que usualmente diminui com a hidratação.

Insulinoterapia

Infusão contínua

Deve ser iniciada a partir da 2ª hora. Utiliza-se a insulina humana regular (R).

Dose: 0,1U/kg/h em veia separada.

Preparo: solução fisiológica: 500ml
insulina R: 50U

Desprezar 50ml da solução através do equipo de soro, para saturar os receptores que captam insulina.

Essa solução terá uma concentração de insulina de 0,1U/ml, e deve ser infundida preferencialmente com bomba de infusão ou ser colocada em bureta, com volume restrito, para evitar uma infusão inadvertidamente rápida.

Com esse esquema, usualmente a queda da glicemia fica em torno de 60 a 80mg/dl/h. Se a queda for superior a 90mg/dl/h, a velocidade de infusão de insulina é diminuída à metade (0,05U/kg/h).

Quando a glicemia atingir de 250 a 300mg/dl, acrescenta-se soro glicosado a 5% ao soro de hidratação, diminui-se a infusão de insulina para 0,05U/kg/h. Caso haja aumento ou queda da glicemia, deve ser acrescentado ou retirado em 50% a infusão de insulina. Mantém-se tal ritmo por 24h até ser restabelecida a aceitação hídrica e alimentar e revertido a cetose.

Insulina subcutânea

A insulina R subcutânea deve ser iniciada 30min antes de suspender a infusão contínua.

Dose: 0,1 a 0,2U/kg a cada 4h, por 24h.

A insulina humana de ação intermediária, deve ser iniciada na fase de manutenção.

Dose: 0,8U/kg/dia, 2/3 pela manhã e 1/3 à noite.

Tratamento alternativo com insulina-lispro

Via subcutânea

A insulina Lispro é um análogo da insulina humana obtida pela inversão molecular Lis[B28] Pro[B29], de ação ultrarrápida.

A proposta desse tratamento por via subcutânea é de simplificar a terapêutica da cetoacidose diabética, por dispensar a punção de uma segunda veia exclusiva para insulinoterapia.

O início de ação da Lispro é de cerca de 15min, o pico máximo em 30 a 45min e desaparece entre 2 a 4h.

Deve ser iniciada a partir da segunda hora, após a melhora da perfusão tecidual.

Dose: 0,15 U/kg a cada 2h.

Se a taxa de queda da glicemia for > 100mg/dl, diminuir a dose para 0,1U/kg a cada 2h. Quando a glicemia estiver ≤ 250mg/dl, acrescentar soro glicosado a 5%.

Se o paciente tiver condições de receber a dieta por VO, iniciar a oferta com líquidos e dieta leve, não sendo necessário, nesse caso, o soro glicosado a 5%.

Manutenção: Lispro 0,15U/kg a cada 4h.

Início da insulina de ação intermediária: após no mínimo 12h do tratamento com a Lispro.

Reposição de potássio, fosfato e magnésio

O potássio e o fosfato devem ser iniciados a partir da segunda hora, com diurese presente e K⁺ sérico < 6,5mEq/l. O magnésio também pode ser iniciado.

Dose de KCl a 19,1%: 20 a 40mEq/l de reposição de volume. A velocidade de infusão não deve ultrapassar 0,5mEq/kg/h.

Opção: sais de fosfato de potássio.

Dose: fosfato diácido potássico 25% (2,0mEq/ml de K$^+$): 1/3 reposição;

KCl a 19,1% (2,5mEq/ml de K$^+$): 2/3 reposição.

A redução dos níveis de Mg^{++} provoca resistência à ação da insulina e, quando detectada, deve ser corrigida, acrescentando-se ao soro de hidratação.

Sulfato de magnésio a 10%: 0,8mEq/ml de Mg^{++}.

Dose: 0,5mEq/100kcal.

Reposição de bicarbonato de sódio

Repor sempre com cautela, pois com o controle da volemia e insulinoterapia há correção parcial da acidemia. A reposição de bicarbonato está indicada somente se pH < 7,0 mantido após hidratação.

Dose: 1mEq/kg.

MONITORIZAÇÃO LABORATORIAL

A cada hora – glicemia capilar.

A cada micção – glicosúria e cetonúria.

Duas horas após o início da fase de reparação:

Beta-hidroxibutirato e/ou cetonúria.

Gasometria venosa.

Glicemia e glicemia capilar.

Na$^+$, K$^+$, P, Mg^{++}, ureia, creatinina.

Quando a glicemia capilar estiver menor do que 250mg/dl:

Beta-hidroxibutirato e/ou cetonúria.

Glicemia e glicemia capilar.

Na$^+$, K$^+$, P, Mg^{++}, ureia, creatinina.

Com 6, 12 e 24 horas após glicemia capilar menor do que 250mg/dl:

Beta-hidroxibutirato e/ou cetonúria

Glicemia.

COMPLICAÇÕES

Edema cerebral

Na suspeita de edema cerebral (confusão, convulsão e coma), afastar e tratar em primeiro lugar a hipoglicemia, parar a infusão de insulina, checar distúrbios do sódio e osmolaridade séricos e em seguida pode-se administrar manitol a 20%.

Dose: 0,5 a 1,0g/kg, IV, em 5 a 10min.

Se houver piora do quadro clínico e deterioração neurológica, deve-se investigar com realização de imagens (TC ou RM de crânio) e iniciar terapia específica para hipertensão intracraniana.

Subtratamento

Acidose não-resolvida.

Glicemia que não cai adequadamente.

Cetoacidose recorrente.

Excesso de tratamento

Hipoglicemia.

Hipocalemia não-reconhecida.

Piora do estado neurológico por excesso de bicarbonato de sódio.

BIBLIOGRAFIA

1. Carlotti AP, Bohn D, Halperin ML. Importance of timing of risk factors for cerebral on edema during therapy for ketoacidosis. *Arch Dis Child*, 88(2):170-3, 2003.

2. Della Manna T, Damiani D, Dichtchekenian V, Setian N. Diabetes mellitus na infância e adolescência. In: *Endocrinologia Pediátrica*. 2ª ed. Setian N: Sarvier, São Paulo, 2002.

3. Dichtchekenian V & Stape A. Cetoacidose diabética. In Knobel E: *Terapia Intensiva – Pediatria e Neonatologia*. Atheneu, Rio de Janeiro, 2005, p. 465-70.

4. Kohane DS, Tobin JR, Kohane IS. Endocrine, mineral, and metabolic disease in pediatric intensive care. In Rogers MC: *Textbook of Pediatric Intensive Care*. Williams & Wilkins, Baltimore, 1996.

5. Krane EJ. Diabetic ketoacidosis and osmolar disorders. In Zucker AR, Steinhorn DM: *Current Concepts in Pediatric Critical Care*. Society of Critical Care Medicine, USA, 1997.

6. Harris GD & Fiordalisi I. Physiologic management of DKA. *Arch Dis Child*, 87(5):451-2, 2002.

7. Setian N. O que é cetoacidose diabética? In Setian N, Damiani D, Dichtchekenian V: *Diabetes Mellitus na Criança e no Adolescente. Encarando o Desafio*. Sarvier, São Paulo, 1995.

2. Insuficiência Adrenal Aguda

Teresa Cristina Gomes Alfinito Vieira
Cristiane Freitas Pizarro

INTRODUÇÃO

O córtex suprarrenal ou adrenal produz uma variedade de compostos esteroides. Os principais são o cortisol (hidrocortisona) e a aldosterona. O cortisol é um glicocorticoide produzido na zona fasciculada sob o estímulo do ACTH (hormônio adrenocorticotrófico) hipofisário, e exerce um "feed-back" negativo na secreção de ACTH. O CRH (hormônio liberador de corticotrofina) hipotalâmico é o mais importante regulador da liberação de ACTH. A aldosterona é um mineralocorticoide produzido na zona glomerulosa sob estímulo do sistema renina-angiotensina. Sua ação na retenção de sódio e perda de potássio e hidrogênio pelos túbulos renais é essencial para a manutenção do volume plasmático corporal, da pressão arterial e do equilíbrio hidroeletrolítico.

Ações metabólicas do cortisol: aumento da gliconeogênese hepática e inibição da captação de glicose pelo tecido adiposo; liberação de ácidos graxos livres do tecido adiposo; e liberação de aminoácidos dos músculos.

O resultado desses processos metabólicos é o fornecimento de energia e substrato para as células durante os períodos de estresse e doença grave, favorecendo o reparo celular e a manutenção da homeostase dos vários órgãos e sistemas.

Outras ações do cortisol: é importante para a manutenção da resposta cardiovascular normal à angiotensina II, à epinefrina e à norepinefrina, contribuindo para a manutenção da contratilidade cardíaca, do tônus vascular e da pressão arterial; tem atividade anti-inflamatória e imunossupressora, modulando a produção de citocinas (interleucinas, interferon gama, TNF) e de outros mediadores inflamatórios.

Muitas fontes de estresse, como infecção, traumatismo, febre, queimaduras, cirurgia, hipoglicemia, hemorragia, dor intensa, ativam o eixo hipotálamo-hipófise-adrenal (HHA), havendo a liberação de ACTH hipofisário que, por sua vez, estimula a secreção de cortisol pelo córtex adrenal. Quanto maior o estresse, maior a liberação de cortisol pelo córtex adrenal.

ETIOLOGIA DA INSUFICIÊNCIA ADRENAL AGUDA

A insuficiência adrenal aguda (IAA) resulta de função adrenocortical inadequada, que pode ser decorrente da destruição do córtex adrenal (**insuficiência adrenal primária**), da secreção deficiente de ACTH pela hipófise ou de CRH pelo hipotálamo (**insuficiência adrenal secundária e terciária**) e de resistência periférica à ação dos glicocorticoides (Tabela VIII-3). Na insuficiência adrenal primária, há deficiência tanto de glicocorticoide quanto de mineralocorticoide e os níveis de ACTH estão marcadamente elevados. Na insuficiência adrenal secundária, a secreção diminuída de ACTH ou de CRH leva apenas à deficiência de glicocorticoides.

QUADRO CLÍNICO

• **Sinais e sintomas decorrentes de deficiência glicocorticoide** – anorexia, perda de peso, fraqueza, mal estar, náuseas, vômitos, dor abdominal, diarreia, hipoglicemia, mudanças inexplicáveis do nível de consciência, convulsão, débito cardíaco baixo, escurecimento da pele (na insuficiência adrenal primária).

• **Sinais e sintomas decorrentes de deficiência mineralocorticoide** – fraqueza, vontade de comer sal, hipotensão postural, desidratação, choque.

• **No paciente gravemente enfermo, em choque,** a insuficiência adrenal aguda pode ser indistinguível do choque séptico e hipovolêmico. Na maioria das vezes, suspeita-se de IAA em pacientes com sepse grave e choque séptico quan-

Tabela VIII-3 • Causas de IAA na criança.

Insuficiência adrenal primária	Congênita	• Hiperplasia adrenal congênita • Aplasia adrenal, hipoplasia adrenal ligada ao X, deficiência familiar de glicocorticoide (ausência de resposta adrenal ao ACTH) • Deficiência isolada de mineralocorticoide • Mais raras: adrenoleucodistrofia, deficiência da enzima lipase ácida (Wolman), deficiência da enzima esteroide sulfatase (ictiose ligada ao X)
	Adquirida	• Hemorragia adrenal do recém-nascido • Hemorragia adrenal da infecção aguda: miningococcemia (Waterhouse-Friedrichsen), infecção pneumocócica, estreptocócica, Gram-negativos • Infecção crônica das adrenais (tuberculose, fungos, HIV) • Adrenalite autoimune, endocrinopatia autoimune poliglandular • Adrenalectomia por doença de Cushing • Medicamentos: mitotano, ketoconazol, aminoglutetimida, etomidato
Insuficiência adrenal secundária	Congênita	• Hipopituitarismo: deficiência isolada de ACTH ou deficiência combinada de hormônios hipofisários
	Adquirida	• Interrupção abrupta do tratamento prolongado com corticosteroides ou não-aumento da dose no estresse • Remoção unilateral de tumor adrenal produtor de cortisol • Recém-nascidos de mães em uso de CE ou hipercortisolêmicas • Tumores da região hipotálamo-hipofisária • Traumatismo cranioencefálico • Cirurgia ou irradiação da região hipotálamo-hipofisária • Hipofisite autoimune
Resistência congênita de órgãos-alvos		• Resistência ao cortisol (mutação do receptor de cortisol nos tecidos) • Resistência à aldosterona = pseudoaldosteronismo (mutação do receptor de mineralocorticoide)

do eles apresentam hipotensão refratária a fluidoterapia e às medicações vasoativas.

• A causa mais frequente de insuficiência adrenal aguda no período neonatal é a hiperplasia adrenal congênita (HAC) clássica por deficiência da enzima 21-hidroxilase (21-OH). Essa deficiência leva a excesso de andrógenos no período pré-natal, causando vários graus de virilização da genitália em meninas (nos meninos a genitália é normal). Dois terços das crianças portadoras de HAC por deficiência de 21 OH apresentam deficiência de aldosterona que se manifesta por hiponatremia e hipercalemia ao redor da segunda ou terceira semana de vida. Se não tratada prontamente, essa "crise de perda de sal" leva ao choque e à morte nas primeiras semanas de vida.

DIAGNÓSTICO

O diagnóstico de insuficiência adrenal fundamenta-se inicialmente na suspeita clínica, pois o início imediato da terapia salva a vida do paciente e os resultados dos testes diagnósticos definitivos são demorados.

Quadro bioquímico sugestivo de IAA

- anormalidades eletrolíticas: hipoglicemia (gliconeogênese deficiente), hiponatremia, hipercalemia, acidose hipoclorêmica, hipercalcemia (secundária à desidratação, Ca^{++} é normal); e
- hemoconcentração (desidratação), eosinofilia, neutropenia, linfocitose relativa.

Quadro hormonal definitivo de IAA

- **Cortisol sérico**
  - há perda do ritmo circadiano do cortisol e a dosagem aleatória de cortisol a qualquer hora do dia ou da noite revela cortisol < 18mcg/dl;
  - os níveis de cortisol guardam dependência com a proteína carreadora do cortisol, CBG. Assim, pacientes com hipoproteinemia e albumina < 2,5g/l podem apresentar cortisol sérico < 18mcg/dl e não apresentar insuficiência adrenal, pois seu cortisol livre pode estar normal.
- **ACTH**: elevado na insuficiência adrenal primária e diminuído na secundária.
- **Aldosterona sérica**: diminuída com aumento da atividade da renina plasmática, na insuficiência adrenal primária.
- **Teste de estímulo com ACTH**: avalia a reserva de cortisol da glândula adrenal. A literatura é controversa quanto à dose de cortrosina a ser utilizada para a realização do teste de estímulo com ACTH. A dose classicamente utilizada é de 250mcg, contudo, alguns trabalhos têm utilizado a dose de 1mcg com sucesso, essa dose dá maior sensibilidade ao teste. Por não haver um consenso na literatura, sugere-se como critério para a definição de resposta adrenal inadequada na situação de estresse, a presença de um incremento de cortisol 9mcg/dl, 30 e 60min após a infusão IV de 250mcg de cortrosina. Nas crianças graves, em choque refratário à fluidoterapia e a medicações vasoativas, o teste de

estímulo ACTH pode ter valor para desmascarar insuficiência adrenal relativa, isto é, a baixa reserva de cortisol na presença de cortisol aleatório normal:

- **Insuficiência adrenal relativa**: cortisol ≥ 20µg/dl, com incremento de 9µg/dl, 30 a 60min após estímulo com ACTH (IM ou IV).
- **Insuficiência adrenal absoluta**: cortisol < 20µg/dl e incremento de 9µg/dl, 30 a 60min após estímulo com ACTH (IM ou IV).

TRATAMENTO

O tratamento da insuficiência adrenal deve ser imediato e baseia-se na administração de fluidos, glicocorticoide e na correção do distúrbio metabólico. Se ainda não houver diagnóstico etiológico para a insuficiência adrenal, deve-se obter, antes do início do tratamento, uma amostra de sangue em tubo seco para dosagem de cortisol, ACTH (tubo no gelo), aldosterona, atividade da renina plasmática e 17OH-progesterona.

1. Reposição imediata de fluidos e glicocorticoide

- **Choque**:
  - ABC da reanimação cardiovascular.
  - Soro fisiológico a 0,9%: 20ml/kg, IV, rápido e repetir, se necessário, até o restabelecimento hemodinâmico (melhora da perfusão, elevação da PA, redução da FC e retorno da diurese).
- **Hipoglicemia**: glicose a 25%: 2 a 4ml/kg, IV, (no RN, oferecer soro glicosado a 10%).
- **Reposição hormonal de ataque**:
  - Succinato de hidrocortisona: dose de ataque imediatamente após a suspeita diagnóstica. Considerar as seguintes doses de ataque:
    - **criança < 1ano**: 25 a 30mg, IV, em bolo;
    - **criança entre 1 e 3 anos**: 40mg, IV, em bolo.
    - **criança entre 3 e 10 anos**: 50 a 75mg, IV em bolo.
    - **adolescentes e adultos**: 100mg, IV, em bolo.

Atenção: a dose mínima de ataque de hidrocortisona a ser dada na emergência é de 3mg/kg; em caso de dificuldade em estabelecer acesso venoso, administrar hidrocortisona IM primeiro e depois continuar tentando obter acesso venoso.

2. Reposição hormonal após a dose de ataque

- Com o acesso venoso estabelecido, administrar hidrocortisona na dose de 100mg/m^2/dia contínuo, em bomba de infusão, ou dividido a cada 6h, IV. Essa dose alta deverá ser mantida durante o tempo de estresse grave.
- Terapêutica com mineralocorticoide: no caso de insuficiência adrenal primária, não é necessário o tratamento com mineralocorticoide enquanto o paciente

ENDÓCRINO

estiver recebendo altas doses de hidrocortisona, pois 25mg de hidrocortisona tem atividade mineralocorticoide equivalente a 0,1mg de 9-α acetato fluidrocortisona (Florinefe®).

3. Fluidoterapia de manutenção

- Após o controle do choque, oferecer: soro fisiológico a 0,9% + 5% de glicose: 100ml/100kcal/24h. O fluido não deve conter potássio até que o K⁺ sérico esteja dentro dos limites normais.

4. Suspensão da fluidoterapia IV e diminuição da dose de glicocorticoide

- Após 24h, a dose de glicocorticoide pode ser gradativamente diminuída, de acordo com a melhora do estresse que precipitou a crise.
- Quando a criança aceitar líquidos por VO, a fluidoterapia IV deve ser descontinuada e o glicocorticoide deverá ser dado por VO: acetato de hidrocortisona, 15 a 25mg/m²/dia, dividido de 8/8h.

5. Terapia de manutenção do glicocorticoide e mineralocorticoide

Passada a crise aguda, a criança necessitará de reposição em longo prazo de glicocorticoide e mineralocorticoide (na insuficiência adrenal primária) ou só de glicocorticoide (na insuficiência adrenal secundária).

- Acetato de hidrocortisona: 8 a 15mg/m²/dia dividido de 8/8h, VO.
- 9-α acetato de fluidrocortisona (Florinefe®): 0,05 a 0,2mg/dia, VO dose única diária.

6. Tratamento glicocorticoide no paciente em choque séptico, refratário às catecolaminas

- Insuficiência adrenal absoluta e relativa são comuns e subdiagnosticadas em crianças criticamente enfermas com choque séptico refratário às catecolaminas; para a faixa etária pediátrica, a dose de hidrocortisona ainda não é bem estabelecida. Como proposta, sugere-se dose de ataque de 5 a 10mg/kg de hidrocortisona, IV, seguida por dose de manutenção de 100mg/m²/dia, 6/6h, por um mínimo de cinco dias ou até a reversão do choque.

7. Tratamento glicocorticoide durante o estresse

Os pacientes com IAA previamente diagnosticada e internados em UTI por outros motivos:

- A dose de hidrocortisona que o paciente toma diariamente deve ser dobrada ou triplicada nas situações de estresse como infecção ou traumatismo

8. Tratamento para o paciente com IAA submetido a cirurgia

Succinato sódico de hidrocortisona (Flebocortid®):

- 25mg/m², IV, imediatamente antes do início da cirurgia;

- 50mg/m², IV, contínuo durante a cirurgia;
- 50mg/m², IV, contínuo durante as 24h restantes;
- enquanto o paciente não for capaz de aceitar tratamento VO, continuar infusão IV na dose de 50 a 75mg/m²/24h.

BIBLIOGRAFIA

1. Annane D, Bellissant E, Bollaert PE e cols. Corticosteroids or severe sepsis and septic shock: a systematic review and meta-analysis. *BMJ*, 329:480-9, 2004.

2. Beishuizen A & Thijs LG. Relative adrenal failure in intensive care: Na identifiable problem requiring treatment? *Best Pract Res Clin Endocrinol Metab*, 4:513-31, 2001.

3. Hatherill M, Tibby SM, Hillard T e cols. Adrenal insufficiency in septic shock. *Arch Dis Child*, 80:51-5, 1999.

4. Lamberts SW & Brining HA, de Jong FH. Corticosteroid therapy in severe illness. *N Engl J Med*, 337:1285-92, 1997.

5. Marik PE & Zaloga GP. Adrenal Insufficiency in the critically ill: a new look at old problem. *Chest*, 122:1784-96, 2002.

6. Pizarro CF, Troster EJ, Damiani D, Carcillo JA. Absolute and relative adrenal insufficiency in children with septic shock. *Crit Care Med*, 33(4):855-9, 2005.

7. Salvatori R. Adrenal insufficiency. *JAMA*, 294(19):2481-88, 2005.

8. Singhi SC. Adrenal Insufficiency in critical ill children: many unanswered questions. *Pediatr Crit Care Med*, 3:200-1, 2002.

3. Distúrbios do Hormônio Antidiurético e Síndrome Perdedora de Sal

Jaques Sztajnbok
Silvia Goldstein

SÍNDROME DA SECREÇÃO INAPROPRIADA DE HORMÔNIO ANTIDIURÉTICO

O hormônio antidiurético (HAD) é produzido nas células dos núcleos hipotalâmicos anteriores e é armazenado na hipófise anterior. Quando lançado na corrente sanguínea age nas porções distais do néfron cortical aumentando sua permeabilidade à água. São mecanismos que regulam a sua liberação: 1. osmorreceptores, estimulam sua liberação diante do aumento da os-

ENDÓCRINO

molaridade sérica; 2. barorreceptores, estimulam sua liberação diante da queda da pressão arterial; e 3. receptores de volume intravascular, que estimulam sua liberação com a diminuição de pressão.

Diagnóstico

O diagnóstico de síndrome da secreção inapropriada de hormônio antidiurético (SSIHAD) é adequado somente em estados euvolêmicos (ou até hipervolêmicos). Nessa condição, a liberação de HAD ocorre sem estímulos fisiológicos, osmolalidade ou volume-dependentes.

Podem ser causas de SSIHAD: doenças que afetam o sistema nervoso central (SNC), doenças que afetam os pulmões, neoplasias que liberam HAD, substâncias que aumentam a liberação de HAD ou que potencializam sua ação (Tabela VIII-4).

Tabela VIII-4 • Condições clínicas associadas com SSIHAD.

Distúrbios do SNC	Meningite, abscesso cerebral, encefalite, Guillain-Barré TCE, hemorragia subaracnoidea, hematomas subdurais Lesões isquêmicas por trombose ou vasculite Atrofia cerebral, hipoplasia mediofacial Esclerose múltipla, porfiria aguda intermitente, distrofia miotônica Polidipsia psicogênica Fusão espinhal
Doenças torácicas	**Por síntese de substância HAD-símile** Pneumonias por vírus, micoplasma, bactérias ou fungos Tuberculose ou cavitação pulmonar **Por estímulo dos receptores de volume do átrio** Pneumotórax, enfisema pulmonar, atelectasias Ventilação pulmonar mecânica Pericardite, ICC
Medicamentos	Vincristina, ciclofosfamida, carbamazepina, morfina, fenotiazida, acetoaminofeno, indometacina
Neoplasias	Pulmão, duodeno, pâncres, laringe, glândulas salivares, linfomas, leucemias, histiocitoses, melanoma, neuroblastoma, tumor de pescoço, tumor de reto, prolactinoma, tumor de próstata
Outras	Dor, estresse, hipertermia e fome, hipotensão prolongada Addison, hipopituitarismo, hipotireoidismo Idiopática Lúpus eritematoso sistêmico, poliarterite nodosa Mononucleose, botulismo, riquetsiose

Suspeita clínica deve ser feita quando paciente não-hipovolêmico apresentar hiponatremia, baixo débito urinário, osmolaridade urinária alta, excreção urinária aumentada de sódio. O diagnóstico é caracterizado por: hiponatremia, osmolalidade sérica diminuída (menor que 280mOsm/kg) com aumento inapropriado na osmolalidade urinária, sódio urinário geralmente maior que 20mEq/l, ureia sérica nitrogenada normal ou baixa (menor que 10mg/dl) e hipouricemia (menor que 4mg/dl) (Tabela VIII-5).

Os sinais e sintomas aparecem de acordo com o grau de hiponatremia. Geralmente, quando o sódio sérico é menor do que 125mEq/l, o paciente pode apresentar anorexia com náuseas e vômitos, letargia, irritação, confusão mental, fraqueza muscular, hiporreflexia e até convulsão.

Tratamento

A SSIHAD raramente é idiopática. Portanto, inicia-se o tratamento com a resolução da doença de base ou do fator estimulante do HAD.

Para o tratamento do distúrbio hidroeletrolítico:

- restrição hídrica (1/2 a 2/3 das necessidades basais);
- oferta basal de sódio;

Tabela VIII-5 • Diagnóstico de SSIHAD.

Achados essenciais
Diminuição da osmolalidade efetiva (< 275mOsm/kg de H_2O)
Osmolalidade urinária > 100mOsm/kg de H_2O durante a hipotonicidade
Euvolemia clínica
• sem sinais clínicos de depleção de volume fluídico extravascular
• sem sinais clínicos de excesso de fluido extracelular
Sódio urinário > 40mOsm/l com oferta normal
Função normal da tiroide e da adrenal
Sem uso recente de diurético

Achados complementares
Ácido úrico plasmático < 4mg/dl
Ureia < 10mg/dl
Fração de excreção de sódio > 1%; fração de excreção da ureia > 55%
Falha na correção da hiponatremia após infusão de NaCl a 0,9%
Correção da hiponatremia com restrição fluidica
Resultado anormal após teste de sobrecarga de água (< 80% excreção de 20ml/kg em 48h); ou diluição urinária inadequada
Nível plasmático elevado de HAD, apesar da presença de hipotonicidade e euvolemia clínica

ENDÓCRINO

- correção rápida do sódio com solução hipertônica só é necessária quando houver sintomas relacionados à hiponatremia, segundo a fórmula de correção do sódio:

  mEq de Na a ser reposto = (125 − Na encontrado) × 0,6 × peso em kg

- pode ser necessário o uso associado de furosemida, se distúrbios relacionados a hipervolemia forem importantes.

O tratamento da hiponatremia associada à SSIHAD está na figura VIII-2.

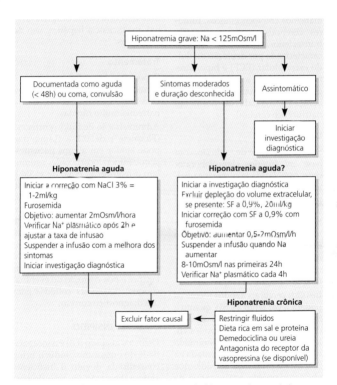

Figura VIII-2 • Algoritmo para o tratamento da hiponatremia associada com a SSIHAD.

SÍNDROME CEREBRAL PERDEDORA DE SAL

A síndrome cerebral perdedora de sal, do inglês *"cerebral salt wasting syndrome"* (CSW), foi descrita inicialmente em pacientes com doenças cerebrais por volta de 1950. Já foi reportada em casos de hemorragia subaracnoide, infecções, traumatismos cranioencefálicos, tumores cerebrais, cirurgia pituitária transesfenoidal e neurocirurgias. É caracterizada por depleção do fluido extracelular (ECF) e hiponatremia secundária a natriurese progressiva e desproporcional, por liberação exagerada do hormônio natriurético cerebral.

Diagnóstico

Seu diagnóstico é de exclusão, com base em critérios clinicolaboratoriais: osmolaridade plasmática baixa com osmolaidade urinária inapropriadamente alta (osmolaridade urinária/plasmática maior que 1), hiponatremia com sódio urinário maior que 20mmol/l, hematócrito normal ou alto, ureia plasmática normal ou alta. As manifestações clínicas dependem da rapidez de instalação e do grau da hiponatremia.

Insultos cerebrais agudos idênticos podem levar tanto à CSW quanto à SSIHAD. O que diferencia um quadro do outro é essencialmente a volemia do paciente (ECF): diminuída na CSW e normal ou aumentada na SSIHAD e o balanço de sódio que obrigatoriamente está negativo na CSW. Outros dados que podem ajudar estão na tabela VIII-6.

Como há depleção da volemia, há estímulo para a liberação de HAD. Portanto, a maioria dos pacientes com CSW tem níveis circulantes de HAD elevados.

Outros diagnósticos diferenciais: tubulopatia renal (alteração de excreção tubular de fósforo, hipocalemia, proteinúria), deficiência de mineralocorticoide, insuficiência renal, insuficiência hepática, uso de diuréticos.

Tratamento

Reposição de sódio associado à correção do déficit de volume extracelular, evitando correções da natremia muito rápidas.

Administração de fluidocortisona (Florinefe®) de 0,2 a 0,4mg/dia, pode ajudar em alguns pacientes, já que mineralocorticoides estimulam a reabsorção renal de sódio e cloro. Nesse caso, o nível sérico de potássio deve ser monitorizado pela possibilidade de hipocalemia. O fato de ocorrer resposta clínica não significa que o paciente apresenta deficiência mineralocorticoide. As dosagens hormonais pré e pós-correção do volume extracelular (pré e pós-correção do eventual choque) devem ser colhidas para um diagnóstico correto.

DIABETES INSÍPIDO

Diabetes insípido (DI) é a incapacidade do organismo produzir urina concentrada devido à ineficiente síntese, liberação ou ação do hormônio antidiurético (HAD). Existem duas categorias de síndrome:

ENDÓCRINO

Tabela VIII-6 • Diagnóstico diferencial entre CSW e SSIHAD.

Variável	CSW	SSIHAD
Volume plasmático	Diminuído	Normal ou aumentado
Hipovolemia	Sim	Não
Concentração plasmática de sódio	Baixa	Baixa
Concentração urinária de sódio	Alta (muito alta)	Normal ou alta
Diurese	Aumentada ou normal	Diminuída ou normal
Atividade plasmática da renina	Suprimida	Suprimida
Concentração plasmática de aldosterona	Suprimida	Normal ou alta
Concentração plasmática de HAD	Normal ou aumentada	Aumentada
Concentração sérica de ácido úrico	Normal ou diminuída	Diminuída
Concentração plasmática do hormônio natriurético cerebral	Alta	Alta
Pressão venosa central	Diminuída	Normal ou pouco aumentada
Peso corpóreo	Diminuído	Normal ou aumentado

diabetes insípido central (por insuficiente síntese ou liberação do HAD em resposta a estímulo fisiológico) e diabetes insípido nefrogênico (por incapacidade das porções distais do néfron em responder aos estímulos induzidos pelo HAD).

Etiologia

O DI central geralmente está associado a lesões do SNC incluindo traumatismos e tumores. Alterações do eixo hipotálamo-hipofisário devem ser pesquisadas. É de extrema importância a investigação de processos tumorais nessa região desencadeando o quadro. Já o DI nefrogênico, na maioria dos casos, é doença genética ligada ao X dominante (DI nefrogênico primário). Porém, muitas condições clínicas (causas secundárias) podem causar inibição da ação do HAD no túbulo de modo transitório ou permanente (Tabela VIII-7).

Diagnóstico

Os sintomas predominantes são: poliúria, polidipsia, febre e episódios de desidratação hipertônica. Existe excessiva perda urinária diluída. A urina geralmente apresenta osmolaridade menor que 200mOsm/kg que corresponde à densidade inferior a 1.005. No entanto, se ocorrer desidratação gra-

Tabela VIII-7 • Causas de diabetes insípido.

Diabetes insípido central	Diabetes insípido nefrogênico secundário
Deficiência idiopática	Pielonefrite ou glomerulonefrite crônica
Familiar	Uropatias obstrutivas
Malformações congênitas do hipotálamo: hidrocefalia, displasia septo-óptica	Rins policísticos
Tumores supraselares: craniofaringioma, hamartoma, germinoma etc	Hipercalcemias
Doenças infiltrativas do hipotálamo e doenças granulomatosas: sarcoidose etc	Anemia falciforme
Doenças infecciosas: meningites, encefalites, sepse	Amiloidose ou sarcoidose renal
Doenças traumáticas: cirurgia da região hipotalâmica, fratura da base do crânio	Mieloma múltiplo
Doenças vasculares: AVC, trombose, êmbolo, aneurisma	Síndrome de Sjögren
Autoimune	

ve, a osmolaridade pode atingir o valor de até 400mOsm/kg. A osmolaridade plasmática pode estar normal inicialmente e aumentar conforme a perda hídrica não seja adequadamente reposta. No diagnóstico diferencial, estão: insuficiência renal não-oligúrica, excesso de ingestão de líquidos com predomínio de água livre e diurese osmótica (manitol ou hiperglicemia, por exemplo).

Tratamento

- Balanço hídrico rigoroso.
- Reversão da hipovolemia, com solução de soro fisiológico.
- Deixar soro de manutenção basal além de reposição das perdas (principalmente a diurese).
- Controle frequente de osmolaridade sérica, osmolaridade urinária e natremia.
- Nos casos de hipernatremia crônica, a correção deve ser lenta (48 a 72h) para evitar edema cerebral e complicações subsequentes.
- Tratar doença de base que levou ao DI.
- Nos casos de DI central: reposição medicamentosa de acetato de desmopressina:
  – Desmopressina spray intranasal (duração da ação 6 a 24h):
    - 3 meses a 12 anos: 5-30mcg/24h, dividido em 1-2 vezes por dia.
    - Adultos: 10-40mcg/24h, dividido em 1-3 vezes por dia.

ENDÓCRINO

- Dose máxima: 40mcg/24h.
- Titular dose até conseguir efeito desejado (nível plasmático de sódio estável, diurese adequada).
- Desmopressina oral:
  - Iniciar com 0,05mg/dose, 1 ou 2 vezes por dia.
  - Titular dose até conseguir efeito desejado.
- Desmopressina intravascular ou subcutânea:
  - 2 a 4mcg por dia, dividido em 1 ou 2 vezes.
  - Titular dose até conseguir efeito desejado.
- Nos casos de DI nefrogênico:
  - Diuréticos tiazídicos podem promover perda de sódio e aumentar a reabsorção proximal de água que ocorre de forma isotônica.
  - Estimular ingestão de água na dieta.

BIBLIOGRAFIA

1. Albanese A, Hindmarsh P, Stanhope R. Management of hyponatremia in patients with acute cerebral insults. *Arch Dis Child*, 85(3):246-51, 2001.
2. Hanna S, Tibby SM, Durward A, Murdoch IA. Incidence of hyponatremia and hyponatremic seizures in severe respiratory syncytial virus bronchiolitis. *Acta Paediatr*, 92:430-4, 2003.
3. Hemmer M, Viquerat CE, Suter PM, Vallotton MB. Urinary antidiuretic hormone excretion during mechanical ventilation and weaning in man. *Anesthesiology*, 52:395-400, 1980.

4. Okuda T, Kurokawa K, Papadakis MA. Fluid and electrolyte disorders. In Tierney LM, McPhee S, Papadakis MA: *Curret Medical Diagnosis and Treatment*, 37th ed., Appleton Lange, Connecticut, 1998.
5. Rabinstein AA & Wijdicks EFM. Hyponatremia in critically ill neurological patients. *The Neurologist*, 9(6):290-300, 2003.
6. Singh S. Cerebral salt wasting: truths, fallacies, theories and challenges. *Crit Care Med*, 30(11):2575-79, 2002.

4. Distúrbios da Tireoide

Léa Lederer Diamant

SÍNDROME DO ENFERMO EUTIREOIDEO

Em crianças e adolescentes, é muito rara a ocorrência de emergências ocasionadas por doenças tireoideanas, como o coma mixedematoso ou a crise tireotóxica, que acometem pacientes com hipo ou hipertireoidismo graves, de longa duração e muitas vezes não-diagnosticados.

A avaliação da função tireoideana em crianças e adolescentes com doenças graves não tireoideanas apresenta dificuldades. Em muitos deles encontram-se baixas concentrações séricas de tetraiodotironina (T4), triiodotironina (T3) e hormônio tireoestimulante (TSH). Durante muito tempo, esses pacientes foram considerados como eutireoideanos, utilizando-se o termo síndrome hipoeutireóidea ou síndrome do enfermo eutireóideo para descrever essas anormalidades laboratoriais. Entretanto, existem evidências de que essas crianças podem apresentar hipotireoidismo central (decorrente de alterações hipófise-hipotalâmicas) transitório.

Apesar desses achados, o tratamento desses pacientes com hormônio tireoideano é controverso, pois além de não trazer benefícios, pode ser prejudicial. Aventa-se a possibilidade de que as alterações na função tireoideana, durante doenças graves, tenham função protetora, impedindo excessivo catabolismo protéico. Nos casos de pacientes com choque não-responsivo a volume, vasoativos e hidrocortisona, sugere-se prova terapêutica com hormônio tiroideano injetável.

O T4 é produzido exclusivamente na tireoide, enquanto 80% do T3 circulante provêm da deiodinação periférica do T4 pela enzima 5'-monodeiodinase, em órgãos como fígado e rim. Essa conversão é menor quando a ingestão calórica é baixa e em qualquer doença não-tireoideana. Nessas condições, aumenta a atividade de outra enzima a 5-monodeiodinase, que converte o T4 a T3 reverso (sem atividade biológica).

Vários fatores inibem a 5'-monodeiodinase, diminuindo os níveis circulantes de T3 em paciente com doenças não-tireoideanas: níveis altos de cortisol endógeno, corticóides, exógenos, citoquinas, como fator de necrose tumoral, interferon α, interleucina-6.

Raramente dosa-se T3 na avaliação tireoideana, o que seria útil em pacientes hospitalizados, com níveis baixos de TSH, permitindo diagnóstico diferencial entre hipertireoidismo (T3 elevado) e doença não-tireoideana. A dosagem do T3 reverso é útil no diagnóstico diferencial entre doenças graves não-tireoideanas e hipotireoidismo central, em que os níveis são baixos.

Quase todos os pacientes que apresentam TSH subnormal, porém detectável (maior que 0,05mU/l e menor que 0,3mU/l), são eutireoideanos, quando reavaliados após a recuperação. Por outro lado, cerca de 75% dos pacientes com TSH indetectável (<0,01mU/l) apresentam hipertireoidismo (Tabela VIII-8).

COMA MIXEDEMATOSO

O coma mixedematoso é o estado final de um hipotireoidismo grave, de longa duração, não-diagnosticado, tratado de forma irregular ou em que houve interrupção do tratamento. É geralmente precipi-

Tabela VIII-8 • Dosagens hormonais em patologia tireoideana.

	T3/T3 livre	T4/T4 livre	TSH	T3 reverso	TRAb
Síndrome do enfermo eutireoideano	↓	↓	↓	↑	
Hipotireoidismo primário	↓	↓	↑↑	↓	
Hipotireoidismo central	↓	↓	↓ pouco, ↑ ou normal	↓	
Hipertireoidismo (doença de graves)	↑	↑	↓↓		+

tado por infecções, exposição ao frio ou outras agressões. Pode ser resultante de qualquer uma das causas de hipotireoidismo, mas principalmente da tireoidite crônica autoimune que, por apresentar instalação insidiosa, pode não ser diagnosticada. Crianças com anomalias cromossômicas como síndromes de Down, Turner e Klinefelter apresentam maior incidência de hipotireoidismo por tireoidite autoimune, o que também ocorre com portadores de outras doenças autoimunes, como o diabetes tipo 1.

O coma mixedematoso em crianças e adolescentes é muito raro, pois como o hipotireoidismo grave, nesses grupos etários, acarreta a parada ou a desaceleração no crescimento estatural e dificilmente, o diagnóstico passa despercebido. Porém aqueles pacientes com doenças de base não-tiroideanas podem desenvolver um hipotireoidismo mascarado por muito tempo. Trata-se de emergência médica, com alta incidência de mortalidade, cujo tratamento depende de diagnóstico e tratamento precoces. O tratamento deve ser iniciado ao se fazer a suspeita clínica, antes mesmo dos resultados laboratoriais. A história fornecida pela família é muito importante, revelando sintomas prévios de hipotireoidismo, como pele seca, cabelo áspero, edema palpebral, constipação intestinal, falta de energia, sonolência, intolerância ao frio, interrupção no crescimento ou crescimento lento, seguidos por letargia progressiva, estupor e coma.

Quadro clínico

Todos os órgãos e vias metabólicas são afetados pelo hipotireoidismo. A suspeita de coma mixedematoso é feita pelo estado mental alterado associado à hipotermia, porém hipotensão, bradicardia, hiponatremia, hipoglicemia e hipoventilação podem estar presentes. É muito comum que o quadro seja desencadeado por processo infeccioso ou qualquer outra doença aguda, notando-se que pode não haver resposta febril à infecção.

Diagnóstico

O diagnóstico de coma mixedematoso é baseado na história, no exame físico e na exclusão de outras causas de coma. O tratamento deve ser agressivo, iniciado sem aguardar a confirmação laboratorial. Antes de administrar hormônio tireoideano, deve-se colher sangue para dosagens de T3, T4 livre, TSH e cortisol, devido à possibilidade de associação entre hipotireoidismo e insuficiência adrenal.

A maioria dos pacientes com coma mixedematoso tem hipotireoidismo primário com valores altos de TSH e baixos de T4 livre. Valores normais ou baixos de TSH, associados a valores de T4 baixos, sugerem o diagnóstico de hipotireoidismo central, decorrente de disfunção hipotalâmica ou hipofisária ou síndrome do enfermo hipotireóideo, cujo diagnóstico diferencial pode ser feito pela dosagem do T3 reverso.

Tratamento

O coma mixedematoso é emergência médica e deve ser tratado de forma agressiva, utilizando medidas de suporte, tratamento de infecções concomitantes, hormônios tireoideanos e glicocorticoides, até que se descarte a associação de insuficiência adrenal (Tabela VIII-9).

Medidas de suporte

É essencial que o paciente seja tratado em unidade de terapia inten-

Tabela VIII-9 • Esquema terapêutico para tratamento do coma mixedematoso.

Medidas de suporte	• Intubação endotraqueal e ventilação mecânica se necessário • Reposição hidroeletrolítica • Correção da hipoglicemia • Correção da hipotermia (aquecimento passivo) • Correção da hiponatremia • Tratamento de infecções associadas • Todas as medicações devem ser administradas por via IV
Hormônios tireoideanos	
T4	• Dose inicial: 200 a 400µg, IV, em bolo • Dose de manutenção: 50 a 100µg, IV/dia
T3	• 10 a 20mcg, IV, 12/12h
Glicocorticoides (hidrocortisona)	• 5 a 10mg/kg/dia, IV, 8/8h

siva, com ventilação mecânica, se necessário, reposição hidroeletrolítica, correção da hipoglicemia, da hipotermia e tratamento de infecções associadas. Todos os medicamentos devem ser administrados por via EV, pois as absorções tecidual e gastrointestinal estão reduzidas no hipotireoidismo grave.

O paciente deve ser aquecido com cobertores, evitando-se aquecedores que podem provocar vasodilatação, piorando a hipotensão e acarretando choque.

Tanto a hipotensão quanto a hipotermia serão corrigidas pelo uso de hormônios tireoideanos, após algumas horas ou dias.

Hormônios tireoideanos

Utiliza-se T4 endovenoso, pois a absorção intestinal encontra-se alterada. A primeira dose deve ser grande, de 200 a 400mcg, dependendo do peso do paciente, administrado em bolo, em 5min, seguida de 50 a 100mcg diários, por via EV, até que se possa utilizar medicação por VO (Synthroid® em frascos de 200 e 500mcg).

Alguns autores recomendam que se administre T3, que apresenta maior atividade biológica, com início de ação mais rápido que o T4. A dose de T3 é de 10 a 20mcg, a cada 12h, por via EV. Não existe T3 injetável comercialmente, devendo ser preparado em farmácia de manipulação.

Glicocorticoides

Utiliza-se glicocorticoide em coma mixedematoso na dose de 5 a 10mg/kg de hidrocortisona em três a quatro doses diárias. A finalidade é prevenir insuficiência adrenal aguda, pois pacientes com tireoidite autoimune também podem apresentar insuficiência adrenal autoimune, mascarada pelo hipotireoidismo.

HIPERTIREOIDISMO E CRISE TIREOTÓXICA

O hipertireoidismo na infância e adolescência é geralmente decorrente da doença de Graves, pode apresentar oftalmopatia, mas costuma ser menos grave do que no adulto. A doença de Graves ocorre em cerca de 1:5.000 crianças, principalmente entre 11 e 15 anos de idade, sendo as meninas mais afetadas do que os meninos (5:1), e é desencadeada por um anticorpo antirreceptor do hormônio tireoestimulante (TRAb), que exerce uma ação ativadora sobre a célula tireoideana.

Muitas crianças e adolescentes com doença de Graves têm história familiar de doenças tireoideanas autoimunes, podendo ainda apresentar outras doenças autoimunes endócrinas associadas como diabetes mélito tipo 1, insuficiência adrenal primária, ou não-endócrinas, como vitiligo, lúpus eritematoso sistêmico, artrite reumatoide e anemia perniciosa. Crianças com síndrome de Down têm incidência maior de hipertireoidismo de Graves.

Sintomas e sinais

O hipertireoidismo provoca aceleração na velocidade de crescimento acompanhada de avanço de idade óssea, falta de ganho ou perda de peso, retardo puberal, alterações de humor, distúrbios de comportamento, incluindo distúrbios de atenção, hiperatividade, insônia e dificuldades escolares.

Praticamente todas as crianças com hipertireoidismo apresentam bócio difuso e de 50 a 75% apresentam oftalmopatia leve. Os sinais mais comuns incluem taquicardia, pressão sistólica elevada, sopro cardíaco, tremores finos de extremidades e reflexos exacerbados.

Crise tireotóxica

A crise tireotóxica ou "tempestade tireoideana" é situação extrema de hipertireoidismo que leva ao risco de morte, constituindo emergência. Ocorre em pacientes que não faziam tratamento adequado do hipertireoidismo ou não-tratados por falta de diagnóstico, sendo precipitada por doenças não-tireoideanas, como processos infecciosos, traumatismos, cirurgia e/ou anestesia. Pode evoluir para colapso circulatório, coma e morte, em um período de 48 a 72h.

Diagnóstico

A suspeita diagnóstica decorre do quadro clínico: agitação, febre com temperatura superior a 38,5°C, sem causa infecciosa, pele quente e úmida, taquicardia sem causa e desproporcional ao nível da febre, insuficiência cardíaca, diarreia e icterícia.

Em muitas crianças, o diagnóstico de hipertireoidismo é óbvio, baseado na história e no exame físico. Os níveis séricos de T4 e T3 totais e de T4 livre encontram-se elevados e há supressão do TSH, o que não permite a distinção entre tireotoxicose comum e crise tireotóxica. Na doença de Graves, pode haver aumento maior de T3 do que de T4 e, em raros casos, apenas elevação de T3 (tireotoxicose por T3). A doença de Graves é o diagnóstico mais provável, mesmo na ausência de oftalmopatia, sendo muito útil a dosagem do TRAb, detectável em cerca de 90% dos casos.

Uma vez suspeitado o diagnóstico de crise tireotóxica, deve-se iniciar o tratamento imediatamente, sem aguardar os resultados laboratoriais.

Tratamento

A meia vida da tiroxina (T4) é de cerca de 7 dias, portanto, mesmo bloqueando a síntese e a liberação dos hormônios tireoideanos, haverá demora na normalização dos níveis circulantes. O tratamento consiste em:

1. Inibição da síntese hormonal

O propiltiouracil (PTU) e o metimazol (MTZ) são tionamidas que inibem a síntese de T3 e T4, porém

ENDÓCRINO

demoram algumas semanas para agir, pois não interferem nos estoques hormonais intratireoideanos e não atuam na secreção hormonal. O PTU bloqueia também a conversão periférica de T4 a T3, sendo a medicação de escolha. Esses medicamentos só existem para uso oral, sendo administrados numa dose inicial de 200 a 300mg de PTU e a seguir de 50 a 150mg ao dia, divididos em três tomadas ao dia, nas crianças maiores de 10 anos. Recém-nascidos e crianças na dose de 5 a 10mg/kg/dia, três vezes ao dia e a seguir reduzir para metade. O MTZ na dose de 20 a 30mg de MTZ inicial e após de 5 a 15mg dia, em uma a duas tomadas. Para criança, a dose inicial é de 0,4mg/kg/dia, seguido de 0,2mg/kg/dia.

2. Inibição da secreção hormonal

O iodo em doses farmacológicas inibe a liberação de hormônios pela tireoide, reduzindo os níveis de T4 de forma rápida e bloqueando a síntese hormonal menos agudamente. Deve ser administrado pelo menos 1h após as tionamidas (para que não seja utilizado como substrato para nova síntese hormonal), por via EV, como iodeto de sódio de 0,5 a 1g a cada 12h ou por VO, utilizando-se solução de Lugol ou solução saturada de iodeto de potássio, de 5 a 10 gotas a cada 6h.

3. Inibição da conversão periférica de T4 em T3

A conversão periférica de T4 em T3 é a fonte principal desse hormônio, que é o hormônio tireoideano mais ativo, com potência cerca de 60 vezes maior que o T4.

Os bloqueadores mais eficientes da conversão de T4 em T3 são os contrastes radiológicos iodados, como o ácido iopanoico (Telepaque®), administrado por VO na dose de 1 a 2 g/dia, em uma única tomada. Esses compostos liberam iodo que também atua bloqueando a secreção hormonal, devendo ser administrado pelo menos 1h após as tionamidas (para que o iodo não seja utilizado como substrato para nova síntese hormonal). O PTU, os betabloqueadores e os glicocorticoides também atuam sobre a conversão periférica de T4 a T3, de forma menos efetiva.

4. Bloqueio dos receptores adrenérgicos

Os betabloqueadores acarretam grande melhora nos fenômenos cardiovasculares e psicomotores da tireotoxicose, pela inibição dos efeitos mediados pelas catecolaminas, sem atuar no metabolismo tireoideano. O propranolol é o mais utilizado, sendo administrado por VO, na dose de 10 a 20mg a cada 6h. No recém-nascido na dose de 2mg/kg/dia dividido a cada 6 a 12h.

5. Glicocorticoides

Os glicocorticoides são utilizados na crise tireotóxica por atuarem em uma possível insuficiência suprarrenal relativa (o catabolismo do cortisol excederia sua síntese), diminuírem a conversão periférica de T4 a T3, além de atuarem no processo autoimune, quando a etiologia da tireotoxicose é a doença de Graves. Reduzem a hipertermia e permitem a manutenção da pressão arterial. Utilizam-se de 5 a 10mg/kg/dia de hidrocortisona por via EV a cada 8h.

BIBLIOGRAFIA

1. Attia J, Margetts P, Guyatt G. Diagnosis of thyroid disease in hospitalized patients: a systematic review. *Arch Intern Med*, 159:658-65, 1999.

2. Dallas JS & Foley Jr. TP. Hyperthyroidism. In Lifschitz F: *Pediatric Endocrinology*. Marcel Dekker, NY, 1996.

3. Docter R, Krenning EP, De Jong M e cols. The sick euthyroid syndrome: changes in thyroid hormone serum parameters and hormone metabolism. *Clin Endocrinol*, (Oxf), 39(5):499-518, 1993.

4. Hidal JT & Nasri F. Coma mixedematoso. In Knobel E: *Condutas no Paciente Grave*. Atheneu, Rio de Janeiro, 1998.

5. Hidal JT, Peres RB, Nasri F. Crise tireotóxica. In Knobel E: *Condutas no Paciente Grave*. Atheneu, Rio de Janeiro, 1998.

6. Jameson JL & Weetman AP. Distúrbios da glândula tireóide. In Harrison: *Medicina Interna*, Mc Graw-Hill, Rio de Janeiro, 2002.

7. Peeters RP, Wouters PJ, Kaptein E e cols. Reduced activation and increased inactivation of thyroid hormone in tissues of critically ill patients. *J Clin Endocrinol Metab*, 88:3202-11, 2003.

8. Ross DS. Thyroid function tests in nonthyroidal illness. UpToDate, 2005.

Parte IX. Digestivo

coordenador • *Adalberto Stape*

1. Abdome Agudo

Jaques Pinus
Edson Khodor Cury

No abdome agudo, a dor abdominal é o sintoma mais importante, ainda que não se consiga informações precisas quanto a localização, intensidade e irradiação no paciente pediátrico. A análise da dor abdominal, dos sinais e dos sintomas que a acompanham, dos exames laboratoriais e do exame radiológico simples do abdome permite classificar o abdome agudo em cinco tipos (Fig. IX-1).

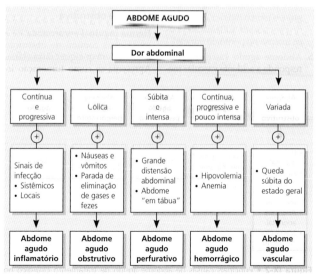

Figura IX-1 • Classificação do abdome agudo segundo o quadro clínico.

1. **Abdome agudo inflamatório** – deve-se a processo inflamatório intra ou extraperitoneal com inflamação do peritônio parietal.

2. **Abdome agudo obstrutivo** – corresponde aos casos de obstrução intestinal mecânica. A tríade sintomática clássica é: dor em cólica, parada de eliminação de gases e fezes e vômitos.

3. **Abdome agudo perfurativo** – aparece na perfuração do tubo digestivo proximal, com extravasamento de sucos digestivos para o interior da cavidade peritoneal.

4. **Abdome agudo hemorrágico** – deve-se ao extravasamento sanguíneo para o interior da cavidade provocando inflamação pouco intensa no peritônio parietal.

5. **Abdome agudo vascular** – corresponde a acidente vascular mesentérico que leva ao infarto hemorrágico em seguimento maior ou menor do tubo digestivo.

Feito o diagnóstico sindrômico de abdome agudo, deve-se proceder à busca do diagnóstico anatômico e do diagnóstico etiológico. Essa padronização do raciocínio clínico favorece a correta condução desses casos.

Pode-se dividir o paciente pediátrico em dois grupos a saber: 1. recém-nascido; e 2. lactente, pré-escolar e escolar.

PRINCIPAIS CAUSAS DE ABDOME AGUDO NO RECÉM-NASCIDO (Fig. IX-2)

Síndrome obstrutiva

Hérnia inguinal encarcerada – é a causa mais comum de obstrução intestinal em qualquer faixa etária. Apresenta-se como tumoração ir-

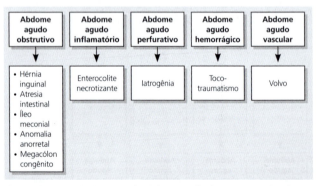

Figura IX-2 • Principais causas de abdome agudo de tratamento cirúrgico no período neonatal.

redutível na região inguinal, acompanhada de dor em cólica, parada de eliminação de gases e fezes e vômitos. O tratamento consiste na sedação do paciente e na tentativa de redução manual. Uma vez conseguida a redução do conteúdo herniado, o paciente deve ser submetido a tratamento cirúrgico eletivo 24 a 48h após. Na presença de sinais de estrangulamento e insucesso na redução, a conduta preconizada é a cirurgia imediata. Havendo necrose intestinal, proceder à ressecção intestinal por inguinotomia ou laparotomia.

Atresia intestinal – é responsável por 1/3 das obstruções no período neonatal. O diagnóstico da doença pode ser feito no período neonatal pela demonstração ultrassonográfica do poli-hidrâmnio e de alça intestinal muito dilatada. A distensão abdominal está presente e é tanto maior quanto mais distal for a obstrução. A radiografia simples de abdome mostra sinais clássicos de obstrução intestinal. O tratamento é cirúrgico e consiste na anastomose intestinal terminoterminal, com a ressecção ou a plástica do segmento dilatado.

Íleo meconial – corresponde a obstrução intraluminar do intestino delgado, devido a mecônio anormalmente espesso em crianças portadoras de mucoviscidose. O íleo meconial pode-se apresentar de duas formas:

1. Forma simples – o segmento distal do íleo (10 a 30cm) é fino e contém secreções acinzentadas e pétreas. O intestino proximal a esse segmento é dilatado, contém massa verde escura, espessa, pegajosa e tenaz (mecônio espesso).
2. Forma complicada – é a menos frequente. Ocorre durante o período pré-natal e pode determinar volvo, atresia, peritonite meconial, pseudocisto de pâncreas, perfuração de cólon. Os sintomas obstrutivos são mais precoces (24h).

O exame radiológico simples do abdome mostra padrão obstrutivo. Os diagnósticos diferenciais mais importantes são a síndrome do cólon esquerdo e a doença de Hirschsprung. O tratamento específico consiste em:

- Enema opaco hiperosmolar – resolve aproximadamente 60% dos casos e só pode ser utilizado em formas não-complicadas.
- Acetilcisteína a 4% – pode ser utilizada em enema ou administrada por VO ou por SNG de 6/6h, por 5 dias.

O tratamento cirúrgico é indicado nos casos complicados ou naqueles em que o enema falhou.

As complicações mais frequentes são: obstrução intestinal persistente, fístula da anastomose, bridas e complicações pulmonares.

Anomalia anorretal – corresponde à falta de fusão do intestino posterior primitivo com o canal anal. O ânus está ausente ou malposicionado. O exame radiológico indicado nas anomalias anorretais é o invertograma. Nas anomalias baixas, o tratamento consiste na proctoplastia e, nas anomalias altas, colostomia prévia e abaixamento retal, num segundo tempo, por volta do primeiro ano de vida.

Megacólon congênito – consiste na ausência de células ganglionares parassimpáticas no intestino distal em extensão variável. Caracteriza-se pelo retardo na eliminação de mecônio, quadro de obstrução intestinal, ou pelo aparecimento de colite tóxica (megacólon tóxico). O diagnóstico deve ser suspeitado toda vez que não houver eliminação de mecônio nas primeiras 24 ou 48h de vida. O enema opaco pode sugerir o diagnóstico, porém a biopsia e a manometria anorretal são essenciais. No período neonatal, o tratamento cirúrgico torna-se necessário. Para os casos de megacólon clássico, que acometem o reto e o sigmoide, utiliza-se cirurgia de abaixamento de cólon, ressecando-se a porção aganglionar.

Síndrome inflamatória

Enterite necrotizante – é processo inflamatório com infarto hemorrágico do intestino delgado. Ocorre em RN prematuro, de baixo peso, geralmente com anóxia. Os fatores etiológicos que contribuem para o aparecimento da enterite são: insuficiência vascular mesentérica, dieta hiperosmolar, agentes infecciosos e imunidade entérica diminuída. O quadro clínico inicial é de obstrução intestinal. À evacuação torna-se diarréica e sanguinolenta. Peritonite difusa e intensa aparece e pode evoluir com eritema e edema da parede. O quadro radiológico mostra:

- distensão de alças;
- pneumatose intestinal;
- pneumoportografia (presença de ar nas veias do sistema porta);
- pneumoperitônio.

O tratamento é conservador, mantendo-se o paciente em jejum oral, sonda nasogástrica, nutrição parenteral prolongada, antibioticoterapia e medidas de suporte. A indicação cirúrgica absoluta é o pneumoperitônio e a necrose intestinal.

Síndrome perfurativa

As causas mais comuns são secundárias à enterite necrotizante e à obstrução intestinal já descritas neste capítulo.

Perfuração iatrogênica – frequentemente relacionada à sondagem nasogástrica, retal ou à utilização de termômetro por via anal. A criança apresenta distensão abdominal súbita e de grandes proporções. É confirmado pela radiografia simples de abdome diante do achado de pneumoperitônio. O tratamento é sempre cirúrgico, e a técnica utilizada dependerá do local e do tipo de lesões encontradas.

Síndrome hemorrágica

No período neonatal, relaciona-se com o tocotraumatismo fetal, em

DIGESTIVO

que lesões de suprarrenal, fígado e baço podem ser encontrados devido à grande proporção que esses órgãos assumem na cavidade abdominal.

O diagnóstico pode ser feito pelo quadro clínico associado à punção abdominal e à ultrassonografia.

A decisão terapêutica será conservadora ou cirúrgica, com base na intensidade da hemorragia.

Síndrome vascular

O infarto intestinal no período neonatal deve-se ao volvo intestinal.

O quadro abdominal é súbito com aparecimento de distensão abdominal e queda súbita do estado geral com hipovolemia e choque séptico, levando à morte em poucas horas.

O diagnóstico é clínico, baseado na evolução rápida e cataclísmica do quadro abdominal. A ultrassonografia pode mostrar sinais de necrose de alças intestinais.

O tratamento cirúrgico é emergencial e procede-se a enterectomia com anastomose terminoterminal ou ileostomia.

PRINCIPAIS CAUSAS DE ABDOME AGUDO NO LACTENTE, PRÉ-ESCOLAR E ESCOLAR (Fig. IX-3)

Síndrome inflamatória

Apendicite aguda – trata-se de processo inflamatório agudo supurativo do apêndice vermiforme. O pico de incidência é no início da segunda década de vida. O quadro inicia-se com dor epigástrica mal definida que, com a evolução, localiza-se na fossa ilíaca direita. O exame físico mostra sinais de irritação peritoneal localizados em quadrante inferior direito, acom-

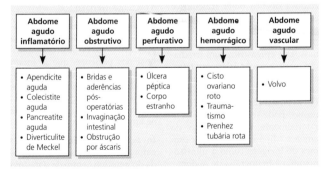

Figura IX-3 • Principais causas de abdome agudo de tratamento cirúrgico no lactente, pré-escolar e escolar.

panhado de febre e toxemia. O diagnóstico é clínico. A ultrassonografia contribui no diagnóstico. O tratamento é cirúrgico com retirada do apêndice.

Colecistite aguda – trata-se de processo inflamatório agudo e supurativo da vesícula biliar. Os fatores etiológicos mais importantes são a calculose biliar e a ascaridíase. Dor localizada em hipocôndrio direito, febre, irritação peritoneal localizada em quadrante superior direito e presença de vesícula palpável e dolorosa são características do quadro. O diagnóstico é clínico e ultrassonográfico. O tratamento mais recomendado para essa afecção é a colecistectomia com exploração radiológica da via biliar.

Pancreatite aguda – trata-se de processo inflamatório agudo do pâncreas. Pode ter etiologia enzimática, viral ou tóxica. Está associado a doença biliar (cálculos e cisto de colédoco), ascaridíase, distúrbios metabólicos, ao uso de medicamentos ou drogas e traumatismos. Dor epigástrica com irradiação para hipocôndrios em faixa, acompanhada de vômitos intensos, distúrbio hidroeletrolítico e/ou volêmico são comuns. O diagnóstico pode ser confirmado laboratorialmente pela elevação da amilase e lipase séricas, e por exames de imagens como a ultrassonografia e tomografia de abdome. O tratamento é clínico e depende da gravidade da doença. Pode constar de jejum oral, SNG aberta, hidratação, antiácido e antibioticoterapia profilática. Tratamento cirúrgico apenas para tratar causa obstrutiva persistente ou se se formar pseudocisto ou abscesso.

Diverticulite de Meckel – o divertículo de Meckel é a persistência proximal do ducto vitelino. Está presente em 1,5% da população. Pode-se complicar por diverticulite aguda e o quadro clínico é igual ao da apendicite. O diagnóstico é feito no intra-operatório. O tratamento consiste na ressecção do divertículo com anastomose intestinal terminoterminal.

Síndrome obstrutiva

Hérnia inguinal encarcerada – as hérnias inguinais ocupam o primeiro lugar como responsáveis por obstrução intestinal. Os quadros clínico, diagnóstico e terapêutico são os mesmos descritos para o paciente neonatal.

Bridas e aderências pós-operatórias – as bridas adquiridas são a principal causa de obstrução intestinal nos pacientes que já foram submetidos a laparotomia. O quadro clínico e o radiológico são os mesmos das obstruções intestinais. O tratamento é cirúrgico e consiste na laparotomia com lise de bridas.

Invaginação intestinal – é o termo empregado para descrever a entrada do intestino dentro de si mesmo por mecanismo de telescopagem. É mais comum no primeiro ano de vida. A palpação de tumoração alongada seguindo a moldura colônica correspondendo ao intestino invaginante e ao invaginado é sugestiva da doença ("sinal do chouriço"). A eliminação de muco sanguinolento pelo ânus ("geleia de morango") é comum devido ao sofrimento vascular da cabeça do invaginante. O tratamento conservador tem se mostrado eficiente e consiste na realização de enemaopaco que, além do diagnóstico, promove redução hidrostática do intestino invaginado. Quando houver sinais de necrose intestinal ou insucesso do tratamento conservador, indica-se a cirurgia.

Obstrução por bolo de áscaris – na infestação maciça, os áscaris se aglomeram no intestino, enovelando-se e levando à obturação da alça intestinal. O aparecimento de vômitos contendo áscaris em criança mal nutrida com sintomas de obstrução intestinal sugere o diagnóstico. Frequentemente, palpa-se o novelo como tumoração cilíndrica e móvel localizada no hipogástrio e periumbilical. A radiografia simples do abdome mostra a presença de imagem em "miolo de pão". Na suboclusão, faz-se o tratamento conservador, que consiste na utilização de SNG, óleo mineral e sais de piperazina. Na obstrução total ou na evidência de sofrimento intestinal, indica-se a cirurgia.

Síndrome perfurativa

As perfurações altas determinam quadro caracterizado como síndrome perfurativa, e nas perfurações baixas o quadro é predominantemente inflamatório.

O diagnóstico pode ser feito pela história contada pelos pais ou pela identificação do corpo estranho, pelo exame radiológico simples do abdome.

Se o objeto estiver no interior do estômago, deve ser retirado por endoscopia. A técnica cirúrgica empregada dependerá do nível da perfuração.

Síndrome vascular

Apresenta as mesmas características descritas para o paciente no período neonatal.

BIBLIOGRAFIA

1. Curry HP. Paediatric acute abdomen. *Hosp Med*, 65:686-9, 2004.

2. Cury EK, Pinus J, Martins JL, Antun N, Lima JRR. Abdome agudo em pediatria. *Ars Medica*, 3(4): 27-34, 1993.

3. De la Hunt MN. The acute Abdomen in the newborn. *Sem Fetal Neonatal Med*, 11:191-7, 2006.

4. Halter JM, Baesl T, Nicolette L, Ratner M. Common gastrointestinal problems and emergencies in neonates and children. *Clin Fam Pract*, 6(3):731, 2004.

5. Jones RS, Claridge JA. Acute abdomen. In Townsend CM, Beauchamp RD e cols. *Sabiston Textbook of Surgery*. Elsevier, New York, 2004.

6. Staniland JR, Ditchburn J, DeDombal FT. Clinical presentation of acute abdomen: study of 600 patients. *Br Med J*, 3: 393, 1972.

7. Stoll BJ & Kliegman RM. Enterocolite Necrosante. *Clin Perinatol*, 2:207-453, 1994.

8. Touloukian RJ. Intestinal atresia and stenosis. In Aschcraft KW, Holder TM. *Pediatric Surgery*. 2nd ed., WB Saunders, Philadelphia, 1993.

9. Vasavada P. Ultrasound evaluation of acute abdominal emergencies in infants and children. *Radiol Clin North Am*, 42(2):445-56, 2004.

2. Hemorragia Digestiva

João Fernando Lourenço de Almeida
Manoel Ernesto Peçanha Gonçalves
Silvia Regina Cardoso

A hemorragia digestiva é uma das principais causas de atendimentos de emergência. É classificada topograficamente como hemorragia digestiva alta (HDA) quando o local de sangramento se localiza acima do ângulo de Treitz e quando se localiza abaixo, é classificada como baixa (HDB). Clinicamente, apresenta-se com hematêmese, melena, hematoquezia ou enterorragia, acompanhada ou não por sinais de descompensação hemodinâmica.

TRATAMENTO INICIAL

Nos casos em que há descompensação hemodinâmica, deve-se iniciar reposição volêmica imediata, preferencialmente com cristaloides, podendo também ser utilizadas albumina e transfusões de hemoderivados. No choque hemorrágico grave, pode-se ser mais liberal em relação às transfusões sanguíneas. O uso de solução salina hipertônica é uma opção para reposição volêmica, mas com pouca experiência em pediatria.

A lavagem gástrica com soro fisiológico à temperatura ambiente através de sonda nasogástrica (SNG) calibrosa tem valor diagnóstico (sangue vivo é compatível com sangramento ativo proveniente do trato digestivo alto; aspirado bilioso com sangramento baixo e aspirado claro e sem sangue pode representar sangramento duodenal) e também ajuda no preparo para a endoscopia.

O tratamento geral envolve também: uso de bloqueadores H_2 (ra-

DIGESTIVO

nitidina, omeprazol ou pantoprazol) mesmo que a suspeita principal não seja de doença péptica, vitamina K (para desnutridos graves, hepatopatas ou recém-nascidos) e uso de vasopressores para hepatopatas (se houver manutenção da atividade de sangramento ou descompensação hemodinâmica, apesar de reposição fluídica adequada).

HEMORRAGIA DIGESTIVA ALTA VARICOSA

A HDA secundária a hipertensão portal é frequente na faixa etária pediátrica e potencialmente grave, tendo como principais causas a trombose de veia porta, a cirrose hepática, principalmente secundária a atresia de vias biliares extra-hepáticas, as hepatopatias crônicas como a fibrose hepática congênita e a esquistossomose, e a síndrome de Budd-Chiari entre outras.

Tratamento endoscópico

A endoscopia digestiva alta está indicada em todos os casos de HDA, por ter importância diagnóstica e muitas vezes terapêutica, devendo ser realizada preferencialmente quando o paciente estiver hemodinamicamente estável e com período de jejum adequado.

Os métodos endoscópicos utilizados para tratamento das varizes esofágicas são a escleroterapia e a ligadura elástica, podendo também ser realizada a injeção de adesivos tissulares (Histoacryl®) em algumas ocasiões. Para tratamento das varizes gástricas, a injeção de adesivos tissulares tem sido a opção preconizada.

O método escolhido depende das condições gerais do paciente, do aspecto dos vasos, dos materiais disponíveis, das condições do ambiente no momento da realização do exame e da experiência do endoscopista, devendo o mesmo ser escolhida pelo profissional em questão.

Tratamento farmacológico

Deve ser iniciado imediatamente. Existe evidência mostrando melhor eficácia quando o tratamento farmacológico é iniciado em regime pré-hospitalar.

Terlipressina: análogo sintético da vasopressina, com menos efeitos colaterais. É eficaz no controle do sangramento e a única substância que mostrou redução na mortalidade por HDA em adultos.

- Dose: 0,2 a 1mg, IV, 4/4h, até 48h após o controle do sangramento.

Somatostatina: reduz de forma significativa a pressão portal e varicosa e também é eficaz no controle de sangramento com poucos efeitos colaterias (renais, hipertensão e hiperglicemia). Em casos mais graves, podem ser usadas doses mais altas.

- Dose habitual: 3,5µg/kg/h, IV, ataque e infusão contínua, por 5 dias.
- Doses altas: 5 a 10µg/kg/h, IV, ataque e infusão contínua, por 5 dias.
- Dose máxima: 250 a 500µg/h.

Octreotida: análogo sintético da somatostatina. Tem meia-vida menor que a da somatostatina. É mais utilizada na faixa etária pediátrica.

- Dose: 1µg/kg/h, IV, ataque e infusão contínua ou intermitente em bolo.
- Dose máxima: 25 a 50µg/h.

Fator VII recombinante (Novoseven®): não se trata de vasopressor, com redução da pressão portal. O fator VII recombinante ativado age localmente no ponto de lesão vascular, gerando trombina suficiente para ativação plaquetária. Tem sido usado em casos de sangramentos intensos, na falha do tratamento habitual, antes de tratamento cirúrgico definitivo (TIPS ou cirurgia).

Tratamento combinado

Evidência atual mostra que o tratamento combinado (farmacológico e endoscópico), com início do tratamento farmacológico o mais precocemente possível, melhora o controle de sangramento, além de facilitar a realização do tratamento endoscópico.

Tratamento mecânico

O uso de balões esofagogástricos propicia tamponamento mecânico do local de sangramento. Atualmente, só deve ser utilizado quando houver falha ou impossibilidade do tratamento medicamentoso e/ou endoscópico. Proporciona hemostasia inicial de aproximadamente 90%, porém com índice de ressangramento em torno de 50% e efeitos colaterais elevados (15 a 20%, sendo os principais a pneumonia aspirativa e ulceração esofágica). O balão de Sengstaken-Blakemore é o mais utilizado. Sempre deve ser utilizada a menor pressão necessária para cessar o sangramento com retirada o mais precoce possível.

Tubo original

- Balão gástrico: 10ml/kg de ar (máximo de 200ml), uso máximo de 48h.
- Balão esofágico: pressão arterial média dividida por dois, uso máximo de 24h.
- Tubo de escape para secreção gástrica.

TIPS ("Transjugular Intrahepatic Portosystemic Shunts")

É método não-cirúrgico para o tratamento da hipertensão portal, consistindo na inserção transjugular de um "stent" metálico expansível entre a veia hepática e a veia porta. Está indicado para alguns pacientes, quando a falha do tratamento habitual. Pode predispor ou piorar a encefalopatia hepática.

Tratamento cirúrgico

A cirurgia de emergência só está indicada quando há falha do controle de sangramento com todos os métodos previamente descritos. O "shunt" esplenorrenal distal tem sido a técnica cirúrgica mais utilizada.

HEMORRAGIA DIGESTIVA ALTA NÃO-VARICOSA

Úlceras gastroduodenais

Com prevalência de 2 a 5%, é causa comum de sangramento nas crianças. Podem ser classificadas em primárias (idiopáticas) e secundárias (principalmente a estresse e a ingestão de anti-inflamatórios). O diagnóstico também é realizado pela esofagogastroduodenoscopia por meio da qual também pode ser realizado tratamento hemostático.

Tratamento endoscópico

A terapia endoscópica é indicada para os pacientes com hemorragia ativa e para a grande maioria dos pacientes com sinais de hemorragia recente (vaso visível ou coágulo aderido na base ulcerosa).

Dentre as modalidades de tratamento endoscópico, a injeção de esclerosantes, adrenalina e soro fisiológico tem sido a mais utilizada. Outras opções incluem o uso de "clips" no coto vascular, que proporciona tamponamento mecânico, o laser (argônio ou Nd-YAG Laser), o eletrocautério monopolar ou bipolar e/ou "heater probe". Tratamentos combinados podem ser realizados e parecem ter melhor eficácia.

Tratamento medicamentoso

Bloqueadores H_2

- Ranitidina 2 a 4mg/kg/dia, IV, dividido em duas a três vezes/dia (máximo 300mg/dia).

Bloqueadores da bomba de prótons (maior eficácia que os bloqueadores H_2).

- Omeprazol: 1,0 a 3,0mg/kg/dose, inicialmente 12/12h. Máximo 40mg/dia.
- Pantoprazol: 0,5 a 1mg/kg/dia. Máximo de 40mg/dia.

Sucralfato: tem ação tópica no leito ulceroso, protegendo a mucosa gástrica contra novas lesões.

- Dose: 40 a 80mg/kg/dia, VO, dividido de 6/6h. Máximo 1g/dose.

Tratamento cirúrgico

Atualmente, é muito pouco utilizado graças ao sucesso do tratamento medicamentoso e endoscópico. Sempre indicado na presença de perfuração intestinal.

Lesões agudas da mucosa gástrica

São lesões resultantes de desequilíbrio entre fatores agressores e protetores da mucosa gástrica. São comuns na infância, sendo que nos recém-nascidos, estão associadas à hipóxia neonatal e ao estresse. Em crianças maiores está relacionada ao uso de anti-inflamatórios não-hormonais ou doenças graves. O grau de sangramento é variável, sendo geralmente autolimitado. O tratamento é clínico e medicamentoso.

Gastropatia hipertensiva

É caracterizada pela congestão venosa gástrica secundária à hipertensão portal. A hemorragia é difusa, principalmente de fundo e corpo gástrico. O tratamento para o sangramento agudo consiste no uso de medicamentos como somatostatina, octreotide e terlipressina. O tratamento convencional de gastrite não altera o curso da doença.

Síndrome de Mallory-Weiss e esofagite

A terapêutica endoscópica geralmente é desnecessária. O tratamento clínico baseia-se no uso de antiácidos, bloqueadores H_2 ou inibidores da bomba de prótons, além de pró-cinéticos quando necessário.

HEMORRAGIA PROVENIENTE DE INTESTINO DELGADO BAIXO

As lesões de jejuno e íleo são infrequentes, podendo, às vezes, ocasionar hemorragia de difícil diagnóstico. A cintilografia e a arteriografia são úteis na pesquisa da etiologia de algumas dessas doenças.

O divertículo de Meckel acomete principalmente crianças menores de 2 anos e pode ocasionar sangramento volumoso quando possui mucosa gástrica ectópica. Seu diagnóstico é realizado por meio de cintilografia e seu tratamento é cirúrgico.

HEMORRAGIA DIGESTIVA BAIXA

A maioria dos sangramentos digestivos baixos em pediatria são brandos, não proporcionando descompensação hemodinâmica. Cerca de 80 a 90% cessam espontaneamente, sem necessidade de procedimentos diagnósticos ou terapêuticos.

A colonoscopia é útil no diagnóstico e no tratamento de enfermidades como pólipos, colites, úlceras, varizes e algumas malformações arteriovenosas. O tratamento endoscópico baseia-se em injeções de esclerosantes, polipectomias, cauterizações, ligaduras elásticas, tamponamentos mecânicos com "clips", entre outros. A arteriografia pode ser indicada quando o diagnóstico não é estabelecido pelo método cintilográfico ou colonoscópico.

BIBLIOGRAFIA

1. Eroglu Y, Emerick KM, Whitingon PF, Alonso EM. Octreotide therapy for control of acute gastrointestinal bleeding in children. *J Pediatr Gastroenterol Nutr*, 38(1):41-7, 2004.

2. Gibbons TE, Gold BD. The use of proton pump inhibitors in children. *Pediatr Drugs*, 5(1):25-40, 2003.

3. Iannou G, Doust J, Rockey DC. Terlipressin for acute esophageal variceal hemorrhage. Cochrane Database Syst Rev 1:CD002147, 2003.

4. Lee SD, Kearney DJ. A randomized controlled trial of gastric lavage prior to endoscopy for acute upper gastrointestinal bleeding. *J Clin Gastroenterol*, 38(10):861-5, 2004.

5. Manten HD & Green JA. Acute lower gastrointestinal bleeding. A guide to initial management. *Postgrad Med*, 97(4):154-7, 1995.

6. Wassef W. Upper gastrointestinal bleeding. *Curr Opin Gastroenterol*, 20: 538-45, 2004.

3. Insuficiência Hepática Aguda

Irene Kazue Miura
Gilda Porta

A insuficiência hepática aguda (IHA) é condição complexa multissistêmica relativamente rara em crianças, porém associada à alta morbimortalidade. Nos EUA, acomete cerca de 250 crianças/ano, correspondendo de 10 a 15% de todos os transplantes hepáticos realizados. O encaminhamento precoce para centros de transplante é fundamental para que haja maior sobrevida.

A taxa de mortalidade maior que 80% na década de 60, caiu para 20 a 30% com o advento do transplante hepático. As principais causas de óbito são: edema cerebral, infecções e disfunção de múltiplos órgãos.

CONCEITO

A IHA é a síndrome caracterizada por acometimento da função hepática resultante de necrose aguda de grande proporção de hepatócitos ou de comprometimento súbito e grave da função hepatocelular. Geralmente, ocorre em indivíduos previamente sadios, porém pode ser a primeira manifestação de doença metabólica (doença de Wilson) ou de hepatite autoimune previamente não-reconhecida. Em recém-nascidos, a maioria dos casos de IHA é secundária a erros inatos do metabolismo. A necrose hepática pode estar ausente em algumas doenças metabólicas como na síndrome de Reye ou nos erros inatos do metabolismo "Reye-like". Em crianças, é muito difícil reconhecer os estágios precoces da encefalopatia, que pode ficar aparente somente nos estágios tardios terminais de insufciência hepática.

A definição mais amplamente utilizada é a de Trey e Davidson (1970), na qual a hepatite fulminante (HF) pode ser definida como IHA complicada com encefalopatia nas primeiras oito semanas após o início dos sintomas em pacientes sem evidência de lesão hepática prévia.

A Associação Americana para o Estudo das Doenças do Fígado (AASLD) definiu, em 2005, a IHA como condição em que há rápida deterioração da função hepática resultando em coagulopatia (geralmente INR $\geq 1,5$) e qualquer grau de alteração mental (encefalopatia) e sem cirrose preexistente e duração da doença < 26 semanas. São incluídos casos de cirrose se a doença for reconhecida há menos de 26 semanas: doença de Wilson, hepatite B adquirida verticalmente e hepatite autoimune.

ETIOLOGIA

A etiologia da IHA difere nas diversas regiões do mundo, varia com a idade e o prognóstico depende da etiologia. Várias doenças podem levar à IHA grave. As mais frequentes são:

Infecções – herpes vírus, echovírus, adenovírus, Coxsackie B, VHA, VHB, VHD, VHE, vírus não A-G, vírus Epstein-Barr, citomegalovírus, parvovírus B19, varicela-zóster, togavírus, papilomavírus, paramixovírus, febre amarela, dengue, lues.

Doenças metabólicas – galactosemia, intolerância à frutose, tirosinemia, hemocromatose neonatal, mitocondriopatias, defeitos de oxidação de ácidos graxos, erros inatos do metabolismo de ácidos biliares, doença de Alpers, doença de Wilson, síndrome de Reye, esteatose aguda da gravidez, síndrome HELLP.

Medicamentos e toxinas – acetaminofeno, valproato, carbamazepina, isoniazida, rifampicina, halotano, fenitoína, tetracloreto de carbono, fósforo branco, cocaína, ecstasy, *Amanita phalloides*.

Produtos com ervas/suplementos nutricionais – kava kava, confrei, senécio, heliotropo, He Shon Wu, Ma Huang, ervas Bai-Fang.

Insuficiência vascular – cardiopatia congênita/cirurgia cardíaca, asfixia grave, miocardite, miocardiopatia, síndrome de Budd-Chiari, doença veno-oclusiva, choque, isquemia.

Miscelânea – hepatite autoimune, doença metastática hepática, leucemia aguda, linfoma, transplante hepático, hepatectomia parcial, hipertermia maligna, histiocitose, anastomose ileojejunal, abscesso hepático amebiano, suspensão da quimioterapia imunossupressora em portadores do vírus da hepatite B, síndrome hemofagocítica familiar e sepse.

As principais causas de IHA no período neonatal são as infecções congênitas e as doenças metabólicas. Nas crianças maiores, são as hepatites virais e hepatotoxicidade a medicamentos e toxinas.

No período neonatal, os vírus que não costumam causar hepatite grave em crianças maiores e adultos têm importância, tais como: herpes vírus, echovírus, vírus Coxsackie, adenovírus e parvovírus B19.

Em recém-nascidos e em crianças menores de 1 ano de idade, as doenças metabólicas devem ser sempre consideradas: galactosemia, intolerância hereditária à frutose, tirosinemia tipo 1, hemocromatose neonatal, distúrbios da cadeia respiratória mitocondrial, defeitos do ciclo da ureia, erros inatos do metabolismo de ácidos biliares, síndrome eritrofagocítica. Em crianças maiores, a partir de 2 a 3 anos de idade, pensar também em doença de Wilson como causa de IHA.

A hepatite A evolui para a forma fulminante em 0,1 a 0,4% dos casos

DIGESTIVO

e a hepatite B em 1%. Nos países subdesenvolvidos é a principal causa de IHA. A hepatite é denominada de não A-G quando cursa com marcadores virais negativos e outras causas conhecidas são excluídas, tais como: medicamentos, toxinas e doenças metabólicas. É a causa mais frequente de IHA nos países desenvolvidos. Após as hepatites virais, medicamentos e toxinas são as causas mais comuns de IHA em crianças e adultos. Paracetamol, isoniazida e propiltiouracil são os que mais frequentemente levam à IHA em crianças.

QUADRO CLÍNICO

História cuidadosa deve incluir antecedentes familiares de hepatopatias, consanguinidade, história alimentar, de viagens recentes, transfusão de sangue e derivados, contato com caso de hepatite, uso de drogas ou medicamentos, atividade sexual nos adolescentes e aspectos sociais.

As manifestações clínicas dependem da etiologia da IHA e podem se desenvolver de forma gradual ou abrupta, acometendo múltiplos órgãos. A maioria das crianças são previamente sadias. Podem aparecer pródromos como mal-estar, mialgia, náuseas, vômitos, diarreia e posteriormente icterícia. O grau da icterícia e da encefalopatia varia nos estágios precoces, porém todas as crianças apresentam coagulopatia. A doença pode progredir rapidamente ou a deterioração pode ocorrer após período de melhora.

A encefalopatia hepática tem espectro muito variável desde disfunção cerebral leve até coma profundo, com reversibilidade completa na maioria dos pacientes. É necessário alto índice de suspeita, pois o diagnóstico é particularmente difícil nos recém-nascidos e em crianças pequenas: vômitos, baixa aceitação alimentar e irritabilidade são sinais precoces. Em crianças maiores, a encefalopatia pode se apresentar como comportamento agressivo e convulsões.

Deve-se avaliar o grau de encefalopatia por meio de uma escala (Tabela IX-1), adaptando-se para crianças menores de 4 anos de idade.

Estágio precoce (I e II): choro inconsolável, reversão do sono, falta de atenção para tarefas, hiper-reflexia, sinais neurológicos não-testáveis.

Estágio intermediário (III): sonolência, estupor, combatividade, hiper-reflexia, sinais neurológicos mais provavelmente não-testáveis.

Estágio IV: comatoso, responde a estímulos dolorosos (IVa) ou não (IVb), reflexos ausentes, descerebração ou decorticação.

Ao exame físico, deve-se avaliar o estado de consciência e o grau de coma. Pode-se encontrar hepatomegalia ou fígado diminuído de tamanho, *foetor hepaticus*, asterixe, hiperventilação, sinais de sangramento nos locais de punção, narinas ou trato gastrointestinal. Durante a evolução da IHA pode

Tabela IX-1 • Estadiamento da encefalopatia hepática.

Estágio	Manifestações clínicas	EEG
I	Alteração do padrão de sono e alterações da personalidade Nível de consciência normal. Asterixe discreto Dificuldade para desenhar figuras	Normal
II	Sonolência, comportamento inapropriado, alteração do humor, desorientação, asterixe, hálito hepático, hiper-reflexia	Lentidão generalizada
III	Estupor, sonolência, acorda com estímulos, confusão mental, fala pastosa, asterixe, rigidez	Marcadamente anormal
IV	Coma profundo, não responde a estímulos, reflexos diminuídos, flacidez, descerebração ou decorticação	Marcadamente anormal

ocorrer redução progressiva do fígado. A presença de esplenomegalia sugere hepatopatia crônica prévia. Procurar sinais que podem indicar a etiologia da IHA, tais como aneis de Kayser-Fleischer, catarata e sinais de picada de agulha.

QUADRO LABORATORIAL

As principais alterações laboratoriais são:

- Hiperbilirrubinemia direta na fase precoce e indireta na fase tardia.
- Aminotransferases (AST e ALT) elevadas na necrose hepática e pouco elevadas em doenças metabólicas.
- Hipoglicemia, principalmente na infância, sendo muitas vezes persistente e de difícil correção.
- Albumina sérica normal, tende a cair com a progressão da doença. Se nível inicial for baixo e de gamaglobulina estiver elevado, suspeitar de doença hepática prévia.
- Nível sérico de amônia elevado.
- Tempo de protrombina elevado, que não responde à administração de vitamina K. Níveis baixos fatores sintetizados pelo fígado (I, II, V, VII, IX e X).
- Os níveis de creatinina sérica e o débito urinário são os melhores parâmetros para avaliação da função renal.
- Alterações nos níveis séricos de sódio, potássio, cálcio, fósforo e magnésio.
- Acidose láctica é comum.

A biopsia hepática percutânea é pouco realizada na IHA, devido ao risco de sangramento e à baixa probabilidade de se alterar o tratamento dos pacientes. A biopsia por via transjugular pode ser realizada com segurança. O estudo histológico é fundamental para o diagnóstico de processos infiltrativos como linfoma de Hodgkin se não houver evidência de tumor extra-hepático; pode ajudar a distinguir

DIGESTIVO

entre hepatite fulminante clássica e piora aguda da doença hepática crônica, como na doença de Wilson ou hepatite autoimune; permite identificar inclusão viral nas infecções por herpes vírus e células gigantes na infecção por paramixovírus.

Os padrões histológicos na IHA incluem: necrose hepatocelular maciça, esteatose micro e macrovesicular, infiltração linfomatosa.

CONDUTAS

1. Diagnóstico etiológico

Exames laboratoriais para pesquisa etiológica de IHA:
- Agentes infecciosos:
  - VHA – anti-VHA IgM.
  - VHB – AgHBs, anti-HBc IgM.
  - VHC – RNA-VHC.
  - VHE – anti-VHE IgM.
  - Vírus Epstein-Barr – anti-VCA IgM.
  - CMV – anti-CMV IgM.
  - PCR para enterovírus, adenovírus, parvovírus, herpes simples tipo 6.
- Doenças metabólicas:
  - Galactosemia – dosagem da atividade da galactose-1-fosfatouridil transferase em hemácias.
  - Tirosinemia – pesquisa de succinilacetona no sangue ou na urina.
  - Doença de Wilson – ceruloplasmina sérica, cobre sérico e urinário; pesquisa do anel de Kayser-Fleischer.
- Medicamentos: dosagem do nível de paracetamol e outras substâncias suspeitas.
- Hepatite autoimune: pesquisa de FAN, anticorpo antimúsculo liso, anticorpo antimicrossomal fígado-rim.

2. Avaliar a gravidade da insuficiência hepática

Determinar a gravidade a IHA pelo exame clínico e laboratorial.

São sinais de alerta: queda rápida das aminotransferases, tempo de protrombina alargado não-responsivo à vitamina K, sangramentos, icterícia persistente com rápido aumento das bilirrubinas, hipoglicemia, hiperamoniemia, diminuição do tamanho do fígado, sangramentos, presença de encefalopatia e sinais de hipertensão intracraniana (pupilas dilatadas fixas, bradicardia, hipertensão, edema de papila).

3. Medidas de suporte

Gerais

- Deixar o paciente em ambiente calmo e com mínima estimulação possível para não provocar aumentos agudos da pressão intracraniana.
- Evitar sedação, a não ser para colocar o paciente em ventilação mecânica e realizar procedimentos invasivos.
- Monitorização dos sinais vitais.
- Manutenção dos parâmetros hemodinâmicos, com volumes e medicações se necessário.

- Correção dos distúrbios hidroeletrolíticos e acidobásicos.
- Manutenção da glicemia por infusão endovenosa de glicose.
- Restrição protéica rigorosa para evitar encefalopatia hepática não é mais indicada.

Indicações de ventilação mecânica

- Hipoxemia e/ou hipercarbia.
- Encefalopatias graus II com agitação se risco de aspiração.
- Necessidade de transferência urgente para centros terciários.
- Encefalopatia graus III/IV.

Terapias de suporte hepático

Servem como ponte para o transplante hepático ou suprem a função hepática enquanto o fígado regenera: exsanguineotransfusão, plasmaferese, hemoperfusão com carvão ativado, perfusão extracorpórea através de fígado humano ou de animais, circulação cruzada com animais. Podem ser utilizados também os dispositivos de suporte hepático, os quais podem ser de clareamento (realizam apenas a função de detoxificação do fígado) ou de suporte hepático bioartificial (fornecem tanto função sintética quanto detoxificadora); no momento, a experiência pediátrica é limitada a alguns relatos de casos.

4. Terapias específicas

- Paracetamol – N-acetilcisteína.
- Hepatite B – lamivudina.
- Herpes simples – aciclovir.
- Citomegalovírus – ganciclovir.
- Intoxicação por *Amanita phalloides* – penicilina G, silimarina.
- Hepatite autoimune – corticosteroide.
- Síndrome HELLP, esteatose aguda gravidez – retirada do feto.
- Síndrome de Budd-Chiari – "shunt" vascular.
- Infiltração linfomatosa – quimioterapia.

5. Prevenção e tratamento das complicações

Edema cerebral/hipertensão intracraniana (HIC) – a ocorrência do edema cerebral e HIC está relacionada à gravidade da encefalopatia.

Encefalopatia graus I/II:
- Considerar transferência para centro de transplante.
- Tomografia de crânio: para descartar outras causas de alteração mental como hemorragia intracraniana.
- Evitar estimulação e sedação.
- Evitar hipoglicemias.
- Lactulose: para reduzir os níveis elevados de amônia. Deve-se obter duas a três evacuações por dia.
- Transferir para UTI na encefalopatia grau II.

Encefalopatia graus III/IV:
- Idem acima.
- Intubação traqueal e ventilação moderada.
- Elevação da cabeça a 30° e centralizada.
- Considerar monitorização da pressão intracraniana (PIC) para

DIGESTIVO

preservar a pressão perfusão cerebral (PPC). PIC deve ser 20 a 25 mmHg e a PPC > de 50mmHg.
- Tratamento imediato das convulsões com fenitoína.
- Usar manitol para elevações acentuadas da PIC ou sinais clínicos iniciais de herniação.
- Tionembtal pode ser considerado na HIC refratária.
- Hiperventilação: efeito curto, pode ser utilizada para casos de herniação iminente. A hiperventilação profilática não é recomendada.
- Controle hemodinâmico rigoroso.

Infecções – as infecções bacterianas e fúngicas são muito prevalentes nos pacientes com IHA, e 60% dos óbitos têm sido atribuídos à sepse. As bactérias Gram-positivas aparecem em cerca de 70% dos casos e as infecções dos trato respiratório e urinário são as mais prevalentes.

A vigilância de infecções deve ser rigorosa, com imediata introdução dos antibióticos quando indicados. A eficácia da antibioticoterapia profilática não está comprovada.

Coagulopatia – dar pelo menos uma dose de vitamina K. O plasma fresco congelado somente na presença de sangramentos ou antes de procedimentos invasivos. O fator VIIa recombinante corrige temporariamente a coagulopatia e pode ser útil quando houver insuficiência renal, na qual a sobrecarga de volume é indesejável. Profilaxia da úlcera de estresse pode ser feita com ranitidina ou omeprazol.

Insuficiência renal – manter decúbito urinário > 0,5ml/kg/h. As indicações de diálise seguem as mesmas regras do paciente em insuficiência renal, podendo ser indicada mais precocemente no caso de o paciente precisar de grande quantidade de hemoderivados para o tratamento da coagulopatia e manutenção das condições hemodinâmicas. Preferencialmente hemodiálise.

Ventilação mecânica – manter PCO_2 entre 30 e 35mmHg se PIC elevada. Evitar Pinsp e PEEP elevadas pela diminuição da circulação hepática.

6. Considerações de transplante hepático

Pacientes com IHA de etiologia indeterminada, reação idiossincrásica a medicamentos, IHA por doença de Wilson provavelmente não irão sobreviver sem transplante hepático. Por outro lado, os portadores de hepatite autoimune com coagulopatia, IHA por acetoaminofeno sem acidose e os portadores de doença metabólica, tais como tirosinemia, hemocromatose ou IHA induzida pelo choque têm maior probabilidade de sobrevida sem transplante.

São indicações de transplante hepático:

Critérios do King's College modificados

- RNI > 6,5 ou três dos seguintes:
- Hepatite soronegativa ou por substâncias.
- Idade < 10 anos ou > 40 anos.

- Icterícia anterior à encefalopatia de pelo menos 7 dias.
- RNI > 3,5.
- Bilirrubina total > 17mg/dl.

Critérios de Clichy

Em presença de encefalopatia graus III/IV:
- Idade ≤ 30 anos – fator V < 20%
- Idade > 30 anos – fator V < 30%

São contraindicações ao transplante hepático

- Dano cerebral grave irreversível.
- Incapacidade de oxigenação durante a anestesia.
- Pressão de perfusão cerebral < 40mmHg por mais de 2h.
- PIC > 50mmHg.
- Choque séptico.
- Doença cardiopulmonar grave.
- Pancreatite hemorrágica grave.
- Melhora da função hepática.
- Hepatopatias mitocondriais com comprometimento neurológico.
- Doença de Niemann-Pick tipo C.
- Hepatite de células gigantes com anemia hemolítica Coombs positivo.
- Linfo-histiocitose hemofagocítica.
- Doenças infiltrativas linforreticulares.

PROGNÓSTICO

São indicadores de pior prognóstico da IHA:
- Idade
  - < 10 anos e > 40 anos
- Etiologia:
  - Lesão idiossincrásica a medicamentos.
  - Hepatite aguda B e outras infecções virais não-A.
  - Hepatite autoimune.
  - Intoxicação por cogumelos.
  - Doença de Wilson.
  - Síndrome de Budd-Chiari.
  - Causa indeterminada.
- Grau do coma à admissão III/IV.

BIBLIOGRAFIA

1. Bucuvalas J, Yazigi N, Squires Jr RH. Acute liver failure in children. *Clin Liver Dis*, 10:149-68, 2006.

2. Dhawan A, Cheeseman P, Mieli-Vergani G. Approaches to acute liver failure in children. *Pediatric Transplantation*, 8: 584-8, 2004.

3. Dhawan A. Acute liver failure in childhood. *J Gastroenterol Hepatol*, 19: 382-5, 2004.

4. Durand P, Debray D, Mandel R e cols. Acute liver failure in infancy: a 14-year experience of a pediatric liver transplantation center. *Pediatrics*, 139: 871-76, 2001.

5. Kelly DA. Managing liver failure. *Postgrad Med J*, 78: 660-67, 2002.

6. Polson J & Lee WM. AASLD Position Paper: The management of acute liver failure. *Hepatology*, 41:1179-93, 2005.

7. Treem WR. Fulminant hepatic failure in children. *Pediatric Gastroenterol Nutr*, 35:33-8, 2002.

4. PANCREATITE

José Roberto de Souza Baratella
Adalberto Stape

A pancreatite é causa pouco frequente de dor abdominal na criança e, embora tenha curso geralmente mais benigno do que no adulto, pode ser causa de mortalidade no grupo etário pediátrico.

A pancreatite aguda (PA) é definida como o aparecimento súbito de dor abdominal acompanhada de elevação sérica das enzimas pancreáticas.

ETIOLOGIA

Ao contrário do adulto, que tem como causa principal o alcoolismo, nas crianças com pancreatite a etiologia é bem variada e, em número não-desprezível de casos, indefinida. Hoje, entretanto, com o avanço dos meios diagnósticos de imagem, a tendência é se encontrar, cada vez mais, alterações da anatomia pancreática, ou decorrente de defeitos anatômicos como sendo causa do insulto pancreático, ou como associado a outras doenças. Normalmente, a junção entre colédoco e ducto pancreático se faz já próximo da papila duodenal; determinados pacientes, entretanto, apresentam essa junção bem afastada da papila, o que condiciona um canal comum longo, com consequente refluxo de material biliar para a árvore pancreática e daí o surto de PA.

Das outras causas identificadas de PA são numericamente importantes as associadas às disfunções da via biliar que leva à calculose, as associadas ao traumatismo abdominal e aquelas, cada vez mais frequentes, ocasionadas por uso de medicamentos ou drogas. Juntas, essas causas constituem cerca de 60% dos casos de PA (Tabela IX 2).

QUADRO CLÍNICO

O quadro clássico é de dor epigástrica com irradiação dorsal, acompanhada de náuseas e vômitos. A elevação sérica de amilase e lipase confirmam o diagnóstico. As elevações da amilase costumam ser acentuadas, mas não guardam relação com a gravidade do caso.

EXAMES DE IMAGEM

A radiografia simples de abdome pode mostrar cálculo radiopaco, mas, mais frequentemente, o que se vê é a presença de alça intestinal paralítica ao nível do epigástrio (alça sentinela).

O ultrassom de abdome pode mostrar cálculos nas vias biliares; de-

Tabela IX-2 • Causas mais comuns de pancreatite aguda na criança.

Traumatismo	Doenças metabólicas
• Abdominal fechado • Manipulação endoscópica (CPRE) ou cirúrgica	• Diabetes • Fibrose cística • Hiperlipidemias • Hiperparatireoidismo
Anomalias anatômicas do ducto pancreático-biliar	**Doenças infecciosas**

• Canal comum longo:
  – refluxo biliar
  – coledocolitíase
• Pâncreas *divisum*
• Cisto de colédoco
	• Caxumba
	• Coxsakievírus
	• Echovírus
	• Micoplasma
	• Parasitoses (áscaris)

Medicamentos ou drogas	**Outras**
• Corticosteroides • L-asparaginase, azatriopina • Tiazídicos, furosemida, contraceptivos orais	• Colelitíase (anemia hemolítica, obesidade) • Tumores • Duplicação gástrica • LES • HIV
	Idiopática

tecta também massas císticas, como o cisto de colédoco e, às vezes, edema pancreático e alterações no retroperitônio.

A tomografia computadorizada de abdome é particularmente indicada em casos de traumatismo; identifica com precisão, também, os casos de tumores císticos e de dilatação associada das vias biliares. Existem várias classificações da PA com base nas alterações tomográficas (por exemplo, Classificação de Balthazar).

Colangiorressonância (CR) e colangiopancreatografia retrógrada endoscópica (CPRE) são exames de escolha para a demonstração de alterações anatômicas biliopancreáticas. Sugere-se iniciar com a CR, que é não-invasiva e, caso a dúvida diagnóstica persista, prosseguir com a CPRE, que propicia imagens mais nítidas, embora carregue o potencial de, pela manipulação, desencadear surto de PA.

TRATAMENTO

O tratamento de pancreatite aguda é basicamente de suporte e consiste em:

• Suporte hemodinâmico intensivo, com hidratação endovenosa vigorosa, para manter parâmetros hemodinâmicos e boa diurese. Se necessário utilizar coloides e vasoativos.

• Monitorização cuidadosa da glicemia e metabólica.

• Sonda nasogástrica (SNG) aberta, enquanto persistir o íleo paralítico e os vômitos. Normalmente nos casos mais graves.

DIGESTIVO

- Administração de antiácidos (omeprazol, ranitidina), para diminuir acidez gástrica; o estímulo pancreático não está indicado. Somente indicado nos casos de risco de gastrite e úlceras.
- Uso de analgesia criteriosamente. Em caso de uso de opioide, utilizar meperidina e tramadol e não, morfina, porque ela contrai o esfíncter de Oddi, o que pode piorar o quadro, ou cateter epidural PCA.
- Iniciar suporte nutricional precocemente. Iniciar com nutrição parenteral se o acesso à via enteral (SNE, jejunostomia) não for possível e o quadro for grave. Nas pancreatites moderadas e leves, assim que o trânsito for restabelecido, passar para nutrição enteral oral, com dieta branda. Após a melhora das enzimas pancreáticas e dos sintomas, progredir para dieta pobre em gordura e, finalmente, geral. A nutrição parenteral agrega mais risco que benefício.
- Não se aconselha o uso de antibiótico profilático na maioria dos casos, com exceção das PA que evoluem com esteatonecrose generalizada, nas quais o risco de infecção local é grande e o uso profilático tem embasamento literário.

O tratamento cirúrgico, quando indicado, deve ser individualizado, dada a variedade de causas. Será individualizada na presença de obstrução persistente do colédoco distal e de doenças da papila de Oddi; presença de necrose pancreática e peripancreática extensa; formação de abscesso pancreático e peripancreático; pseudocisto de pâncreas e hemorragias.

BIBLIOGRAFIA

1. Arvanitakis M, Delhaye M e cols. Computed tomography and magnetic resonance imaing in the assessment of acute pancreatitis. *Gastroenterology*, 126: 715-23, 2004.

2. Eckerwall GE, Axelsson JB, Anderson RG. Early nasogastric feeding in predicted severe acute pancreatitis. *Ann Surg*, 244:954-67, 2006.

3. Heinrich S, Schafer M, Russon V. Evidence-based treatment of acute pancreatitis. *Ann Surg*, 243:154-68, 2006.

4. Miyano T. The Pâncreas. In Oneil Jr JA, Rowe MI, Grosfeld JL, Fonkalsrud EW, Coran AG: *Pediatric Surgery*. Mosby, Philadelphia, 1998.

5. Myerle J, Simon P, Lerch MM. Medical treatment of acute pancreatis. *Gastroenterl Clin N Am*, 33:855-69, 2004.

6. Nathens AD, Curtis JR e cols. Management of the critically ill patients with severe acute pancreatitis. *Crit Care Med*, 32:2524-36, 2004.

7. Rescorla FJ & Grosfeld JL. Pancreatitis. In Schiller M: *Pediatric Surgery of the Liver, Pancreas and Spleen*. WB Saunders, Philadelphia, 1991.

8. Sharma VK & Howden CW. Prophylatic antibiotic administration reduces sepsis and mortality in acute necrotizing pancreatitis: a meta-analysis. *Pancreas*, 22:28-31, 2001.

5. Pós-Operatório de Transplante Hepático

Ana Cristina Aoun Tannuri
Lucília Santana Faria

TRANSPLANTE HEPÁTICO

Indicações

Aproximadamente 60% dos transplantes em crianças são por atresia de vias biliares. Outras indicações são: hipoplasia de vias biliares, deficiência de alfa-1 antitripsina, tirosinemia, doença de Wilson, colangite esclerosante primária, hepatite autoimune, hepatite fulminante por vírus ou substância.

Doador

Os critérios para aceitação do potencial doador incluem: compatibilidade ABO, testes de função hepática normais, condição clínica geral e estabilidade hemodinâmica.

A maioria dos doadores para as crianças é adulta, portanto, é necessária a redução do fígado, implantando-se na criança apenas o lobo esquerdo (segmentos hepáticos II, III e IV). Quando a desproporção entre os pesos do doador e receptor é muito grande (e também nos intervivos), utiliza-se apenas o segmento lateral esquerdo (segmentos II e III).

Cirurgia do receptor

A hepatectomia do receptor costuma ser muito difícil, devido à hipertensão portal, existência de portoenterostomia prévia (nos casos de atresia de vias biliares) e aderências intestinais. Há clampeamento da veia cava inferior na região supra e infra-hepática e das estruturas do hilo. Quando o fígado inteiro ou o lobo esquerdo são utilizados, a cava retro-hepática do doador é transplantada juntamente com o órgão. Inicia-se pela anastomose da veia cava supra-hepática, depois da infra-hepática. Nos transplantes de segmento lateral esquerdo, anastomosa-se a veia supra-hepática esquerda na veia cava inferior do receptor. Na sequência, anastomosa-se a veia porta, a artéria hepática e, por fim, é feita faz a reconstrução biliodigestiva em Y de Roux.

PÓS-OPERATÓRIO

Cuidados neurológicos

A avaliação inicial do *status* neurológico é influenciada pela interação dos anestésicos e pelo funcio-

DIGESTIVO

namento hepático e eventualmente renal. No entanto, o nível de consciência é parâmetro fiel do funcionamento do fígado recém-transplantado. Portanto, deve-se evitar a utilização de substâncias com efeito sedativo no pós-operatório imediato, principalmente benzodiazepínicos (metabolização hepática).

Convulsões podem ocorrer em até 20% dos transplantes, podem ser ocasionados por hipoglicemia, distúrbios hidroeletrolíticos inclusive hipomagnesemia, e níveis muito altos de imunossupressores como a ciclosporina. Qualquer convulsão tônico-clônica generalizada sem causa definida e todas as convulsões focais indicam a realização de TC de crânio para avaliar a possibilidade de sangramento em SNC.

Na situação de não-funcionamento primário do enxerto, ocorre edema cerebral e aumento da pressão intracraniana. Indicando necessidade de suporte neurointensivo agressivo.

Cuidados respiratórios

Quase todas as crianças recém-transplantadas chegam à UTI intubadas, mas a extubação dos pacientes estáveis geralmente é possível nas primeiras 48h. A necessidade de assistência ventilatória mais prolongada pode estar associada ao *aumento do trabalho respiratório*, por edema pulmonar, derrame pleural, atelectasias, aumento da produção de CO_2, infecção ou obstrução de vias aéreas; ou à *diminuição da capacidade ventilatória*, por depressão do "drive" respiratório por excesso de sedação ou disfunção hepática, desnutrição ou distúrbios metabólicos.

A sobrecarga hídrica gera edema pulmonar e derrame pleural, tipicamente à direita. Esse derrame pode corresponder à ascite que sobe através do diafragma manipulado, devido à pressão negativa existente na cavidade pleural. O tratamento consiste no uso de diuréticos e restrição de volume, pois geralmente é autolimitado, não necessitando de drenagem.

Os distúrbios hidroeletrolíticos como hipofosfatemia, hipocalcemia, hipomagnesemia, hipocalemia podem levar à disfunção muscular respiratória e à dificuldade de extubação. Na hidratação pós-operatória, deve-se cuidar para repor esses íons.

As atelectasias e os processos infecciosos são causas importantes de dificuldade respiratória, especialmente nas crianças muito pequenas, com ascite e distensão abdominal. Deve-se lembrar que, nos desnutridos crônicos, são infrutíferas as tentativas de desmame ventilatório antes de nutrir, pois essas tentativas levam apenas a aumento de consumo energético e fadiga.

Cuidados cardiovasculares

Todos os pacientes ao serem admitidos na UTI são monitorizados: ECG, PA invasiva e não-invasiva, pressão venosa central e saturometria. Alguns casos podem requerer a passagem de cateter de Swan-Ganz já no pré-operatório, e podem ser mensurados, entre outras medidas, DC, RV pulmonar e sistêmica e pressão de capilar pulmonar. Sonagem vesical garante medida do débito urinário.

Mais de 70% dos pacientes apresentam hipertensão arterial que necessita de tratamento medicamentoso. A causa é multifatorial, incluindo sobrecarga de volume, níveis elevados de renina, uso de corticoide e inibidores de calcineurina. No PO imediato, utilizam-se diuréticos de alça e, às vezes, é necessária a utilização de nitroprussiato de sódio. Gradualmente são introduzidas medicações por VO, como a amlodipina e os inibidores da enzima de conversão da angiotensina.

A presença de hipotensão está associada a disfunção hepática, sangramentos abdominais e quadros sépticos.

Fluidos e eletrólitos

Os pacientes são inicialmente hipervolêmicos, podendo o intravascular estar expandido, normal ou depletado. A monitorização, de frequência cardíaca, pressão venosa central, pressão arterial e débito urinário, é utilizada para o cálculo da necessidade hídrica inicial, que geralmente se restringe a 60 a 80% da manutenção basal. Há, geralmente, hiponatremia dilucional com sódio corpóreo total aumentado; dessa forma, não se adiciona esse eletrólito ao soro de manutenção. Devido à lise celular no processo de isquemia-reperfusão do órgão transplantado, há tendência à hipercalemia, também não sendo adicionado potássio ao soro.

É comum a necessidade de transfusão de concentrado de hemácias no intraoperatório; o citrato presente quela o cálcio, havendo tendência à hipocalcemia no PO imediato.

Na disfunção do enxerto, ocorre hipoglicemia. Ao contrário, quando o fígado funciona, há tendência à hiperglicemia, devido à situação de estresse pelo procedimento cirúrgico e ao uso de corticosteroides. Por isso, é utilizado inicialmente soro glicosado a 5%, com monitorização periódica dos níveis glicêmicos.

Cuidados gastrointestinais

Após o transplante, há risco de ulceração de estômago e duodeno secundária à situação de estresse e à corticoterapia, razão pela qual todos os pacientes recebem medicação protetora gástrica.

Se ocorrer sangramento digestivo, deve ser feito estudo da coagulação e eventual suspensão das medicações anticoagulantes e antiagregantes que estejam sendo utilizadas. A endoscopia digestiva alta (EDA) faz o diagnóstico e o tratamento em grande parte dos casos.

Na presença de varizes esofágicas sangrantes ou quando a fonte de hemorragia não é diagnosticada na EDA, é necessária a realização de ultrassom com Doppler de abdome, pois a hemorragia pode ser manifestação de trombose de veia porta. Um local possível de sangramento é o Y de Roux, sendo por vezes indicada a exploração cirúrgica.

Quando ocorrem sinais e sintomas de abdome agudo perfurativo, a indicação de laparotomia exploradora é liberal, pois é grande o risco de ocorrer perfuração das alças intestinais. Existem centros que até realizam reoperações programadas quando há grande probabilidade de perfuração pós-operatória de víscera oca.

Manuseio hepático

O processo de isquemia-reperfusão leva a lesões características no fígado recém-transplantado conhecidas como lesões de preservação. A histologia na biopsia pós-reperfusão revela infiltrado neutrofílico sinusoidal e apoptose de hepatócitos. A evolução dessa lesão mostra balonização celular e colestase. A lesão de preservação, presente em maior ou menor grau em todos os casos, produz uma curva enzimática característica, em que há elevação de enzimas hepatocitárias linear a partir do primeiro pós-operatório, declinando a partir do quarto ou quinto dia. As enzimas canaliculares (particularmente a GGT) elevam-se mais gradualmente e caem devagar, a partir do sétimo a décimo PO.

Disfunção primária

Uma causa comum de perda precoce do enxerto é a disfunção primária. É caracterizada por falência hepática aguda (encefalopatia, coagulopatia, instabilidade hemodinâmica), grande aumento de enzimas hepáticas (TGO/TGP maiores que 2.500UI/l), e desenvolvimento de falência de múltiplos órgãos (insuficiência renal e complicações pulmonares).

A causa da disfunção primária é a perda irreversível de função hepatocitária devido a lesão de isquemia-reperfusão. Os fatores de risco são: idade do doador maior que 50 anos, macroesteatose (maior que 30%), hipernatremia grave no doador (maior que 170mEq/l), e tempo de isquemia fria prolongado.

Não há tratamento efetivo, e a sobrevida do paciente depende de retransplante precoce.

Oclusões vasculares

Trombose de artéria hepática – dentre as oclusões vasculares, a trombose da artéria hepática é a mais comum, especialmente no transplante intervivos. Pode se apresentar como falência hepática aguda, fístula biliar, febre intermitente ou elevação assintomática de enzimas.

Trombose arterial nas primeiras duas semanas tipicamente se manifesta como necrose hepática fulminante com rápida deterioração clínica. Há grande elevação das enzimas hepatocitárias, piora da coagulação e encefalopatia. As oclusões tardias podem ser assintomáticas, com formação de colaterais que suprem o fígado.

O diagnóstico é feito pela ausência de fluxo à ultrassonografia com Doppler. Nas oclusões precoces, é feita reexploração cirúrgica e trombectomia. Na maioria dos casos, há reincidência da trombose, sendo então indicado o retransplante.

Na profilaxia da trombose arterial, é utilizada solução de Dextran 40 em soro glicosado (ação antiagregante plaquetária) em velocidade de 0,5ml/kg/h a partir da chegada à UTI. Quando inicia o trânsito intestinal, essa solução é substituída por antiagregante plaquetário por VO. Quando o RNI atinge níveis menores ou iguais a 3,0, inicia-se infusão de heparina IV na dose de 100U/kg/dia, que é mantida por 15 dias.

Trombose de veia porta – é bem menos frequente que trombose de artéria hepática. Manifesta-se como falência hepática (nas tromboses precoces), complicações da hipertensão portal como sangramento de varizes esofágicas e encefalopatia, ou elevação assintomática de enzimas. O diagnóstico é feito por meio da ultrassonografia com Doppler e indicada reabordagem cirúrgica nas tromboses precoces, com bom índice de sucesso. Os casos tardios, geralmente, são assintomáticos ou se apresentam como hipertensão portal, que tende a se compensar com o tempo.

Obstrução de veias hepáticas – observada nos casos em que é transplantado o segmento lateral esquerdo. A trombose em si é rara, sendo mais frequentemente observada estenose nessa anastomose, a partir de um mês de transplante. Apresenta-se como hepatomegalia e ascite, que, por vezes, é responsável pela formação de derrame pleural volumoso (ascite torácica) levando a insuficiência respiratória.

O diagnóstico é feito por ultrassom Doppler e o tratamento, por radiologia intervencionista, sendo possível dilatar e manter um "stent" na zona estenótica, com alívio imediato dos sintomas.

Deiscência biliodigestiva

O desenvolvimento de complicações biliares ocorre tipicamente após o quinto dia de pós-operatório. A fístula biliar se manifesta como febre, dor em quadrante superior direito e saída de líquido bilioso pelos drenos abdominais. Há leucocitose, aumento das enzimas canaliculares e eventual formação de coleção detectada ao ultrassom. É necessária a reabordagem cirúrgica para drenagem eficaz da coleção e detecção do local da fístula: se da superfície cruenta do fígado ou por deiscência da anastomose biliodigestiva, que deve então ser refeita.

Nas fístulas tardias de superfície cruenta e nas de difícil fechamento, deve-se pensar em estenose da anastomose biliodigestiva. A estenose pode também se manifestar simplesmente com aumento de enzimas canaliculares; nesse caso, a biopsia hepática revela proliferação biliar.

A grande maioria das estenoses pode ser tratada pela dilatação por colangiografia transparieto-hepática, em que é colocado dreno biliar interno-externo moldando a anastomose por aproximadamente 6 meses. Quando o tratamento percutâneo não é possível, indica-se reabordagem cirúrgica.

Imunossupressão

Assim que o fígado é reperfundido, administra-se 20mg/kg de metilprednisolona; no dia seguinte, 5mg/kg dividido em quatro doses, e vai-se diminuindo a dose diariamente até 5mg, passando-se a 5mg de prednisona que é mantida por pelo menos 1 ano.

Além do corticoide, o imunossupressor de escolha, atualmente, é o tacrolimus (FK 506), um inibidor de calcineurina responsável pela inibição da ação da interleucina-2, que ativa o linfócito T, responsável pela rejeição. É potencialmente nefrotóxico e, quando em níveis muito elevados, pode provocar vômitos, alterações de SNC e hipertensão arterial.

Cuidado hematológico

O sangramento intra-abdominal é causa importante de morbimortalidade, sendo por isso monitorizados periodicamente o nível sérico de hemoglobina e o débito dos drenos abdominais. O sangramento costuma ser maior nos transplantes de fígado reduzido, oriundo da superfície cruenta.

No pós-operatório precoce do transplante, há o quadro denominado de síndrome do coágulo retido. Com a melhora do funcionamento hepático, o sangue coletado na cavidade pela hemorragia lenta e difusa forma grandes coágulos, responsáveis pelo consumo de plaquetas e fatores de coagulação, perpetuando o sangramento. É necessária, portanto, laparotomia para limpeza da cavidade e remoção dos coágulos, com eventual hemostasia de algum sangramento ativo.

DOENÇAS INFECCIOSAS

São muito frequentes, visto que, em geral, são pacientes com condição prévia já bastante comprometida, desnutridos, com múltiplas portas de entrada (incisão, cateteres, sondas), em uso de imunossupressores.

Nas primeiras semanas pós-transplante, as bactérias são os principais agentes infecciosos, e dentre elas os enterococos e Gram-negativos da flora abdominal são os mais frequentes. Por essa razão, muitos centros usam uma combinação de ampicilina e cefotaxima profilaticamente no período perioperatório. Os sinais de infecção na criança transplantada podem ser os mais variados, desde alterações laboratoriais assintomáticas como leucocitose ou leucopenia, aumento de enzimas hepáticas, hiponatremia, aumento de ureia, até quadros fulminantes de choque séptico irreversível. Toda febre indica a coleta de culturas e pesquisa de foco infeccioso, devendo-se introduzir antibioticoterapia específica ou ampla, quando não se identifica o agente.

As infecções fúngicas também são relativamente frequentes, sendo a *Candida albicans* o principal agente. Os fatores de risco são antibioticoterapia prolongada, presença de complicações vasculares, perfurações de alça, reintubação, corticoterapia e retransplante. A doença disseminada é a forma mais comum de apresentação. Por essa razão, o fluconazol é utilizado profilaticamente nas primeiras semanas pós-transplante.

As infecções virais geralmente ocorrem a partir do primeiro mês pós-transplante, sendo o *citomegalovírus* o agente mais comum.

Rejeição

Rejeição celular aguda

A rejeição celular aguda é muito frequente e sua incidência pode chegar a 70% dos casos. O pico é do quinto ao décimo dia de PO e pode se manifestar com sintomas inespecíficos como febre baixa e dor abdominal. Há aumento predominante de enzimas canaliculares (GGT), pois o processo inflamatório se faz por infiltrado linfocitário no espaço porta, com agressão ductular e endotelial de ramos portais; somente nos casos graves chega a haver destruição hepatocitária. O diagnóstico deve ser confirmado por biopsia, sendo então introduzido o tratamento que consiste em pulsoterapia de corticoide e adequação da medicação imunossupressora, havendo resolução do processo na grande maioria dos casos.

Rejeição crônica

A rejeição crônica costuma aparecer após o primeiro mês de transplante, apresentando-se como icterícia e prurido progressivos, por vezes acompanhados de acolia. Há aumento de enzimas canaliculares (gama GT, BTF), e o diagnóstico é firmado por biopsia hepática que mostra desaparecimento dos ductos biliares no espaço porta. O prognóstico é ruim e o tratamento consiste em aumento dos níveis de imunossupressores e, eventualmente, de retransplante.

Recidiva da doença primária

Nas doenças de caráter autoimune, como hepatite autoimune e colangite esclerosante primária, pode haver recidiva do processo no fígado transplantado, sendo necessária a manutenção de níveis mais elevados de corticosteroides para evitar que isso ocorra.

As hepatites virais B e C recorrem com grande frequência no fígado transplantado se não realizada profilaxia adequada. Para o vírus B, administra-se imunoglobulina anti-VHB e análogos de nucleosídeos (lamivudina). Para profilaxia de recorrência do vírus C, utiliza-se interferon e ribavirina.

BIBLIOGRAFIA

1. Everson G, Maddrey W, Schiff E, Sorrell M. Immediate postoperative care. *Transplantation of the Liver.* 3rd ed., Lippincott Williams & Wilkins, Philadelphia, 2001.

2. Harrison R, Busuttil R, Klintmalm G. Postoperative intensive care management in children: The first 48 hours. *Transplantation of the Liver.* WB Saunders, Philadelphia, 1996.

3. Maksoud JG, Tannuri U, Santos MM. Transplante de Fígado. *Cirurgia Pediátrica.* 2ª ed., Revinter, Rio de Janeiro, 2003.

Parte X. Nutricional

coordenador • *Adalberto Stape*

1. Avaliação Nutricional

Adalberto Stape
Artur Figueiredo Delgado

INTRODUÇÃO

A criança é um ser em crescimento e desenvolvimento, com uma série de características bioquímicas, imunológicas, psicológicas, nutricionais e metabólicas próprias que devem ser respeitadas. Sua reserva energética e proteica é menor, seu gasto energético e sua necessidade proteica são maiores, sendo a criança, portanto, mais rapidamente afetada pelo jejum e pelo estresse.

A maioria dos pacientes gravemente enfermos apresenta resposta metabólica acelerada que resulta em aumento progressivo no metabolismo de hidratos de carbono, gorduras e proteínas, de maneira proporcional à gravidade da agressão corpórea.

Apesar da eficácia do suporte nutricional não estar bem definida, ele é amplamente usado por ser terapia segura, pelo efeito benéfico comprovado em algumas situações clínicas e pela relação entre a desnutrição proteico-calórica (DPC) grave e mau prognóstico. A DPC está associada a vários indicadores de mau prognóstico como disfunção imunológica, predisposição a infecção, retardo de cicatrização de feridas, fraqueza dos músculos respiratórios e dificuldade do desmame ventilatório, maior tempo de internação e maior morbimortalidade.

OBJETIVOS NUTRICIONAIS

Os principais objetivos da terapia nutricional durante hospitalização são:

- identificar os grupos de risco nutricional à admissão;
- avaliar o estado nutricional de acordo com os parâmetros pré-estabelecidos;
- avaliar e discutir a indicação da terapia nutricional;
- definir os requerimentos nutricionais individualmente, com base nas condições clínicas, no estado nutricional e nas vias de administração disponíveis;
- ofertar nutrientes compatíveis com a capacidade metabólica do paciente;

- prevenir ou tratar macro ou microdeficiências orgânicas;
- preservar e se possível melhorar as reservas nutricionais;
- promover "catch-up" em pacientes desnutridos;
- preservar as habilidades motoras orais (de acordo com a idade);
- evitar sempre que possível agregar mais fatores de risco (complicações da terapia);
- acompanhar a evolução nutricional até a alta estabelecida pela equipe multiprofissional;
- orientar o paciente no momento da alta hospitalar, para continuidade do tratamento.

AVALIAÇÃO NUTRICIONAL

A avaliação do estado nutricional é particularmente difícil na terapia intensiva pediátrica, devido às peculiaridades que ocorrem em cada faixa etária, falta de padrões anteriores de comparação, dificuldades técnicas de coleta de dados e mudança rápida no estado nutricional.

A avaliação sistemática e sequencial do estado nutricional torna-se fundamental na detecção precoce da desnutrição.

A avaliação nutricional baseia-se em boa anamnese e exame físico dirigido para detectar os diversos graus de déficits nutricionais, e pode ser complementada com dados antropométricos e laboratoriais.

HISTÓRIA CLÍNICA

A história clínica e alimentar completa podem fornecer elementos que possam indicar desnutrição progressa como a perda de peso recente (> 10% é muito significativo), distúrbios gastrointestinais recentes, traumatismo ou grandes cirurgias, presença de doença crônica progressa ou hipermetabólica, hábitos dietéticos anormais, distúrbios neurológicos e disfagias e uso de medicamentos que modifiquem o consumo ou a utilização de nutrientes.

Uma história alimentar completa inclui o recordatório alimentar do paciente.

EXAME FÍSICO E MEDIDAS ANTROPOMÉTRICAS

O exame físico deve ser cuidadoso, e dados como nível de atividade, brilho dos olhos e expressão, aparência da pele e cabelos, lesões de mucosas e alterações ósseas devem ser analisados e considerados em vista da doença de base.

Os dados antropométricos possibilitam a estimativa aproximada da composição corpórea a baixo custo, são de fácil obtenção e universalmente aceitas. As mais comumente utilizadas são peso, altura, perímetro cefálico, prega cutânea do tríceps e escápula, circunferência muscular do braço e área muscular do braço. Todos esses dados não são bons índices isoladamente, porém podem ser úteis para uma determinada criança evolutivamente.

NUTRICIONAL

A circunferência muscular do braço (CMB) e a área muscular do braço avaliam a massa proteica e podem ser calculadas pelas fórmulas:

$$CMB = CB - \pi \times PCT \text{ (mm)}$$
e
$$AMB = \frac{(CB - \pi \times PCT)^2}{4\pi} \text{ (mm)}$$

CB = circunferência do braço
CMB = circunferência muscular do braço
AMB = área muscular do braço
π = 3,1416
PCT = prega cutânea tricipital

A prega tricipital fornece estimativa quantitativa do tecido adiposo. Alterações relacionadas a edema cutâneo ou desidratação podem introduzir erro na mensuração. As medidas devem ser realizadas pelo mesmo examinador.

As classificações nutricionais que detectam alterações agudas são as mais úteis para os pacientes em terapia intensiva. A classificação com base no número de desvios-padrão acima ou abaixo da média ("Z" escore, Waterlow), tem se mostrado adequada para avaliar a desnutrição proteicocalórica em pacientes não estressados. Por esse método, podem-se avaliar as seguintes relações: peso/idade, estatura/idade e peso/estatura. Porcentagem-peso para altura < 90% e porcentagem-altura para idade > 95% indicam desnutrição aguda.

O índice de massa corpórea (IMC medido em kg/m^2) pode ser utilizado para pacientes com idade superior a 12 anos. Ele pode ajudar a definir grupos de alto risco de desnutrição (IMC < 18,5) ou obesidade grave (IMC > 40):

$$IMC = \frac{Peso \text{ (kg)}}{Altura^2 \text{ (m}^2\text{)}}$$

AVALIAÇÃO LABORATORIAL

Os dados bioquímicos como a dosagem das proteínas viscerais (albumina, transferrina, pré-albumina e RBP) e balanço nitrogenado (BN), são de importância para avaliação e monitorização do metabolismo proteico. Os níveis baixos das proteínas plasmáticas podem refletir síntese diminuída, consumo aumentado e/ou maior espaço de distribuição. Nos pacientes agudamente estressados ocorre desvio da produção proteica hepática para produção de proteínas de fase aguda (como a proteína C-reativa). O acompanhamento da queda ou elevação desses níveis pode indicar a presença do catabolismo proteico agudo ou recuperação nutricional.

A albumina pela sua meia-vida longa tem baixa sensibilidade para auxiliar no diagnóstico da desnutrição aguda. A pré-albumina tem sido utilizada para monitorizar o estado nutricional, por sua maior sensibilidade (Tabela X-1).

A avaliação do metabolismo proteico pode ser complementada por vários outros métodos mais acurados, entre os quais pode-se citar: índice creatinina/altura, excreção urinária de 3-metilistidina, dosagem de nitrogênio ureico urinário

Tabela X-1 • Meia-vida das principais proteínas viscerais.

Proteínas	Meia-vida
Albumina	20 dias
Transferrina	8 dias
Pré-albumina	2 dias
Fibronectina	24 horas
Proteína ligada ao retinol	10 horas

e amônia urinária, balanço nitrogenado e aminograma sérico.

O balanço nitrogenado (BN) expressa o equilíbrio entre a incorporação (anabolismo) e a destruição (catabolismo) proteica. O catabolismo significa balanço nitrogenado negativo.

$$BN = N_{ingerido} - N_{excretado}$$
$$N_{ingerido} = \text{Proteínas recebidas}/6{,}25$$
$$N_{excretado} = (\text{Uréia 24h} \times 0{,}47) + 75mg/kg$$

Em crianças, o fator limitante para esse método é a coleta de urina de 24h, sendo somente possível nas crianças com sondas vesicais. A presença de doença diarreica aumenta as perdas não-mensuradas.

A avaliação metabólica quanto a eletrólitos, vitaminas, oligoelementos e hemoglobina faz parte da monitorização metabólico-nutricional mais adequada e completa.

AVALIAÇÃO METABÓLICA

A medida do gasto energético é de grande utilidade para melhor adequação da oferta de calorias, evitando-se a possibilidade de sobrecarga metabólica. A quantidade de energia gerada pelo organismo, ou taxa metabólica, pode ser mensurada por métodos diretos ou indiretos.

Na calorimetria indireta, a taxa metabólica pode ser mensurada pela determinação do consumo de O_2 (VO_2) e da produção de CO_2 (VCO_2) num determinado período de tempo. O quociente respiratório (QR) é a relação entre o volume de CO_2 expirado e o volume de O_2 consumido. Existe relação direta entre esses parâmetros e o gasto de energia em calorias/m^2/hora. Com base na interpretação desses dados pode-se adequar a oferta caloricaproteica. As limitações desse método em criança são a necessidade de intubação com cânula com "cuff" a necessidade de $FiO_2 < 40\%$ e o fluxo constante.

ROTINA DE AVALIAÇÃO E ACOMPANHAMENTO NUTRICIONAL

Toda criança admitida deverá ter sua avaliação nutricional em até 24h. Essa avaliação é baseada em história clínica anterior, história nutricional (inclui curva de crescimento anterior), exame físico, avaliação antropométrica (peso, altura e relação peso/altura, pregas cutâneas), e avaliação laboratorial (albumina, pré-albumina, contagem de linfócitos, bioquímica, funções hepática e renal). Em condições especiais, utilizar balanço nitrogenado e calorimetria indireta.

Toda criança que tenha risco para DPC deverá ser acompanhado a cada 24 a 48h e seguir um plano de cuidado específico, determinado pela equipe de suporte nutricional (médico, enfermeiro e nutricionista).

CONCLUSÃO

Cada parâmetro por si só, como ingestão caloricoproteica, avaliação antropométrica, alteração do peso ou alteração de valores laboratoriais, não pode predizer de forma absoluta o estado nutricional desses pacientes. Todos os componentes da avaliação contribuem para a decisão final sobre o estado nutricional e qual terapia nutricional é mais adequada. A boa tolerância à dieta e o ganho de peso regular são dois bons parâmetros.

BIBLIOGRAFIA

1. Apelgren KN, Rombeau JL, Twomey PL, Miller RA. Comparison of nutritional indices and outcome in critically ill patients. *Crit Care Med*, 10:305, 1982.

2. Benjamin DR. Laboratory tests and nutrition assessment: protein-energy status. *Ped Clin North Am*, 36:139, 1989.

3. Culkin A & Gabe SM. Nutritional support: indications and techniques. *Clin Med*, 2(5):395-401, 2002.

4. DeBiasse MA & Wilmore DW. What is optimal nutritional support? *New Horizons*, 2:122, 1994.

5. Kinney JM. Metabolic responses of the critically ill patient. *Crit Care Clin*, 11:569, 1995.

6. Klein S & Jeejeebhoy KN. The malnourished patient: nutritional assessment and management. In: Feldman: *Sleisenger & Fordtran`s Gastrointestinal and Liver Disease*. 7th ed., Elsevier, New York, 2002.

7. Klein S, Kinney J, Jeejeebhoy KN e cols. Nutrition support in clinical practice. *JPEN*, 21:133-55, 1997.

8. Kondrup J, Allison SP, Elia M e cols. ESPEN guidelines for nutrition screening. *Clin Nutr*, 22:415-22, 2003.

9. Manning EMC & Shenkin A. Nutritional assessment in the critically ill. *Crit Care Clin*, 11:603-34, 1995.

10. Pfau PR & Rombeau JL. Advances in gastroenterology – nutrition. *Med Clin North Am*, 84(5):1209-30, 2000.

2. NUTRIÇÃO ENTERAL

Adalberto Stape
Roberta Schein Bigio

INTRODUÇÃO

Pacientes pediátricos em unidades de cuidados intensivos, em especial recém-nascidos e lactentes, estão sujeitos a diversos fatores que podem agravar seus quadros clínicos e trazer repercussões a longo prazo. Dentre esses fatores, destacam-se os efeitos do jejum, da desnutrição e o risco de sensibilização de alergias alimentares.

Regimes nutricionais completos devem prover suficientes substratos calóricos, proteicos, eletrolíticos, de oligoelementos e vitaminas, em quantidade suficiente para incorporar proteínas, repletar os estoques energéticos e propiciar crescimento e desenvolvimento adequados. Além disso, o intensivista deve estar atento em definir, para cada caso, a mínima quantidade de nutrientes requerida para atingir a melhor resposta nutricional, sem sobrecarga aos sistemas metabólico, hepático e de excreção.

Nutrição enteral (NE) é o fornecimento de dietas líquidas, nutricionalmente completas, por boca, via sonda ou estomia no trato digestório.

A NE é sempre a via preferencial quando o trato digestório estiver funcionante, acessível e seguro para uso. A NE pode ser utilizada como forma de nutrição exclusiva, como complemento à nutrição parenteral ou em quantidades mínimas como estímulo trófico às funções intestinais.

A terapia nutricional enteral quando indicada, deve ser introduzida precocemente para garantir uma rápida recuperação com a minimização de intercorrências, reduzindo, assim, a morbimortalidade, os custos hospitalares e melhorando a qualidade de vida.

VANTAGENS

As vantagens da nutrição enteral (NE) sobre a nutrição parenteral (NP) estão relacionadas na tabela X-2.

INDICAÇÕES

A NE está indicada sempre que a criança necessitar de suporte nutricional, tenha o trato digestório funcionando e alimentação VO seja insuficiente. As indicações mais comuns são: crianças cirúrgicas, politraumatizadas, com alterações neurológicas, estados hipermetabólicos, com disfunções orgânicas e doenças inflamatórias intestinais.

A adequada avaliação do trato digestório e da condição clínica do paciente são essenciais para a pro-

Tabela X-2 • Vantagens da nutrição enteral.

Utilização de processos metabólicos intestinais	No hipermetabolismo
• Depuração dos alimentos pelo fígado • Liberação dos hormônios intestinais • Liberação das enzimas digestivas • Estímulo da produção de bile • Melhor manipulação dos líquidos ofertados	• Melhor resposta hormonal e no metabolismo intermediário • Maior e melhor resposta insulínica • Menor colestase no recém-nascido • Menor risco de distúrbios metabólicos
Estímulo trófico intestinal	**Outras vantagens**
• Hipertrofia e hiperplasia das vilosidades intestinais • Aumento das enzimas digestivas • Diminuição da translocação bacteriana • Promove secreção de IgA	• Facilidade na preparação e administração • Menor risco de contaminação • Menor custo por litro de solução • Menores riscos de complicações

filaxia da intolerância da dieta enteral. Fatores importantes a serem avaliados são: estabilidade dos sinais vitais, normalização dos distúrbios acidobásicos, desmame da ventilação mecânica, da sedação, do uso de curare, de vasoativos e melhora do quadro infeccioso. Os marcadores de intolerância são resíduo gástrico e/ou distensão abdominal e/ou diarreia.

CONTRAINDICAÇÕES

As contraindicações para NE são poucas, como íleo paralítico, processos obstrutivos intestinais, isquemia intestinal, sangramento gastrointestinal ativo, peritonite grave, estado de choque grave e fístulas de delgado proximal de alto débito.

NECESSIDADES HÍDRICAS E CALÓRICAS

Dependem da idade, do estado nutricional, da doença de base e do estado metabólico. As necessidades calóricas são proporcionalmente maiores quanto menor for a criança, mais grave a doença de base e maior o hipermetabolismo, como no prematuro, no politraumatizado, no séptico, no grande queimado. As necessidades hídricas são maiores quanto menor a criança, maiores as perdas insensíveis e as mensuráveis como diarreia, diurese e pelas sondas. No Capítulo X-3 Nutrição Parenteral, a seguir, será descrito como calcular essas necessidades.

VIA DE ADMINISTRAÇÃO

O local ideal de administração de nutrientes no tubo digestivo é controverso. A decisão quanto à melhor via de administração e ao momento de início (precoce ou tardio) deve ser baseada nas necessidades e nas condições do paciente.

As crianças gravemente doentes podem receber a NE precocemente (< 72 horas) por via gástrica ou pós-pilórica. A necessidade de posicionamento em região pós-pilórica pode retardar o início da NE. Utiliza-se de eleição a via gástrica por sonda ou estomias. Ela é mais fisiológica, permitindo melhor absorção dos alimentos e oferta gradual ao intestino delgado. Podem ser utilizadas dietas com osmolaridade mais elevada e em bolo. A via pós-pilórica tem sido indicada quando existe risco de aspiração, como insuficiência respiratória (sem intubação), refluxos gastroesofágicos importantes, pancreatites e anomalias do trato digestivo alto.

Utiliza-se sondas enterais finas de silicone (Hyles®) ou de poliuretano (Peditub®, Nutritub®, Dobbof®).

Em caso de NE por sonda por períodos superiores a 30 dias, sem perspectiva de retorno à dieta por VO, deve ser indicada gastrostomia ou jejunostomia, por via endoscópica ou cirúrgica.

ESCOLHA DA DIETA

Na seleção da dieta enteral é necessário levar em consideração algumas questões que incluem fatores relativos à criança como: idade, estado nutricional e condição clínica, capacidade digestiva e presença de falência de órgãos associados. Sempre que possível, deve-se procurar manter as proporções dos macronutrientes de uma dieta normal:
- Proteína: 10 a 15%
- Gordura: 25 a 30%
- Carboidratos: 50 a 55%

Devem ser nutricionalmente equilibradas, com baixa osmolaridade (< 300mOsmol/litro), à base de alimentos naturais ou sintéticos, líquidas, com baixa viscosidade, com composições definidas em termos de caloria por ml (Tabela X-3), fontes de proteína, carboidratos e gorduras, além de serem suplementadas de vitaminas e oligoelementos. Existem várias dietas enterais ou formulações lácteas que atendem à maioria das situações clínicas (Tabela X-4).

Tabela X-3 • Categorização das fórmulas enterais segundo a densidade calórica.

Categorização	Densidade calórica	Categorização
Densidade calórica	Kcal/ml	Fórmula
Muito baixa	< 0,6	Hipocalórica
Baixa	0,6-0,8	Hipocalórica
Padrão	0,9-1,2	Normocalórica
Alta	1,3-1,5	Hipercalórica
Muito alta	> 1,5	Hipercalórica

Tabela X-4 • Fórmulas enterais pediátricas (por 100ml).

Nome comercial	Proteínas/ fonte proteica	Carboidratos/ fonte carboidrato	Lipídios/ fonte lipídica	P (%)	L (%)	CH (%)	Osm/ litro	Kcal/ 100ml	Característica	Indicações	Fabricante
Pré Nan	2g Leite desnatado Soro Leite	8g Maltodextrina Lactose	3,9g Óleo de milho Óleo de soja Gordura láctea TCM	11,8	42,3	45,9	264	70	Polimérica	Prematuros	Nestlé
Aptamil-pré	2,4g Caseína Proteínas do soro	7,7g Maltodextrina Lactose	4,4g Óleo de girassol Óleo de soja Gordura láctea	12	49,5	38,5	230	80	Polimérica	Prematuros	Support
Enfamil prematuro	2g Caseína Proteínas do soro	8g Maltodextrina Lactose	5,1g Gordura vegetal TCM	12	44	44	310	80	Polimérica	Prematuros	Mead Johnson
Vivonex pediatric	2,4g Aminoácidos livres	13g Xarope de glicose	2,35g Gordura vegetal TCM	12	25	63	360	80	Elementar	Distúrbios absortivos e alergias	Sandoz
Neocate	1,95g Aminoácidos livres	8,1g Maltodextrina	3,5g Óleo de girassol Óleo de coco Óleo de soja	11	45	44	323	71	Elementar	Distúrbios absortivos e alergias	Support
Alfaré	2,5g Hidrolisado do soro de leite AA livres Peptídeos	7,8g Maltodextrina Amido	3,6g Óleo de milho Gordura láctea TCM (50%)	14	42,5	43,5	220	72	Semi-elementar	Distúrbios absortivos	Nestlé
Pregestimil	1,9g Hidrolisado Caseína AA livres	9,1g Maltodextrina Amido	2,7g Óleo de milho TCM (40%)	11	35	54	310	67	Semielementar	Distúrbios absortivos	Mead Johnson

Tabela X-4 • Continuação.

Nome comercial	Proteínas/ fonte proteica	Carboidratos/ fonte carboidrato	Lipídios/ fonte lipídica	P (%)	L (%)	CH (%)	Osm/ litro	Kcal/ 100ml	Característica	Indicações	Fabricante
Pregomin	2g Hidrolisado de soja Colágeno	8,6g Maltodextrina Amido	3,6g Gordura vegetal	13,3	24	57	230	75	Semielementar	Distúrbios absortivos	Support
Leite humano	1,2g Caseína Lactoalbumina	7,1g Lactose	3,5g Colesterol ácidos graxos	7	50	43	–	67	Polimérica	Até 6 meses exclusivo	–
Nan Soy	1,9g Proteína de soja L-metionina	7,4g Maltodextrina	3,3g Óleo de palma Óleo de soja Óleo de coco	11	44	45	189	67	Polimérica	Intolerância à lactose e à proteína do leite de vaca	Nestlé
Isomil	1,8g Proteína de soja L-metionina	6,5g Xarope de milho Sacarose	3,5g Óleo de soja Óleo de coco Óleo de girassol	11	40	49	250	68	Polimérica	Intolerância à lactose e à proteína do leite de vaca	Abbot
Aptamil soja 1	1,8g Proteína de soja L-metionina	6,7g Maltodextrina	3,6g Óleo de coco Óleo de canola Óleo de girassol	11	40	49	180	66	Polimérica	Intolerância à lactose e à proteína do leite de vaca de 0 a 5 meses	Support
Aptamil soja 2	2,2g Proteína de soja L-metionina	7,6g Maltodextrina	3,6g Óleo de palma Óleo de canola Óleo de girassol	12	42	46	190	72	Polimérica	Intolerância à lactose e à proteína do leite de vaca a partir 6 meses	Support

NUTRICIONAL

Nome comercial	Proteínas/ fonte proteica	Carboidratos/ fonte carboidrato	Lipídios/ fonte lipídica	Distribuição calórica P (%)	L (%)	CH (%)	Osm/ litro	Kcal/ 100ml	Característica	Indicações	Fabricante
Suprasoy sem lactose	3,6g Proteína de soja L-metionina	3,51g Maltodextrina Xarope de milho Sacarose	4,6g Gordura vegetal	20,7	20,2	59,1	–	69	Polimérica	Intolerância à lactose e à proteína do leite de vaca	Josapar
Nursoy	1,8g Proteína de soja L-metionina	6,9g Xarope de milho Sacarose	3,6g Gordura vegetal	11	41	49	220	67	Polimérica	Intolerância à lactose e à proteína do leite de vaca	Wyeth
Nan sem lactose	1,7g Proteínas solúveis Caseína	7,6g Maltodextrina	3,3g Óleo de palma Óleo de coco Óleo de canola Óleo de milho	10	45	45	202	67	Polimérica	Intolerância à lactose	Nestlé
FM 85 com leite humano	2g Peptídeos Aminoácidos	10,6g Maltodextrina	3,8g Colesterol ácidos graxos	11	47	42	393	85	Polimérica	Aditivo leite materno	Nestlé
Enfamil HMF com leite humano	2,3g Peptídeos Aminoácidos	10,g Maltodextrina	3,5g Colesterol ácidos graxos	20	3	77	–	81	Polimérica	Aditivo leite materno	Mead Johnson
Nan 1	1,6g Leite desnatado Soro, Leite	7,4g Lactose	3,4g Óleo de milho Gordura láctea	9,5	44,2	43,5	290	67	Polimérica	RN de termo de 0 a 5 meses	Nestlé
Nan 2	2,2g Proteínas solúveis Caseína	7,9g Lactose Maltodextrina	3g Óleo de milho Óleo de canola	13	40	47	304	67	Polimérica Nestlé	A partir 6 meses até 12 meses	Nestlé
Aptamil 1	1,6g Caseína Seroproteínas	7,7g Lactose Maltodextrina	3,3g Gordura láctea Gordura vegetal	10	44	46	285	67	Polimérica Support	RN de termo de 0 a 5 meses	Support

527

Tabela X.4 • Continuação.

Nome comercial	Proteínas/ fonte proteica	Carboidratos/ fonte carboidrato	Lipídios/ fonte lipídica	P (%)	L (%)	CH (%)	Osm/ litro	Kcal/ 100ml	Característica	Indicações	Fabricante
Aptamil 2	2,8g Caseína Seroproteínas	8,6g Lactose	2,9g Gordura láctea Gordura vegetal	16	36	48	300	72	Polimérica	A partir 6 meses até 12 meses	Support
Enfamil 1	2,2g Caseína Seroproteínas	10,4g Lactose Maltodextrina	5,5g Gordura vegetal	9	49	42	290	67	Polimérica	RN de termo de 0 a 5 meses	Mead Johnson
Enfamil 2	3,3g Caseína Seroproteínas	11,8g Lactose	4,4g Gordura vegetal	13	40	47	260	67	Polimérica	A partir 6 meses até 12 meses	Mead Johnson
Bebelac 1	1,9g Caseína Seroproteínas	8,7g Lactose, amido Maltodextrina	3,3g Gordura láctea Gordura vegetal	10	41	49	284	72	Polimérica	RN de termo de 0 a 5 meses > saciedade	Support
Bebelac 2	2,2g Caseína Seroproteínas	8,9g Lactose, amido Maltodextrina	3g Gordura láctea Gordura vegetal	12	38	50	284	72	Polimérica	A partir 6 meses até 12 meses > saciedade	Support
Nestogeno 1	1,7g Caseína Seroproteínas	7,4g Lactose, sacarose Maltodextrina	3,4g Gordura láctea Óleo de milho	10	45	45	300	67	Polimérica	RN de termo de 0 a 5 meses	Nestlé
Nestogeno 2	2,8g Caseína Seroproteínas	7,2g Lactose, sacarose Maltodextrina	3g Gordura láctea Óleo de milho	16	41	43	386	67	Polimérica	A partir 6 meses até 12 meses	Nestlé
Ninho	6g Caseína	12g Lactose Sacarose	3g Gordura láctea Óleo de milho	23	32	45	–	120	Polimérica	A partir 6 meses até 12 meses	Nestlé

NUTRICIONAL

Nome comercial	Proteínas/ fonte proteica	Carboidratos/ fonte carboidrato	Lipídios/ fonte lipídica	P (%)	L (%)	CH (%)	Osm/ litro	Kcal/ 100ml	Característica	Indicações	Fabricante
Scabra	3,3g Caseína	4,4g Lactose	4,4g Gordura láctea Gordura vegetal	18	55	27	–	76	Polimérica	Intolerácia ao leite de vaca	Caprilat
Pediasure	3g Soro. Leite Lactoalbumina Caseinato	11g Amido Sacarose	5g Óleo açafrão Óleo de soja TCM	12	43,9	44,1	310	100	Polimérica	Alimentação de 1 a 10 anos	Abbot
Peptamen Junior	3g Soro. Leite Hidrolisado	5,5g Amido de milho Sacarose Maltodextrina	3,3g Óleo de canola Óleo de soja TCM	12	33	55	300	100	Semi-elementar	Distúbicos absortivos a partir 1 ano	Nestlé
Nutren Junior	3g Soro. Leite Caseína	12,75g Maltodextrina Sacarose	4,2g Óleo de canola Óleo de soja TCM	12	37	51	350	100	Polimérica	Alimentação de 1 a 10 anos	Nestlé
Nutrini Standard	2,75g Caseinato	12,3g Maltodextrina	4,4g Óleo de canola Óleo de girassol	11	40	49	215	100	Polimérica	Alimentação de 1 a 10 anos	Support
Nutrini Multifiber	2,75g Caseinato	12,3g Maltodextrina	4,4g Óleo de canola Óleo de girassol	11	40	49	215	100	Polimérica	Alimentação de 1 a 10 anos com ofibras	Support
Nutrini Energy Multifiber	4,13g Caseinato	18,5g Maltodextrina	6,66g Óleo de canola Óleo de girassol	11	40	49	320	150	Polimérica com fibras	Alimentação maiores de 5 anos	Support
Nutren 1,5	6g Caseinato	17g Maltodextrina	7g Óleo de canola Óleo de milho TCM com 50%	16	39	45	430	150	Polimérica	Alimentação maiores de 10 anos	Nestlé

Ao se escolher a dieta, os seguintes itens devem ser considerados:

- Capacidade digestiva e absortiva do trato gastrointestinal.
- Necessidades nutricionais específicas, conforme a situação clínica e idade do paciente.
- Necessidade de restrição hídrica e de eletrólitos.

O leite materno é o alimento ideal para as crianças menores de 6 meses de idade. Nos lactentes até um ano, procurar manter uma dieta adaptada para a idade utilizando leite materno e/ou fórmulas lácteas complementando com dieta enteral a base de alimentos *in natura* ou dieta enteral industrializada diluída ou não de acordo com a necessidade individual da criança. Nas crianças maiores de 1 ano, utilizar dietas poliméricas industrializadas nutricionalmente completas. Em situações em que o trato digestório tiver sua capacidade digestiva alterada como nas síndromes de má absorção, devem-se indicar dietas elementares ou semielementares. Nas situações de hipercatabolismo, deve-se aumentar a oferta proteica e adequar a oferta calórica.

MODO DE ADMINISTRAÇÃO

O decúbito da criança deve estar elevado de 30 a 45 graus. Deve-se checar o resíduo gástrico antes da próxima administração. Periodicamente, checar a posição da sonda. Pode ser necessário o uso de agentes pró-cinéticos em casos de hipotonia gástrica.

A infusão pode ser contínua ou intermitente, em bolo ou gota-a-gota, que deve ser aumentada a cada 8 ou 12 horas de acordo com a tolerância (Tabela X-5).

As vantagens da infusão contínua são o controle da diarreia, menor risco de aspiração pulmonar e con-

Tabela X-5 • Recomendações para infusão de dietas por sondas.

Idade	Infusão inicial/hora	Aumentos	Objetivo
Prematuros	1 a 2ml/h	1 a 2ml/dieta/dia	5 a 10ml/h
	1ml/kg/h	1ml/kg/12h	120ml/kg/dia
0 a 2 anos	10 a 20ml/h	5 a 10ml/8h	20 a 60ml/h
	1 a 2ml/kg/h	1 a 2ml/kg/12h	6ml/kg/h
2 a 7 anos	20 a 30ml/h	10 a 15ml/8h	70 a 90ml/h
	2 a 3ml/kg/h	1ml/kg/12h	4 a 5ml/kg/h
7 a 14 anos	30 a 40ml/h	15 a 20ml/8h	100 a 130ml/h
	1ml/kg/h	0,5ml/kg/8h	3 a 4ml/kg/h
Maior de 14 anos	50ml/h	25ml/8h	125ml/h
	0,5ml/kg/h	0,4 a 0,5ml/kg/8h	125ml/h

trole da glicemia. As vantagens da infusão intermitente são permitir um horário mais compatível com a dieta via oral, maior liberdade ao paciente, melhora do aspecto psicológico e maior controle das interações droga-nutriente.

MONITORIZAÇÃO

Na monitorização da NE é fundamental a participação de equipe interdisciplinar envolvida no processo (médico, nutricionista, enfermeiro, farmacêutico, fisioterapeuta, psicólogo, fonoaudiólogo). Pois a integração da equipe propicia o adequado planejamento da dieta em todos seus aspectos.

Na monitorização, é importante realizar balanço hídrico diário, mensuração do peso, checar a tolerância à dieta, medir resíduo gástrico, avaliar a distensão abdominal, frequência e tipo de evacuação, presença de vômitos e cólicas abdominais, da piora do quadro respiratório, tipo e aspecto da secreção traqueal e febre. Rigoroso estudo de compatibilidade medicação-nutriente. Seguir protocolo de prevenção de obstrução de sonda.

Quando a NE é bem conduzida, os controles laboratoriais vão ser determinados mais pelo quadro clínico da criança do que por necessidade de exames rotineiros.

COMPLICAÇÕES

As principais limitações na utilização da NE são a dificuldade para obter e manter acesso adequado, intolerância digestiva (gastroparesia, resíduo gástrico, vômitos, diarreia e distensão abdominal), o risco do refluxo gastroesofágico, esofagite e aspiração. Essas complicações podem ser associadas a menor oferta calórica, pneumonia, maior tempo de permanência na UTI, maiores morbidade e mortalidade. Os principais fatores predisponentes dessa intolerância foram ventilação mecânica, sedação, uso de bloqueadores neuromusculares, uso de vasoativos (catecolaminas), os pacientes com sepse, choque, traumatismo de crânio e íleo adinâmico.

Mecânicas

- Erosão nasal e necrose (pela passagem da sonda).
- Sinusites e rinites.
- Esofagite, ulceração esofágica, estenose e fístula traqueoesofágica.
- Obstrução da sonda.
- Saída ou migração acidental da sonda.

Gastrointestinais

- Náuseas e vômitos.
- Distensão abdominal.
- Diarreia ou obstipação intestinal.
- Alteração da flora microbiana.

Metabólicas

- Hiperidratação e desidratação.
- Hiperglicemia e hipoglicemia.
- Anormalidades de eletrólitos e elementos-traço.
- Interação medicação-nutriente.
- Edema.
- Azotemia.
- Hipo ou hipervitaminoses.
- Produção excessiva de CO_2.

Infecciosas

- Gastroenterocolites por contaminação microbiana.
- Toxi-infecciosas.

Respiratórias

- Aspiração pulmonar ou pneumonia infecciosa.

BIBLIOGRAFIA

1. Culkin A & Gabe SM. Nutritional support: indications and techniques. *Clin Med*, 2(5):395-401, 2002.

2. Grand RJ, Sutphen JL, Dietz WH. *Pediatric Nutrition. Theory and practice*. Butterworth, New York, 1987.

3. Jeejeebhoy KN. Enteral feeding. *Curr Opin Clin Nutr Metab Care*, 5:695-8, 2002.

4. Jeejeebhoy, KN. Enteral Feeding. *Curr Opin Gastroenterol*, 19:140-3, 2003.

5. Jolliet P, Pichard C, Biolo G e cols. Enteral nutrition in intensive care patients: a practical approach. *Int Care Med*, 24: 848-59, 1998.

6. Lipsky CL & Spear ML. Recents advances in parenteral nutrition. *Clin Perinatol*, 22(1):141, 1995.

7. Pfau PR & Rombeau JL. Advances in gastroenterology – Nutrition. *Med Clin North Am*, 84(5):1209-30, 2000.

3. Nutrição Parenteral

Adalberto Stape

CONCEITO

Nutrição parenteral (NP) é a infusão intravenosa de fluidos e nutrientes, com o objetivo de manter ou, preferentemente, melhorar o estado nutricional em pacientes com incapacidade total ou parcial de ingestão e/ou intolerância alimentar enteral; podendo ser como forma de nutrição exclusiva (total) ou complementar (mista) à nutrição enteral.

INDICAÇÕES

A nutrição parenteral está indicada sempre que houver impossibilidade de receber alimentação enteral, de pelo menos de 50% das necessidades nutricionais, num período de cinco dias nas crianças e adolescentes eutróficos e, o mais breve possível, nos prematuros, desnutridos graves e de alto risco nutricional.

Cirúrgicas

- Malformações do aparelho digestivo, parede abdominal e diafragma.
- Pré e pós-operatórios de cirurgias de grande porte.
- Abdome agudo obstrutivo e/ou perfurativo.

- Fístulas digestivas altas de grande débito.
- Síndrome do intestino curto.

Clínicas

- Prematuridade extrema.
- Asfixia neonatal.
- Enterocolite necrotizante.
- Pancreatite aguda.
- Cardiopatias congênitas graves.
- Insuficiência respiratória grave (ventilação mecânica).
- Quilotórax.
- Transplantes de medula óssea.
- Estados hipercatabólicos (traumatismo e sepse).

CONTRAINDICAÇÃO

A principal contraindicação para uso da NP é quando a via enteral está disponível. Utilizar com cuidado nos pacientes com instabilidade hemodinâmica grave, para evitar sobrecarga metabólica. Utilizar sempre a mínima quantidade de nutrientes requerida para atingir a melhor resposta nutricional, sem sobrecarga aos sistemas metabólico, hepático e de excreção. Para evitar sobrecarga durante a fase aguda do estresse, deve-se aumentar a oferta proteica e otimizar a oferta calórica, a pouco acima das necessidades basais. Após a fase aguda, deve-se incrementar o suporte nutricional progressivamente.

NECESSIDADES NUTRICIONAIS

São proporcionalmente maiores quanto menor for a criança, em função do rápido crescimento tanto somático quanto visceral, com grande incorporação proteica e de gorduras. Para evitar-se sobrecarga durante a fase aguda do estresse, deve-se aumentar a oferta proteica e otimizar a oferta calórica pouco acima das necessidades basais. Promovendo oferta calórica entre 40 e 70kcal/kg/dia e relação N:kcal de 100 a 150kcal por grama de N ofertado. Após a fase aguda, deve-se incrementar o suporte nutricional progressivamente.

Necessidades hídricas

As necessidades hídricas são variáveis dependendo das diversas faixas etárias, principalmente nos prematuros (Tabela X-6). As necessidades hídricas de manutenção são ao redor de 1ml/kcal metabolizada na criança e ao redor de 1,3ml/kcal metabolizadas nos recém-nascidos. Utiliza-se a fórmula de Holliday & Segar para calcular as necessidades

Tabela X-6 • Necessidades hídricas diárias do recém-nascido.

Dia/peso	750 a 1.000g	1.001 a 1.250g	1.251 a 1.500g	1.501 a 2.000g	> 2.001g
1º e 2º	105	100	80 a 90	70 a 80	60 a 70
3º	140	130	120	110	80 a 100
> 7º	150 a 160	140	130	130	130

Com base no peso de nascimento e em ml/kg.

Tabela X-7 • Necessidades hídricas diárias (fórmula de Holliday & Segar).

Peso	Necessidade hídrica
Até 10kg	100ml/kg
11 a 20kg	1.000ml + 50ml/kg para cada kg acima de 10kg
Acima de 20kg	1.500ml + 20ml/kg para cada kg acima de 20kg

hídricas da criança internada (Tabela X-7). Porém, em toda criança gravemente enferma a necessidade de água livre deve ser individualizada, pois há tendência de ofertar maior quantidade de água do que a capacidade de metabolização dessas crianças (predispõem a edema e hiponatremia).

Situações clínicas em que se aumenta a oferta hídrica:
- Prematuridade.
- Calor radiante (fototerapia).
- Insuficiência respiratória.
- Diabetes insípido.
- Glicosúria.
- Uso de diuréticos.
- Estados hipermetabólicos (febre, infecção).

Situações em que se diminui o aporte hídrico:
- Incubadoras com temperatura e umidade controladas.
- Desnutridos graves.
- Doenças pulmonares crônicas.
- Síndrome da resposta inflamatória sistêmica (SRIS).
- SDRA/ventilação pulmonar mecânica.
- SSIHAD (meningite/quase afogado/TCE).
- Grandes pós-operatórios (cardíacos, transplantes).
- Insuficiência renal/cardíaca/hepática e falência múltipla dos órgãos.

Necessidades energéticas

O reconhecimento de que o fornecimento de substratos energéticos é tão importante quanto o oxigênio para a geração de compostos ricos em energia é vital. Sem combustível adequado, o oxigênio é relativamente inútil.

O gasto energético basal (GEB) é definido como a quantidade mínima de energia que o corpo necessita na situação de repouso e em jejum. O gasto energético diário da criança é o GEB mais o gasto energético com o crescimento e a atividade física. O lactente jovem utiliza de 35 a 40% do gasto energético diário para o crescimento, enquanto ao redor do segundo ano essa taxa se estabiliza entre 2 e 5% (Tabela X-8).

Nos pacientes graves, como politraumatizado, séptico, grande queimado, portador de insuficiência respiratória grave, insuficiência cardíaca e grande pós-operatório, as necessidades calóricas aumentam de 50 até 100% do GEB. Se não se respeitar a capacidade metabólica do paciente, pode-se induzir à síndrome de excesso de nutrição

Tabela X-8 • Necessidades energéticas por idade.

Idade (ano)	Energia kcal/kg/dia
Prematuro	120 a 140
0 a 2	90 a 120
2 a 7	75 a 90
7 a 12	60 a 75
12 a 18	30 a 60
Maior de 18	25 a 30

("overfeeding"), caracterizada por sobrecarga metabólica, distúrbios hidroeletrolíticos, sobrecarga ao sistema respiratório, hiperglicemia, azotemia, esteatose e colestase hepática, aumento do trabalho cardíaco, aumento do risco de infecção.

O conceito atual é que na maioria das situações, os pacientes estressados têm pouco mais necessidades que os não-estressados. Poderia ser permitido um déficit nutricional ("underfeeding") por período de tempo definido.

NUTRIENTES BÁSICOS

Carboidratos

A principal fonte energética são os carboidratos (glicose), que devem corresponder de 45 a 65% das necessidades diárias. A concentração máxima das soluções em glicose em veias periféricas deve ser menor do que 12,5% e, em veia central, ao redor de 20%.

Deve ser iniciado com velocidade de infusão de glicose (VIG) ao redor de 3mg/kg/min e ir aumentando de acordo com a necessidade. Não se deve ultrapassar aumentos diários maiores que 5% na concentração, ou 3mg/kg/min na VIG. Deve-se respeitar a velocidade máxima de infusão da glicose, pois acima dessa VIG ocorre lipogênese e aumento do trabalho respiratório.

- Recém-nascido: 4 a 6mg/kg/min.
- Criança: 6 a 8mg/kg/min.
- Adolescente: 5mg/kg/min.

Deve-se tentar manter o controle da glicemia menor que 180mg/dl, pois está associado a melhor prognóstico. Usar insulina se necessário, com muita cautela.

Lipídios

Os lipídios, além de sua ação armazenadora de energia, possuem várias ações biológicas e estruturais, como componentes da membrana celular, armazenamento de vitaminas, precursores de prostaglandinas, substrato energético para vários tecidos e fundamentais para o desenvolvimento cerebral dos recém-nascidos.

Podem corresponder de 25 a 45% das necessidades calóricas diárias. As necessidades de ácidos graxos essenciais (ácido linoleico e linolênico) podem ser preenchidas suprindo de 4 a 8% das necessidades calóricas diárias como ácidos graxos de cadeia longa.

As soluções lipídicas são isotônicas, têm menor quociente e são fonte concentrada de energia. As principais apresentações comerciais são as emulsões a 10 e 20%, à base de óleo de soja, fosfolipídios e glicerol. Algumas soluções contêm 50% dos lipídios como triglicérides de cadeia média (TCM).

Velocidade de infusão

Iniciar com 0,5 a 1g/kg/dia, com aumento progressivo de 0,5g/kg/dia até o máximo de 2 a 4g/kg/dia. Velocidade máxima de infusão: 0,15 a 0,2g/kg/h. Manter os níveis de triglicérides < 400mg/dl no adolescente e < 250mg/dl na criança e no recém-nascido.
A utilização da heparina como ativadora da lipase lipoproteica permanece controversa.

Contraindicações relativas
- Hiperbilirrubinemia neonatal.
- Insuficiência hepática grave.
- Distúrbios da coagulação sanguínea.

Proteínas

As proteínas devem corresponder de 12 a 15% das necessidades calóricas ingeridas em qualquer faixa etária. Os aminoácidos essenciais são aqueles que não podem ser sintetizados em quantidades adequadas no organismo para satisfazer as necessidades normais de crescimento e desenvolvimento. Na criança, e principalmente no RNPT, além dos oito aminoácidos essenciais considerados para o adulto, são consideradas essenciais a histidina, a cisteína, a tirosina e a taurina.

Os aminoácidos são apresentados em soluções a 10%, com composição tipo adulto e outra tipo infantil (Pediamino®, Aminoped®, Trophamine®) com maior proporção de aminoácidos essenciais (55 a 60%) e de cadeia ramificada (23 a 30%). Essas soluções têm maior importância no período neonatal. Iniciar com 1g/kg/dia e aumentar 0,5 a 1g/kg/dia até a oferta máxima para a idade (Tabela X-9).

Tabela X-9 • Necessidades de aminoácidos endovenosos.

Idade	Aminoácidos (g/kg/dia)
Prematuro	4,0 a 2,5
RN de termo	2,5 a 2,0
Lactente 1m-2a	2,5 a 2,0
Crianças 2a-10a	2,0 a 1,5
Crianças 10a-14a	1,7 a 1,3
Adolescentes	1,5 a 1,0

Eletrólitos e sais minerais

As necessidades diárias basais são vistas na tabela X-10. Porém, as necessidades individuais devem ser ajustadas de acordo com o balanço diário e a presença de perdas extraordinárias.

Oligoelementos

Os oligoelementos são considerados essenciais ao homem e participam de um grande número de metaloenzimas e como cofatores de várias reações enzimáticas, sendo de fundamental importância para o crescimento, a reparação tecidual e o metabolismo intermediário (Tabela X-11).

NUTRICIONAL

Tabela X-10 • Necessidades de eletrólitos endovenosos (mEq/kg/dia).

	RN pré-termo	RN de termo	Criança
Sódio	2 a 3	2 a 4	2 a 4
Potássio	1 a 4	2 a 3	2 a 5
Cloro	2 a 5	2 a 4	2 a 4
Cálcio	3 a 4	1 a 2,5	0,5 a 2
Magnésio	0,3 a 0,6	0,25 a 0,5	0,25 a 0,5
Fósforo*	1 a 2	0,5 a 1	0,5 a 1

* mMol/kg/dia.

Tabela X-11 • Necessidades diárias de oligoelementos.

Elemento	Via	Lactente	Prematuro
Ferro	VO	1 a 1,5mg/kg	2 a 4mg/kg
	EV	0,1 a 0,2mcg/kg	0,1 a 0,2mcg/kg
Iodo	VO	30 a 60mcg/kg	30 a 60mcg/kg
	EV	1 a 2mcg/kg	1mcg/kg
Zinco	VO	200 a 400mcg/kg	600 a 800mcg/kg
	EV	100 a 200mcg/kg	200 a 400mcg/kg
Cobre	VO	50 a 100mcg/kg	100 a 150mcg/kg
	FV	20mcg/kg	40 a 60mcg/kg
Manganês	VO	1 a 10mcg/kg	10 a 20mcg/kg
	EV	0,1 a 0,5mcg/kg	1mcg/kg
Cromo	VO	10 a 20mcg/kg	0,75 a 7,5mcg/kg
	EV	0,2mcg/kg	0,2mcg/kg
Selênio	VO	10 a 40mcg/kg	13 a 30mcg/kg
	EV	0,5 a 2mcg/kg	1,5 a 2mcg/kg
Flúor	EV	1 a 5mcg/kg	
Mobilidênio	EV	0,25mcg/kg	0,25mcg/kg

Vitaminas

De acordo com sua solubilidade são divididas em lipossolúveis (A, D, E, K) e hidrossolúveis (complexo B e C). Devem-se usar complexos polivitamínicos com composição pediátrica. As soluções vitamínicas devem ser adicionadas imediatamente antes da infusão e protegidas da luz solar direta (Tabela X-12).

Tabela X-12 • Recomendações para suplementação vitamínica endovenosa diária.

Vitaminas	Prematuro	Lactente/escolar	Adolescente
A	700 a 1.500U	2.300U	3.300U
D	40 a 160U	400U	200 a 400U
E	2 a 4U	5U	7 a 10U
K	6 a 10mcg	200mcg	200 a 300mcg
C	35 a 50mg	80mg	100mg
Tiamina (B1)	0,3 a 0,8mg	1,2mg	1,5mg
Riboflavina (B2)	0,4 a 0,9mg	1,4mg	1,8mg
Niacina (B3)	0,3 a 0,7mg	17mg	40mg
Ácido pantotênico	1-2mg	5mg	10 a 15mg
Piridoxina (B6)	0,3 a 0,7mg	1mg	2,5mg
Biotina	6 a 13mcg	20mcg	40 a 60mcg
Ácido fólico	40 a 90mcg	140mcg	200 a 400mcg
Cianocobalamina (B12)	0,3 a 0,7mcg	1 a 2mcg	3mcg

VIAS DE ADMINISTRAÇÃO

As técnicas básicas de NP em função da via de administração são duas: a NP via periférica, com concentrações de glicose até 12,5% e a NP via central até 20 % (Tabela X-13). A via central oferece a possibilidade de maiores ofertas proteicas e calóricas em menor volume, e a via periférica é menos invasiva e com menor incidência de complicações. Essa é a via de preferência em recém-nascidos ou como complemento à NE.

A via central deve ser utilizada quando se necessita de uso por tempo prolongado, volumes restritos e densidade calórica e osmolaridade elevadas, e necessita de um cateter central. A via periférica tem a vantagem de diminuir o risco de infecção associada ao cateter e só pode ser usada em concentração ≤ 12,5%.

CONTROLES DA NUTRIÇÃO PARENTERAL

A avaliação clínica e laboratorial durante o suporte nutricional é importante para avaliar sua eficácia e detectar possíveis alterações metabólicas (Tabela X-14). Quando NP é bem conduzida, muitos exames laboratoriais são dispensados e a avaliação clínica diária passa a ser o elemento principal de nossa análise.

COMPLICAÇÕES DA NUTRIÇÃO PARENTERAL

As complicações ligadas a NP podem ser classificadas em metabólicas e não-metabólicas.

As complicações não-metabólicas são aquelas relacionadas à passagem e à permanência do cateter em uma linha venosa profunda, e a processos infecciosos decorrentes

NUTRICIONAL

Tabela X-13 • Diferenças da nutrição parenteral central e periférica (kg/dia).

Componentes	NP periférica	NP central
Volume	160 a 200ml	120 a 150ml
Glicose	12 a 16g	12 a 28g
Aminoácidos	2 a 3g	2 a 4g
Lipídios	2 a 4g	1 a 2g
Água	140 a 160ml	120 a 140ml
Emulsões lipídicas (20%)	10 a 20ml	5 a 10ml
Calorias	75 a 100kcal	85 a 165kcal
Relação N:kcal	1:100 a 1:200	1:100 a 1:350
Osmolaridade	< 700mOsm/l	> 1.000mOsm/l

Tabela X-14 • Controles da nutrição parenteral.

Diário	Semanal	Quinzenal ou se necessário
Observação clínica	Estatura	Pregas cutâneas
Balanço hídrico e calórico	Perímetro cefálico	Cálcio, fósforo e magnésio*
Peso	(< 2anos)	Gasometria venosa
Densidade urinária 3x/dia	Na+, K+, Cl-	Albumina e pré-albumina
Glicemia (capilar) 1x/dia	Glicemia	Hemograma
(fase inicial 3x)		Função hepática e renal
PA e temperatura		Lipidograma**
		Culturas se necessário

* no RNPT controle semanal inicialmente.
** Infusões > 2g/kg/dia de lipídios deve ser semanal.

da solução de NP e/ou do próprio cateter. Essas complicações são: lesões vasculares; embolia pulmonar; infusão da NP fora do sistema venoso; tromboses; tromboflebites; infiltrações e necroses de tecidos; e infecções a partir do cateter ou da solução.

As complicações metabólicas são desencadeadas por inadequação da oferta nutricional às necessidades da criança, levando a: distúrbios hidroeletrolíticos (edema, sobrecarga hídrica, desidratação); distúrbios acidobásicos; hipo ou hiperglicemias, desidratação hiperosmolar, sobrecarga de CO_2 e piora da insuficiência respiratória; hipertrigliceridemia, eosinofilia, deficiência de ácido graxo essencial; azotemia, hiperamoniemia, acidose metabólica hiperclorêmica; disfunção hepatobiliar, esteatose hepática, colestase e cirrose; alterações relacionadas ao excesso ou deficiência de oligoelementos; alterações relacionadas ao excesso ou deficiência de vitaminas; alterações do metabolismo ósseo, raquitismo, hipercalciúria; hipo ou hiperfosfatemia, hipo ou hipermagnesemia; distúrbios da coagulação; "refeeding syndrome".

RETIRADA DA NP

Quando a oferta calórica via enteral for maior que 50% da necessidade calórica total da criança, é iniciada a retirada. O volume da NP e a quantidade de glicose ofertada são diminuídos gradualmente, para se evitar desidratação e hipoglicemia. Os outros elementos como a proteína, os eletrólitos, as vitaminas e os oligoelementos são retirados proporcionalmente ao volume retirado. A gordura é retirada rapidamente, pois apresenta um custo alto, pode predispor a precipitações e favorece a contaminação das soluções.

NUTRIÇÃO PARENTERAL EM SITUAÇÕES ESPECIAIS

Insuficiência hepática

Objetivos:

- Diminuir o catabolismo proteico, melhorando o padrão sérico de aminoácidos.
- Corrigir os distúrbios metabólicos e a manutenção do estado nutricional.

Nutrição

Volume: normalmente restrição hídrica de 40 a 60% das necessidades basais.

Eletrólitos: não ofertar sódio. Outros eletrólitos, de acordo com o balanço prévio.

Carboidratos: utilizar velocidade de infusão suficiente para manter glicemia e relação N/Cal adequada (1:250 a 1:350).

Lipídios: procurar utilizar emulsão lipídica do tipo MCT/LCT, com cautela.

Proteínas: em vigência de encefalopatia (grau II ou maior), ou insuficiência hepática grave, pode-se fazer restrição proteica (máximo 1g/kg/dia) e usar solução de aminoácidos rica em cadeia ramificada (solução de Fischer). A restrição se faz necessária devido à intolerância proteica.

Vitaminas: suplementar vitamina K e ácido fólico.

Oligoelementos: excluir o uso de cobre e manganês e diminuir oferta de zinco à metade.

Insuficiência renal

Objetivos

- Correção dos distúrbios metabólicos e manutenção do estado nutricional.
- Balanço nitrogenado positivo com menores reflexos possíveis sobre os níveis de ureia, cálcio, fósforo e potássio.

Nutrição

Volume: balanço hídrico e controle de diurese constante; restrição hídrica quando oligúria ou liberação quando em diálise.

Carboidratos: glicose hipertônica com concentrações entre 10 até 40% para maior oferta calórica e diminuição do catabolismo proteico.

Proteínas: restrição proteica e utilizar aminoácidos essenciais de 0,5 a 1g/kg/dia no tratamento conservador. Quando em diálise, ofertar aminoácidos totais em necessidade basal.

Lipídios: não ofertar em excesso.

Eletrólitos: em oligúria restringir ou não ofertar sódio, potássio, fósforo e magnésio. Quando em diálise, corrigir com base nas alterações laboratoriais.

Oligoelementos: ofertar apenas o zinco.

Insuficiência respiratória

Objetivos

- Melhora se possível ou manutenção do estado nutricional.
- Balanço nitrogenado positivo com reflexos positivos sobre a força muscular.

Nutrição

Volume: de acordo com balanço prévio. Tendência à restrição de volume.

Carboidratos: evitar oferta excessiva de glicose como oferta calórica, pois existe maior produção de CO_2, aumentando trabalho respiratório.

Lipídios: proporção aumentada em relação a glicose, com tendência a utilizar emulsões com triglicérides de cadeia média.

Proteínas: idem às situações normais.

Eletrólitos: atenção especial para deficiência de fósforo e magnésio.

Sepse e traumatismo grave

Objetivos

- Corrigir os distúrbios metabólicos e minimizar o catabolismo proteico.

Nutrição

Volume: repor na fase aguda, conforme necessidade de controle do choque. Depois, basear-se no balanço hídrico diário.

Calorias: as necessidades calóricas devem obedecer aos fatores de acréscimo, sendo que de 50 a 60% do total de calorias devem ser ofertados sob a forma de glicose. Em caso de resistência periférica a insulina, pode ser ofertada com cautela.

Gorduras: a oferta calórica nessa situação deve ser entre 20 e 45% do total e não maior do que 2g/100kcal/dia.

Proteínas: devido ao balanço nitrogenado negativo, deve-se sempre oferecer mais proteína, em torno de 15 a 20% de calorias totais; a relação N/Cal deve permanecer entre 1:100-150.

Vitaminas: suplementação total, tanto hidrossolúveis como lipossolúveis.

Oligoelementos: suplementar oferta de zinco.

BIBLIOGRAFIA

1. Culkin A & Gabe SM. Nutritional support: indications and techniques. *Clin Med*, 2(5):395-401, 2002.

2. Denne SC, Clark SE, Poinsdexter BB, Leitch CA e cols. Nutrition and metabolism in the high-risk neonate. In Fanaroff AA, Martin RJ: *Neonatal-perinatal Medicine – Diseases of the Fetus and Infant*. 6th ed., Mosby, Year Book, New York, 1997.

3. Deutschman CS. Nutrition and metabolism in the critically ill child. In Rogers MC: *Textbook of Pediatric Intensive Care*. Williams & Wilkins, Baltimore, p. 1109, 1992.

4. Griffiths RD. Nutrition support in critically ill septic patients. *Curr Opin Clin Nutr Metab Care*, 6:203-10, 2003.

5. Heine RG & Bines JE. New approaches to parenteral nutrition in infants and children. *J Paediatr Child Health*, 38:433-7, 2002.

6. Heyland DK. Nutritional support in the critically ill patient. *Crit Care Clin*, 14:423-39, 1998.

7. Kitchen P & Forbes A. Parenteral nutrition. *Curr Opin Gastroenterol*, 9:144-7, 2003.

8. Pereira GR. Nutritional care of the extremely premature infant. *Clin Perinatol*, 22(1):61, 1995.

9. Pfau PR & Rombeau JL. Advances in Gastroenterology – Nutrition. *Med Clin North Am*, 84(5):1209-30, 2000.

10. Shulman RJ & Phillips S. Parenteral nutrition in infants and children. *J Pediat Gastroent Nutr*, 36:587-607, 2003.

11. Slone S. Nutritional support of the critically ill and injured patient. *Crit Care Clin*, 20:135-57, 2004.

12. Souba WW. Nutritional support. *N Engl J Med*, 336:41-7, 1997.

13. Suchner U. Enteral *versus* parenteral nutrition: effects on gastrointestinal function and metabolism: blackground. *Nutrition*, 14:76-81, 1998.

4. Suporte Nutricional no Recém-Nascido

Wanda Tobias Marino
Adalberto Stape
Alice D'Agostini Deutsch

AVALIAÇÃO NUTRICIONAL

Os recém-nascidos (RN), especialmente os prematuros estão sob maior risco de desenvolver deficiências nutricionais em função das altas taxas de crescimento associado a um ser ainda imaturo, e isso pode afetar negativamente o crescimento e o desenvolvimento. Portanto os RN em terapia nutricional devem ser monitorizados sistematicamente a fim de detectar precocemente possíveis alterações no desenvolvimento nutricional.

A avaliação nutricional do RN se baseia não só em medidas antropométricas (curvas de crescimento intrauterino) e critérios bioquímicos, mas também engloba a avaliação do risco nutricional que inclui história materna, história neonatal e análise da composição corpórea.

Anamnese

História materna

Na história médica materna completa, devem constar os seguintes dados: idade materna, idade gestacional, paridade e principais complicações, ganho de peso na gestação, dieta materna, presença de doença crônica ou uso de medicações, complicações da gestação atual, presença de deficiências nutricionais específicas, hábitos e vícios.

História neonatal e alimentar

Na história médica neonatal completa do RN, devem constar as condições de nascimento, do sexo, da idade gestacional, das medidas antropométricas e identificação de condições clínicas que aumentam a demanda metabólica, como:

- Insuficiência respiratória.
- Insuficiência cardíaca.
- Sepse.
- Procedimentos cirúrgicos.
- Anóxia neonatal.
- Drenagem excessiva através de drenos torácicos, estomias etc.

Outros dados de relevância incluem o histórico nutricional: tipos de alimentação oferecida anteriormente, suporte nutricional apropriado ou não, e a história de intolerância alimentar.

Exame físico

O exame físico geral do RN permite a avaliação global do estado nutricional. Pode-se aferir a atividade física, a presença ou não de massa muscular e gordura subcutânea. Além disso, podem-se detectar alterações de cabelos, pele, unhas e mucosas, presença de edema ou ascite.

Medidas antropométricas

Peso: é o parâmetro mais utilizado para monitorar o estado nutricional. Seus valores podem ser influenciados pelo balanço hídrico. Durante a primeira semana de vida, os RN podem perder entre 5 a 20% do peso ao nascimento. O prematuro recebendo oferta nutricional adequada, deve aumentar cerca de 10 a 15 g/dia e quando atinge ao redor de 2.000g, uma taxa de 20 a 30g/dia é frequentemente aceita. Quando os RN fazem "catch-up" podem ganhar até 40g/dia.

Comprimento: essa medida reflete o potencial genético de crescimento, sofre menor influência de nutrição fetal inadequada e não se altera com o estado de hidratação. Esperam-se acréscimos de 2 a 3 cm/mês se a nutrição estiver adequada.

Perímetro cefálico: é a medida antropométrica que menos se altera pela nutrição inadequada e a primeira que responde à oferta nutricional adequada. A taxa esperada de crescimento da circunferência craniana no último trimestre de gestação é de 0,75 a 1cm/semana.

Classificação

- Por peso de nascimento:
  - RN de baixo peso (RNBP) quando o peso de nascimento < 2.500g.
  - RN de muito baixo peso (RNMBP) quando o peso de nascimento < 1.500g.
  - RN de muitíssimo baixo peso (RNMMBP) quando o peso de nascimento < 1.000g.
- Pela relação do peso de nascimento para idade gestacional:
  - Adequado para idade gestacional (AIG): entre o percentil 10 e 90.
  - Pequeno para idade gestacional (PIG): abaixo do percentil 10.
  - Grande para idade gestacional (GIG): acima do percentil 90.
- Pela relação entre o peso de nascimento (PN) e o peso no percentil 50 da curva de crescimento fetal (para a mesma idade gestacional – critério de Kramer):
  - RN PIG: quando PN/P_{50} < 0,85.
  - RN AIG: quando 0,9 < PN/P_{50} < 1,1.
  - RN GIG: quando PN/P_{50} > 1,1.

Avaliação bioquímica

A análise das proteínas séricas avalia a reserva proteica do organismo e complementa a avaliação do estado nutricional. As principais proteínas séricas são:

- **pré-albumina**: em RN, o aumento de concentrações séricas dessa proteína ocorre com o aumento da oferta proteica e pode predizer anabolismo. Sua determinação pode estar alterada na presença de infecções, traumatismos, doenças hepáticas ou renais e corticoterapia;
- **albumina**: os níveis de albumina aumentam com a idade gestacional e variam de 2,5 a 3,5 g/dl em RNPT e 3,5 a 4,5g/dl em RN de termo. Sua meia-vida varia de 14 a 21 dias no RN de termo e 5 a 7 dias no RNPT, sendo útil para avaliação do estado nutricional a longo prazo, porém inadequado para detectar alterações agudas.

Balanço nutricional

Cálculos da ingestão enteral e parenteral de nutrientes em relação ao peso devem ser realizados diariamente. As principais razões para o ganho de peso insuficiente são:

- cálculo incorreto da ingestão real;
- volume oferecido não-corrigido em relação ao ganho de peso;
- aumento da demanda nutricional;
- intolerância alimentar;
- retirada precoce da incubadora com aumento da demanda;
- aumento da oferta por VO muito rápida;
- retirada precoce do respirador;
- presença de acidose metabólica;
- anemia;
- hipoproteinemia;
- uso de corticoide;
- estomia com alto débito sem adequada reposição de fluido, eletrólitos ou zinco;

- mães com leite de baixo teor calórico, proteico ou de sódio;
- uso de fortificantes adicionados de forma incorreta;
- erros inatos do metabolismo.

Conclusão

Cada parâmetro por si só, como a ingestão caloricoproteica, avaliação antropométrica, alteração do peso ou alteração de valores laboratoriais, não pode predizer de forma absoluta o estado nutricional desses pacientes. Todos os componentes da avaliação contribuem para a decisão final sobre o estado nutricional do RN e da criança, e qual a terapia nutricional mais adequada. A boa tolerância à dieta e o ganho de peso regular são dois bons parâmetros.

NUTRIÇÃO ENTERAL

Introdução

O aumento da sobrevida de bebês extremos tornou a nutrição uma importante terapêutica para o desenvolvimento global do recém-nascido, minimizando as lesões secundárias adquiridas por desnutrição proteicocalórica.

O RN pré-termo (RNPT) necessita de adaptação à vida extrauterina, pois nasce com imaturidade de sucção, das funções secretórias, da digestibilidade (enzimática, hormonal), da capacidade absortiva e da motilidade intestinal. A atividade motora gastrointestinal inicia-se com 22 semanas de gestação e a motilidade organizada ocorre entre a 28ª e a 30ª semanas de gestação.

Os RNMBP com peso menor de 1.000g requerem suporte nutricional especializado devido a imaturidade metabólica, rápido crescimento, baixa reserva proteica e energética, e maior incidência de complicações. A oferta ideal seria aquela que mantivesse a taxa de crescimento intrauterino para uma mesma idade gestacional, sem impor sobrecarga metabólica (Tabela X-15).

Tabela X-15 • Ganho médio peso/idade gestacional.

Idade gestacional (semanas)	Ganho médio peso (g/dia)
26	12
29	18
31	24
34	35
36	30
40	30

O objetivo para os primeiros dias de vida é a manutenção da hidratação, da glicemia e da normalização dos eletrólitos. As perdas insensíveis são muito grandes. Utilizar soluções de glicose a 5% e manter glicemia entre 45 e 120mg/dl. Os eletrólitos devem ser introduzidos a partir do terceiro dia de vida, se a função renal for normal. O volume administrado necessita de correções diárias, com controles de diurese (> 1 a 3ml/kg/h), densidade urinária (1.005 a 1.015) e perda de peso de até 15% (Tabela X-16).

Tabela X-16 • Expectativa de perda de peso.

Idade gestacional (semanas)	Porcentagem do peso
26	15-20
30	10-15
34	8-10
Termo	5-10

Para a manutenção do peso, a necessidade enteral de calorias é de 59 a 75kcal/kg/dia e para o crescimento adequado geralmente de 104 a 126kcal/kg/dia. Durante a nutrição parenteral, a necessidade calórica é reduzida para 85 a 100kcal/kg/dia, pois não há gastos energéticos para digestão e absorção dos alimentos em nível intestinal e nem perdas nas fezes.

O trato digestório do RNPT é imaturo, mas a partir da 26ª até à 28ª semanas de idade gestacional pode absorver e utilizar os nutrientes necessários para o crescimento extrauterino. Quanto ao reflexo do engasgo e à coordenação da respiração com a deglutição, estão incompletos e há risco aumentado de aspiração para o RNPT antes da 34ª semana de gestação.

Métodos de alimentação enteral

Introdução de dieta enteral precoce e em quantidades mínima, independente da NP (alimentação trófica), tem-se mostrado benéfica e segura para os RNMBP. Está contraindicada naqueles com distensão abdominal, anomalias gastrointestinais, ausência de ruídos hidroaéreos e ausência de eliminação de mecônio. Deve ser iniciada nos primeiros dias no prematuro estável e após cinco dias quando ocorrer asfixia perinatal grave, para evitar enterocolite necrotizante. O aumento da dieta deve ser iniciado quando o prematuro estiver estável do ponto de vista hemodinâmico, infeccioso e metabólico. Os benefícios dessa dieta são menor presença de colestase, maior atividade motora intestinal, maior tolerância à dieta, menor duração da hospitalização.

Para prover as necessidades calóricas e hídricas do RNPT, há necessidade de se associar as vias endovenosa e oral, iniciando-se nas primeiras horas de vida. Leite materno pasteurizado é o alimento de escolha.

A alimentação pode ser oferecida por VO (com mamadeira ou seio materno) ou via oro ou nasogástrica, nasojejunal, via gastrostomia, em gavage ou infusão contínua. A via orogástrica é a preferencial. A via oro ou nasogátrica está indicada quando:

- RN < 34 semanas de idade gestacional e < 1.500g;
- RN com incoordenação sucção-deglutição;
- desconforto respiratório com FR ≥ 60 ipm;
- distúrbios neurológicos;
- recuperação de cirurgias abdominais.

Em RN acima de 34 semanas de idade gestacional e/ou com des-

NUTRICIONAL

conforto leve (FR < 60 ipm) pode ser iniciada a alimentação por VO com mamadeira.

O desenvolvimento de coordenação neuromuscular é necessário para o sucesso do aleitamento materno. Um RN é hábil para alimentação ao seio se tiver sucção ativa, coordenação sucção-deglutição, perda mínima de líquidos ao redor do seio, completar sua alimentação dentro de 15 a 30min.

A alimentação na transição da sonda para mamadeira e/ou seio materno deve ser iniciada vagarosamente com aumentos pequenos e gradativos do volume por VO por mamada e suplementando o restante do volume por gavage.

Tipos de leite

O leite humano é a fonte preferencial para a alimentação de todos os RN, incluindo os prematuros e os recém-nascidos doentes. Para assegurar a oferta adequada de energia, proteína, gordura, carboidratos, macro e micronutrientes e água para o crescimento normal do RN, é preciso que o volume de leite oferecido seja suficiente e, no caso dos RNPT, é preciso adicionar ao leite materno fortificantes, que adequem as necessidades calóricas, proteicas e minerais. Existem fórmulas lácteas artificiais apropriadas para o RNPT (Pré Nan®, Aptamil Pré®, Enfalac prematuro®) e para o RN de termo (Nan 1®, Aptamil 1®, Nestogeno 1®) (Tabela X-17).

O leite materno é inadequado para o crescimento do RNMBP, no seu teor de proteína, de cálcio e fósforo, sódio, ferro, cobre, zinco e vitaminas. Suplementação desses elementos pode ser feita com os fortificantes do leite materno (HMF® ou FM 85®). Essa suplementação deve

Tabela X-17 • Composição de leites naturais e fórmulas.

	Colostro	Leite materno	NAN 1®	ENFALAC® prematuro	Pré NAN®
Proteína, g	2,7	1,1	1,6	2,4	2,3
Gordura, g	2,9	3,5	3,4	4,0	4,2
Hid. carbono, g	5,3	7,0-7,5	7,4	8,9	8,6
Sódio, mg	48	11-19	17	33	29
Potássio, mg	74	51	75	100	86
Cloreto, mg	22	39	51	69	56
Cálcio, mg	31	30-35	53	95	89
Fósforo, mg	14	15-40	30	53	45
Magnésio, mg	4	5-6	5,1	83	8,0
Calorias/100ml	57-58	65-67	67	81	80
Osmolaridade mOsm/kg H_2O		300	290	300	320

ser iniciada quando a alimentação enteral estiver sendo bem tolerada e não houver um bom ganho de peso (15g/kg/dia e 1cm/semana). Na ausência do leite materno, as fórmulas infantis para o prematuro são o substituto mais apropriado.

As fórmulas para prematuros devem ser indicadas até que o RNPT alcance o peso de 2kg. O RN com doença pulmonar crônica, osteopenia ou falência do crescimento pode se beneficiar com o uso de fórmulas para prematuro até que alcance o peso de 3kg.

Suplementação com ferro deve ser iniciada na terceira semana de vida, na dose de 2 a 4mg/kg/dia. As vitaminas A e D por VO devem ser introduzidas assim que a NP for suspensa.

Intervalo e volume

A primeira alimentação pode ser com água estéril ou leite materno fresco e/ou pasteurizado (1 a 2ml/kg), e o estômago deve ser aspirado 2 a 3h após para verificação de resíduo gástrico. Nos RNMB a dieta inicial tem por finalidade aumentar a motilidade intestinal, a produção e a liberação de enzimas e de hormônios intestinais.

No RN de risco para enterocolite necrotizante, deve-se evitar aumentos do volume maiores de 15 a 20ml/kg/dia. O resíduo não deve ser mais que 20% do volume dado previamente. O volume recomendado para nutrição é de 140 a 160ml/kg/dia (Tabela X-18).

NUTRIÇÃO PARENTERAL

Definição

O objetivo da NP exclusiva ou associada à nutrição enteral no recém-nascido é reverter a perda de peso, estabelecendo uma taxa de crescimento comparável ao crescimento intrauterino para o prematuro e crescimento pós-natal normal para o RN de termo. As necessidades nutricionais no RNPT são proporcionalmente maiores em função do rápido crescimento tan-

Tabela X-18 • Plano para alimentação do RN.

Peso ao nascer (g)	Volume inicial (ml/kg/dia)	Aumentos de volume (ml/kg/dia)
< 800	10	10-20
800-1.000	10-20	10-20
1.001-1.250	20	20-30
1.251-1.500	30	30
1.501-1.800	30-40	30-40
1.801-2.500	40	40-50
> 2.500	50	50

to somático quanto visceral, com grande incorporação proteica e de gorduras.

A nutrição parenteral associada à alimentação enteral mínima é o método sugerido para nutrição do RN prematuro extremo, pois sabe-se que o jejum prolongado resulta em hipotrofia do epitélio intestinal e diminuição da atividade das enzimas entéricas, principalmente as hidrolases.

A NP é a mais indicada para iniciar o suporte nutricional em todos os RNMBP (< 1.500g), e deve ser continuada até que a alimentação enteral possa prover quantidade suficiente de alimentos para um crescimento adequado. A NP deve ser iniciada até o terceiro dia de vida em via periférica ou central.

Necessidades hídricas

As necessidades hídricas são variáveis nos prematuros (Tabela X-19). As necessidades hídricas de manutenção são ao redor de 1,3m/kcal metabolizada nos recém-nascidos.

Os prematuros extremos podem ter necessidades iniciais de líquidos de até 200ml/kg/dia, devido à perda líquida insensível através da pele e da imaturidade da função renal.

Recomenda-se fazer o balanço hídrico diariamente, e a cada 8 a 12h nos prematuros e pacientes instáveis. Uma boa prática é a avaliação do ganho de peso diário para maior controle hídrico. O RN de muito baixo peso (< 1.500g) deve ser pesado duas vezes por dia, manter densidade urinária entre 1.004 a 1.012 e o volume urinário entre 1 e 3ml/kg/h. Um ganho de peso de mais de 25g/kg/dia em RN provavelmente representa retenção inadequada de líquidos.

Necessidades energéticas

Durante a NP, as necessidades energéticas são reduzidas, já que o RN não necessita utilizar calorias para digestão e absorção intestinal dos alimentos e nem com a perda das fezes.

A principal fonte energética são os carboidratos (glicose), que devem corresponder de 45 a 65% das necessidades diárias.

A velocidade de infusão de glicose inicial deve estar entre 4 a 6mg/kg/min, e deve ser aumentado não mais de 2mg/kg/min por dia. A infusão de glicose acima de 8 a 10mg/kg/min pode ser prejudicial metabolicamente e é menos

Tabela X-19 • Necessidades hídricas diárias do recém-nascido, com base no peso de nascimento e em ml/kg.

Dia/peso	750 a 1.000g	1.001 a 1.250g	1.251 a 1.500g	1.501 a 2.000g	> 2.001g
1º e 2º	105	100	80 a 90	70 a 80	60 a 70
3º- 6º	140	130	120	110	80 a 100
> 7º	150 a 160	140	130	130	130

eficiente em poupar nitrogênio do que os regimes combinados de glicose e lipídios (até 40% da oferta calórica total).

Necessidades proteicas

No período neonatal, o metabolismo proteico é limitado e inversamente proporcional à idade gestacional, havendo uma perda renal de nitrogênio nos primeiros dias de vida. O RNPT apresenta deficiências enzimáticas, principalmente da fenilalanina-hidrolase e cistionase que convertem fenilalanina em tirosina e metionina em cisteína, respectivamente. Sendo assim, incapazes de metabolizar aminoácidos em excesso, devido à imaturidade hepática. Na criança e principalmente no RNPT, além dos oito aminoácidos essenciais considerados para o adulto, são consideradas essenciais: a histidina, a cisteína, a tirosina e a taurina.

A necessidade de aminoácidos varia de 2,5 a 3,5g/kg/dia e é tanto maior quanto menor a idade gestacional e maior a velocidade de crescimento. As soluções de aminoácidos pediátricas, que apresentam composição baseada no leite materno e suprem as necessidades dessa faixa etária são as que devem ser utilizadas.

A oferta proteica adequada associada à oferta calórica por via parenteral, 100 a 110kcal/kg/dia, é suficiente para a retenção de nitrogênio igual à taxa intrauterina.

Necessidades lipídicas

As emulsões lipídicas são importantes fontes energéticas disponíveis para o organismo, devido à alta densidade calórica, à metabolização semelhante à dos quilomícrons e à baixa osmolaridade. Apresenta menor coeficiente respiratório (0,7) do que os carboidratos

As emulsões lipídicas devem ser administradas nas 24h, iniciando com 0,5 a 1,0g/kg/dia e com aumentos progressivos. Há a tendência de se utilizar nessa faixa etária as emulsões a 20%, por elas terem um valor calórico maior e uma concentração de fosfolipídios menor, o que favorece a depuração de triglicérides e diminui os níveis circulantes de lipoproteínas de baixa densidade e colesterol. As soluções lipídicas que contêm igual proporção de TCM/TCL aumentam a retenção de nitrogênio, e de ácidos graxos poliinsaturados de cadeia longa, e são úteis para os RNPT que apresentam deficiência de carnitina.

Nos RNPT em fototerapia, não se deve aumentar a infusão lipídica acima de 1g/kg/dia. Se existir risco para exsanguineotransfusão os lipídios devem ser suspensos.

A velocidade de infusão deve respeitar a idade gestacional e os agravantes. No RN de termo, a velocidade máxima de infusão é de 0,25g/kg/h, no prematuro é de 0,16g/kg/h e em casos de prematuridade extrema, infecção grave, PIG é de 0,083g/kg/h.

O uso de heparina na dose de 0,5 a 1U/ml de solução de NP, favorece o clareamento sérico dos lipídios por ativar as lipases lipoproteicas periférica e hepática, porém aumentam os níveis séricos de ácidos graxos livres que podem ser tóxicos. Está indicado também para manutenção do acesso venoso diminuindo riscos de tromboembolismos. Seu uso rotineiro é controverso.

Necessidades eletrolíticas

O RNPT tem necessidades aumentadas de eletrólitos e minerais por apresentar crescimento rápido, escassos depósitos e imaturidade funcional dos órgãos. O RNMBP tem fração de excreção de sódio maior, o que eleva suas necessidades basais para 3 a 6mEq/kg/dia, podendo muitas vezes ser maior. Ao prematuro que persiste com tendência a acidose metabólica por perda renal, pode ser ofertado 50% nas necessidades de sódio como acetato de sódio.

A hiperpotassemia no RNMBP ocorre por aumento do metabolismo proteico da célula e imaturidade da função tubular renal. Iniciar oferta de potássio após diurese franca. Glicosúria com diurese osmótica pode aumentar as perdas de sódio e potássio urinários.

O feto deposita cerca de 100mg/kg/dia de cálcio durante o último trimestre de gestação o qual é estocado no osso, e em regime de NP não se consegue fornecer mais do que 40 a 60mg/dia. A quantidade de cálcio e fósforo na NP é limitada por sua solubilidade, que é afetada pela concentração de aminoácidos e pH, tipo de sal e sequência de adição de Ca^{++} e fósforo na solução e da fração Ca/P (ideal é de 1,7:1 com retenção de 90% de ambos os minerais sem hipercalciúria). É comum ocorrer osteopenia, raquitismo e fraturas patológicas. Baixas quantidades de fósforo ou terapia crônica com furosemida, podem levar a hipercalciúria e nefrolitíase.

O magnésio é essencial para os sistemas enzimáticos intracelulares. Os sintomas de deficiência de magnésio são os mesmos da hipocalcemia com manifestações de irritabilidade, tremores, tetanias e arritmias cardíacas. Deve-se sempre checar o nível sérico de Mg^{++} em qualquer RN cuja mãe foi tratada com sulfato de magnésio para hipertensão e/ou pré-eclâmpsia.

Necessidades de oligoelementos e vitaminas

Os oligoelementos são essenciais nessa faixa etária, em especial o zinco que deve ser suplementado na dose de 400 a 600mcg/kg/dia, a partir do terceiro dia de vida. Os demais oligoelementos podem ser adicionados à NP após uma a duas semanas de vida. Zinco, cromo e selênio são excretados preferencialmente pelo trato urinário e, assim, na IRA, não devem compor a NP. Cobre e manganês são excretados preferencialmente pelo trato biliar, portanto, diminuir ou suspender se o RN desenvolver doença hepática colestática (bilirrubina direta > 2mg/dl).

As necessidades de vitamina para o prematuro não estão claramente estabelecidas. A deficiência de vitaminas nos RN submetidos a NP certamente é mais comum. As vitaminas são ofertadas em complexos multivitamínicos que devem ser individualizados para essa faixa etária. A vitamina K deve ser ofertada quinzenalmente. A vitamina A e as do complexo B estão sujeitas a alterações quando expostas a luz, oxigênio e calor.

A Academia Americana de Pediatria recomenda a suplementação de ferro na dose de 2 a 4mg/kg/dia a ser iniciada em todos os prematuros com idade de 2 meses ou quando o RN dobrar seu peso de nascimento.

BIBLIOGRAFIA

1. Adan D. Nutritional management in critically ill preterm neonates. *Crit Care Clin*, 11(3):751, 1995.

2. Anderson DM. Nutritional assessment and therapeutic interventions for the preterm infant. *Clin Perin*, 29(9):313-26, 2002.

3. Cooke RJ. Neonatal nutrition. *Semin Neonatol*, 6:363-449, 2001.

4. Costa HPF, Marino WT. Nutrição parenteral. In Rugolo LMSS: Manual de Neonatologia. 2ª ed., Revinter, Rio de Janeiro, 2000.

5. Denne SC, Clark SE, Poindexter BB, Leitch CA e cols. Nutrition and metabolism in the high-risk neonate. In: Fanaroff AA, Martin RJ. *Neonatal-perinatal Medicine – Diseases of the Fetus and Infant*. 6th ed., Mosby, Year Book, New York, 1997.

6. Ellard D, Olsen IE, Sun Y. Nutrition. In Cloherty JP, Eichenwald EC, Stark AR: *Manual of Neonatal Care*. 5th ed., Lippincott-Raven. Philadelphia, 2004.

7. Heine RG & Bines JE. New approaches to parenteral nutrition in infants and children. *J Paediatr Child Health*, 38:433-7, 2002.

8. Lafeber HN. Nutritional assessment and measurements of body composition on preterm infants. *Clin Perinatol*, 26(4):997-1005, 1999.

9. Lipsky CL & Spear ML. Recents advances in parenteral nutrition. *Clin Perinatol*, 22(1):141, 1995.

10. McVay-Smith C. Nutrition assessment. *Nutrition*, 17:785-6, 2001.

11. Pereira G & Georgieff MK. Nutritional assessment. In Polin RA, Fox WW: *Fetal and Neonatal Physiology*. 2nd ed., WB Saunders, Philadelphia, 1998.

12. Pereira GR. Nutritional care of the extremely premature infant. *Clin Perinatol*, 22(1):61-75, 1995.

13. Schanler RJ. The role of human milk fortification for premature infants. *Clin Perinatol*, 25:645-57, 1998.

14. Sun Y, Awnetwant EL, Collier SB e cols. Nutrition. In Cloherty JP, Stark AR: *Manual of Neonatal Care*. 5th ed., Lippincott-Raven, Philadelphia, 2004.

15. Wessel JJ. Feeding Methodologies. In Wargo-Groh S, Cox MT: *Nutritional Care for High-Risk Newborns*. 3rd ed., Precept Press, Chicago, 2000.

PARTE XI. HEMATOLÓGICO

coordenador • *José Luiz Brant de Carvalho Britto*

1. DISTÚRBIOS DA COAGULAÇÃO

Nelson Hamerschlak

INTRODUÇÃO

As unidades de terapia intensiva pediátricas frequentemente abrigam crianças com distúrbios da coagulação. Principalmente, na vigência de quadros hemorrágicos, torna-se extremamente importante o diagnóstico preciso, estabelecendo-se o vínculo congênito ou adquirido.

Para tanto, um laboratório capaz de estudar corretamente esses fenômenos é de fundamental importância, assim como a interpretação adequada dos resultados.

O tipo de manifestação hemorrágica, petéquias, equimoses ou hematomas, antecedentes pessoais e familiares e os testes laboratoriais permitem o correto diagnóstico. A terapêutica correta depende desses fatores.

ACHADOS CLÍNICOS

Devem ser valorizados dados obtidos na anamnese e antecedentes de cada paciente.

- Modo de instalação da hemorragia (abrupta, insidiosa, recorrente), bem como de seu tipo (localizada, generalizada, nas punções, com petéquias ou equimoses). As alterações do sistema vasoplaqueta se caracterizam pelas petéquias, equimoses, gengivorragia e epistaxes. Alterações do sistema da coagulação relacionam-se a hematomas e hemartroses.
- Antecedentes familiares (parentes com história de sangramento; verificar causas de óbitos de ancestrais, consanguinidade). Essas informações podem ajudar a distinguir os processos hereditários dos adquiridos.
- Antecedentes pessoais (sangramentos anteriores espontâneos, ou após pequenos traumatismos, extrações dentárias, hemartroses etc; uso de medicações que interfiram na função plaquetária ou mesmo nos fatores da coagulação; doenças autoimunes ou que alterem a função hepática).

DIAGNÓSTICOS DIFERENCIAIS

Os diagnósticos diferenciais incluem coagulopatias e púrpuras hereditárias ou adquiridas.

As principais síndromes hemorrágicas que devem ser pesquisadas são:
- Insuficiência hepática.
- Deficiência de vitamina K.
- Hemofilias.
- Deficiência de outros fatores da coagulação.
- Ação de anticoagulantes.
- Coagulopatia dilucional.
- Coagulação intravascular disseminada (CIVD).
- Plaquetopenias.
- Doença de von Willebrand.
- Outras plaquetopatias.

EXAMES SUBSIDIÁRIOS ESSENCIAIS

Hemograma: pode-se analisar cada linhagem celular. Possibilita a verificação da presença de anemia e seu tipo. A análise dos eritrócitos pode demonstrar, por exemplo, o número aumentado de hemácias fragmentadas (esquizócitos), orientando para um quadro de hemólise intravascular (coagulação intravascular disseminada, púrpura trombótica etc.) e o exame de linhagem branca pode mostrar alterações, como doenças hematológicas (por exemplo: leucemias aguda, aplasia de medula etc.).

Contagem de plaquetas: a contagem de plaquetas diminuída pode significar déficit de produção por medula óssea defeituosa ou não-funcionante como também maior destruição periférica. A análise do esfregaço pode ser útil, observando-se a distribuição das plaquetas, sua morfologia e, também, sua quantidade, confirmando trombocitopenia, ou mesmo trombocitose.

Deve-se levar sempre em consideração as condições que falseiam o resultado, tais como: hiperagregação plaquetária *in vitro* (pseudotrombocitopenia induzida pelo EDTA), anticoagulante utilizado, o próprio método de contagem e, principalmente, dificuldades nas coletas.

Tempo de sangramento (TS): indica anormalidades do setor vasoplaquetas, fragilidade vascular e alterações de função ou número de plaquetas. O TS clássico é o de Duke que tem menor sensibilidade. O TS de Ivy otimiza a sensibilidade de forma a se detectar com bastante segurança formas leves de doença de von Willebrand e alterações plaquetárias induzidas por medicamentos (aspirina). Do ponto de vista técnico, apresenta limitações de uso em crianças, principalmente abaixo dos 10 anos de idade.

Tempo de protrombina (TP): detecta deficiências na via extrínseca e na via comum da coagulação (fatores VII, V, X, protrombina [II] e fibrinogênio). Pacientes com deficiência isolada ou múltipla de um desses fatores apresentam prolongamento do TP (diminuição da AP). A expressão do resultado é padronizada em RNI (relação normatizada internacional) utilizada

HEMATOLÓGICO

principalmente para o controle de uso anticoagulantes orais antivitamina K.

Tempo de tromboplastina parcial ativada (TTPa): é o tempo de coagulação do plasma recalcificado após pré-incubação com material particulado (Kaolin ou outros ativadores) para iniciar a ativação, por contato, dos fatores XII e XI e adição de fosfolipídios para substituir a ausência das plaquetas (fator plaquetário 3). Detecta anormalidades na via comum e na via intrínseca da coagulação (XII, XI, IX, VIII, X, II e fibrinogênio). Quando em presença de um TP (ou AP) normal, a alteração do TTPa, dependendo da história, pode sugerir coagulopatias congênitas como as hemofilias A, B ou C e, mais raramente, dos fatores envolvidos na fase de contato. Quando TP e TTPa estão alterados, sugerem deficiências múltiplas dos fatores de coagulação (como nas hepatopatias, coagulopatias dilucionais, de consumo etc.), ou mesmo heparinização.

Dosagem de fibrinogênio: pode ser examinado pela forma quantitativa da proteína total (por precipitação que não detecta situações em que há alterações de função ou integridade da sua molécula), ou pela forma funcional, método cronométrico de Clauss, que expressa a quantidade de fibrinogênio coagulável. Os dois métodos devem ser analisados se possível conjuntamente. Graves deficiências podem identificar insuficiência hepática, consumo (CIVD), grandes diluições etc. Diferenças significativas entre os dois métodos podem sugerir desfibrinogenemia ou presença de PDF por atividade fibrinolítica.

EXAMES SUBSIDIÁRIOS COMPLEMENTARES

Tempo de trombina (TT): é o tempo requerido para a coagulação do plasma após a adição de diferentes concentrações de trombina. É útil na monitorização do paciente anticoagulado com heparina, pois quanto maior a concentração de trombina exigida para se obter um tempo razoável de coagulação, maior a quantidade de heparina circulante. Essa utilização depende de calibração prévia pelo laboratório do teste com adição *in vitro* de concentrações sequenciais de heparina. É também sensível à ação inibidora dos PDF, hipofibrinogenemia e desfibrinogenemias.

Tempo de botropase (TB) ou reptilase (TR): corresponde ao tempo de trombina, substituindo esse reagente pela fração coagulante do veneno de cobra do gênero botrópico que tem ação similar à da trombina, diferenciando-se por não ser sensível à heparina e por remover apenas o fibrinopeptídio do fibrinogênio, propiciando uma fibrina mais frouxa. É útil quando há heparina presente no plasma para avaliar fibrinogênio, desfibrinogenemias e presença de PDF ou mesmo detectar a presença da própria heparina.

Produtos de degradação da fibrina (PDF): resulta da ação da plasmina no fibrinogênio ou fibrina e é o melhor indicador da atividade fibrinolítica. Os métodos para detecção dos PDF utilizam anticorpos específicos contra os fragmentos D e E agregados a partículas de látex e um anticorpo específico para o dímero de fragmento D, o que é sempre originado de degradação da fibrina e não do fibrinogênio, como podem ser os fragmentos D e E. A presença de fragmentos D e E superiores a 8μ/ml indica fibrinólise ou fibrinogenólise desde que realizado em soro de paciente obtido após coleta com inibidores de fibrinólise *in vitro*. Os dímeros D superiores a 2μ/ml pela técnica de aglutinação em látex ou acima de 500ng/ml FEU (unidade equivalente em fibrinogênio) pelo método em ELISA, já são sugestivos de fibrinólise *in vivo*, e o teste, graças à especificidade do anticorpo ao dímero, pode ser realizado em plasma citratado sem influência da fibrinogenólise *in vitro*. Os aumentos são significativos na síndrome de CIVD, nas síndromes fibrinolíticas sistêmicas e no uso de agentes terapêuticos fibrinolíticos. Aumentos discretos ocorrem nos processos trombóticos e no pós-operatório de grandes cirurgias, bem como nas hepatopatias com aumento da atividade fibrinolítica e para essas finalidades deve ser utilizado método de alta sensibilidade (ELISA).

Lise de euglobulina: é teste relativamente simples que visa a medir a atividade fibrinolítica do plasma após a concentração dos fatores ativadores e retirada dos inibidores do sistema. Tem sido também utilizada após estimulação *in vivo* por garroteamento de pelo menos 10min do membro em que vai ser coletado o sangue. Essa forma de estímulo permite identificar alguns defeitos trombogênicos do sistema fibrinolítico quando a resposta ao garroteamento da fibrinólise está inadequada.

Agregação plaquetária: permite a verificação da agregação das plaquetas diante de diferentes agentes agregantes. Normalmente, utilizam-se como agentes agregantes a adenosina difosfato (ADP) em duas concentrações diferentes, a adrenalina e outros agentes como o colágeno e o ácido aracdônico. Quando a suspeita é a doença de von Willebrand, testa-se contra a ristocetina. O exame é de extrema utilidade para se avaliar as disfunções plaquetárias congênitas. Tem sido utilizado também para verificação da eficácia de tratamentos antiagregantes devido à variação de respostas individuais ao ácido acetilsalicílico, dipiridamol, ticlopidina, ou para se verificar o eventual efeito antiagregante com o uso de medicamentos pouco conhecidos ou ainda para avaliar o risco hemorrágico no pré-operatório de pacientes em uso de antiagregantes.

HEMATOLÓGICO

Dosagem de fatores isolados: utiliza a habilidade da amostra de plasma em corrigir os tempos de coagulação diante de plasmas com deficiências conhecidas (substrato). Os resultados são expressos como porcentagem de atividade mediante o "pool" de plasma de doadores normais. Podem ser utilizados métodos cromogênicos para essas dosagens que são pouco utilizados pelo seu alto custo. A dosagem de fatores isolados é muito utilizada no diagnóstico das hemofilias e na avaliação das terapêuticas de reposição e nunca deve ser utilizada como teste isolado no diagnóstico de distúrbios da coagulação, pois podem ser obtidos resultados falsos por existência de outras doenças.

Dosagem dos inibidores naturais da coagulação: o processo de coagulação é bloqueado por mecanismos de retroalimentação negativa da qual participam alguns fatores identificados como antitrombinas, proteína C e proteína S. A deficiência desses fatores está relacionada à tendência à trombose e tem sido identificada em parcela significativa de pacientes jovens com episódios de trombose repetidos.

Recentemente, foi descrita alteração estrutural do fator V, chamado fator V de Leiden, que confere resistência desse fator quando ativado ao seu inibidor natural que é a proteína C. A identificação dessa alteração pode ser realizada por teste *in vitro* de resistência à proteína C ativada ou por estudo molecular no fator V. Parece ser a alteração de coagulação mais frequente entre os pacientes com tendência trombótica.

Anticoagulantes adquiridos: anticorpos dirigidos contra as proteínas dos fatores de coagulação podem causar sangramento e alongar o TP e o TTPa. A realização de teste usando mistura de plasma normal e plasma do paciente pode distinguir entre a deficiência de um fator e a presença de um anticoagulante adquirido. O tempo de coagulação será corrigido se o fator deficiente estiver presente na mistura, mas permanecerá alterado na presença de anticoagulante adquirido. A heparina pode prolongar um teste de mistura a 50%, mas pode-se eliminá-la no laboratório com a adição de sulfato de protamina. Um tipo comum de anticorpo adquirido é o anticoagulante lúpico, inicialmente descrito em pacientes portadores de lúpus eritematoso sistêmico (LES), mas não limitado a essa doença. Anticorpos nesses pacientes podem interferir nos testes plasmáticos (TP e TTPa), alongando os tempos, pela ligação aos fosfolipídios utilizados. *In vivo*, essa interferência leva à liberação em circulação de fatores ativados e à trombose.

Têm sido descritos, recentemente, outros anticorpos adquiridos, contra lipídios que interagem com o sistema da coagulação e diferentes do tipo antilúpico.

SÍNDROMES CLÍNICAS

As doenças hemorrágicas podem ser congênitas ou adquiridas, e a investigação diagnóstica pressupõe, nos casos congênitos, que exista deficiência de apenas um fator da hemostasia ou que, quando existe mais de uma alteração, elas são interligadas. Nas moléstias adquiridas, geralmente existe doença de base levando a alterações em múltiplos exames de laboratório, decorrentes de mais de um fator coagulante.

Do ponto de vista clinicolaboratorial, podem-se classificar os distúrbios da coagulação em púrpuras e coagulopatias, sendo que, principalmente nos defeitos adquiridos, essas duas situações podem ocorrer concomitantemente.

Púrpuras: são moléstias hemorrágicas caracterizadas pelo aparecimento de petéquias e/ou equimoses em pele e mucosas. Elas ocorrem por alterações do fator vascular ou plaquetário.

Afastada a causa vascular, as púrpuras podem ocorrer por deficiência quantitativa ou qualitativa das plaquetas. Quando o número de plaquetas é adequado, impõe-se a pesquisa de causas congênitas ou adquiridas de plaquetopatias.

A púrpura trombocitopênica imunológica deve ser tratada com corticosteroides e, no caso de sangramentos agudos ou necessidade cirúrgica, com altas doses de imunoglobulina endovenosa.

Os quadros hemorrágicos decorrentes de plaquetopenias por déficit de produção devem ser conduzidos com a administração de concentrados plaquetários.

As plaquetopatias leves normalmente não requerem tratamento. No entanto, quando se manifestam com hemorragia grave, principalmente em eventos cirúrgicos, devem ser tratadas com concentrados de plaquetas.

A síndrome hemolítico-urêmica (SHU)/púrpura trombocitopênica trombótica (PTT) constitui-se em entidade caracterizada por anemia microangiopática, plaquetopenia e insuficiência renal (SHU) ou alterações neurológicas (PTT). Normalmente, em crianças, a forma SHU é mais frequente e reverte com medidas gerais de suporte ou, nos casos mais graves, com a utilização do plasma fresco congelado reposto por meio de transfusões ou por plasmaféreses terapêuticas, quando o peso da criança permite.

Coagulopatias congênitas: são situações caracterizadas clinicamente pelo aparecimento de hematomas subcutâneos, intramusculares, perdas sanguíneas mais intensas e que ocorrem por deficiência dos mecanismos da coagulação sanguínea. As hemofilias constituem mais de 90% das coagulopatias hereditárias e classificam-se em A (deficiência do fator VIII), B (fator IX) e C (fator XI). Clinicamente são classificadas em graves, moderadas ou leves de acordo com sua

HEMATOLÓGICO

apresentação clínica e nível de fator deficiente. Os casos mais leves são diagnosticados apenas em traumatismos ou cirurgias.

Outras alterações congênitas como hipo e desfibrinogenemias, deficiência de fator V, VII e outros devem ser pesquisadas com dosagens específicas quando a suspeita clínica e o coagulograma inicial impuserem, uma vez que com exceção dos fatores XII, IV e III, todos os demais, quando deficientes, causam doenças hemorrágicas.

As coagulopatias congênitas são geralmente tratadas com concentrados de fatores da coagulação específicos. Na impossibilidade ou na não-existência de fatores específicos, a utilização de plasma fresco congelado ou do crioprecipitado pode estar indicada.

A doença de von Willebrand é a alteração autossômica caracterizada por aumento do tempo de sangramento, anormalidade quantitativa e/ou qualitativa do fator de von Willebrand e alteração variável na atividade do fator VIII. Sua importância está ligada à sua grande frequência na população (1:1.500) e à sua expressão clínica variável, podendo provocar hemorragias espontâneas ou ser totalmente assintomática sob condições basais. Os agentes terapêuticos específicos são a desmopressina (DDAVP) para hemorragias leves ou na prevenção de sangramentos em procedimentos cirúrgicos ou extrações dentárias. O crioprecipitado é o componente do sangue ideal para ser utilizado na prevenção e no tratamento de quadros hemorrágicos importantes.

Coagulopatias adquiridas: entre as coagulopatias adquiridas destacam-se as decorrentes de insuficiência hepática, a coagulação intravascular disseminada e a coagulopatia dilucional.

Na insuficiência hepática, pode-se encontrar plaquetopenia provocada por um quadro de hiperesplenismo; diminuição da síntese de fatores da coagulação, particularmente o fator V, o fibrinogênio e os chamados vitamina K-dependentes (II, VII, IX e X) e consumo de fatores de coagulação e fibrinólise.

A reposição de fatores de coagulação pelo uso de plasma fresco congelado ou de concentrados do complexo protrombínico (II, VII, IX e X) tem sido realizada diante de quadros hemorrágicos ou em situação de potencial risco hemorrágico. A vitamina K em doses baixas pode ser utilizada nesses pacientes.

A doença hemorrágica do recém-nascido é provocada pela diminuição da produção dos fatores de coagulação dependentes da vitamina K por imaturidade hepática.

A administração de vitamina K geralmente é suficiente para reverter essa situação. Em hemorragias graves, o plasma fresco congelado e/ou o complexo protrombínico podem ser utilizados.

A CIVD é decorrente da ativação intravascular dos sistemas da coagulação e, consequentemente, do sistema fibrinolítico. Geralmente, é secundária a uma causa predisponente como: infecções graves, tumores, leucemia promielocítica, politraumatismo, reações transfusionais hemolíticas etc.

O mais importante no tratamento é a eliminação da causa básica. No entanto, nas situações hemorrágicas, deve-se utilizar a reposição dos fatores da coagulação. O uso de heparina e de antifibrinolíticos deve ser analisado caso a caso.

A coagulopatia dilucional ocorre principalmente após transfusões maciças ou exsanguineotransfusões. Normalmente, é reversível espontaneamente. Casos graves com hemorragia associada devem ser manipulados com terapêutica de reposição orientada pelos exames de coagulação.

RECURSOS TERAPÊUTICOS

As coagulopatias devem ser tratadas de acordo com o seu diagnóstico. Várias são as abordagens terapêuticas dependentes das alterações clinicolaboratoriais encontradas. As principais são:

Medidas locais: devem ser adotadas sempre que possível visando ao controle do quadro hemorrágico.

Vitamina K: útil nas hepatopatias e na reversão dos quadros decorrentes do uso de anticoagulantes orais.

Antifibrinolíticos: usados principalmente em sangramentos de mucosas.

Vasoconstritores: para complementação de tratamentos locais no controle da hemorragia.

DDAVP: a desmopressina possui efeito em plaquetopatias, particularmente na doença de von Willebrand. Pode também ser usada na hemofilia A leve.

Componentes hemoterápicos: concentrados de plaquetas, plasma fresco congelado e crioprecipitado.

Concentrados de fatores da coagulação: sempre que for possível a identificação do fator ou fatores de coagulação envolvidos em quadro hemorrágico, devem-se utilizar concentrados de fatores específicos. Os mais frequentemente utilizados são concentrados de fator VII, fator VIII e von Willebrand, fator IX, complexo protrombínico (II, VII, IX e X) e fator VII ativado.

Protamina: utilizada como antagonista da heparina.

BIBLIOGRAFIA

1. Colman RW. *Hemostasis and Thrombosis: Basic Principles and Clinical Practice.* 4th ed., Lippincott, Williams & Wilkins, Philadelphia, 2001. p. 783-1529.

2. Dacie & Lewis. *Practical Haematology.* 9th ed., Churchill Livingstone, New York, 2001.

3. Handin RI, Lux SE, Stossel TP. *Blood Principles and Practice of Hematology.* 2nd ed., Lippincott, Williams & Wilkins, Philadelphia, 2003.

4. Loscalzo J, Schafer AI. *Thrombosis and Hemorrhage.* 3rd ed., Lippincott, Williams & Wilkins, Philadelphia, 2003.

5. Owen Jr CA, Bowie EJW, Thompson Jr JH. *The Diagnosis of Bleeding Disorders.* 2nd ed., Little Brown, Boston, 1975.

2. Utilização de Sangue e Hemocomponentes

José Mauro Kutner
Andrea Tiemi Kondo
José Luiz Brant de Carvalho Britto

INTRODUÇÃO

As necessidades transfusionais em pediatria nem sempre reproduzem aquelas dos adultos. Os neonatos são reconhecidos como um grupo único de pacientes, com características e necessidades transfusionais singulares. O mesmo ocorre com os pacientes com hemoglobinopatias, e outros que necessitam de transfusões de sangue cronicamente.

A indicação precisa do produto hemoterápico, em dose adequada, é imperiosa em pacientes graves, nos quais concentrações terapêuticas, em volumes reduzidos, diminuem alguns efeitos indesejáveis das transfusões e propicia melhor efetividade clínica.

A utilização de componentes do sangue, no lugar de sangue total, que praticamente já não mais é utilizado, visa ao aproveitamento integral de uma doação, beneficiando diversos pacientes. Os chamados hemocomponentes, são elementos sanguíneos obtidos em serviços de hemoterapia, por processamento físico. Hemoderivados são elementos obtidos por métodos fisicoquímicos em indústrias de fracionamento plasmático (albumina, imunoglobulinas etc.).

O esclarecimento do paciente, ou de seus pais ou responsáveis, sobre os benefícios e os riscos de uma transfusão de hemocomponente é uma etapa importante que demonstra respeito e ética no relacionamento com os pacientes e familiares.

A tabela XI-1 apresenta os diversos componentes que podem ser obtidos a partir de uma unidade de sangue total, ou por aférese, e disponíveis na maioria dos serviços de hemoterapia.

COMPONENTES COM HEMÁCIAS

Indicações

O componente ideal para a restauração da capacidade de transporte de oxigênio é o concentrado de glóbulos vermelhos.

A indicação da administração de hemácias a um paciente deve ser dependente, principalmente, do quadro clínico resultante do estado anêmico. A causa da anemia deve sempre ser considerada. Muitas vezes pode-se evitar o uso de transfusões. Pacientes com anemias carenciais, ferroprivas, ou por deficiência de folatos ou B12, costumam responder muito bem, e rapidamente, à administração desses elementos, evitando o uso de transfusões. Pacientes portadores de insuficiência renal crônica respondem adequadamente ao tratamento com a eritropoietina recombinante.

Transfusões de sangue total

A introdução da terapia por componentes, praticamente eliminou o uso de sangue total (ST) da prática hemoterápica. O uso de sangue total, seja original ou reconstituído, é aceitável em pediatria, nos casos de: a) exsanguineotransfusão; b) após cirurgias cardíacas com circulação extracorpórea; c) uso de ECMO ("extracorporeal membrane oxygenation"); e d) transfusões maciças (transfusão de mais de uma volemia em 24h).

Transfusão de concentrados de hemácias em lactentes menores de 4 meses

As indicações de transfusões nessa faixa etária são as que mais diferem daquelas aplicadas para adultos. Esses pacientes são diferenciados pelo seu baixo peso e volume sanguíneo, pela menor produção endógena de eritropoietina (EPO) em resposta à anemia, pois seu sistema imune ainda não consegue formar anticorpos em resposta a antígenos eritrocitários diferentes dos seus próprios. Então, recém-natos não têm habilidade de formar anticorpos dirigidos contra antígenos eritrocitários diferentes dos seus próprios. Como regra geral, os bancos de sangue devem ter uma pesquisa de anticorpos irregulares realizada com amostra coletada em até 72h antes de uma transfusão, a fim de garantir a inexistência desses anticorpos.

Critérios aceitáveis de indicação de transfusões de concentrados de hemácias são:

a) Hematócrito < 20% com baixa contagem de reticulócitos e sintomas de anemia.

HEMATOLÓGICO

Tabela XI-1 • Hemocomponentes disponíveis.

Produto	Hemocomponentes Conteúdo	Volume aproximado	Indicações
Sangue total	Hemácias (Ht ≅ 40%), plasma, leucócitos e plaquetas	500ml	↑ da massa eritrocitária e do volume plasmático. Leucócitos e plaquetas não-funcionais; plasma deficiente em fator V e VIII
Concentrado de hemácias	Hemácias (Ht ≅ 75%), plasma, leucócitos e plaquetas	250ml	↑ massa eritrocitária nos casos de anemia sintomática (leucócitos e plaquetas não-funcionais)
Concentrado de hemácias leucodepletadas	> 85% volume original das hemácias; < 5 × 10⁶ leucócitos; poucas plaquetas; plasma	225ml	↑ massa eritrocitária nos casos de anemia sintomática; < 5 × 10⁶ leucócitos; ↓ RFNH, ↓ aloimunização e ↓ risco transmissão CMV
Concentrado de hemácias lavadas	Hemácias (Ht ≅ 45%), < 1% do volume de plasma original	180ml	↑ massa eritrocitária nos casos de anemia sintomática; ↓ risco de reação alérgica a proteínas do plasma
Concentrado de hemácias descongeladas (degliceroladas)	Hemácias (Ht ≅ 75%), < 5 × 10⁶ leucócitos; ausência de plaquetas e plasma	180ml	↑ massa eritrocitária nos casos de anemia sintomática; ↓ risco de reações alérgicas ou RFNH
Concentrado de granulócitos (aférese)	Granulócitos (> 1,0 × 10¹⁰ PMN/unidade); linfócitos, plaquetas (> 2,0 × 10¹¹/unidade); algumas hemácias	220ml	Prover granulócitos para pacientes em sepse ou neutropenia grave (< 500PMN/μl)
Concentrado de plaquetas randômicas	Plaquetas (> 5,5 × 10¹⁰/unidade); hemácias; leucócitos; plasma	50ml	Sangramentos por trombocitopenia ou trombocitopatia
Concentrado de plaquetas – aférese	Plaquetas (> 3 × 10¹¹/unidade); hemácias; plasma	300ml	Sangramentos por trombocitopenia ou trombocitopatia
Concentrado de plaquetas – aférese leucodepletadas	Plaquetas; < 5 × 10⁶ leucócitos	300ml	Idem ao item plaquetas acima e também ↓ RFNH, ↓ aloimunização e ↓ risco de transmissão de CMV
Plasma fresco congelado	Plasma; todos os fatores da coagulação	220ml	Tratamento de alguns distúrbios da coagulação
Crioprecipitado	Fibrinogênio; FVIII; FXIII; fator de von Willebrand	15ml	Deficiência de fibrinogênio; deficiência de FXIII

CMV = citomegalovírus; Ht = hematócrito; PMN = polimorfonucleares; RFNH = reação febril não-hemolítica; F = fator.

b) Hematócrito < 30% e/ou:
 1. com FiO_2 < 35%;
 2. com O_2 por cânula nasal;
 3. em suporte ventilatório com pressão média de vias aéreas > 6cmH_2O;
 4. com apneia ou bradicardia significativas;
 5. com taquipneia ou taquicardia significativa;
 6. com baixo ganho de peso (< 10g/dia, por 4 dias, recebendo > 100kcal/kg/dia).
c) Hematócrito < 35% e:
 1. com FiO_2 > 35%; e
 2. em suporte ventilatório com pressão média de vias aéreas > 6-8cmH_2O;
d) Hematócrito < 45% e:
 1. em ECMO; e
 2. doença cardíaca congênita cianótica.

Transfusão de concentrados de hemácias em pacientes maiores de 4 meses

Nessa faixa etária, os critérios de indicação de transfusões de hemácias já se assemelham com os de adultos e deve basear-se em sinais clínicos e em sintomas de anemia, e não apenas em resultados laboratoriais. Nesses pacientes, são consideradas aceitáveis indicações de transfusões de hemácias nas seguintes situações:

a) Procedimento cirúrgico de emergência em um paciente com anemia pré-operatória significativa.
b) Anemia pré-operatória quando não existe outra terapia corretiva disponível.
c) Perda intraoperatória > 15% do volume sanguíneo total.
d) Hematócrito < 24% em:
 1. período perioperatório, com sinais e sintomas de anemia;
 2. se em quimio ou radioterapia;
 3. anemia sintomática, congênita ou adquirida.
e) Perda de sangue aguda com hipovolemia, não-responsiva a outras terapias.
f) Hematócrito < 40% com:
 1. insuficiência respiratória grave; e
 2. ECMO.
g) Doença falciforme:
 1. com acidente cerebrovascular;
 2. com síndrome torácica aguda;
 3. com sequestro esplênico;
 4. com priapismo recorrente; e
 5. em pré-operatório para anestesia geral, quando há previsão de que a hemoglobina pode chegar a 10g/dl;
h) Programas de transfusão crônica para distúrbios da produção de hemácias (tais como β-talassemia e síndrome de Blackfan-Diamond não-responsiva à terapia).

Produtos disponíveis

Sangue total

O sangue total (ST) restaura a volemia e mantém a perfusão e a oxige-

HEMATOLÓGICO

nação tecidual. Não se deve utilizar ST: a) para corrigir anemia em pacientes sintomáticos que não necessitam de oferta imediata de oxigênio; b) como expansor de volume, ou para aumentar a pressão oncótica do sangue circulante; c) em deficiências da coagulação (devem ser tratadas com componentes apropriados e não com sangue total); e d) em deficiências nutricionais.

Concentrados de hemácias

O concentrado de hemácias (CH) é preparado a partir do sangue total, através de centrifugação. O CH contém quantidades residuais de plaquetas e leucócitos não-funcionantes. O plasma residual não contém fatores de coagulação lábeis (fatores V e VIII) em níveis significativos. Pode ser estocado por 35 ou 42 dias, dependendo do anticoagulante utilizado (respectivamente CPDA-1 ou SAG-Manitol), à temperatura de 2-6°C.

O volume padrão de concentrado de hemácias a ser transfundido é de 5 a 15ml/kg de peso do paciente. Esse volume deve aumentar o nível de hemoglobina em 2 a 3g/dl. A velocidade de infusão deve ser adaptada às circunstâncias clínicas do paciente, mas de forma geral deve ser realizada em 1 a 2h. Transfusões de hemácias devem ser realizadas através de equipo de infusão que contenha filtro de 170 a 260 mícron, a fim de prevenir a infusão de agregados.

Modificações especiais em concentrados de hemácias

Deleucotização

Os leucócitos são considerados contaminantes nos concentrados de hemácias, uma vez que não têm função ativa e podem promover efeitos adversos, sendo o mais frequente a reação febril não-hemolítica.

A deleucotização (ou leucodepleção) é um processo que visa a remover os leucócitos dos hemocomponentes (concentrados de hemácias e de plaquetas). A filtração é o método mais utilizado e os filtros de terceira geração atualmente em uso removem 99,99% dos leucócitos. Para uma unidade de CH ser considerada deleucotizada, deve conter $< 5 \times 10^6$ leucócitos.

Indica-se o uso de hemocomponentes leucodepletados para: a) prevenir reação febril não-hemolítica (RFNH); b) prevenir transmissão de CMV (o CMV é um agente intracelular e a remoção dos leucócitos elimina a sua contaminação); c) reduzir o risco de aloimunização a antígenos HLA e consequente isoimunização contra antígenos eritrocitários e plaquetários; e d) prevenir lesão pulmonar após cirurgias com circulação extracorpórea. Não há contraindicações ao uso de produtos deleucotizados.

Lavagem

O preparo é feito a partir da lavagem de concentrados de componentes celulares (hemácias ou plaquetas), com solução fisiológica a 0,9%. Nesse processo há redução significativa do plasma contido no produto original (99%), mas o produto final também tem seu número total de células reduzido. São removidos aproximadamente 70% dos leucócitos. O prazo de validade do CH lavado é de 24h e possui propriedades terapêuticas semelhantes aos componentes originais.

A indicação de CH lavados é aceitável em: a) reação alérgica grave e recorrente em pacientes que não toleram pré-medicação; b) reação febril não-hemolítica (RFNH) recorrente, quando já esgotados outros recursos (pré-medicação e leucodepleção); c) reação anafilática em transfusão prévia; d) deficiência de IgA com anticorpo anti-IgA documentado; e) trombocitopenia aloimune neonatal ou doença hemolítica do recém-nascido, quando a mãe é a doadora do hemocomponente a ser transfundido na criança; e f) remoção de excesso de eletrólitos prejudiciais ao paciente (K⁺), quando não forem disponíveis unidades com coleta recente, ou em caso de infusão de volumes muito grandes por cateteres centrais.

Irradiação

Os componentes sanguíneos que contêm linfócitos viáveis (concentrados de hemácias, plaquetas, granulócitos) devem ser irradiados para prevenir a proliferação de linfócitos T em receptores com risco de desenvolver GVHD ("graft versus host disease", ou, doença enxerto *versus* hospedeiro). O hemocomponente irradiado é preparado por meio de sua exposição a uma fonte de radiação gama, na dose de 2.500cGy. A validade do CH irradiado é de 28 dias após a irradiação. Os concentrados de plaquetas e de granulócitos não têm seu prazo de validade alterado.

Devem-se utilizar componentes irradiados em transfusões intrauterinas, paciente com imunodeficiência congênita, paciente submetido a transplante de células progenitoras hematopoiéticas (autólogo ou alogênico), transfusão de hemocomponentes HLA compatível, transfusão de hemocomponentes provenientes de parentes de primeiro ou segundo grau do receptor; pacientes submetidos a quimioterapia ou radioterapia; transfusões em pacientes portadores de neoplasias hematológicas ou de órgãos sólidos; crianças prematuras (< 1.200g); pacientes submetidos a transplantes de órgãos sólidos.

COMPONENTES COM PLAQUETAS

Indicações

As plaquetas são essenciais para a hemostasia normal. O objetivo terapêutico é prover número adequado de plaquetas, com funcionamento normal, para prevenir ou cessar sangramento ativo. De for-

HEMATOLÓGICO

ma geral, contagens plaquetárias de 50.000/mm³ são consideradas hemostáticas, mas prematuros graves podem necessitar de transfusões profiláticas já com níveis de 100.000/mm³.

Não se indicam transfusões de plaquetas nos casos de sangramentos que não estejam relacionados a plaquetopenia e/ou plaquetopatia e, quando há plaquetopenia com destruição plaquetária, como, por exemplo, púrpura trombocitopênica trombótica (PTT) ou púrpura trombocitopênica idiopática (PTI), sem sangramento ativo.

As plaquetas não exprimem antígenos do sistema RhD, apenas os do sistema ABO. Dessa forma, é aconselhável transfundir plaquetas ABO compatíveis. Mesmo assim, é aceitável o uso de plaquetas ABO incompatível na maioria dos pacientes, mesmo no segmento pediátrico, com exceção dos neonatos. A compatibilidade RhD é desejável e, quando não for possível, recomenda-se a prevenção de aloimunização com o uso de globulina anti-D após a transfusão do produto.

Seguem indicações aceitas para o uso de transfusões de concentrados de plaquetas em crianças:

a) Transfusão profilática se contagem plaquetária entre 5.000 e 10.000/mm³ com déficit de produção.

b) Transfusão profilática se contagem contagem plaquetária < 30.000/mm³ em neonatos com déficit de produção.

c) Contagem plaquetária < 50.000/mm³ em neonato prematuro estável:
   1. com sangramento ativo; e
   2. antes de procedimento invasivo, com déficit de produção.

d) Contagem plaquetária < 100.000/mm³ em neonato prematuro grave:
   1. com sangramento ativo; e
   2. antes de procedimento invasivo em paciente com CIVD.

Para crianças maiores, são aceitáveis as seguintes recomendações:

a) Manter plaquetas > 100.000/mm³ quando houver sangramento de sistema nervoso central (SNC), ou quando for submetido a cirurgia de SNC.

b) Manter plaquetas > 50.000/mm³ se houver sangramento ativo ou for submetido a grandes cirurgias.

c) Transfusões profiláticas de plaquetas em pacientes que tenham entre 5.000 e 10.000/mm³.

Produtos disponíveis

Atualmente, os concentrados de plaquetas podem ser obtidos de duas formas:

1. Randômica: pelo fracionamento do sangue total, o que fornece uma unidade de plaqueta (CP), suspensa em 40 a 70ml de plasma e que deve conter, no mínimo, $5,5 \times 10^{10}$ plaquetas/mm³.

2. Por aférese: utiliza equipamento automatizado de aférese, pelo qual as plaquetas são separadas

por centrifugação e as hemácias, junto com o plasma, retornam ao doador. O concentrado de plaquetas é coletado de um doador único e contém, no mínimo, $3{,}0 \times 10^{11}$ plaquetas/mm^3, suspensas em 200 a 400ml de plasma. Isso equivale, em média, a seis unidades de plaquetas randômicas.

Considera-se que a infusão de 5 a 10ml/kg de peso do paciente, aumente a contagem plaquetária em 50.000/mm^3. Para crianças com peso acima de 10kg, a dose de uma unidade de plaquetas randômicas para cada 10kg de peso do paciente produz resultado semelhante. Concentrados de plaquetas devem ser infundidos através de equipos de transfusão com filtro com poro entre 170 e 260 mícron.

Modificações especiais em concentrados de plaquetas

Deleucotização

Concentrados de plaquetas, sejam randômicos ou por aférese, podem ser deleucotizadas por filtração. Suas características e indicações são as mesmas já mencionadas acima para os concentrados de hemácias.

Irradiação

Concentrados de plaquetas, tanto randômicas quanto aféreses, podem ser irradiados. Suas características e indicações são as mesmas já mencionadas para os concentrados de hemácias.

CONCENTRADOS DE GRANULÓCITOS

Indicações

Os concentrados de granulócitos (CG) têm propriedades de migração, fagocitose, bactericida e fungicida. Os estudos sobre seu uso em pacientes neutropênicos sépticos têm mostrado resultados conflitantes. Consideram-se pacientes neutropênicos aqueles com contagem de neutrófilos abaixo de 500/mm^3. Não é recomendável o uso de CG em pacientes infectados não-neutropênicos ou como profilático em pacientes neutropênicos não-infectados.

Para neonatos, recomenda-se uma dose de 10 a 15ml/kg, o que representa 1 a 2×10^9 polimorfonucleares/kg. Doses menores do que estas são consideradas ineficazes. Uma vez que a maioria dos pacientes são imunodeprimidos, deve-se irradiar o produto com o objetivo de evitar GVHD.

Atualmente, transfusões de granulócitos têm sido substituídas pelo uso de fator de crescimento de neutrófilos (G-CSF ou GM-CSF), ou por gamaglobulina endovenosa. O uso de ambas também mostra resultados inconclusivos.

Transfusões de concentrados de granulócitos podem ser indicadas em: a) neonatos ou crianças com neutropenia ou disfunção de granulócitos, com sepse e ausência de resposta à terapia padrão; e b) neonatos ou crianças neutropênicas com infecção fúngica, não-responsiva à terapia padrão.

HEMATOLÓGICO

Produtos disponíveis

Normalmente coletado por técnica automatizada de aférese, o concentrado de granulócitos (CG) contém de 1 a 3×10^{10} leucócitos, quantidade variável de plaquetas, e cerca de 20 a 50ml de hemácias, sendo os dois últimos componentes sem qualquer benefício terapêutico. O produto coletado por aférese é usualmente suspenso em 200 a 300ml de plasma.

Para a coleta de número adequado de granulócitos, principalmente para receptores adultos, é recomendável a administração prévia de corticoide e fator de crescimento hematopoiético (G-CSF) no doador.

O CG deve ser transfundido, preferencialmente, nas primeiras 8h após a coleta e é obrigatória a compatibilidade ABO/Rh(D) entre doador e receptor.

PLASMA FRESCO CONGELADO

O plasma fresco congelado (PFC) consiste da parte líquida do sangue total, obtida por centrifugação, e congelada em até 8h após a coleta. Pode ser armazenado por até 1 ano em "freezer", a $\leq -18°C$ e possui todos os fatores da coagulação (lábeis e estáveis). Uma bolsa do produto normalmente tem volume de 200 a 250ml e, por definição, 1ml contém uma unidade de cada fator de coagulação. Está indicado como fonte de reposição de fatores da coagulação.

Seu uso está indicado em:

a) Suporte durante o tratamento de CIVD.
b) Terapia de reposição:
   1. quando o concentrado do fator deficiente específico não está disponível, incluindo, mas não apenas, deficiências de antitrombina III, de proteínas C ou S, fatores II, V, X e XI; e
   2. como líquido de reposição em plasmaférese, quando está indicada a utilização de PFC (em púrpura trombocitopênica trombótica, por exemplo).
c) Reversão do uso de warfarina, em situação de emergência (antes de procedimento invasivo), com sangramento ativo.

Não é recomendável seu uso quando a coagulopatia pode ser corrigida com terapias específicas, tais como: vitamina K, crioprecipitado (para fibrinogênio) e concentrados específicos de fatores de coagulação. Não deve ser utilizado como expansor volêmico ou para repor déficits nutricionais.

A dose preconizada é de 10 a 15ml/kg de peso. Nessa dose, espera-se incremento de 15 a 20% nos níveis do fator deficiente, em condições de recuperação ideal.

CRIOPRECIPITADO

O crioprecipitado (Crio) é preparado por meio do descongelamento do plasma fresco congelado, entre 1 e 6°C, seguido da separação do precipitado e recongelamento à temperatura de ≤ –18ºC. O Crio contém fator VIII, fator XIII, fibrinogênio, fator VIII: von Willebrand e fibronectina. Cada unidade de Crio deve conter ≥ 80UI de fator VIIIc e ≥ 150g de fibrinogênio, suspensos em 15 a 20ml de plasma.

É utilizado para a reposição de fibrinogênio e de fator XIII. Assim, pode ser utilizado para reposição de fibrinogênio em pacientes com hemorragia e déficits isolados, congênitos ou adquiridos de fibrinogênio (< 80 a 100mg/dl); ou na reposição de fibrinogênio em pacientes com CIVD e hipofibrinogenemias graves.

Seu uso não é recomendável no tratamento da hemofilia A (deve-se dar preferência aos fatores liofilizados industrializados); na reposição de fator de von Willebrand (deve-se dar preferência ao 1-deamino 8-D-arginina vasopressina, DDAVP, ou aos concentrados liofilizados de fator VIII ricos em multímeros de von Willebrand); nem em outras coagulopatias com níveis normais de fibrinogênio.

A dose recomendada é de uma unidade de Crio para cada 7 a 10kg de peso do paciente. Essa dosagem deve elevar os níveis de fibrinogênio em 60 a 100mg/dl.

REAÇÕES ADVERSAS AGUDAS A HEMOCOMPONENTES

Toda e qualquer intercorrência que ocorra durante ou após uma transfusão sanguínea é considerada como potencial reação transfusional. Estima-se que entre 1 e 2% das transfusões de hemocomponentes apresentem reações adversas agudas. Em pediatria, a análise e a ponderação das reações adversas é ainda mais importante, uma vez que alguns pacientes não têm capacidade de relatar sintomas e determinadas reações de efeito tardio (por exemplo, transmissão de HTLV I) serão detectadas muitos anos após a transfusão, em vista da longa expectativa de vida desse grupo de pacientes.

As reações podem ser divididas, de maneira didática, em imunológicas e não-imunológicas e quanto ao tempo de aparecimento, em agudas e tardias. As reações transfusionais agudas são as mais frequentes e ocorrem durante, ou logo após (nas primeiras 24h) o término da transfusão.

A conduta recomendada diante de uma reação adversa associada à transfusão é:

1. Interrupção imediata da transfusão.
2. Verificação dos sinais vitais e da condição clínica do paciente.
3. Manutenção do acesso venoso com solução fisiológica a 0,9%.
4. Reverificação dos dados de identificação da etiqueta do hemocomponente, confrontando com os dados do paciente.
5. Comunicação imediata ao serviço de hemoterapia.

As tabelas XI-2 e XI-3 resumem as características das reações transfusionais agudas.

REAÇÕES ADVERSAS TARDIAS A HEMOCOMPONENTES

Reações hemolíticas tardias

Reações hemolíticas tardias podem ocorrer quando a transfusão do concentrado de hemácias induz a uma resposta imunológica (formação de aloanticorpos antieritrocitários) dias ou semanas após a transfusão. Nenhuma terapêutica aguda é necessária, mas cuidados na seleção de concentrado de hamácias para futuras transfusões são necessárias. Geralmente estão envolvidos anticorpos de outros sistemas sanguíneos que não o ABO, como sistema RH e Kell.

Aloimunização HLA

A sensibilização ao sistema HLA é complicação frequente nos pacientes adultos submetidos a transfusões, e está envolvida na fisiopatologia da refratariedade plaquetária

Doença do enxerto *versus* hospedeiro transfusional (GVHD)

A doença do enxerto *versus* hospedeiro é complicação transfusional habitualmente fatal. A expansão clonal dos linfócitos T do doador em um paciente imunossuprimido leva ao ataque imunológico aos tecidos do receptor, culminando com febre, pancitopenia, eritrodermia, hepatite e enterocolite. Os sintomas iniciam com 10 a 12 dias da transfusão.

Sobrecarga de ferro

A sobrecarga de ferro invariavelmente ocorre após 50 a 100 transfusões de concentrado de hemácias. Tratamento com quelantes de ferro deve ser iniciado quando nível sérico de ferritina ultrapassar valor de 1.000mg/dl. A deferoxamina tem sido o quelante mais utilizado, entretanto novas opções terapêuticas por VO, como deferiprone e deferasirox, têm sido propostas.

Infecções transmitidas por transfusões

Avanços nas técnicas de detecção de doenças infecciosas melhoraram a segurança transfusional. Contudo, o reconhecimento de novos agentes envolvidos na transfusão de hemocomponentes mantém a transmissão de doenças infecciosas como importante complicação da prática transfusional.

Infecções virais como hepatites (B, C, D), HIV, HTLV I/II, CMV, Epstein-Barr, herpesvírus 6 e 8, parvovírus B19, *West Nile virus*, TTV, SEN-V, Prions (relacionados às encefalopatias espongiformes transmissíveis – doença de Creutzfeldt-Jakob e Creutzfeldt-Jakob variante) podem ser transmitidas por transfusão de hemocomponentes. Estratégias para detecção associadas ou não à triagem rigorosa dos doadores corroboram para a redução dos riscos dessa complicação.

Tabela XI-2 • Reações transfusionais agudas imunológicas.

Tipo	Incidência	Causa	Sinais e sintomas	Terapêutica
Reação hemolítica aguda	1:33.000 a 1:12.000	Incompatibilidade eritrocitária	Febre; calafrios; dor lombar, torácica, no local da infusão ou abdominal; hipotensão arterial; oligúria; hemoglobinúria; choque; anemia; icterícia; CIVD	Hidratação intensa com soro fisiológico a 0,9%; manter a diurese com reposição hídrica e diuréticos; manter pressão arterial; se CIVD: reposição com fatores da coagulação
Reação febril não-hemolítica (RFNH)	1:100 a 1:200 (0,5 a 1%)	Anticorpos contra antígenos leucocitários, citocinas	Tremores, calafrios, febre, cefaleia, mal-estar, náuseas e vômitos	Medicação com antipiréticos ou anti-histamínicos; prevenção com pré-medicação e/ou com uso de componentes leucodepletados
Reação alérgica	1:200 a 1:50 (0,5 a 2%)	Anticorpos contra proteínas plasmáticas	Prurido, "rash" cutâneo, urticária	Anti-histamínicos; suspender temporariamente a unidade, se sintomas leves, reinstalar após a regressão; considerar anti-histamínicos pré-transfusão
Anafilática	1:170.000 a 1:180.000	Anticorpos contra proteínas plasmáticas, anti-IgA	Urticária, eritema, ansiedade, broncoespasmo, tosse, edema laríngeo, IRA, hipotensão arterial	Corticosteroides; utilizar hemocomponentes deficientes em IgA
TRALI ("Transfusion related acute lung injury")	1:5.000 a 1:10.000	Anticorpos anti-HLA ou a antígenos dos neutrófilos do receptor, no sangue transfundido	Febre, vômitos, diarreia, calafrios, dispneia, taquicardia, hipotensão arterial, cianose, hipóxia grave, infiltrado pulmonar, insuficiência respiratória	Oxigênio Corticosteroides Assistência ventilatória

Tabela XI-3 • Reações transfusionais agudas não-imunológicas.

Tipo	Incidência	Causa	Sinais e sintomas	Terapêutica
Contaminação bacteriana	Transfusão de plaquetas: 0,04 a 0,1% Raro com transfusão de hemácias	Bactérias (*S. epidermidis*, *Y. enterocolytica* e *P. aeruginosa*), fungos	Considerar se paciente apresentar febre > 40°C, ou aumento de 2°C em relação à temperatura pré-transfusional, calafrios, náusea, vômitos, diarreia, dispneia, hipotensão arterial, oligúria	Antibioticoterapia imediata Suporte clínico de acordo com a sintomatologia
Sobrecarga circulatória	1:10.000 a 1:100	Sobrecarga de volume	Dispneia, ortopneia, hemoptise, taquicardia, hipertensão arterial, cefaleia	Posição ortostática Oxigênio Diuréticos
Reação hemolítica de causa mecânica		Destruição física ou química do sangue por hiperaquecimento, congelamento inadequado, adição de substâncias, materiais vencidos, roletes de extracorpóreas etc.	Hemoglobinúria, anemia, icterícia	Interromper a transfusão Monitorização da anemia, função hepática e renal Suporte clínico de acordo com sintomatologia
Hipotermia		Infusão rápida de componente resfriado	Tremores, baixa temperatura; frequência cardíaca irregular; possível parada cardíaca; apneia neonatal	Infusão mais lenta de hemocomponente, utilizar aquecedor específico para hemocomponente
Hipercalemia		Hemólise/infusão rápida de componente com alto nível de K+	Náusea, diarreia, fraqueza muscular, arritmias cardíacas, parada cardíaca	Aumentar a excreção de K+ (Kayexalate, insulina com glicose, bicarbonato de sódio etc.)
Hipocalcemia		Transfusão maciça de sangue com citrato	Apneia, convulsões, arritmia, parestesias, tetania	Reduzir velocidade de infusão, uso de cálcio profilático durante exsanguineotransfusão, infusão de gluconato de cálcio
Hipoglicemia		Parada de infusão de solução glicosada, fenômeno de rebote após exsanguineotransfusão	Tremores, convulsões, apneia, cianose	Reposição de glicose

SITUAÇÕES ESPECIAIS

Transfusão intrauterina

A transfusão intrauterina está indicada para correção da anemia grave ou plaquetopenia do feto decorrente de aloimunização. O objetivo do tratamento é prevenir a hidropsia fetal, permitindo assim o desenvolvimento do feto até uma idade gestacional mais segura para o parto.

Para transfusões de concentrado de hemácias deve ser utilizada hemácia do grupo O ou ABO idêntico ao do feto e RhD negativo. Utilizar hemocomponentes com até 5 dias de coleta, evitando assim as complicações metabólicas associadas à estocagem do produto com hipercalemia e acidose, sempre deleucotizados e irradiados.

O volume a ser infundido deve ser calculado pela seguinte fórmula:

$$\frac{\text{Hematócrito desejado} - \text{hematócrito do feto}}{\text{Hematócrito da bolsa} - \text{hematócrito desejado}} \times \text{volemia sanguínea fetoplacenária}$$

A velocidade de transfusão deve ser de 5 a 10ml/min.

Para transfusões de concentrado de plaquetas também deve ser utilizado hemocomponente do tipo O, mas com baixo título de iso-hemaglutininas anti A e anti-B, e sempre que possível com compatibilidade ao antígeno plaquetário (HPA). Quando não for disponível essa investigação, uma alternativa é utilizar plaquetas obtidas da mãe. O hemocomponente deve também ser irradiado e deleucotizado e o volume a ser infundido deve ser calculado pela seguinte fórmula:

$$\frac{\text{Incremento plaquetário desejado}}{\text{Contagem plaquetária do produto}} \times \text{volemia sanguínea fetoplacenária}$$

A velocidade de infusão deve ser de 1 a 5ml/min.

Exsanguineotransfusão

A exsanguineotransfusão pode ser utilizada como medida de tratamento da anemia e de hiperbilirrubinemia grave. No passado, tal estratégia terapêutica constituía a principal medida preventiva para o *Kernicterus*, entretanto avanços na tecnologia da fototerapia trouxeram maior eficiência na reversão da hiperbilirrubinemia, tornando a exsanguineotransfusão uma terapêutica bastante rara na atualidade (ver Capítulo II-16 Exsanguineotransfusão).

BIBLIOGRAFIA

1. American Association of Blood Banks. *Guidelines for Blood Utilization Review*. AABB, Bethesda, 2001.

2. American Association of Blood Banks. *Pediatric Transfusion: A Physician's Handbook*. 1st ed., AABB, Bethesda, 2003.

3. Brecher ME. *American Association of Blood Banks Technical Manual*. 14th ed., AABB, Bethesda, 2002.

4. British Committee of Standards in Haematology, Blood Transfusion Task Force Transfusion Medicine. Guidelines on the clinical use of leukocyte-depleted blood components. *Transfus Med*, 8:59-61, 1998.

5. British Committee of Standards in Haematology, Blood Transfusion Task Force. Transfusion Guidelines for Neonates and Older Children. *Br J Haematol*, 124:433-53, 2004.

6. Kutner JM, Fernandes Jr CJ, Irony O, Bub RF. Utilização de sangue e componentes. In Knobel E: *Condutas no Paciente Grave*. Atheneu, Rio de Janeiro, 2006

7. Kutner JM, Mota MA, Vacarini ALT, Bub RF. *Manual de Orientação para o Uso de Sangue, Hemocomponentes e Aféreses Terapêuticas*, 3ª ed., Atheneu, Rio de Janeiro, 2004.

8. Murphy MF. Guidelines for the clinical use of red cell transfusions. *Br J Haematol*, 113:24-31, 2001.

9. Popovsky MA. *Transfusion Reactions*. AABB, Bethesda, 2nd ed., 2001.

10. Rosseff SD, Luban N, Manno C. Guidelines for assessing appropriateness of pediatric transfusion. *Transfusion*, 42:1398-413, 2002.

3. DOENÇA FALCIFORME

Jorge David Aivazoglou Carneiro
Marcela Vieira dos Santos

INTRODUÇÃO

Trata-se da doença hereditária monogênica mais comum no Brasil. A alteração genética é consequência de mutação no gene da cadeia da β-globina, levando à formação de uma molécula de β-globina S e não, de β-globina A. Essa mutação resulta em modificações da estrutura fisicoquímica da molécula da hemoglobina, favorecendo sua polimerização em determinadas situações, com consequente falcização das hemácias, hemólise, vaso-oclusão e danos teciduais.

Chama-se de doença falciforme, qualquer forma sintomática consequente à presença do gene da hemoglobina S, em homozigose ou combinado com outras hemoglobinas (hemoglobinopatias SC, SD, SS, associação Sβ-talassemia). O termo anemia falciforme deve ser aplicado apenas para o homozigoto SS.

O traço falciforme (heterozigoto $\beta^A\beta^S$) é uma condição clínica geralmente benigna, não classificada como doença falciforme. Não há sintomas de vaso-oclusão em situações fisiológicas, nem redução da expectativa de vida.

Os principais complicações associadas à doença falciforme são:

- Infecções.
- Síndrome torácica aguda.
- Crise álgica.
- Acidente vascular cerebral.
- Sequestro esplênico.
- Crise aplástica.
- Priapismo.

INFECÇÕES

As infecções são algumas das principais causas de morbimortalidade em crianças portadoras de doença falciforme, além de estarem relacionadas ao desencadeamento de outras complicações agudas como síndrome torácica e crises álgicas.

A maior suscetibilidade desses pacientes às infecções deve-se essencialmente à asplenia funcional que se desenvolve ao redor dos 12 meses de idade. Ocorre oclusão dos capilares intrassinusoidais do baço por células falciformes, com infarto e posterior fibrose do órgão, prejudicando a opsonização e a fagocitose de bactérias encapsuladas. Outros fatores também estão relacionados ao maior risco infeccioso desses pacientes, como defeito na ativação da via alternativa do complemento, redução dos níveis de tuftsina e properdina, microinfartos na mucosa intestinal que facilitam a translocação bacteriana, necessidade transfusional aumentada e infartos ósseos que predispõem à ocorrência de osteomielite.

Os principais agentes infecciosos são as bactérias encapsuladas, com destaque para o *Streptococcus pneumoniae*, apesar do uso da penicilina profilática e da vacinação.

É consenso que esses pacientes devem ser submetidos ao tratamento profilático com uso de antibióticos, bem como à vacinação específica. O antibiótico utilizado é a penicilina por VO. Pode-se usar a penicilina benzatina ou, para pacientes alérgicos, os antibióticos do grupo macrolídeos (eritromicina, azitromicina). A profilaxia deve ser mantida pelo menos até os 5 anos de idade ou indefinidamente se houver antecedentes de infecções invasivas de repetição. Ao esquema vacinal básico, deve ser também recomendada a imunização rotineira contra *S. pneumoniae*, *N. meningitidis*, hepatite A, varicela e influenza.

Com relação à criança falciforme com febre sem foco identificado, justifica-se a abordagem mais agressiva tanto na investigação do foco quanto em seu tratamento. Na admissão, recomenda-se a coleta de culturas de sangue e urina, além de hemograma, urina tipo I, proteí-

HEMATOLÓGICO

na C-reativa, radiografia de tórax e coleta de líquor quando houver suspeita de infecção de sistema nervoso central (SNC).

A antibioticoterapia empírica deve oferecer cobertura contra *S. pneumoniae* e *H. influenzae*, com penetração em sistema nervoso central.

Na suspeita de osteomielite, estão indicadas a punção óssea e cultura. A diferenciação com crise vaso-oclusiva é difícil. O quadro clinicolaboratorial da osteomielite é mais exuberante, com febre alta, toxemia, aumento da velocidade de hemossedimentação, desvio à esquerda no hemograma, não sendo raro o acometimento simultâneo de vários ossos. A antibioticoterapia para casos comprovados de osteomielite deve incluir cobertura para *Salmonella* sp. e para *S. aureus* e o tratamento deve ser mantido por via EV por no mínimo quatro a seis semanas.

SÍNDROME TORÁCICA AGUDA

A associação de sintomas respiratórios (tosse, dispneia, dor torácica) com uma imagem radiológica pulmonar recente, com ou sem febre, é chamada de síndrome torácica aguda (STA). Essa terminologia é usada para indicar que a etiologia para cada caso específico geralmente é desconhecida e que o diagnóstico precoce e o tratamento rápido são mais relevantes para o prognóstico que a etiologia propriamente dita.

Diversos processos patológicos podem ser identificados como causadores da STA. Infecções geralmente predominam em crianças, sendo que estudos mostram incidência aumentada de vírus respiratórios, *M. pneumoniae*, *C. pneumoniae* e bactérias como *S. pneumoniae*, *H. influenzae* e *S. aureus*. Infartos costumam predominar em adultos. É quase impossível distinguir o infarto da infecção, mas ambas as causas estão relacionadas e podem coexistir. O prejuízo na oxigenação dos segmentos pulmonares infectados favorece a falcização local, causando obstrução da microvasculatura. A STA também pode ser causada por embolia gordurosa (proveniente dos infartos da medula óssea). Geralmente, a embolia gordurosa segue um episódio de dor óssea intensa ou ocorre durante a gestação. Pode haver envolvimento de múltiplos órgãos, sintomas neurológicos, plaquetopenia e evolução rápida e fatal. O tromboembolismo pulmonar consequente à trombose venosa profunda pode ocorrer, mas não é comum na faixa etária pediátrica.

Dor torácica do tipo pleurítica é sintoma mais frequente em crianças maiores, assim como tosse produtiva e dispneia. Dor óssea ocorre em aproximadamente 25% dos adultos e também pode haver associação com episódios de infecções de vias aéreas superiores.

Apesar da maioria dos pacientes evoluir bem e com recuperação completa, o curso da doença é imprevisível. Alguns casos apresentam piora progressiva e rápida, com evolução fatal. Na STA, os óbitos ocorrem em 1% dos pacientes abaixo de 20 anos de idade, geralmente associados a sepse.

O diagnóstico é feito com base no quadro clínico e na presença de uma nova imagem na radiografia de tórax. O aparecimento da imagem radiológica pode ser mais tardio em até 35 a 40% dos casos. É difícil o diagnóstico diferencial entre pneumonias e episódios de vaso-oclusão pulmonar. Ambos podem se apresentar com febre, dispneia, leucocitose e imagem radiológica de condensação (envolvendo um ou mais lobos) e até derrame pleural.

Algumas alterações hematológicas podem ocorrer na STA. Há queda da hemoglobina total abaixo dos níveis basais do paciente (aproximadamente 1g/dl). Também são encontradas leucocitose e plaquetose.

Com relação à pesquisa etiológica, devem-se colher culturas de sangue, escarro e líquido pleural quando possível. É sugerida a pesquisa de *M. pneumoniae* e *C. pneumoniae*.

Como a curva de dissociação da hemoglobina dos pacientes falciformes difere da curva normal, a avaliação da saturação de oxigênio transcutânea pode ser prejudicada se forem usadas medidas isoladas ou se não houver controle do estado basal do paciente. A gasometria arterial tem indicação na avaliação da gravidade do quadro. A oximetria transcutânea pode ser utilizada para o controle contínuo da evolução dos pacientes. Pressão de oxigênio (PO_2) abaixo de 75mmHg ou redução dos valores basais em 25% nos pacientes crônicos indica pior prognóstico.

Com relação ao manejo da STA, o uso da oxigenioterapia é crítico no tratamento da hipóxia tecidual. Pode haver necessidade de intubação e ventilação com pressão positiva. Alguns estudos recentes estão demonstrando os benefícios do uso de óxido nítrico inalatório.

A terapia de hidratação deve ser cuidadosa para evitar edema pulmonar. Se não houver sinais de desidratação, é recomendada apenas a reposição das necessidades metabólicas basais.

A avaliação inicial da dor deve ser feita com base na queixa do paciente. Deve-se ter o cuidado de não subestimar a dor referida, pode-se usar escalas visuais ou comportamentais de avaliação de dor. Para dor leve, são usados analgésicos não-opioides e anti-inflamatórios não-hormonais (AINH). Para dor moderada ou intensa, é necessária a associação de opioides. A medicação deve ser deixada em horários fixos e depois retirada progressivamente após o controle da dor.

Preconiza-se a introdução empírica de antibióticos logo após a coleta das culturas, sendo a primeira escolha a penicilina, em especial nos pacientes não-vacinados contra pneumococo e com profilaxia antibiótica irregular. Cefalosporinas de segunda e terceira gerações podem ser indicadas quando há quadros pulmonares mais extensos, suspeita de acometimento de sistema nervoso central ou sepse. Nos pacientes maiores, uma boa alternativa pode ser um macrolídeo devido ao aumento na incidência de *M. pneumoniae* e *C. pneumoniae*. Com os resultados da cultura, do antibiograma e das sorologias, outros antibióticos poderão ser prescritos.

Agentes anticoagulantes e fibrinolíticos são indicados apenas em casos comprovados de tromboembolismo pulmonar.

A transfusão é crítica nos pacientes com hipoxemia persistente (PO$_2$ abaixo de 75mmHg ou queda de 25% dos valores basais em pacientes crônicos). Sua função é reduzir a proporção de células falciformes e aumentar o transporte de oxigênio. O hemoderivado usado é o concentrado de hemácias, na dose de 10ml/kg. A redução rápida da hemoglobina S por meio de exsanguineotransfusão está indicada quando houver hematócrito alto no hemograma da admissão (acima de 30% ou hemoglobina acima de 10g/dl), deterioração rápida do quadro, acometimento pulmonar extenso, hipóxia grave e persistente apesar da oxigenioterapia ou ausência de melhora após transfusão simples. O objetivo da exsanguineotransfusão é diminuir a porcentagem de hemoglobina S para valores próximos a 30%, sem aumentar o hematócrito.

CRISE ÁLGICA

As crises dolorosas na doença falciforme são causadas por lesão tecidual isquêmica, resultante da obstrução da microvasculatura por eritrócitos falcizados. O fluxo sanguíneo reduzido causa hipóxia local e acidose, com posterior aumento no processo de falcização e progressão da isquemia.

As crises dolorosas diferem em intensidade e sua duração varia de poucos dias até semanas. A dor pode ser simétrica ou não, migratória e pode estar associada com edema, febre baixa, eritema ou calor local.

Fatores como hipóxia, processos infecciosos, febre, acidose, desidratação, variações hormonais, apneia do sono e alterações da temperatura podem desencadear as crises dolorosas. Alguns pacientes citam também ansiedade, depressão e exaustão física como eventos precipitantes. Em alguns casos, não se consegue identificar o fator desencadeante.

A avaliação da dor deve ser feita pelo relato do paciente. Existem escalas visuais de intensidade de dor e avaliações comportamentais que podem ajudar na mensuração de cada episódio. Na dor aguda, são observadas alterações de sinais vitais como pressão arterial, frequência cardíaca e respiratória e saturação de oxigênio. Na dor crônica, esses parâmetros tornam-se menos objetivos, mas há alterações comportamentais importantes.

Na admissão, deve-se colher o hemograma. A presença de leucocitose com desvio à esquerda é sugestiva de infecção. A avaliação da função renal é fundamental para a escolha do tratamento. A presença de proteinúria na urina tipo I ou de alterações dos níveis de ureia e creatinina contraindica o uso de anti-inflamatórios não-hormonais.

Com relação ao tratamento, a hidratação é fundamental para evitar a progressão da vaso-oclusão. Para a dor leve ou moderada, a hidratação oral é suficiente. Para os pacientes com dor grave ou com vômitos incoercíveis, a hidratação endovenosa está indicada. A fase de expansão volumétrica é feita apenas para os pacientes que apresentam desidratação. O volume recomendado é de 20ml/kg de peso, sendo metade em soro fisiológico a 0,9% e metade em soro glicosado a 5%, pois uma solução mais hipotônica favorece a reidratação da hemácia. Como essas crianças têm função cardíaca limítrofe e maior risco de desenvolver sobrecarga volêmica, a velocidade de infusão deve ser mais lenta que o habitual, com monitorização e reavaliações frequentes.

A escolha da terapia analgésica é baseada na gravidade dos sintomas. Em casos de dor leve ou moderada, dá-se preferência à administração da medicação por VO. Em pacientes com dor grave ou com vômitos, indica-se a via EV.

O arsenal terapêutico utilizado no manejo da dor associada à doença falciforme inclui medidas não-farmacológicas, anti-inflamatórios não-hormonais (AINH), analgésicos não-opioides, opioides e medicação adjuvante.

As medidas não-farmacológicas incluem estimulação elétrica transcutânea (*Tens*), calor local, vibração, massagem, acupuntura e técnicas de relaxamento, que mostram resultados variados.

A terapia adjuvante com anti-histamínicos é utilizada para aumentar a ação analgésica dos opioides, reduzir seus efeitos colaterais ou ajudar no manejo de sintomas associados, como a ansiedade.

Em casos de dor leve, dá-se preferência ao uso de analgésicos não-opioides, como paracetamol e dipirona, e anti-inflamatórios não-hormonais associados às medidas não-farmacológicas. Os anti-inflamatórios não-hormonais (AINH) devem ser evitados em pacientes com gastrite, coagulopatias e alterações da função renal. Em casos de dor moderada, indica-se o uso conjunto de um opioide fraco (codeína), paracetamol e um AINH. Se não houver melhora em 1h após a medicação, deve-se iniciar a morfina por VO com dipirona. Na ausência de resposta ao esquema anterior ou em casos de dor intensa, está indicado o uso de morfina EV com dipirona e um AINH. Quando o paciente estiver em uso de medi-

HEMATOLÓGICO

cação para tratamento de dor crônica, ela deve ser mantida durante a crise aguda.

A morfina é analgésico potente, seu uso crônico pode estar relacionado à tolerância, levando à necessidade de aumentos da dose ou de troca por outra medicação opioide. Durante o uso de morfina EV, o paciente deverá ser reavaliado constantemente. Se três ou mais doses de resgate (25% da dose plena) forem necessárias em um período de 12 a 24h, a dose de manutenção deverá ser aumentada em 25%.

Um paciente será considerado em condições de alta quando estiver com a dor controlada somente com medicação VO por 12 a 24h.

Quanto à oxigenioterapia, não há evidências de que o seu uso reduza a intensidade ou a duração da dor. Seu emprego deve ser reservado para os pacientes que apresentam complicações pulmonares resultando em hipoxemia.

A terapêutica transfusional, embora não seja a primeira escolha, deverá ser ponderada quando a dor persistir por tempo prolongado, sem outros fatores precipitantes e sem resposta ao tratamento proposto.

ACIDENTE VASCULAR CEREBRAL

O acidente vascular cerebral (AVC) é definido como síndrome neurológica aguda, explicada por oclusão vascular ou hemorragia, cujos sintomas duram mais de 24h. Acometem aproximadamente 5 a 7% dos pacientes, sendo que 70% dos casos ocorrem abaixo dos 10 anos de idade e 83% antes dos 15 anos. Em crianças, particularmente menores de 10 anos de idade, a causa mais comum de AVC é o infarto cerebral. Hemorragias intracranianas são mais comuns em adultos. A recorrência pode acontecer em 40 a 90% dos casos, sendo 80% delas nos primeiros três anos.

Os infartos resultam de lesões das grandes artérias cerebrais. As lesões mais comuns são estenose ou oclusão das artérias carótidas internas e cerebrais anterior e média. O acometimento simultâneo de múltiplos vasos pode ocorrer. O envolvimento do sistema vertebrobasilar parece ser infrequente. O endotélio lesado e irregular atua como foco para adesão plaquetária (ou de células falciformes) e formação de trombo. Cerca de 30% dos pacientes desenvolve extensa circulação colateral após oclusões vasculares, conhecida como Moyamoya.

O principal sintoma é a hemiplegia, geralmente de instalação aguda. Pode ser transitória e ter recuperação completa, mas o mais comum é a melhora lenta e apenas parcial dos sintomas. Afasia e disfasia também podem ocorrer. Convulsões foram descritas em 10 a 15% dos casos, as crises generalizadas são mais comuns que as focais e ambas podem ser recorrentes. O coma geralmente é resultado de dano cerebrovascular grave, seu prognóstico depende da causa de base.

Cefaleia é achado comum, que pode ser representativo de aumento do fluxo sanguíneo cerebral, mas isoladamente não é fator preditivo de AVC. O acidente isquêmico transitório (AIT) é definido como déficit neurológico focal, que persiste por menos que 24h. Não há déficit neurológico residual. É um dos principais fatores de risco para o desenvolvimento de um AVC.

O diagnóstico de AVC usualmente é baseado em dados clínicos. A tomografia computadorizada sem contraste pode ser normal no início do infarto cerebral, deve ser feita para afastar sangramentos, abscessos, edema cerebral, tumores ou outras doenças como causas dos sintomas. Os sinais de isquemia surgem de dois a quatro dias após o episódio agudo e a melhor época para detecção dos infartos é de 8 a 14 dias após o evento. A ressonância magnética de sistema nervoso central é técnica de alta sensibilidade e detecta alterações precoces de infarto. Sempre que houver disponibilidade, a angiorressonância magnética deve ser preferida à arteriografia tradicional.

A exsanguineotransfusão é a terapêutica indicada para minimizar a progressão da doença, seu objetivo é reduzir o nível de hemoglobina S para menos de 30%. A transfusão simples não é recomendada se a hemoglobina for maior que 8-9g/dl pelo risco de hiperviscosidade.

Pode ser necessário o uso de agentes farmacológicos para diminuir o edema cerebral, suporte ventilatório e anticonvulsivantes, além de avaliação por neurologista e neurocirurgião. Hipoxemia, hipotensão e hipertermia devem ser tratados adequadamente. O tratamento com hiperventilação deve ser evitado.

Os infartos cerebrais recorrem em até 67% dos pacientes entre um e dois anos após o primeiro episódio, se não for iniciado um programa de transfusões crônicas. Aproximadamente 80% dos AVC recorrentes ocorrem nos primeiros três anos após o evento inicial. As transfusões de concentrados de hemácias realizadas em intervalos regulares para manter os níveis de hemoglobina S abaixo de 30% são eficazes em minimizar a recorrência dos infartos cerebrais nas crianças. As recomendações atuais são de manter o esquema de hipertransfusão por cinco anos ou até os 18 anos de idade.

Embora a aspirina seja usada para prevenir AVC isquêmico em pacientes adultos sem hemoglobinopatia S que apresentaram AIT, sua eficácia em portadores de doença falciforme não está definida. É recomendado em adultos ou quando não é possível usar transfusões cronicamente.

SEQUESTRO ESPLÊNICO

Trata-se de uma das principais causas de óbito em pacientes menores de 5 anos com doença falciforme. O sequestro esplênico caracteriza-se pela queda da hemoglobina em pelo menos 2g/dl em relação ao nível basal do paciente, com reticulocitose e aumento doloroso do baço. Há associação com episódios prévios de infecção viral.

Pode-se dividir o sequestro em crises do tipo *major* e do tipo *minor*. As crises *minor* são caracterizadas por aumento do baço em relação ao normal e queda da hemoglobina, mantendo valor absoluto maior que 6g/dl. As crises *major* cursam com quedas da hemoglobina maiores que 3g/dl (atingindo níveis absolutos abaixo de 6g/dl), elevada contagem reticulocitária, com aumento rápido do baço e repercussão hemodinâmica. Nesses casos, a mortalidade chega a 20 a 50%. O sequestro esplênico é o mais frequente. Raramente crises de sequestro também podem acometer outros órgãos como fígado e pulmão.

O tratamento inclui a restauração do volume intravascular e da capacidade de transporte de oxigênio, pela administração de cristaloides e concentrado de hemácias. A correção da hemoglobina por transfusão deve ser feita até um valor de 8 a 9g/dl, com controle hemodinâmico rigoroso, pois pode haver reversão do sequestro. Indica-se a observação clínica hospitalar por pelo menos 48h após a estabilização do quadro.

Devido às altas taxas de mortalidade e à grande possibilidade de recorrência, cada vez mais é preconizada a esplenectomia logo após o primeiro episódio de sequestro. Alguns serviços preferem indicar a esplenectomia após o primeiro episódio de crise *major* e/ou segundo de crise *minor*.

O tratamento alternativo à remoção cirúrgica do baço envolve o uso de transfusões seriadas de concentrado de hemácias, que além de não prevenirem totalmente novos episódios de sequestro, implicam risco de transmissão de infecções e de sobrecarga de ferro.

CRISE APLÁSTICA

Define-se crise aplástica como a queda dos níveis de hemoglobina com relação ao basal do paciente, associada à reticulocitopenia e à diminuição ou à ausência de precursores eritroides na medula óssea, em pacientes com anemia hemolítica crônica.

Geralmente, é secundária a infecção viral ou bacteriana, sendo o parvovírus B19 o principal agente (80 a 90%). A incidência da infecção pelo parvovírus B19 não difere entre os pacientes falciformes e a população geral. A imunidade após a infecção pelo parvovírus parece ser permanente, pois não há relatos comprovados de crise aplástica recorrente com essa etiologia.

A aplasia é resultado da citotoxicidade direta do parvovírus sobre os precursores eritroides, sendo que as séries mieloide e megacariocítica geralmente são preservadas. Como os pacientes com quadro de hemólise crônica mantêm seus índices hematológicos à custa de aumento da eritropoiese, a interrupção desse processo é seguida por uma rápida queda nos níveis de hemoglobina e redução dos reticulócitos, com quadro de anemia intensa.

Na maioria das vezes, o processo é autolimitado; em 5 a 10 dias a produção de hemácias recomeça espontaneamente e grande número de reticulócitos e eritrócitos nucleados aparece no sangue periférico, não havendo necessidade de terapia específica.

O diagnóstico é feito com base no quadro clínico e nas alterações hematológicas. Pode haver pródromo com febre, cefaleia e exantema, além dos sintomas de anemia como palidez, fraqueza e até sinais de "cor anêmico". O hemograma mostra anemia em graus variados, com reticulocitopenia. Adicionalmente, também pode ocorrer discreta redução de leucócitos e plaquetas também. Raramente está indicada a coleta de mielograma, que mostraria apenas hipoplasia intensa da série eritroide. Recomenda-se a coleta de sorologia ou PCR para parvovírus, para a confirmação da etiologia.

A transfusão de concentrado de hemácias está indicada nos pacientes com anemia sintomática.

Recomenda-se a observação clínica por, pelo menos, 24h após a estabilização do quadro, além de retornos ambulatoriais a cada semana até a recuperação medular.

Orienta-se o uso de folato, devido à grande solicitação medular dessa fase. Se não houver aumento de reticulócitos após duas semanas do início do quadro, considerar o uso de gamaglobulina EV (dose única de 1 g/kg).

PRIAPISMO

Define-se priapismo como a ereção peniana persistente, dolorosa e involuntária. Sua prevalência nos pacientes falciformes situa-se ao redor de 35%.

A fisiopatologia do priapismo na doença falciforme ainda não está totalmente esclarecida. Supõe-se que durante uma ereção normal, a tensão de oxigênio no corpo cavernoso diminui, facilitando a falcização, que por sua vez leva à estase venosa, com piora da hipóxia e da acidose, perpetuando o processo. A reação inflamatória que se segue pode levar à fibrose e à posterior disfunção erétil.

Os principais fatores desencadeantes são: atividade sexual, desidratação e medicações como antidepressivos, anti-hipertensivos, antipsicóticos e anticoagulantes. A maior parte dos episódios tem início durante o sono, período no qual normalmente ocorre hipoventilação, com relativa hipóxia e acidose.

O diagnóstico é predominantemente clínico. Com relação aos exames complementares, o ultrassom Doppler, a análise gasométrica do sangue do corpo cavernoso e a arteriografia estão indicadas em casos não-relacionados à doença falciforme.

O tratamento clínico do priapismo na doença falciforme, tanto em

HEMATOLÓGICO

adultos quanto em crianças, consiste basicamente em hidratação, analgesia, redução dos níveis de hemoglobina S e avaliação urológica precoce.

A hidratação e a analgesia devem ser realizadas de acordo com o que já foi orientado previamente.

A transfusão de concentrado de hemácias está indicada para manter níveis de hemoglobina e hematócrito em torno de 10g/dl e de 30%, respectivamente. Se houver manutenção dos sintomas com níveis acima desses valores está indicada a exsanguineotransfusão, que permite a redução maior e mais rápida da hemoglobina S, com controle da volemia e da viscosidade.

O uso de pentoxifilina e hidralazina foi feito com sucesso em poucos casos relatados. Alcalinização e diurese forçada não se mostraram eficientes na melhora do quadro. Compressas geladas podem piorar o fluxo sanguíneo e a isquemia. O uso de calor local pode exacerbar o processo inflamatório na região.

Dados recentes de literatura orientam que o tratamento da doença de base não deve ser tentado como única terapia. O priapismo isquêmico requer tratamento intracavernoso que deve ser iniciado ao mesmo tempo que as medidas clínicas.

O procedimento urológico inicial consiste em aspiração e irrigação do corpo cavernoso. Geralmente, na solução de irrigação é usado algum agonista alfa-adrenérgico para induzir contração da musculatura lisa das artérias com consequente aumento do retorno venoso. O tratamento cirúrgico ("shunts") deve ser indicado se não houver melhora com os recursos citados anteriormente. Não está claramente definido se a intervenção cirúrgica está relacionada à maior morbidade por causa do próprio procedimento ou do atraso no início do tratamento.

A maioria das crianças com doença falciforme responde bem às medidas iniciais. Por outro lado, após a puberdade, os episódios são prolongados e recorrentes, levando à fibrose e à hialinização com consequente perda da função erétil.

BIBLIOGRAFIA

1. ANVISA. Manual de diagnóstico e tratamento de doenças falciformes. Agência Nacional de Vigilância Sanitária, Brasília, 2002.

2. Dover GJ & Platt OS. Sickle cell disease. In ——: *Nathan and Oski's. Hematology of Infancy and Childhood*. Saunders, Philadelphia, 1998.

3. Naoum PC. *Hemoglobinopatias e Talassemias*. Sarvier, São Paulo, 1997.

4. National Institutes of Health. The Management of Sickle Cell Disease. NIH Publication 02-2117, Bethesda, 2002.

5. Serjeant GR & Serjeant BE. *Sickle Cell Disease*. Oxford University Press, New York, 2001.

4. Plasmaférese Terapêutica

Araci Massami Sakashita
Andreza Alice Feitosa Ribeiro

Aférese é o processo pelo qual um dos componentes sanguíneos é seletivamente removido e os demais são devolvidos ao doador/paciente. O objetivo da aférese pode ser a obtenção de um produto para uso transfusional ou a remoção de um componente intravascular como terapêutica. A nomenclatura do procedimento varia de acordo com o elemento sanguíneo retirado, conforme descrito na tabela XI-4.

Tabela XI-4 • Nomenclatura das aféreses.

Componente	Procedimento
Plasma	Plasmaférese
Hemácias	Eritrocitaférese
Leucócitos	Leucaférese
Plaquetas	Trombocitaférese ou plaquetaférese

A plasmaférese consiste na remoção do plasma, sendo o procedimento terapêutico realizado com maior frequência na prática clínica. A finalidade da plasmaférese pode ser a remoção de elementos circulantes patológicos como paraproteínas, imunocomplexos, anticorpos ou de substâncias fisiológicas presentes em concentrações anormais como lipoproteínas, por exemplo.

INDICAÇÃO

A plasmaférese é utilizada como terapêutica em grande variedade de doenças e síndromes desde meados da década de 70, envolvendo especialidades como neurologia, hematologia, reumatologia, oncologia, nefrologia e endocrinologia. Atualmente, a maioria das indicações de aférese têm como base resultados de estudos clínicos controlados e a "American Society for Apheresis" (ASFA) estabeleceu uma classificação em categorias de indicação, descrita na tabela XI-5.

INDICAÇÕES EM PEDIATRIA

As condições clínicas nas quais a plasmaférese terapêutica é utilizada em pediatria são as mesmas da população adulta. Entretanto, o uso dessa forma de tratamento permanece limitado em crianças por duas razões:

1. A ausência de indicações e esquemas de tratamento consensualmente aceitos. A plasmaférese não é tida como terapêutica de primeira linha em pediatria, mesmo em doenças nas quais a sua eficácia está comprovada por resultados de estudos clínicos controlados na população

HEMATOLÓGICO

Tabela XI-5 • Categorias de indicação de aférese terapêutica.

Categoria	Descrição
I	Aférese é aceita como terapêutica primária ou adjuvante de primeira linha. Eficácia comprovada por estudos clínicos controlados ou vasta experiência publicada
II	Aférese é geralmente aceita como terapêutica de suporte
III	Aférese não está claramente indicada devido à insuficiência de evidências sobre sua eficácia e risco/benefício, além de publicações com resultados conflitantes. A aférese pode representar o último recurso terapêutico como medida heroica num determinado paciente
IV	Não há evidência da eficácia da aférese. A aplicação deve ser feita somente como protocolo de pesquisa aprovado

adulta. A fisiopatologia de uma doença e a resposta fisiológica ao tratamento podem ser diferentes.

2. A execução do procedimento apresenta dificuldades do ponto de vista técnico. Os equipamentos disponíveis no mercado foram desenvolvidos para utilização em adultos, sendo mandatória a modificação do protocolo padronizado para realizar a aférese de maneira segura em crianças, especialmente naquelas com peso inferior a 20 a 25kg. A necessidade de acesso venoso calibroso é outro importante fator limitante.

As principais condições clínicas e suas respectivas categorias de indicação de plasmaférese terapêutica estão descritas na tabela XI-6.

Apesar disso, a plasmaférese é alternativa terapêutica importante que pode ser utilizada com segurança em crianças. A indicação e o início de um programa terapêutico num determinado paciente devem estar baseados em avaliação cuidadosa dos potenciais riscos e benefícios. Os principais fatores a considerar estão descritos na tabela XI-7.

As condições clínicas que contraindicam a realização imediata da plasmaférese terapêutica são: a) instabilidade hemodinâmica não-responsiva a vasoativos; b) sepse ou quadro infeccioso grave não controlado; e c) alteração importante da permeabilidade da membrana alveolocapilar.

ASPECTOS PECULIARES EM PEDIATRIA

Acesso vascular

Acesso venoso com calibre para manter fluxo adequado durante a plasmaférese é fundamental para o sucesso da terapêutica. A execução da aférese nos equipamentos com menor volume extracorpóreo ge-

Tabela XI-6 • Condição clínica e categoria de indicação de plasmaférese terapêutica.

	Condição clínica	Categoria
Doenças hematológicas	Púrpura trombocitopênica trombótica	I
	Púrpura pós-transfusional	I
	TMO com incompatibilidade ABO maior	II
	Mieloma múltiplo/paraproteinemias/hiperviscosidade	II
	Mieloma múltiplo ou insuficiência renal aguda	II
	Inibidor de fator da coagulação	II
	Anemia aplástica/aplasia pura série vermelha	III
	Refratariedade/aloimunização plaquetária	III
	Doença hemolítica do recém-nascido	III
Doenças neurológicas	Síndrome de Guillain-Barré	I
	Polineuropatia crônica desmielinizante	I
	Síndrome miastênica de Eaton-Lambert	I
	Miastenia Gravis	I
	Esclerose múltipla recidivante/progressiva	III
Doenças autoimunes e reumatológicas	Crioglobulinemia	II
	Vasculite sistêmica	III
	Anemia hemolítica autoimune	III
	Lúpus eritematoso sistêmico	III
	Escleroderma ou esclerose sistêmica progressiva	III
Doenças renais e metabólicas	Doença anticorpo antimembrana basal glomerular	I
	Doença de Refsum	I
	Glomerulonefrite rapidamente progressiva	II
	Hipercolesterolemia familiar	II
	Intoxicação exógena	II
	Aloimunização pré-transplante renal	III
	Síndrome hemolítico-urêmica	III
	Glomerulosclerose focal pós-transplante renal	III
	Falência hepática aguda	III

HEMATOLÓGICO

Tabela XI-7 • Fatores a considerar na indicação de plasmaférese terapêutica.

Estabilidade cardiovascular
Condição volêmica
Acesso venoso
Riscos de passagem de cateter central
Potenciais resultados benéficos da plasmaférese
Patogênese do processo patológico-alvo
Probabilidade de resposta da doença de base à terapêutica de escolha
Impacto da plasmaférese em outras modalidades de tratamento
Remoção ou interação com medicações concomitantes
Efeito da manipulação sanguínea na precisão dos resultados de testes diagnósticos
Experiência descrita com plasmaférese

ralmente requer dois acessos venosos, um para aspiração e outro para retorno do sangue. Na população pediátrica, a passagem de cateter central é imperiosa para a execução da plasmaférese. A seleção do local de inserção e do tipo de cateter deve levar em consideração: a) urgência da plasmaférese; b) frequência e total de procedimentos; c) conforto para o paciente; e d) facilidade nos cuidados com o cateter.

A passagem de cateter rígido, temporário de duplo-lúmen na veia femoral pode ser utilizada em situações emergenciais quando o paciente não está adequadamente preparado para ser submetido a procedimentos invasivos sob sedação profunda ou anestesia geral. Apesar do maior risco de infecção e trombose, a passagem de um cateter femoral pode ser realizada no próprio leito do paciente. Já um cateter de duplo-lúmen e de longa permanência é recomendado para pacientes que serão submetidos a vários procedimentos por tempo prolongado.

Os locais de inserção preferencialmente recomendados são veias: jugular interna, jugular externa, subclávia e femoral. Em geral, recomenda-se a passagem de um cateter de duplo-lúmen com calibre proporcional ao peso da criança, conforme descrito na tabela XI-8.

Volume intravascular e balanço hídrico

O fator mais importante para realizar a plasmaférese de forma segura em paciente pediátrico é a manutenção de volume intravascular constante, particularmente quan-

Tabela XI-8 • Calibre do cateter de acordo com peso corpóreo do paciente.

Peso	Cateter central duplo-lúmen
< 10kg	7 Fr MedComp®
10-20kg	8 Fr MedComp®/8 FR Mahurkar® (Quinton)
20-50kg	9 Fr MedComp®/10 Fr Mahurkar®
> 50kg	9 ou 11.5 Fr MedComp®/10, 11.5 ou 13.5 Fr Mahurkar®/PermCath®

do há cardiopatia, nefropatia, hepatopatia, anemia e desidratação. Uma estimativa adequada do volume sanguíneo total (VST) é essencial para estabelecer os limites de segurança para variação do balanço hídrico intra e pós-procedimento. O VST é obtido multiplicando-se o volume sanguíneo esperado para a idade pelo peso da criança, conforme descrito na tabela XI-9.

Tabela XI-9 • Estimativa de volume sanguíneo de acordo com idade.

Idade	Volume sanguíneo (ml/kg peso)
Prematuro	89-105
Neonato a termo	82-86
Lactente a pré-escolar	73-82

O volume extracorpóreo (VEC) refere-se ao volume de sangue contido no circuito do equipamento durante a plasmaférese. A maioria dos equipamentos apresenta VEC em torno de 200ml, o que pode representar uma parcela importante do volume sanguíneo total (VST), particularmente em crianças com peso inferior a 20kg.

Em resumo, recomenda-se que o VEC e o balanço hídrico não ultrapassem 15% do VST de um paciente para realizar a plasmaférese com segurança. Nas situações em que o VEC excede 15% do VST da criança e o procedimento é mandatório, a modificação mais frequentemente utilizada é o preenchimento do circuito extracorpóreo com cerca de 200ml de concentrado de hemácias antes de iniciar a plasmaférese. Se, por um lado, essa conduta possibilita a execução do procedimento com segurança quanto à variação do volume intravascular, por outro, traz os riscos inerentes associados à transfusão de um hemocomponente.

Cuidados adicionais

A criança submetida a uma plasmaférese terapêutica pela primeira vez apresenta invariavelmente algum grau de ansiedade e sedação leve pode ser necessária para a execução do procedimento. Essa conduta pode ser bastante útil para evitar tracionamento de cateter em criança muito agitada, com mioclonias ou alterações convulsivas. Medicações administradas antes da aférese podem ser parcialmente removidas durante o procedimento e doses adicionais podem ser necessárias para manter adequadamente a sedação.

A rotina é a realização da plasmaférese na unidade de terapia intensiva pediátrica. Essa conduta tem como vantagem principal a monitorização cuidadosa do paciente para evitar efeitos adversos ou complicações, além da assistência especializada nas intervenções terapêuticas quando necessário.

Anticoagulação

A prevenção de formação de coágulos no circuito extracorpóreo é aspecto fundamental da plasmaférese. Os testes laboratoriais recomendados como pré-requisitos para anticoagulação estão descritos na tabela XI-10. De acordo com os resultados obtidos, pode-se definir o agente anticoagulante a ser utilizado, bem como sua dose e esquema de administração.

Tabela XI-10 • Testes laboratoriais anteriores à anticoagulação.

| Hemoglobina e hematócrito |
| Contagem plaquetária |
| Tempo de protrombina (TP) |
| Tempo de tromboplastina parcial ativada (TTPa) |
| Cálcio iônico |
| Fibrinogênio se coagulopatia prévia |

Heparina é o anticogulante mais utilizado na população pediátrica em alguns centros, em contraste com a preferência quase universal pelo citrato de sódio em adultos. A decisão no uso de heparina em crianças está baseada na experiência na hemodiálise pediátrica e de que seu efeito pode ser revertido com a administração de protamina. Anticoagulação adequada pode ser obtida com administração de uma dose de ataque no início da plasmaférese, seguida de dose de manutenção ao longo do procedimento. Monitorização do tempo de coagulação ativada é recomendada para avaliar a adequação da anticoagulação.

A principal objeção ao uso de citrato de sódio citada é uma maior predisposição a manifestações de toxicidade na população pediátrica. Entretanto, sua utilização em crianças vem sendo cada vez mais aceita. A solução de citrato de sódio é infundida na linha de aspiração do circuito, junto com o sangue do paciente. A monitorização cuidadosa do paciente para detecção precoce de sinais e sintomas de hipocalcemia e suplementação com cálcio são fundamentais para evitar a toxicidade pelo citrato. Além disso, recomenda-se a determinação prévia do cálcio iônico sérico. Em lactentes e crianças na idade pré-escolar, recomenda-se a infusão EV de cálcio para manter o nível de cálcio iônico > 1,00mmol/l.

PROGRAMA TERAPÊUTICO

Uma vez indicada a plasmaférese em determinada doença ou condição clínica é necessário estabelecer um programa terapêutico.

1. Volume de troca: o volume plasmático pode ser calculado individualmente utilizando-se o VST e o hematócrito. A troca do equivalente a 1 a 1,5 volume plasmático por procedimento é recomendada para que a plasmaférese seja eficaz quanto à remoção da substância desejada.

2. Número e intervalo entre procedimentos: não estão estabelecidos. A doença, a resposta clínica e as intercorrências indicarão o número total de sessões a ser realizado. Nas doenças em que o componente fisiopatológico principal é uma IgM (predominante no compartimento intravascular), o número de procedimentos para atingir a eficácia desejada é geralmente menor do que naquelas em que a IgG (predominante no compartimento extravascular) é o principal componente a ser removido. De maneira geral, são indicadas de três a seis sessões de plasmaférese em dias consecutivos ou alternados, de acordo com a condição e a resposta clínica do paciente. A reavaliação clinicolaboratorial após esse total de procedimentos determina a continuidade ou não do esquema terapêutico.

3. Solução de reposição: a escolha da solução de reposição depende da indicação da plasmaférese, do volume de troca e do risco de depleção de constituintes normais do plasma.

Em cerca de 90% das plasmaféreses, o fluido de reposição de escolha é a solução de albumina a 4 ou 5%. As vantagens dessa solução incluem o fato de ser isoncótica em relação ao plasma, não conter mediadores inflamatórios e estar isenta de riscos de transmissão de doenças infecciosas transmissíveis por transfusão. A reposição com plasma fresco congelado (PFC) deve ser feita em doenças específicas como a púrpura trombocitopênica trombótica (PTT) e a síndrome hemolítico-urêmica (SHU) ou em situações com risco preexistente de sangramento como doença hepática ou coagulopatia.

A reposição isovolêmica é a regra na plasmaférese. Balanços hídricos positivos ou negativos podem ser estabelecidos em qualquer momento do procedimento caso as condições hemodinâmicas do paciente exijam.

MANIFESTAÇÕES ADVERSAS E COMPLICAÇÕES

Manifestações adversas ou complicações durante ou após a plasmaférese podem ocorrer apesar de planejamento e monitorização criteriosos. A maioria dessas manifestações, felizmente, é de natureza leve a moderada, sendo contornada com interrupção temporária do procedimento, associada à administração de medicações ou infusão de volume. Os constituintes normais do plasma também são removidos durante a plasmaférese e, dependendo do grau de depleção, pode ser necessário reprogramar o esquema terapêutico.

As manifestações adversas ou complicações podem estar associadas ao acesso venoso, ao equipamento e circuito extracorpóreo, ao procedimento ou à solução de reposição.

1. Acesso venoso
   a) Complicações locais como hemorragia, esclerose ou trombose.
   b) Perda arterial com gangrena quando um "shunt", ou fístula arteriovenosa, é o acesso selecionado.
   c) Maior risco de infecção, trombose, perfuração vascular e pneumo/hemotórax quando se utiliza cateter central.

HEMATOLÓGICO

2. **Equipamento e circuito extracorpóreo**
   a) Hipotensão arterial em virtude do volume de sangue no circuito extracorpóreo. Sinais e sintomas de hipotensão arterial geralmente ocorrem quando esse volume ultrapassa 15% do volume sanguíneo total (VST) de um paciente. Outra condição clínica que predispõe à hipotensão é anemia prévia (hemoglobina < 8,0g/dl ou hematócrito < 24%).
   b) Embolia gasosa felizmente é complicação rara atualmente (alarmes sensíveis na detecção de ar no circuito extracorpóreo).
   c) Hemólise pode ser consequente a dobras no circuito extracorpóreo ou à administração concomitante e no mesmo acesso venoso de soluções hipotônicas em relação ao sangue.

3. **Procedimento e solução de reposição**
   a) Reação vasovagal caracterizada por bradicardia, hipotensão, palidez mucocutânea, náusea/vômito, sudorese e perda de consciência.
   b) Manifestações de toxicidade pelo citrato com sintomas associados à hipocalcemia – dor abdominal aguda, náusea/vômito, agitação, palidez mucocutânea, taquicardia, hipotensão. Em crianças maiores e adolescentes: parestesia perioral ou generalizada, opressão torácica, náusea/vômitos, diarreia, hipotensão, prolongamento do intervalo QT no ECG, tetania.
   c) Manifestações alérgicas associadas ao óxido de etileno, utilizado para esterilizar o circuito extracorpóreo, ocorrem logo no início do procedimento. Reação alérgica urticariforme está associada mais frequentemente à utilização de PFC como solução de reposição. Anafilaxia é complicação grave, mas, felizmente, rara.
   d) Mortalidade associada a plasmaférese é de 3:10.000 aféreses realizadas. As principais causas de óbito são alterações cardíacas, insuficiência respiratória e reação anafilática.

4. **Efeitos nos constituintes normais do plasma**
   a) Fatores de coagulação: todos os fatores de coagulação sofrem redução após a troca de um volume plasmático. O fibrinogênio e a antitrombina III são os mais intensamente depletados, com queda em torno de 40% dos valores pré-procedimento. Há prolongamento de TTPa (tempo de tromboplastina ativado); TP (tempo de protrombina) e TT (tempo de trombina). As alterações observadas retornam ao normal cerca de 24 a 48h, exceto nos pacientes portadores de hepatopatias. Apesar da ocorrência frequente dessas alterações laborato-

riais, complicações hemorrágicas ou trombóticas após plasmaférese são raras

b) Imunoglobulinas: apenas 45% do total da IgG está no compartimento intravascular, mas há grande difusão do meio extravascular para o intravascular após redução da concentração sérica. Esse fator torna difícil estimar a redução dos níveis séricos da IgG durante a plasmaférese. Por ser a IgM um componente predominantemente intravascular, a remoção obedece a curva prevista, com redução de 60 a 65% na sua concentração após a troca de um volume plasmático. Pacientes submetidos a múltiplas plasmaféreses em curto espaço de tempo podem apresentar queda dos níveis de IgG, nesse caso, alguns autores utilizam a infusão de 0,4g/kg de gamaglobulina compensatória.

c) Complemento: tanto a fração C3 quanto a C4 são eficazmente removidas pela plasmaférese com redução de 60 a 65% da concentração após a troca de um volume plasmático.

d) Eletrólitos e pequenas moléculas não são removidos de maneira significativa durante a plasmaférese. Isso decorre do grande intercâmbio entre os compartimentos intra e extravascular e os mecanismos para manter a homeostase.

Em resumo, a plasmaférese continua sendo uma alternativa terapêutica útil na população pediátrica e a sua indicação deve ser feita de forma particularmente criteriosa nesse grupo de pacientes. A monitorização cuidadosa do paciente para detecção precoce de qualquer manifestação adversa torna possível realizar a plasmaférese com segurança e eficácia.

BIBLIOGRAFIA

1. Bunchman TE. Plasmapheresis and renal replacement therapy in children. *Cur Opin Pediatr*, 14:310-4, 2000.

2. Gorlin JB. Therapeutic plasma exchange and cytapheresis in pediatric patients. *Transfus Sci*, 21:21-39, 1999.

3. Jones HG & Bandarenko N. Management of the therapeutic apheresis patient. In McLeod BC, Price TH, Weinstein R: *Apheresis: Principles and Practice*, AABB, Bethesda, 2003.

4. Kendall PC & Simon TL. Physiology of apheresis. In McLeod BC, Price TH, Weinstein R: *Apheresis: Principles and Practice*, AABB, Bethesda, 2003.

5. Kim HC. Therapeutic pediatric apheresis. *J Clin Apher*, 15:129-57, 2000.

6. Rogers RL & Cooling LLW. Therapeutic apheresis in pediatric patients. In McLeod BC, Price TH, Weinstein R: *Apheresis: Principles and Practice*, AABB, Bethesda, 2003.

7. Smith JW, Weinstein R, Hillyer KL. Therapeutic apheresis: a summary of current indication categories endorsed by the AABB and the American Society for Apheresis. *Transfusion*, 43:820-2, 2003.

5. Uso Terapêutico das Imunoglobulinas

Victor Nudelman
Heloisa Helena de Sousa Marques

USO TERAPÊUTICO DAS IMUNOGLOBULINAS

Imunoglobulinas para uso terapêutico referem-se a hemoderivados obtidos de 2.000 a 10.000 doadores sadios de plasma que, uma vez processados, resultam num preparado com altas concentrações de imunoglobulina da classe IgG e suas quatro subclasses e, na maioria das vezes, em baixas concentrações das classes IgM, IgA, IgD e IgE. Recentemente, foi adicionada mais uma etapa de tratamento com detergente/solvente e até o momento não há relatos de transmissão de HIV e hepatite C por preparados de imunoglobulina intravenosa (IGIV). Entretanto, a transmissão do vírus da hepatite C foi um problema sério até a década passada.

Por tratar-se de um hemoderivado ocorre, frequentemente, disponibilidade reduzida do produto no mercado internacional; além disso, seu custo é elevado e a duração do uso muitas vezes por toda a vida do paciente faz com que sua indicação seja bem fundamentada para que não agrave a dificuldade de obtenção de imunoglobulinas, o que é imprescindível para certos imunodeficientes primários. Estudo de 2002, nos EUA, sobre as indicações de uso de imunoglobulinas intravenosas (IGIV) mostrou que as imunodeficiências foram responsáveis por 4% das indicações em pacientes internados e 17% dos pacientes ambulatoriais enquanto a púrpura trombocitopênica idiopática (PTI) respondeu por 27% e 13% das indicações, respectivamente.

Nas tabelas de XI-11 a XI-15, descrevem-se as indicações de IGIV segundo categorização da evidência, base e força da recomendação, muitas com aprovação pela "Food and Drug Administration" (FDA). Esses mesmos critérios têm norteado as diretrizes para as indicações de uso de preparados de imunoglobulinas intravenosas, sugeridas pela Agência Nacional de Vigilância Sanitária (ANVISA), a partir de consulta pública realizada, em 2004, e com inclusão de detalhamento para imunodeficiências primárias.

Modo de administração

A infusão inicial de IGIV, em paciente que nunca recebeu IGIV anteriormente, deve ser feita sob supervisão médica, disponibilizando-

Tabela XI-11 • Indicações comprovadamente benéficas para uso de IGIV.

Doença	Dose e dosagem	Observações
Imunodeficiências primárias*	400mg/kg, cada 3 a 4 semanas	Terapia de reposição
SIDA com infecções de repetição*	400mg/kg, cada 4 semanas	Diminui a frequência de infecções bacterianas e internações. Critérios: • ≥ 2 infecções graves/ano • IgG sérica < 250mg/dl • bronquiectasias
TMO*	200-400mg/kg/semana, 3 meses	Previne GVHD, CMV, infecções, pneumonia intersticial e mortalidade
Doença de Kawasaki*	2g/kg dose única	Uso com aspirina nos primeiros 10 dias de doença diminui a ocorrência de aneurismas e duração da febre
PTI*	0,8 a 1,0g/kg em 1-2 dias ou 400mg/kg/dia por 2 a 5 dias	< 30.000plaq/ul com sangramento; pré-operatório ou < 20.000plaq/ul
Leucemia linfocítica crônica*	250 a 500mg/kg a cada mês	Redução de infecções; ocorrência em adultos
Síndrome de Guillain-Barré	400mg/kg/dia por 3 a 7 dias	Eficácia semelhante à da plasmaférese, porém mais rápida e intensa
Neuropatia motora multifocal	400 a 500mg/kg/dia, 5 dias	Melhora clínica em 80% dos pacientes
Oftalmopatia de Graves	1,0g/kg/dia, 2 dias por 3 semanas seguidas	Eficácia igual ou superior à do corticosteroide com menor efeito colateral
Polineuropatia desmielinizante crônica	400mg/kg/dia, 5 dias; por vezes repetição cada 2 a 8 semanas	Em substituição à plasmaférese ou aos corticosteroides; eficácia equivalente nas primeiras seis semanas

SIDA = síndrome da imunodeficiência adquirida. TMO = transplante de medula óssea. GVHD = doença enxerto contra hospedeiro. PTI = púrpura trombocitopênica idiopática.

* Aprovação pela FDA – "Food and Drug Administration" (EUA).

HEMATOLÓGICO

Tabela XI-12 • Indicações de uso de IGIV em imunodeficiências primárias.

Imunodeficiências humorais
- Agamaglobulinemia
- Imunodeficiência comum variável
- Síndrome de hiper-IgM
- Deficiência de subclasse de IgG com infecções de repetição e ausência de produção de anticorpos específicos
- Deficiência de anticorpos com nível normal de imunoglobulinas

Imunodeficiências combinadas
- Imunodeficiência combinada grave
- síndrome de Wiskott-Aldrich
- Síndrome de ataxia telangiectasia
- Síndrome linfoproliferativa ligada ao X
- Nanismo de membros curtos

Tabela XI-13 • Indicações provavelmente benéficas para uso de IGIV.

1. Dermato/polimiosite
2. Necrólise epidérmica tóxica e síndrome de Stevens-Johnson
4. *Miastenia gravis* e síndrome miastênica
5. Vasculites ANCA-positivas
6. Retinocoroidopatia de Birdshot (uveíte posterior autoimune)
7. Aplasia de medula óssea por parvovírus B19[*]
8. Enterocolite por rotavírus
9. Meningoencefalite por enterovírus
10. Tratamento de sepse neonatal
11. Síndrome da pessoa rígida
13. Neuropatia periférica associada a IgM antimielina
14. Síndrome do choque tóxico (SCT)[**]

[*] em casos de anemia falciforme ou imunodepressão grave: dose 0,4-1,0g/kg ou maior para evitar recorrência.

[**] na SCT estreptocócico há evidência de melhora clínica e redução de mortalidade; dose: 150-400mg/kg, 5 dias ou 1,0-2,0g/kg, dose única.

Tabela XI-14 • Indicações de benefício improvável de IGIV.

Autismo	Prevenção de abortos espontâneos de repetição
Miosite por corpúsculo de inclusão	Asma não-dependente de esteroides
Síndrome antifosfolípide na gestação	Fibrose cística
Adrenoleucodistrofia	Cardiomiopatia dilatada
Esclerose lateral amiotrófica	Prevenção de DECH crônica
Síndrome POEMS	Dermatite atópica
Diminuição de carga viral em infecção por HIV	Deficiência de IGA isolada
Febre reumática aguda	Deficiência de IgG4 isolada
Síndrome da fadiga crônica	

POEMS = **p**olineuropatia, **o**rganomegalia, **e**ndocrinopatia, proteína ***M*** e alterações cutâneas.

Tabela XI-15 • Indicações com potencial para uso de IGIV.

Esclerose múltipla	Epilepsia pediátrica intratável
Asma brônquica grave dependente de esteroide em altas doses	Infartos cerebrais com anticorpos antifosfolípides
Trombocitopenia aloimune maternofetal	Encefalite desmielinizante de tronco cerebral
Hemofilia por inibidor adquirido de fator VIII	Encefalomielite disseminada aguda
Hemofilia por inibidor adquirido de fator de von Willebrand	Síndrome de Rasmussen
Anemia hemolítica autoimune	Neuropatia paraproteinêmica
Neutropenia autoimune	Ataxia cerebelar pós-infecciosa
Doença hemolítica perinatal	Mielopatia associada a HTLV-1
Prevenção e tratamento de rejeição humoral de transplante renal	Plexite braquial ou lombossacral
	Mioclonia opsoclônica
Púrpura pós-transfusional	Disautonomia idiopática aguda
Diabete mélito autoimune	Miocardite aguda
Hepatopatia autoimune	Colite pseudomembranosa
Vasculites ANCA-positivas	Enterite induzida por *Campilobacter*
Doença de Behçet	Dengue hemorrágica
Gamopatia monoclonal	Sepse pós-operatória
Artrite reumatoide juvenil grave	Infecção de vias aéreas inferiores por vírus sincicial respiratório
Lúpus eritematoso sistêmico	
Doenças bolhosas autoimunes com manifestações sistêmicas	Distúrbios neuropsiquiátricos pediátricos autoimunes associados a estreptococcias
Urticária a pressão, forma tardia	Prevenção de sepse em recém-nascidos

se de material para tratar eventual reação alérgica ou mesmo anafilática. Antes da primeira infusão, deve-se obter amostra de sangue para avaliar a função hepática e registrar em prontuário o nome, o lote e o fabricante do produto que será infundido. Na primeira administração IV, recomenda-se iniciar na velocidade de 0,5mg/kg/min, durante 30min; se não houver reação, aumenta-se gradativamente a velocidade de infusão em 1mg/kg/min, a cada 30min até no máximo de 2g/kg/min até terminar a dose total preconizada. Nos indivíduos que já receberam IGIV sem apresentarem reações adversas, inicia-se com 1mg/kg/min e a cada 10min aumenta-se 1g/kg/min, até chegar no máximo de 4mg/kg/min e assim permanecer até o final do volume preconizado. As apresentações comerciais mais comuns são fabricadas a 5% (50mg/dl) ou a 6% (60mg/dl); a maioria dos produtos disponíveis no mercado são equivalentes no que concerne aos critérios mínimos estabelecidos pela Organização Mundial da Saúde para a qualidade e a quantidade de alguns anticorpos, mas a escolha para a reposição em imunodeficientes primários deve se basear naquele que sustentar melhor proteção, por tempo mais prolongado e com menos efeitos colaterais. Uma vez definido o produto, deve-se evitar sua troca frequente.

A dose de imunoglobulina recomendada para reposição em casos de hipogamaglobulinemia ou agamaglobulinemia é aquela suficiente para atingir e manter o nível sérico de IgG acima de 500mg/dl, que seria em torno de 400mg/kg a 500mg/kg/dose. Dada a meia-vida da IgG de 21 dias, recomendam-se novas doses do produto a cada três a quatro semanas. O uso de IGIV com o objetivo de imunomodulação envolve doses altas do produto (de 1,0 a 2,0/kg/dose) e menos frequentes.

Recentemente, tem-se utilizado a via SC para facilitar a administração ambulatorial ou domiciliar, diminuindo os custos com hospitalização. Nesses casos, a dose preconizada segue aquela recomendada para uso IV, porém dividida em quatro infusões semanais; a aplicação é feita por via SC na coxa ou no abdome, com o mesmo produto de uso IV, porém com agulha ligada a cateter, seringa e bomba de infusão, evitando-se volumes maiores que 30ml por local, em concentração a 5%. Pode-se utilizar preparados para uso IM a 16% (160mg/ml), porém sem conter mercúrio como preservativo.

Reações adversas

A incidência de efeitos adversos associados à infusão de IGIV tem sido relatada como entre 1 e 15%, frequentemente menor que 5% sendo a maioria leve e passível de regressão com a diminuição da velocidade de infusão (febre, calafrios, tremores, rubor facial). Entretanto, efeitos colaterais graves como reação anafilática, meningite asséptica, anemia hemolítica, neutropenia, insuficiência renal aguda, acidose metabólica e trombose têm sido relatadas. Pacientes com doenças do aparelho cardiovascular apresentam maior risco de desenvolver hipertensão arterial e insuficiência cardíaca. O relato desses casos deve alertar os profissionais de saúde que utilizam esses preparados, para ficarem atentos a qualquer reação adversa ocorrida com o paciente e, se possível, registrá-la para que cada vez mais se conheçam todos os seus possíveis efeitos adversos. Para o RN, consideram-se os riscos de reações adversas relacionadas a sobrecarga de volume, de sódio, osmolar e alterações no pH sanguíneo. Para crianças com deficiência de IgA e sensibilizadas à molécula de IgA (anticorpos de classe IgE anti-IgA presentes), há o risco de desenvolverem reação anafilática à IGIV que contenha quantidade significativa de IgA.

USO PROFILÁTICO DE IMUNOGLOBULINAS

Destacam-se algumas das indicações para profilaxia segundo os dados disponíveis atualmente na literatura. Os preparados podem ser divididos em: a) imunoglobulina humana padrão (polivalente) disponível sob a forma intramuscular (IGHN) (Tabela XI-16); e b) imunoglobulinas humanas específicas que contêm níveis conhecidos e elevados de anticorpos para determinadas doenças (Tabela XI-17).

Tabela XI-16 • Doenças com indicação de uso profilático de IGHN intramuscular.

Doença	Transmissão/PI	Indicações	Doses
Hepatite A	Pessoa a pessoa, fecal-oral **PI**: 25 a 30 dias (15 a 50 dias)	**Comunicantes em domicílio, creches** 1. se o diagnóstico caso-índice precoce: preferível o uso da vacina (até 72h do contágio) 2. se depois de uma semana: IGHN **Paciente com risco elevado de doença grave**: portadores de doença hepática ou imunodeprimidos: vacina + IGHN (locais diferentes)	IGHN solução 16%: 0,02ml/kg, IM Dose máx: 500mg Boa eficácia até duas semanas após o contágio
Sarampo	Contato direto, gotículas **PI**: 10 dias (7 a 18 dias)	**Comunicantes imunocompetentes** suscetíveis **Comunicantes imunodeprimidos**, independente da situação vacinal	IGHN: 0,25ml/kg Boa eficácia até 6 dias IGHN: 0,5ml/kg (máximo: 15ml) Nota: não-necessário se recebe IGIV > 100mg/kg e última dose < 3 semanas

IGHN = imunoglobulina humana normal, uso IM, preparado a 16%; PI = período de incubação; IGIV = imunoglobulina humana para uso EV.

HEMATOLÓGICO

Tabela XI-17 • Doenças com indicação de uso de profilático de imunoglobulinas específicas.

Doença	Transmissão/PI	Indicações	Doses
Hepatite B	Vertical, sexual, exposição acidental a sangue e outros materiais contendo HBsAg **PI:** 50 a 90 dias (45 a 180 dias)	Recomenda-se realizar sorologias dos expostos para avaliar resposta imune Para os suscetíveis ou não respondedores à vacina (anti HBs < 10mUI/ml) indicar imunização passiva e/ou ativa	**HBIG:** 0,06 ml/k, IM Dar uma ou duas doses: intervalo de 30 dias, dependendo do grau de risco da exposição
Raiva	Mordidas e exposição a saliva de cães, gatos, morcegos e outros animais selvagens **PI:** 4 a 6 semanas (5 dias até > 1 ano)	Acidentes com animais que possam ser observados por 10 dias, a profilaxia será recomendada se o animal apresentar sinais de raiva. Se os animais forem de áreas onde o vírus tenha sido identificado ou desconhecido: indicar profilaxia de imediato	**RIG:** 20 UI/kg, IM Se possível a dose total deve ser infiltrada em torno das feridas e o restante IM Aplicar vacinação simultânea em local distante da vacina
Tétano	Ferimentos contaminados Não é transmissível de pessoa a pessoa **PI:** 2 dias a meses, Média = 14 dias Tétano congênito **PI:** 5 a 14 dias	Ferimentos potencialmente contaminados, com tecidos desvitalizados, traumatismos puntiformes profundos em pessoa não-imunizada ou com situação vacinal desconhecida No recém-nascido cujo cuidado com o cordão umbilical foi inadequado (não-estéreis), nascido de mãe não-vacinada ou com imunização incompleta	**TIG:** **Profilaxia:** Dose: 250UI, IM (mesma dose para crianças e adultos), se necessário vacinar, aplicar em local diferente **Tratamento:** Dose: 3.000 a 6.000UI distribuída ao redor da porta de entrada e o restante IM **TIG:** 500UI para o tétano neonatal
Varicela	Contato direto, pessoa a pessoa, gotículas **PI:** 14 a 16 dias (10 a 18 dias)	Gestantes suscetíveis, RN de mães com varicela próxima ao nascimento e imunodeprimidos	**VZIG** até 4dias (7dias); Dose: 125U/cada 10kg, IM, máx: 625U Pacientes com risco de sangramento: IGIV na dose de 200 a 400mg/kg (níveis protetores equivalentes à VZIG)

HBIG = imunoglobulina humana específica contra vírus da hepatite B; RIG = imunoglobulina humana específica contra vírus da raiva; TIG = imunoglobulina humana específica contra o tétano; VZIG = imunoglobulina humana específica contra o vírus da varicela zóster.

BIBLIOGRAFIA

1. Bonilla FA, Bernstein IL, Khan DA e cols. Practice parameter for the diagnosis and management of primary immunodeficiency. *Ann Allergy Asthma Immunol*, 94(Suppl):1-63, 2005.

2. Chapel HM, Spickett GP, Ericson D e cols. The comparison of the efficacy and safety of intravenous versus subcutaneous immunoglobulin replacement therapy. *J Clin Immunol*, 20:94-100, 2000.

3. Chen SH & Liang DC. Intravenous immunoglobulin prophylaxis in children with acute leukemia following exposure to varicella. *Pediatr Hematol Oncol*, 9: 347-51, 1992.

4. Comissão Técnico-Científica de Controle da Raiva – SES/SP. Pereira OAC. *Profilaxia da Raiva em Humanos. Norma Técnica SS 67/96*. Secretaria de Estado da Saúde de São Paulo, São Paulo, 1996.

5. Darenberg J, Ihenddyane N, Sjölin J e cols. Intravenous immunoglobulin G therapy in Streptococcal Toxic Shock Syndrome: A European randomized, double-blind, placebo-controlled trial. *Clin Infect Dis*, 37:333-40, 2003.

6. Hemming VG. Use of intravenous immunoglobulins for prophylaxis or treatment of infectious diseases. *Clin Diagn Lab Immunol*, 8: 859-63, 2001.

7. Newburger JW, Takahashi M, Beiser AS e cols. A single intravenous infusion of gamma globulin as compared with four infusions in the treatment of acute Kawasaki syndrome. *N Engl J Med*, 324:1633-9, 1991.

8. Ohlsson A & Lacy JB. Intravenous immunoglobulin for preventing infection in preterm and/or low-birth-weight infants. *The Cochrane Database of Systematic Reviews*, 2004, Issue 1.

9. Orange JS, Hossny EM, Weiler CR e cols. Use of intravenous immunoglobulin in human disease: a review of evidence by members of the Primary Immunodeficiency Committee of the American Academy of Allergy, Asthma and Immunology. *J Allergy Clin Immunol*, 117:525-53, 2006.

Parte XII. Infeccioso

coordenador • *Alfredo Elias Gilio*

1. Sepse

Daniela Carla de Souza
Cláudio Flauzino de Oliveira

A Organização Mundial da Saúde considera a sepse como problema de saúde pública, pois, ela representa uma das principais causas de óbito na infância. Nos EUA (1995), foram relatados mais de 42.000 casos de sepse grave em crianças abaixo de 19 anos e 4.400 óbitos (7% dos óbitos na infância).

DEFINIÇÕES

Síndrome da resposta inflamatória sistêmica (SRIS) – presença de pelo menos dois dos seguintes critérios (um deles devendo ser alteração de temperatura ou leucócitos – Tabela XII-1):

- Temperatura central > 38,5ºC ou < 36ºC.

Tabela XII-1 • Valores limite de sinais vitais e contagem de leucócitos por faixa de idade.

Idade	Frequência cardíaca (bpm) Taquicardia	Frequência cardíaca (bpm) Bradicardia	Frequência respiratória (respirações/minuto)	Contagem de leucócitos (leucócitos × 10³/mm³)	Pressão sistólica (mmHg)
0-7 dias	> 180	< 100	> 50	> 34	< 65
7 dias - 1 mês	> 180	< 100	> 40	> 19,5 ou < 5	< 75
1 mês - 1 ano e 11 meses	> 180	< 90	> 34	> 17,5 ou < 5	< 100
2 anos - 5 anos e 11 meses	> 140	NA	> 22	> 15,5 ou < 6	< 94
6 anos - 12 anos e 11 meses	> 130	NA	> 18	> 13,5 ou < 4,5	< 105
13 anos - 18 anos	> 110	NA	> 14	> 11 ou < 4,5	< 117

- Leucocitose ou leucopenia em relação ao normal para idade (não secundário a quimioterapia) ou > 10% formas jovens.
- Taquicardia (> 2 DP acima do normal para idade) na ausência de estímulo externo doloroso ou medicação de uso crônico ou bradicardia (< percentil 10 para idade) se < 1 ano e na ausência de betabloqueador ou cardiopatia congênita.
- Frequência respiratória > 3 DP acima do normal para idade ou necessidade de ventilação mecânica por quadro respiratório agudo.

Infecção – suspeita ou comprovação (por cultura positiva, visibilização direta ou PCR) de infecção causada por qualquer patógeno ou síndrome clínica associada com alta probabilidade de infecção.

Sepse – SRIS na presença de ou como resultado de infecção

Sepse grave – sepse mais um dos seguintes: disfunção cardiovascular ou síndrome de desconforto respiratório agudo (SDRA) ou duas ou mais disfunções de outros órgãos (Tabela XII-2).

Tabela XII-2 • Critérios de disfunção de órgãos.

Disfunção	Critérios

Cardiovascular	• Queda na pressão sistólica < percentil 5 ou < 2 DP para idade **ou**
	• Necessidade de vasoativo para manter a pressão **ou**
	• Dois dos seguintes:
	  – acidose metabólica
	  – lactato arterial > duas vezes o normal
	  – oligúria
	  – tempo de enchimento capilar > 5s
	  – diferença > 3°C entre temperatura central e periférica

Respiratório	• PaO_2/FiO_2 < 300 na ausência de cardiopatia cianogênica ou doença pulmonar crônica **ou** • $PaCO_2$ > 65 ou 20mmHg acima do $PaCO_2$ basal **ou** • Necessidade de FiO_2 > 50% para manter saturação > 92% **ou** • Necessidade de ventilação mecânica invasiva ou não-invasiva
Neurológico	• Escore de Glasgow <12 **ou** • Alteração aguda do estado mental basal com queda de pelo menos três pontos no escore de Glasgow
Hematológico	• Plaquetas < 80.000/mm^3 ou queda de 50% da contagem basal de plaquetas (nos pacientes com trombocitopenia crônica) **ou** • INR > 2
Renal	• Creatinina sérica pelo menos duas vezes o valor normal para idade ou aumento de 2 vezes no valor da creatinina basal
Hepático	• Bilirrubina total > 4mg/dl (exceto recém-nascidos) • TGO pelo menos duas vezes acima do normal para idade

INR = "International normalized ratio".

INFECCIOSO

Choque séptico – sepse grave sem melhora após administração IV de pelo menos 40ml/kg de volume.

ETIOLOGIA

A etiologia dos quadros sépticos varia com a idade do paciente e presença de fatores predisponentes, como apresentado na tabela XII-3.

Doenças respiratórias (37,2%) e bacteriemia (25%) são as principais condições clínicas relacionadas à sepse grave na faixa etária pediátrica. Em geral, os recém-nascidos e crianças com doenças de base são mais propensos à bacteriemia, enquanto as crianças maiores apresentam doenças do sistema respiratório. As infecções do sistema nervoso central (17,1%) e a endocardite (21,1%) estão associadas com maior mortalidade; infecções do trato urinário representam menor mortalidade (3,6%).

FISIOPATOLOGIA

A fisiopatologia dos quadros de sepse deve-se, principalmente, a alterações decorrentes da liberação dos mediadores da resposta inflamatória e a alterações decorrentes da oferta inadequada de oxigênio.

Tabela XII-3 • Etiologia e mortalidade entre patógenos causadores de sepse grave em crianças.

Patógeno	< 1 ano Casos (%)	Mortalidade (%)	1-10 anos Casos (%)	Mortalidade (%)	11-19 anos Casos (%)	Mortalidade (%)
N. meningitidis	0,3	20	8	10,4	2,3	15,1
H. influenzae	1,6	4,2	2,4	1,6	1,9	6,8
Pseudomonas	3,6	14,6	7,7	12,4	6,9	9,4
Staphylococcus (todos os tipos)	22,7	8,6	11,2	7,9	14,4	7,8
Staphylococcus aureus	2,3	5,7	2,9	0	3,5	3,8
Streptococcus (todos os tipos)	12,1	10,2	9,8	13,9	6,9	8,8
Pneumococcus	1,7	12,8	4	19,1	2	6,4
Streptococcus do grupo A	0,3	0	0,7	5	0,2	0
Streptococcus do grupo B	3,1	7,6	0,1	50	0,8	5,6
Fungos	10	10,8	13,3	16,8	10,4	11,6

Mediadores da resposta inflamatória (Fig. XII-1) – os micro-organismos ou seus produtos, ao vencerem as defesas mecânicas do organismo, têm a capacidade de estimular o sistema imune. Inicialmente, ocorre ativação do sistema imune inato, com o influxo de células inflamatórias (macrófagos, monócitos, células dendríticas e neutrófilos polimorfonucleares) ao local de infecção.

A ativação dessas células inflamatórias propicia uma série de reações bioquímicas que resultam na produção e na liberação de diversas citocinas que vão agir tanto no local inflamatório, promovendo ativação das células endoteliais, quanto sistemicamente.

As citocinas mais importantes na fase inicial são o TNF-α, IL-1, IL-6 e IL-8 que atuam nos vasos sanguíneos, promovendo vasodilatação e consequente diminuição e lentificação do fluxo sanguíneo, levando aos sinais clínicos de inflamação.

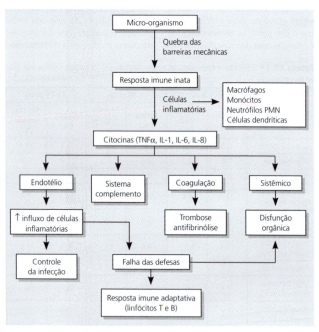

Figura XII-1 • Resposta inflamatória sistêmica.

INFECCIOSO

A atuação das citocinas no endotélio promove a ativação de moléculas de adesão (selectinas, proteínas da superfamília de imunoglobulinas e integrinas) que facilitam a migração celular para fora dos vasos sanguíneos. Após o rolamento das células pelo endotélio, elas o atravessam (diapedese) e se dirigem para o local de infecção atraídas por um gradiente de quimiocinas.

A maioria dos patógenos é eliminada pelas defesas inatas do hospedeiro. Se essas defesas falham, estabelece-se a infecção e inicia-se a resposta imune adaptativa. As células dendríticas, que são potenciais células apresentadoras de antígenos, são ativadas, capturam o antígeno no tecido infectado e se dirigem aos linfonodos, nos quais se inicia a resposta imune adaptativa. Nos linfonodos, as células T antígeno-específicas (ativação de outras células do sistema imune e eliminação de células infectadas) e as células B secretoras de anticorpos são produzidas por expansão clonal e diferenciação por vários dias.

As citocinas também levam à ativação do sistema complemento (conjunto de proteínas que participam tanto da resposta imune inata quanto da adaptativa, por meio de citólise, opsonização, produção de anafilatoxinas e eliminação de complexos imunes) e da cascata da coagulação, favorecendo trombose e antifibrinólise. Sistemicamente, as citocinas promovem diminuição da contratilidade miocárdica, aumento da resistência vascular pulmonar, esplâncnica e renal, aumento da capacitância venosa e consequente disfunção orgânica.

O tipo de resposta a um insulto irá depender de vários fatores, como a virulência do micro-organismo, o tamanho do inóculo, condições predisponentes do hospedeiro, estado nutricional, idade e polimorfismo nos genes das citocinas ou outras moléculas efetoras do sistema imune ou seus receptores.

Há evidências que sugerem que após a fase de hiper-reatividade do sistema imune, segue-se um período de hiporreatividade, ou de imunoparalisia, em que predominam citocinas anti-inflamatórias e morte de células do sistema imune, incluindo linfócitos B, linfócitos T (CD4) e células dendríticas, com consequente diminuição da produção de anticorpos e apresentação de antígenos. Essa é uma fase tardia dos quadros infecciosos, geralmente presente nos casos de infecção nosocomial.

Oferta inadequada de oxigênio – em termos fisiopatológicos, pode-se dizer que o choque séptico é resultante da interação de hipovolemia (absoluta, por diminuição de ingestão, ou relativa, por aumento da permeabilidade vascular e vasodilatação), da alteração da função cardíaca (atuação das citocinas no sistema cardiovascular, promovendo diminuição da contratilidade miocárdica, aumento da capacitância venosa e diminuição da resistência arteriolar, o que favorece o represamento de sangue na periferia e a diminuição da pré-carga) e da resistência vascular sistêmica e pulmonar, da alteração do fluxo sanguíneo apesar de adequada oferta e da incapacidade da célula de utilizar o oxigênio. Cada um desses fatores predomina em um momento do processo infeccioso.

A resposta hemodinâmica à fluidoterapia em pacientes pediátricos com choque séptico parece ser diferente da de adultos, em que débito cardíaco diminuído e resistência vascular sistêmica alta estão associados com a mortalidade. Em crianças, não se observou dilatação ventricular nos casos de choque e a capacidade de aumentar a frequência cardíaca para manutenção do débito cardíaco é limitada. Sendo, na população pediátrica, a disfunção miocárdica o principal determinante dos quadros de choque que não respondem a volume. No entanto, estudos mostram que o perfil hemodinâmico do choque séptico pediátrico é heterogêneo e varia com o tempo.

DIAGNÓSTICO

Clínico

As variáveis clínicas são facilmente reconhecidas à beira do leito. São elas: taquicardia ou bradicardia, taquipneia, hipertermia ou hipotermia associadas a evidência de infecção. Na avaliação de cada um desses parâmetros, deve-se considerar as variáveis fisiológicas de cada faixa etária. Hipotensão, alteração do estado mental, alteração da perfusão periférica, diminuição do débito urinário, ou seja, sinais clínicos de hipoperfusão são sinais de quadro infeccioso avançado e requerem terapêutica imediata. Manifestações de pele como petéquias e púrpura são sinais importantes e associados com infecção por *N. meningitidis* ou *H. influenzae*.

Laboratorial

Provas de atividade inflamatória – inespecíficas, podem aumentar em resposta a uma série de insultos, infecciosos ou não. Aumento da velocidade de hemossedimentação (VHS), proteína C-reativa (PCR) e procalcitonina podem estar associados à sepse.

Hemograma – pode apresentar aumento ou redução da contagem de leucócitos e plaquetopenia. Nível de hemoglobina é importante para calcular o conteúdo arterial de oxigênio e a oferta de oxigênio aos tecidos.

Culturas – devem ser colhidas de sangue, urina, líquor ou outros locais de suspeita. Também devem ser obtidas de culturas de secreções respiratórias, abscessos, líquido pleural, líquido ascítico, material debridado quando for o caso. Os cateteres utilizados também devem ser enviados para cultura.

Identificação do antígeno – pesquisa de antígeno por contraimunoeletroforese, enzimaimunoensaio (ELISA), aglutinação pelo látex ou PCR é importante para o diagnóstico etiológico, especialmente em pacientes já em uso de antimicrobiano.

Imagem – radiografias, ecocardiograma, cintilografias, tomografias ou ressonâncias magnéticas podem auxiliar no diagnóstico.

Mediadores inflamatórios – mensurar as concentrações de mediadores inflamatórios circulantes pode ser útil na avaliação do estágio da sepse e para avaliar terapêutica. Na prática, ainda não são utilizados, devido ao custo elevado.

TRATAMENTO

Medidas gerais

Vias aéreas e respiração – deve ser garantida permeabilidade da via aérea e oferta suplementar de oxigênio. Crianças com choque séptico, frequentemente, requerem intubação e ventilação mecânica, para melhorar a oferta de oxigênio e reduzir o gasto de energia.

Acesso venoso – crianças com sepse e sepse grave podem ser tratadas por meio de acessos periféricos confiáveis e de bom calibre. Nas crianças que não possuem bom acesso periférico ou que necessitem de maiores quantidades de volume ou uso de vasoativos, é obrigatório o estabelecimento de acesso venoso central.

Ressuscitação com volume – virtualmente todas as crianças com sepse requerem ressuscitação agressiva. A ressuscitação deve ser realizada com solução salina isotônica em bolo de 20ml/kg, atingindo pelo menos 60ml/kg na primeira hora de tratamento, naqueles pacientes que não respondem. Alguns pacientes necessitam de até 200ml/kg de volume. Durante a ressuscitação, a presença de rebaixamento do fígado, surgimento de estertores nas bases pulmonares ou estreitamento da pressão de perfusão (PAM-PVC) determinam interrupção na oferta de volume. Na maioria das vezes, mesmo após introdução de vasoativos, o paciente ainda necessita da otimização da volemia.

Correção de distúrbios – hipoglicemia e distúrbios eletrolíticos, principalmente hipocalcemia, devem ser pesquisados e corrigidos.

Medicações vasoativas – após o restabelecimento da volemia, os pacientes com choque séptico necessitam de vasoativos para otimizar tônus vascular, índice cardíaco e oferta de oxigênio aos tecidos. Na maioria das vezes, dopamina na dose de 5 a 20mcg/kg/min é a primeira escolha. Crianças com choque séptico refratário a volume e resistente a dopamina podem apresentar variados estados hemodinâmicos, incluindo baixo débito cardíaco/resistência vascular sistêmica elevada, baixo débito cardíaco/resistência vascular diminuída e alto débito cardíaco e resistência vascular diminuída. A escolha de medicamentos adicionais deve ser baseada em achados clínicos e exames hemodinâmicos complementares (ver Capítulo IV-5 Choque Séptico).

Distúrbios endocrinológicos – falta de resposta ao tratamento, ou ao uso de catecolaminas, pode ser devida a insuficiência adrenal ou hipotireoidismo. Crianças com risco de insuficiência adrenal (*purpura fulminans*, uso crônico de corticosteroide, SIDA) devem ser tratadas com hidrocortisona, embora a dose ideal ainda não esteja bem estabelecida.

Antibioticoterapia – o tratamento da sepse requer início rápido da antibioticoterapia, após coleta de materiais para cultura. Os antibióticos devem ser administrados na primeira hora após o diagnóstico de sepse. A antibioticoterapia inicial deve ser baseada nos agentes patológicos mais prováveis para cada faixa etária. Posteriormente, de acordo com os dados das culturas, os antibiótcos devem ser ajustados.

Objetivos do tratamento – os objetivos terapêuticos incluem tempo de enchimento capilar de 2 a 3s, ausência de diferença entre pulso e temperatura centrais e periféricos, débito urinário acima de 1ml/kg/h, melhora do nível de consciência, pressão arterial e pressão de perfusão normais para a idade e saturação venosa central de oxigênio acima de 70%.

Hemoderivados – não existem recomendações precisas sobre a concentração ideal de hemoglobina em crianças sépticas. Desde que hemodinamicamente estáveis, tolera-se hemoglobina até 8g/dl. Em adultos com choque séptico, níveis de hemoglobina acima de 10g/dl estão relacionados com melhor prognóstico.

Tratamento cirúrgico – drenagem de abscessos e empiemas e debridamento de lesões são obrigatórios.

Monitorização

Hemodinâmica – nas crianças com sepse e sepse grave, a monitorização básica inclui oximetria de pulso, eletrocardiograma, medida da pressão arterial, temperatura, frequência respiratória e débito urinário. Nas crianças com choque, está indicada a utilização de monitorização invasiva da pressão arterial, sondagem vesical de demora, monitorização da pressão venosa central e da saturação venosa central de oxigênio. Alguns cateteres centrais possuem fibra óptica capaz de monitorizar continuamente a saturação venosa de oxigênio. Crianças em ventilação mecânica devem ter monitorizados, ainda, parâmetros de mecânica respiratória e capnografia.

Laboratorial – marcadores de hipoperfusão, como lactato, pH e excesso de base e provas de atividade inflamatória, como VHS, PCR e procalcitonina são úteis para avaliar a resposta ao tratamento. Distúrbios de glicose e hidroeletrolíticos devem ser acompanhados. Exames para avaliação de disfunção orgânica renal (dosagem sérica de sódio, potássio, ureia, creatinina, "clearance" de creatinina, glicosúria, cetonúria), hepática (enzimas hepáticas, bilirrubina), hematológica (hemograma, coagulograma), pulmonar (gasometria) devem ser realizados pelo menos diariamente.

BIBLIOGRAFIA

1. Angus DC, Linde-Zwirble WT, Lidicker J e cols. Epidemiology of severe sepsis in the United State: Analysis of incidence, outcome, and associated costs of care. Crit Care Med, 29:1303-10, 2001.

2. Carcillo JA & Fields AI. Clinical practice parameters for hemodynamic support of pediatric and neonatal patients in septic shock. Crit Care Med, 30:1365-78, 2002.

3. Carcillo JA. Pediatric septic shock and multiple organ failure. Crit Care Clin, 19:413-40, 2003.

4. Ceneviva G, Paschall JA, Maffei Frank, Carcillo JA. Hemodynamic support in fluid-refratory pediatric septic shock. Pediatrics, 102:1-6, 1998.

5. Dellingre RP. Cardiovascular management of septic shock. Crit Care Med, 31:946-55, 2003.

6. Goldstein B, Giroir B, Randolph A. International pediatric sepsis consensus conference: definitions for sepsis and organ dysfunction in pediatrics. Pediatr Crit Care Med, 6:2-8, 2005.

7. Janeway CA, Travers P, Walport M, Shlomchik M. Imunidade inata. In Janeway CA, Travers P, Walport M, Shlomchik M: Imunobiologia – O Sistema Imune na Saúde e na Doença. 5ª ed., Artmed, Porto Alegre, 2002.

8. Oliveira CF, Troster EJ, Vaz FAC. Descrição de técnica para monitorização contínua da saturação venosa central de oxigênio em crianças com choque séptico. Rev Bras Terapia Intensiva, 17:305-8, 2005.

9. Watson RS, Carcillo JA, Linde-Zwirble WT e cols. The epidemiology of severe sepsis in children in the United State. Am J Respir Crit Care Med, 167:695-701, 2003.

2. MENINGITES E MENINGOENCEFALITES

Alfredo Elias Gilio
Ângela Esposito

MENINGITE BACTERIANA

Definição – meningite bacteriana é a infecção bacteriana aguda que acomete a meninge.

Etiologia – os principais agentes etiológicos variam de acordo com a faixa etária (Tabela XII-4).

Em outras situações clínicas, os agentes etiológicos encontrados podem ser diferentes (Tabela XII-5).

Patogênese

No período neonatal, as bactérias são adquiridas principalmente durante o trabalho de parto, por con-

Tabela XII-4 • Etiologia da meningite bacteriana de acordo com a faixa etária.

Idade	Etiologia
0 a 1 mês (aquisição precoce < 7 dias)	Streptococcus do grupo B Escherichia coli Bacilos Gram-entéricos Listeria monocytogenes
0 a 1 mês (aquisição tardia > 7 dias)	Streptococcus do grupo B Escherichia coli Staphylococcus aureus Bacilos Gram-entéricos Pseudomonas aeruginosa Listeria monocytogenes
1 a 3 meses	Streptococcus do grupo B Escherichia coli Bacilos Gram-entéricos Listeria monocytogenes Neisseria meningitidis Streptococcus pneumoniae Haemophilus infuenzae tipo b
3 meses a 5 anos	Neisseria meningitidis Streptococcus pneumoniae Haemophilus infuenzae tipo b
Acima de 5 anos	Neisseria meningitidis Streptococcus pneumoniae

Tabela XII-5 • Etiologia da meningite bacteriana em situações especiais.

Situação clínica	Etiologia
Derivação ventriculoperitoneal	*Staphylococcus* DNAse negativos *Staphylococcus aureus* Enterococos
PO de neurocirurgia	*Staphylococcus aureus* *Staphylococcus* DNAse negativos
Recorrente após TCE	*Streptococcus pneumoniae*
Imunodeprimidos	Bacilos Gram-entéricos *Pseudomonas aeruginosa* *Staphylococcus aureus* *Staphylococcus* DNAse negativos

tato ou aspiração de secreções genitais e intestinais maternas. Nos lactentes e nas crianças maiores, a meningite geralmente desenvolve-se após disseminação hematogênica de bactéria que colonizou previamente a nasofaringe. Mais raramente, a meningite se desenvolve por contiguidade a partir de infecção dos seios da face, ouvido médio ou mastoide; ou por inoculação direta após ferimentos penetrantes, procedimentos cirúrgicos ou fratura de crânio com fístula liquórica.

Fisiopatologia

Após atingirem as meninges, as bactérias multiplicam-se rapidamente e liberam componentes, como o ácido lipoteicoico e peptidoglicam das bactérias Gram-positivas e lipopolissacáride capsular das Gram-negativas. Esses produtos desencadeiam uma potente resposta inflamatória, que está representada na figura XII-2. O resultado final é a lesão de células do sistema nervoso central.

Manifestações clínicas

Nos recém-nascidos e nos lactentes jovens, os achados são inespecíficos. Podem ocorrer febre ou hipotermia, letargia, crises de apneia, desconforto respiratório, icterícia, má aceitação alimentar, vômitos, distensão abdominal. Além disso, também são frequentes irritabilidade, alteração do nível de consciência, alterações do tônus muscular e convulsões. Abaulamento de fontanela ocorre em até 30% dos casos.

Em crianças maiores, os achados mais comuns são: febre, prostração, vômitos, fotofobia e sinais de irritação meníngea, como rigidez de nuca e sinais de Kernig e Brudzinski. Podem surgir também convulsões, sinais neurológicos focais, alterações do nível de consciência e ataxia.

Na meningococcemia, surgem manifestações cutâneas, como petéquias, púrpuras, sufusões hemorrágicas e, nos casos graves, instabilidade hemodinâmica e choque.

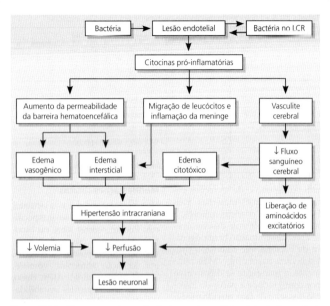

Figura XII-2 • Fluxograma da sequência de eventos na fisiopatologia da meningite bacteriana.

Diagnóstico

O diagnóstico é estabelecido pelas avaliações bioquímica, citológica e microbiológica do líquor, que deve ser obtido imediatamente diante da suspeita clínica de meningite bacteriana. A coleta do líquor deve ser postergada apenas em duas situações: na presença de instabilidade hemodinâmica grave ou quando houver sinais neurológicos focais, que levantem a suspeita de hipertensão intracraniana grave. No primeiro caso, a prioridade é a correção do choque e no segundo caso, é necessária a realização de tomografia de crânio antes da coleta do líquor.

Para a análise do líquor, é importante que se conheça as variações da normalidade de acordo com a faixa etária (Tabela XII-6).

A análise microbiológica do líquor deve ser realizada por bacterioscopia, com coloração pelo método de Gram, e cultura do material. Sempre que possível, também deve ser realizada a pesquisa de antígenos

INFECCIOSO

Tabela XII-6 • Valores normais do líquor de acordo com a faixa etária.

	Recém-nascidos	> 1 mês de idade
Leucócitos/mm^3	≤ 20	≤ 4
Polimorfonucleares	até 60%	Zero
Mononucleares	≥ 40%	100%
Glicose (mg/dl)	> 2/3 da glicemia	> 2/3 da glicemia
Proteína (mg/dl)	até 100mg	até 40mg (lombar)

por meio da contraimunoeletroforese ou prova de aglutinação pelo látex.

Na meningite bacteriana, o quimiocitológico do líquor revela aumento de celularidade (geralmente acima de 500 células/mm^3), com predomínio de neutrófilos (acima de 2/3), proteinorraquia elevada (acima de 100mg no recém-nascido e de 40mg na criança maior) e glicorraquia diminuída (abaixo de 2/3 da glicemia). Nas meningites virais, encontram-se pleocitoses menores (geralmente abaixo de 500 células/mm^3), existe predomínio de linfomononucleares, discreto aumento de proteinorraquia e a glicorraquia geralmente é normal.

Outros exames subsidiários também são importantes para a identificação do agente etiológico, como hemocultura, cultura de escarificado das lesões purpúricas, ou culturas de outros locais de acordo com a apresentação clínica, como cultura de derrame articular.

Tratamento

Medidas gerais – toda criança, com suspeita de meningite bacteriana, deverá ser imediatamente avaliada para verificação da gravidade.

Os seguintes sinais e sintomas são indicativos de gravidade: alterações do nível de consciência; presença de púrpuras ou sufusões hemorrágicas; sinais de choque, como má perfusão periférica, pulso fino, taquicardia, respiração acidótica; toxemia; hipotensão. Na presença desses sinais, o caso deve ser considerado grave. Nessa situação, a manutenção do equilíbrio hemodinâmico e a oferta adequada de oxigênio aos tecidos são fundamentais.

Manutenção do equilíbrio hemodinâmico – nos casos graves, a correção da volemia deve ser realizada imediatamente com a administração de soro fisiológico 20 a 30ml/kg, EV, rápido. Se possível, deve ser puncionada uma veia central para monitorização da pressão venosa central. O soro fisiológico deve ser repetido até que se obtenha melhora da perfusão, da pressão arterial, da pressão venosa central e surja diurese de 1ml/kg/h. A reavaliação deve ser feita de 15 em 15min, com controle de pulso, pressão arterial, perfusão periférica, pressão venosa central, nível de consciência e débito urinário.

Após a infusão de volume, caso não haja resposta adequada, pode ser necessária a introdução de vasoativos, como dobutamina ou dopamina.

Oferta adequada de oxigênio aos tecidos – nos casos graves, garantir a oferta adequada de oxigênio aos tecidos é fundamental: num primeiro momento, pode-se utilizar cateter nasal de O_2 com 1 a 2 litros/min ou máscara de O_2. Nos casos mais graves, é necessária a instalação de suporte ventilatório precoce com intubação e ventilação mecânica.

Manejo da hipertensão intracraniana – toda meningite bacteriana apresenta algum grau de hipertensão intracraniana (HIC). Dessa forma, deve-se instituir decúbito elevado a 30º com a cabeça em posição neutra. Quando há sinais de HIC grave, pode-se tentar a redução aguda da pressão intracraniana por meio da hiperventilação, reduzindo-se a $PaCO_2$ para valores ao redor de 30mmHg. Em casos muito graves, podem ser indicadas monitorização da pressão intracraniana e instituição de medidas avançadas como uso de manitol, coma barbitúrico e hipotermia controlada.

Manutenção da homeostase hidroeletrolítica – frequentemente, os pacientes com meningite bacteriana desenvolvem a síndrome de secreção inapropriada de hormônio antidiurético, com consequente retenção hídrica, diminuição da osmolaridade sérica e hiponatremia dilucional. Apesar da alta incidência dessa complicação, a restrição hídrica (cerca de 60% da oferta hídrica basal) deve ser reservada para os casos comprovados com hiponatremia significativa, tendo sempre em mente o estado volêmico e hemodinâmico do paciente.

Os pacientes devem ser mantidos em situação de euvolemia com hidratação adequada, evitando-se situações de hipovolemia que podem piorar o estado hemodinâmico e a perfusão cerebral ou hipervolemia que podem piorar o edema cerebral.

Manejo das convulsões – as convulsões ocorrem em até 1/3 dos casos. Devem ser tratadas rapidamente, evitando-se a hipoxia e o hipermetabolismo cerebral. Como terapêutica inicial, utilizam-se os benzodiazepínicos, como o diazepam ou o midazolan. Após o controle da crise, utiliza-se fenitoína ou fenobarbital em lactentes. Nos recém-nascidos, a abordagem inicial é feita com fenobarbital. Caso não haja controle das crises, pode-se utilizar tionembutal (ver Capítulo VI-2 Estado de Mal Epléptico).

Corticoterapia – embora ainda seja assunto controverso, recomenda-se a introdução precoce de dexametasona, de preferência antes da primeira dose do antimicrobiano. O tratamento precoce com dexametasona reduz o processo inflamatório na meninge, reduz a concentração de citocinas no líquor e reduz sequelas auditivas e neurológicas, especialmente em crianças com meningite por *Haemophilus influenzae*. Nas crianças com idade inferior a seis semanas, não se recomenda a introdução de corticosteroides porque não há estudos suficientes nessa faixa etária.

Utiliza-se a dexametasona na dose de 0,4mg/kg, cada 12h por 2 dias.

Antibioticoterapia

Geralmente, o início da antibioticoterapia é empírico e se baseia na faixa etária e nos agentes etiológicos mais prováveis. O esquema recomendado está representado na tabela XII-7.

Tabela XII-7 • Esquema antimicrobiano empírico na meningite bacteriana.

Idade	Antimicrobianos de escolha
0 a 1 mês	Ampicilina + cefotaxima
1 mês a 3 meses	Ampicilina + ceftriaxona ou ampicilina + cefotaxima
Acima de 3 meses	Ceftriaxona ou cefotaxima

No recém-nascido, utiliza-se, de preferência, cefotaxima por causa do risco potencial de ceftriaxona deslocar a bilirrubina ligada à proteína e aumentar a bilirrubina livre.

Nos recém-nascidos após a primeira semana de vida, o esquema empírico inicial deverá incluir cobertura para *Staphylococcus aureus* e outras bactérias Gram-negativas, incluindo *Pseudomonas aeruginosa*. O esquema inicial nessa situação deverá ter oxacilina ou vancomicina e ceftazidima.

O pneumococo tem se tornado cada vez mais resistente à penicilina e também a vários outros antimicrobianos, incluindo cloranfenicol e cefalosporinas. Existem dois padrões de resistência do pneumococo à penicilina: a resistência intermediária ou parcial (concentração inibitória mínima para penicilina de 0,1 a 1mcg/ml) e a resistência plena ou total (concentração inibitória mínima para penicilina acima de 2mcg/ml). As cepas com resistência plena à penicilina frequentemente também são resistentes a ceftriaxona e outros antimicrobianos. No Brasil, em doenças invasivas, as taxas de pneumococo relativamente resistente variam de 15 a 20% e de pneumococo resistente de 1 a 4%. A escolha para o tratamento da meningite por pneumococo sensível à penicilina é penicilina ou ampicilina. Para os pneumococos relativamente resistentes, a escolha é ceftriaxona ou cefotaxima e para os pneumococos resistentes, vancomicina. No Brasil, a prevalência de pneumococos relativamente resistentes não é desprezível, portanto recomenda-se ceftriaxona ou cefotaxima como terapêutica empírica inicial, nas crianças maiores de 3 meses de idade.

Para a meningite por *Haemophilus influenzae* também recomenda-se, como primeira escolha, ceftriaxona ou cefotaxima porque a resistência à ampicilina é relativamente elevada e também existe resistência ao cloranfenicol.

Para a meningite por *Neisseria meningitidis*, utiliza-se a penicilina cristalina ou ampicilina, embora ceftriaxona e cefotaxima sejam eficazes.

O tratamento antimicrobiano quando o agente etiológico é conhecido poderá ser mais dirigido (Tabela XII-8).

O tempo de tratamento varia de acordo com o agente etiológico e a evolução clínica. De maneira geral, a meningite meningocócica deve ser tratada por 7 dias, a meningite por pneumococo ou hemófilos, 10 dias, a meningite por Gram-negativos, 14 dias e a meningite por estafilococos, 21 dias.

Monitorização

O paciente instável deve ser monitorizado com relação ao estado hemodinâmico pela medida de frequência cardíaca, pressão arterial (se necessário com monitorização invasiva), pressão venosa central (pela passagem de um cateter venoso central), diurese, tempo de enchimento capilar e amplitude de pulsos. Essa monitorização deve ser rigorosa, a cada 15 a 30min nos períodos iniciais da abordagem do choque e a cada 1 a 2h quando a criança se encontrar mais estável. Exames laboratoriais também podem ser úteis nessa avaliação he-

Tabela XII-8 • Tratamento antimicrobiano da meningite bacteriana de acordo com a etiologia.

Agente	Antibiótico de escolha	Segunda escolha
Neisseria meningitidis	Penicilina ou ampicilina	Ceftriaxona, cefotaxima
Haemophilus influenzae	Ceftriaxona ou cefotaxima	Cloranfenicol
Streptococcus pneumoniae sensível à penicilina	Penicilina G ou ampicilina	Ceftriaxona, cefotaxima
relativamente resistente	Ceftriaxona ou cefotaxima	Cefepima, meropenem
resistente	Vancomicina	Vancomicina + rifampicina
Staphylococcus aureus	Oxacilina	Vancomicina
Staphylococcus epidermidis	Vancomicina	Vancomicina + rifampicina
Listeria monocytogenes	Ampicilina + gentamicina	Trimetoprim-sulfametoxazol
Streptococcus agalactiae	Penicilina G + gentamicina	Ampicilina + gentamicina
Enterococo	Ampicilina + amicacina	Vancomicina + amicacina
Enterobactérias Gram-negativas	Ceftriaxona ou cefotaxima	Cefepima ou meropenem
Pseudomonas aeruginosa	Ceftazidima + amicacina	Cefepima ou meropenem

modinâmica, como a gasometria (arterial e venosa central) e a dosagem do lactato.

O estado hidroeletrolítico também deve ser monitorizado com rigor pelo controle do peso corpóreo e da diurese, além do cálculo do balanço hídrico. Exames laboratoriais, como dosagem de sódio e osmolaridade sérica e urinária, ajudam para diagnóstico e seguimento da síndrome da secreção inapropriada de hormônio antidiurético.

Novas coletas de líquor não são necessárias de rotina, desde que o paciente evolua satisfatoriamente. Avaliação neurológica sequencial é fundamental no intuito de se verificar sinais de deterioração neurológica. O perímetro cefálico deve ser monitorizado nos recém-nascidos e lactentes para avaliação de possíveis complicações.

Outros controles laboratoriais incluem: hemograma, contagem de plaquetas, tempo de protrombina, tempo de tromboplastina ativada, dosagem de ureia e creatinina.

Profilaxia

Na meningite meningocócica, a profilaxia deve ser realizada para todos os comunicantes íntimos que compartilhem o mesmo domicílio, para as crianças de creche que tenham contato por pelo menos 4h/dia e para os profissionais de saúde quando há respiração boca a boca ou contato direto com secreções. A escolha é rifampicina na dose de 10mg/kg/dose de 12/12h por 2 dias para crianças acima de um mês de idade; 5mg/kg/dose de 12/12h por 2 dias para recém-nascidos e 600mg de 12/12h por 2 dias para adultos.

Na meningite por *Haemophilus influenzae*, a profilaxia deve ser realizada para todos os comunicantes domiciliares se houver criança menor de 4 anos. Utiliza-se rifampicina uma vez ao dia por 4 dias. A dose é de 5mg/kg nos recém-nascidos, 10mg/kg nas crianças e 600mg/dose para adultos.

MENINGITE ASSÉPTICA

Definição – meningite asséptica é processo inflamatório das meninges com ausência de micro-organismos na bacterioscopia e na cultura.

Etiologia – apenas 10% dos casos têm etiologia definida. Os vírus são a principal causa (Tabela XII-9). Os enterovírus são os responsáveis por 85% dos casos com etiologia definida. Em crianças não-vacinadas, o vírus da caxumba é frequente. Entre as bactérias, as mais comuns são *Mycobacterium tuberculosis* e *Leptospira* sp.

Tabela XII-9 • Etiologia da meningite asséptica.

Comuns	Vírus: enterovírus; vírus da caxumba; arbovírus; herpes simples; varicela zóster
	Bactérias: *Mycobacterium tuberculosis*; *Leptospira* sp.
Raros	Fungos; riquétsias; *Mycoplasma pneumoniae*; doenças autoimunes; medicamentos

Manifestações clínicas

São similares àquelas descritas anteriormente para a meningite bacteriana. Nas meningites virais, as principais diferenças são: o estado geral costuma estar preservado e não há manifestações sistêmicas, como choque ou CIVD, ou cutâneas tipo petéquias ou púrpura. Na maioria dos casos de etiologia viral, a doença é autolimitada e benigna.

Diagnóstico

Baseia-se na avaliação do LCR. É importante o diagnóstico diferencial com as meningites bacterianas (Tabela XII-10).

As meningites virais podem apresentar, no início, predomínio de polimorfonucleares, mas geralmente após 24h já há predomínio de linfomononucleares.

Para o diagnóstico específico, são necessárias cultura do LCR, com técnicas especiais para micobactérias e fungos, e cultura para vírus e outras técnicas como a PCR. Deve-se também fazer cultura viral de sangue, fezes e "swab" de garganta. Outro método é a sorologia.

Tratamento

Medidas gerais – são a base do tratamento. Os princípios são os mesmos descritos para a meningite bacteriana, embora, de maneira geral, os casos sejam mais leves.

Tratamento específico – para as meningites virais, não há tratamento específico. Na meningite tuberculosa utiliza-se esquema tríplice com hidrazida 20mg/kg/dia, rifampicina 20mg/kg/dia, pirazinamida 35mg/kg/dia e prednisona 1 mg/kg/dia, em dose única diária por VO.

ENCEFALITE E MENINGOENCEFALITE

Definição – encefalite é o processo inflamatório do cérebro. Meningoencefalite é o processo inflamatório em que tanto o cérebro quanto as meninges estão acometidos.

Etiologia – a maioria dos casos não tem etiologia definida. Os vírus são as causas mais comuns (Tabela XII-11). As bactérias que causam meningite também podem ser responsáveis por meningoencefalite.

Manifestações clínicas

A encefalite caracteriza-se por alteração do estado de consciência. Geralmente, as manifestações iniciais são febre e cefaleia. Depois

Tabela XII-10 • Diagnóstico diferencial da meningites.

	Bacteriana	Asséptica (viral)	Tuberculosa
Celularidade (/mm^3) Predomínio	Acima de 500 neutrófilos	Abaixo de 500 linfomononucleares	Abaixo de 500 ½ a ½
Glicose	< 2/3 da glicemia	Nl ou pouco diminuída	Muito diminuída
Proteínas	Elevada	Nl ou pouco elevada	Muito elevada

Tabela XII-11 • Etiologia da encefalite e da meningoencefalite.

Comuns	Vírus: arbovírus, herpes simples, varicela zóster, caxumba, enterovírus, citomegalovírus, sarampo Bactérias: *Neisseria meningitidis, Streptococcus pneumoniae, Haemophilus influenzae, Mycobacterium tuberculosis*
Raros	Vírus: rubéola, vírus da hepatite B, vírus Epstein Barr Bactérias: *Bordetella pertussis, Brucella* sp. Fungos Riquétsias

surgem: confusão mental, estupor, alterações motoras, convulsões, rigidez de nuca e sinais neurológicos focais. É comum a ocorrência de diabetes insípido ou secreção inapropriada de hormônio antidiurético.

Diagnóstico

O padrão do LCR depende da etiologia. Na maioria dos casos, a etiologia é viral e, nessa situação, o LCR revela pleocitose discreta, com predomínio linfomononuclear (pode haver predomínio neutrofílico no início do quadro), proteinorraquia com elevação discreta e glicorraquia normal.

Na meningoencefalite herpética, pode haver aumento de hemácias no LCR. Nessa encefalite, o EEG revela precocemente descargas epileptiformes periódicas típicas. Mais tardiamente, a tomografia de crânio mostra lesão de baixa densidade em um ou em ambos os lobos temporais.

Tratamento

Medidas gerais – são a base do tratamento (vide item Medidas Gerais para Meningite Bacteriana).

Tratamento específico – na maioria dos casos, não há tratamento específico. Para as meningoencefalites bacteriana ou tuberculosa, o tratamento já foi descrito anteriormente. Para as encefalites por herpes simples ou varicela zóster está indicado o acyclovir: 30mg/kg/dia, por via EV, em três doses diárias por 10 dias.

BIBLIOGRAFIA

1. Berezin, EM e cols. Meningite pneumocócica na infância: características clínicas, sorotipos mais frequentes e prognóstico. *J Pediatr*, 78(1):19-23, 2002.

2. Bonthius DJ. Meningitis and encephalitis in children. *Neurol Clin*, 20(4), 2002.

3. Chaundhuri A. Adjuntive dexamethasone treatment in acute bacterial meningits. *Lancet Neurology*, 3(1):623-9, 2004.

4. Sáez-Lloresns & Mc Cracken Jr. Bacterial meningitis in children. *Lancet*, 361: 2139-48, 2003.

5. http//www.cve.saude.sp.gov.br/agencia/bepa17_meni.htm, acesso em 09 de novembro de 2005.

3. A Criança com AIDS em UTI

Heloisa Helena de Sousa Marques
Pedro Takanori Sakane

DEFINIÇÕES

Define-se infecção pelo vírus da imunodeficiência humana (HIV) em criança, quando:

Maior de 18 meses de idade – quando os testes pelos métodos de enzimaimunoensaio (ELISA) e comprobatórios anti-HIV são positivos ("Western Blot" ou imunofluorescência indireta).

Menor de 18 meses de idade – ELISA e teste confirmatório anti-HIV positivo em pelo menos duas ocasiões entre 6 e 18 meses de idade, e dois métodos específicos reagentes em duas ocasiões distintas (cultivo viral, antigenemia p24, reação de polimerase em cadeia (PCR) DNA ou RNA.

A classificação pediátrica da síndrome da imunodeficiência adquirida (SIDA) inclui a análise das categorias clínicas e imunológicas, que estão resumidas nas tabelas XII-12 e XII-13.

PRINCIPAIS CAUSAS DE INTERNAÇÃO EM UTI

Sepse

As crianças com SIDA têm maior probabilidade de desenvolver processos infecciosos bacterianos de rápida e grave evolução, e na suspeita de sepse muitas vezes se indica precocemente a sua remoção para UTI.

Os quadros septicêmicos, como em outras crianças, apresentam-se em geral com febre e comprometimento do estado geral como gemência, batimento de asas de nariz, cianose de extremidades, taquicardia, ta-

Tabela XII-12 • Categorias imunológicas baseadas em contagem absoluta ou percentual de linfócitos CD4+.

Categoria imunológica	Idade		
	< 12 meses	1 a 5 anos	6 a 12 anos
1. Ausência de imunodepressão	> 1.500 (25%)	> 1.000 (25%)	> 500 (25%)
2. Imunodepressão moderada	750-1.499 (15-24%)	500-999 (15-24%)	200-499 (15-24%)
3. Imunodepressão grave	< 750 (15%)	< 500 (15%)	< 200 (<15%)

Tabela XII-13 • Categorias clínicas da infecção pelo HIV.

Categoria	Sintomatologia	Sinais e sintomas atribuídos ao HIV
N	Assintomático	Nenhum ou somente uma das categorias A
A	Leve	Presença de duas ou mais das seguintes condições: linfonodomegalia, hepatomegalia, esplenomegalia, dermatite, parotidite crônica e infecções persistentes ou recorrentes de vias aéreas superiores
B	Moderada	Presença de alterações hematológicas, com destaque para plaquetopenia; infecção bacteriana invasiva; candidíase oral persistente, cardiomiopatia, diarreia crônica, hepatite, citomegalovirose (início < 1 mês), estomatite por herpesvírus (> dois episódios/1 ano); herpes zóster (dois episódios ou mais do que um dermátomo), pneumonia intersticial linfocítica, febre persistente; varicela disseminada ou complicada
C	Grave	Infecções bacterianas graves, múltiplas ou recorrentes; candidíase esofágica ou pulmonar; criptosporidiose ou isosporíase com diarreia > 1 mês, encefalopatia pelo HIV, "wasting syndrome", infecções oportunistas: neurocriptococose, neurotoxoplasmose, citomegalovirose disseminada, micobacterioses, pneumonia por *P. carinii*; tumores, sendo que na criança os mais frequentes são os linfomas etc.

quidispneia e resposta precária aos estímulos externos.

Os focos infecciosos mais comuns são: corrente sanguínea (31%); trato respiratório (29%); genitourinário (18%); pele e subcutâneo (14%) e outros (8%).

Os germes a serem considerados, quando a infecção for adquirida na comunidade são os prevalentes nos grupos etários correspondentes, com o mesmo padrão de sensibilidade antimicrobiana. Dessa forma, a escolha do antibiótico deve seguir as normas gerais de antibioticoterapia (ver Capítulo XII-1 Sepse).

No caso da infecção adquirida ser de origem domiciliar e a criança não apresentar granulocitopenia (< 500 neutrófilos/mm^3), indicar penicilina, ampicilina ou ceftriaxona. O uso de cloranfenicol deve ser criterioso, pois essas crianças estão recebendo, com muita frequência, várias substâncias mielotóxicas, como AZT, cotrimexazol etc. Em caso de neutropenia, usar a associação de ceftriaxona com aminoglicosídeo. O estafilococo será considerado quando se identificar possível porta de entrada, como lesões de pele ou cateteres, então a oxacilina ou vancomicina deverá compor o esquema.

Quando os pacientes tiveram internação recente, nos últimos 30 dias, devem receber cobertura para germes intra-hospitalares. Nesse caso, os antibióticos são escolhidos de acordo com a sensibilidade da flora do hospital. Recomenda-se a associação de aminoglicosídeo com cefalosporina antipseudomonas. Se houver suspeita de participação de estafilococo, associa-se vancomicina ou teicoplanina. Se, na evolução, o agente for identificado, a terapêutica deve ser ajustada.

Pneumonias

Pneumonias bacterianas

Nas pneumonias agudas bacterianas, o pneumococo é sempre o principal agente suspeito na criança com SIDA, seguido em menor proporção por hemófilos.

O micoplasma compromete, em geral, crianças maiores, com quadro radiológico intersticial. O diagnóstico deve ser suspeitado quando há falha com os antimicrobianos comuns e confirmado por sorologia.

O estafilococo deve ser considerado em crianças que tenham porta de entrada (lesões de pele ou uso prévio de cateteres). Quando há internação prévia, a cepa pode ser resistente à oxacilina, e, nesse caso, usa-se vancomicina ou teicoplanina.

As bactérias Gram-negativas são mais importantes nos pacientes internados e à medida que a imunodepressão vai se agravando. Os agentes mais comuns são: *Klebsiella* sp., *Enterobacter* sp., *Serratia* sp., *Salmonella* sp. e, nos casos mais avançados, *Pseudomonas* sp. Como terapêutica inicial, recomendam-se as cefalosporinas de terceira geração e os aminoglicosídeos. Nas pneumonias aspirativas, os anaeróbios devem ser considerados e, nesses casos, associa-se metronidazol ou clindamicina ou cloranfenicol.

Pneumonias por micobactérias

A participação do *Mycobacterium tuberculosis* deve ser lembrada em pneumonias de longa evolução, sem resposta adequada às terapias convencionais. A epidemiologia é fundamental para o seu diagnóstico. Os raios X de tórax mostram padrão alveolar difuso, reticulonodular, às vezes com áreas de consolidação e, mais raramente, cavitação. A adenopatia hilar é achado frequente e o acometimento pleural é variável. O teste de Mantoux, quando positivo, é de valor. A confirmação é feita com pesquisa e cultura do bacilo em lavado gástrico, escarro, lavado broncoalveolar, sangue. Quando existir a suspeita de processo disseminado, o mielograma é uma alternativa para a pesquisa. O tratamento é feito com o esquema tríplice convencional, utilizando-se hidrazida, rifampicina e pirazinamida.

O complexo *Mycobacterium avium-intracellulare* (MAC) acomete crianças com imunodepressão celular grave e deve ser considerado diante de um quadro de febre prolongada, perda de peso, sudorese, hepatoesplenomegalia, anemia, neutropenia e diarreia crônica. A sua pesquisa é feita no escarro, no suco gástrico, nas fezes, no lavado broncoalveolar, na medula óssea e no sangue. O tratamento ainda não é plenamente definido; um esquema razoável é a associação de claritromicina com etambutol.

Pneumonia por fungos

Os fungos, tais como o criptococo, o histoplasma, a cândida, o aspergilo, acometem as crianças com imunodepressão submetidas a antibioticoterapia de amplo espectro. Outro fator de risco é a utilização de nutrição parenteral. Os raios X de tórax mostram infiltrados difusos ou nodulares, cavitação e frequentemente adenopatia hilar. A confirmação etiológica é feita por meio de pesquisa e cultura de escarro, lavado broncoalveolar, sorologias e até biopsia pulmonar. O tratamento é feito com a anfotericina B, fluconazol, voriconazol ou itraconazol.

Pneumonia por *Pneumocystis carinii* (*jiroveci*)

O *Pneumocystis carinii* é agente que mais frequentemente causa insuficiência respiratória aguda grave em pacientes com SIDA. A clínica é de tosse persistente e seca, dispneia progressiva com ausculta pulmonar pobre. Os raios X mostram infiltrado intersticial bilateral, sem adenopatia com áreas de hiperinsuflação. O diagnóstico é feito pela pesquisa do agente em lavado broncoalveolar, escarro induzido ou biopsia pulmonar. A terapêutica de escolha é sulfametoxazol-trimetoprim ou pentamidina.

Pneumonia intersticial linfocítica (LIP)

Ocorre quase exclusivamente na criança com SIDA. É processo crônico que evolui para insuficiência respiratória progressiva, com hipóxia, cianose e baqueteamento de dedos. Outros sintomas associados são: tosse, febre, secreção pulmonar, hepatoesplenomegalia e parotidite crônica. Os raios X mostram uma imagem reticulonodular raramente acompanhada por adenomegalia hilar. A etiologia ainda é obscura e o tratamento é feito com corticosteroides.

Diarreia aguda

É complicação muito frequente nessas crianças. Os agentes etiológicos são os habituais acrescentando também germes oportunistas como *Cryptosporidium* e *Isospora*. O diagnóstico é feito pelo exame parasitológico de fezes, culturas e pesquisas de vírus. Na hidratação, considerar a espoliação em eletrólitos, especialmente de potássio. Nos casos graves, indica-se aminoglicosídeo até o resultado da investigação.

Meningite

A meningite bacteriana é causada geralmente pelos germes comuns para a idade. Entretanto, a possibilidade da participação do hemófilo em até 10% dos casos de meningite bacteriana em imunodeprimidos, em qualquer idade, justifica a sua cobertura em todos os casos (ver Capítulo XII-2 – Meningite).

Outros agentes possíveis são: criptococo, toxoplasma e tuberculose. As características das alterações do líquido cefalorraquidiano, as pesquisas desses agentes e a tomografia orientam e confirmam o diagnóstico.

Insuficiência cardíaca congestiva

O envolvimento cardíaco deve ser suspeitado sempre quando houver sintomas respiratórios inexplicáveis por exame pulmonar, taquicardia, taquipneia, má perfusão periférica, episódios de cianose ou síncope.

As principais causas de ICC nas crianças com SIDA são: disfunção do ventrículo esquerdo, miocardiopatia dilatada, miocardites, efusões pericárdicas, endocardite, hipertensão pulmonar e distrofia miocárdica por desnutrição.

CONDUTA

Medidas de isolamento

As crianças com SIDA devem ser internadas em UTI sem necessidade de isolamento. É fundamental que sejam observadas rigorosamente as seguintes precauções que devem ser as mesmas para todos os pacientes internados e respectivos procedimentos:

- Lavar as mãos antes e depois do exame clínico.
- Usar luvas nas seguintes situações:
  - contato com sangue, fluidos corpóreos, mucosa, pele não-íntegra;
  - coleta de sangue e instalação de cateteres;
  - aspiração de secreções;
  - manuseio de material contaminado.
- Usar avental para manipulação e aspiração de secreções.
- Usar avental, máscara e óculos para intubação, reanimação e realização de procedimentos cirúrgicos.

Profilaxia para exposição acidental dos profissionais de saúde

A exposição ocupacional ao HIV deve ser tratada como emergência médica, uma vez que a quimioprofilaxia deve ser iniciada o mais rapidamente possível, idealmente até duas horas após o acidente e, no máximo, até 72 horas.

As recomendações devem considerar a situação clínica do paciente fonte e o resultado mais recente de seu exame de carga viral. Quando estiver sintomático e com replicação viral relevante, e se o acidente for percutâneo, considerado mais grave, envolvendo contato com sangue em grande volume, indica-se a profilaxia com esquema tríplice, sugerindo-se: zidovudina e lamivudina associadas ao efavirenz ou a um inibidor de protease (indinavir com dose reforço de ritonavir ou lopinavir) durante 28 dias e avaliação clínica e sorológica seriadas (no momento do acidente, 6 semanas, 12 semanas e 6 meses após). Todos os acidentes devem ser notificados e acompanhados pelo Serviço de Atenção Médica dos Servidores de cada instituição ou centro de referência. Para as outras situações, sugere-se consultar o documento "Recomendações para Atendimento e Acompanhamento de Exposição Ocupacional a Material Biológico: HIV e Hepatite B e C", 2004, Ministério da Saúde, em www.aids.gov.br.

BIBLIOGRAFIA

1. Americam Academy of Pediatrics. *Red Book: 2003 Report of the Committee on Infectious Diseases*. 26th ed., AAP. Elk Grove Village, 2006.

2. Consenso: Recomendações sobre Terapia Anti-retroviral para Crianças Infectadas pelo HIV – 2006. Guia de Tratamento Clínico da Infecção pelo HIV em Pediatria, 2006. Ministério da Saúde, Brasília, 2006, p. 83 http://www.aids.gov.br/documentos e publicações] acesso em 15 de setembro de 2006.

3. Della Negra M, Marques, HHS, Queiroz W, Lian YC. *Manejo Clínico da AIDS Pediátrica*. Atheneu, Rio de Janeiro, 1997.

4. Marques HHS & Kodaira MS. Abordagem das manifestações gastrintestinais em crianças com infecção pelo vírus da imunodeficiência humana (HIV). In Okay Y, Odone-Filho V, Grisi SJFE: *Emergências Infecciosas em Crianças com Doenças de Base*. Sarvier, São Paulo, 1997.

5. Marques HHS & Kodaira MS. Agravos infecciosos na criança com infecção pelo vírus da imunodeficiência humana (HIV). In Okay, Y, Odone-Filho V, Grisi SJFE: *Emergências Infecciosas em Crianças com Doenças de Base*. Sarvier, São Paulo, 1997.

6. Marques HHS & Sakane PT. Criança com AIDS e UTI. In Stape A, Troster EJ e cols.: *Manual de Normas: Terapia Intensiva Pediátrica*. Sarvier, São Paulo, 1998.

7. Pizzo PA & Wilfert CM. *Pediatrics AIDS: Challenge of HIV Infection in Infants, Children and Adolescents*. 3rd ed., Williams & Wilkins, Baltimore, 1998.

4. Febre e Neutropenia

Lílian Maria Cristófani
Paula Perez Domingues Peron

As infecções são complicações frequentes nos pacientes com câncer e resultam de defeitos na imunidade humoral e celular, causados tanto pela doença de base como pelo tratamento recebido. A neutropenia é a alteração mais proeminente. A maioria das infecções em pacientes com câncer e neutropenia são causadas por germes da flora endógena, por alguns germes adquiridos no ambiente hospitalar, pelo ar ou por alimentos. Em geral, nesse tipo de paciente, as infecções bacterianas são as mais frequentes, ainda que ocorram também infecções por vírus e fungos.

DEFINIÇÃO

Neutropenia: contagem absoluta de neutrófilos ≤ 500 células/mm^3.

Febre: medida de temperatura axilar ≥ 38,5ºC ou duas medidas ≥ 38ºC com intervalo de pelo menos uma hora.

ETIOLOGIA

Infecções bacterianas

Os cocos Gram-positivos e os bacilos Gram negativos são os agentes que mais frequentemente são isolados em pacientes neutropênicos e com bacteriemia. Na Unidade de Oncologia do Instituto da Criança – HCFMUSP, no período de 2003-2004, observou-se um leve predomínio das bactérias Gram-positivas (54,5%) sobre as Gram-negativas (45,5%).

Infecções fúngicas

Infecções fúngicas invasivas são detectadas em 10 a 40% das autópsias de pacientes com câncer. Os fatores de risco são: uso de antimicrobianos de amplo espectro, corticoterapia, intensidade da quimioterapia e presença de cateter venoso central. Geralmente, são infecções secundárias em pacientes com neutropenia grave e prolongada, embora em 5% dos casos correspondam a uma infecção inicial. A *Candida* sp. (*C. albicans, C. tropicalis, C. glabrata*) e o *Aspergillus* sp. (*A. fumigatus, A. flavus*) são responsáveis por 80 a 90% dos casos de infecção fúngica nos neutropênicos. O grupo das *Candidas* não-albicans, resistentes aos azoles tem emergido em alguns centros, devido ao uso profilático do fluconazol.

O espectro clínico da candidíase é amplo, indo de infecções superficiais à doença sistêmica disseminada, sendo causa comum de infecções em cateteres, principalmente em pacientes que recebem nutrição parenteral.

A aspergilose é uma forma muito agressiva de doença fúngica invasiva, geralmente iniciando-se pelos pulmões ou seios da face, posteriormente disseminando-se para outros órgãos.

Infecções virais

As reativações de vírus do grupo herpes simples e varicela zóster são comuns em pacientes com neoplasias hematológicas, principalmente ao usar corticosteroides. São mais raras as reativações pelo citomegalovírus.

AVALIAÇÃO INICIAL

Essa avaliação inicial tem por objetivos: 1. avaliar o estado geral do doente; 2. detectar os focos infecciosos e sua provável etiologia; e 3. medir parâmetros úteis para a previsão de risco.

Exame físico

Os pacientes imunossuprimidos não têm a capacidade de promover uma resposta inflamatória adequada à infecção. Assim, com exceção da febre, os sinais clássicos de infecção podem estar ausentes. Deve-se realizar um exame físico meticuloso, incluindo pele, pregas cutâneas, genitália, região perianal, seios da face e orofaringe. Os cateteres venosos centrais devem ser inspecionados e qualquer exsudato cultivado.

Avaliação laboratorial

Assim como os sinais clínicos de inflamação podem estar ausentes, alguns testes laboratoriais podem ser enganosos nos pacientes neutropênicos. Pacientes com neutropenia grave (< 100 neutrófilos/mm^3) podem ter infecção urinária na ausência de piúria, e cerca de 40% dos pacientes com pneumonia têm radiografia de tórax normal.

Recomenda-se para todos os pacientes com febre e neutropenia que, no momento da admissão hospitalar, sejam obtidos hemograma completo, provas de função renal e hepática, proteína C-reativa quantitativa, radiografia simples de tórax, análise da urina completa, culturas de sangue e urina.

A identificação precisa do agente etiológico é escassa, alcançando 20% de infecções bacterianas e 10% de infecções fúngicas. Lembrando que a febre sem foco aparente é a situação mais frequente nesses pacientes.

As hemoculturas devem sempre ser colhidas. Em pacientes sem cateter venoso central, recomenda-se ao menos duas venopunções periféricas em locais distintos, com intervalo de 20 a 30min. Nos pacientes portadores de cateter venoso central, recomenda-se a coleta de culturas do cateter e do sangue periférico simultâneo, com culturas quantitativas.

Caracterização de risco

A maioria dos estudos que propõem escores de gravidade baseia-se na observação de pacientes adultos. A tabela VII-14 mostra as

Tabela VII-14 • Variáveis de alto risco de gravidade à apresentação de pacientes com febre e neutropenia (adaptado de Santolaya e cols., 2005).

Variável	RR	IC 95%
PCR sérica ≥ 90mg/l	4,2	3,6-4,8
Hipotensão arterial	2,7	2,3-3,2
Recaída de leucemia	1,8	1,7-2,3
Plaquetas ≤ 50.000/mm^3	1,7	1,4-2,2
< 7 dias última QT – início de febre	1,3	1,1-1,6

variáveis de maior risco de gravidade em um episódio de neutropenia febril em crianças com câncer.

CONDUTAS

Terapia empírica antibacteriana inicial

A terapia empírica antibacteriana inicial para pacientes com febre e neutropenia deve se basear em três fatores principais: categorização de risco do episódio, manifestações clínicas e prevalência dos agentes infecciosos na instituição hospitalar.

Para pacientes de baixo risco, recomenda-se sua hospitalização e iniciar terapia endovenosa com cefalosporinas de terceira geração, com ou sem adição de aminoglicosídeos.

Para os pacientes de alto risco, recomenda-se sua hospitalização e antibioticoterapia de amplo espectro com cobertura anti-*Pseudomonas*: ceftazidima ou cefepima. Em instituições onde não é habitual o isolamento de *Pseudomonas* sp. como agente infectante, pode-se considerar a associação de ceftriaxona + amicacina. A associação inicial de aminoglicosídeos não parece ser necessária na maioria dos casos. Recomenda-se reservar o uso de carbapenêmicos como segunda linha terapêutica.

A cobertura antiestafilocócica logo ao início do quadro deve ser reservada àquelas situações clínicas em que estafilococo seja o agente causal mais provável. A adição de vancomicina é justificado para a cobertura de Gram-positivos resistentes aos antibióticos, como *S. viridans*, *Enterococcus* sp., estafilococos multirresistentes e *Corynebacterium* sp. Por outro lado, seu uso excessivo leva ao surgimento de *Stafilococcus* vancomicina-resistentes, recomendando-se restrição em seu uso. A figura XII-3 mostra o algoritmo para prescrição inicial de antibióticos para os pacientes com febre e neutropenia utilizada no ICR- HC-FMUSP.

Reavaliação da resposta ao regime inicial

O tempo médio de resolução dos quadros de febre e neutropenia é de 5 a 7 dias. Para pacientes de bai-

INFECCIOSO

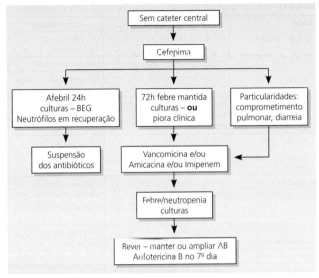

Figura XII-3 • Algoritmo de condutas utilizadas para tratamento de pacientes com febre e neutropenia.

xo risco, esse período pode ser curto como dois dias. Desse modo, recomenda-se manter o esquema inicial por 3 a 5 dias, mesmo que o paciente esteja febril mas em boas condições clínicas. Se houver deterioração clínica ou isolar-se um agente resistente, a antibioticoterapia deverá ser modificada. A tabela XII-15 mostra ajustes ao esquema empírico inicial, quando houver concomitância de algum foco clínico em pacientes com febre e neutropenia.

Persistência da febre após 3 a 5 dias

Na persistência da febre após 3 a 5 dias do início do tratamento empírico, sem documentação clínica ou microbiológica de infecção, considerar: existência de infecção fúngica oculta, abscessos bacterianos, endocardite, germes resistentes, infecções atípicas, atividade neoplásica, flebite, febre induzida por medicamentos ou concentração inapropriada dos antibióticos.

Tabela XII-15 • Condutas referentes às modificações no esquema de antibióticos.

Local	Antimicrobiano	Observação
Cateter vascular	Incluir vancomicina ou oxacilina	Uso prudente de vancomicina
Orofaringe	Cobertura para anaeróbios	Preferir penicilina
Esôfago	Adição de anfotericina B Considerar aciclovir	Requer biopsia e cultivo
Enteral	Incluir cefalosporina de 3ª geração Considerar metronidazol	Na suspeita de tiflite
Cutânea	Considerar metronidazol Ceftazidima + amicacina	Em celulite perianal Em ectima gangrenoso
Ouvidos	Cefalosporina de 3ª geração	Cultivo do ouvido médio
Sinusal	Oxacilina + cefalosporina de 3ª geração Cobertura para anaeróbios Antifúngicos	Cultivo de seios paranasais por punção *Aspergillus, Mucor*
Pulmonar – consolidação	Cefalosporina de 3ª geração + vancomicina	Uso prudente de vancomicina
Pulmonar – intersticial	Macrolídeos e cotrimoxazol	Lavado broncopulmonar
Urinária	Aminoglicosídeo ou cefalosporina de 3ª geração	
Meníngea	Cefalosporina de 3ª geração + ampicilina	Considerar *Listeria monocytogenes*
Osteoarticular	Cefalosporina de 3ª geração + vancomicina ou oxacilina	Uso prudente de vancomicina

O paciente deve ser reavaliado clínica e laboratorialmente, incluindo novas culturas e exames de imagem. Na presença de cateter central, se houver infecção no túnel ou inserção, ou se houver candidemia ou bacteriemia por *Pseudomonas* sp., *Stenotrophomonas* sp. e *Bacillus* sp. a retirada do cateter deve ser considerada.

Se, na reavaliação, nenhuma informação nova for obtida, o mesmo esquema inicial poderá ser mantido se o paciente estiver estável e a neutropenia em resolução. A ampliação do esquema terapêutico deve ser considerada, com uso de carbapenêmicos ou glicopeptídeos se a febre e a neutropenia persistirem. Caso o paciente siga febril apesar da recuperação da neutropenia (> 500/mm^3), nova pesquisa de abscessos ou infecção fúngica deve ser feita.

Terapia empírica antifúngica

Recomenda-se a introdução de antifúngicos para pacientes neutropênicos e que seguem febris por mais de 5 dias, apesar do tratamento antibacteriano adequado e nos quais não se prevê a rápida recuperação hematológica. Em pacientes com história prévia de infecção fúngica, o uso de antifúngicos deve ser mais precoce (terceiro dia de febre). A duração da terapia antifúngica empírica não está bem determinada. Se a neutropenia se resolve e o paciente está afebril, poderá ser descontinuada. Se a neutropenia persiste e não há evidências de lesões fúngicas, 14 dias de uso são suficientes. A anfotericina B e o voriconazol são as substâncias de escolha para o tratamento desses pacientes.

Transfusão de granulócitos

Apesar da moderna antibioticoterapia e do sofisticado grau de suporte disponível para o tratamento dos pacientes febris e neutropênicos, as taxas de mortalidade por infecção ainda são altas, variando de 5 até 40% nos pacientes submetidos a transplante de medula óssea. O sucesso do tratamento depende também da recuperação do número de neutrófilos. A recuperação das defesas do hospedeiro durante o episódio infeccioso pode melhorar a evolução. Transfusão de granulócitos obtidos de doador após sua estimulação com fatores estimulantes de granulócitos (rhG-CSF) é medida de suporte controversa no manejo desses pacientes. Os resultados são heterogêneos e não conclusivos. A indicação é para os casos de: sepse e choque séptico, infecções por Gram-negativos e infecções periorificiais em paciente com neutropenia. Cada transfusão deve ser capaz de manter uma contagem de leucócitos > 500/µl, recomendando-se que seja repetida três vezes por semana até estabilização clínica.

Uso de fatores estimuladores de granulócitos (rhG-CSF)

A "American Society of Clinical Oncology" recomenda o uso de fatores estimulantes de granulócitos (rhG-CSF 5-10µg/kg/dia até dose máxima de 750µg/m^2/dia) para pacientes febris com neutrófilos < 100cel/mm^3, e/ou com pneumonia, e/ou com hipotensão, e/ou com sepse, e/ou com infecção fúngica, e/ou com abscessos e/ou com desenvolvimento de febre em ambiente hospitalar. Seu uso deve ser mantido até a recuperação do número de fagócitos acima de 500cel/mm^3 e com melhora clínica.

BIBLIOGRAFIA

1. Grigull L, Pulver N, Goudeva L e cols. G-CSF mobilized granulocyte transfusions in 32 paediatrics patients with neutropenic sepsis. *Support Care Cancer*, 14:910-6, 2006.

2. Hughes WT, Armstrong D, Bodey GP e cols. 2002 Guidelines for the use of antimicrobial agents in neutropenic patients with cancer. *Clin Infect Dis*, 34:730-51, 2002.

3. Santolaya MH, Rabagliati R, Bidart T e cols. Consenso: Manejo racional del paciente com câncer, neutropenia y fiebre. *Rev Chil Infect*, 22(Suppl 2):79-105, 2005.

4. Sipsas NV, Bodey GP, Kontoyannis DP. Perspectives for the management of febrile neutropenic patients with cancer in the 21st Century. *Cancer*, 103:1103-13, 2005.

5. Smith TJ, Khatcheressian J, Lyman GH e cols. 2006 Update of recommendations for the use of white blood cell growth factors: an evidence-based clinical practice guideline. *J Clin Oncol*, 24(19):3187-205, 2006.

5. Infecção Hospitalar

Alfio Rossi Junior
Hélio Massaharo Kimura

INTRODUÇÃO

Os pacientes hospitalizados em unidades de terapia intensiva (UTI) estão entre os mais suscetíveis à aquisição de infecções hospitalares (IH), pela gravidade de sua doença, que muitas vezes compromete as barreiras naturais e os mecanismos de defesa contra infecções, por procedimentos invasivos a que são submetidos, ou mesmo apenas por estarem em ambiente favorável às infecções cruzadas. O evento "infecção hospitalar" acarreta consequências bem conhecidas, como aumento da morbidade, mortalidade, do tempo e do custo das internações.

As três grandes síndromes infecciosas que mais acometem os pacientes em UTI são: as infecções de corrente sanguínea (em especial as relacionadas a cateter venoso central), as pneumonias associadas à ventilação mecânica e as infecções do trato urinário associadas à sondagem vesical.

INFECÇÃO DE CORRENTE SANGUÍNEA ASSOCIADA AO CATETER VENOSO

Epidemiologia

As infecções de corrente sanguínea (ICS) são as infecções hospitalares mais prevalentes em UTI pediátricas, respondendo por cerca de 20 a 30% do total das IH.

Os dados publicados de hospitais americanos que realizam vigilância através do sistema NNIS ("National Nosocomial Infections Surveillance") entre os anos de 2002 e 2004 mostraram uma taxa média de 6,6 infecções de corrente sanguínea relacionadas a cateter central para cada 1.000 cateteres-dia em UTI pediátricas.

As ICS respondem por grande parcela da mortalidade associada a IH em UTI pediátricas (chegando a 18% de mortalidade associada em algumas séries), sendo a presença de imunodeficiências ou neoplasias fatores de risco independentes bem reconhecidos.

O principal fator de risco para aquisição de ICS é a presença de cateter venoso central, de qualquer tipo, mas principalmente dos não-tunelizados (Tabela XII-16). As infecções associadas a esses dispositivos podem ser localizadas em seu ponto de inserção, em seu reservatório, na veia que os contém (flebite) ou na corrente sanguínea (infecção de corrente sanguínea associada a cateter – Ca-ICS).

DIAGNÓSTICO

O diagnóstico das Ca-ICS é firmado a partir de achados clínicos e laboratoriais e é mais difícil de ser estabelecido em crianças. Os achados sugestivos de infecção variam conforme o tipo de cateter utilizado (Tabela XII-17). Dentre as apresentações clínicas, as manifestações locais incluem: eritema, induração, dor, flutuação, secreção purulenta e odor fétido. A febre é a manifestação sistêmica mais importante (em 62% dos casos). O mau funcionamento do cateter também pode indicar infecção.

A hemocultura é o exame que evidencia a bacteriemia ou fungemia em que a fonte de infecção é o cateter, porém são necessários alguns artifícios diagnósticos para confirmar a ligação entre o cateter e a ICS. Os critérios laboratoriais para o diagnóstico, de acordo com as

Tabela XII-16 • Tipos de cateter venoso central.

Tipo de cateter	Descrição
Cateter de inserção periférica	Introduzido pela veia periférica, geralmente basílica, cefálica ou braquial até a veia cava superior
CVC não-tunelizado	Introduzido diretamente na veia central por punção; geralmente subclávia, jugular interna, femoral
CVC tunelizado	Introduzido por meio de um túnel no subcutâneo do tórax antes de acessar a veia cava superior (Broviac, Hickman)
CVC totalmente implantado	Reservatório implantado no subcutâneo, acessado por agulha através da pele intacta; cateter localizado na veia subclávia ou jugular interna

Tabela XII-17 • Tipo de infecção relacionado ao cateter.

Infecção	Diagnóstico clínico/laboratorial
Infecção no local de inserção	Eritema ou induração de 2cm no local de introdução do cateter
Infecção no túnel	Dor, eritema ou induração do subcutâneo ao longo do túnel e maior que 2cm no local de introdução do cateter
Infecção no reservatório	Secreção purulenta no reservatório implantado no subcutâneo, podendo estar associado com dor, eritema, induração, drenagem visível e necrose da pele
Infecção da corrente sanguínea	Hemocultura positiva simultânea do cateter e de veia periférica de um mesmo agente na presença de pelo menos um dos achados: • CFU na hemocultura do cateter é cinco vezes maior que o número da veia periférica • Cultura semiquantitativa ($\geq$ 15 CFU/segmento do cateter) ou quantitativa ($\geq$ 100 CFU/segmento do cateter) da cultura da ponta do cateter • Hemocultura simultânea do cateter central e periférico com crescimento em $\geq$ 2h antes no cateter central

* CFU: unidade formadora de colônia.

definições mais utilizadas internacionalmente, exigem que sejam coletadas hemoculturas periféricas e centrais e também culturas da ponta do cateter, o que implica necessidade da retirada deste. Quando se coleta simultaneamente de via central e periférica, o crescimento de micro-organismo na amostra coletada por meio do cateter, em tempo inferior à periférica, evidencia o cateter como origem da bacteriemia. As hemoculturas quantitativas representam uma alternativa útil, porém custosa, de aumentar a sensibilidade diagnóstica.

A fim de aumentar a chance de isolamento do micro-organismo, as hemoculturas devem ser coletadas antes da introdução/troca de antimicrobianos, ou ainda imediatamente antes da próxima dose.

As complicações mais comumente observadas são: sepse, infecções disseminadas com êmbolos para retina, pele, osso, coração, pulmão, fígado, baço e rim e a disfunção de órgão por deposição de imunocomplexos (nefrite).

Etiologia da Ca-ICS

O conhecimento da etiologia em Ca-ICS é um caminho seguro na orientação da escolha antimicrobiana dirigida. Na tabela XII-18, pode-se observar o perfil microbiológico das Ca-ICS em hospitais americanos, entre 1992 e 1997, e na tabela XII-19 o perfil das ICS na UTI pediátrica do ICr-HC-FMUSP em 2006.

Tabela XII-18 • Etiologia das Ca-ICS (NISS 1992-1997).

Patógeno	Percentagem (n: 1.887)
Staphylococcus coagulase-negativos	37,8
Enterococcus	11,2
S. aureus	9,3
Enterobacter sp.	6,2
Candida albicans	5,5
P. aeruginosa	4,9
K. pneumoniae	4,1
E. coli	2,9

Tabela XII-19 • Etilogia das ICS (ICr 2006).

Micro-organismo	% (n = 37)
Staphylococcus coagulase-negativos	24,3
Staphylococcus aureus	16,2
Klebsiella pneumoniae	10,8
Acinetobacter calcoaceticus	10,2
Enterobacter cloacae	8,1
Enterococcus faecalis	8,1
Pseudomonas aeruginosa	8,1
Enterococcus faecium	2,7
Escherichia coli	2,7
Outros	8,1

As bactérias Gram-positivas são os micro-organismos mais frequentemente isolados em Ca-ICS pediátricas, sendo os *Staphylococcus* coagulase-negativos responsáveis por até 40% das infecções em algumas séries (50% em neonatos). Estudos realizados em diferentes hospitais demonstraram que o maior valor preditivo positivo de infecção é obtido quando se obtém duas hemoculturas positivas em duas amostras periféricas (98%), ou uma hemocultura positiva de cateter e uma positiva periférica (96%). Por outro lado, uma hemocultura isolada obtida por meio do cateter tem valor preditivo positivo de 55%.

A ICS causada por bactérias Gram-negativas ou leveduras representa um fator de risco independente para morte nos sete dias que sucedem a bacteriemia ou fungemia. As causas para essa associação podem estar relacionadas ao intenso processo inflamatório desencadeado por toxinas ou enzimas produzidas por esses agentes.

A emergência de fungos em UTI pediátricas é fenômeno diretamente relacionado às pressões seletivas produzidas pelo uso intensivo de antimicrobianos de amplo espectro e também pelos longos períodos de internação e exposição à flora hospitalar a que são submetidos pacientes imunocomprometidos.

Tratamento

A escolha inadequada de antimicrobianos é um dos grandes responsáveis pela mortalidade por essas infecções. Cada hospital deve conhecer o padrão de ocorrência dos principais agentes etiológicos e o seu padrão de suscetibilidade a fim de dirigir o tratamento empírico, até que se disponha dos resultados de cultura. O tratamento empírico inicial deve incluir cobertura contra bactérias Gram-positivas e Gram-negativas, porém, adequando a escolha ao perfil local de sensibilidade.

O tratamento antimicrobiano pode não ser suficiente para a resolução do quadro em muitas situações clínicas, sendo também indicada a remoção do cateter. A remoção do cateter é imperiosa em casos de Ca-ICS por *S. aureus* e leveduras, bem como para todos os casos de falha clínica ou microbiológica após 48 a 72h de tratamento. Outras situações são apontadas na tabela XII-20.

Tabela XII-20 • Manejo do cateter na Ca-ICS.

Tipo de infecção	Manejo do cateter
Infecção no local de inserção	Remoção do CVC se: • não é mais necessário • há outro acesso venoso • paciente crítico • infecção por: *S. aureus, P. aeruginosa* ou fungo
Infecção no túnel	Remoção do CVC
Infecção no reservatório	Remoção do CVC
Infecção na corrente sanguínea	Remoção do CVC se: • não é mais necessário • infecção por *S.aureus*, *Candida* sp., micobactérias • falha na eliminação da bacteriemia em 48-72h • persistência de sintomas de Ca-BSI após 48-72h • doença valvular cardíaca • endocardite • infecção metastática • tromboflebite séptica

CVC = cateter venoso central.

INFECCIOSO

Quanto à duração, a antibioticoterapia deve ser adequada ao tipo de agente isolado e à conduta tomada em relação ao cateter (retirada ou não-retirada). A retirada do cateter em infecções causadas por *Staphylococcus* coagulase-negativos é praticamente resolutiva, bastando estender a antibioticoterapia por 3 a 5 dias após a retirada (nos casos em que se tentar preservar o cateter, deve-se tratar o paciente por até 10 a 14 dias após a negativação das culturas). Em infecções causadas por *Staphylococcus aureus*, bacilos Gram-negativos ou leveduras, além da remoção do cateter, deve-se manter a antibioticoterapia por pelo menos 14 dias (eventualmente mais tempo em casos complicados).

A investigação das Ca-ICS por leveduras deve incluir sempre a avaliação oftalmológica na busca de endoftalmite fúngica, da mesma forma que nas infecções por *S. aureus* deve-se realizar a ecocardiografia, a fim de descartar a presença de endocardite bacteriana.

Prevenção

Os programas educacionais de redução de ICS relacionada a cateter têm se mostrado bastante eficazes na redução das taxas em diferentes países.

Esses programas devem incluir uma fase informativa, em que todos os profissionais são sensibilizados para o problema, reforço no treinamento das medidas básicas do controle de IH, como a lavagem de mãos e treinamento específico das técnicas relacionadas à passagem, manutenção (curativos) e manipulação dos cateteres. O uso de técnica estéril para passagem de cateteres e o preparo da pele no local de inserção com solução alcoólica de clorexidina são fortemente recomendados.

É importante que os profissionais se questionem com frequência quanto à necessidade de manutenção do dispositivo e que o retirem assim que for possível a administração da medicação através de acessos periféricos ou por via oral ou gástrica.

Outra estratégia profilática possível é a utilização de cateteres impregnados com antimicrobianos ou antissépticos. Os cateteres impregnados com antibióticos ainda não foram suficientemente estudados em pediatria, de forma que seu uso está restrito a situações especiais.

Diferentes grupos têm estudado a alternativa de preenchimento do lúmen dos cateteres com antimicrobianos ("lock") como forma de evitar as infecções, com resultados inconsistentes até o momento. O risco de desenvolvimento de resistência, principalmente quando o antimicrobiano escolhido é a vancomicina é um dos principais obstáculos a essa proposta.

PNEUMONIAS ASSOCIADAS À VENTILAÇÃO MECÂNICA

As pneumonias ocupam o segundo lugar nos casos de infecção

mais prevalente em UTI pediátricas, respondendo por cerca de 20% das IH nessa população. A ventilação mecânica aumenta o risco de desenvolvimento de pneumonias em 6 a 20 vezes.

Os dados publicados de hospitais americanos que realizam vigilância através do sistema NNIS entre os anos de 2002 e 2004 mostraram uma taxa média de 0,39 pneumonias associadas a ventilação mecânica (VAP) para cada 1.000 respiradores-dias em UTI pediátricas. Na UTI pediátrica do ICr-HC-FMUSP, as pneumonias corresponderam a 27,6% das IH.

Os fatores de risco para desenvolvimento de pneumonia associada a ventilação mecânica em crianças são destacados na tabela XII-21. Doença pulmonar obstrutiva crônica e cardiopatias crônicas aumentam ainda mais o risco de desenvolvimento de VAP e fazem dela a principal causa de IH e de mortalidade hospitalar nessa faixa etária.

Diagnóstico

O diagnóstico de VAP será firmado a partir de dados clínicos, radiológicos e microbiológicos combinados, de forma a aumentar sua sensibilidade e especificidade (Tabela XII-22). Para fins de vigilância epidemiológica das IH e para permitir a comparação de índices entre hospitais, o sistema NNIS prevê uma definição padronizada, que deve ser adaptada à realidade local.

Tabela XII-21 • Fatores de risco para aquisição de pneumonia associada à ventilação mecânica (adaptado de Kollef, 2004).

- Episódio de aspiração*
- Doença pulmonar crônica**
- Administração de antiácido ou antagonista H_2histamina**
- Posição supina*
- Coma*
- Nutrição enteral*
- Sonda nasogástrica*
- Reintubação*
- Traqueostomia*,**
- Transporte*
- SARA*,**
- Uso prévio de antibiótico**
- TCE*
- Monitorização de PIC*

* Predispõem a aspiração de secreção contaminada.
** Predispõem a colonização do trato aerodigestivo com bactérias patogênicas.

O isolamento do micro-organismo causador da pneumonia é o "padrão-ouro" diagnóstico. A obtenção de material de vias aéreas inferiores por meio de broncoscopia, em especial o lavado broncoalveolar protegido é o método que apresenta maiores probabilidades de revelar o real agente causador da infecção. A realização de broncoscopia rotineira não é possível por uma série de dificuldades técnicas e financeiras. O uso de técnicas semiquantitativas de avaliação microbiológica de aspirado endotraqueal tem sido protocolado. Essa nova abordagem diagnóstica e de orientação terapêutica deve ser

Tabela XII-22 • Definição de pneumonia de origem hospitalar (adaptado de Langley, 2005).

- Pneumonia hospitalar é definida como pneumonia que desenvolve após ≥ 3 dias da internação ou < 7 dias da alta hospitalar. Pneumonia associada a ventilação mecânica é definida aquela que ocorre após ≥ 48 horas do início da ventilação mecânica. Evidência radiológica de pneumonia é considerada como novo ou progressivo infiltrado compatível com infecção pulmonar (intersticial, brônquico, alveolar), consolidação, cavitação, abscesso ou pneumatocele

Para criança < 1 ano: evidência radiológica de pneumonia **mais** piora da troca gasosa (episódio de dessaturação, aumento da necessidade de O_2 ou aumento do suporte ventilatório) **mais** ≥ 3 dos dados clínicos e sinais vitais

- Dados clínicos
  - tosse
  - chiado, estertores ou roncos
  - apneia, taquipneia, batimento de asas de nariz com retração costal ou tiragem
  - aparecimento de nova secreção de trato respiratório inferior, alteração das características da secreção ou aumento da quantidade da secreção ou da necessidade de aspiração
- Sinais vitais
  - instabilidade térmica
  - bradicardia ou taquicardia a idade

Para criança entre 1 e 12 anos de idade: evidência radiológica de pneumonia mais ≥ 3 dos critérios clínicos, sinais vitais e laboratorial

- Dados clínicos
  - tosse
  - chiado, estertores ou roncos
  - apneia, taquipneia, batimento de asas de nariz com retração costal
  - piora da troca gasosa (episódios de dessaturação, aumento da necessidade de O_2 ou aumento do suporte ventilatório)
  - aparecimento de secreção purulenta ou alteração nas características da secreção ou aumento da quantidade de secreção ou da necessidade de aspiração
- Sinais vitais
  - temperatura > 38,4°C ou hipotermia (< 36,5°C) na ausência de causa reconhecida
- Laboratorial
  - Leucócitos > 15.000 com > 10% segmentados ou < 4.000

mais bem estudada em cada cenário pediátrico antes de sua implementação.

Etiologia

A etiologia das pneumonias hospitalares varia em função do tempo de hospitalização. Assim, as pneumonias que se desenvolvem nos primeiros 3 a 5 dias de internação (precoces) têm maior chance de ser causadas por agentes da flora endógena, com perfil de suscetibilidade favorável (também chamado "comunitário"). Nesse grupo se incluem: *S. pneumoniae, H. influenzae* e, eventualmente, *S. aureus*.

As pneumonias chamadas de tardias (que se desenvolvem após 5 dias de hospitalização) têm como principais agentes etiológicos aqueles que formam a flora hospitalar. Assim, obedecem a um padrão da flora microbiana local, que pode conter desde os bacilos Gram-negativos (incluindo *P. aeruginosa*), *S. aureus* até os agentes menos comuns como *S. maltophilia, B. cepacia* e *Ralstonia* sp., entre outros. Da mesma forma, o padrão de sensibilidade aos antimicrobianos obedece ao padrão local de cada UTI e deve ser conhecido por cada serviço para orientação da terapêutica. É nesse contexto hospitalar que a resistência bacteriana mais tem evoluído e como consequência direta da antibioticoterapia de amplo espectro necessária tem-se a emergência das leveduras do gênero *Candida* como causadoras de VAP.

Em hospitais americanos pertencentes ao sistema NISS, entre 1992 e 1997, os bacilos Gram-negativos foram os agentes etiológicos predominantes, em especial: *Pseudomonas aeruginosa* (21,8%), *Haemophilus influenzae* (10,2%), *Enterobacter* sp. (9,3%) e *Klebsiella pneumoiae* (5,3%), seguidos por *Staphylococcus aureus* (16,9%) e pela levedura *Candida albicans* (1,6%).

Nos últimos anos, a melhoria nas técnicas de isolamento viral tem permitido identificar uma série de vírus como único agente isolado em alguns casos de VAP. O papel exato dos vírus nessas infecções pediátricas ainda não está definido, exceto em imunocomprometidos.

Tratamento

As pneumonias de início precoce (dentro de 3 a 5 dias após a internação) podem ser abordadas, do ponto de vista antimicrobiano, como de origem comunitária, graves o bastante para exigir internação em UTI e ventilação mecânica. São consideradas escolhas empíricas possíveis as associações penicilina + inibidor de betalactamase e as cefalosporinas de segunda e terceira gerações, entre outras.

As pneumonias de início tardio devem ser tratadas de acordo com as recomendações da CCIH de cada hospital, à luz do perfil de suscetibilidade local. Por exemplo, pneumonias associadas à ventilação mecânica em hospitais com grande percentual de *Staphylococcus* resistentes à oxacilina, devem receber cobertura empírica inicial com glicopeptídeos, além da cobertura contra Gram-negativos, que deve contemplar *Pseudomonas aeruginosa*, por exemplo, com de cefalosporinas de terceira ou quarta gerações.

Uma vez que se disponha de resultados de cultura, a terapêutica deve ser adequada a esses resultados (descalonamento). Deve-se ter em mente que casos de infecções por *Staphylococcus* sensíveis à oxacilina têm maior chance de evoluir mal quando tratados com vancomicina.

O tempo de tratamento de pneumonias hospitalares vem sendo reavaliado por diferentes grupos e nota-se uma tendência à redução no tempo total de antibioticoterapia para sete a oito dias ou em 72h após a melhora clínica, em pacientes adultos. Há necessidade de estudos referendando o encurtamento da terapêutica em pediatria.

Prevenção

O avanço da resistência microbiana no ambiente hospitalar tem tornado progressivamente mais difícil o manejo das VAP.

Uma série de medidas podem ser adotadas na UTI, objetivando a redução nas taxas de VAP (Tabela XII-23). Outras estratégias preventivas têm sido estudadas, mas ainda não foram validadas, tais como os sistemas fechados de aspiração, descontaminação seletiva do trato gastrointestinal e a descontaminação orogengival.

INFECÇÃO DO TRATO URINÁRIO ASSOCIADA À SONDAGEM VESICAL

As infecções do trato urinário (ITU) são as infecções hospitalares mais comuns em adultos hospitalizados. Em pediatria, embora com menor importância, quando comparadas às infecções de corrente sanguínea e às pneumonias, representam um número significativo das IH, principalmente nas unidades de terapia intensiva.

Tabela XII-23 • Estratégias para prevenção da pneumonia associada à ventilação mecânica.

- Evitar a administração desnecessária de antibiótico
- Evitar a utilização de antibiótico de amplo espectro por tempo prolongado
- Evitar a profilaxia desnecessária da úlcera de estresse
- Evitar a sedação contínua (aumenta o tempo de ventilação)
- Evitar a intubação (preferir ventilação não-invasiva)
- Intubação orotraqueal no lugar de nasotraqueal
- Limpeza oral com clorexedine
- Lavagem das mãos e precauções com a contaminação
- Decúbito elevado a 30°
- Evitar distensão gástrica
- Evitar a troca do circuito do aparelho e sua manipulação
- Drenar o condensado fluido do circuito do aparelho
- Evitar o transporte do paciente
- Prevenir a extubação acidental

As sondas vesicais representam um fator de risco bem conhecido para o desenvolvimento de infecções do trato urinário em crianças, quando utilizadas indevidamente ou por períodos prolongados.

Os dados publicados de hospitais americanos que realizam vigilância através do sistema NNIS, entre os anos de 2002 e 2004, mostraram média de quatro infecções urinárias relacionadas à sondagem vesical para cada 1.000 sondas-dia em UTI pediátricas. Na UTI pediátrica do ICr-HCFMUSP, no ano de 2006, a taxa encontrada foi de 8,5 infecções/1.000 sondas-dia.

Os mecanismos fisiopatológicos envolvidos nas ITU relacionadas à sondagem vesical, obedecem a três mecanismos reconhecidos de infecção: 1. introdução do micro-organismo no momento da sondagem; 2. migração extraluminal do agente a partir da região perianal ou periuretral (por meio da colonização e formação de biofilme na superfície da sonda); e 3. migração intraluminal por meio de um fluxo retrógrado a partir do sistema coletor.

Dentre os principais fatores de risco pediátrico, citam-se: o tempo de sondagem vesical, a quebra nas técnicas de passagem e manutenção das sondas, o sexo feminino.

Critérios diagnósticos

A combinação entre critérios clínicos e laboratoriais é o método de escolha para firmar o diagnóstico de ITU hospitalar. Os sintomas de ITU em pediatria são bastante inespecíficos, muitas vezes indistinguíveis de uma infecção de corrente sanguínea.

As culturas de urina são o método padrão para o diagnóstico microbiológico das ITU. As culturas de urina coletadas por meio de "saco coletor" devem ser fortemente desencorajadas como método diagnóstico, sendo sempre que possíveis substituídas pela coleta por sondagem de alívio ou punção suprapúbica.

As ITU estão entre as IH que mais geram discordância entre os médicos assistentes e os controladores de IH no que diz respeito ao diagnóstico. O sistema NNIS apresenta seus critérios diagnósticos, mas sugere que cada hospital realize adequações à sua realidade. Na tabela XII-24 observam-se os critérios utilizados atualmente no ICr-HCFMUSP.

Tabela XII-24 • Critérios para o diagnóstico de ITU (pelo menos um em cada grupo).

Grupo 1
( ) Febre (temperatura axilar > 37,8°C) ou hipotermia (temperatura axilar < 35,5°C)
( ) Polaciúria
( ) Dor suprapúbica
( ) Vômitos
( ) Letargia
( ) Bradicardia
( ) Apneia
( ) Disúria
( ) Urgência miccional

Grupo 2
( ) Urocultura (punção suprapúbica ou cateterização) com $\geq 10^4$ UFC/ml de agente único
( ) Urocultura (saco coletor) 2 amostras em dias diferentes com $\geq 10^5$ UFC/ml de agente único
( ) Na vigência de antibiótico: urocultura (psp ou cateterização) com $\geq 10^3$ UFC/ml de agente único

Grupo 3
( ) Sedimento com ≥ 10 leucócitos/campo ou $\geq 10^4$ leucócitos/ml

Os agentes etiológicos mais frequentemente envolvidos são os bacilos Gram-negativos, em especial a *E. coli*. As leveduras também são agentes com representatividade significativa, em especial nos neonatos e nos imunocomprometidos. De forma geral, os agentes causadores de ITU hospitalares estão presentes na flora intestinal do paciente. Assim, pacientes hospitalizados por longos períodos ou submetidos a antibioticoterapia prévia tendem a se infectar com micro-organismos mais resistentes e em especial as leveduras do gênero *Candida*. Infecções causadas por *Staphylococcus* sp., *S. marcescens*, *S. maltophilia* ou *Pseudomonas* sp. sugerem que a infecção ocorreu a partir de uma fonte externa, por falhas na manipulação ou nos cuidados com a sonda. Em situações de sondagem prolongada, as infecções polimicrobianas são mais frequentes. Uma vez que o perfil microbiológico das ITU hospitalares obedece a um padrão local e temporal único, é importante que cada hospital conheça os principais micro-organismos envolvidos e seu painel de suscetibilidade, de forma que se possa definir a melhor escolha antimicrobiana.

Prevenção

Evitar a sondagem vesical sempre que possível e antecipar a retirada assim que houver condições são as medidas mais simples para evitar as infecções. A sondagem intermitente pode ser boa alternativa para pacientes com problemas miccionais crônicos.

A técnica estéril para inserção de sondas vesicais deve ser treinada exaustivamente e apenas profissionais treinados devem realizar o procedimento.

Os coletores utilizados devem ser preferencialmente do tipo "fechado" e estéril. O sistema não deve ser aberto desnecessariamente. A bolsa coletora deve sempre ser mantida abaixo do nível do leito. Não se deve lavar com nenhuma substância o interior da bolsa coletora ou a sonda.

O local de inserção da sonda na uretra deve ser mantido limpo com água e sabão, tantas vezes quanto for necessário, principalmente em crianças incontinentes, a fim de evitar a contaminação com fezes.

A coleta de urina deve ser feita com técnica asséptica.

Não estão indicados antibióticos profiláticos.

Numerosos estudos têm demonstrado boa eficácia protetora com o uso de sondas impregnadas com antissépticos, em especial os sais de prata. Em pediatria, ainda não há experiência ou materiais disponíveis para uso rotineiro.

BIBLIOGRAFIA

1. Armenian SH, Singh J, Arrieta AC. Risk factors for mortality resulting from bloodstream infections in a pediatric intensive care unit. *Pediatr Infect Dis J*, 24: 309-14, 2005.

2. Bagshaw SM & Laupland KB. Epidemiology of intensive care unit-acquired urinary tract infection. *Curr Opin Infect Dis*, 19:67-71, 2006.

3. Bliziotis IA, Samonis G, Vardakas KZ e cols. Effect of aminoglycoside and b-lactam combination therapy vs. β-lactam monotherapy on the emergence of antimicrobial resistance: A meta-analysis of randomized, controlled trials. *Clin Infect Dis*, 41:149-58, 2005.

4. Chua TJ & File TM. Ventilator-associated pneumonia: gearing towards shorter-course therapy. *Curr Opin Infect Dis*, 19:185-8, 2006.

5. Elward AM, Warren DK, Fraser VJ. Ventilator-associated pneumonia in pediatric intensive care unit patients: risk factors and outcomes. *Pediatrics*, 109:758-64, 2002.

6. Gauvin F, Dassa C, Chaibou M e cols. Ventilator-associated pneumonia in intubated children: comparison of different diagnostic methods. *Pediatr Crit Care Med*, 4:437-43, 2003.

7. Gray J, Gossain S, Morris K. Three year survey of bacteremia and fungemia in a pediatric intensive care unit. *Pediatr Infect Dis J*, 20:416-21, 2001.

8. Kollef MH. Prevention of hospital-associated pneumonia and ventilator-associated pneumonia. *Crit Care Med*, 32:1396-405, 2004.

9. Langley JM & Bradley JS. Defining pneumonia in critically ill infants and children. *Pediatr Crit Care Med*, 6(3):9-13, 2005.

10. Leone M, Garnier F, Avidan M, Martin C. Catheter-associated urinary tract infections in intensive care units. *Microbes Infect*, 6:1026-32, 2004.

11. Lobo RD, Levin AS, Gomes LM e cols. Impact of an educational program and policy changes on decreasing catheter-associated bloodstream infections in a medical intensive care unit in Brazil. *Am J Infect Control*, 33:83-7, 2005.

12. Mnatzaganian G, Galai N, Sprung CL e cols. Increased risk of bloodstream and urinary infections in intensive care unit (ICU) patients compared with patients fitting ICU admission criteria treated in regular wards. *J Hosp Infect*, 59:331-42, 2005.

13. National Nosocomial Infections Surveillance (NNIS) System Report, data summary from January 1992 through June 2004. *Am J Infect Control*, 32:470-85, 2004.

14. Ostendorf U, Ewig S, Torres A. Nosocomial pneumonia. *Curr Opin Infect Dis*, 19:327-38, 2006.

15. Paul M, Silbiger I, Grozinsky S e cols. Beta lactam antibiotic monotherapy vs. beta lactam-aminoglycoside antibiotic combination therapy for sepsis. *Cochrane Database Syst Rev*, 25:(1), 2006.

16. Richards MJ, Edwards JR, Culver DH, Gaynes RP. Nosocomial infections in pediatric intensive care units in the United States. National Nosocomial Infections Surveillance System. *Pediatrics*,103:139, 1999.

17. Richards MJ, Edwars JR, Culver DH, Gaynes RP. Nosocomial infections in pediatric intensive care units in the United States. *Pediatrics*, 103:39-45, 1999.

18. Rosenthal V, Guzman S, Safdar N. Effect of education and performance feedback on rates of catheter-associated urinary tract infections in intensive care units in Argentina. *Infect Control Hosp Epidemiol*, 25:47-50, 2004.

19. Shorr AF, Sherner JH, Jackson WL, Kollef MH. Invasive approaches to the diagnosis of ventilator-associated pneumonia: A meta-analysis. *Crit Care Med*, 33:46-53, 2005.

20. Smith RL. Prevention of infection in the intensive care unit. *Curr Opin Infect Dis*, 19:323-6, 2006.

21. Tablan OC, Anderson LJ, Besser R e cols. Guidelines for preventing healthcare-associated pneumonia, 2003: recommendations of CDC and the Healthcare Infection Control Practices Advisory Committee. *MMWR Recomm Rep*, 53:1-36, 2004.

22. Wisplinghoff H, Seifert H, Tallent SM e cols. Nosocomial bloodstream infections in pediatric patients in United States hospitals: epidemiology, clinical features and susceptibilities. *Pediatr Infect Dis J*, 22:686-91, 2003.

23. Zar HJ & Cotton MF. Nosocomial pneumonia in pediatric patients. *Paediatr Drug*, 4:73-83, 2002.

6. Uso Criterioso de Antimicrobianos

Alfredo Elias Gilio
Luci Corrêa

INTRODUÇÃO

Nas unidades de terapia intensiva pediátricas e neonatais o uso de antimicrobianos é intenso. Nessas unidades concentram-se crianças gravemente doentes, prematuras, com doença de base, e que muitas vezes são hospitalizadas por longos períodos. A intervenção médica nesses casos aumenta muito o risco de infecção. A imunossupressão, utilização de cateteres vasculares centrais, cateteres urinários, ventilação mecânica, monitorização hemodinâmica, diálise peritoneal, quimioterapia, transplante de medula óssea e transplante de órgãos sólidos, associados ao uso de antimicrobianos facilitam colonização e infecção por micro-organismos multirresistentes.

A pressão seletiva exercida pelo uso de antimicrobianos é um dos principais fatores determinantes para o surgimento desses micro-organismos. O uso racional de antimicrobianos pode reduzir as altas taxas de resistência antimicrobiana e a morbimortalidade associada às infecções causadas por esses micro-organismos.

O "Centers for Disease Control and Prevention" (CDC) dos Estados Unidos propõe 12 passos para o controle da resistência antimicrobiana entre pacientes hospitalizados (Tabela XII-25).

Tabela XII-25 • Doze passos para prevenir a resistência antimicrobiana.

Prevenir a infecção	1. Vacinação
	2. Retirar os cateteres vasculares o mais breve possível
Diagnosticar e tratar a infecção de forma efetiva	3. Direcionar o tratamento para o agente etiológico
	4. Consultar os especialistas em doenças infecciosas
Uso criterioso de antimicrobianos	5. Praticar o controle do uso de antimicrobianos
	6. Utilizar os dados locais de resistência antimicrobiana para direcionar a terapia antimicrobiana
	7. Tratar a infecção e não a contaminação
	8. Tratar a infecção e não a colonização
	9. Saber identificar quando **não** é necessário usar vancomicina
	10. Suspender o tratamento quando a infecção foi curada ou não é infecção
Prevenir a transmissão	11. Isolar o patógeno
	12. Interromper a cadeia de transmissão

O conceito de uso criterioso de antimicrobianos

O uso criterioso ou racional de antimicrobianos é uma estratégia para maximizar a eficácia terapêutica, enquanto minimiza a toxicidade e o desenvolvimento de resistência. Na prática, isso significa prescrever o antimicrobiano que seja benéfico para o paciente, dirigido ao agente da infecção, em dose e com tempo de duração do tratamento adequados.

Praticar o controle do uso de antimicrobianos

Existe associação entre o uso de antimicrobianos de amplo espectro e a emergência de patógenos resistentes. Ao realizar a escolha do antimicrobiano, o médico deve possuir bom conhecimento sobre as infecções mais comuns e as substâncias mais adequadas para cada uma delas. Algumas intervenções têm o objetivo de maximizar a eficiência dessas decisões (Tabela XII-26).

Os guias terapêuticos são muito importantes para a prática do controle do uso de antimicrobianos. Na maioria das infecções em tera-

Tabela XII-26 • Principais intervenções para promover o uso racional de antimicrobianos em hospitais.

Medidas educativas e/ou Medidas restritivas
• Restrição do formulário terapêutico
• Justificativas por escrito
• Alertas e suspensão pelo computador
• Sistemas computadorizados de suporte decisional
• Guias terapêuticos
• Rodízio de antimicrobianos

pia intensiva pediátrica ou neonatal, a introdução da antibioticoterapia é feita antes do conhecimento do agente etiológico e de forma empírica. Nesse sentido, é fundamental que o agente etiológico mais provável e seu perfil de sensibilidade sejam conhecidos. É importante lembrar que a sensibilidade dos agentes etiológicos varia de um serviço para outro e no mesmo serviço pode variar com o tempo. De qualquer forma, apenas como orientação geral, uma antibioticoterapia empírica inicial está apresentada na tabela XII-27, que leva em conta a idade da criança, o possível foco e os agentes etiológicos mais prováveis.

Utilizar os dados locais de resistência antimicrobiana para direcionar a terapia

A prevalência de micro-organismos resistentes varia de hospital para hospital e até mesmo nos diferentes setores de um mesmo hospital. É importante que se tenha conhecimento dos agentes infecciosos mais prevalentes e seu perfil de sensibilidade aos antimicrobianos, pois isso facilita a seleção mais adequada das medicações empregadas no tratamento empírico até que as culturas estejam disponíveis.

Tratar a infecção e não a contaminação ou a colonização

Um local frequente de infecção nas UTI pediátricas é a corrente sanguínea, sendo o *Staphylococcus* coagulase-negativo (SCN) um agente geralmente envolvido nessas infecções. A multirresistência é comum entre os SCN, acarretando o uso de vancomicina quando há o isolamento desse agente. Portanto, a diferenciação entre contaminação e infecção é essencial para reduzir o uso desnecessário da vancomicina. Métodos para reduzir a contaminação de culturas por esse agente incluem: desinfecção rigorosa do local de coleta e utilização de técnicas assépticas para obter amostras de hemoculturas e ao manipular essas amostras no laboratório. Para realizar a diferenciação entre contaminação e bacteriemia verdadeira quando o SCN é isolado em hemoculturas, pode-se: a) obter as amostras de hemoculturas de dois locais distintos e tratar apenas os casos nos quais houve crescimento em ambas as amostras, com a mesma espécie de SCN, b) avaliar o tempo de positividade da cultura quando utilizar método automatizado, pois agentes de bacteriemia verdadeira tendem a crescer mais rapidamente; c) procurar por evidências de que há resposta imune ou inflamatória a esse evento infeccioso, como elevação de provas de fase aguda.

Não instituir o tratamento antimicrobiano com base em culturas obtidas com a finalidade de vigilância, tais como "swabs" de feridas ou cultura qualitativa de secreções traqueais.

Tabela XII-27 • Terapêutica antimicrobiana empírica inicial de acordo com a idade, o foco e os agentes etiológicos mais prováveis.

Idade	Foco	Agentes etiológicos	Antimicrobianos
0 a 3 meses	Intestinal	Bacilos Gram-negativos	Amicacina, cefotaxima
	Urinário	Bacilos Gram-negativos	Amicacina, cefalotina
	Pele e subcutâneo	*Staphylococcus aureus* *Streptococcus pyogenes*	Oxacilina, cefalotina Penicilina
	Ossos e articulações	*Staphylococcus aureus*	Oxacilina[1]
	Pulmões	*Streptococcus* grupo B Bacilos Gram-negativos *Staphylococcus aureus*	Penicilina + amicacina ou Oxacilina + amicacina
	Meninges	Bacilos Gram-negativos *Streptococcus* grupo B *Listeria monocytogenes*	Ampicilina + cefotaxima
3 meses a 5 anos	Intestinal	Bacilos Gram-negativos	Amicacina, ceftriaxona
	Urinário	Bacilos Gram-negativos	Amicacina, cefalotina
	Pele e subcutâneo	*Staphylococcus aureus* *Streptococcus pyogenes*	Oxacilina[1] Penicilina
	Ossos e articulações	*Staphylococcus aureus* *Haemophilus influenzae*[2]	Oxacilina[1] + cloranfenicol
	Pulmões	*Streptococcus pneumoniae* *Staphylococcus aureus* *Haemophilus influenzae*[2]	Penicilina ou oxacilina + cloranfenicol
	Meninges	*Neisseria meningitidis* *Streptococcus pneumoniae* *Haemophilus influenzae*[2]	Ceftriaxona
Acima de 5 anos	Urinário	Bacilos Gram-negativos	Amicacina, cefalotina
	Pele e subcutâneo	*Staphylococcus aureus* *Streptococcus pyogenes*	Oxacilina[1] Penicilina
	Ossos e articulações	*Staphylococcus aureus*	Oxacilina[1], clindamicina
	Pulmões	*Streptococcus pneumoniae* *Staphylococcus aureus*	Penicilina Oxacilina[1]
	Meninges	*Neisseria meningitidis* *Streptococcus pneumoniae*	Ceftriaxona

Obs.: 1. Em locais com alta prevalência de *Staphylococcus aureus* resistente à oxacilina, introduzir vancomicina. 2. As infecções por *Haemophilus influenzae* têm se tornado mais raras.

Utilizar antimicrobianos de espectro mais reduzido quando possível

É necessário buscar o equilíbrio entre o objetivo de promover um tratamento antimicrobiano adequado aos pacientes críticos e a administração desnecessária de antimicrobianos. Com esse objetivo, quando o agente causal e sua susceptibilidade são determinados, regimes antimicrobianos de menor espectro e mais adaptados podem ser utilizados, otimizando o tratamento e evitando o uso indiscriminado de agentes antimicrobianos.

A associação de antimicrobianos deve ser utilizada somente quando indicada (como, por exemplo, na endocardite bacteriana, na meningite por Gram-negativos, nas infecções bacterianas em pacientes imunocomprometidos, nos abscessos abdominais ou cerebrais).

O uso de vancomicina em populações pediátricas tem sido excessivo e não é consistente com as recomendações atuais. Protocolos para o uso da vancomicina devem ser implementados e o uso empírico rotineiro da vancomicina deve ser desencorajado em instituições onde o MRSA não é endêmico. O uso da vancomicina é considerado **inadequado** nas seguintes situações:

- profilaxia cirúrgica de rotina;
- tratamento empírico do neutropênico febril;
- tratamento de hemocultura positiva isolada para *Staphylococcus* coagulase-negativos e sem sinais clínicos de infecção (tratamento da contaminação);
- uso empírico continuado para infecção presumida em pacientes com culturas negativas para Gram-positivos resistentes aos betalactâmicos;
- profilaxia sistêmica ou local para cateter vascular;
- erradicação de colonização por MRSA;
- tratamento inicial de diarreia associada a antibioticoterapia;
- profilaxia rotineira para recém-nascido de muito baixo peso;
- profilaxia rotineira para pacientes em diálise;
- tratamento de infecção por Gram-positivos suscetíveis aos betalactâmicos; e
- uso de solução tópica de vancomicina.

Dessa forma, a vancomicina deve ser reservada para as suas verdadeiras indicações e o seu uso é considerado **adequado** nas seguintes situações:

- tratamento de infecções graves por Gram-positivos resistentes aos betalactâmicos;
- tratamento de infecções graves por Gram-positivos em pacientes com alergia grave aos betalactâmicos;
- tratamento da colite pseudomembranosa que não responde ao metronidazol;
- profilaxia de endocardite em procedimento de alto risco; e
- profilaxia em cirurgia de grande porte.

Suspender o tratamento quando a infecção foi curada ou não é infecção

Uma das razões para o uso de antimicrobianos em pediatria é a terapia empírica para aquelas crianças que parecem apresentar infecção, isto é, que apresentam sinais clínicos e não há certeza se é infecção viral ou bacteriana. Quando as culturas indicadas para aquele paciente são negativas e a infecção bacteriana descartada, o tratamento com antibióticos deve ser descontinuado. Para os pacientes nos quais uma infecção viral pode ser possível (tais como, meningite viral em crianças, infecção respiratória durante o inverno), testes diagnósticos devem ser obtidos antes de se iniciar a terapia antimicrobiana. Se os testes para vírus são positivos, os agentes antibacterianos podem ser descontinuados.

A administração prolongada de antibióticos em pacientes de terapia intensiva também é importante fator de risco para o desenvolvimento de colonização ou infecção por micro-organismos resistentes. O algoritmo apresentado na figura XII-4 resume a conduta para terapia antimicrobiana dos pacientes críticos.

Suspeita criteriosa de infecção bacteriana

Na prática diária, frequentemente a suspeita de infecção baseia-se na presença de febre, que não havia ou que já havia desaparecido. Invariavelmente essa febre é interpretada como infecção e novos esquemas antimicrobianos são introduzidos empiricamente. É importante lembrar das causas não infecciosas de febre que podem afetar as crianças criticamente doentes. As principais são: febre induzida por medicamentos e febre de outros processos inflamatórios (tromboflebite, síndrome da angústia respiratória, infarto pulmonar, hemorragia subaracnoidea, embolia gordurosa, rejeição de transplantes).

A febre induzida por medicamentos é a causa mais comum entre as não infecciosas. As suas principais características são:

- Qualquer medicamento pode causar febre por hipersensibilidade.
- Os principais causadores de febre são os antimicrobianos betalactâmicos e os anticonvulsivantes.
- A febre pode se iniciar vários dias após o início da medicação.
- A febre pode demorar mais de sete dias para desaparecer após a retirada da medicação.
- "Rash" cutâneo aparece em pequena porcentagem de casos.
- A eosinofilia é incomum.

INFECCIOSO

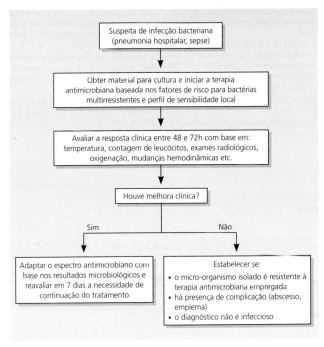

Figura XII-4 • Algoritmo para adequação da terapia antimicrobiana em pacientes críticos.

BIBLIOGRAFIA

1. Gilio AE, Troster EJ, Kimura HM. Uso criterioso de antimicrobianos em UTI. In Knobel E e cols.: *Terapia Intensiva – Pediatria e Neonatologia*. Atheneu, Rio de Janeiro, 2005.

2. Grohshopf LA, Sinkowitz-Cochran RL, Garrett DO e cols. A national point-prevalence of pediatric intensive care unit-acquired infections in the United States. *J Pediatr*, 140:432-38, 2002.

3. http://www.cdc.gov/drugresistance/healthcare/patients.htm

4. Jarvis WR. Controlling healthcare-associated infections: the role of infection

control and antimicrobial use practices. *Seminars Pediatr Infect Dis*, 15(1):30-40, 2004.

5. Kollef MH & Micek ST. Strategies to prevent antimicrobial resistance in the intensive care unit. *Crit Care Med*, 33: 1845-53, 2005.

6. Murthy R. Implementation of strategies to control antimicrobial resistance. *Chest*, 119:405-11, 2001.

7. Stover BH, Shulman ST, Bratcher D e cols. Nosocomial infection rates in US children's hospitals neonatal and pediatric intensive care units. *Am J Infect Control*, 29:152-7, 2001.

8. Weinstein RA. Controlling antimicrobial resistance in hospitals: infection control and use of antibiotics. *Emerging Infect Dis*, 7(2):188-92, 2001.

9. Wenzel RP, Edmond MB. Managing antibiotic resistance. *N Engl J Med*, 343: 1961-3, 2000.

Parte XIII. Acidentes

coordenador • *Albert Bousso*

1. Abordagem Inicial do Politraumatizado

Sulim Abramovici
Marta Pessoa Cardoso
Milton Steinman

INTRODUÇÃO

O traumatismo é a principal causa de óbito nas primeiras quatro décadas de vida. Nos países desenvolvidos e em grandes centros, o traumatismo constitui a primeira causa de morte e sequelas em adolescentes e crianças maiores de um ano. Os acidentes automobilísticos são os causadores do maior número de fatalidades. Estatísticas recentes mostram que 50% das crianças vítimas de traumatismos graves apresentam deficiências físicas ou cognitivas um ano após a alta hospitalar.

Entre as causas de traumatismo na faixa etária pediátrica, destacam-se as quedas e os acidentes automobilísticos que juntos são responsáveis por 90% dos casos. No entanto, como *causa de óbito*, os acidentes automobilísticos encontram-se em primeiro lugar, seja a criança passageira, pedestre ou ciclista; seguem-se em ordem decrescente os afogamentos, os incêndios domiciliares e os homicídios. Maus tratos também devem ser suspeitados nos acidentes em ambiente doméstico.

A evolução dos cuidados com o doente traumatizado tem dado bastante enfoque para os óbitos evitáveis e sua prevenção, com base na clássica distribuição trimodal dos óbitos. A morte decorrente do traumatismo ocorre em um de três períodos de tempo: 1. local do acidente; 2. de minutos a várias horas; e 3. dias ou semanas após o traumatismo.

Prognósticos satisfatórios nos doentes traumatizados estão fortemente relacionados aos cuidados iniciais, particularmente na primeira hora após o traumatismo, a chamada "golden hour". Aproximadamente 60% de todos os óbitos em doentes traumatizados, em hospital, ocorrem durante esse período crucial. Em relação a esse aspecto, os cuidados inadequados podem contribuir para o aumento da incidência dos óbitos evitáveis, atingindo até 35% em algumas séries. Este capítulo tem por finalidade apresentar uma padronização da avaliação inicial do doente traumatizado visando ao aumento da taxa de sobrevida nesse grupo de pacientes.

DEFINIÇÃO

Define-se o paciente politraumatizado como aquele que se apresenta com um conjunto de lesões traumáticas simultâneas em diversas regiões ou órgãos do corpo, e em que pelo menos uma delas pode colocá-lo em risco de vida.

CLASSIFICAÇÃO DE GRAVIDADE

É importante determinar a gravidade do traumatizado. Crianças com traumatismo multissistêmico ou com alto risco de mortalidade devem ser transferidas para centros especializados. Esse último grupo refere-se a crianças com ETP (escala de traumatismo pediátrico) ≤ 8 ou ETR (escala de traumatismo revisada) ≤ 11 (Tabelas XIII-1 e XIII-2).

FISIOPATOLOGIA

Particularidades anatômicas e fisiológicas da criança em relação ao adulto

- Forma e tamanho:
  - superfície corpórea menor → maior força aplicada por unidade de área corpórea;
  - tecidos adiposo e conectivo menores;
  - órgãos mais próximos entre si → lesão de vários órgãos mais frequente.
- Esqueleto:
  - esqueleto em calcificação, mais flexível → frequente lesão de órgãos internos, sem fratura óssea correspondente; fraturas incompletas de ossos longos ("galho verde");
  - epífise de crescimento → fraturas nessa região podem alterar o desenvolvimento ósseo.

Tabela XIII-1 • Escala de traumatismo pediátrico (ETP).

Características do paciente	Pontos		
	+2	+1	–1
Peso (kg)	> 20	10-20	< 10
Via aérea	Normal	Permeável	Não permeável
Pressão sistólica (mmHg)	> 90	50-90	< 50
Sistema nervoso central	Consciente	Confusa	Coma
Ferimento aberto	Nenhum	Pequeno	Grande
Traumatismo esquelético	Nenhum	Fechado	Múltiplos, abertos

ACIDENTES

Tabela XIII-2 • Escala de traumatismo revisada (ETR).

Escala de coma de Glasgow	Pressão sistólica (mmHg)	FR (ipm)	Pontos
13-15	> 89	10-29	4
9-12	76-89	> 29	3
6-8	50-75	6-9	2
4-5	1-49	1-5	1
3	0	0	0

- em traumatismos leves:
  - coluna mais elástica e móvel menor predisposição a lesão de coluna cervical;
  - vértebras menos rígidas.
- em quedas e acidentes de carro (aceleração-desaceleração):
  - maior força inercial aplicada ao pescoço;
  - cabeça maior impulsiona a criança;
  - traumatismo craniano e lesão medular simultâneos.
- Tórax:
  - caixa torácica mais complacente → lesões pulmonares, cardíacas ou mediastinais, sem lacerações externas; fratura de costelas indica traumatismo mais grave;
  - mediastino mais móvel → pneumotórax aberto ou hipertensivo evoluem mais rápido.
- Abdome:
  - musculatura abdominal hipodesenvolvida → hematoma duodenal, lesão pancreática (guidão de bicicleta) e ruptura entérica (cinto de segurança) mais comuns;
  - pelve mais curta → ruptura de bexiga mais comum.
- Crânio:
  - fontanela aberta, suturas não calcificadas → tolerância a lesões expansivas, sinais neurológicos tardios.
- Sistema cardiovascular:
  - reserva fisiológica maior que a do adulto → sinais de choque só se manifestam com perdas acima de 25% do volume sanguíneo corpóreo.

MECANISMOS DE TRAUMATISMO

O mecanismo de traumatismo mais comumente encontrado em crianças é predominantemente fechado, sendo frequente o acometimento de vários órgãos simultaneamente. O traumatismo penetrante ocorre em apenas 10% dos casos, mas essa incidência aumenta a partir dos 10 anos de idade.

As lesões cranianas e abdominais são particularmente comuns e importantes na faixa etária pediátrica. O traumatismo torácico ocorre em apenas 10% de todos os politraumatismos na infância, porém quando ocorre, está associado a lesões de outros órgãos em 60% dos pacientes. O pneumotórax hipertensivo pode resultar de traumatismo fechado ou penetrante, quando a lesão pulmonar funciona como uma válvula com fluxo unidirecional levando ao aprisionamento de ar. O pneumotórax aberto, mais raro, decorre de ferimento penetrante no tórax, que permite fluxo de ar bidirecional entre hemitórax e atmosfera, provocando desvio de mediastino a cada respiração espontânea. O hemotórax pode ocorrer por fratura de costela, lesão de vasos intercostais, grandes veias pulmonares ou parênquima pulmonar.

As lesões medulares são muito menos comuns em crianças do que em adultos; em crianças menores de 10 anos, são causados por acidentes automobilísticos e entre os 10 e os 14 anos os traumatismos esportivos respondem por metade dos casos.

DIAGNÓSTICO E TRATAMENTO

Abordagem da criança politraumatizada com equipe treinada, normas bem estabelecidas e a transferência para centros de traumatismo, quando indicada, melhorarão o prognóstico. As prioridades de avaliação e conduta na criança politraumatizada são as mesmas adotadas em outras situações de emergência, porém cabem aqui duas considerações vitais:

1. A ressuscitação inadequada, particularmente na abordagem da via aérea e no controle de hemorragias, é a maior causa de óbito passível de prevenção.
2. Pelas características anatômicas da criança e pelos mecanismos descritos, deve-se considerar que houve lesão de múltiplos órgãos até prova em contrário.

Na medida em que as condições o permitirem, determinados dados de história são relevantes na abordagem e compreensão dos mecanismos de traumatismo. A existência de alergias, uso de medicamentos, doenças pré-existentes, horário da última refeição, os eventos, o ambiente e as condições relacionadas ao traumatismo devem ser pesquisados. As condições em que foi encontrado o doente, a altura da queda, as características do veículo danificado, o tipo de projétil, a distância do disparo, a substância causadora de queimadura, o uso anterior de medicamentos, ou álcool devem ser investigados.

Suporte básico de vida

O atendimento inicial da criança traumatizada obedece à sequência "ABCDE", conforme estabelecido nas rotinas de Suporte Avançado de Vida em Pediatria (PALS) e Suporte Avançado de Vida em Traumatismo (ATLS). Consiste na *avaliação primária*, com rápido exame físico e estabilização, seguida pela *avaliação secundária* com exame completo e terapêutica definitiva.

ACIDENTES

- A = "*airway*" (vias aéreas)
- B = "*breathing*" (respiração)
- C = "*circulation*" (circulação, com controle de hemorragia)
- D = "*disability*" (avaliação de déficits neurológicos)
- E = "*exposure*" (exposição e exame completo do paciente, mantendo ambiente aquecido)

Vias aéreas (A)

A abordagem da via aérea é a prioridade inicial. A causa mais comum de parada cardíaca na criança decorre da inabilidade de abertura e manutenção de uma via aérea patente (Tabela XIII-3).

Indicações para intubação orotraqueal

- Parada cardiorrespiratória (no politraumatismo as causas principais são: obstrução de vias aéreas, transecção de medula cervical e contusão cerebral).
- Falha dos outros métodos para manutenção das vias aéreas.
- Falência respiratória: hipoxemia arterial apesar da suplementação de oxigênio, hipoventilação ou acidose respiratória.

Tabela XIII-3 • Abordagem da via aérea.

Paciente consciente, com respiração espontânea	- Posicionamento neutro da cabeça, sem hiperextensão do pescoço
	- Imobilização e proteção da coluna cervical:
	  – com duas pessoas: uma deve estabilizar o pescoço, enquanto outra aborda a via aérea
	  – com uma pessoa: colocar colar cervical semirrígido e prosseguir na via aérea
	- Desobstrução da via aérea: remoção de corpos estranhos, aspiração de sangue e secreções
	- Afastamento da língua e colocação de cânula orofaríngea (Guedel), se necessário
	- Manobras para abertura da via aérea: apenas tração da mandíbula mantendo-se a coluna estável; a elevação do queixo está contraindicada pelo risco de converter uma lesão medular incompleta em completa
	- Suplementação de oxigênio

Paciente inconsciente	- Posicionamento da cabeça e desobstrução da via aérea conforme descrito acima, mantendo imobilização cervical - Pré-oxigenação e ventilação com bolsa-máscara e oxigênio a 100% - Utilização de métodos mecânicos de manutenção da via aérea: cânula orofaríngea, intubação orotraqueal ou cricotireoidostomia, seguindo-se as indicações e a técnica preconizada para cada procedimento. A intubação nasotraqueal está contraindicada

- Choque hemorrágico com necessidade de intervenção cirúrgica.
- Coma (escala de Glasgow menor ou igual a 8).
- Traumatismo cranioencefálico requerendo hiperventilação.
- Necessidade de suporte ventilatório prolongado: exames diagnósticos, cirurgia ou transporte.
- Sequência rápida de intubação (Fig. XIII-1). Observar que a escolha dos medicamentos depende do nível de consciência e do estado hemodinâmico do paciente.

Indicações de cricotireoidostomia

- Traumatismo facial grave.
- Lesão instável da coluna cervical.
- Falha em manter a via aérea por outros métodos.
- Particularidades: raramente indicada em lactentes e crianças pequenas.

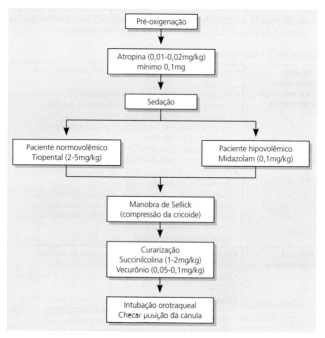

Figura XIII-1 • Sequência rápida de intubação para o paciente pediátrico.

ACIDENTES

Ventilação (B)

A respiração e ventilação, quando são avaliadas a qualidade e a frequência dos movimentos respiratórios. Avaliação contínua de efetividade da oxigenação e ventilação: ausência de cianose, FR adequada, expansibilidade simétrica e SatO$_2$ > 90%.

Suplementação de oxigênio a 100%, se via aérea patente e esforço respiratório efetivo. Suporte mecânico se sinais de falência respiratória.

Exame do tórax direcionado a lesões torácicas que requeiram intervenção imediata: punção torácica descompressiva seguida de drenagem, para pneumotórax hipertensivo; drenagem torácica para hemotórax e pneumotórax aberto.

Otimização da ventilação com introdução de sonda nasogástrica, ou orogástrica nos casos de traumatismo craniofacial grave, fratura maxilofacial ou fratura de base de crânio. Essa medida objetiva aliviar a distensão gástrica e diminuir o risco de vômitos e aspiração.

Monitorização do paciente com oximetria de pulso (Sat O$_2$) e capnometria (Et CO$_2$).

Circulação (C)

Avaliação clínica e reconhecimento de sinais de choque (Tabela XIII-4). Má perfusão cutânea e taquicardia são sinais precoces de hipovolemia. Controle de hemorragias externas: compressão direta dos ferimentos com gaze estéril. Restauração do volume sanguíneo:

- acesso vascular: dois cateteres venosos periféricos. Nos casos de insucesso: via intraóssea (crianças menores de 6 anos), cateter venoso central por punção ou dissecção;
- reposição volêmica: indicada sempre que há alteração de perfusão (choque), seja com pressão arterial normal (choque compensado) ou baixa (choque descompensado). Iniciar bolo de 20ml/kg de solução cristaloide aquecida (soro fisiológico ou Ringer lactato) em 20min, até melhora da perfusão;
- transfusão de sangue: indicada quando o choque persiste após 40 ou 60ml/kg de cristaloides e nos casos de perda sanguínea estimada superior a 25% da volemia corpórea. Administrar bolo de 10ml/kg de concentrado de hemácias ou 20ml/kg de sangue total, tipo-específico ou O negativo. Objetiva restaurar o transporte de oxigênio.

Manutenção da perfusão tecidual: avaliação contínua dos parâmetros clínicos, objetivando-se a normalização da pressão arterial, da frequência cardíaca, do enchimento capilar e diurese acima de 1ml/kg/h. Idealmente, o diagnóstico de perfusão tecidual adequada envolve ainda ausência de acidose láctica e saturação venosa central de oxigênio (SvO$_2$) acima de 75%.

Pesquisa de sangramentos: quando sinais de hipoperfusão persistem apesar das medidas tomadas,

Tabela XIII-4 • Classificação do choque hemorrágico no traumatismo pediátrico.

Sistema	Perda de volume sanguíneo			
	< 15% (Classe I)	15-25% (Classe II)	26-39% (Classe III)	40% (Classe IV)
Cardiovascular	• FC normal ou levemente aumentada • Pulsos, PA e pH normais	• Taquicardia • Pulsos pouco diminuídos • PA normal • pH normal	• Taquicardia significativa • Pulsos periféricos fracos • Hipotensão • Acidose metabólica	• Taquicardia grave • Pulsos centrais fracos • Hipotensão grave • Acidose grave
Neurológico	• Ansiedade leve	• Irritado, confuso	• Irritado ou letárgico	• Letárgico a comatoso
Pele	• Corada, quente • Bom enchimento capilar	• Extremidades frias, livedo • Enchimento capilar lento	• Extremidades frias, palidez • Enchimento capilar lento	• Extremidades frias, palidez ou cianose
Rins	• Débito urinário normal	• Oligúria, aumento da densidade urinária	• Oligúria, aumento da ureia	• Anúria

FC = frequência cardíaca; PA = pressão arterial.

é provável a existência de hemorragias internas. Ruptura de vísceras abdominais é a principal causa de choque hemorrágico no traumatismo, seguida por fraturas de ossos longos ou da pelve. A pericardiocentese deve ser lembrada na presença de choque persistente.

Avaliação neurológica (D)

Avaliação do estado de consciência (escala de coma de Glasgow) e das pupilas (tamanho, simetria e resposta à luz) e movimentação dos membros. Todo paciente com escala de Glasgow ≤ 8 deve ser intubado. Evitar medicamentos depressores do SNC de ação prolongada.

Exposição (E)

Retirada das roupas para exame completo: avaliação neurológica, crânio, couro cabeludo, olhos, pupilas, fundo de olho, orelhas, pescoço, tórax, tecido subcutâneo, abdome, períneo, pelve, coluna, extremidades e pele.

Manutenção da normotermia, se necessário com aquecimento do ambiente, dos fluidos administrados e mantas térmicas. Hipotermia pode alterar a função cardíaca,

ACIDENTES

neurológica, o consumo de O_2, o metabolismo intermediário e a coagulação.

MONITORIZAÇÃO

Monitorização contínua dos dados vitais (inclusive temperatura), saturação de oxigênio, escala de Glasgow, sangramentos e diurese; sondagem vesical, exceto se hematúria (suspeita de transecção de uretra ou fratura pélvica) devem ser instituídos.

Programação de exames: sangue com tipagem, urina I e exames de imagem, conforme achados clínicos ou mecanismo de traumatismo.

TRAUMATISMO TORÁCICO

Lesões intratorácicas graves são incomuns no traumatismo pediátrico, porém quando ocorrem podem comprometer definitivamente a estabilização respiratória e a hemodinâmica do paciente. Existem as *lesões com risco iminente de morte*, nas quais a deterioração clínica é rápida, portanto o tratamento deve ser iniciado concomitantemente ao suporte básico de vida. Além disso, existem *lesões potencialmente letais*, que requerem avaliações clínicas seriadas (Tabela XIII-5).

TRAUMATISMO ABDOMINAL

Diante de um paciente com traumatismo abdominal, o cirurgião deve, em um curto espaço de tempo, identificar a presença ou não de lesão abdominal e determinar se há necessidade de intervenção cirúrgica. Essa decisão baseia-se em diversos fatores, tais como: mecanismo de traumatismo, condições hemodinâmicas, exame físico abdominal, disponibilidade de recursos tecnológicos e, obviamente, sua própria experiência.

Nos pacientes com traumatismo abdominal fechado (TAF) com alteração hemodinâmica e sinais evidentes de irritação peritoneal, não existe dúvida quanto à necessidade de indicar a laparotomia exploradora; entretanto, a avaliação clínica e a conduta que devem ser adotadas nos doentes com TAF, especialmente os comatosos ou com intoxicação alcoólica, representam um grande desafio para o cirurgião (Fig. XIII-2).

As lesões de vísceras abdominais podem manifestar-se de forma rápida ou insidiosa. Lacerações de pele ou hematomas na região abdominal podem levantar a suspeita de lesão de órgão interno, mas a pele intacta não exclui lesão interna. Ruptura de órgãos com hemorragia intra-abdominal deve ser suspeitada se houver abdome tenso ou distensão que não melhora após sondagem nasogástrica, e choque persistente (Tabela XIII-6). Nos pacientes com sinais de ruptura intestinal ou de pedículo renal, ou choque refratário a volume, está indicada laparotomia exploradora. Por outro lado, nas lesões de vísceras sólidas em pacientes estáveis, pode-se optar por tratamento

663

Tabela XIII-5 • Principais lesões no traumatismo torácico.

Lesões com risco iminente de morte	Diagnóstico	Conduta
Obstrução das vias aéreas	Estridor, taquidispneia, insuficiência respiratória	Aspiração, manobras para anteriorização de mandíbula, intubação se sinais de IR
Tórax flutuante	Assincronismo nos movimentos da parede torácica. Raios X de tórax	Decúbito homolateral à lesão/fratura, intubação e ventilação com pressão positiva se sinais de IR
Pneumotórax aberto	Ferimento aberto em tórax + sinais de pneumotórax (ver abaixo)	Oclusão do ferimento com gaze vaselinada em três lados, drenagem do hemitórax lesado em outro local
Pneumotórax hipertensivo ou pneumotórax bilateral	Taquidispneia importante, distensão venosa jugular, desvio da traqueia e *ictus* em sentido contralateral, timpanismo à percussão, diminuição do murmúrio vesicular uni ou bilateral Raios X de tórax	Punção descompressiva imediata com agulha no 2º espaço intercostal/linha hemiclavicular (prévia aos raios X, se sinais de IR ou choque), seguida de drenagem torácica
Hemotórax	Macicez à percussão, diminuição do murmúrio vesicular. Raios X de tórax	Drenagem torácica, reposição volêmica (deve anteceder a drenagem se não houver sinais de IR), toracotomia
Tamponamento cardíaco	Hipotensão/choque, distensão venosa jugular, abafamento de bulhas (tríade de Beck) ECG e raios X de tórax	Drenagem e reparação cirúrgica
Lesões potencialmente letais	**Diagnóstico**	**Conduta**
Contusão pulmonar	Taquipneia, hemoptise, queda da saturação de oxigênio. Sinais clínicos e radiológicos sutis	Monitorização e suporte respiratório
Contusão miocárdica	Assintomática inicialmente; após 48h hipotensão, aparecimento de sopro cardíaco. Enzimas cardíacas e ecocardiograma	Monitorização e suporte cardiocirculatório

IR = insuficiência respiratória.

ACIDENTES

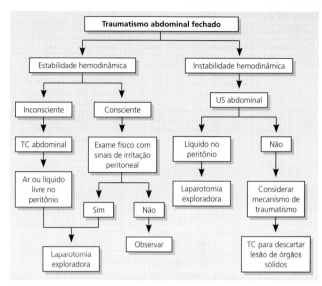

Figura XIII-2 • Abordagem do traumatismo abdominal fechado.

conservador não-operatório; essa conduta está reservada apenas para os cirurgiões.

LESÃO MEDULAR

Diagnóstico

Ao exame físico, detectam-se dor ou tensão na região vertebral, alterações dos movimentos espontâneos de membros; pode ser difícil de aferir nos pacientes com alteração de consciência.

A radiografia de coluna cervical (incidências lateral, anteroposterior e odontoide) "normal" não exclui lesão, que pode ser óssea, ligamentar ou da medula espinhal propriamente dita. Portanto, colar cervical deve ser mantido, até o paciente estar acordado com exame neurológico normal. A tomografia de coluna toracolombar se houver alterações clínicas nessa região da coluna.

Solicitar ressonância magnética (RM) de coluna cervical, torácica ou lombar: quando houver suspeita de SCIWORA ("spinal cord injury without radiographic abnormality"), pode evidenciar edema ou hemorragia intramedular.

Tabela XIII-6 • Principais lesões no traumatismo abdominal.

Local da lesão	Diagnóstico	Conduta
Lesão intestinal	• Abdome tenso e doloroso	• Laparotomia
Lesão de fígado	• Dor em hipocôndrio ou ombro direitos • US e TC	• Monitorização • Hb/Ht, US e TC seriados • Considerar laparotomia, se insucesso do tratamento conservador
Lesão de baço	• Dor em hipocôndrio ou ombro esquerdos, náusea, vômitos, dispneia • US e TC	• Monitorização • Hb/Ht, US e TC seriados • Considerar laparotomia, se insucesso do tratamento conservador
Lesão de pâncreas	• Dor abdominal difusa, vômitos, às vezes, massa epigástrica Amilase sérica elevada TC com duplo contraste	• Jejum, sonda nasogástrica contínua, nutrição parenteral • Drenagem cirúrgica de pseudocisto em apenas 10% casos
Lesão do trato genitourinário	• Dor lombar, massa em flancos, hematúria macro ou microscópica • Hematoma perinefrético na ruptura do pedículo renal UGE e TC	• Monitorização • Hb/Ht seriado • Laparotomia se choque refratário, lesão vesical intraperitoneal

USG = ultrassonografia; TC = tomografia computadorizada; UGE = urografia excretora; Hb/Ht = hemoglobina e hematócrito.

Conduta

- Imobilização cervical até descartar lesão.
- Se lesão medular diagnosticada, fixação cirúrgica precoce.
- Metilprednisolona: existe controvérsia sobre seu uso. A recomendação atual é uso de altas doses por 24h se início até 3h da lesão e por 48h se início entre 3 e 8h. Iniciar com ataque de 30mg/kg em 15min, então, iniciar infusão contínua de 5,4mg/kg/h até completar o tempo proposto. Não existem trabalhos ou recomendações específicos em pediatria.
- Tratamento das complicações clínicas.

CRIANÇA VITIMIZADA

Os dados de suspeita diagnóstica:

- história referida pelos pais desproporcional ou incoerente com as lesões da criança;
- história conflitante entre vários parentes ou informantes;
- lesões múltiplas ou de várias idades diferentes, particularmente ci-

ACIDENTES

catrizes cutâneas sugestivas e fraturas consolidadas à radiografia;
- não aparecimento de novas lesões após internação da criança.

As manifestações clínicas mais comuns:

- pele: equimoses, queimaduras, lacerações;
- sistema osteoarticular (crianças menores se 2 anos): fraturas metafisárias de ossos longos, fraturas bilaterais de costelas;
- segmento cefálico e sistema nervoso central: hematomas subdurais, hemorragia retiniana;
- abdome (crianças maiores de 2 anos) e períneo: lesão duodenal (hematoma intramural) ou pancreática, lesões em região genital.

BIBLIOGRAFIA

1. Abramovici S & Souza RL. Abordagem em criança politraumatizada. *J Pediatr*, 75(Suppl 2):268-78, 1999.

2. Abramovici S, Cardoso MP, Steinman M. Abordagem inicial do politraumatizado. In Knobel E e cols.: *Terapia Intensiva Pediatria e Neonatologia*. Atheneu, Rio de Janeiro, 2005.

3. American College of Surgeons, Committee on Trauma: Textbook of Advanced Trauma Life Support. American College of Surgeons, 1997.

4. Champion HR, Sacco WJ, Copes WS e cols. A revision of the trauma score. *J Trauma*, 29:623-9, 1989.

5. Davis JW, Hoyt DB, McArdle MS, Mackersie, RC e cols. The significance of critical care errors in causing preventable death in trauma patients in a trauma system. *J Trauma*, 31:813-18, 1991.

6. Dias MS. Traumatic brain and spinal cord injury. *Ped Clin North Am*, 51:271-303, 2004.

7. Garcia VF & Brown RL. Pediatric trauma: beyond the brain. *Crit Care Clin*, 19:551-61, 2003.

8. Pediatric Advanced Life Support. American Heart Association, 1997.

9. Proctor MR. Spinal cord injury. *Crit Care Med*, 30:489-99, 2002.

2. AFOGAMENTO

Denise Varella Katz
Maria Beatriz de Moliterno Perondi

INTRODUÇÃO

Afogamento é, na faixa etária entre os 5 e os 14 anos, a principal causa de morte por acidente no mundo no sexo masculino e a quinta, no sexo feminino.

A intervenção mais eficaz ainda é a prevenção.

Todas as vítimas de afogamento que requerem algum tipo de ressuscitação (mesmo que apenas a respiração boca-a-boca) devem ser transportadas para o hospital para observação, pois o insulto hipóxico pode produzir aumento na permeabilidade capilar pulmonar com a instalação tardia de complicações pulmonares.

DEFINIÇÃO

Afogamento é o processo em que ocorre dificuldade respiratória devido à submersão ou à imersão em meio líquido. O processo de afogamento é contínuo, e se inicia quando as vias aéreas ficam abaixo da superfície líquida, usualmente água, e que, se não interrompido, pode levar à morte.

O termo quase afogamento não deve mais ser utilizado, assim como não mais se diferencia o afogamento em água doce do afogamento em salgada do ponto de vista clínico ou terapêutico.

Crianças e adolescentes maiores de 10 anos, estão mais propensos ao afogamento em águas abertas (rios, lagos, mar aberto), geralmente relacionados a consumo de álcool ou drogas. Comportamento de risco e atitudes desafiadoras, além do aumento na prática de esportes radicais aquáticos, também são fatores decisivos para maior prevalência nessa faixa etária.

Em contrapartida, lactentes e pré-escolares geralmente estão envolvidos em acidentes por submersão domésticos (piscina, banheira, tanque ou balde). Contudo, o afogamento nem sempre é secundário a algum acidente. Muitos casos de maus tratos, homicídios ou negligência se apresentam como casos de afogamentos não-intencionais, e o pediatra deve estar atento para essas situações.

Os fatores de riscos que são descritos como associados ao afogamento estão descritos na Tabela XIII-7.

FISIOPATOLOGIA

A alteração fisiopatológica mais importante é a **hipóxia**. A primeira resposta automática a submersão é a suspensão da respiração com a vítima consciente. A água na cavidade oral é expelida ou ativamente engolida. A aspiração involuntária de água produz tosse ou, mais comum em lactentes, laringoespasmo, que é breve e autolimitado, levando à hipóxia.

Os distúrbios respiratórios dependem mais da quantidade do que da natureza da água aspirada. Tanto água doce quanto salgada levam à destruição da surfactante, alveolite e edema pulmonar não cardiogê-

Tabela XIII-7 • Fatores de risco para afogamento.

Epilepsia (risco quatro vezes maior)	Arritmias (aumento do intervalo QT)
Depressão	Hipoglicemia
Miocardiopatia	Prática de mergulho
Uso de tóxicos ou álcool	Traumatismo cervical
Hipotermia	Traumatismo cranioencefálico

nico, causando aumento do "shunt" intrapulmonar e hipóxia. Raramente a aspiração de água chega a uma quantidade suficiente a ponto de causar distúrbios eletrolíticos que necessitem de correção. Casos de fibrilação ventricular estão relacionados a hipóxia e a acidose graves.

Fisiopatologia neurológica

Geralmente, a lesão causada pela hipóxia inicial é o maior determinante do prognóstico neurológico das vítimas de fogamento. Com a evolução das disfunções pulmonar e cardiovascular, existe potencialização da lesão ao sistema nervoso central (SNC). Os principais fatores que influenciam o prognóstico das vítimas são: a temperatura da água (por provável efeito protetor da hipotermia, resposta ao estresse dentro do período submerso, tempo submerso, presença de doença neurológica ou cardíaca associada e presença ou ausência do *reflexo do mergulho*. Quanto às alterações celulares, a lesão aos neurônios ocorre por provável aumento do glutamato extracelular secundário à isquemia. As regiões mais suscetíveis a essas alterações seriam as zonas de terminações vasculares, hipocampo e gânglios da base.

INDICADORES PROGNÓSTICOS

Indicadores positivos

- Duração de submersão < 5min.
- Suporte avançado básico no local do acidente.
- Suporte vital avançado rapidamente disponível.
- Total de PCR < 10min.
- Taquicardia sinusal.
- Temperatura da água < 5 graus.

Indicadores negativos

- Duração de submersão > 10min.
- RCP > 25min em água com temperatura < 5 graus.
- Glasgow = 3 com reflexo fotomotor negativo após 24h de UTI.

QUADRO CLÍNICO

A evolução do quadro hipóxico gera inicialmente taquicardia, que evolui para bradicardia, atividade elétrica sem pulso e assistolia. A redução do débito cardíaco secundária a hipóxia causa hipotensão, aumento da pressão de artéria pulmonar (PAP) e da resistência vascular pulmonar. A liberação de adrenalina e a hipotermia causam vasoconstrição periférica intensa, levando à má perfusão periférica.

Após a ressuscitação inicial, a criança pode recuperar-se plenamente e não apresentar desconforto respiratório, ou pode necessitar de tratamento para combater hipóxia, hipercapnia e acidose. A encefalopatia pós-hipóxica, com ou sem edema cerebral, é a causa mais comum de morbimortalidade em vítimas de afogamento em ambiente hospitalar.

Exames complementares

A radiografia de tórax está alterada na maioria dos casos, mostrando alterações compatíveis com pneumonite intersticial ou edema pulmonar com infiltrado pulmonar bilateral, que não pode ser diferenciado inicialmente de outras causas de edema pulmonar.

A TC de tórax pode revelar áreas de condensação regionais, acúmulo de líquido gravidade-dependente (em regiões posteriores do pulmão) ou presença de pneumomediastino ou enfisema intersticial, dificilmente vistos na radiografia simples de tórax.

As principais alterações laboratoriais incluem: acidose metabólica e hipoxemia significativa; hemoglobinúria, mioglobinúria, cetonúria e proteinúria; leucocitose secundária ao estresse e alterações eletrolíticas, com tendência a hipernatremia, hipermagnesemia e hipercalcemia em vítimas de acidentes em água salgada e hiponatremia em água doce.

Avaliação neurológica avançada pode ser solicitada para diagnóstico e definição de prognóstico. Correspondem a exames de imagem como TC e RM de crânio, e exames neurofosiológicos como o EEG e os potenciais evocados visuais, auditivos e somatossensitivos.

TRATAMENTO

Medidas gerais

Rever a história que levou ao afogamento: convulsão, ingestão de álcool, queda etc. Tratar adequadamente a causa de base quando identificada; a imobilização cervical só deve ser priorizada na abordagem das vias aéreas quando houver evidências de traumatismo na história (Fig. XIII-3).

Não provocar vômitos: manter a vítima em decúbito horizontal. Sondagem gástrica precoce: manter aberta.

Exames: radiografia de tórax, gasometria arterial, eletrólitos, "screening" toxicológico.

Suporte respiratório

Suporte O_2 com cateter ou máscara Venturi se respiração espontânea.

Ventilação não invasiva quando possível, cuidado especial com a distensão gástrica e risco de vômitos/aspiração.

Intubação orotraqueal pode ser necessária precocemente, logo após o resgate da criança, ou quando houver indicação gasométrica. Depressão neurológica (Glasgow $\leq$ 8) é indicação de intubação.

Ventilação mecânica com PEEP acima de 8 objetivando a reversão do edema pulmonar. O PEEP alto nas primeiras 48h garante a regeneração da surfactante. O objetivo é manter "shunt" pulmonar < 20% e relação PaO_2/FiO_2 > 300. Deve ser evitado a hipercapnia (estratégia protetora), já que níveis maiores que 35mmHg de $PaCO_2$ podem ser prejudiciais para pacientes com edema cerebral e hipertensão intracraniana.

Casos que evoluem para SDRA – ventilação conforme protocolo (ver

ACIDENTES

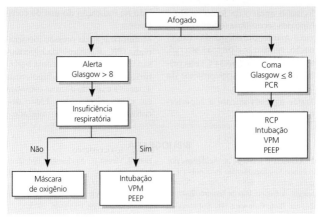

Figura XIII-3 • Medidas terapêuticas no paciente afogado. VPM = ventilação pulmonar mecânica (adaptado de Hasibeder, 2003).

Capítulo V-8 Síndrome de Desconforto Respiratório Agudo)

Suporte cardiocirculatório

Ecocardiograma para avaliar função cardíaca e fração de ejeção.

Na presença de sinais clínicos de choque, iniciar expansões com soro fisiológico a 20ml/kg e utilizar inotrópicos e/ou vasopressores conforme protocolo (ver Capítulo IV-4 Choque). O choque cardiogênico é o mais comum em vítimas de afogamento.

Corrigir acidose metabólica se pH < 7,10 ou bicarbonato < 10.

Controle infeccioso

Não utilizar antibioticoterapia profilática. A presença de imagem radiológica nas primeiras 48h é mais atribuída ao edema pulmonar e aspiração intra-alveolar de água.

Após 48 a 72h, considerar como sinais sugestivos de infecção a presença de febre, leucocitose, elevação de PCR e infiltrado nos raios X. Colher culturas e iniciar antibioticoterapia com cobertura para bacilos Gram-negativos, cocos Gram-positivos de origem comunitária e, também, anaeróbios.

Suporte neurológico

Cuidados gerais: decúbito elevado, cabeça em posição neutra.

Evitar o uso de sedação para não perder possíveis parâmetros de avaliação neurológica. Se apresentar convulsões tratar agressivamente.

Evitar o agravo da lesão cerebral hipóxica secundária (edema citotóxico) mantendo adequadas oxigenação, ventilação e pressão arterial.

Hipotermia leve (até 34°C) nas primeiras 24h tem papel protetor da lesão em SNC.

Tratar agressivamente a hipertermia.

Não há indicação do uso de corticoide.

Monitorização da pressão intracraniana (PIC) e controle da hipertensão intracraniana com coma barbitúrico, hiperventilação, hipotermia agressiva e uso de diurese osmótica em casos selecionados. Efeito discutível sobre a morbimortalidade.

BIBLIOGRAFIA

1. Almeida JFL, Stape A. Acidentes por submersão-afogamento. In Knobel E e cols.: *Terapia Intensiva – Pediatria e Neonatologia*. Atheneu, Rio de Janeiro, 2005.

2. Falk JL & Escowitz HE. Submersion injuries in children and adults. *Semin Resp Crit Care Med*, 23(1):47-55, 2002.

3. Final recommendations of the World Congress on Drowning. Amsterdam 26-28 june 2002. www.drowning.nl.

4. Fink MP. Drowning. In Fink M, Abraham F, Vicent JL, Kochaneck PM: *Textbook of Critical Care*. 5th ed., Elsevier, Philadelphia, 2005.

5. Hasibeder WR. Drowning. *Curr Opin in Anaesthesiology*, 16:139-46, 2003.

6. Ibsen LM & Koch T. Submersion and asphyxial injury. *Crit Care Med*, 30(Suppl 11):402-8, 2002.

7. Moon RE & Long RJ. Drowning and near-drowning. *Emerg Medicine*, 14:377-86, 2002.

3. Grande Queimado

Adalberto Stape
Luiz Philipe Molina Vana
Carlos Fontana
Cristiane do Prado

INTRODUÇÃO

O acidente por queimadura é a terceira causa de morte em crianças de 0 a 14 anos e sua correta abordagem é de extrema importância para melhora da sobrevida desses pacientes. O tratamento abrange uma sequência de procedimentos

ACIDENTES

desde a ressuscitação no local do acidente, atendimento no setor de emergência, na terapia intensiva e no centro de queimados.

São fundamentais na reabilitação do grande queimado: equipe multidisciplinar envolvendo cirurgião plástico, intensivista, enfermeiros, psicólogos experientes, além de equipe de suporte nutricional e de unidade de reabilitação especializada, para reduzir a morbimortalidade.

As principais causas de queimaduras em crianças são as de origem térmica, sendo queimadura por líquidos ferventes a principal causa em crianças menores de 4 anos. Outras causas são: chamas (com ou sem lesão inalatória), químicas, elétricas e queimaduras por irradiação.

A sua incidência varia de acordo com a idade (mais frequente nos menores de 5 anos), sexo (masculino > feminino), e no nível socioeconômico mais baixo. A maioria das lesões fatais são decorrentes de acidentes com chamas e associadas à lesão inalatória com monóxido de carbono (CO).

FISIOPATOLOGIA

O choque decorrente das queimaduras é primariamente hipovolêmico com alterações importantes na microcirculação celular. É caracterizado por alterações hemodinâmicas específicas, como redução do débito cardíaco, do aumento do fluido extracelular, da redução do volume plasmático e oligúria. Um dos principais componentes desse tipo de choque é o aumento importante da permeabilidade capilar em todo organismo, causando volumoso fluxo de fluido transvascular e levando a grande formação de edema. Essas alterações levam à formação máxima de edema entre 8 e 12h pós-agressão nas pequenas queimaduras e entre 12 e 24h, nos grandes queimados. A taxa de edema também está relacionada com o volume dado na ressuscitação.

O resultado final dessas alterações na microcirculação é a ruptura da barreira capilar que separa o compartimento intersticial do intravascular, levando a um rápido equilíbrio entre eles, resultando em depleção grave do volume plasmático e aumento do fluido extracelular, resultando clinicamente em hipovolemia. O fluido do edema nas lesões da queimadura é isotônico em relação ao plasma e contém igual conteúdo de proteínas. O edema geralmente é máximo ao redor de 24h após o acidente e regride em 3 a 5 dias.

Edema pulmonar em queimaduras sem lesão por inalação é evento incomum. Comprometimento pulmonar pode ser secundário a lesão por inalação, aspiração, sepse, insuficiência cardíaca, choque ou associado a traumatismo. Na evolução, pode ocorrer obstrução de vias aéreas, decréscimo da complacência torácica, traqueobronquite, edema pulmonar e síndrome de desconforto respiratório tipo agudo (SDRA).

EXTENSÃO E PROFUNDIDADE DA QUEIMADURA

Métodos para a avaliação da extensão (considerar apenas queimaduras de 2º e 3º graus)

Lund e Browder: é o método mais adequado de avaliação. São consideradas as diferenças de proporção entre as várias regiões do corpo de acordo com a idade; é de difícil memorização e requer um encarte na emergência (Fig. XIII-4).

Regra da mão espalmada: a palma da mão da criança corresponde a 1% de sua área corpórea.

Regra dos nove: devido à necessidade de adaptação, pois, nas crianças, a proporção entre a área dos membros é diferente da dos adultos (Fig. XIII-5), causa muita confusão e imprecisão, é o método menos aconselhado.

Avaliação da profundidade da lesão

Primeiro grau: a lesão limita-se à epiderme, e a reparação depende da camada basal. Seu aspecto é de eritema e edema; é dolorosa e cicatriza-se em 3 a 5 dias. Não é considerada no cálculo da superfície corpórea queimada (SCQ) para conduta terapêutica.

Segundo grau superficial: destruição da epiderme e menos da metade da derme. Apresenta edema, decorrente do aumento da permeabilidade capilar direta e pela liberação de mediadores locais. É dolorosa, pois ocorre exposição de receptores nervosos intactos. Seu aspecto é de bolhas, eritema e escara em lesões mais profundas. A reparação pode ser integral, mas perde a espessura da derme e ocorre em até 14 dias.

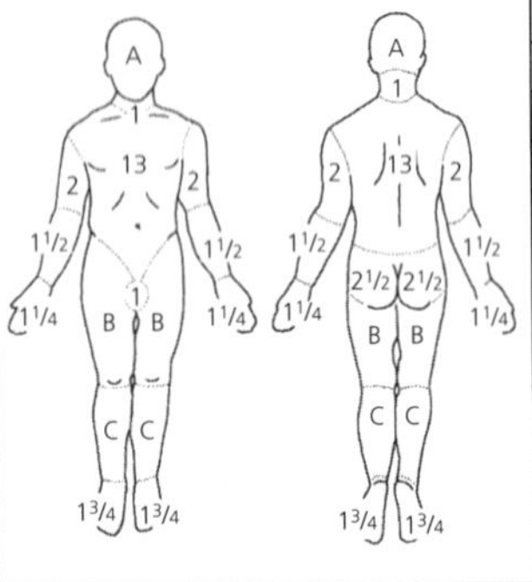

	Áreas			Extenção queimada
Idade	A	B	C	Cabeça
0	9,5	2,75	2,5	Pescoço
1	8,5	3,25	2,5	Tronco
5	6,5	4,0	2,75	Braço
10	5,5	4,5	3,00	Antebraço
15	4,5	4,5	3,25	Mão
Adulto	3,5	4,75	3,5	Nádega
Área total				Genitais
				Coxa
Peso corpóreo				Perna
				Pé

Figura XIII-4 • Cálculo da área queimada (esquema de Lund & Browder).

ACIDENTES

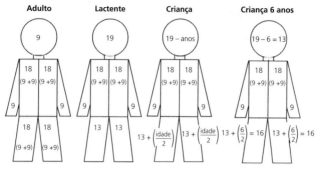

Figura XIII-5 • Regra dos nove.

Segundo grau profundo: há destruição de mais de 50% da derme. Apresenta edema e são menos dolorosas. Sua aparência é mais pálida e mais seca; pode levar várias semanas para cicatrizar. A cor é variável de branca a vermelha. Demora mais de 21 dias para cicatrizar e tende a levar a formação de cicatrizes hipertróficas e retrações de má qualidade estética e funcional.

Terceiro grau: há destruição da epiderme e de toda a derme. O seu aspecto é de aumento da consistência, vascularização do subcutâneo visível por transparência, em geral com vasos trombosados, escara seca. É indolor. A reparação é feita por meio de tecido de contração cicatricial e epitelização a partir das bordas da lesão. O tratamento definitivo requer enxertia de pele.

Quarto grau: denominam-se de quarto grau, as queimaduras profundas que atingem a fáscia, músculo, osso e órgãos internos.

ATENDIMENTO EM CAMPO

A avaliação das prioridades no atendimento inicial é de extrema importância. Como em qualquer acidente traumático, essa avaliação deve seguir à sequência estabelecida pelo ATLS (*Advanced Trauma Life Support* – ABCDE).

1. Via aérea pérvia.
2. Ventilação adequada:
   Houve inalação de fumaça? Há lesões cortocontusas? Há estridor ou sibilos?
   Sempre administrar O_2 a 100%; intubar se necessário.
3. Acesso venoso e ressuscitação hídrica podem não estar indicados no campo, caso o transporte seja imediato. Se indicado, quando a SCQ for maior que 10% na criança, iniciar Ringer lactato ou soro fisiológico 20ml/kg/h.

4. Remover sempre as roupas, cobrir a ferida com pano estéril e manter a temperatura da criança (nunca lavar a ferida extensa com líquido gelado); não romper bolhas.

5. Em caso de queimadura química, lavar copiosamente o local com água corrente (de 30min a 1h).

ASSISTÊNCIA NO SETOR DE EMERGÊNCIA (Fig. XIII-6)

1. História breve: mecanismo da lesão; tempo entre o acidente e o atendimento; ambiente fechado propicia lesão por inalação.

2. Reavaliar via aérea e ventilação: administrar O_2 a 100% (CO tem maior afinidade com a hemoglobina) e providenciar intubação se houve evolução para insuficiência respiratória. Intubar de preferência via nasotraqueal e se possível após endoscopia respiratória para mensurar a gravidade da lesão. Sempre realizar raios X de tórax para controle pós-intubação.

3. Garantir acesso IV: veia de grosso calibre, de preferência fora da área queimada. Acesso intraósseo: quando não há sucesso com acesso IV.

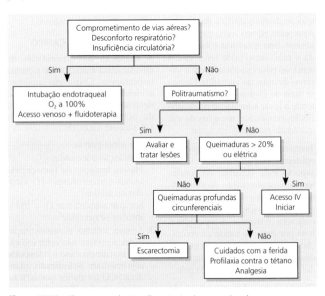

Figura XIII-6 • Fluxograma de atendimento à criança queimada.

ACIDENTES

4. Colher exames de sangue: hemograma, sódio, potássio, cálcio, magnésio, fósforo, glicose, gasometria arterial, ureia, creatinina, proteínas totais e frações, lactato e realizar raios X do tórax.

5. Iniciar ressuscitação hídrica, conforme será discutido adiante, considerando porcentagem de superfície corpórea queimada.

6. Passar sonda nasogástrica para prevenir vômitos e aspiração, em toda criança intubada e SQT > 20%.

7. Analgesia com opiáceos: fentanil 2 a 3mcg/kg/h, morfina 0,1mg/kg de 4/4h. Somente quando o estado neurológico estiver controlado.

8. Sonda vesical de demora: monitorizar diurese como parâmetro do estado de hidratação.

9. Monitorizar estado circulatório das extremidades queimadas (palpação de pulsos, tempo de enchimento capilar, US Doppler); atenção com queimaduras circunferenciais.

10. Checar calendário de vacinação e se necessário reforço da vacina antitetânica e/ou imunoglobulina hiperimune antitetânica (TIG) deve ser dada na dose de 250 a 500UI.

11. Remover todos os debris e bolhas. Retirar joias, pulseiras e cintos.

12. Realizar escarotomia se houver queimadura circular em membros (com diminuição da circulação periférica) ou em tórax (restrição respiratória).

CRITÉRIOS DE INTERNAÇÃO EM UNIDADE ESPECIALIZADA

- Queimadura de segundo grau > 10% SCQ.
- Queimadura de segundo e terceiro graus que envolvem face, mãos, pés, genital, períneo ou grandes articulações.
- Queimadura de terceiro grau > 5% SCQ.
- Queimadura elétrica.
- Queimadura química.
- Inalação de gases tóxicos ou suspeita de lesão inalatória.
- Criança com doença prévia que pode complicar o tratamento da queimadura.
- Criança com traumatismo associado.
- Suspeita de maus tratos ou supervisão familiar inadequada.

ASSISTÊNCIA NA UNIDADE DE TERAPIA INTENSIVA

Quando a criança for admitida na UTI, deve-se iniciar monitorização contínua, revisão dos processos anteriores e exames laboratoriais, e seguir os preceitos descritos adiante:

1. Manter suporte de vias aéreas e ventilatório; monitorizar a oxigenação (oximetria de pulso). Administrar sempre O_2 umidificado.

2. Sinais de alarme para intubação endotraqueal e ventilação mecânica: fluxo aéreo turbulento em via aérea superior (sibilos, tosse metálica, rouquidão) e $PaO_2 < 50mmHg$ em $FiO_2 > 60\%$. Se houver sinais muito sugestivos de lesão de vias aéreas por inalação, está indicada a realização de broncoscopia (para diagnóstico e tratamento).

3. Suporte ventilatório deve seguir as orientações contidas nos capítulos de ventilação mecânica e manter monitorização respiratória contínua com oximetria, capnografia e/ou avaliação da mecânica respiratória.

4. Cateterismo venoso central é recomendado quando a SCQ supera 20% em crianças, na presença de choque ou IRA. Devem-se poupar as áreas queimadas, porém essa pode ser a melhor opção em pacientes com queimaduras extensas.

5. Manter ressuscitação hídrica e monitorização hemodinâmica, com base na frequência cardíaca, pressão arterial, perfusão periférica, exames laboratoriais (lactato, consumo de O_2, acidose), balanço hídrico e principalmente pela diurese. Deve ser mantida a diurese de 1ml/kg/h nas crianças de até 25kg, e após este peso entre 0,5 e 1ml/kg/h nas primeiras 24h pós-queimadura. Se mioglobinúria e/ou hematúria estiverem presentes deve-se objetivar o dobro dessa diurese.

6. Está indicado nesses casos cateterismo vesical de demora e nos casos de choque persistente cateterismo arterial.

7. Não está indicado o uso de antibioticoprofilaxia sistêmica e nem de corticosteroides.

8. A nutrição enteral (NE) deve ser iniciada o mais breve possível. As sondas devem ser passadas quando a SCQ for maior que 20%. Nutrição parenteral (NP) pode ser necessária, com atenção para uma maior oferta proteica, devido ao hipercatabolismo que esses pacientes apresentam.

9. Na suspeita de intoxicação por monóxido de carbono, deve ser dosado o nível de carboxi-hemoglobina, e quando maior que 10% deve ser instituída ventilação com O_2 a 100% e se maior que 25% deve ser indicado terapia com câmera hiperbárica, com administração de 2 a 3 atmosfera de pressão por 45 a 60min.

RESSUSCITAÇÃO HÍDRICA

Iniciar ressuscitação com soluções isotônicas, Ringer lactato (130mEq/litro de sódio) ou soro fisiológico (154mEq/l de sódio), sem potássio ou glicose. Nas crianças muito pequenas (< 2 anos) cuidado com hipoglicemia. Uso de coloides (albumina ou plasma fresco congelado) após a fase inicial de reanimação. Para alguns autores a partir de 8 a 12h pós-traumatismo e para outros a partir de 24h, pois a introdução precoce não mudaria o prognóstico.

Várias fórmulas de ressuscitação existem. Em pediatria é comum o uso da fórmula de Parkland, acrescida do soro de manutenção em crianças até 5 anos ou 30kg de peso corpóreo.

ACIDENTES

Fórmula de Parkland: 4ml/kg/% área corpórea queimada. Administrar, na forma de Ringer lactato ou soro fisiológico, metade do volume nas primeiras 8h (a contar a partir do acidente) e a outra metade, nas 16h subsequentes. Em crianças menores de 5 anos, deixar com soro de manutenção, 100ml/100kcal, sem potássio. Quando a SCQ exceder 50%, o valor aplicado na fórmula será sempre 50%.

Após 24h do acidente: monitorizando sempre o débito urinário, administrar, conforme o necessário, expansões com cristaloides ou até coloides (albumina a 5%), já que, nesse período, acredita-se estar restaurada a permeabilidade vascular.

Nos grandes queimados, a diurese é o parâmetro mais fidedigno do estado de hidratação, pois a avaliação de outros sinais como temperatura (edema), frequência cardíaca (estresse), pulsos, enchimento capilar (edema) e nível de consciência (sedação) ficam bastante prejudicados pela interferência de outros fatores.

Deve-se, também, monitorizar com atenção a glicemia e a glicosúria, pois a hiperglicemia levando à diurese osmótica pode dar a falsa impressão de hidratação adequada.

Politraumatismos e traumatismos elétricos com frequência requerem maior reposição volêmica e de derivados sanguíneos, por isso merecem monitorização ainda mais atenta.

CUIDADOS COM A FERIDA

Objetivos: promover rápida cicatrização e prevenir infecção.

1. Retirar todas as vestimentas e os adornos como aneis e pulseiras que podem constringir extremidades com o progredir do edema.

2. Limpar periodicamente com grandes quantidades de soro fisiológico morno.

3. Remover todas as bolhas, evitando, assim, a infecção bacteriana da bolha e consequente infecção.

4. Desbridamento de todos os tecidos desvitalizados, durante os curativos.

5. O edema associado à perda da elasticidade da pele nas queimaduras profundas pode comprometer a perfusão periférica das extremidades, sendo indicada a escarotomia descompressiva e até mesmo a fasciotomia nos casos de queimadura elétrica. Quando há comprometimento extenso e profundo do tronco, há risco iminente de insuficiência respiratória restritiva, indicando-se, também, a escarotomia de tórax. As incisões de liberação nos membros devem ser longitudinais e nas margens laterais, interessando o tecido necrótico endurecido até atingir tecido normal, o que é indicado quando da presença de sangramento. No tórax, as incisões devem ser na margem do gradeado costal em "V" invertido e vertical na linha axilar média e na linha mediana do tronco, podendo-se adaptar em função da área atingida.

6. Curativos oclusivos são utilizados obrigatoriamente em membros com queimaduras circulares e em lesões que atingem articulações. As áreas de segundo grau que secretam exigem curativos com materiais hidrófilos para a absorção. As lesões em área de decúbito preferencial devem ser ocluídas com curativos hidrófilos de maior espessura para evitar a sua maceração. A exposição é utilizada em áreas mais profundas em que há necessidade do uso de antimicrobianos tópicos que tenham capacidade de penetração pela escara, pacientes com mais de 20% de superfície corpórea queimada ou em áreas que apresentam dificuldades para a sua oclusão, como, por exemplo, a face.

7. Excisão da pele queimada precocemente (< 72h), em pacientes com queimaduras de terceiro grau que não sejam por líquidos ferventes, e enxerto das áreas lesadas têm levado à cicatrização mais rápida das feridas, à diminuição no número de transfusões e à diminuição no tempo de permanência hospitalar. Nas outras crianças, deve ser esperado período de observação de 8 a 10 dias antes de uma decisão cirúrgica.

USO DE ANTIBIÓTICOS

Infecção é a maior causa de mortalidade depois de superada a fase inicial. Técnicas antissépticas cuidadosas diminuem a colonização da ferida, reduzindo a incidência de infecções. Não está indicado o uso de antibioticoprofilaxia sistêmica de amplo espectro na fase inicial tratamento. Se contaminação é suspeita, pelo tipo de acidente, deve-se pensar nos agentes mais prováveis. Lembrar que na primeira semana pós-acidente a ferida é colonizada por cocos Gram-positivos (*Staphylococcus aureus*, *Steptococcus pyogenes*).

As crianças com maior risco de infecção são aquelas que têm > 30% SCQ, têm queimaduras de terceiro grau e tiveram lesão respiratória devido à inalação. As infecções mais frequentes são aquelas relacionadas à ferida cirúrgica e a sepse relacionada ao cateter. Os agentes mais frequentes são o *Staphylococcus aureus* e os *Staphylococcus* coagulase-negativos, principalmente na infecção relacionada ao cateter, a *Pseudomonas aeruginosa* e outros bacilos Gram-negativos, principalmente na ferida cirúrgica. Os bacilos Gram-negativos normalmente colonizam a ferida cirúrgica a partir da segunda semana pós-traumatismo. Com o uso continuado de antibióticos de amplo espectro é comum emergirem em infecções por agentes multirresistentes (*Enterococcus* sp., *Staphylococcus* sp., *Acinetobacter* sp. e outros) e fungos (*Candida albicans* e outras, *Aspergillus* sp.). Portanto, o uso criterioso de antibióticos é muito importante. Lembrar que hipertermia é um fenômeno normal no grande queimado e não necessariamente significa infecção. Basear a introdução de antibióticos nos dados clínicos, da avaliação da ferida, das culturas e dos exames de laboratório.

O uso tópico de antimicrobianos diminui a necessidade de antibioticoterapia sistêmica e aumenta a sobrevida dos pacientes. Os mais utilizados são:

Sulfadiazina de prata creme a 1%: é eficaz *in vitro* contra *Staphylococcus aureus*, *Pseudomonas aeruginosa*, *Klebsiella* sp., *Escherichia coli*, *Proteus* sp., a outras enterobactérias, e *Candida albicans*. É aplicado uma ou duas vezes ao dia. Pode causar leucopenia, reação alérgica de hipersensibilidade e anemia hemolítica nas crianças com deficiência de G6PD.

Nitrato de prata a 0,5%: tem sido usado com excelentes resultados. Tem o mesmo espectro de ação da sulfadiazina de prata. Pode causar hiponatremia e meta-hemoglobinemia.

Acetato de mafenide (Sulfamylon®): é eficaz *in vitro* contra *Staphylococcus aureus* não-resistentes à meticilina, contra amplo espectro de bacilos Gram-negativos e tem pobre ação contra fungos. Deve ser aplicado pelo menos duas vezes ao dia. Pode causar acidose metabólica hiperclorêmica e eritema maculopapular. Seu uso é mais frequente em queimaduras de orelha e nariz para evitar as condrites.

Bacitracina: é um creme com limitada ação bactericida. Deve ser aplicado somente em pequenas áreas de importância cosmética, como face. Deve ser aplicado duas vezes ao dia.

Não está indicada a antibioticoprofilaxia sistêmica de amplo espectro. Monitorizar a infecção clinicamente, procurando sinais locais e sistêmicos de infecção e, laboratorialmente, colhendo culturas da ferida e hemoculturas, além de outros locais e radiografia de tórax.

CONTROLE DA DOR

Queimaduras normalmente estão associadas à dor de pequena até grande intensidade. Dor pode estar relacionada a procedimentos como curativos, debridamentos e fisioterapia respiratória e motora. O uso de escalas para avaliar dor de forma sistemática, educação do paciente quanto ao uso de medicamentos, educação da equipe médica sobre farmacologia das medicações e o uso de técnica de PCA (analgésico controlado pelo paciente) são formas de minimizar esse problema.

Para dor de pequena ou média intensidade, o uso de paracetamol ou dipirona é escolha razoável. Para dor moderada, utilizar paracetamol com codeína ou opioide por VO, como morfina e tramadol; se necessária ação analgésica prolongada, usar metadona.

Na fase aguda do tratamento do grande queimado as medicações de escolha são a morfina em bolo na dose de 0,1 a 0,2mg/kg por dose, ou o fentanil, na dose de 1 a

4mcg/kg/h, de forma contínua. Nunca utilizar a via IM. Nunca utilizar sedativos sem o devido controle da dor.

SUPORTE NUTRICIONAL

As crianças queimadas têm grande aumento das necessidades nutricionais devido ao desenvolvimento de estado hipermetabólico após a queimadura, levando ao balanço nitrogenado negativo e à perda de peso. Nesse estado, ocorrem hipercatabolismo proteico, lipólise, resistência periférica a insulina, hiperglicemia e hipertemia, levando a: risco maior para infecção, pobre cicatrização das feridas e aumento da morbimortalidade. Suporte nutricional adequado leva à diminuição do tempo de permanência hospitalar e da mortalidade nos grandes queimados.

A atual recomendação para pacientes queimados com > 10% da SCQ é oferecer 20% da oferta calórica como proteína, manter a relação nitrogênio/calorias não-proteicas próximo de 1:100 ou 2 a 3g/kg/dia de aminoácido. Oferecer glicose numa velocidade de 4 a 6mg/kg/min para diminuir a neoglicogênese. Utilizar lipídeos com cuidado, não ultrapassando 30% da oferta calórica não-proteica diária.

Alimentação enteral precoce pode melhorar a resposta metabólica ao estresse e diminuir a translocação bacteriana. Para pacientes com > 20 a 30% da SCQ, deve ser colocado sonda nasoenteral para melhor otimizar a oferta de dieta, que pode ser instalada por escopia ou endoscopia à beira do leito.

O suporte nutricional dever ser iniciado o mais precocemente possível, independente da via, e deve-se tentar atingir um balanço nutricional próximo do neutro entre o sétimo e o décimo dias pós-queimadura. A VO deve sempre ser estimulada.

REABILITAÇÃO

A reabilitação da criança gravemente queimada tem como principais objetivos recuperação e manutenção da função respiratória e da capacidade cardiovascular. Deve também prevenir o aparecimento de contraturas, deformidades e aderências cicatriciais, além da manutenção da amplitude de movimento articular e da força muscular. Preparo para independência e retorno às atividades da vida diária como: as escolares, de recreação, alimentação, higiene pessoal etc.

O início da reabilitação mesmo nos casos mais graves deve ser o mais precoce possível. Muitas vezes, é necessária integração com a equipe médica, para aproveitar os momentos de curativos com sedação para intervenção na parte motora. Trabalhar movimentos passivos para ganhar amplitude e diminuir retrações.

Quando o paciente é submetido a enxerto de pele, deve-se redobrar o cuidado com as áreas receptoras,

ACIDENTES

nesses casos é indicado apenas exercício isométrico.

É muito importante o contato inicial entre a equipe multidisciplinar e a família, pois isso poderá favorecer em muito as terapias futuras. Sempre esclarecer, com a família e se possível com a criança, o procedimento a ser realizado.

Técnicas utilizadas:

1. Fisioterapia respiratória
   - Posicionamneto adequado.
   - Cinesioterapia respiratória.
   - Manobras de higiene brônquica.
   - Uso de incentivadores respiratórios.
   - Manobras de treinamento muscular (PI < 30cmH$_2$O).
   - Adequação da ventilação mecânica.
   - Desmame da ventilação mecânica.

2. Fisioterapia motora
   - Posicionamento (troca de posição a cada 2h).
   - Exercícios passivos, ativos-assistidos, ativos, resistivos e isométricos.
   - Ajustar e adequar "splints".
   - Alongamentos.
   - Reforçar a saída do leito o mais precocemente possível.
   - Incentivar a marcha, trabalhar o equilíbrio.
   - Reduzir edema (drenagem linfática, mobilização e uso de luvas de compressão – Cobam®).
   - Cuidados com cicatrizes (massagem com cremes, uso de bainhas de silicone gel, elastômeros, hidrocoloides e ultrassom).

3. Terapia ocupacional
   - Utilizar recursos de cinesioterapia.
   - Estimulação sensoriofuncional.
   - Indicação e acompanhamento de órteses.

4. Fonoterapia
   - Estimulação sensoriofuncional oral.
   - Acompanhamento e reforço dos reflexos da deglutição.
   - Reforçar a alimentação oral o mais precocemente possível.

A reabilitação do paciente queimado é uma atividade contínua, que se inicia quando ele entra na UTI e se prolonga no centro de reabilitação, onde participará dos vários programas multidisciplinares para reintegrá-lo à sociedade.

BIBLIOGRAFIA

1. Benson A, Dickson WA, Boyce DE. Burns. *BMJ*, 332:649-52, 2006.

2. Edgar D & Brereton M. Rehabilitation after burn injury. *BMJ*, 329:343-5, 2004.

3. Grayack EN, Spear RM, Munster AM. Burn, inhalational injury, and electrical injury. In Rogers M, Nichols D: *Textbook of Pediatric Intensive Care*. Williams & Wilkins, Baltimore, 1996.

4. Lukish JR, Eichelberger MR, Newman KD e cols. The use of bioactive skin substitute decreases length of stay for pediatric burn patients. *J Pediatr Surg*, 36:1 118-21, 2001.

5. Morgan ED & Miser WF. Primary care of burns. *Up To Date*, 11:2, 2003.

6. Palmieri TL. Pediatric burn management. *Probl in General Surg*, 20:27-36, 2003.

7. Rodgers GL, Mortensen J, Fisher MC e cols. Predictors of infectious complications after burn injuries in children. *Pediatr Infect Dis J*, 19:990-5, 2000.

8. Sheridan RL. Burns. *Crit Care Med*, 30:500-14, 2002.

9. Stape A, Katz D, Fontana C. Queimaduras. In Knobel E e cols.: *Terapia Intensiva – Pediatria e Neonatologia*. Atheneu, Rio de Janeiro, 2005.

10. White JRM & Dalton HJ. Pediatric trauma: postinjury care in the pediatric intensive care unit. *Crit Care Med*, 30(Suppl.):478-88, 2002.

4. Traumatismo Torácico

Sulim Abramovici
Renato Melli Carrera

Apesar de infrequente, o traumatismo torácico na criança revela mortalidade significativa em decorrência de lesões que ameaçam a vida e que, portanto, devem ser imediatamente identificadas e tratadas. Uma avaliação da mortalidade em traumatismos graves de tórax em crianças, tendo como banco de dados o "National Pediatric Trauma Registry" identificou a presença de traumatismo torácico em 6% dos casos, com mortalidade de 15%.

De um outro lado, a imensa maioria das lesões torácicas traumáticas na criança apresenta evolução razoável e satisfatória sem determinar a necessidade de abordagens cirúrgicas maiores. O tratamento intensivo compreendendo suporte ventilatório, controle da dor, fisioterapia respiratória e drenagem torácica em circunstâncias e indicações específicas correspondem à modalidade terapêutica preferencial nessas crianças.

Na maioria das casuísticas, o traumatismo contuso é o mecanismo dominante na população pediátrica. Em virtude da possibilidade de cursar com lesões críticas, e potencialmente letais, a avaliação de lesões que ameaçam a vida se inicia no exame primário da abordagem inicial, de acordo com o Comitê de Traumatismo do "American College of Surgeons". Diferentes lesões são identificadas e tratadas nessa fase do atendimento. As demais lesões traumáticas normalmente são identificadas durante o exame secundário (Tabela XIII-8).

Tabela XIII-8 • Lesões torácicas traumáticas: diagnóstico e princípio terapêutico.

Lesão	Diagnóstico	Conduta
Exame primário	A, B, C, D, E	Imediata
Obstrução das vias aéreas	Ruídos ventilatórios como estridor, roncos, taquipneia, insuficiência ventilatória	Aspiração das vias aéreas, manobras de manutenção, via aérea definitiva
Pneumotórax hipertensivo	Insuficiência ventilatória, MV abolido (lado comprometido), percussão com hipertimpanismo, estase jugular pode estar presente	Punção descompressiva (2º EIC) seguida de drenagem torácica (4º ou 5º EIC) em selo d'água
Pneumotórax aberto	Ferimento torácico aberto associado à insuficiência ventilatória, MV diminuído ou abolido, timpanismo à percussão	Oclusão com curativo de três pontas, drenagem torácica em selo d'água e tratamento posterior da lesão da parede torácica
Tórax flácido	Insuficiência ventilatória associada ao assincronismo nos movimentos respiratórios RXT fraturas múltiplas de costelas em diferentes pontos	Oxigenação adequada, em algumas circunstâncias, intubação traqueal com suporte ventilatório, controle da dor, fisioterapia respiratória
Hemotórax maciço	Insuficiência ventilatória associada a comprometimento circulatório franco, estase jugular pode estar presente MV abolido e macicez à percussão	Drenagem torácica (4º/5º EIC) em selo d'água, reposição volêmica agressiva Toracotomia de emergência (cirurgião habilitado)
Tamponamento cardíaco	Choque, hipotensão, estase jugular, abafamento de bulhas RXT: alargamento de mediastino ECG (complexo-baixa amplitude) FAST: derrame pericárdico	Pericardiocentese Toracotomia de emergência (cirurgião habilitado)

Tabela XIII-8 • Continuação.

Lesão	Diagnóstico	Conduta
Exame secundário	**Exame "da cabeça aos pés"**	**Na medida do necessário**
Contusão pulmonar	Hipóxia, desconforto respiratório, taquipneia, hemoptise pode estar presente RXT: infiltrado/velamento pode estar presente na evolução	Suporte ventilatório, fisioterapia respiratória, monitorização ventilatória e cardiocirculatória
Ruptura traumática de aorta	Mecanismo de traumatismo que envolve desaceleração súbita (queda de altura, colisões automobilísticas) RXT: alargamento de mediastino, desvio traqueal, obliteração do cone da pulmonar, depressão do brônquio fonte esquerdo, boné apical, entre outros Ecocardiografia transesofágica Angiografia: exame diagnóstico de eleição	Toracotomia de emergência (cirurgião habilitado) Casos selecionados: abordagem endovascular
Traumatismo cardíaco contuso	Desconforto torácico, hipotensão arterial sem causa aparente, arritmias cardíacas, PVC elevada pode estar presente ECG: arritmias Ecocardiografia: discinesia miocárdica, isquemia segmentar	Ruptura de câmaras: toracotomia de emergência Ruptura de valvas: suporte, possibilidade de tratamento cirúrgico Contusão miocárdica: suporte hemodinâmico, monitorização e tratamento das arritmias
Lesão traqueobrônquica	Quanto mais proximal maior a mortalidade na cena Desconforto respiratório, insuficiência respiratória, enfisema de subcutâneo, hemoptise, pumotórax	Via aérea definitiva, intubação seletiva, drenagem torácica (podendo ser múltipla) Tratamento cirúrgico (cirurgião habilitado)
Ruptura traumática do diafragma	Muitas vezes oligossintomática RXT: conteúdo abdominal acima do diafragma SNG acima do diafragma Drenagem tórax: toque de alças	Tratamento cirúrgico: cirurgião habilitado

ACIDENTES

Lesão	Diagnóstico	Conduta
Pneumotórax simples	Desconforto respiratório, MV diminuídos Percussão com hipersonoridade RXT: colapso pulmonar variável com ar entre as pleuras parietal e visceral	Drenagem torácica em selo d'água (4º-5º EIC)
Hemotórax simples	Desconforto respiratório, MV d minuídos, percussão com macicez RXT: colapso pulmonar variável com líquido entre as pleuras parietal e visceral	Drenagem torácica em selo d'água (4º-5º EIC)
Enfisema de subcutâneo	Pode estar associado a pneumotórax, lesões das vias aéreas, lesão pulmonar, ou ainda "blast injury" Palpação do subcutâneo	Não requer tratamento específico Tratar lesões desencadeantes
Asfixia traumática	Pletora e petéquias na porção superior do tórax (compressão temporária súbita da veia cava superior) Edema cerebral pode estar presente	Não requer tratamento específico Tratar lesões associadas
Fraturas de costelas, escápula e esterno	Dor local, crepitação, mecanismo de traumatismo com transmissão de energia muitas vezes considerável RXT identifica foco de fratura	Não requer tratamento específico, controle da dor Observar lesões associadas (muitas vezes críticas)

A, B, C, D, E = avaliação das vias aéreas, ventilação, circulação, mineurológica e exposição respectivamente; MV = murmúrio vesicular; EIC = espaço intercostal; RXT = radiografia simples de tórax; ECG = eletrocardiografia; FAST = "focused abdominal sonography for trauma"; SNG = sonda nasogástrica.

BIBLIOGRAFIA

1. American College of Surgeons, Committee on Trauma – Advanced Trauma Life Support – Instructor Manual. 2nd ed., 1997.

2. Carrera RM. Trauma torácico. In Mastroti RA & Chiara N: *Cirurgia e Urologia Pediátrica*. Robe, São Paulo, 1997.

3. Murillo CA, Owens-Stovall SK, Kim S e cols. Delayed cardiac tamponade after blunt chest trauma in a child. *J Trauma*, 52:573-5, 2002.

4. Pacini D, Angeli E, Fattori R e cols. Traumatic rupture of the thoracic aorta – ten years of delayed management. *J Thor Cardiovasc Surg*, 129:880-4, 2005.

5. White JRM & Dalton HJ. Pediatric trauma – postinjury in the pediatric intensive care unit. *Crit Care Med*, 30:478-88, 2002.

5. Traumatismo Abdominal

Renato Melli Carrera
Sulim Abramovici

Apesar de ser mais frequente do que o traumatismo torácico na criança, o traumatismo abdominal revela mortalidade menos expressiva. A incidência gira em torno de 8% dos casos, com mortalidade global de 9% nos Estados Unidos.

A lesão contusa predomina categoricamente sobre a penetrante nos diferentes centros mundiais de traumatismo pediátrico, independente da distribuição em importância dos mecanismos envolvidos.

O tratamento conservador, preconizado para crianças que apresentam traumatismo abdominal fechado (contuso) com estabilidade e normalidade hemodinâmica, com lesão em víscera parenquimatosa, só deverá ser considerado na possibilidade da avaliação e monitorização constante e da presença de um cirurgião habilitado, em função da potencial necessidade de intervenção cirúrgica em caráter emergencial durante a evolução.

Apesar de menos frequentes, as lesões penetrantes de abdome na criança correspondem a uma parcela menor de todas as admissões, sendo as lesões geradas por arma de fogo as mais frequentes e determinantes de mortalidade mais expressiva, desenhando um perfil social de conflitos e agressões na esfera interpessoal.

ACIDENTES

A abordagem inicial segue os princípios destinados ao atendimento da criança traumatizada; o abdome geralmente é avaliado durante o exame secundário, exceto na circunstância de quadro de choque hemorrágico sem foco aparente definido; a busca por um foco de sangramento oculto engloba a pesquisa do abdome por meio do FAST ("Focused Abdominal Sonography for Trauma") na tentativa de identificar líquido na cavidade abdominal estabelecendo assim a fonte de sangramento. Cirurgia para o controle hemostático é indicada nessa condição.

A avaliação clínica de crianças traumatizadas conscientes e lactentes muitas vezes fica prejudicada em função da dificuldade na realização do exame clínico, permitindo em muitas circunstâncias viés de interpretação. O estômago distendido em virtude do choro, assim como a distensão do globo vesical podem contribuir para a falha diagnóstica. Assim, as sondagens gástrica e vesical de demora, afastadas as contraindicações, facilitam o exame clínico.

A avaliação continuada deve seguir um fluxo organizado no intuito de não se cometer falha de interpretação diagnóstica e indicação terapêutica precisa (Fig. XIII-7 e Tabela XIII-9).

As lesões de vísceras parenquimatosas decorrentes do traumatismo contuso são tratadas conservadoramente, guardando a confirmação de estabilidade e normalidade hemodinâmicas. As lesões de vísceras ocas são de indicação cirúrgica (uma vez confirmadas e, em algumas circunstâncias, suspeitas).

No traumatismo penetrante, lesões ocasionadas por arma branca apresentam indicação relativa quanto à abordagem cirúrgica, fazendo com que a avaliação clínica e os exames de imagem configurem a necessidade do tratamento operatório.

Em relação às lesões abdominais geradas por arma de fogo, são de indicação cirúrgica, salvo exceções em que a habilidade em excluir lesões de órgãos intra-abdominais de maneira conservadora evitaria as complicações potenciais de laparotomias desnecessárias. Entretanto, essa conduta está confinada a casos selecionados.

Mesmo com o incremento da experiência clínica na abordagem não-operatória no cenário do traumatismo pediátrico, somada ao desenvolvimento de técnicas radiológicas e endoscópicas que contribuíram significativamente para essa tendência, a presença do cirurgião pediátrico habilitado liderando a equipe multidisciplinar que compõe a atenção à criança traumatizada deve ser uma constante, uma vez que a decisão de não operar é sempre do cirurgião.

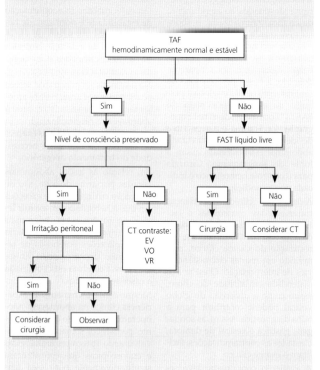

TAF = traumatismo abdominal fechado ou confuso;
FAST = "focused abdominal sonography for trauma";
CT = tomografia computadorizada;
EV = endovenoso;
VO = via oral;
VR = via retal.

Figura XIII-7 • Algoritmo de atendimento ao traumatismo abdominal na criança.

Tabela XIII-9 • Lesões abdominais traumáticas: diagnóstico e princípios terapêuticos.

Lesão	Diagnóstico	Conduta
Exame primário	**A, B, C, D, E**	**Imediata**
Vísceras parenquimatosas Grandes vasos abdominais	Choque hemorrágico FAST: líquido livre	Laparotomia para controle hemostático
Exame secundário	**Exame "da cabeça aos pés"**	**Na medida do necessário**
Fígado	Dor abdominal variável, sinais de sangramento variáveis FAST: líquido livre TC abdome: identifica lesão e sua dimensão	Tratamento conservador ou abordagem cirúrgica de acordo com a condição hemodinâmica
Baço	Dor abdominal variável, sinais de sangramento variáveis FAST: líquido livre TC abdome: identifica lesão e sua dimensão	Tratamento conservador ou abordagem cirúrgica de acordo com a condição hemodinâmica
Pâncreas	Dor abdominal variável, sinais de irritação peritoneal variáveis FAST: líquido livre pode estar presente TC abdome: identifica lesão e sua dimensão, além da presença de coleções agudas ou cardíacas, pode identificar lesão dos ductos pancreáticos	Tratamento conservador ou abordagem cirúrgica de acordo com as manifestações clínicas (dor, irritação peritoneal e persistência de sintomas inflamatórios e/ou infecciosos)
Rim	Dor abdominal variável, sinais de sangramento variáveis, hematúria variável FAST: líquido livre pode estar presente TC abdome: identifica lesão e dimensão, extravasamento de contraste	Tratamento conservador ou abordagem cirúrgica de acordo com a condição hemodinâmica, manifestações clínicas, formação de urinoma e evolução

Tabela XIII-9 • Continuação.

Lesão	Diagnóstico	Conduta
Exame secundário	Exame "da cabeça aos pés"	Na medida do necessário
Estômago e intestino delgado	Dor abdominal variável, geralmente irritação peritoneal, toque retal: pode haver sangue, SG: pode haver sangue TC abdome: ar livre na cavidade abdominal, espessamento mesentérico, líquido livre no peritônio, pneumorretroperitônio	Tratamento cirúrgico
Cólons e reto	Dor abdominal variável, geralmente irritação peritoneal, toque retal: exame fundamental, pode haver sangue, TC abdome: ar livre na cavidade abdominal, pneumorretroperitônio, espessamento mesentérico, líquido livre no peritônio, hematoma ou ar intramural (triplo-contraste)	Tratamento cirúrgico
Bexiga intraperitoneal	Dor abdominal variável; irritação peritoneal pode estar presente SV: hematúria ou ausência de diurese FAST: líquido livre na cavidade TC abdome: líquido livre no peritônio, contraste fora do órgão	Tratamento cirúrgico

A, B, C, D, E = avaliação das vias aéreas, ventilação, circulação, minineurológica e exposição respectivamente; FAST = "focused abdominal sonography for trauma"; TC = tomografia computadorizada; SG = sonda gástrica; SV = sonda vesical; SNG = sonda nasogástrica.

BIBLIOGRAFIA

1. Cotton BA & Nance ML. Penetrating trauma in children. *Semin Pediatr Surg*, 13:87-97, 2004.

2. Pryor JP, Reilly PM, Dabrowski P, Grossman MC. Nonoperative management of abdominal gunshot wounds. *Ann Emerg Med*, 43:344-53, 2004.

3. Stylianos S. Outcomes from pediatric solid organ injury – role of standardized care guidelines. *Curr Opin Pediatr*, 17:402-406, 2005.

4. Tepas JJ, Frykberg ER, Schinco MA e cols. Pediatric trauma is very much a surgical disease. *Ann Surg*, 237:775-81, 2003.

5. White JR & Dalton HJ. Pediatric trauma: postinjury care in the pediatric intensive care unit. *Crit Care Med*, 30:478-88, 2002.

6. Intoxicações Agudas

Cláudio Schvartsman

INTRODUÇÃO

Acidente tóxico na criança e no adolescente é reconhecido, há muitos anos, como importante causa de morbidade nessa faixa etária. O problema tende a se agravar, não apenas em virtude da introdução crescente de novas substâncias químicas como também pela sua progressiva complexidade e pelo relativo desconhecimento dos seus efeitos sobre os seres humanos. Há ainda, as situações em que a presença de resíduos tóxicos nos alimentos e a contaminação ambiental (solo, água e ar) são responsáveis por intoxicações crônicas, cujos possíveis efeitos sobre a saúde, o crescimento e o desenvolvimento da criança ainda não estão bem esclarecidos.

No Brasil, estatísticas mais recentes têm demonstrado que os medicamentos continuam sendo os principais responsáveis por intoxicações humanas. Intoxicações por produtos domissanitários e por pesticidas de uso doméstico são mais frequentes em crianças de 0 a 4 anos, enquanto intoxicações por drogas de abuso são mais observadas em adolescentes de 15 a 19 anos.

ATENDIMENTO DA CRIANÇA INTOXICADA

O atendimento de um intoxicado grave é semelhante ao de qualquer outro doente portador de quadro clínico grave. As possíveis diferenças são a necessidade de conhecer e utilizar corretamente as medidas de descontaminação, os antídotos específicos, alguns procedimentos de eliminação e as peculiaridades do diagnóstico e da conduta terapêutica em algumas intoxicações que costumam ter evolução grave e acidentada.

A sequência das cinco etapas básicas no atendimento da criança vítima de um acidente tóxico continua sendo utilizada até o momento. As etapas são as seguintes: 1. estabilização; 2. reconhecimento da toxíndrome e identificação do agente causal; 3. descontaminação; 4. eliminação; e 5. antídotos.

Estabilização

Consiste na série de medidas para manter o paciente em condições apropriadas, corrigindo distúrbios graves ou que podem representar risco de morte, permitindo assim a realização das demais etapas terapêuticas. As providências básicas para estabilização inicial do paciente intoxicado são semelhantes às utilizadas em qualquer outra emergência clínica. Entre as medidas de suporte avançado especificamente relacionados com a toxicologia, citam-se:

- Nas síndromes coronarianas agudas e disritmias ventriculares associadas com intoxicação por cocaína são medicamentos de primeira escolha: os nitratos e os benzodiazepínicos. Pode-se considerar o uso de antagonistas α-adrenérgicos (fentolamina) nos casos refratários. Na taquicardia ventricular, hemodinamicamente estável, é recomendável o uso de bicarbonato de sódio e lidocaína, sendo contraindicados os betabloqueadores não seletivos.

- Na intoxicação por bloqueadores do canal de cálcio e por betabloqueadores, as infusões de cloreto de cálcio são recomendadas nos casos refratários ao tratamento convencional com catecolaminas vasopressoras.

- Nos casos de insuficiência respiratória induzida por opioides, o melhor tratamento é a ventilação. Antagonistas dos opioides (naloxona) e ventilação assistida devem ser iniciados logo que possível. Não convém concluir que o paciente não responde à naloxona, até que sejam administrados 4-6mg do medicamento.

- Bicarbonato de sódio é a primeira opção no tratamento das disritmias ventriculares e/ou hipotensão produzida pelos antidepressores tricíclicos. Quando forem resistentes, deve-se utilizar lidocaína.

Reconhecimento da toxíndrome e identificação do agente causal

Toxíndrome ou síndrome tóxica pode ser definida como um complexo de sinais e sintomas produzidos por doses tóxicas de substâncias químicas, que, apesar de diferentes, têm efeito mais ou menos semelhante. O reconhecimento da síndrome permite a identificação mais rápida do agente causal e, consequentemente, a realização do tratamento adequado.

Na história, quando o tóxico for conhecido, deve-se fazer uma esti

ACIDENTES

mativa da quantidade em contato com o organismo, o tempo decorrido desde o acidente até o atendimento, a sintomatologia inicial, o tipo de socorro domiciliar e os antecedentes médicos importantes. Quando o tóxico for desconhecido são dados suspeitos: início agudo da sintomatologia, idade entre 1 e 5 anos, pica, problemas domésticos, estado mental alterado, quadro clínico estranho ou complexo, excesso de medicamentos no domicílio e informações dos parentes ou dos companheiros.

O exame físico deve detalhar, além dos sinais usuais: características da pele e mucosas (temperatura, coloração, odor, hidratação), do hálito, da boca (lesões corrosivas, odor, hidratação), dos olhos (conjuntiva, pupila, movimentos extraoculares), sistema nervoso central (nível de consciência, escala do coma, estado neuromuscular), sistema cardiocirculatório (frequência e ritmo cardíacos, pressão arterial, perfusão) e sistema respiratório (frequência, movimentos respiratórios, ausculta).

Os dados de anamnese e o exame físico poderão permitir o reconhecimento das síndromes tóxicas (toxíndromes), algumas das quais já são bem caracterizadas, como as seguintes:

Síndrome anticolinérgica

Sintomatologia: rubor de face, mucosas secas, hipertermia, taquicardia, midríase, retenção urinária, agitação psicomotora, alucinações e delírios.

Principais agentes: atropina, derivados e análogos, anti-histamínicos, antiparkinsonianos, antidepressivos tricíclicos, antiespasmódicos, midriáticos, plantas da família Solanaceae, particularmente do gênero *Datura*.

Síndrome anticolinesterásica

Sintomatologia: sudorese, lacrimejamento, salivação, aumento das secreções brônquicas, diarreia, miose, bradicardia, fibrilações e fasciculações musculares.

Principais agentes: inseticidas organofosforados (incluindo gases militares, como o sarin), inseticidas carbamatos, fisostigmina, algumas espécies de cogumelos.

Síndrome narcótica

Sintomatologia: depressão respiratória, depressão neurológica, miose, bradicardia, hipotermia, hipotensão, hiporreflexia.

Principais agentes: opiáceos, incluindo também elixir paregórico, difenoxilato, loperamida.

Síndrome depressiva

Sintomatologia: depressão neurológica (sonolência, torpor, coma), depressão respiratória, cianose, hiporreflexia, hipotensão.

Principais agentes: barbitúricos, benzodiazepínicos, etanol.

Síndrome simpatomimética

Sintomatologia: midríase, hiper-reflexia, distúrbios psíquicos, hipertensão, taquicardia, piloereção, hipertermia, sudorese.

Principais agentes: cocaína, anfetamínicos (derivados e análogos), descongestionantes nasais, cafeína, teofilina.

Síndrome extrapiramidal

Sintomatologia: distúrbios do equilíbrio, distúrbios da movimentação, hipertonia, distonia orofacial, mioclonias, trismo, opistótono, parkinsonismo.

Principais agentes: fenotiazínicos, butirofenonas, fenciclidina, lítio.

Síndrome meta-hemoglobinêmica

Sintomatologia: cianose de pele e mucosas, de tonalidade e localização peculiar, palidez de pele e mucosas, confusão mental, depressão neurológica.

Principais agentes: acetanilida, azul de metileno, dapsona, doxorrubicina, fenazopiridina, furazolidona, nitratos, nitritos, nitrofurantoína, piridina, sulfametoxazol.

O reconhecimento da síndrome tóxica agiliza a identificação do agente causal e permite o tratamento mais adequado. A confirmação laboratorial da intoxicação tem valor relativamente pequeno no atendimento de emergência, em virtude da escassez de métodos adequados de detecção e da demora da obtenção dos resultados.

Os exames laboratoriais podem ser diretos (qualitativos ou quantitativos) ou indiretos. Exames diretos qualitativos ou semiquantitativos, como o "screening" urinário para drogas de abuso, podem ser úteis no esclarecimento do diagnóstico, detectando acetona, anfetaminas, anticolinérgicos, barbitúricos, benzoilecgonina, cafeína, canabinoides, cocaína, codeína, deidrocodeína, etanol, fenotiazínicos, heroína, morfina, nicotina. Além disso, podem detectar antidepressores tricíclicos, betabloqueadores, cloroquina, diquat, disopiramida, estricnina, glicois, herbicidas fenoxiclorados, isopropanol, metanol, metoclopramida, paracetamol, paraquat, salicilatos, teofilina.

Os exames quantitativos, geralmente realizados no sangue, são importantes no controle da intoxicação devida principalmente aos seguintes agentes: acetaminofeno (> 20mg/l), chumbo (> 25µg/dl), digitálicos (> 2ng/ml), etanol (> 100mg/dl), etilenoglicol (> 20mg/dl), fenobarbital (> 30µg/ml), ferro (> 300µg/dl), salicilato (> 30mg/dl), teofilina (20mg/ml).

Os exames indiretos consistem na dosagem de marcadores sugestivos de intoxicações. São exemplos a dosagem da atividade da colinesterase sanguínea e dos níveis de meta-hemoglobinemia. No primeiro caso, a queda superior a 50% é altamente sugestiva de intoxicação por inseticidas organofosforados e carbamatos. Meta-hemoglobinemia superior a 15% é acompanhada por sintomatologia tóxica.

Descontaminação

A descontaminação consiste no conjunto de medidas que têm o objetivo de diminuir a exposição do organismo ao tóxico. Dependem, evidentemente, do tipo de exposição, ou seja, da via pela qual o tóxico poderá ser absorvido. As principais vias são: gastrointestinal (ingestão), que é a forma mais comum em pediatria; respiratória (inalação ou aspiração) e transcutânea.

Descontaminação gastrointestinal

Medida rotineiramente utilizada há décadas. Nos últimos anos, sua eficácia tem sido questionada pela insuficiência de evidências científicas apropriadas. A seguir, a tendência atual sobre a realização dos diversos procedimentos habituais:

- A utilização do xarope de ipeca (medicamento emetizante) não é recomendável no atendimento em serviços hospitalares de emergência, bem como o seu uso rotineiro em todos os casos de ingestão.
- A lavagem gástrica não deve ser mais considerada rotineiramente. Seu uso deve ser analisado individualmente e está provavelmente reservado para os casos em que a ingestão inclua substância pouco adsorvida pelo carvão ativado (lítio e ferro) e em casos de apresentação precoce ao serviço de emergência, de pacientes sintomáticos e que tenham ingerido doses potencialmente perigosas de substância tóxica, respeitando-se as contraindicações (cáusticos e derivados do petróleo). Pacientes com depressão do sistema nervoso central apresentam risco a mais para aspiração do material gástrico para via respiratória. Essa é a principal complicação do procedimento de lavagem gástrica.
- Carvão ativado pode ser administrado nos casos de ingestão de produtos tóxicos que sejam adsorvidos pelo medicamento. Para sua maior eficácia, o procedimento deve ser realizado na primeira hora após a ingestão do tóxico e é possível que pacientes que se apresentam ao serviço de emergência após 2 a 3h, assintomáticos, não necessitem de medidas de descontaminação gastrointestinal.
- Administração de doses múltiplas de carvão ativado deve ser considerada nos pacientes que ingeriram doses elevadas de carbamazepina, dapsona, fenobarbital, quinino ou teofilina.
- Não há motivo para administração isolada de laxantes no tratamento do paciente intoxicado. A irrigação intestinal total (com a solução PEG) pode ser considerada apenas nos casos de ingestão de doses potencialmente tóxicas de drogas com revestimento entérico e de drogas mal adsorvidas pelo carvão ativado (ferro).

Descontaminação respiratória

Quando o tóxico é inalado ou aspirado, a providência imediata que continua a ser recomendada é a remoção da vítima do ambiente contaminado. Quando houver necessidade de intervenção de um socorrista, é indispensável que ele tome as medidas de proteção para não ser também afetado e que envolvem sempre a necessidade de promover a ventilação do ambiente contaminado.

Descontaminação cutânea

Nos casos de exposição cutânea é recomendável a lavagem corporal, realizada com água corrente, com especial atenção aos pontos comuns de depósito: cabelos, orelhas, axilas, região umbilical, região genital e região subungueal. Esse procedimento é indispensável nos casos de tóxicos bem absorvidos pela pele como, por exemplo, os inseticidas organofosforados.

Eliminação

Consiste em diversos tipos de medidas que têm por objetivo promover a excreção mais rápida e/ou mais intensa, do tóxico já absorvido pelo organismo. De modo geral, exigem atendimento em serviços bem equipados e por pessoal experiente. Conhecimento insuficiente da cinética do tóxico no organismo humano constitui sua principal contraindicação.

Diurese forçada

Procura aumentar, com o uso de medicamentos específicos e hiper-hidratação, o débito urinário e, consequentemente, a excreção da substância química que apresenta como sua principal via de eliminação do organismo, a via renal. Torna-se igualmente imprescindível que o tóxico envolvido apresente um baixo volume de distribuição. Até o momento, o medicamento mais utilizado para essa finalidade é a furosemida. A dose geralmente usada para crianças é de 1 a 3mg/kg, por via oral, e de 0,5 a 1,5mg/kg, por via parenteral. A hiper-hidratação é obtida pela administração de volumes 20 a 30% maiores do que o recomendado habitualmente para a faixa etária e a condição clínica.

Diurese alcalina

O objetivo é alterar o pH para tornar o tóxico mais polar ou iônico, dificultando sua passagem através das membranas biológicas, diminuindo principalmente a reabsorção pelo túbulo renal, aumentando consequentemente a excreção.

A medida é mais eficaz quando o tóxico tem baixa ligação proteica, baixo volume de distribuição, é ácido fraco e tem como principal via de eliminação a via renal. Incluem-se nessa lista intoxicações por fenobarbital, salicilatos, 2,4-D e antidepressores tricíclicos.

Administrar 1 a 2mEq/kg de bicarbonato de sódio em 3 a 4h. Controlar de hora em hora o pH urinário, que deve ser mantido em torno de 7,5 ou mais e monitorizar gases e eletrólitos sanguíneos.

Medidas dialisadoras
(Tabela XIII-10)

1. *Diálise peritoneal*

Consiste na eliminação do tóxico ou do metabólito tóxico do sangue,

ACIDENTES

Tabela XIII-10 • Agentes comumente dialisáveis.

Acetaminofeno	Cloroquina	Metais inôrganicos
Acetona	Colchicina	Metanol
Ácido fólico	Ciclosserina	Metildopa
Ácido salicílico	Ergotamina	Metilprednisolona
Álcool	Estricnina	Metilsalicilato
Amicacina	Etanol	Neomicina
Aminofilina	Etilenoglicol	Paraldeído
Atenolol	Fenacetina	Paraquat
Azatioprina	Fenitoína	Penicilina
Bacitracina	Fenobarbital	Potássio
Brometo	Fosfato	Procainamida
Canamicina	Fluoreto	Propranolol
Cânfora	5-Fluorouracil	Quinidina
Carbenicilina	Gentamicina	Quinino
Cefamandol	Inibidores da MAO	Salicilato
Cefalotina	Iodeto	Sódio
Chumbo	Iosoniazida	Sulfonamida
Cloranfenicol	Isopropanol	Tetraciclina
Cloreto	Lítio	Teofilina

utilizando o peritônio como membrana dialisadora. É mais fácil do que as outras medidas dialisadoras, não exige equipamento complexo ou dispendioso, mas é relativamente menos eficaz.

As indicações são: tóxicos com baixo peso molecular (< 500 dáltons); ligação proteica baixa, lipossolubilidade e baixo volume de distribuição. Atualmente, seu uso é bastante restrito em toxicologia.

2. *Hemodiálise*

Consiste em circular o sangue através de uma membrana semipermeável utilizando um método extracorpóreo. O tóxico existente no sangue é removido por difusão a favor do gradiente de concentração.

As indicações são: tóxicos de baixo peso molecular (< 500 dáltons), lipossolubilidade, ligação proteica e volume de distribuição baixos e concentrações plasmáticas elevadas.

Indicações clínicas: piora clínica apesar do tratamento correto, coma prolongado com complicações e insuficiência renal ou hepática. Indicações toxicológicas: história significativamente sugestiva de absorção de doses letais e exames laboratoriais mostrando níveis do tóxico potencialmente letal. De modo geral, as substâncias químicas para as quais a hemodiálise é indicada são as mesmas para as quais a diálise peritoneal é sugerida (ver Tabela XIII-10).

3. *Hemoperfusão*

Consiste na remoção de sangue arterial, fazendo-o circular através de um filtro extracorpóreo que contém substâncias adsorventes (resinas ou carvão ativado). Após isso, o sangue retorna para uma veia.

As indicações são semelhantes às das demais medidas dialisadoras. A ligação proteica não representa fator limitante para esse procedimento.

O "clearance" proporcionado pela hemoperfusão é sistematicamente superior ao da hemodiálise. Entretanto, não promove correção de nenhum distúrbio de equilíbrio acidobásico ou hidroletrolítico. Dessa maneira, em quadros tóxicos em que essas manifestações predominam, a hemodiálise passa a ser o procedimento de eleição, embora oferecendo "clearance" menor (por exemplo: intoxicação por aspirina).

Apesar da experiência limitada em terapêutica toxicológica, é justificável seu uso em intoxicações graves por barbitúricos, diquat, fenitoína, fenotiazínicos, paraquat e teofilina.

4. *Exsanguineotransfusão*

Consiste na remoção do sangue do paciente e reposição de sangue fresco.

O processo é indicado para remoção de tóxicos que apresentam meia-vida de eliminação sanguínea lenta ou que têm características que dificultam a ação de medidas dialisadoras.

A principal indicação é a meta-hemoglobinemia tóxica quando o antídoto (azul de metileno) for ineficaz. Pode ser útil na intoxicação por ácido bórico, bromatos, ferro, isoniazida e quinino.

É o mesmo utilizado em outras situações clínicas, realizando-se geralmente a troca de 1,5 a 2 volemias.

5. *Plasmaférese*

Consiste na retirada do organismo de um determinado volume de sangue, fazendo retornar todos os componentes sanguíneos, exceto o plasma, que é substituído por uma solução cristaloide.

Apesar da experiência limitada em toxicologia, o método é mais indicado para a remoção de tóxicos que apresentam elevada ligação proteica ou que apresentam características que dificultam a ação de medidas dialisadoras.

Existem referências limitadas sobre sua possível eficácia no tratamento da intoxicação por digitoxina, digoxina, fenitoína, propranolol, quinina e tobramicina.

Antídotos com evidências suficientes de eficácia

Acetilcisteína – tem efeito poupador de glutationa, prevenindo a formação de metabólitos hepatotóxicos do acetaminofeno. Sua principal indicação terapêutica é a intoxicação por esse medicamento. Outras indicações ainda não têm evidências suficientes. As doses usuais são de 140mg/kg, VO, e a seguir, 70mg/kg, VO, durante 3 dias.

Atropina – é antagonista dos estímulos colinérgicos nos receptores muscarínicos, com pouco efeito nos nicotínicos. Sua principal indicação, sobre a qual existem evidências suficientes, é o tratamento da intoxicação por inseticidas organofosforados e carbamatos. As doses usuais para crianças são de 0,01 a 0,05mg/kg, preferentemente por via IV, repetidas em intervalos de minutos até a melhora do quadro clínico ou o aparecimento de sinais de intoxicação atropínica.

Azul de metileno – medicamento que age como transportador de elétrons, ativando via da hexosemonofosfato eritrocitária, na qual a G-6-PD é enzima básica, permitindo a redução da meta-hemoglobina em hemoglobina. É indicado no tratamento das meta-hemoglobinemias tóxicas, particularmente as induzidas por derivados da anilina e nitritos. Em indivíduos com deficiência de G-6-PD, seus efeitos são menos evidentes.

BAL – ou dimercaprol é um quelador cujos grupos sulfidrila competem com os das enzimas teciduais na ligação com metais pesados. Existem evidências suficientes demonstrando sua eficácia no tratamento da intoxicação por arsênico e ouro e na encefalopatia saturnina (juntamente com o EDTA). As doses usais são de 2 a 4mg/kg, cada 4h no primeiro dia e, a seguir, doses menores em intervalos maiores. Como é de difícil manuseio, que somente pode ser aplicado por via IM em injeção muito dolorosa, apresentando, além disso, importantes efeitos colaterais, há atualmente tendência para o uso de outras alternativas.

Deferoxamina – é agente quelador com especial afinidade pelo ferro, com o qual forma um complexo hidrossolúvel rapidamente eliminado. Pode ser usado na intoxicação aguda, mas é mais indicado no tratamento da sobrecarga crônica de ferro. As doses devem ser individualizadas, utilizando-se genericamente 75mg/kg/dia, por via IM ou IV.

EDTA-cálcico – ou edatamil cálcio dissódico é agente quelador que forma complexos estáveis e hidrossolúveis com alguns metais pesados. Sua principal indicação é a intoxicação por chumbo. As doses usuais são de 30 a 50mg/kg/dia, cada 12h, por via IV ou IM, durante 5 dias. É mais usado no tratamento da encefalopatia saturnina, juntamente com o BAL. Dificuldade da administração, efeitos colaterais importantes e resultados nem sempre satisfatórios justificam a tendência atual de procura por medicamentos alternativos.

Etanol – age bloqueando a metabolização pela desidrogenase alcoólica de outros álcoois, particularmente metanol e etilenoglicol, impedindo a formação dos derivados que são tóxicos. As doses usuais têm por objetivo manter alcoolemia em torno de 100mg/dl, geralmente obtida com 50g de álcool, VO ou, se necessário, por via IV. Em virtude da incerteza sobre seus resultados, estão sendo procuradas alternativas terapêuticas.

Flumazenil – é medicamento que antagoniza a ação de benzodiazepínicos por inibição competitiva no complexo receptor GABA-benzodiazepina. Existem evidências suficientes sobre sua eficácia na reversão do coma induzido por esse grupo de drogas e relatos, que ainda necessitam confirmação, sobre a melhora da consciência de pacientes com intoxicação alcoólica. A dose usual inicial é de 0,01 a 0,02mg/kg, máximo de 0,2 a 0,3mg, por via IV, em 15s. A seguir, 0,01mg/kg, máximo de 0,1mg em intervalos de 1min, até a melhora do paciente, o que geralmente ocorre com menos de 3mg.

Hipossulfito – o hipossulfito (tiossulfato) de sódio faz parte do esquema terapêutico da intoxicação cianídrica grave juntamente com os nitritos e pode ser de uso isolado na intoxicação leve. Transforma o cianeto em tiocianato, que é rapidamente eliminado e bem menos tóxico. Sua ação é lenta e exige a presença da enzima rodanase. As doses usuais são de 1,5ml/kg da solução a 25% para crianças e 50ml para adultos, por via IV.

Naloxona – é considerado medicamento de primeira escolha no tratamento da intoxicação por opiáceos. Atua como antagonista puro, podendo ser usado mesmo quando houver dúvida diagnóstica. As doses utilizadas são de 0,1mg/kg, bem maiores do que as inicialmente recomendadas, para crianças com menos de 5 anos e de 2,0mg para crianças maiores, de preferência por via IV.

Nitritos – os nitritos, de amila e de sódio, continuam sendo os medicamentos mais utilizados no tratamento da intoxicação cianídrica grave. Induzem a formação de meta-hemoglobina, que, ligando-se ao cianeto, forma um complexo, que apesar de dissociável, é menos tóxico e facilita a ação do hipossulfito, que é administrado a seguir. As doses usuais são: nitrito de amila, inalação de 30s a cada minuto, enquanto é preparado o nitrito de sódio, que é administrado na dose de 0,3ml/kg da solução a 3%, por via IV.

Piridilaldoxima – é um reativador de colinesterase utilizado na intoxicação por inseticidas organofosforados, no tratamento das manifestações nicotínicas. Não deve ser usada na intoxicação por inseticidas carbamatos, apesar de eles serem também inibidores da colinesterase. A dose recomendada é de 20 a 40mg/kg, para crianças, preferentemente por via IV. Em crianças maiores e adultos as doses são de 400 a 1mg como dose inicial e, a seguir, 200mg repetidos várias vezes, até 1 a 2g/dia.

Vitamina K1 – ou fitonadiona, é utilizada para restaurar o tempo

ACIDENTES

de protrombina e interromper o sangramento na intoxicação por medicamentos ou pesticidas anticoagulantes. A dose usualmente recomendada para crianças é de 5 a 10mg, por VO, repetida várias vezes por dia. Por via IM, a dose costuma ser de 1 a 5mg.

AGENTES COMUMENTE RESPONSÁVEIS POR INTOXICAÇÕES GRAVES

Acetaminofeno

O tratamento de primeira escolha continua sendo a N-acetilcisteína, cuja principal função é prevenir o aparecimento de lesão hepática. A dosagem usualmente recomendada é de uma dose inicial de 140mg/kg em solução a 5%, seguida por 70mg/kg cada 4h durante três dias, por VO. Pode-se usar também a via IV, com dose inicial de 150mg/kg em 15min e, a seguir, 300mg/kg, em infusão contínua durante 24h.

O risco de desenvolvimento de lesão hepática pode ser avaliado pelo nomograma de Rumack-Matthew, que considera a existência de risco provável com níveis plasmáticos superiores a 200µg/ml 4h após a ingestão ou superiores a 25µg/ml, 16h após a ingestão.

Antidepressores tricíclicos

Fisostigmina – admite-se que pode reverter as manifestações anticolinérgicas e que favorece uma recuperação mais rápida do coma. Sua validade no tratamento dos distúrbios cardiocirculatórios e neurológicos mais graves é atualmente discutida, havendo relatos sobre seus possíveis efeitos lesivos.

A dose recomendada para adultos é de 1 a 2mg lentamente por via IV. Para crianças, dose inicial de 0,5mg, por via IV, repetida até um máximo que não deve ultrapassar a dose de adulto.

Carvão ativado – seu uso é recomendável em virtude da capacidade significativa de adsorver os antidepressores. Sugere-se também a administração seriada para interromper a recirculação êntero-hepática do tóxico. Dose inicial de 1g/kg, seguida por 20 a 25g cada 4 a 6h.

Medidas dialisadoras – a farmacocinética dos antidepressores não justifica seu uso. No entanto, existem referências sobre alguma eficácia da hemoperfusão com *Amberlite*. O procedimento pode ser tentado nos casos graves.

Tratamento dos distúrbios cardiocirculatórios – são mais usados para o tratamento das alterações de ritmo, os medicamentos a seguir relacionados. A escolha, bem como o modo de usar, dependem da experiência do serviço: a) fenitoína: atenua os efeitos depressivos sobre a condução intracardíaca e sobre a contratibilidade do miocárdio. Deve ser administrada lentamente por via IV; b) lidocaína: deve ser usada com cautela no tratamento das disritmias ventriculares, pois quando em doses eleva-

703

das pode potencializar a depressão miocárdica produzida pelo medicamento tricíclico; c) quinidina: não deve ser usada na intoxicação, assim como os demais antiarrítmicos da classe Ia, pois potencializa a ação depressora; d) propranolol: não deve ser usado na intoxicação, assim como os demais betabloqueadores.

Hipotensão arterial – deve ser tratada inicialmente com reposição de volume. Quando ineficaz, justificam-se aminas vasopressoras (dobutamina ou norepinefrina).

Tratamento do desequilíbrio acidobásico e convulsões – são tratados de acordo com a rotina terapêutica habitual.

Barbitúricos

Carvão ativado – sua eficácia é significativa. Deve ser administrado, mesmo decorridas várias horas após ingestão. A dose usual é de 1g/kg.

Diurese iônica – alcalinização do paciente é justificada para correção da acidose metabólica e como procedimento para aumentar a excreção do barbitúrico.

Como o pKa do fenobarbital é 7,2, o objetivo é produzir um pH no compartimento urinário mais elevado, no qual sua ionização é favorecida e consequentemente dificultada sua reabsorção. Para os barbitúricos de ação rápida, que apresentam pKa entre 7,6 e 7,9, o procedimento é menos eficaz.

Administram-se bicarbonato de sódio e soluções hidratantes para produção de uma diurese de 3 a 4ml/kg/min e um pH urinário entre 7,45 e 7,5. Para atingir esses valores, a terapêutica envolve riscos e exige que as funções cardíaca e renal estejam conservadas. Bicarbonato pode ser administrado na dose de 2mEq/kg, por via IV, durante a primeira hora, seguida geralmente por 2mEq/kg cada 6 e 8h.

Hemoperfusão – é indicada nos casos graves, na ingestão de doses ou presença de níveis sanguíneos de barbitúricos potencialmente letais ou nos casos que não estão respondendo ao tratamento usual. É mais recomendada na intoxicação por fenobarbital e é a única medida dialisadora que parece ter alguma eficácia na intoxicação por barbitúricos de ação rápida. Realiza-se, de preferência, com resina XAD-4.

Hemodiálise – pode ser usada na intoxicação grave. O procedimento não parece ser útil na intoxicação por barbitúricos de ação rápida em virtude de seu maior volume de distribuição, maior ligação proteica e intensa metabolização hepática.

Geral – a base do tratamento é o controle das condições respiratórias e cardiocirculatórias, dos equilíbrios acidobásico, metabólico e hidroeletrolítico.

Cianetos

Existem vários esquemas terapêuticos, mas apenas três são ainda empregados:

ACIDENTES

1. Nitrito de amila + nitrito de sódio + hipossulfito de sódio. Apesar de antigo e de envolver numerosos riscos, parece ainda ser o mais eficaz. Posologia e modo de usar já foram descritos.

2. Hidroxicobalamina – mais utilizada na prevenção da intoxicação cianídrica durante o uso do nitroprussiato. Infusão intravenosa, 25mg/h. Na intoxicação aguda, recomendam-se doses elevadas: 4g, por via IV.

3. Tetracemato dicobáltico – ainda não disponível no Brasil. Recomendam-se 300mg por via IV, seguidos por 50ml de soro glicosado a 5%.

Controle das condições respiratórias – pneumonia aspirativa e edema agudo de pulmão são complicações relativamente frequentes.

Correção dos distúrbios hidroeletrolíticos e acidobásicos e convulsões – devem ser tratados de acordo com os protocolos habituais.

Inseticidas organofosforados

Atropina – é antagonista não competitivo dos efeitos muscarínicos e sobre o sistema nervoso central. Deve sempre ser administrada em qualquer caso de intoxicação e em doses bem maiores do que as normalmente usadas. Posologia e modo de usar já foram descritos.

Pralidoxima (Contrathion®) – é um reativador da colinesterase eficaz contra os efeitos nicotínicos da intoxicação. Não atua sobre os efeitos muscarínicos e do sistema nervoso central. Deve ser aplicado precocemente, pois a ligação colinesterase-fosforado torna-se estável com o passar do tempo. Posologia e modo de usar já foram descritos.

Controle das condições cardiorrespiratórias – o grande aumento das secreções brônquicas pode simular um quadro de edema agudo do pulmão. Como não é cardiogênico, não responde ao tratamento convencional.

Correção dos distúrbios hidroeletrolíticos e acidobásicos – alcalinização com bicarbonato deve ser realizada nos pacientes que apresentam acidose metabólica. Existem relatos sobre a possível eficiência da alcalinização como procedimento de degradação do fosforado que, no entanto, exigem confirmação.

Convulsões – são tratadas com diazepínicos por via IV.

Medicamentos contraindicados – fisostigmina, succinilcolina, fenotiazínicos e morfina e similares.

Monóxido de carbono

Devem ser internados em UTI os pacientes que apresentam:
- Inconsciência.
- Distúrbios neuropsíquicos.
- Dores torácicas do tipo isquêmica.
- Hipopotassemia significativa.
- Acidose metabólica ou hipóxia significativa.

- Distúrbios eletrocardiográficos.
- Sintomatologia e níveis de COHb superiores a 25%.
- Doença cardiovascular prévia e níveis de COHb superiores a 15%.
- Gestantes com níveis de COHb superiores a 10%.

Câmara hiperbárica – quando for disponível, esse procedimento deve ser tentado, apesar dos resultados controversos, especialmente nos pacientes sintomáticos com COHb superior a 40%. Utilizam-se geralmente 2,5 a 3 atmosferas.

Exsanguineotransfusão – apesar de alguns relatos sobre possíveis bons resultados, atualmente é pouco indicada.

Geral – controle das condições neurológicas, respiratórias, cardíacas, hidroeletrolíticas e metabólicas.

Opiáceos

Naloxona – constitui, até o momento, o medicamento de escolha para tratamento da intoxicação aguda pela maioria dos opiáceos. Deve ser administrada a todo paciente sintomático, mesmo quando houver dúvida diagnóstica ou houver intoxicação múltipla. É considerado antagonista puro dos opiáceos. Posologia e modo de usar já foram descritos.

Nalorfina – antagonista parcial dos opiáceos. Atualmente considerado como medicamento obsoleto ou de segunda escolha. Somente deve ser utilizado quando a naloxona não for disponível e não houver dúvida diagnóstica. A dose usual é 0,1mg/kg, por via IV.

Geral – controle das condições respiratórias, cardiocirculatórias e neurológicas, além de correção dos distúrbios hidroeletrolíticos e metabólicos.

Paraquat

Terra de Fuller – é o adsorvente mais recomendado nos casos de ingestão, sendo usado em suspensão a 30%. Quando não disponível, pode-se utilizar carvão ativado (1g/kg) ou suspensão de bentonita a 7%.

Hemoperfusão – apesar dos resultados controversos, a hemoperfusão deve ser tentada após ingestão de grandes doses ou quando os níveis sanguíneos forem elevados. É conveniente a realização de hemoperfusão seriada, em sessões de 8h diárias, durante vários dias.

BIBLIOGRAFIA

1. AAP. Poison treatment in the home. *Pediatrics*, 112(5):245, 2003.
2. Bond GR. The role of actiovated charcoal and gastric emptying in gastrointestinal decontamination. *Ann Emergency Med*, 39(3):145, 2002.
3. Borkan SC. Extracorporeal therapies for acute intoxications. *Critical Care Clin*, 18(2):92, 2002.
4. Ellenhorn MJ & Barceloux DG. *Medical Toxicology*. 2nd ed., Williams & Wilkins, Baltimore, 1997.

5. Homan CS & Ryan JG. Enhancement of elimination. In Vicellio P: *Handbook of Medical Toxicology*. Little, Brown, Boston, 1993.

6. Mokhlesi B & Corbridge T. Toxicology in the critically ill patient. *Clin Chest Med*, 4(4):110, 2003.

7. Schvartsman S. *Antídotos, Antagonistas e Medicamentos Úteis em Toxicologia*. ANDEF, São Paulo, 1989.

8. Schvartsman S. *Intoxicações Agudas*. 4ª ed., Sarvier, São Paulo, 1991.

9. SINITOX. Casos registrados de intoxicação humana por agente tóxico e faixa etária, Brasil, 2001. www.fiocruz.br/cict/informacao/intoxicacoeshumanas/2001.

10. Zimmerman JL. Poisoning and overdoses in the intensive care unit: general and specific management issues. *Crit Care Med*, 31(12):125, 2003.

7. ACIDENTES POR ANIMAIS PEÇONHENTOS

Milena de Paulis
Rodrigo Locatelli Pedro Paulo

INTRODUÇÃO

Na faixa etária pediátrica os acidentes por animais peçonhentos têm sua importância apesar de não serem tão frequentes como nos adultos, porém, quando ocorrem, são de maior gravidade. Como a quantidade de toxina injetada é a mesma, a concentração nos órgãos-alvo é mais alta na criança.

ACIDENTE OFÍDICO

O acidente ofídico mais frequente no Brasil é o botrópico (jararaca, 87%), seguido do crotálico (cascavel, 9%) e, com baixa frequência, do laquético (por surucucu, 2%) e do elapídico (cobra coral, < 1%).

Gênero *Bothrops*

Estão distribuídas em todo território nacional. O veneno dessas serpentes possui ações proteolíticas, coagulantes e hemorrágicas.

Quadro clínico

No local da picada, há dor e edema endurado de instalação precoce e caráter progressivo. Epistaxes, hematêmese, equimoses e sangramentos são frequentes. Infartamento ganglionar e bolhas podem aparecer na evolução, acompanhados ou não de necrose.

As manifestações sistêmicas compreendem hemorragias a distância, náuseas, vômitos, sudorese, hipotensão arterial, insuficiência renal aguda, e, mais raramente, choque. As complicações locais incluem síndrome compartimental, abscesso (principalmente por bacilos Gram-negativos, anaeróbios e raramente por cocos Gram-positivos) e necrose. A IRA é a principal causa de óbito.

Exames complementares

Os exames laboratoriais mostram o tempo de coagulação alterado, com tendência a incoagulabilidade. É importante para elucidação diagnóstica e para o acompanhamento dos casos. O hemograma revela leucocitose com neutrofilia e desvio para esquerda, às vezes, plaquetopenia e anemia (por hemorragias). No exame de urina, há proteinúria, hematúria e leucocitúria. Outros exames a serem realizados são: dosagem de ureia, creatinina, glicose, eletrólitos, se houver indicação clínica.

Os métodos de imunodiagnóstico detectam os antígenos do veneno botrópico por meio da técnica de ELISA.

Tratamento

Manter o segmento picado elevado e estendido, medicações para alívio da dor (dipirona e opioides). Manter o paciente hidratado, com diurese entre 1 e 2ml/kg/h. Antibioticoterapia se houver evidência de infecção. Inicialmente cefalosporinas de 2ª ou 3ª geração, e, se necessário, associação de metronidazol ou clindamicina.

Se houver síndrome compartimental, realizar precocemente a fasciotomia.

Se IRA presente, instituir diálise precocemente.

Administração, o mais precoce possível, do soro antibotrópico (SAB) endovenoso e, na falta dele, das associações antibotrópico-crotálica (SABC) ou antibotrópico-laquética (SABL). A posologia está indicada na tabela XIII-11.

Gênero *Crotalus*

São os acidentes botrópicos com maior coeficiente de mortalidade. O veneno dessas serpentes possui ações neurotóxicas (bloqueio do impulso nervoso no nível da junção neuromuscular), miotóxicas e coagulantes.

Quadro clínico

As manifestações locais são discretas, podendo haver edema e eritema no local da picada, parestesia local e algumas vezes dor leve.

Precocemente, podem aparecer sintomas gerais como mal-estar, prostração, sudorese, náuseas, vômitos, sonolência ou inquietação e secura da boca. Nas primeiras horas, devido à ação neurológica do veneno, pode ocorrer ptose palpebral, flacidez da musculatura da face, alteração do diâmetro pupilar, oftalmoplegia, visão turva e/ou diplopia. A ação miotóxica provoca dores musculares generalizadas e rabdomiólise, levando à mioglobinúria. Ocorre aumento do

ACIDENTES

Tabela XIII-11 • Acidente botrópico: classificação quanto à gravidade e soroterapia recomendada.

Manifestações e tratamento	Classificação		
	Leve	Moderada	Grave
Locais • Dor • Edema • Equimose	Ausentes ou discretas	Evidentes	Intensas**
Sistêmicas • Hemorragia grave • Choque • Anúria	Ausentes	Ausentes	Presentes
Tempo de coagulação (TC)*	Normal ou alterado	Normal ou alterado	Normal ou alterado
Soroterapia (número de ampolas) SAB/SABC/SABL***	2-4	4-8	12
Via de administração	Endovenosa		

* TC normal: até 10min; TC prolongado: de 10 a 30min; TC incoagulável: > 30min.
** Manifestações locais intensas podem ser o único critério para classificação de gravidade.
*** SAB = soro antibotrópico; SABC = soro antibotrópico-crotálico; SABL = soro antibotrópico-laquético.

tempo de coagulação em 40% dos pacientes, mas sangramentos graves são raros.

As principais complicações são a insuficiência renal aguda com necrose tubular, geralmente de instalação nas primeiras horas, e a insuficiência respiratória.

Exames complementares

Os exames laboratoriais mostram elevação de creatinoquinase (CPK), desidrogenase láctica (DHL), aspartase-amino-transferase (AST), aspartase-alanino-transferase (ALT) e aldolase. Se houver oligúria e insuficiência renal, ocorre elevação dos níveis de ureia, creatinina, ácido úrico, fósforo, potássio e queda do cálcio sérico. O hemograma mostra leucocitose com neutrofilia, desvio para a esquerda. Na urina, pode haver hematúria, hemoglobinúria e proteinúria. O tempo de coagulação pode estar alterado.

Tratamento

A hidratação adequada é de fundamental importância na prevenção da IRA e manter o fluxo urinário de 1ml a 2ml/kg/h. A diurese pode ser induzida com uso de manitol ou furosemida. O pH urinário deve ser mantido acima de 6,5 por meio de alcalinização EV. Diálise se IRA presente. Alívio da dor com analgésicos não opioides.

O soro anticrotálico (SAC) endovenoso deve ser administrado conforme a tabela XIII-12.

Gênero *Lachesis*

O veneno tem ações proteolíticas, coagulantes, hemorrágicas e neurotóxicas.

Quadro clínico

No local da picada predominam a dor e o edema, podendo surgir vesículas e bolhas de conteúdo seroso ou sero-hemorrágico. As manifestações hemorrágicas limitam-se ao local da picada. Os distúrbios neurotóxicos como hipotensão arterial, tonturas, bradicardia, cólicas, visão escura e diarreia, constituem a *síndrome vagal*, são as principais manifestações sistêmicas.

Síndrome compartimental, infecção secundária, necrose e déficit funcional podem ocorrer.

Tratamento

Tratamento é igual ao do acidente botrópico.

O soro antilaquético (SAL) ou soro antibotrópico-laquético (SABL) deve ser administrado o mais precocemente possível, na dose de 10 a 20 ampolas.

Gênero *Micrurus*

O veneno elapídico é neurotóxico. As neurotoxinas atuam de modo semelhante ao do curare. Pode evoluir para insuficiência respiratória aguda, causa de óbito nesse tipo de envenenamento.

Tabela XIII-12 • Acidente crotálico: classificação quanto à gravidade e soroterapia recomendada.

Manifestações e tratamento	Classificação (avaliação inicial)		
	Leve	Moderada	Grave
Fáscies miastênica e visão turva	Ausente ou tardia	Discreta ou evidente	Evidente
Mialgia	Ausente ou discreta	Discreta	Intensa
Urina vermelha ou marrom	Ausente	Pouco evidente ou ausente	Presente
Oligúria ou anúria	Ausente	Ausente	Presente ou ausente
Tempo de coagulação (TC)	Normal ou alterado	Normal ou alterado	Normal ou alterado
Soroterapia SAB/SABC*	5 ampolas	10 ampolas	20 ampolas
Via de administração	Endovenosa		

* SAB = soro antibotrópico; SABC = soro antibotrópico-crotálico.

ACIDENTES

Quadro clínico

No local da picada, a dor é discreta e, geralmente, há parestesia. Inicialmente, aparecem vômitos, seguidos, precocemente, por fraqueza muscular com ptose palpebral, oftalmoplegia e fáscies miastênica. Associado a esse quadro pode haver dificuldade em manter a posição ereta, mialgia e disfagia. Na evolução, pode ocorrer paralisia da musculatura respiratória com insuficiência respiratória aguda e apneia.

Tratamento

A insuficiência respiratória deve ser tratada com suporte ventilatório (ventilação mecânica se necessário). Deve ser realizado um teste com administração de anticolinesterásico endovenoso, o cloridrato de edrofônio (Tensilon®) ou neostigmina, pois ele reverte rapidamente a sintomatologia respiratória. Se houver resposta ao teste, deve ser realizada manutenção com neostigmina (sempre precedida de atropina) a cada 4h, ou menos se necessário. A dose da neostigmina é de 0,005mg/kg, IV, no máximo de 0,5mg e do cloridrato de edrofônio é de 0,25mg/kg, IV, no máximo de 10mg.

O soro antielapídico (SAE) deve ser administrado na dose de 10 ampolas, por via EV.

ARANEÍSMO

No Brasil, existem três gêneros de aranhas de importância médica: *Phoneutria*, *Loxosceles* e *Latrodectus*. Os acidentes causados por *Lycosa* (aranha-de-grama), bastante frequentes e pelas caranguejeiras, muito temidas, são destituídos de maior importância.

Phoneutria

São conhecidas popularmente como aranhas armadeiras. Distribuídas por todo território nacional. Seu veneno é neurotóxico.

Quadro clínico

A dor imediata no local da picada é o sintoma mais frequente seguido de edema, eritema, parestesia e sudorese no local da picada (dois pontos de inoculação).

Nos casos moderados e graves, os sintomas gerais são: taquicardia, agitação psicomotora, visão "turva", sudorese profusa, sialorreia, vômitos frequentes, diarreia, priapismo, hipertonia muscular, hipotensão arterial, choque e edema pulmonar agudo.

Nos casos graves, há leucocitose com neutrofilia, acidose metabólica, hiperglicemia e taquicardia sinusal.

Tratamento

A dor local deve ser tratada com infiltração local de lidocaína a 2%, sem vasoconstritor (1 a 2ml em crianças) em intervalos de 60 a 90min se recorrência. Podem ser utilizados calor local e analgésicos (opioides se necessário).

Soroterapia antiaracnídica (SAAr) endovenosa indicada em crianças com manifestações sistêmicas e nos acidentes graves. Nos casos graves de 5 a 10 ampolas, IV.

Loxosceles

Popularmente conhecidas como aranhas marrons. O veneno tem ação lítica sobre a membrana celular das hemácias e do endotélio vascular, provocando intensa reação inflamatória com necrose.

Quadro clínico

A picada é na maioria das vezes imperceptível. A forma cutânea (87 a 98% dos casos) de instalação lenta e progressiva é caracterizada por dor, edema e eritema no local da picada, bolha, dor em queimação, equimose, lesões hemorrágicas focais, áreas de isquemia (pálidas) e necrose seca. Pode ser acompanhada de: astenia, febre alta nas primeiras 24h, cefaleia, exantema morbiliforme, petéquias, mialgia, visão turva, sonolência, irritabilidade e coma.

Na forma cutaneovisceral além do comprometimento cutâneo, observam-se manifestações clínicas em virtude de hemólise intravascular como anemia, icterícia e hemoglobinúria que se instalam geralmente nas primeiras 24h. Esse quadro pode ser acompanhado de petéquias e equimoses, relacionadas a CIVD.

Nos exames laboratoriais, na forma cutânea, observa-se leucocitose com neutrofilia. Na forma hemolítica, observa-se anemia aguda, plaquetopenia, reticulocitose, hiperbilirrubinemia indireta, queda dos níveis séricos de haptoglobina, elevação dos níveis séricos de potássio, creatinina e ureia e coagulograma alterado.

Tratamento

Para a dor, utilizam-se analgésicos não-opioides (dipirona) e compressas frias. Cuidados locais na ferida e antibiótico sistêmico se necessário. Embora sem estudos controlados, algumas medicações vêm sendo utilizadas para reduzir a resposta inflamatória, como prednisona (1mg/kg/dia, por cinco dias) e dapsona (50 a 100mg/dia, VO por duas semanas).

No caso de manifestações sistêmicas pode ser necessária a transfusão de hemácias, além de medidas para IRA.

Soroterapia antiaracnídica ou antiloxoscélico até 36h do acidente endovenoso. Nos casos viscerais, 10 ampolas, IV.

Latrodectus

São conhecidas popularmente como viúvas-negras. O veneno é neurotóxico.

Quadro clínico

A dor local é intensa, evoluindo para sensação de queimadura 15 a 60min após a picada. As alterações motoras que podem aparecer são: contrações espasmódicas musculares, hiperreflexia, movimentação incessante, além de contratura da face com trismo dos masseteres que caracteriza a fáscies latrodectísmica (5% dos casos). Alterações do SNA, como hipertensão, taquicardias ou bradicardias, sudoreses, retenção urinária, vômitos, sialorreia e, nos raros casos graves, hipotensão arterial e choque.

Tratamento

O tratamento sintomático compreende o uso de analgésicos, além de outras medicações como benzodiazepínicos e clorpromazina. Os pacientes devem ficar em observação por 24h.

O soro antilatrodectus (SALatr) deve ser utilizado nos casos graves na dose de uma a duas ampolas por via IM.

ESCORPIONISMO

Os acidentes escorpiônicos têm importância devido à frequência com que ocorrem e à gravidade, principalmente em crianças picadas pelo *Tityus serrulatus*, *Tityus Bahiensis* e *Tityus stigmurus*. O veneno tem ação neurotóxica. Esses mediadores determinam o aparecimento de manifestações orgânicas com efeitos simpáticos e parassimpáticos.

Quadro clínico

A dor local pode ser acompanhada por parestesias. A gravidade depende da espécie, do tamanho da criança, da quantidade de veneno inoculado e do tratamento precoce. Os acidentes nas crianças costumam ser moderados ou graves e as manifestações sistêmicas. As manifestações sistêmicas podem ocorrer de minutos até poucas horas após, e as mais importantes são náuseas, vômitos, sialorreia, dor abdominal, arritmias cardíacas, hipertensão, hipotensão, insuficiência cardíaca, edema agudo de pulmão, choque, agitação, sonolência, tremores, confusão mental e paralisias.

O óbito está relacionado às complicações como edema pulmonar agudo e choque.

O ECG demonstra arritmias variadas que desaparecem, na grande maioria dos casos, em três dias. A radiografia de tórax pode revelar aumento da área cardíaca e edema pulmonar. A ecocardiografia, nas formas graves, mostra hipocinesia transitória do septo interventricular e da parede posterior do ventrículo esquerdo, às vezes, associada à regurgitação mitral.

Os exames laboratoriais mostram glicemia elevada nas primeiras horas após as picadas, aumento de CK-MB, amilasemia costuma estar elevada, o hemograma com leucocitose e neutrofilia, hipopotassemia e hiponatremia.

Tratamento

Alívio da dor por infiltração de lidocaína a 2% sem vasoconstritor (1 a 2ml para crianças e 3 a 4ml para adultos) no local da picada ou administração de dipirona. Tratar os distúrbios hidroeletrolíticos e acidobásicos. Manter boa diurese sem hiper-hidratação. A dor local e os vômitos melhoram rapidamente após a administração da soroterapia específica, ao contrário do que ocorre com a sintomatologia cardiovascular.

A administração da soroterapia antiescorpiônica endovenosa deve ser feita da seguinte maneira:

- casos moderados: administrar de duas a três ampolas;
- casos graves: administrar de quatro a dez ampolas.

ACIDENTES POR HIMENÓPTEROS

Os insetos da ordem Hymenoptera de importância médica compreendem três famílias: Apidae (abelhas e mamangavas), Vespidae (vespa amarela, vespão e marimbondo) e Formicidae (formigas).

Quadro clínico

As manifestações clínicas podem ser: alérgicas e tóxicas (múltiplas picadas).

Sintomas locais: dor aguda local após uma ferroada, que tende a desaparecer em minutos, deixando vermelhidão, prurido e edema por várias horas ou dias.

Reações sistêmicas: apresentam-se como manifestações clássicas de anafilaxia 2 a 3min após a picada. Podem estar presentes sintomas gerais como cefaleia, vertigens e calafrios, agitação psicomotora, sensação de opressão torácica e outros sinais e sintomas:

- *tegumentares*: prurido generalizado, eritema, urticária e angioedema;
- *respiratórias*: rinite, edema de laringe e árvore respiratória, dispneia, rouquidão, estridor e respiração asmatiforme e broncoespasmo;
- *digestivas*: prurido no palato ou na faringe, edema dos lábios, língua, úvula e epiglote, disfagia, náuseas, cólicas abdominais ou pélvicas, vômitos e diarreia;
- *cardiocirculatórias*: a hipotensão é o sinal maior. Podem ocorrer palpitações, arritmias cardíacas.

Reações alérgicas tardias: manifestam-se vários dias após a picada como artralgias, febre e encefalite.

Manifestações tóxicas: ocorre na síndrome do envenenamento (grande quantidade de veneno inoculada nos ataques múltiplos). Além de todas as manifestações já descritas ocorrem hemólise intravascular e rabdomiólise. Podem ocorrer torpor, coma, hipotensão arterial, oligúria/anúria e insuficiência renal aguda.

As reações de hipersensibilidade podem levar o indivíduo à morte.

Na síndrome do envenenamento (geralmente mais de 500 picadas), as complicações mais frequentes são os distúrbios hidroeletrolíticos e acidobásico graves, anemia aguda, depressão respiratória e IRA

Tratamento

Remoção dos ferrões com raspagem com lâminas e não pelo pinça-

ACIDENTES

mento de cada um deles para não espremer a glândula ligada ao ferrão e inocular no paciente o veneno ainda existente.

Analgesia com dipirona por via parenteral.

Nas reações anafiláticas, administrar adrenalina 1:1.000, por via SC, iniciando-se com 0,01ml/kg, podendo ser repetida duas a três vezes com intervalos de 30min.

Os glicocorticoides e os anti-histamínicos não controlam as reações graves, mas reduzem a duração e a intensidade dessas manifestações. Pode-se administrar hidrocortisona 4mg/kg a cada 4h ou metilprednisolona, 1mg/kg a cada 6h nas crianças.

Uso tópico de corticoides e anti-histamínicos, VO, podem ser utilizados para alívio das reações alérgicas tegumentares, nos casos leves.

Para o broncoespasmo, podem-se utilizar inalações com β_2-adrenérgico e oxigênio.

Medidas gerais de suporte.

BIBLIOGRAFIA

1. Azevedo-Marques MM, Cupo P, Hering SE. Acidente crotálico. In Schvartsman S: *Plantas Venenosas e Animais Peçonhentos*. 2ª ed., Sarvier, São Paulo, 1992.

2. *Manual de Diagnóstico e Tratamento de Acidentes por Animais Peçonhentos*. Ministério da Saúde, Fundação Nacional de Saúde (FUNASA), 2001.

3. *Manual de Vigilância Epidemiológica. Acidente por animais peçonhentos. Identificação, diagnóstico e tratamento*. Centro de Vigilância Epidemiológica "Professor Alexandre Vranjac" e Instituto Butantan, 1993.

4. Oliveira JS, Campos JA, Costa DM. Acidentes por animais peçonhentos na infância. *J Pediatr*, 75(Suppl 2):251-8, 1999.

5. Stape A, Sá FRN. Acidentes por animais peçonhentos. In Knobel E e cols.: *Terapia Intensiva – Pediatria e Neonatologia*. Atheneu, Rio de Janeiro, 2005.

Parte XIV. Miscelânea

coordenador • *Eduardo Juan Troster*

1. Cuidados Perioperatórios

Eliana Laurenti
Maurício Macedo
Karine Furtado Meyer

AVALIAÇÃO E PREPARAÇÃO PRÉ-ANESTÉSICAS

A preparação pré-anestésica da criança inclui a avaliação clínica e laboratorial pré-operatória, e as decisões a respeito do jejum e da pré-medicação farmacológica.

Avaliação clínica e laboratorial

O objetivo da avaliação pré-operatória é obter a história clínica, realizar o exame físico, avaliar os exames laboratoriais e estabelecer contato com a criança e com os pais.

A história deve incluir uma revisão do período neonatal, avaliar a presença de anomalias congênitas ou doenças coexistentes, tendência a sangramentos, presença de anemia, febre, crises convulsivas, diarreia, vômitos, reações alérgicas prévias, alguma infecção recente ou recorrente de via respiratória alta ou exposição a doença transmissível. As medicações que a criança está ingerindo devem ser relatadas. Experiências anestésicas prévias devem ser informadas, buscando informações sobre dificuldades encontradas principalmente em relação a vias aéreas, intubação, acesso venoso, bradicardia, saturação de oxigênio, agitação e resposta prévia à pré-medicação. Pesquisar história familiar de complicações relacionadas à anestesia.

O exame físico inclui avaliações cardíaca e pulmonar e procura por afecções de trato respiratório alto (febre, tosse, coriza). Um sopro cardíaco previamente desconhecido deve ser avaliado para uma cirurgia eletiva. A presença de dentes instáveis, micrognatia ou outras deformidades de face devem ser determinadas.

A avaliação laboratorial deve ser orientada pela história clínica, pela doença e pelo procedimento cirúrgico. A maioria das crianças não requer avaliação laboratorial e podem ser poupadas do estresse psicológico e da dor associada a uma punção venosa. Recomenda-se a dosagem da concentração de hemoglobina em lactentes menores de seis meses de idade, em procedimentos que podem ter perdas sanguíneas e naquelas com fatores de risco para hemoglobinopatias. Embora, a concentração de hemoglobina abaixo de 10g/dl não seja razão para adiar uma cirurgia eletiva, é importante pesquisar o motivo para esse achado. A avaliação laboratorial em lactentes prematuros pode ser indicada para avaliar hipoglicemia, hipocalcemia e anormalidades da coagulação. Os eletrólitos e o pH séricos devem ser avaliados, se houver história de perdas excessivas de fluidos por vômitos ou diarreia. Outros testes laboratoriais devem ser realizados quando houver necessidade específica avaliada pela história e pelo exame clínico.

Infecção de vias aéreas superiores – vários estudos demonstram que a criança com infecção de vias aéreas superiores (IVAS) em fase aguda ou em recuperação têm maior incidência de complicações. Têm risco cinco vezes maior de laringoespasmo, dez vezes maior de broncoespasmo e maior risco de dessaturação. Entretanto, a hiperatividade de vias aéreas, associada com IVAS persiste por 6 a 8 semanas e muitas crianças vão apresentar recorrência de IVAS nesse período, especialmente durante o inverno. Não se sabe quanto tempo deve-se esperar para realizar o procedimento cirúrgico. Um estudo demonstrou que é necessário suspender 2.000 procedimentos para evitar 15 laringoespasmos. Deve-se usar o bom senso: se a criança apresentar coriza purulenta, tosse produtiva ou febre, a cirurgia deve ser adiada. Se a criança tem coriza clara, tosse pouco importante, trata-se de procedimento ambulatorial, sem admissão hospitalar pós-operatória, ela deve ser operada.

Asma – assegurar o uso de medicações rotineiras. A nebulização com broncodilatadores antes da indução anestésica pode reduzir a incidência de broncoespasmo. A presença de broncoespasmo contraindica a cirurgia.

Crises convulsivas – história cuidadosa avaliando a data da última crise, os tipos de crise e as medicações utilizadas. É importante continuar com a medicação mesmo no dia da cirurgia. Os pais devem ser orientados para o fato de que o estresse cirúrgico pode aumentar a chance de crise.

Crianças oncológicas – o uso de quimioterápicos aumenta o risco de cardiomiopatia (antraciclina, adriamicina) ou lesão pulmonar (bleomicina). Além disso, os pacientes geralmente encontram-se anêmicos, trombocitopênicos, com coagulopatias e imunodeprimidos. Deve-se avaliar laboratorialmente e com ecocardiograma se necessário. Apesar dos riscos, dificilmente essas cirurgias podem ser suspensas porque, com frequência, são necessárias para o tratamento.

MISCELÂNEA

Anemia falcifome – hemoglobina abaixo de 10g/dl requer transfusão. Deve-se evitar o jejum prolongado para evitar desidratação. Evitar hipotermia. Sempre pedir avaliação e orientação de um hematologista.

Prematuros e exprematuros – lembrar do risco de apneia pós-operatória. A incidência de apneia é inversamente proporcional à idade pós-conceptual. O risco de apneia aumenta em portadores de displasia pulmonar e história prévia de apneia. Deve-se fazer a admissão hospitalar pós-operatória para monitorização de qualquer prematuro com idade pós-conceptual menor que 50 semanas.

Jejum pré-operatório

Pode se permitir que pacientes pediátricos bebam líquidos transparentes até 2h antes da indução da anestesia (Tabela XIV-1). Os anestesiologistas devem estar alertas para adiamentos em cirurgia programada e garantir que as prescrições de restrição fluida de uma criança sejam modificadas se um atraso inesperado e prolongado anteceder a indução da anestesia.

O esvaziamento gástrico é demorado na presença de traumatismo; medicamentos ou drogas como os opioides, diabetes, obesidade e até mesmo jejum prolongado podem não resultar em esvaziamento gástrico significativo.

Assim como para adultos, a frequência de aspiração perioperatória em crianças é baixa e a morbidade respiratória grave é rara quando ocorre aspiração, especialmente se os sintomas não se desenvolvem dentro de 2h do evento.

Medicação pré-anestésica

O mais importante é uma visita amigável e tranquilizante do anestesiologista para responder questões e descrever o procedimento cirúrgico (algumas vezes com ilustrações animadas), podendo diminuir ou eliminar a necessidade de medicação pré-anestésica.

A pré-medicação oral mais utilizada para pacientes pediátricos é o midazolam (de 0,5 a 1mg/kg) oferecido em diluente com sabor. O midazolam induz um estado dissociativo (olhos abertos e ciente do ambiente, porém calmo) cujo pico

Tabela XIV-1 • Tempo de jejum pré-operatório.

Tempo de jejum (horas)		
Idade	Sólidos, leite, leite materno	Líquidos claros
Prematuros	3	2
< 6 meses	4	2
6 a 36 meses	6	2-3
> 36 meses	6-8	2-3

é cerca de 20min após a administração por VO. O efeito mais importante do midazolam é a amnésia. Pode ocorrer agitação e esse efeito deve ser antecipado aos pais. O midazolam pode também ser usado por via intranasal.

A clonidina e a cetamina podem ser úteis em casos específicos. Raramente é necessário recorrer à via IM para a administração de medicação pré-anestésica em crianças.

Presença dos pais na indução anestésica

Outra abordagem para diminuir a ansiedade das crianças é a presença dos pais durante a indução anestésica.

Vantagens: reduz a necessidade de pré-anestésicos, evita a ansiedade gerada pela separação, aumenta a tolerância à indução, aumenta a satisfação dos pais.

Desvantagens: altera a rotina do centro cirúrgico, superlotação na sala de cirurgia, reação adversa dos pais, indução anestésica mais prolongada, maior estresse do anestesista, principalmente se ocorrerem complicações.

Estudos demonstram que o uso de medicação pré-anestésica como o midazolam oral é mais efetivo que a presença dos pais quanto à ansiedade dos pais e da criança no período pré-operatório. A presença dos pais requer um programa de preparo pré-cirúrgico em que todos os procedimentos devem ser esclarecidos previamente.

INDUÇÃO E MANUTENÇÃO DA ANESTESIA

A indução anestésica inalatória é técnica comum de indução, mais frequentemente utilizando anestésicos pouco solúveis como sevoflurano e halotano, com ou sem óxido nitroso.

A indução inalatória pode ser complicada por laringoespasmo e distensão do estômago por gases anestésicos como resultado do choro e ou de ventilação manual difícil. A dificuldade em manter a máscara adaptada pode ocorrer, particularmente em lactente se debatendo.

A incidência de bradicardia, hipotensão e parada cardíaca durante a anestesia é mais alta em lactentes do que em crianças maiores, particularmente naqueles debilitados que se submetem à cirurgia prolongada. A bradicardia pode refletir concentrações excessivas de anestésico inalatório e principalmente hipóxia, e é comumente tratada de maneira efetiva pela interrupção do anestésico, oxigenação e administração IV de atropina.

A indução IV anestésica é uma alternativa à indução anestésica inalatória. Se um cateter IV está posicionado, a anestesia pode ser induzida com anestésicos IV. É controverso se tempo e esforço devem ser gastos para colocar um cateter IV em uma criança que está se debatendo, somente para permitir a indução IV da anestesia. No entanto, o uso de anestesia tópica e de cateteres IV de pequeno calibre pode minimizar o desconforto associado com a sua colocação. Na verdade, crianças de faixa etária mais alta podem preferir a colocação de cateter IV como alternativa à máscara na indução da anestesia. Se o cateter IV não estiver bem posicionado ou não puder ser facilmente colocado e a indução inalatória da anestesia não for possível (criança se debatendo), a cetamina pode ser administrada por via IM.

O uso de succinilcolina para facilitar a intubação traqueal em pacientes pediátricos está diminuindo com base nos efeitos adversos conhecidos e na disponibilidade de bloqueadores neuromusculares não despolarizantes (mivacúrio, rocurônio, vencurônio) que podem servir como alternativas similares. Os efeitos colaterais indesejáveis da succinilcolina específicos para pacientes pediátricos incluem rigidez do músculo masseter, que pode significar tendência a hipertermia maligna, e parada cardíaca originária de hipercalemia quando a succinilcolina é administrada a pacientes com miopatias previamente desconhecidas ou com queimaduras graves. A succinilcolina é ainda indicada quando há necessidade de rápido controle da via aérea e é útil no tratamento de laringoespasmo.

A avaliação das diferenças anatômicas entre pacientes pediátricos e adultos é importante na realização de laringoscopia direta para a intubação traqueal e seleção do diâmetro apropriado dos tubos traqueais. O edema subglótico tem menor probabilidade de ocorrer se for utilizado o menor diâmetro do tubo traqueal aceitável (vazamento audível de ar ocorre ao redor do tubo quando pressão positiva de via aérea equivalente a 15 a 25cmH$_2$O é aplicada). O edema subglótico manifesta-se como "tosse canina", imediatamente após a extubação traqueal, usualmente não requer terapia além da administração de oxigênio umidificado. A epinefrina racêmica (0,5ml de solução diluída a 2% para um volume de 2 a 4ml) administrada por nebulizador está indicada se os sintomas persistirem.

A anestesia é mantida satisfatoriamente com um anestésico inalatório combinado com o óxido nitroso. Os opioides podem ser administrados como adjuntos. Muitas anestesias pediátricas são mantidas com máscara laríngea, especialmente em crianças de faixa etária mais alta. As máscaras laríngeas estão disponíveis em tamanhos apropriados para pacientes pediátricos.

Recomenda-se que gases aquecidos e umidificados sejam administrados às crianças que se submetem a cirurgias prolongadas, de modo a diminuir a perda intraoperatória de calor e o desenvolvimento de hipotermia. A vantagem da inalação de anestésicos pouco solúveis na conclusão da anestesia é a rápida eliminação e o despertar imediato.

Sempre que possível, deve-se combinar técnicas de anestesia local ou regional com anestesia geral para diminuir a quantidade de anestésicos e proporcionar melhor anestesia e analgesia pós-operatória.

MONITORIZAÇÃO INTRAOPERATÓRIA

Pressão arterial sistêmica, eletrocardiograma, saturação de oxigênio, capnografia e temperatura corporal devem ser monitorizados rotineiramente em pacientes pediátricos. A seleção da largura apropriada do manguito de pressão sanguínea (maior que um terço da circunferência do membro) é importante.

Em crianças gravemente doentes que possam estar se submetendo a cirurgia mais extensa, especialmente quando hemorragia ou grandes alterações no fluido extracelular são esperadas, a pressão arterial sistêmica deve ser monitorizada continuamente por cateter inserido em uma artéria periférica. A monitorização da pressão venosa central pode ajudar na determinação da adequação da reposição volêmica de fluido intravascular. A pressão venosa central pode ser medida por meio de um cateter na veia umbilical em neonatos e, também, nas veias jugular interna, jugular externa ou subclávia em lactentes ou crianças.

A sondagem vesical e o controle do débito urinário são úteis quando perda sanguínea ou alterações no volume de fluido extracelular são esperadas.

A análise de gases, do pH no sangue arterial e de fatores da coagulação é muitas vezes útil durante cirurgia de grande porte.

REPOSIÇÃO DE FLUIDOS NO INTRAOPERATÓRIO

A reposição é dividida em: 1. déficit; 2. manutenção; e 3. reposição do terceiro-espaço/sangue. As orientações de jejum que permitem fluidos transparentes até 2h antes da indução da anestesia são úteis para diminuir o déficit de fluido presente em pacientes pediátricos cirúrgicos quando chegam à sala de cirurgia. As bases para o cálculo das necessidades para a manutenção fluida dependem diretamente da demanda metabólica (1ml de água para cada 1 cal de energia gasta – Tabela XIV-2). A administração de glicose provavelmente não é necessária durante o período intraoperatório, exceto para pacientes com risco de hipoglicemia (hiperalimentação, recém-nascidos de mães diabéticas). A reposição de perdas intraoperatórias de fluido para o terceiro espaço se faz usualmente com solução de Ringer lactato similar ao que é utilizado em adultos. A magnitude da perda para o terceiro-espaço é maior em lactentes submetidos à cirurgia intestinal. As perdas evaporatórias são também mais altas nesses pro-

MISCELÂNEA

Tabela XIV-2 • Normas para infusão intraoperatória de fluidos.

	Solução de Ringer lactato (ml/kg/h)		
	Manutenção	Reposição	Total
Cirurgia de pequeno porte (ex.: herniorrafia)	4	2	6
Cirurgia de médio porte (ex.: piloromiotomia)	4	4	8
Cirurgia de grande porte (ex.: enterectomia)	4	6	10

cedimentos. O objetivo final da reposição volêmica é a manutenção da pressão arterial sistêmica, da perfusão tecidual, da frequência cardíaca e do débito urinário.

Perdas sanguíneas

É aceitável a reposição inicial das perdas sanguíneas que ocorrem no intraoperatório com soluções cristaloides ou coloides. Quando a reposição da perda sanguínea é realizada com soluções cristaloides, recomenda-se que seja administrado um volume de cristaloide igual a três vezes a perda sanguínea estimada. Quando o hematócrito alcança o menor valor aceitável para aquele paciente ("perda sanguínea admissível" – PSA), hemácias são transfundidas (Tabela XIV-3). É importante considerar o impacto da idade do paciente pediátrico no volume de sangue estimado (Tabela XIV-4).

CUIDADOS PÓS-OPERATÓRIOS

Analgesia

Dor é uma experiência sensorial e emocional desagradável, associada a lesões teciduais reais ou potenciais. A expressão do fenômeno doloroso é individual e sua avaliação deve contemplar os dois componentes envolvidos em sua manifestação: a nocicepção e a reatividade emocional à dor.

Tabela XIV-3 • Cálculo da perda sanguínea admissível.

PSA (ml) = peso corporal (kg) × VSE (ml/kg) × (H_o-H_i/H_{med})

PSA = perda sanguínea admissível

VSE = volume sanguíneo estimado

H_o = hematócrito inicial

H_i = hematócrito mais baixo aceitável

H_{med} = média entre o hematócrito inicial e o mais baixo

Tabela XIV-4 • Volume sanguíneo estimado em pacientes pediátricos.

Idade	Volume sanguíneo estimado (ml/kg)
Recém-nascido prematuro	90-100
Recém-nascido a termo	80-90
3 a 12 meses	75-80
3 a 6 anos	70-75

A dor pode exercer efeitos deletérios significativos no equilíbrio fisiológico no período pós-operatório. O aumento da atividade simpática pode atuar negativamente sobre a função respiratória, aumentar a demanda cardiocirculatória, diminuir a motilidade gastrointestinal, prolongar o período de imobilização e contribuir para a perpetuação da ação sistêmica de citocinas.

Seguindo o conceito de que a prevenção da dor aguda previne o aparecimento da dor crônica, o ideal é que o paciente já seja privado de experiência dolorosa no pós-operatório imediato. A analgesia preemptiva tem como objetivo prevenir a hiperexcitabilidade reflexa neuronal que ocorre na medula em resposta aos estímulos nociceptores periféricos. A sensibilização central, quando estabelecida, é difícil de suprimir, prejudicando o controle da dor. É analgesia que precede o estímulo doloroso, sendo estratégia eficiente para obter analgesia pós-operatória eficiente.

O tratamento da dor é elemento fundamental da atenção médica. A noção de que as crianças não respondem à dor proporcionalmente à agressão ou que não se lembram das experiências dolorosas não tem respaldo científico. Mesmo quando a dor é tratada, frequentemente é tratada tardiamente, com doses e regimes farmacológicos inadequados. A utilização de prescrições do tipo "dar se necessário", principalmente de substâncias administradas por via IM, intimidam o paciente e induzem ao estabelecimento de um círculo vicioso que compromete sensivelmente a recuperação pós-cirúrgica. A dor deve ser tratada precoce e agressivamente. A avaliação quantitativa da dor pode ser feita mesmo em recém-nascidos e lactentes pela observação clínica criteriosa com ajuda de várias escalas de dor específicas.

Considerando a eficiência, o binômio segurança-efeitos colaterais, custos e as condições estruturais de vigilância, a combinação de vários agentes anestésicos é sempre desejável. No período pós-operatório imediato, a ação residual de anestésicos sistêmicos (opioides), bloqueios regionais ou anestesia local, anti-inflamatórios não hormonais e analgésicos comuns (dipirona, paracetamol) utilizados no intraoperatório são extremamente eficientes e seguros.

O manejo adequado da dor no pós-operatório é fundamental para a recuperação do paciente. Também é relevante o momento adequado para se realizar a analgesia no pós-operatório.

Analgésicos mais utilizados:

1. Dipirona: 25 a 30mg/kg/dose, EV, a cada 6h.
2. Paracetamol: 20 a 30mg/kg/dose, VO, ou retal a cada 6h.
3. Cloridrato de nalbufina: 0,1 a 0,2mg/kg/dose, EV, a cada 4 a 6h.
4. Fentanil: 1 a 2mcg/kg/dose, EV, se necessário.

MISCELÂNEA

5. Morfina: 0,1mg/kg/dose, EV, a cada 4h.
6. Ketarolac: 0,5mg/kg/dose, EV, a cada 6h.

Devem ser respeitadas idade, estado clínico, tipo de cirurgia e recursos de monitorização para o uso das substâncias acima.

As melhores técnicas de analgesia pós-operatória são as que associam os analgésicos e os anestésicos locais.

Não se deve esquecer do recurso de PCA ("Patient Control Analgesia") que, mesmo em crianças pequenas (acima de 4 anos), pode ser utilizado.

Náuseas e vômitos

Náuseas e vômitos ocorrem frequentemente e são as maiores causas de demora para a alta hospitalar. A incidência relatada fica em torno de 35% dos pacientes.

A causa é multifatorial: tipo de cirurgia (estrabismo, amigdalectomia, cirurgias otológicas, orquidopexia), duração da cirurgia (> 20min), idade (mais novos), sexo (feminino), tipos de agentes anestésicos e distensão gástrica. Na sala de recuperação anestésica, a deambulação e a alimentação precoces podem precipitar vômitos. O controle inadequado da dor também leva a náuseas e vômitos.

O tratamento das náuseas e vômitos começa com medidas preventivas: esvaziamento do estômago em cirurgias de urgência, reposição adequada de volume no intraoperatório, escolha dos agentes anestésicos, controle da dor, uso profilático de antieméticos.

Droperidol (0,005 a 1mg/kg) é eficaz na redução de náuseas e vômitos. Podem ocorrer efeitos extrapiramidais em altas doses.

Metoclopramida (0,15 a 0,25mg/kg) é tão eficaz quanto o droperidol.

Ondasetron (0,15mg/kg) é melhor e mais eficaz que os dois anteriores.

A combinação de ondasetron e dexametasona (0,15mg/kg) funciona melhor que o ondasetron sozinho.

O uso de propofol como parte da anestesia também diminui a incidência de náuseas e vômitos.

BIBLIOGRAFIA

1. Bissonnette B & Dalens B. *Pediatric Anesthesia: Principles and Practice*, Medical Publishing Division, France, 2002.

2. Broadman LM. Perioperative alimentation in pediatric patients: when to stop, when to start, and what to give. *Sem Pediatr Surg*, 8(1):18-22, 1999.

3. Cote CJ, Todres I, Ryan JF, Goudsouzian NG. *A Practice of Anesthesia for Infants and Children*. 3rd ed., WB Saunders, Philadelphia, 2001.

4. Emhardt JD, Saysana C, Sirichotvithyakorn P. Anesthetic considerations for pediatric outpatient surgery. *Sem Pediatr Surg*, 13(3):210-21, 2004.

5. Stoelting RK & Miller RD. *Bases de Anestesia*. 4ª ed., Roca, São Paulo, 2004.

2. Transporte de Crianças Gravemente Enfermas

Woady Jorge Kalil Filho
Daniela Carla de Souza

O desenvolvimento da terapia intensiva pediátrica nas últimas décadas proporcionou redução da morbimortalidade dos pacientes pediátricos gravemente enfermos. No entanto, a complexidade e os custos altíssimos envolvidos na criação e manutenção dessas unidades, faz com que esses recursos não se encontrem disponíveis em todos os hospitais, tornando necessária a elaboração de um sistema de regionalização e hierarquização do atendimento da criança em estado grave.

Diante dessa situação, tem ocorrido aumento da necessidade de transporte de pacientes criticamente enfermos, tanto para realização de exames complementares quanto para serviços especializados, sendo esta uma situação negligenciada no Brasil.

A decisão de transportar um paciente tanto para outro serviço, quanto para outro departamento dentro do mesmo hospital, deve ser cuidadosamente avaliada, pesando os riscos e os benefícios do transporte, pois esses pacientes apresentam aumento da morbidade e da mortalidade durante o transporte. Para minimizar tais riscos, deve haver um planejamento cuidadoso, levando-se em consideração alguns preceitos básicos como a comunicação entre as equipes, a escolha da equipe mais qualificada e especialmente treinada, os materiais e os meios de transporte mais adequados, assim como a monitorização ininterrupta dos pacientes.

ORGANIZAÇÃO DO SISTEMA DE TRANSPORTE

Equipe

A transferência de uma criança instável é um perigo em potencial, em que há sempre o risco de deterioração ou de complicações da doença de base, provenientes até mesmo do próprio transporte. Os estudos apontam para taxas de deterioração que variam de 20 a 75%, quando os pacientes foram transportados por equipes sem experiência em transporte pediátrico. Por outro lado, há evidências que provam que equipes especializadas transportam crianças graves com muito mais segurança do que aquelas não-especializadas, com redução da taxa de efeitos adversos relacionados ao equipamento de transporte de 20 para 2%.

Um sistema de transporte pediátrico, embora possa funcionar conjuntamente com transporte de adultos, compartilhando alguns componentes, como veículos, estrutura administrativa e certos monitores, necessita que as equipes sejam integradas e coordenadas por pediatras especializados em crianças graves. O sistema deve possuir ainda treinamento específico para o transporte pediátrico de cuidados intensivos, central de atendimento, protocolos próprios, banco de dados, equipamentos e insumos apropriados para o cuidado de crianças e recém-nascidos.

A composição da equipe pode ser variável de acordo com o tipo de remoção que o serviço realiza e com as condições clínicas da criança, devendo a escolha ser bastante criteriosa, evitando-se riscos para a criança a ser transportada pela escolha minimizada da equipe (Tabela XIV-4).

Coordenação, comunicação e responsabilidade

A coordenação da equipe de transporte deve estar sob responsabilidade de um médico diretor, prefe-

Tabela XIV-4 • Categorias e critérios para indicação de formação de equipes para transporte terrestre de crianças (adaptado de Dobrin RS e cols., 1980).

Categorias	Critérios	Equipe de transporte
I	Raramente necessita de monitorização Nenhuma necessidade de O_2 Glasgow = 15	Pode ser transportado por enfermeira Fora do CTIP
II	Taquipneia Pouca necessidade de O_2 Não necessita de acesso venoso	Pode ser transportado por enfermeira Fora da CTIP
III	Monitorização a cada 30' ou 60' Insuficiência respiratória leve/moderada Alteração de consciência; necessita de um acesso venoso Glasgow > 9	Enfermeira do CTIP Às vezes, requer médico Unidade intermediária
IV	Intubado Requer monitorização invasiva (PVC, PAM, S. Foley) Dois acessos venosos Glasgow = 6-9	Enfermeira do CTI Médico especializado Internação de UTI
V	Instável, requer terapia durante o transporte Intubado; SaO_2 baixa Glasgow = 3	Equipe da categoria IV Talvez especialista (CI)
VI	Morte cerebral clínica, antes do transporte	Equipe da categoria IV

rencialmente um pediatra com formação em terapia intensiva ou em emergência. É função do diretor médico a integração com outros serviços de saúde e criação de um sistema ágil e eficiente.

É imprescindível uma central de comunicação eficaz, que tenha agilidade para receber solicitações e transmitir informações, além de permitir uma ampla comunicação entre o hospital de origem, equipe de transporte e hospital de referência. A acurácia das informações fornecidas por telefone é imprescindível e depende da experiência do médico relator. Um questionário com dados relevantes (nome do hospital e do médico responsável, nome, idade e peso da criança, hipóteses diagnósticas e motivo da transferência, resumo do caso, condições clínicas e resultados de exames laboratoriais e de imagem, modo de transporte e tempo estimado do mesmo) podem melhorar a dinâmica das comunicações telefônicas e do transporte.

Uma ficha de transporte carbonada de duas vias, com os dados mais importantes das três fases do transporte (pré-transporte/transporte/chegada) é fundamental para auxiliar na condução clínica da unidade receptora, e também para fins legais de documentação do prontuário da criança.

Avaliação da gravidade

Preconiza-se que a gravidade da doença seja definida previamente, sendo que a utilização de escores baseados nas variáveis fisiológicas pré-transporte podem avaliar risco de óbito e ocorrência de eventos adversos. Existem alguns escores (PIM2, PRISM, Glasgow, MISS, PTS etc.) utilizados para avaliar a gravidade e os riscos dos pacientes a serem transportados que auxiliam na escolha da equipe e do meio de transporte. No entanto, a descrição detalhada das condições do paciente por um observador experiente permite determinar a gravidade do caso.

Equipamentos

Os equipamentos utilizados no transporte devem ser capazes de fornecer assistência intensiva contínua. Monitor de pressão arterial, oxímetro de pulso e monitor cardíaco devem fazer parte dos equipamentos de todos os transportes. Materiais para acesso venoso periférico e profundo em diversos tamanhos devem estar disponíveis, assim como equipamentos para o manejo das vias aéreas em tamanho adequado também devem ser levados. A reserva de oxigênio deve ser calculada de acordo com as necessidades do paciente transportado e deve haver reserva para pelo menos o dobro de tempo esperado na viagem. Da mesma forma, os equipamentos portáteis devem ter baterias suficientes para o dobro de tempo da viagem. Se possível, esses equipamentos portáteis devem ser projetados para fácil acesso e funcionamento em espaços restritos.

MISCELÂNEA

A checagem completa do material utilizado deverá ser realizada por meio da atribuição de tarefas aos membros diretamente envolvidos com cada função. Os aparelhos fixos do meio de transporte, como fonte interna de energia, baterias, torpedos etc., deverão ser inspecionados pelo motorista, devidamente treinado. O material medicamentoso, normalmente deve ser checado pela enfermeira que realizou o último transporte, assim como, pela enfermeira responsável pelo serviço de transporte.

Uma maneira facilitada de organização e conferência do material utilizado é a distribuição dos medicamentos e material de procedimento, em kits lacrados. Cada vez que um kit específico é aberto (kit de intubação, kit de cateter venoso, kit de parada cardiorrespiratória, kit de drenagem torácica etc.) sua inspeção e reposição encontra-se facilitada. Além da inspeção dos kits, deverá ocorrer uma checagem paralela do material geral do transporte, como apresentado na tabela XIV-5.

Os medicamentos utilizados em ressuscitação devem fazer parte de todos os transportes, assim como sedativos e analgésicos.

Veículo

A escolha do meio de transporte depende de alguns fatores cruciais. A disponibilidade das várias opções (ambulância simples, ambulância UTI, barcos, helicóptero ou

Tabela XIV-5 • Medicamentos gerais.

Ressuscitação	Sistema nervoso central	Sedação e Analgesia
Epinefrina	Fenobarbital	Morfina
Bicarbonato de sódio	Fenitoína	Midazolam
Atropina	Diazepam/midazolam	Fentanil
Glicose a 5, 10 e 50%	Tiopental	Ketamina
Naloxona	Dexametasona	**Relaxantes musculares**
Lidocaína	Manitol	Pancurônio/vecurônio
SF e Ringer lactato		Succinilcolina
Cardiovascular	**Pulmonar**	**Antibióticos**
Adenosina	Salbutamol	Ampicilina/oxacilina
Amiodarona	Aminofilina	Cefotaxima/ceftriaxona
Digoxina	Epinefrina racêmica	Aminoglicosídeos
Dopamina/dobutamina	Terbutalina	Clindamicina
Prostaglandina E_1	Metilprednisolona	**Miscelânea**
Hidralazina		KCl
Furosemida		Carvão ativado
Nitroprussiato		Heparina
Gluconato de cálcio		Insulina
		Magnésio

avião) já predetermina o início da triagem. Diante da disponibilidade de todos os meios (terrestre, aereo etc.), resta a avaliação do perfil geográfico e das condições clínicas do paciente, além das condições da unidade receptora de captar o meio utilizado, tempo de deslocamento do veículo até o serviço de origem, condições climáticas e de tráfego.

Os veículos utilizados devem ter espaço amplo, controle de temperatura, cintos de segurança para todos os ocupantes, além de possuir fontes próprias de energia e meios de comunicação de longa distância. As vantagens e desvantagens de cada meio de transporte podem ser verificadas na tabela XIV-6.

SISTEMÁTICA DO TRANSPORTE

Fase preparatória

1. Avaliar risco-benefício do transporte (condições clínicas, escores de gravidade).

2. Informar a família ou o responsável legal pelo paciente da necessidade de transferência.

Tabela XIV-6 • Veículos de transporte: vantagens e desvantagens.

Veículo	Vantagens	Desvantagens
Ambulância	• Universalmente disponível e de acionamento imediato • Exige apenas duas transferências do paciente (hospital/ambulância e ambulância/hospital) • Grande maleabilidade de uso, permitindo estacionar para atender emergência de percurso, mudar de rota se necessário e procurar hospitais alternativos • Espaço físico costuma ser suficiente para a instalação de todo o equipamento necessário, movimentação interna da equipe, além de os custos de manutenção não serem elevados • É provavelmente a forma mais barata de remoções a distâncias inferiores a 150km e é componente para a complementação de transporte aéreo	• Mobilidade limitada pelas condições de tráfego, além do longo tempo de trânsito em distâncias maiores • Ocorre também muita vibração devido à instabilidade de condução e/ou do asfalto, o que impõe paradas para procedimentos e/ou reanimações durante o transporte • Em nosso meio, boa parte dos veículos está aparelhada inadequadamente, além de possuir cabinas pequenas e mal distribuídas, sem conforto para o paciente e para os membros da equipe

MISCELÂNEA

Veículo	Vantagens	Desvantagens
Helicóptero	• Habilidade em atingir regiões de difícil acesso em curto espaço de tempo • Facilidade de pousar em ruas, estradas e outros locais públicos. Permite ainda que o paciente seja retirado diretamente do local da emergência clínica, levado a um hospital intermediário para estabilização e, a seguir, no mesmo aparelho, transportado para o hospital terciário definitivo	• Espaço físico exíguo. O nível de ruído e a vibração, que muitas vezes dificultam e, por vezes, impedem a avaliação clínica adequada do paciente e uma intervenção de urgência • O aparelho somente pode realizar o transporte com condições climáticas favoráveis e, de maneira geral, com visibilidade adequada • Como são poucos os hospitais dotados de heliponto, irá necessitar com frequência de complementação do transporte com ambulância terrestre
Avião	• Permite maior rapidez para longas distâncias • Sua cabina pode ser pressurizada e seu tamanho é adequado para o cuidado confortável do paciente, podendo receber respiradores de vários tipos, incubadoras e grandes cilindros para gases respiratórios • Embora com dificuldade, vários procedimentos podem ser realizados a bordo, como passagem de cateter central, intubação traqueal, drenagem torácica e todas as manobras de ressuscitação cardiopulmonar	• Necessita de quatro transferências do paciente (hospital/ambulância/avião/ambulância/hospital) • As portas das aeronaves, especialmente as pressurizadas, são pequenas, dificultando a retirada do paciente e ocasionando, por vezes, intercorrências clínicas, como por exemplo, extubação • Os aeroportos das diferentes cidades requerem diferentes configurações de aeronaves e suas distâncias aos hospitais são muitas vezes longas • Custos são bastante elevados, embora, para grandes distâncias, pode se revelar mais econômico que outras formas de transporte, sendo especialmente indicado para distâncias superiores a 400km • Efeitos da altitude: alterações na altitude podem ter efeitos adversos tanto para o paciente quanto para a equipe de transporte. Dessa maneira, é recomendável um conhecimento básico dos princípios da fisiologia da altitude

3. Contatar a unidade receptora, prevenindo-os antes e imediatamente após a saída. Comunicar via rádio-ambulância pouco antes da chegada.

4. Realizar seleção da equipe de comum acordo, avaliando necessidade de equipe especializada.

5. Preencher devidamente a ficha de transporte.

6. Sempre estabilizar o paciente antes da partida.

7. Checar o material fixo de bordo e todas as baterias de monitorização. Verificar funcionamento das válvulas dos ambus.

8. Não desligar medicamentos sob infusão contínua e antecipar as medicações consideradas "secundárias" (antibióticos, bloqueadores de H^+ etc.). Da mesma forma, todos os alarmes de monitorização devem permanecer ajustados, bem audíveis e acionados durante todo o transporte.

9. Assegurar acesso venoso, permeabilidade de vias aéreas (fisioterapia respiratória antes da saída; utilização de Guedel, cânula oro ou nasotraqueal, quando pertinente; realizar intubação traqueal prévia, se necessário e assegurar boa e adequada fixação da mesma), sedação e se necessário, imobilização.

10. Realizar avaliação gasométrica, hidroeletrolítica e radiológica antes do transporte. Avaliar cada caso; individualmente.

11. Levar prontuário com todos os exames do paciente e orientações básicas da unidade de origem. Exames subsidiários próprios, necessários para intervenções terapêuticas de urgência (gasometria, Ca^{++}, Na^+, K^+, glicemia, coagulograma e plaquetas etc.) devem estar facilmente disponíveis.

12. Movimentação da criança e da maca sempre em bloco com todos os aparelhos (ventilador, bombas de infusão etc.) e profissionais, tomando-se os devidos cuidados para não ocorrer extubação acidental, perda de acessos venosos etc. Estabilizar coluna cervical e eventuais fraturas quando presentes.

13. Levar folha de medicações de urgência devidamente preenchida, com doses já calculadas.

14. Registrar sinais vitais e exame neurológico antes da saída.

15. Adequar temperatura corpórea antes do transporte.

16. Sedação e analgesia para os pacientes graves que ofereçam riscos de agitação durante o transporte; evitar ao máximo os bloqueadores neuromusculares.

17. Jejum ou esvaziamento gástrico para o transporte (introduzir SNG, para prevenção de broncoaspiração) e/ou SNG aberta, ou balonamento nos sangramentos digestivos.

Fase de transferência

1. Prevenir ou evitar iatrogenias.

2. Manter a estabilidade do paciente por meio de monitorização e terapêutica contínua.

MISCELÂNEA

3. Avisar equipe receptora ("pager", rádios, celulares) de qualquer intercorrência ou alteração do estado clínico ocorridos durante o transporte, para que esteja plenamente preparada para receber o paciente.

Fase pós-transporte

1. Relato completo à unidade receptora das condições apresentadas durante as duas fases anteriores.

2. Preencher completamente a ficha de transporte, ficando uma cópia com a equipe que realizou o transporte e outra com a equipe receptora.

3. Assegurar estabilidade do paciente após o transporte (média de 30 a 60min após transporte intra-hospitalar e 75 a 160min para transporte inter-hospitalar).

4. Comunicar a família das condições do paciente no término do transporte.

TRANSPORTE INTRA-HOSPITALAR

O transporte intra-hospitalar de pacientes gravemente enfermos deve seguir os mesmos cuidados do transporte inter-hospitalar, devendo a assistência prestada ser uma extensão da UTI. Há tendência de negligenciar tal transporte, que é realizado muitas vezes pelos membros menos experientes da equipe da UTI. Sabe-se que tais pacientes em grande parte das vezes apresentam deterioração de suas variáveis clínicas, ocorrendo em geral alteração da FC, PA, FR, saturometria e temperatura. O médico assistente da UTI é o responsável pelo paciente. O setor para o qual o paciente vai ser transferido deve ser avisado do transporte e estar preparado para atendê-lo adequadamente, em termos de recursos humanos e materiais. Deve haver prioridade na realização dos procedimentos desses pacientes para não prolongar o tempo fora da UTI.

O sistema portátil de transporte deve incluir: maca devidamente equipada, com suportes bilaterais, reservatório embutido para gases respiratórios e grades de proteção para a criança; o ventilador portátil deve ser leve, ciclado a tempo e limitado a pressão, monitor integrado leve e pequeno, com ECG, oxímetro de pulso, monitor de pressão arterial (não-invasiva e/ou invasiva) e aspirador, bombas de infusão e/ou perfusores, além de material e medicamentos de reanimação cardiorrespiratória, armazenadas em bolsas portáteis e de fácil manipulação.

BIBLIOGRAFIA

1. American Academy of Pediatrics Committee on Interhospital Transport: Guidelines for air and ground transport of neonatal and pediatric patients. *Pediatrics*, 4:30, 1993.

2. American Heart Association and American Academy of Pediatrics. *Pediatric Advanced Life Support*, 1997.

3. Brito J, DeMunter C, Habibi P. Specialized pediatric interhospital transfer. In Vincent JL, Tibboel D, van der Voort E: *25 Update in Intensive Care and Emergency Medicine*. Springer, Berlin, 1998.

4. Day S, McCloskey K, Orr R, Notterman D, Hackel A. Pediatric interhospital critical care transport: consensus of a national leadership conference. *Pediatrics*, 88:696-704, 1991.

5. Dobrin RS, Black B, Gilman II e cols. The development of pediatric emergency transpost system. *Pediatr Clin North Am*, 27:663-40, 1980.

6. Edge WE, Kanter RK, Weigle CGM, Walsh RF. Reduction of morbidity in interhospital transport by specialized peditric staff. *Crit Care Med*, 22:1186-91, 1994.

7. Kronick JB, Frewen TC, Kissoon N e cols. Influence of referring physicians on interventions by a pediatric and Neonatal crtical care transport team. *Em Care*, 12:73-7, 1996.

8. Kronick JB, Frewen TC, Kissoon N e cols. Pediatric and neonatal critical care transport: A comparison of therapeutic interventions. *Pediatric Emerg Care*, 12: 23-6, 1996.

9. Orr RA, McCloskey KA, Venkataraman ST. Pediatric transport. In: Fuhrman BP, Zimmerman JJ: *Pediatric Critical Care*. 2ª ed., Mosby, Philadelphia, 1998.

10. Shields R. Top 10 ways to prepare for a pediatric critical care transport. *J Emerg Nurs*, 29(6):574-5, 2003.

11. Warren Jr J, Fromm RE, Orr RA e cols. Guidelines for the inter- and intrahospitalar transport of critically ill patients. *Crit Care Med*, 32(1):256-62, 2004.

12. Woodward GA, Insoft RM, Pearson-Shaver AL e cols. The state of pediatric interfacility transport: Consensus of the Second national Padiatric and Neonatal Interfacility Transport Medicine Leadership Conference. *Pediatric Emerg Care*, 18(1):38-43, 2002.

3. Bioética

Eduardo Juan Troster

DEFINIÇÕES

Bioética – estudo sistemático das dimensões morais – incluindo visão, decisão e normas – das evidências da vida e do cuidado da saúde, utilizando uma variedade de metodologias éticas num contexto multidisciplinar.

Beneficência – obrigação moral de agir em benefício do outro. É o ato obrigatório de defender o outro dos seus legítimos interesses. De-

MISCELÂNEA

nota uma ação. É a obrigação de prevenir, remover danos e promover o bem.

Não-maleficência – deriva da máxima hipocrática *"primum non nocere"*. Ou seja, "em primeiro lugar, não lesar". É obrigação moral de não realizar um ato intencional que seja prejudicial ao outro. Tanto a beneficência quanto a não-maleficência estão associadas a valores sociais, culturais, religiosos e, portanto, passíveis de mudanças.

Autonomia – condição de uma pessoa ou coletividade capaz de determinar por ela mesma a lei à qual se submeter. Associa-se à liberdade individual embasada na vontade e está ligada a uma escolha reflexiva e individual, limitada pelas possibilidades que a realidade impõe. Respeitar um agente autônomo é reconhecer que existem capacidades e perspectivas pessoais, incluindo o direito de examinar e fazer escolhas para tomar atitudes com base em valores e crenças pessoais, nos contextos emocional, social, cultural e político. Na bioética, o princípio de autonomia refere-se ao paciente, e cabe ao médico exercer o respeito a esse sujeito autônomo e às suas decisões.

Paternalismo – é o oposto de autonomia. Na relação médico-paciente é muito comum o médico considerar o paciente como um sujeito não-autônomo e tomar as decisões por ele, em prol do melhor interesse para o seu doente (com base nos princípios da beneficência e não-maleficência da tradição hipocrática). Ou seja, julga-o incompetente para tomar a melhor decisão em seu favor e assim ignora a possibilidade do exercício da autonomia.

Justiça distributiva – princípio que obriga garantir a distribuição justa, equitativa e universal dos benefícios dos serviços de saúde.

Comitê de bioética – é um grupo multidisciplinar, composto por profissionais da saúde e de outras áreas, assim como de representantes da comunidade (usualmente usuários de instituições) que têm por objetivo auxiliar na análise de dilemas morais que surgem na atenção individual a pacientes, na prestação de consultorias e no ensino, além de sugerir normas institucionais para assuntos que envolvam questões éticas.

Comissão de ética médica – grupo de médicos com função de avaliar deveres e direitos inerentes ao exercício profissional do médico. É um órgão supervisor da ética profissional do médico por atribuição do Conselho Federal de Medicina e dos Conselhos Regionais de Medicina, ao mesmo tempo julgador e disciplinador da classe médica, cabendo-lhe zelar e trabalhar, por todos os meios ao seu alcance, pelo perfeito desempenho ético da medicina e pelo prestígio e bom conceito da profissão e dos que a exercem legalmente. Essas comissões foram criadas pela Lei 3.268/57 de 30/09/195 (DOU 04/10/195).

Comitê de ética em pesquisa – colegiados interdisciplinares e independentes, com *Munus público*, de caráter consultivo, deliberativo e educativo, criados para defender os interesses dos sujeitos das pesquisas em sua integridade e dignidade e contribuir para o desenvolvimento da pesquisa dentro de padrões éticos. Foram criados no Brasil pela Resolução 01/88 de 13/06/88, do Conselho Nacional de Saúde e modificados pela Resolução 196/96 de 10/10/96 do Conselho Nacional de Saúde.

AUTONOMIA NA CRIANÇA E NO ADOLESCENTE

Na medicina assistencial e nas pesquisas com seres humanos, a autonomia traduz-se pelo consentimento informado.

A doutrina do consentimento informado tem limitação prática na pediatria. Segundo a Academia Americana de Pediatria (1995), apenas pacientes que têm capacidade decisória adequada e competência jurídica podem consentir após informação, intervenções e condutas médicas. Em outras situações, em que a decisão cabe aos pais ou aos responsáveis, é chamada de permissão após informação (ou permissão informada), com ou sem a concordância da criança ou do adolescente, a depender do seu estágio de desenvolvimento.

Segundo Piaget, a capacidade de operar o pensamento concreto, estendendo-o à compreensão do outro e às possíveis consequências de boa parte de seus atos, aperfeiçoa-se na idade escolar, entre 6 e 11 anos de idade. Esse amadurecimento completa-se na adolescência, com a capacidade crescente de abstração que o menor desenvolve nessa fase da vida.

Atualmente, aceita-se o conceito de "menor maduro", proposta introduzida pela Academia Americana para Medicina de Adolescentes (1997) e seguida no Brasil, respeitando a privacidade, a confidencialidade e a autonomia do adolescente.

CONSIDERAÇÕES ÉTICAS NOS CUIDADOS MÉDICOS DO PACIENTE TERMINAL

A atuação médica é movida por dois grandes princípios morais: a preservação da vida e o alívio do sofrimento. Esses dois princípios complementam-se na maior parte das vezes; entretanto, em determinadas situações, podem tornar-se antagônicos, devendo prevalecer um sobre o outro. Se se tomar como princípio básico optar sempre pela preservação da vida, independentemente da situação, estar-se-á, com tal atitude, negando a existência da finitude humana. Como se sabe, existe um momento da evolução em que a morte se torna um desfecho esperado e natural, não devendo, portanto, ser combatida.

De forma geral, no paciente saudável, a aplicação dos princípios da moral deve fundamentar-se na preservação da vida, enquanto, na etapa da morte inevitável, a atuação médica, do ponto de vista moral, deve objetivar prioritariamente o alívio do sofrimento.

Sabemos por experiência própria que, em determinadas circunstâncias, não é fácil tomar uma decisão. Constitui tarefa da bioética fornecer os meios para fazer uma opção racional de caráter moral referente à vida, à saúde ou à morte, em situações especiais, reconhecendo que essa determinação terá de ser dialogada, compartilhada e decidida entre pessoas com valores morais diferentes. Para um melhor entendimento das exigências e dificuldades da bioética, ela deve ser compreendida segundo o momento atual de nossa cultura e civilização, dentro da linguagem dos direitos.

No paciente em estágio terminal, o princípio da não-maleficência é a base do tratamento. Nessa fase, o objetivo maior é evitar a distanásia, proporcionando ao paciente o conforto e uma morte digna, sem dor ou sofrimento.

A distanásia é uma morte lenta, com sofrimento, geralmente prolongada por meios artificiais. Ela tem sido o produto da obstinação terapêutica graças ao uso irracional de tecnologia no tratamento de paciente quando não há chances de reversibilidade.

É importante ressaltar que, ao suspender ou limitar o suporte de vida como a ordem de não ressuscitar o paciente terminal, o enfermo não será abandonado. Ocorre uma inversão da expectativa e curar deixa de ser o objetivo do tratamento. Nesse momento, priorizam-se as medidas de conforto.

Quanto à não-introdução e à suspensão do suporte de vida, sabe-se que não há diferença entre as duas condutas do ponto de vista ético. Porém, inúmeras publicações evidenciam que os médicos sentem-se mais confortáveis em não introduzir do que em suspender as mencionadas terapias vitais.

Sempre deve haver uma relação de confiança, boa comunicação e respeito mútuo entre o médico e o paciente e seus responsáveis (pais, na maioria das vezes). Detalhes sobre a doença, seu prognóstico e escolha terapêutica devem ser explicados claramente à família para que esta lide com a situação de crise da forma o mais razoavelmente racional e imparcial possível.

Em nenhum momento essa decisão deve ser unilateral; muito pelo contrário, ela deve ser consensual da equipe e da família. Para atingir tal objetivo, a família deve passar pela mesma sequência de racionalização que a equipe médica passou para entender o atual estágio da enfermidade do paciente. Somente após esse estágio, a família estará apta a participar das decisões. Nesse momento, é absolutamente imprescindível que o médico e toda equipe estejam seguros, tendo suas dúvidas já resolvidas.

O seu papel para com a família é o de apresentar de forma imparcial a evolução do caso, discutir pormenorizadamente as possíveis ações, sempre sob o prisma dos princípios éticos e morais. A equipe deve, de alguma forma, orientar e recomendar uma opção, para que a família se associe ou não à decisão. Não pode ser permitido nesse momento um ato inconsequente como o de jogar toda responsabilidade da decisão para a família. Caso não se obtenha uma decisão de consenso, reinicia-se o processo, com a ajuda, inclusive, de outros profissionais como o médico da família, psicólogo, ou então com a ajuda de pessoas que tenham credibilidade no círculo familiar.

Nas situações de conflito, é importante e aconselhável a participação da Comissão de Ética e/ou Bioética na discussão.

Situações em que a família deseja a manutenção do suporte à vida, conflitando com a opinião da equipe multiprofissional, exigem que o paciente permaneça com o tratamento que vinha recebendo até que os pais sejam legalmente substituídos pelo pátrio poder. Se o paciente não tiver se manifestado previamente, e a família encontrar-se dividida, a equipe médica deve sempre continuar o tratamento.

Decisões amplamente discutidas entre os membros da equipe e claramente registradas no prontuário médico do paciente são a melhor defesa contra eventuais processos legais.

Uma vez tomada a decisão de suspensão do suporte de vida em paciente terminal, a atenção da equipe deve ser dirigida no sentido de aliviar-lhe o sofrimento e o de sua família, bem como assegurar-lhe uma morte mais digna. A equipe tem a obrigação de continuar com os cuidados de higiene e conforto e com o tratamento para a dor e o sofrimento. Para tanto, analgésicos e ansiolíticos podem ser usados, ainda que, como evento adverso, possam determinar depressão da função cardiorrespiratória e, indiretamente, apressar a morte do paciente.

A fim de otimizar o atendimento do paciente terminal em pediatria, uma proposta de ordem de não ressuscitar foi elaborada, tendo como base as "Diretrizes da Comissão Institucional de Bioética do Instituto da Criança – HC-FMUSP" (Anexo XIV-1).

Em 1999, foi promulgada em São Paulo a Lei Estadual 10.241, que dispõe sobre direitos dos usuários de todos os serviços e ações de saúde, de autoria do médico e Deputado Roberto Gouveia (PT-SP), e sancionada pelo então Governador do Estado Mário Covas.

Torna obrigatório a todos os profissionais da saúde o respeito à autonomia do paciente.

A Lei 10.241/99 tem dois artigos e 24 incisos. O XXIII refere-se especificamente ao paciente terminal ou fora de recursos de cura. Ele assegura ao usuário ou a seu representante legal o direito de recusar tratamentos dolorosos ou extraordinários para tentar prolongar a vida.

TERMO DE RESPONSABILIDADE

Produto da discussão na Comissão de Bioética – composta por 20 representantes dos Institutos que compõem o complexo Hospital das Clínicas (HC) – foi implantado um novo Termo de Responsabilidade para atendimento à criança e ao adolescente (Anexo XVI-2) que trata dos direitos e dos deveres do paciente, de seus responsáveis legais, do profissional da saúde e do HC.

A marca maior é a autonomia do paciente (seus responsáveis legais). Pelo novo termo, além do acesso ao seu prontuário, o paciente (ou seus responsáveis legais) deve ser informado, em linguagem acessível, sobre o seu estado de saúde, o diagnóstico, os métodos terapêuticos e a provável evolução do seu estado clínico.

BIBLIOGRAFIA

1. American Academy of Pediatrics. Comittee on Bioethics. Informed Consent, Parental Permission and Assent in Pediatric Practice. *Pediatrics*, 1995.

2. Beauchamp TL & Childress JF. *Principles of Biomedical Ethics*. 4th ed., Oxford University Press, New York, 1994

3. Burns JP & Truog RD. Ethical controversies in pediatric critical care. *New Horizons*, 5(1):72-84, 1997.

4. Conselho Federal de Medicina. *Código de Ética Médica*. CFM, Rio de Janeiro, 1988.

5. Ellershaw J & Ward C. Care of the dying patient: the last hours or days of life. *BMJ*, 326:30-4, 2003.

6. Ward NS & Levy MM. End-of-life issues in the intensive care unit. *Crit Care Med*, 36(2):471-6, 2008.

http://www.hcnet.usp.br/adm/dc/cobi/index.htm

www.cfm.org.br

www.mcw.edu/bioethics/ce/lap-sch.html

Anexo XIV-1 • Diretrizes para a orientação de não reanimar.

Etapas do processo

1. Avaliação clínica
   a) paciente terminal (portador de doença crônica em estágio clínico que não permite o resgate de uma situação anterior, que determina para a equipe que o cuida e para sua família dúvidas quanto ao que seja manter a vida ou prolongar a agonia);
   b) paciente com doença crônica e comprometimento neurológico irreversível que impeça algum contato com o meio e o mantenha em total dependência, em estado vegetativo.

2. Reunião multiprofissional
   Devem participar as equipes envolvidas: os especialistas de origem, as áreas de emergência, residentes, enfermagem. Objetivo: há consenso quanto ao diagnóstico, ao prognóstico e à definição de não reanimar?

3. Consulta facultativa à Comissão de Ética (em qualquer fase do processo)

4. Entrevista com o paciente (quando possível) e com a família
   Transmissão das informações acerca da situação clínica, possibilidades de evolução, recursos disponíveis no sentido de redirecionar o tratamento de curativo a paliativo e possibilidade de decidir a não-reanimação diante de uma parada cardiorrespiratória. Importante: ouvir e tentar entender como paciente e família se posicionam perante as informações e a possibilidade de decisões, identificando seus desejos. Levar em conta, nas tomadas de decisão, esses entendimentos.

5. Registro da orientação de não reanimar
   Deverá ser feita em documento próprio, permanecer na papeleta da evolução do paciente e ser revista diariamente, por ocasião da visita médica.

Orientação de não reanimar

Identificação (responsáveis familiares) _____

Caracterização do diagnóstico _____

Decisão da equipe (data, participantes)

Consulta ao Comitê de Bioética (anotar se houve ou não consulta, parecer, integrantes, data) _____

Entrevista com o paciente e família (anotar posicionamento, entendimentos, dúvidas, conflitos) _____

MISCELÂNEA

Procedimentos a realizar na ocorrência de PCR

	Sim	Não
Aspiração de vias aéreas		
Suplementação de oxigênio		
Intubação		
Medicações vasoativas		
Ventilação manual		
Massagem cardíaca		
Cardioversão		

Especialista: _____

Emergencista: _____

Enfermeira: _____

Auxiliar de enfermagem: _____

Data: _____/_____/_____

Anexo XIV-2 • Termo de responsabilidade para atendimento à criança e ao adolescente.

TERMO DE RESPONSABILIDADE
PARA ATENDIMENTO À CRIANÇA E AO ADOLESCENTE

I – DADOS DE IDENTIFICAÇÃO

DO PACIENTE: _____

Nome: _____

DO RESPONSÁVEL LEGAL SUBSCRITOR DO TERMO:

Nome: _____

Documento: _____

Vínculo: Pai ( ) Mãe ( ) Tutor ( ) Guardião ( )

Endereço: _____

Tel: _____ Cidade: _____ Estado: _____

II – DAS DISPOSIÇÕES GERAIS

Artigo 1º – O presente Termo de Responsabilidade dispõe sobre direitos e deveres do **paciente criança e adolescente**, de seu responsável legal, do **profissional da saúde e do Hospital das Clínicas da Faculdade de Medicina da Universidade de São Paulo – HCFMUSP.**

§ 1º – O Hospital das Clínicas é uma autarquia estadual destinada a ensino, pesquisa e assistência.

§ 2º – O Corpo Clínico responsável pela assistência integral ao **paciente** é composto por **Professores da Faculdade de Medicina, Médicos, Médicos-Residentes, todos Profissionais da Saúde e Aprimorandos**, integrantes de Equipe Multiprofissional.

III – DO RECONHECIMENTO E SALVAGUARDA DOS DIREITOS E DEVERES

Artigo 2º – O **paciente** será tratado por meios adequados e disponíveis, devendo a relação mútua **entre profissionais da saúde**, paciente e responsável ser baseada na dignidade e no respeito.

Artigo 3º – **O profissional da saúde** tem garantida a sua autonomia ao indicar o procedimento adequado ao **paciente**, observadas as práticas reconhecidamente aceitas.

Artigo 4º – O **médico** informará ao **responsável legal**, de forma clara e em linguagem acessível, sobre o estado de saúde, diagnóstico, tratamento e evolução provável da doença do paciente.

§ 1º – Ao **paciente** serão fornecidas informações pertinentes, compatíveis com o seu grau de desenvolvimento e compreensão.

MISCELÂNEA

§ 2º – O **responsável** que receber as informações se responsabilizará pela sua comunicação ao outro **responsável legal**.

Artigo 5º – Os procedimentos diagnósticos e terapêuticos serão executados com a prévia autorização do **responsável legal**, após ter sido informado quanto aos seus riscos e benefícios para o **paciente**.

§ 1º – **O responsável legal** tem direito de revogar o seu consentimento a qualquer tempo, por decisão livre, consciente e esclarecida, sem que lhe sejam aplicadas sanções.

§ 2º – Quando houver discordância quanto à aplicação dos procedimentos diagnósticos e terapêuticos entre a família e a equipe de saúde:

a) em situação de iminente risco de vida, a equipe tomará a conduta que considerar a mais adequada e comunicará o fato à Vara da Infância e Juventude de competência;

b) em situação em que a não intervenção médica possa causar sofrimento ou comprometer a qualidade de vida futura da criança/adolescente, deve-se recorrer, de imediato, à autoridade judicial para decisão.

Artigo 6º – Quando houver solicitação de alta a pedido por parte do responsável legal, este deverá se manifestar por escrito.

Parágrafo Único – Na situação em que a alta implicar risco de vida, sofrimento ou comprometimento da qualidade de vida futura da criança/adolescente, deve-se recorrer à autoridade judicial, para decisão.

Artigo 7º – O prontuário do paciente deve ser elaborado de forma legível, completa e atualizada.

Artigo 8º – O **paciente** ou seu **responsável legal** terá direito de obter as informações registradas no seu **prontuário**, mediante solicitação junto ao Arquivo Médico.

Artigo 9º – O **paciente** tem o direito ao sigilo profissional quanto ao diagnóstico, métodos terapêuticos, dados clínicos e pessoais, os quais só poderão ser revelados ou divulgados mediante sua autorização expressa ou do **responsável legal**, exceto quando houver dever legal.

Artigo 10 – Após a alta médica, o **paciente** deverá deixar as dependências do HCFMUSP no prazo de 48 (quarenta e oito) horas, após as quais serão adotadas as medidas legais cabíveis.

Parágrafo Único – A retirada da **criança/adolescente** da Instituição só poderá ser efetuada por **responsável legal**.

Artigo 11 – O **paciente**, a **família** e os **profissionais de saúde do HCFMUSP** poderão recorrer às Comissões de Ética e à Comissão de Bioética do Hospital, para esclarecer questões surgidas em decorrência das ações e dos serviços de atenção à saúde.

Observações: _____

_____ São Paulo, _____/_____/_____

Responsável legal

Obs.: Quando a pessoa que efetuar a internação não for o responsável legal, preencher este campo:

Nome: _____

Vínculo: _____

Endereço: _____

Tel: _____ Estado: _____

Nota: O Termo de Responsabilidade será preenchido em duas vias, sendo a 1ª via parte integrante do prontuário médico e a 2ª via entregue ao responsável.

Aprovado pelo Conselho Deliberativo em 19 de outubro de 1999.

4. Aspectos Psicológicos em Terapia Intensiva

Soraya Gomiero Fonseca

A epidemiologia da população pediátrica nos hospitais modernos mudou dramaticamente durante as duas últimas décadas. Hoje grande porcentagem das crianças hospitalizadas em unidades de terapia intensiva (UTI), apresenta problemas de saúde graves e complexos, e que sobrevivem por causa dos grandes avanços tecnológicos das últimas décadas. Porém, podem permanecer em condições incapacitantes ou crônicas que exigem a permanência hospitalar frequente e prolongada.

A conscientização sobre os riscos a que estão submetidos as crianças e seus pais, diante de rupturas dos vínculos afetivos na infância, levou os hospitais a, progressivamente, encorajarem as mães a permanecerem com seus filhos durante as internações e a participarem dos cuidados. Assim, o processo de reorganização, que implica perdas, mudanças de papéis, sobrecargas de tarefas, leva a família a ser testada na sua capacidade de adaptar-se à nova condição. Isso se agrava no caso dos pacientes crônicos, em que as famílias nunca mais retornam à situação anterior ao agravo.

Embora as famílias respondam de forma diferente e em graus variáveis de intensidade ao impacto da hospitalização de um filho em uma UTI, as respostas emocionais mais comumente encontradas e que podem representar maior dificuldade de manejo são: negação; culpa e raiva. Essas respostas muitas vezes se alternam durante a internação de acordo com as condições de saúde da criança e psicológicas dos pais.

Somadas a essas repostas emocionais observa-se alto nível de estresse e ansiedade quando:

- Não houve nenhuma preparação para a hospitalização.
- Criança hígida antes da hospitalização.
- A doença da criança é grave, complexa e exige especialidades médicas diversas.
- Ocorre mudança inesperada no quadro clínico da criança.
- A etiologia é (permanece) desconhecida.
- A informação do quadro clínico é insuficiente ou conflitante.
- O prognóstico é incerto.
- Os pais sentem-se incapazes na participação ao cuidado.
- A situação financeira é preocupante.
- Os pais são separados ou estão em litígio.

O impacto desses aspectos da hospitalização e a repercussão emocional nas famílias podem criar conflitos entre membros da equipe multiprofissional e os pais, principalmente quando existe falha na compreensão da equipe às necessidades da família. Esse conflito entre a família e a equipe pode gerar dificuldades na comunicação, problemas na transmissão de informações, e potencializar enganos na compreensão dos pais em relação ao quadro clínico do filho.

Para melhor compreensão das reações dos pais é importante colher dados por meio de entrevista psicológica que inclua:

- Histórico da família.
- Como a família lida com situações difíceis.
- Investigar experiência de doença na família.
- Existência de hospitalizações anteriores.
- Rede de apoio social.
- Crença e religiosidade.

A aproximação da equipe de saúde à família da criança pode auxiliar na identificação das necessidades e na discussão das intervenções mais adequadas para o paciente e a própria família. Isso pode ser viabilizado por meio de intervenções como:

- Diálogo contínuo entre equipe e família.
- Consistência das informações dada pela equipe multiprofissional.
- Familiarizar os pais com o ambiente de UTI e a necessidade dos equipamentos, procedimentos e rotinas.
- Encorajar a presença e a participação dos pais aos cuidados das rotinas.
- Manutenção das rotinas sempre que possível.
- Preparo prévio dos pais nos procedimentos invasivos, cirurgias e principais mudanças no tratamento do filho.
- Prover apoio emocional aos pais por meio de profissional especializado durante a hospitalização.
- Por meio de profissional especializado, ajudar os pais a compreenderem e lidarem com as repercussões emocionais esperadas para cada faixa etária.
- Fornecer aos pais a dimensão dos possíveis riscos do tratamento, diante da fragilidade da criança.
- Honestidade nas discussões.
- Reforçar a importância dos pais no papel de conforto e segurança ao filho.

O objetivo deve ser sempre o de promover uma forma menos sofrida e mais organizada de enfrentar a doença e a hospitalização. Por essa razão, é muito importante que a família se considere integrante e participante do cuidado à criança e que se estabeleça uma comunicação efetiva com a equipe.

Por sua vez, compete à equipe facilitar essa comunicação, render esforços na compreensão das particularidades dos pacientes e seus familiares, permanecendo próxima e receptiva, pois no contexto da doença, a família pode não ser a cura, mas sua presença e participação são valiosas para a recuperação da criança.

BIBLIOGRAFIA

1. Botega JN e cols. *Prática Psiquiátrica no Hospital Geral: Interconsulta e Emergência*. Artmed, Porto Alegre, 2002.

2. Rothstein P. Psychological stress in families of children in a pediatric intensive care unit. *Pediatric Clin North Amer*, 27(3):613-20, 1980.

3. Wong DL e cols. *Enfermagem Pediátrica Elementos Essenciais à Intervenção Efetiva*. 5ª ed., Guanabara Koogan, Rio de Janeiro, 1997.

Parte XV. Tabelas

coordenador • *José Luiz Brant de Carvalho Britto*

A. Tabelas e Fórmulas de Uso na Prática Pediátrica

José Luiz Brant de Carvalho Britto
Adalberto Stape

A) SISTEMA CARDIORRESPIRATÓRIO

Frequência cardíaca normal para a idade

Idade	Mínimo		Média		Máxima	
Recém-nascido a 3 meses	80		140		205	
3 meses a 2 anos	75		130		190	
2 a 4 anos	75		100		120	
4 a 6 anos	75		100		115	
6 a 8 anos	70		90		110	
8 a 10 anos	70		90		110	
	Masculino	Feminino	Masculino	Feminino	Masculino	Feminino
12 a 14 anos	65	70	85	90	105	110
14 a 16 anos	60	65	80	85	100	105
16 a 18 anos	55	60	75	80	95	100

Tabela simplificada dos valores de pressão arterial para as diversas idades

Idade	Sistólica	Diastólica
RN (12h, < 1.000g)	39-59	16-36
RN (12h, 3kg)	50-70	25-45
Neonato (96h)	60-90	20-60
Lactente (6 meses)	87-105	53-66
Criança (2 anos)	95-105	53-66
Escolar (7 anos)	97-112	66-80
Adolescente (15 anos)	112-128	66-80

Valores de pressão arterial média mínima para as diversas idades

Idade	Pressão arterial média (mmHg)
RN pré-termo (< 32 semanas)	30
RN pré-termo (32 a 38 semanas)	35
RN de termo até 1 mês	40
1 a 12 meses	45
1 a 5 anos	50
5 a 12 anos	55
12 a 16 anos	60

Cálculos indiretos da pressão arterial

- Pressão arterial média

$$PAM = \frac{(PAS + 2 \times PAD)}{3}$$

- Pressão arterial sistólica

$$PAS = \frac{idade\ (anos)}{3} + 9$$

TABELAS

Tabela de valores de PA por idade para meninos de acordo com o percentil de altura

Idade anos	PA percentil	PA sistólica, mmHg							PA diastólica, mmHg						
		Percentil de altura							Percentil de altura						
		5	10	25	50	75	90	95	5	10	25	50	75	90	95
1	95	98	99	101	103	104	106	106	54	54	55	56	57	58	58
	99	105	106	108	110	112	113	114	61	62	63	64	65	66	66
2	95	101	102	104	106	108	109	110	59	59	60	61	62	63	63
	99	109	110	111	113	115	117	117	66	67	68	69	70	71	71
3	95	104	105	107	109	110	112	113	63	63	64	65	66	67	75
	99	111	112	114	116	118	119	120	71	71	72	73	74	75	67
4	95	106	107	109	111	112	114	115	66	67	68	69	70	71	71
	99	113	114	116	118	120	121	122	74	75	76	77	78	78	79
5	95	108	109	110	112	114	115	116	69	70	71	72	73	74	74
	99	115	116	118	120	121	123	123	77	78	79	80	81	81	82
6	95	109	110	112	114	115	117	117	72	72	73	74	75	76	76
	99	116	117	119	121	123	124	125	80	80	81	82	83	84	84
7	95	110	111	113	115	117	118	119	74	74	75	76	77	78	78
	99	117	118	120	122	124	125	126	82	82	83	84	85	86	86
8	95	111	112	114	116	118	119	120	75	76	77	78	79	79	80
	99	119	120	122	123	125	127	127	83	84	85	86	87	87	88
9	95	113	114	116	118	119	121	121	76	77	78	79	80	81	81
	99	120	121	123	125	127	128	129	84	85	86	87	88	88	89
10	95	115	116	117	119	121	122	123	77	78	79	80	81	81	82
	99	122	123	125	127	128	130	130	85	86	86	88	88	89	90
11	95	117	118	119	121	123	124	125	78	78	79	80	81	82	82
	99	124	125	127	129	130	132	132	86	86	87	88	89	90	90
12	95	119	120	122	123	125	127	127	78	79	80	81	82	82	83
	99	126	127	129	131	133	134	135	86	87	88	89	90	90	91
13	95	121	122	124	126	128	129	130	79	79	80	81	82	83	83
	99	128	130	131	133	135	136	137	87	87	88	89	90	91	91
14	95	124	125	127	128	130	132	132	80	80	81	82	83	84	84
	99	131	132	134	136	138	139	140	87	88	89	90	91	92	92
15	95	126	127	129	131	133	134	135	81	81	82	83	84	85	85
	99	134	135	136	138	140	142	142	88	89	90	91	92	93	93
16	95	129	130	132	134	135	137	137	82	83	83	84	85	86	87
	99	136	137	139	141	143	144	145	90	90	91	92	93	94	94
17	95	131	132	134	136	138	139	140	84	85	86	87	87	88	89
	99	139	140	141	143	145	146	147	92	93	93	94	95	96	97

O percentil 95 corresponde a 1,645 DP e o percentil 99 corresponde a 2,326 DP sobre a média.
Pediatrics, 114: 555-576, 2004.

Tabela de valores de PA por idade para meninas de acordo com o percentil de altura

Idade anos	PA percentil	PA sistólica, mmHg							PA diastólica, mmHg						
		Percentil de altura							Percentil de altura						
		5	10	25	50	75	90	95	5	10	25	50	75	90	95
1	95	100	101	102	104	105	106	107	56	57	57	58	59	59	60
	99	108	108	109	111	112	113	114	64	64	65	65	66	67	67
2	95	102	103	104	105	107	108	109	61	62	62	63	64	65	65
	99	109	110	111	112	114	115	116	69	69	70	70	71	72	72
3	95	104	104	105	107	108	109	110	65	66	66	67	68	68	69
	99	111	111	113	114	115	116	117	73	73	74	74	75	76	76
4	95	105	106	107	108	110	111	112	68	68	69	70	71	71	72
	99	112	113	114	115	117	118	119	76	76	76	77	78	79	79
5	95	107	107	108	110	111	112	113	70	71	71	72	73	73	74
	99	114	114	116	117	118	120	120	78	78	79	79	80	81	81
6	95	108	109	110	111	113	114	115	72	72	73	74	74	75	76
	99	115	116	117	119	120	121	122	80	80	80	81	82	83	83
7	95	110	111	112	113	115	116	116	73	74	74	75	76	76	77
	99	117	118	119	120	122	123	124	81	81	82	82	83	84	84
8	95	112	112	114	115	116	118	118	75	75	75	76	77	78	78
	99	119	120	121	122	123	125	125	82	82	83	83	84	85	86
9	95	114	114	115	117	118	119	120	76	76	76	77	78	79	79
	99	121	121	123	124	125	127	127	83	83	84	84	85	86	87
10	95	116	116	117	119	120	121	122	77	77	77	78	79	80	80
	99	123	123	125	126	127	129	129	84	84	85	86	86	87	88
11	95	118	118	119	121	122	123	124	78	78	78	79	80	81	81
	99	125	125	126	128	129	130	131	85	85	86	87	87	88	89
12	95	119	120	121	123	124	125	126	79	79	79	80	81	82	82
	99	127	127	128	130	131	132	133	86	86	87	88	88	89	90
13	95	121	122	123	124	126	127	128	80	80	80	81	82	83	83
	99	128	129	130	132	133	134	135	87	87	88	89	89	90	91
14	95	123	123	125	126	127	129	129	81	81	81	82	83	84	84
	99	130	131	132	133	135	136	136	88	88	89	90	90	91	92
15	95	124	125	126	127	129	130	131	82	82	82	83	84	85	85
	99	131	132	133	134	136	137	138	89	89	90	91	91	92	93
16	95	125	126	127	128	130	131	132	82	82	83	84	85	85	86
	99	132	133	134	135	137	138	139	90	90	90	91	92	93	93
17	95	125	126	127	129	130	131	132	82	83	83	84	85	85	86
	99	133	133	134	136	137	138	139	90	90	91	91	92	93	93

O percentil 95 corresponde a 1,645 DP e o percentil 99 corresponde a 2,326 DP sobre a média.
Pediatrics, 114: 555-576, 2004.

TABELAS

Valores normais das medidas obtidas pelo cateter de artéria pulmonar

Medidas	Variação
Pressão venosa central (PVC)	4-8mmHg (média)
Pressão de átrio direito (PaD)	4-8mmHg (média)
Pressão sistólica do ventrículo direito (PSVD)	12-30mmHg
Pressão diastólica do ventrículo direito (PDVD)	0-8mmHg
Pressão sistólica da artéria pulmonar (PSAP)	12-30mmHg
Pressão diastólica da artéria pulmonar (PDAP)	5-15mmHg
Pressão ocluída da artéria pulmonar (PoAP)	6-12mmHg (média)
Pressão média artéria pulmonar (PMAP)	9-16mmHg
Pressão venosa mista de oxigênio (PvO$_2$)	35-45mmHg

Principais parâmetros hemodinâmicos

Parâmetros	Valores normais
$IC = \dfrac{DC}{ASC}$	2,8-4,2l/min/m^2
$VS = \dfrac{DC \times 1.000}{FC}$	50-110ml/batimento
$IS = \dfrac{VS}{ASC}$	30-65ml/bat/m^2
$RVS = \dfrac{(PAM - PaD)}{DC} \times 80$	900-1.400dinas.s.cm^{-5}
$IRVS = \dfrac{(PAM - PaD)}{IC} \times 80$	1.500-2.400dinas.s.cm^{-5}.m^2
$RVP = \dfrac{(PAP - PoAP)}{DC} \times 80$	150-250dinas.s.cm^{-5}
$IRVP = \dfrac{(PAP - PoAP)}{IC} \times 80$	250-400dinas.s.cm^{-5}.m^2
FEVE	60 a 70%
FEVD	50 a 60%

ASC = superfície corpórea; IS = índice sistólico; RVS = resistência vascular sistêmica; IRVS = índice de resistência vascular sistêmica; RVP = resistência vascular pulmonar; IRVP = índice de resistência vascular pulmonar; PAM = pressão arterial média; PAP = pressão arterial pulmonar; PoAP = pressão de oclusão da artéria pulmonar; PaD = pressão de átrio direito; FEVE = fração de ejeção do VE; FEVD = fração de ejeção do VD.

D) SISTEMA RESPIRATÓRIO

Frequência respiratória normal para a idade

Idade	Frequência respiratória
Recém-nascido	30-50
Até 6 meses	20-30
6 meses a 2 anos	20-30
2 a 12 anos	12-20

Oxigenação tecidual ou saturometria venosa mista

SvO_2 > de 45 – estado hiperdinâmico.
SvO_2 entre 35 e 45 – normal.
SvO_2 entre 27 e 35 – reserva limitada.
SvO_2 de 27 – hipóxia tecidual grave, limiar de anaerobiose.

Cálculo do "shunt"

$$\frac{Qs}{Qt} = \frac{C_AO_2 - CaO_2}{C_AO_2 - CvO_2}$$

Cálculo simplificado do "shunt"

$$\frac{Qs}{Qt} = \frac{D_{(A-a)}O_2 \times 0,0031}{20}$$

Classificação do "shunt"

"Shunt" leve: até 15%
"Shunt" moderado: de 15 a 25%
"Shunt" grave: > 25%

Principais variáveis relacionadas à oxigenação

Índices	Valores normais
Conteúdo arterial O_2	18-20ml/dl
Conteúdo venoso O_2	13-16ml/dl
Diferença arteriovenosa O_2	4-5,5ml/dl
Transporte O_2	
$DO_2 = DC \times CaO_2 \times 10$	800-1.100ml/min
$IDO_2 = IC \times CaO_2 \times 10$	> 550ml/min/m^2
Consumo de O_2	
$VO_2 = DC \times (CaO_2 - CvO_2) \times 10$	150-300ml/min
$IVO_2 = IC \times (CaO_2 - CvO_2) \times 10$	130-190ml/min/m^2
Extração O_2	
$EO_2 = VO_2/DO_2$	22-30%

Estimativa do diâmetro interno da cânula endotraqueal

$$\text{Diâmetro interno (mm)} = \frac{\text{idade (anos)}}{4} + 4$$

Valores de referência para o diâmetro interno e o comprimento introduzido nas vias aéreas da cânula traqueal por idade

Idade	Diâmetro interno (mm)	Comprimento oral (cm)	Comprimento nasal (cm)
RN pré-termo	2,5-3,5	7-8	11
RN termo – 15 dias	3,5	8-9	13
2 a 24 semanas	3,5-4	10	15
6 a 12 meses	4-4,5	12	16
12 a 18 meses	4,5-5	13	16
18 a 24 meses	5-5,5	14	17
2 a 4 anos*	5,5-6	15	18
4 a 7 anos*	6-6,5	16	19
7 a 10 anos*	6,5-7	17	21
10 a 12 anos*	7-7,5	20	23-25

* Em alguns pacientes pode ser necessário usar cânulas com "cuff".
* Valores de referência que podem variar nos diversos pacientes.

Classificação dos distúrbios dos gases sanguíneos

Classificação	pH	PaCO$_2$	HCO$_3^-$	BE
Distúrbios respiratórios				
Acidose descompensada	↓	↑	N	N
Acidose parcialmente compensada	↓	↑	↑	↑
Acidose compensada	N	↑	↑	↑
Alcalose descompensada	↑	↓	N	N
Alcalose parcialmente compensada	↑	↓	↓	↓
Alcalose compensada	N	↓	↓	↓
Distúrbios metabólicos				
Acidose descompensada	↓	N	↓	↓
Acidose parcialmente compensada	↓	↓	↓	↓
Alcalose descompensada	↑	N	↑	↑
Alcalose parcialmente compensada	↑	↑	↑	↑
Alcalose compensada	N	↑	↑	↑

Carlo WA & Chatburn RL. Assessment of Neonatal gas exchange. In Carlo WA, Chatburn RL: *Neonatal Respiratory Care*. 2nd ed., Year Book, Chicago, 1988.

Tamanho do tubo endotraqueal e o comprimento introduzido nas vias aéreas da cânula traqueal no recém-nascido

Peso (g)	Idade gestacional (semanas)	Diâmetro interno (mm)	Comprimento oral (cm)
< 1.000	< 28	2,5	6-7
1.000-2.000	28-34	3,0	7-8
2.000-3.000	34-38	3,5	8-9
> 3.000	> 38	3,5-4,0	9-10

Adaptado de Bloom RS & Cropley C. *Texbook of Neonatal Resuscitation*. XI American Heart Association/American Academy of Pediatrics, 1995.

Volumes pulmonares normais para recém-nascido de termo

Índices ventilatórios		Índices pulmonares estáticos	
VC	5-8ml/kg	VR	10-15ml/kg
FR	40-60ipm	CRF	25-30ml/kg
Vd	2-2,5ml/kg	VGT	30-40ml/kg
VMin	200-480ml/min/kg	CPT	50-90ml/kg
VA	60-320ml/min/kg	CV	35-80ml/kg

Sivieri EM & Bhutani VK. Spontaneous breathing. In Sinhá SK, Donn SM: *Manual of Neonatal Respiratory Care*. Blackwell, New York, 2000.

VC = volume corrente; VR = volume residual; VGT = volume gasoso torácico; FR = frequência respiratória; CRF = capacidade residual funcional; VMin = volume minuto; VA = volume alveolar; CPT = capacidade pulmonar total; Vd = volume do espaço morto; CV = capacidade vital.

C) SISTEMA RENAL

Época da primeira diurese com base em RN de termo e prematuro

Horas de vida	RN de termo (%)*	RN prematuro (%)*
Sala de parto	12,9	21,2
1-8	51,1	83,7
9-16	91,1	98,7
17-24	100	100

Clark DA. Times of first void and stool in 500 newborns. *Pediatrics*, 60:457, 1977.

* Porcentagem cumulativa.

Função renal normal no recém-nascido

	Prematuro (< 32 semanas)	Termo	2 semanas	2 meses
Taxa de filtração glomerular (ml/min/1,73m^2)	10 ± 2	20 ± 5	40 ± 10	70 ± 10
Fluxo sanguíneo renal (ml/min)	50 ± 10	85 ± 15	140 ± 20	240 ± 30
Capacidade de máxima concentração (mOsm/l)	> 600	> 800	> 1.000	> 1.200
Fração de excreção de Na filtrado (%)	3-8	< 1	< 1	< 1

Matthew OP. Neonatal renal failure: usefulness of diagnosis indices. *Pediatrics*, 65:67, 1980.

Índices de falência renal

Índices	Neonatal		Crianças	
	Pré-renal	Renal	Pré-renal	Renal
Osmolaridade urinária (mOsm)	> 400	< 400	> 500	< 350
Sódio urinário (mEq/l)	< 30	> 30	< 20	> 20
Creatinina urinária/plasmática	> 30	< 10	> 40	< 20
Fração de excreção de sódio (FeNa)	< 2,5#	> 2,5#	< 1	> 2
Índice de falência renal (IFR)	< 3,0	> 3,0	< 1	> 2

$$FeNa\,(\%) = \frac{Na^+(U) \times Cr(P)}{Cr(U) \times Na^+(P)} = \times 100$$

$$IFR = \frac{Na^+(U) \times Cr(P)}{Cr(U)}$$

# em RN > 32 semanas de gestação.
U = urinário; P = plasmático; Cr = creatinina.

Cálculo da restrição hídrica (RH)

RH = 20ml/kg/dia (PI) + DI (ml)
RH = 400ml/m² de SC (PI) + DI (ml)

Obs.: PI = perdas insensíveis; DI = diurese de 24h.

Cálculo do "clearance" de creatinina (ClCr)

$$ClCr = \frac{Cr(U)\,(mg/100\,ml) \times Volume\,(U)\,(ml/min)}{Cr(P)\,(mg/dl) \times ASC\,(m^2)} \times 1,73m^2$$

Valores do "clearance" de creatinina por idade

"Clearance" de creatinina (ml/min/1,73m²)	
RN de termo	40-65
3 meses	40-65
6 meses	65-75
1 ano	100
≥ 2 anos	95-150

D) SISTEMA HEMATOLÓGICO

Valores esperados de hemoglobina (g/dl) em RN de baixo peso

Peso ao nascer (g)	Idade (semanas)				
	2	4	6	8	10
800-1.000	16,0 (14,8-17,2)	10,0 (6,8-13,2)	8,7 (7,0-10,2)	8,0 (7,1-9,8)	9,0 (6,9-10,2)
1.001-1.200	16,4 (14,1-18,7)	12,8 (7,8-15,3)	10,5 (7,2-12,3)	9,1 (7,8-10,4)	8,5 (7,0-10,0)
1.201-1.400	16,2 (13,6-18,8)	13,4 (8,8-16,2)	10,9 (8,5-13,3)	9,9 (8,0-11,8)	9,8 (8,4-11,3)
1.401-1.500	15,6 (13,4-17,8)	11,7 (9,7-13,7)	10,5 (9,1-11,9)	9,8 (8,4-12,0)	9,9 (8,4-11,4)
1.501-2.000	15,6 (13,5-17,7)	11,0 (9,6-14,0)	9,6 (8,8-11,5)	9,8 (8,4-12,1)	10,1 (8,6-11,8)

Stockman JA & Oski FA. Red blood cell values in low birth weight infants during the first seven weeks of life. *Am J Dis Child*, 134:945, 1980.

Níveis de hemoglobina no primeiro ano de vida segundo peso ao nascer

Semana	RN termo	Pré-termo (1.200-2.500g)	RN muito baixo peso (< 1.200g)
0	17,0	16,4	16,0
1	18,8	16,0	14,8
3	15,9	13,5	13,4
6	12,7	10,7	9,7
10	11,4	9,8	8,5
20	12,0	10,4	9,0
50	12,0	11,5	11,0

Glader B & Naiman JL. Erythrocyte disorders in infancy. In Taeusch HW, Ballard RA, Avery ME: *Diseases of the Newborn*, Saunders, Philadelphia, 1991.

Valores normais de testes de coagulação em RN

Testes laboratoriais	RN prematuro que recebeu vitamina K	RN de termo que recebeu vitamina K	Criança com 1 a 2 meses de vida
Total de plaquetas/mcgl	150.000-400.000	150.000-400.000	150.000-400.000
Tempo de protrombina (seg)	14-22	13-20	12-14
Tempo de tromboplastina parcial (s)	35-55	30-45	25-35
Fibrinogênio (mg/dl)	150-300	150-300	150-300

Alpers JB & Lafonet MT. Data from normal laboratory values at the hematology laboratory. Laboratory Handbook. The Childrens Hospital, Boston, 1985.

Contagem de leucócitos e diferencial durante as primeiras duas semanas de vida (nº leucócitos/mm³)

Idade	Leucócitos	Neutrófilos Total	Neutrófilos Segment.	Neutrófilos Bast.	Eosinófilos	Basófilos	Linfócitos	Monócitos
Nascimento								
Média	18.100	11.000	9.400	1.600	400	100	5.500	1.050
Variação	9.000-30.000	6.000-26.000			20-850	0-640	2.000-11.000	400-3.100
Média (%)	100	61	52	9	2,2	0,6	31	5,8
7 dias								
Média	12.200	5.500	4.700	830	500	50	5.000	1.100
Variação	5.000-21.000	1.500-10.000			70-1.100	0-250	2.000-17.000	300-2.700
Média (%)	100	45	39	6	4,1	0,4	41	9,1
14 dias								
Média	11.400	4.500	3.900	630	350	50	5.500	1.000
Variação	5.000-20.000	1.000-9.500			70-1.000	0-230	2.000-17.000	200-2.400
Média (%)	100	40	34	5,5	3,1	0,4	48	8,8

Garby L & Slolin S. Acta Paediatr, 51:245, 1962.

E) DADOS EM NEONATOLOGIA

Boletim de Apgar*

Sinal	Pontos		
	0	1	2
Frequência cardíaca	Ausente	< 100bpm	≥ 100bpm
Esforço respiratório	Ausente	Choro fraco	Choro forte
Tônus muscular	Flácido	Semiflexão	Flexão boa
Irritabilidade reflexa	Sem resposta	Algum movimento	Choro
Cor	Cianótico ou pálido	Corpo rosado, extremidades cianóticas	Corado

* O RN deverá ser avaliado no 1º e no 5º minutos de vida, para avaliar vitalidade. Apgar > 7 é normal. Se escore permanecer baixo, continuar realizando a cada 5min.

Progressão cefalocaudal da icterícia em RN de termo

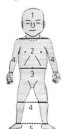

1. Cabeça e pescoço
2. Tronco até umbigo
3. Hipogástrio e coxas
4. Joelhos e cotovelos até punhos
5. Mãos e pés

Zona	1	2	3	4	5
Bilirrubina (mg/dl) Valores médios	5,9 (± 0,3)	8,9 (± 1,7)	11,8 (± 1,8)	15,0 (± 1,7)	> 15,0

Adaptado de Kramer LI. Advancement of dermal icterus in the jaundiced newborn. *Amer J Dis Child*, 118:454-8, 1969.

Época da primeira eliminação de fezes em RN de termo e prematuro

Horas de vida	RN de termo (%)*	RN prematuro (%)*
Sala de parto	16,7	5,0
1-8	59,5	32,5
9-16	91,1	63,8
17-24	98,5	76,3
24-48	100	98,8
> 48	–	100

Clark DA. Times of first void and stool in 500 newborns. *Pediatrics*, 60:457, 1977.

* Porcentagem cumulativa.

Valores bioquímicos normais para o RN de termo (punção capilar)

Determinação	Cordão	1-12h	12-24h	24-48h	48-72h
Sódio, mEq/l*	147 (126-166)	143 (124-156)	145 (132-159)	148 (134-160)	149 (139-162)
Potássio, mEq/l	7,8 (5,6-12)	6,4 (5,3-7,3)	6,3 (5,3-8,9)	6,0 (5,2-7,3)	5,9 (5,0-7,7)
Cloreto, mEq/l	103 (98-110)	100,7 (90-111)	103 (87-114)	102 (92-114)	103 (93-112)
Cálcio, mg/dl	9,3 (8,2-11,1)	8,4 (7,3-9,2)	7,8 (6,9-9,4)	8,0 (6,1-9,9)	7,9 (5,9-9,7)
Fósforo, mg/dl	5,6 (3,7-9,1)	6,1 (3,5-8,6)	5,7 (2,9-8,1)	5,9 (3,0-8,7)	5,8 (2,8-7,6)
Ureia, mg/dl	29 (21-40)	27 (8-34)	33 (9-63)	32 (13-77)	31 (13-68)
Proteína total, g/dl	6,1 (4,8-7,3)	6,6 (5,6-8,5)	6,6 (5,8-8,2)	6,9 (5,9-8,2)	7,2 (6,0-8,5)
Glicose, mg/dl	73 (45-96)	63 (40-97)	63 (42-104)	56 (30-91)	59 (40-90)

Acharya PT, Payne WW. Arch Dis Child, 40:430, 1965. Daniel SS, Adamsons Jr K, James LS. Pediatrics, 37:942, 1966.

Temperatura neutra ambiental para o RN

Idade	Peso (g)/Temperatura			
	< 1.200	1.201-1.500	1.501-2.500	> 2.500 (> 36 semanas)
	± 0,5°C	± 0,5°C	± 1,0°C	± 1,5°C
0-12h	35,0	34,0	33,3	32,8
12-24h	34,5	33,8	32,8	32,4
24-96h	34,5	33,5	32,3	32,0
4-14 dias	33,5	33,5	32,1	32,0
2-3 semanas	33,1	33,1	31,7	30,0
3-4 semanas	32,6	32,6	31,4	
4-5 semanas	32,0	32,0	30,9	
5-6 semanas	31,4	31,4	30,4	

Scopes JW, Ahmed I. Range of critical temperatures in sick and premature newborn babies. Arch Dis Child, 41:417, 1966.

TABELAS

Níveis de TSH e T4 para RN pré-termo de gestação saudável, após a primeira semana de vida (média ± DP)

Idade (semanas)	T4 Total (µg/dl)	T4 livre (µg/dl)	TSH (µU/ml)
28-30	6,6 ± 2,4	1,5 ± 0,6	5,5 ± 2,6
31-33	7,6 ± 1,9	1,6 ± 0,6	4,4 ± 3,6
34-36	9,1 ± 2,8	1,9 ± 0,7	3,8 ± 2,6
> 37	10,1 ± 1,8	1,9 ± 0,4	3,3 ± 1,5

Adaptado de Emery JR, Dambach L, Clarke S e cols. *Clin Res*, 41:14A, 1993.

F) TABELAS DE CONVERSÃO

Conversão da concentração expressa em mEq/l para mg/dl e vice-versa, para alguns íons

	mEq/l para mg/dl		mg/dl para mEq/l	
Sódio	1	2,30	1	0,4348
Potássio	1	3,91	1	0,2558
Cálcio	1	2,005	1	0,4988
Magnésio	1	1,215	1	0,8230
Cloro	1	3,55	1	0,2817
Bicarbonato (HCO$_3^-$)	1	6,1	1	0,1639
Fósforo (valência 1)	1	3,10	1	0,3226
Fósforo (valência 1,8)	1	1,72	1	0,5814
Enxofre (valência 2)	1	1,60	1	0,6250

Ex.: para converter mEq/l de sódio para mg/dl, multiplicar pelo fator 2,30. Para converter mg/dl de potássio para mEq/l, multiplicar pelo fator 0,2558.

Método para conversão de miligramas (mg) em miliequivalentes (mEq) por litro (ou milimoles por litro)

$$mEq/l = \frac{mg \text{ por litro}}{\text{peso equivalente}}$$

$$\text{Peso equivalente} = \frac{\text{peso atômico}}{\text{valência do elemento}}$$

$$mg\% = \frac{mEq/l \times \text{peso atômico}}{10 \times \text{valência}}$$

$$mM/l = \frac{mg\% \times 10}{\text{peso atômico}}$$

Mol = peso molecular em gramas; Milimol = peso molecular em mg; dl = 100ml.
Nota: peso equivalente = peso atômico dividido pela valência.
Para íons valência 1 = 1 mM = 1 mEq.
Para íons valência 2 = 1 mM = 2 mEq.

B. Medicamentos em Terapia Intensiva Pediátrica

José Luiz Brant de Carvalho Britto
Neila Maria Marques Negrini
Adalberto Stape

Atenção: Essa relação de medicamentos, suas doses e efeitos colaterais servem apenas como referência. Para maiores detalhes de ajustes para situações específicas ou possíveis efeitos colaterais, sugerimos consultas a uma fonte de informação completa.

Medicamento	Dose	Efeitos colaterais
Acetaminofeno, Paracetamol (Tylenol®)	10-15mg/kg/dose cada 4-6h, VO ou retal	• Erupção cutânea • Alterações hematológicas: necrose hepática em doses acima 200mg/kg • Contraindicado em deficiência de G-6-PD
Acetazolamida (Diamox®)	Diurético e alcalinizante urinário: 5mg/kg/dia em 2-3 doses, VO Hipertensão intracraniana e hidrocefalia: 25mg/kg/dia em 3 doses ao dia, VO Convulsões: 4-16mg/kg/dia dividido de 1 a 4 vezes. Dose máxima: 30mg/kg/dia	• Acidose metabólica, hipercloremia, hipocalemia, alcalose urinária • Tonturas, vertigem, febre • Eritema multiforme • Irritação do trato gastrointestinal, náuseas, anorexia • Trombocitopenia, anemia hemolítica • Cálculos renais, fosfatúria
Acetilcisteína (intoxicação por acetaminofeno) (Fluimucil®)	Oral Ataque 140mg/kg seguido de 17 doses de 70mg/kg a cada 4h Parenteral Ataque 150mg/kg, IV, em 15min, seguido de 50mg/kg, IV, após 4h e seguido de 50mg/kg, IV, cada 8h Equivalente a uma dose total de 300mg/kg, infundido de 20-25h	• Taquicardia, hipotensão, hipertensão • Tonturas, calafrios • Urticária, eritema cutâneo • Náuseas, vômitos • Broncoespasmo

Medicamento	Dose	Efeitos colaterais
Aciclovir (Zovirax®)	Parenteral HSV: 750mg/m²/dia ÷ a cada 8h ou 5mg/kg/dose a cada 8h por 5-7 dias. HSV em imunocomprometido: < 12 anos: 10mg/kg/dose a cada 8h por 7-14 dias > 12 anos: 1.500mg/m²/dia ÷ a cada 8h ou 5mg/kg/dose a cada 8h por 7-14 dias Encefalite por HSV: 1.500mg/m²/dia ÷ a cada 8h ou 10-15mg/kg/dose a cada 8h por 14-21 dias Varicela ou zóster em imunocomprometido: < 1 ano: 30mg/kg/dia ÷ a cada 8h por 7-10 dias > 1 ano: 1.500mg/m²/dia ÷ a cada 8h por 7-10 dias	• Cefaleia, letargia, delírio, convulsões, febre, tremores, ataxia • Eritema cutâneo, eritema multiforme, síndrome de Stevens-Johnson, angioedema • Náuseas, vômitos, diarreia • Supressão da medula óssea, síndrome hemolítico-urêmica • Elevação de enzimas hepáticas • Flebite no local de aplicação, úlcera se houver extravasamento, dor local • Nefrotoxicidade, elevação de creatinina • Anafilaxia
Ácido acetilsalicílico (Aspirina®, AAS®)	Analgésico e antipirético: 10-15mg/kg/dose, 4 a 6x/dia Anti-inflamatório: 60-100mg/kg/dia ÷ em 3 a 4x/dia Antiagregante plaquetário: 3-5mg/kg/dia 1x/dia	• Alcalose respiratória, acidose metabólica • Insuficiência renal aguda • Toxicidade hepática • Distúrbios gastrointestinais, úlcera péptica • Disfunção plaquetária
Ácido aminocaproico (Ipsilon®)	Oral 400mg/kg/dia ÷ a cada 6h Dose máxima: 30g/dia Parenteral 3g/m² em 1h seguido por 1g/m²/h, infusão contínua (máximo de 18gm²/dia)	• Hipotensão e bradicardia durante infusão rápida • Náuseas, perda de apetite • Confusão mental • Risco de trombose
Ácido tranexâmico (Transamin®)	VO: 25mg/kg/dose 3-4x/dia IV: 10mg/kg/dose 3-4x/dia	• Usar com cuidado em pacientes portadores de CIVD e vasculopatia oclusiva aguda

Medicamento	Dose	Efeitos colaterais
Ácido ursodesoxicólico (Ursacol®)	10-30mg/kg/dia ÷ de 2-3 doses	- "Rash" - Diarreia - Náuseas e vômitos - Dor abdominal - Elevação das enzimas hepáticas
Ácido valproico (Depakene®)	Dose inicial: 10-15mg/kg/dia ÷ de 1-3 doses. Aumentar 5-10mg/kg/dia até alcançar níveis adequados Dose máxima: 60mg/kg/dia	- Náuseas e vômitos - Trombocitopenia - Sonolência - Hiperamoniemia
Adenosina (Adenocard®)	TSV: 0,05-0,1mg/kg, IV, rápido, repetir em incrementos de 0,05 a 0,1mg/kg/dose a cada 1-2min até o máximo de 0,3mg/kg (ou 12mg/dose) Neonatos: 0,05mg/kg/dose e repetir em incrementos de 0,05mg/kg até a dose máxima de 0,25mg/kg	- Hipotensão - Assistolia ou outras disritmias - Dor torácica - Náuseas, gosto metálico - Dispneia, hiperventilação - Cafeína e teofilina são antagonistas
Adrenalina ou epinefrina	Bradicardia, assistolia: 0,01mg/kg/dose, IV, 1ª dose, multiplicar por 10 as próximas doses Intratraqueal: 0,1mg/kg/dose Choque (infusão contínua): 0,1-1µg/kg/min titular a menor dose necessária	- Palidez cutânea, taquicardia, hipertensão, disritmias cardíacas, aumento do consumo cardíaco de O_2 - Ansiedade, cefaleia - Náuseas - Fraqueza muscular, tremores - Diminuição do fluxo sanguíneo esplâncnico
Albuterol, salbutamol (Aerolin®)	Nebulização: 0,05-0,15mg/kg (máximo 2mg): seguida de 0,05mg/kg (máximo 2mg) a cada 20min na crise aguda ou a cada 4-6h Aerossol: 1-2 puffs a cada 4-6h	- Taquicardia, palpitações, hipertensão, dor torácica - Nervosismo, hiperatividade, insônia, tonturas, cefaleia - Angioedema, urticária - Hipocalemia - Náuseas, vômitos - Tremores e fraqueza muscular

TABELAS

Medicamento	Dose	Efeitos colaterais
Alfentanil (Rapifen®)	> 12 anos: procedimentos de curta duração (< 30min): 8-20µg/kg, seguido de 0,5-1µg/kg/min Doses em menores de 12 anos ainda não estabelecidas	• Bradicardia • Rigidez muscular • Náuseas e vômitos • Hipotensão
Alopurinol (Zyloric®)	10mg/kg/dia ÷ a cada 8h, VO	• Hipotensão, bradicardia • Tonturas, cefaleia • Irritação gástrica, náuseas, vômitos • Hematúria, IRA • Disfunção hepática
Alprostadil (Prostaglandina E₁) (Prostyn®)	Neonatos (infusão contínua): 0,05-0,1µg/kg/min inicial, e depois tatear a dose conforme a resposta Manutenção: 0,01-0,4µg/kg/min	• Hipotensão, bradicardia, alterações de ritmo cardíaco • Apneia e depressão respiratória • Hipocalcemia, hipoglicemia, hipocalemia, hipercalemia • Inibição da agregação plaquetária • Febre
Amicacina "Novamin®"	15-22,5mg/kg/dia em 1 vez (pode ser ÷ em 2 ou 3 vezes) IM ou IV (em 30min)	• Febre, cefaleia, ataxia, vertigem • Eritema cutâneo • Bloqueio neuromuscular, tremores, parestesias • Ototoxicidade • Nefrotoxicidade

Medicamento	Dose	Efeitos colaterais
Aminofilina (Aminofilina®)	Mal asmático Manutenção IV contínua: 6 semanas - 6 meses: 0,5mg/kg/h 6 meses-1 ano: 0,6-0,7mg/kg/h 1-9 anos: 1-1,2mg/kg/h 9-12 anos: 0,9mg/kg/h 12-16 anos: 0,7mg/kg/h Apneia neonatal Ataque: 4-6mg/kg, IV, em 30min Manutenção IV: 1 a 3mg/kg/dose, 2x/dia	• Refluxo gastroesofágico, diarreia, náuseas e vômitos, dor abdominal • Tremores, câimbras, convulsões • Taquicardia ventricular
Amiodarona (Ancoron®)	IV Dose ataque: 5mg/kg, em infusão de 30 a 60min Dose de manutenção: 7-15μg/kg/min Oral < 1 ano: 600-800mg/1,73m²/dia a cada 12-24h por 4-14 dias e reduzir para 200-400mg/1,73m²/dia > 1 ano: 10-15mg/kg/dia cada 12-24h por 4-14 dias e reduzir para 5mg/kg/dia	• Bradicardia, disritmia, depressão miocárdica • Perda de coordenação, fadiga, ataxia • Hipotireoidismo, hiperglicemia • Trombocitopenia, neutropenia, pancitopenia, anemia hemolítica • Elevação de enzimas hepáticas • Parestesia, tremores, neuropatia periférica • Microdepósitos em córnea • Pneumonite intersticial
Amlodipina (Norvasc®)	0,1mg/kg/dia ÷ em 1 ou 2x/dia Aumentar progressivamente até 0,6mg/kg/dia Dose máxima: 5mg/dia Reduzir dose em insuficiência hepática	• Edema • Tontura • Fadiga • Palpitações

TABELAS

Medicamento	Dose	Efeitos colaterais
Amoxacilina + ácido clavulânico (Clavulin®)	Oral 25-50mg/kg/dia ÷ a cada 8h Parenteral 0-3 meses: 50mg/kg/dia ÷ a cada 12h 3-12 anos: 75mg/kg/dia ÷ a cada 8h	• Convulsões, cefaleia • Síndrome de Stevens-Johnson, dermatite esfoliativa, urticária • Diarreia, náuseas, vômitos • Eosinofilia, anemia hemolítica, trombocitopenia, pancitopenia • Nefrite intersticial • Anafilaxia, vasculite • Dor no local da injeção
Ampicilina (Binotal®, Amplacilina®)	Crianças IV: 100-400mg/kg/dia ÷ a cada 6h Neonatos: IM ou IV < 7 dias: ≤ 2kg: 50mg/kg/dia ÷ a cada 12h > 2kg: 75mg/kg/dia ÷ a cada 8h 7-28 dias: < 1,2kg: 50mg/kg/dia ÷ a cada 12h 1,2 a 2kg: 75mg/kg/dia ÷ a cada 8h > 2kg: 100mg/kg/dia ÷ a cada 6h Obs.: em caso de meningite, dobrar a dose	• Convulsões, cefaleia • Síndrome Stevens-Johnson, dermatite esfoliativa, urticária • Diarreia, náuseas, vômitos • Eosinofilia, anemia hemolítica, trombocitopenia, pancitopenia • Nefrite intersticial • Anafilaxia, vasculite • Dor no local da injeção
Ampicilina + sulbactam (Unasyn®)	As doses recomendadas são baseadas pela ampicilina ≥ 1 mês: 100-150mg/kg/dia ÷ a cada 6h, IM/IV Crianças: 100-200mg/kg/dia ÷ a cada 6h Em casos de meningite dobrar a dose acima recomendada	• "Rash" • Diarreia • Elevação das enzimas hepáticas
Aminrona (Inocor®)	Ataque 0,75mg/kg, IV, em 2-3min Manutenção 5-10µg/kg/min	• Hipotensão, disritmias ventriculares e supraventriculares • Náuseas, vômitos, dor abdominal • Hepatotoxicidade • Trombocitopenia

Medicamento	Dose	Efeitos colaterais
Anfotericina B (Fungizon®)	Dose teste: 0,1mg/kg, IV, 20 min Dose usual: 0,5-1mg/kg/dia em infusão IV, de 2-6h Obs.: diluir com SG a 5%, proteger da luz	• Hipotensão, hipertensão, disritmia cardíaca • Febre, calafrios, cefaleia, convulsões • Hipocalemia, hipomagnesemia • Anorexia, náuseas, vômitos • Anemia, leucopenia, trombocitopenia • Falência hepática aguda, icterícia • Acidose tubular renal, insuficiência renal • Reação anafilactoide
Anfotericina B lipossomal (Ambisome®)	3-5mg/kg/dia em infusão de 2h Máximo: 250mg/dia Neonatos: iniciar com uma dose de 1mg/kg/dia e ir aumentando 1mg/kg/dia	• Idem anfotericina B • Sobrecarga lipídica
Atenolol (Atenol®)	0,8-1mg/kg/dose 1x/dia Dose máxima 2mg/kg/dia Não ultrapassar a dose máxima de 100mg	• Bradicardia • Hipotensão • Fadiga • Tontura • Constipação • Náuseas • Dispneia
Atracúrio (Tracrium®)	0,4-0,5mg/kg/dose, IV Infusão contínua: 6-13µg/kg/min ou 0,4 a 1,2mg/kg/h	• Liberação de histamina • Hipotensão • Evitar em asma • Não usar em sequência rápida
Atropina (Atropion®)	0,01-0,02mg/kg a 0,15mg/kg Dose mínima 0,1mg e dose única máxima 0,5mg em crianças e 1mg em adolescentes, pode ser repetida em 5min. Dose máxima total para crianças 1mg e adolescentes 2mg	• Midríase • Mucosas secas • Retenção urinária • Confusão mental

TABELAS

Medicamento	Dose	Efeitos colaterais
Aztreonam (Azactam®)	Criança: 90 a 120mg/kg/dia ÷ em 3 ou 4x/dia Neonatos: peso < 2kg < 7 dias: 60mg/kg/dia em 2x/dia 8-28 dias: 90mg/kg/dia em 3x/dia Peso > 2kg < 7 dias: 90mg/kg/dia em 3x/dia 8-28 dias: 120mg/kg/dia em 4x/dia	• Hipotensão • Convulsões e confusão mental • Diarreia, náuseas, vômitos • Trombocitopenia • Elevação de enzimas hepáticas • Flebite local • Elevação de ureia e creatinina • Hipoglicemia
Baclofeno (Lioresal®)	2-7 anos: 10 a 15mg/dia, VO ÷ a cada 8h (máximo de 40mg) > 7 anos: máximo de 60mg, VO	• Hipotensão, palpitação • Sonolência cefaleia • Sintomas gastrointestinais, boca seca • Alteração da função renal
Bretílio (ventricular fibrilação)	5-10mg/kg/dose, pode ser repetido a cada 10-20 min, até dose total de 30mg/kg IM: 2-5mg/kg, 1 vez Manutenção: 5mg/kg/dose a cada 6-8h IM ou IV	• Hipotensão, bradicardia • Vertigem, confusão, ansiedade • Náuseas, vômitos • Conjuntivite
Bromoprida (Digesan®)	0,5-1,0mg/kg/dia, IV ou VO ÷ em 3-4x/dia	• Sonolência • Manifestações extrapiramidais
Budesonida (Pulmicort®)	Nebulização: 1-8 anos: 0,5-1mg/dia 1-2x/dia Inalatório > 6 anos: 200µg, 2x/dia (dose máxima 800µg/dia)	• Faringite • Tosse • Epistaxe • Irritação nasal

Medicamento	Dose	Efeitos colaterais
Captopril (Capoten®)	0,15-0,5mg/kg/dose, VO, em 3-4 doses (máximo de 6mg/kg/dia) Neonatos: 0,01-0,05mg/kg/dose, VO, em 2 ou 3x/dia	• Hipotensão, taquicardia • Cefaleia, tonturas, fadiga, febre • Eritema cutâneo, angioedema • Hipercalemia • Neutropenia, eosinofilia • Icterícia, necrose hepática fulminante • Elevação de ureia e creatinina, proteinúria, oligúria
Carbamazepina (Tegretol®)	10-35mg/kg/dia, VO, fracionados em 3-4x/dia	• Edema, ICC, disritmias • Sedação, ataxia, confusão • Hiponatremia, SSIHAD • Vômitos, dor abdominal, pancreatite • Aplasia, trombocitopenia • Hepatite • Nistagmo, diplopia
Carvão ativado	Crianças: 1-2g/kg/dose, VO, ou por sonda Adolescentes: 30-100g/dose, VO, ou por sonda	• Manter vias aéreas pérvias se houver queda do nível de consciência • Diarreia, obstipação, vômitos
Carvedilol (Coreg®)	Insuficiência cardíaca: 0,05-0,4mg/kg/dia, VO, 1x/dia	• Hipotensão, bradicardia, cefaleia • Angina, bloqueio AV, edema • Sonolência, visão borrada • Distúrbios metabólicos
Caspofungina (Cancidas®)	Aspergilose: 2-11 anos: 70mg/m²/dia 1x/dia no 1º dia; após 50mg/m² dia 1x/dia > 12 anos: 70mg/dia, IV, no primeiro dia e após 50mg/dia	• Disfunção hepática • Liberação de histamina • Rubor de face e pescoço • Febre • Tromboflebites • Dor abdominal, diarreia, náuseas, vômitos • Cefaleia, ataxia

TABELAS

Medicamento	Dose	Efeitos colaterais
Cefalotina (Keflin®)	80-150mg/kg/dia ÷ a cada 6h Neonatal <7 dias: ≤ 2kg: 40mg/kg/dia ÷ em 2 vezes > 2kg: 60mg/kg/dia ÷ em 3 vezes 7-28 dias: < 1,2kg: 40mg/kg/dia ÷ em 2 vezes 1,2-2kg: 60mg/kg/dia ÷ em 3 vezes > 2kg: 80mg/kg/dia ÷ em 4 vezes	• Febre, cefaleia • Eritema cutâneo, prurido, urticária • Náuseas, vômitos, diarreia, colite pseudomembranosa • Leucopenia, trombocitopenia, eosinofilia, anemia hemolítica • Disfunção hepática e renal
Cefazolina (Kefazol®)	50-150mg/kg, IV ÷ a cada 8h Dose máxima: 6g/dia Neonatal <7 dias: 40mg/kg/dia ÷ em 2 vezes 7-28 dias: < 2kg: 40mg/kg/dia ÷ em 2 vezes > 2kg: 60mg/kg/dia ÷ em 3 vezes	• Febre, convulsões, irritabilidade • Eritema cutâneo, urticária, prurido • Náuseas, vômitos, diarreia, colite pseudomembranosa • Leucopenia, trombocitopenia, eosinofilia • Disfunção hepática • Tromboflebite • Anafilaxia
Cefepima (Maxcef®)	100mg/kg/dia, IV ÷ a cada 12h (Máximo de 150mg/kg/dia em 3x/dia) Neonatos < 14 dias: 30mg/kg/dose a cada 12h	• Febre, cefaleia • Eritema cutâneo, prurido • Náuseas, vômitos, diarreia, colite pseudomembranosa • Leucopenia, trombocitopenia, eosinofilia, anemia • Disfunção hepática e renal

Medicamento	Dose	Efeitos colaterais
Cefotaxima (Claforan®)	Crianças < 50kg: 100-200mg/kg/dia ÷ a cada 6-8h > 50kg: 1-2g a cada 6-8h Neonatal < 1,2kg 100mg/kg/dia ÷ em 2 vezes < 7 dias: 1,2-2kg: 100mg/kg/dia ÷ em 2 vezes > 2kg: 100-150mg/kg/dia ÷ em 2-3 vezes 7-28 dias: > 1,2kg: 150mg/kg/dia ÷ em 3 vezes	• Febre, cefaleia • Eritema cutâneo, prurido • Náuseas, vômitos, diarreia, colite pseudomembranosa • Leucopenia, trombocitopenia, eosinofilia • Disfunção hepática e renal • Flebite • Teste de Coombs positivo
Cefoxitina (Mefoxin®)	80-160mg/kg/dia, IV ÷ a cada 6-8h Neonatos: 90-100mg/kg/dia, IV ÷ a cada 8h	• Febre, cefaleia • Eritema cutâneo, prurido • Náuseas, vômitos, diarreia, colite pseudomembranosa • Leucopenia, trombocitopenia, eosinofilia • Disfunção hepática e renal
Ceftazidima (Fortaz®)	100-150mg/kg/dia, IV ÷ a cada 8h Neonatal < 7 dias: < 1,2kg: 60mg/kg/dia ÷ em 2 vezes 1,2-2kg: 100mg/kg/dia ÷ em 2 vezes > 2kg: 150mg/kg/dia ÷ em 2-3 vezes 7-28 dias: 1,2-2kg: 150mg/kg/dia ÷ em 3 vezes > 2kg: 150-200mg/kg/dia ÷ em 3-4 vezes	• Febre, cefaleia, coma • Eritema cutâneo, prurido, urticária • Náuseas, vômitos, diarreia, colite pseudomembranosa • Leucopenia, trombocitopenia, eosinofilia • Disfunção hepática e renal

TABELAS

Medicamento	Dose	Efeitos colaterais
Ceftriaxona (Rocefin®)	50-75mg/kg/dia ÷ a cada 12 ou 24h Meningite: 80-100mg/kg/dia ÷ a cada 12 ou 24h	• Febre, cefaleia, tonturas • Eritema cutâneo, prurido • Náuseas, vômitos, diarreia, colite pseudomembranosa, cálculos biliares • Leucopenia, trombocitopenia, eosinofilia • Disfunção hepática e renal • Evitar uso em neonatologia
Cefuroxima (Zinacef®)	75-150mg/kg/dia, IV ÷ a cada 8h Neonatos: 50-100mg/kg/dia em 2x/dia	• Febre, cefaleia, tonturas, vertigem, convulsões • Eritema cutâneo, prurido, urticária • Náuseas, vômitos, diarreia, colite pseudomembranosa, cálculos biliares • Leucopenia, trombocitopenia, eosinofilia, anemia hemolítica • Disfunção hepática e renal • Anafilaxia
Cetamina, Ketamina (Ketalar®, Ketamin®)	Sedação: 0,5-2mg/kg/dose, IV, ou 3-7mg/kg/dose, IM Manutenção em infusão contínua: 5-20µg/kg/min	• Hipertensão, taquicardia, aumento do débito cardíaco, disritmias, depressão miocárdica paradoxal • Aumento da PIC, alucinações • Eritema transitório e morbiliforme • Aumento da taxa metabólica • Náuseas, vômitos • Aumento do tônus muscular • Diplopia, nistagmo • Diminui broncoespasmo, depressão respiratória, apneia • Dependência física e psicológica

Medicamento	Dose	Efeitos colaterais
Cetirizina (Zyrtec®)	Oral 6-12 meses: 2,5mg 1x/dia 2-5 anos: 2,5-5mg/dia ÷ em 1 ou 2x/dia > 6 anos: 5-10mg/dia ÷ em 1 ou 2x/dia	• Taquicardia, hipertensão • Cefaleia, tonturas, sonolência, fadiga • Prurido, eritema cutâneo • Diarreia, flatulência, contipação, xerostomia, dor abdominal • Disúria, cistite, poliúria • Disfunção hepática • Parestesia, hipertonia, tremores • Ototoxicidade
Cetorolaco de trometamina (Toradol®)	> 2 anos: 0,5-1mg/kg, IM ou IV, dose única Doses múltiplas: 1-2mg/kg, IM ou IV ÷ em 3-4 doses	• Sangramentos digestivos • Distúrbios hemorrágicos • Agravamento de insuficiência renal
Cimetidina (Tagamet®/Ulcidine®)	20-40mg/kg/dia, IV ÷ em 2-3x/dia VO, IV, IM Neonatos: 2,5 a 5mg/kg/dose, IV, de 8/8 ou 12/12h, VO, IV, IM	• Hipotensão, bradicardia, disritmias • Tonturas, confusão mental, agitação, cefaleia, psicose • Eritema cutâneo, febre • Diarreia leve, náuseas, vômitos • Ginecomastia • Neutropenia, trombocitopenia, agranulocitose • Disfunção hepática e renal • Mialgia
Ciprofloxacina (Cipro®)	Oral 20-30mg/kg/dia ÷ a cada 12h Dose máxima 1,5g/dia IV 20-30mg/kg/dia ÷ a cada 12h Dose máxima 800mg/dia Fibrose cística: 30mg/kg/dia ÷ a cada 8h Dose máxima 1,2g/dia	• Cefaleia, agitação, zumbidos, tonturas, alucinações • Eritema, fotossensibilização, prurido, urticária • Náuseas, vômitos, diarreia, colite pseudomembranosa • Cristalúria • Anemia, neutropenia • Artralgia, tremores, edema articular • Disfunção hepática • Insuficiência renal, nefrite intersticial

Medicamento	Dose	Efeitos colaterais
Cisatracurium (Nimbium®)	Ataque: 0,1-0,2mg/kg/dose, IV, seguido de dose de 0,03mg/kg Manutenção (infusão contínua): 1-4µg/kg/min	• Rara a liberação de histamina • Eritema cutâneo • Broncoespasmo • Hipotensão
Claritromicina (Klaricid®)	15mg/kg/dia ÷ a cada 12h	• Cefaleia, alucinações • Síndrome de Stevens-Johnson, prurido • Diarreia, náuseas, vômitos, dor abdominal, colite pseudomembranosa • Elevação do tempo protrombina • Disfunção hepática e renal • Perda de audição
Clindamicina (Dalacin®)	Oral 10-30mg/kg/dia ÷ a cada 6-8h Dose máxima: 1,8g/dia IV/IM 25-40mg/kg/dia ÷ a cada 6-8h Neonatal < 7 dias: < 2kg: 10mg/kg/dia ÷ em 2 vezes > 2kg: 15mg/kg/dia ÷ em 3 vezes 7-28 dias: < 1,2kg: 10mg/kg/dia ÷ em 2 vezes 1,2-2kg: 15mg/kg/dia ÷ em 3 vezes > 2kg: 20mg/kg/dia ÷ em 3-4 vezes	• Hipotensão, disritmia por QT_c prolongado • Eritema cutâneo, síndrome de Stevens-Johnson • Diarreia, náuseas, vômitos • Trombocitopenia • Disfunção hepática e renal
Clobazam (Frisium®)	3 a 15 anos: 5-10mg/dia ÷ de 12/12h. Se necessário aumentar até 1mg/kg Dose máxima: 80mg/dia	• Semelhantes aos dos benzodiazepínicos

Medicamento	Dose	Efeitos colaterais
Clonazepam (Rivotril®)	Dose inicial: 0,01-0,05mg/kg/dia, VO ÷ em 2 a 3x/dia Manutenção: 0,1-0,2mg/kg/dia ÷ em 3x/dia	• Hipotensão • Confusão, hipotonia, ataxia, sonolência, tremores • Trombocitopenia • Depressão respiratória, hipersecreção brônquica • Dependência física
Clonidina (Atensina®)	Dose inicial de 5-10µg/kg/dia, VO ÷ em 2-3x/dia e aumentar lentamente	• Hipotensão, bradicardia, palpitação, taquicardia, ICC • Sonolência, insônia, fadiga, ansiedade • Retenção de água e sódio • Depressão respiratória
Cloranfenicol (Quemicetina®)	Criança: 50-75mg/kg/dia, IV ou VO, de 6/6h Meningite: 100mg/kg/dia, IV, em 4x/dia	• Cardiotoxicidade • Síndrome do bebê cinzento • Cefaleia • Náuseas, vômitos e estomatite • Depressão de medula óssea
Cloreto de cálcio 10%	10-20mg/kg, IV a cada 10min (lentamente) Hipocalcemia: 10-20mg/kg/dose repetida a cada 4-6h, se necessário	• Vasodilatação, hipotensão, bradicardia, fibrilação ventricular • Cefaleia, confusão mental • Náuseas, vômitos, aumento de amilase
Clorfeniramina (Polaramine®)	< 12 anos: 0,35mg/kg/dia ÷ de 6/6h Dose máxima: 12mg/dia > 12 anos: 4mg/dose, 6/6h	• Sonolência • Boca seca • Excitação paradoxal
Clorpromazina (Amplictil®)	0,5-1mg/kg/dose, VO, IM ou IV, em 3 ou 4x/dia Neonatos: 0,5mg/kg/dose a cada 6h	• Hipotensão, taquicardia • Boca seca, retenção urinária • Sonolência, ansiedade, reação extrapiramidal, síndrome neuroléptica maligna

Medicamento	Dose	Efeitos colaterais
Codeína (Codein®)	0,5-1,2mg/kg/dose, VO, a cada 4-6h	• Vasodilatação, hipotensão, bradicardia • Depressão de SNC, aumento da PIC, sedação • Prurido • Liberação de hormônio antidiurético • Náuseas, vômitos, obstipação • Depressão respiratória
Colestiramina (Questran Light®)	240mg/kg/dia, VO, 3x/dia, diluído em água ou sucos	• Obstipação • Distensão abdominal • Vômitos
Dantroleno (Dantrium®, Dantrolene®)	Espasticidade: 0,5mg/kg/dose, VO, 2-4x/dia Hipertermia maligna: 1mg/kg, IV, repetir se necessário até 10mg/kg/dose	• Taquicardia • Convulsões, fadiga, confusão mental • Diarreia, náuseas, vômitos, obstipação • Hepatite • Fraqueza muscular
Desmopressina (DDAVP® injetável)	Doença de Von Willebrand: 0,3-0,4µg/kg/dose, IV, repetir após 12h se necessário Diabetes insipidus central: < 1 ano: 0,2-0,4µg/dose, IV, 1 a 2x/dia 1-12 anos: 0,4-1,0µg/dose, IV, 1 a 2x/dia > 12 anos: 2-4µg/dose, IV, 1 a 2x/dia	• Rubor facial, hipertensão, dor torácica, taquicardia • Cefaleia, sonolência, agitação • Náuseas, vômitos, cólicas abdominais • Rinite, epistaxes • Hiponatremia
Dexametasona (Decadron®)	Edema vias aéreas: 0,5-2mg/kg/dia ÷ a cada 5h Anti-inflamatório: 0,08-0,3mg/kg/dia ÷ a cada 6h Meningite bacteriana: 0,6mg/kg/dia ÷ a cada 5h, por 4 dias Edema cerebral peritumoral: Ataque: 1-2mg/kg/dose, IV Manutenção: 1-1,5mg/kg/dia ÷ a cada 4-6h Reposição fisiológica: 0,03-0,15mg/kg/dia ÷ a cada 12h	• Edema, hipertensão • Cefaleia, vertigem, convulsões, psicose, pseudotumor cerebral, insônia • Supressão eixo hipotálamo-pituitária-adrenal, intolerância à glicose, hipocalemia, Cushing • Úlcera péptica, náuseas, vômitos • Fraqueza muscular, osteoporose • Catarata, glaucoma • Imunossupressão

Medicamento	Dose	Efeitos colaterais
Dexmedetomidina (Precedex®)	Dose inicial: 0,5-1µg/kg seguido de infusão de 0,2-1µg/kg/h	• Hipotensão • Hipertensão • Bradicardia • Fibrilação atrial • Náuseas • Leucocitose • Hiperglicemia
Diazepam (Valium®)	Sedação: 0,04-0,3mg/kg/dose a cada 2-4h até o máximo de 0,6mg/kg em um período de 8h Estado de mal convulsivo: 0,05-0,3mg/kg/dose, repetir a cada 15-30min, se necessário Infusão contínua de 0,3mg/kg/h	• Hipotensão, bradicardia, choque • Tonturas, sonolência, confusão mental, fadiga, amnésia, ataxia, excitação paradoxal • Dermatite • Apneia, depressão respiratória
Diclofenaco (Voltaren®, Cataflan®)	2-3mg/kg/dia, VO ÷ de 2 a 4 vezes	• "Rash" • Prurido • Sangramento gastrointestinal • Úlcera péptica
Difenidramina (Benadryl®, Difenidrin®)	5mg/kg/dia, VO ou IV ÷ a cada 4-6h	• Hipotensão, taquicardia • Sedação, zumbidos, fatiga, excitação paradoxal • Fotossensibilização • Náuseas, vômitos, obstipação • Parestesias, tremores

TABELAS

Medicamento	Dose	Efeitos colaterais
Digoxina (Digoxina®)	Ataque (dose µg/kg): Oral Prematuro: 20-30 RN a termo: 25-35 1 mês-2 anos: 35-60 2-5 anos: 30-40 5-10 anos: 20-35 > 10 anos: 10-15 IV Prematuro: 15-25 RN a termo: 20-30 1 mês-2 anos: 30-50 2-5 anos: 25-35 5-10 anos: 15-30 > 10 anos: 8-12 Manutenção: (dose diária µg/kg em 2x/d a): Oral Prematuro: 5-7,5 RN a termo: 6-10 1 mês-2 anos: 10-15 2-5 anos: 7,5-10 5-10 anos: 5-10 > 10 anos: 2,5-5 IV Prematuro: 3-4 RN a termo: 6-8 1 mês-2 anos: 7,5-12 2-5 anos: 6-9 5-10 anos: 4-8 > 10 anos: 2-3	• Bradicardia sinusal, bloqueio AV, batimentos ectópicos, disritmia ventricular • Tontura, fatiga, cefaleia, letargia • Náuseas, vômitos, dor abdominal, diarreia • Neuralgia • Visão borrada, visão das cores verde e amarelo, diplopia, fotofobia

Medicamento	Dose	Efeitos colaterais
Dimenidrinato (Dramin®)	1-5mg/kg/dia, VO, IM ou IV ÷ em 4x/dia	• Hipotensão, palpitação, taquicardia • Sonolência, cefaleia, agitação paradoxal • Fotossensibilização, urticária • Anemia hemolítica
Dipirona (Novalgina®)	Criança: 20-25mg/kg/dose, IV, IM, VO até 4-6x/dia Neonato: 10mg/kg/dose até 4-6x/dia	• Reações de hipersensibilidade, urticária, síndrome de Stevens Johnson • Hipotensão, taquicardia • Aplasia de medula, neutropenia, trombocitopenia
Disopiramida (Rythmodan®)	Criança: < 1 ano: 10-30mg/kg/dia ÷ a cada 6h 1-4 anos: 10-20mg/kg/dia ÷ a cada 6h 4-12 anos 10-15mg/kg/dia ÷ a cada 6h 12-18 anos: 6-15mg/kg/dia ÷ a cada 6h Iniciar sempre com a menor dose	• Síncope, ICC, hipotensão, bloqueio A-V, alargamento complexo QRS, aumento intervalo QT • Fadiga, cefaleia, psicose aguda, depressão, tonturas • Hipoglicemia, elevação de colesterol e triglicérides • Xerostomia, boca seca, obstipação, náuseas, vômitos, diarreia • Colestase hepática • Visão turva, ressecamento ocular
Dobutamina (Dobutrex®)	2,5-20μg/kg/min, IV contínuo Titular a menor dose necessária (máximo de 40μg/kg/min)	• Batimentos cardíacos ectópicos, disritmia, taquicardia, hipertensão • Cefaleia • Náuseas, vômitos • Câimbras, parestesias • Dispneia
Domperidona (Motilium®)	0,25mg/kg/dose, VO, 3x/dia	• Liberação extrapiramidal • Galactorreia

TABELAS

Medicamento	Dose	Efeitos colaterais
Dopamina (Revivan®)	Dose baixa: 1-5µg/kg/min, IV Dose intermediária: 5-15µg/kg/min Dose elevada: > 15µg/kg/dia Titular a menor dose necessária Dose máxima 50µg/kg/min	• Batimentos cardíacos ectópicos, taquicardia, hipertensão, alargamento do complexo QRS, gangrena de extremidades, dor pré-cordial • Cefaleia, ansiedade • Náuseas, vômitos • Câimbras, parestesias • Dispneia
Doxapram	Apneia neonatal Ataque: 2,5-3mg/kg, IV Manutenção: 1mg/kg/h, infusão contínua Apneia central na criança Ataque: 0,5-1,0mg/kg, IV Manutenção: 0,5-3,0mg/kg/h, infusão contínua	• Hipertensão, taquicardia • Convulsões, irritabilidade, febre • Distensão abdominal, gastroparesia • Hiperglicemia • Laringoespasmo, tosse
Droperidol (Droperdal®)	2-12 anos: 0,03-0,07mg/kg/dose Dose máxima inicial: 0,1mg/kg	• Hipotensão • Taquicardia ventricular • Reações extrapiramidais • Broncoespasmo
Edrofônio (Tensilon®)	Teste para Miastenia gravis IM: ≤ 34kg: 2mg; > 34kg: 5mg IV: crianças: 0,04mg/kg infundindo acima de 1min seguido de 0,16mg/kg administrado em 45s se não houver resposta (dose total máxima: 10mg) Tratamento da taquicardia supraventricular: 0,1-0,2mg/kg/dose	• Distritmias, bradicardia, hipotensão, bloqueio AV • Convulsões, cefaleia • Náuseas, vômitos, salivação, cólicas • Urgência urinária • Fraqueza muscular, câimbras • Diplopia, miose, lacrimejamento • Laringoespasmo, broncoespasmo, apneia

Medicamento	Dose	Efeitos colaterais
Enalapril (Renitec®)	Dose inicial: 0,1mg/kg/dia, VO, 1x/dia Manutenção: 0,1-0,5mg/kg/dia, VO ÷ a cada 8-12h Começar com menor dose e ir aumentando lentamente IV: 5-10µg/kg/dose a cada 8-24h	• Hipotensão, síncope • Eritema, angioedema • Náuseas, vômitos • Hipoglicemia, hipercalemia • Agranulocitose, anemia • Icterícia, necrose hepática fulminante • Cãibras • Piora da função renal • Tosse, dispneia, pneumonite eosinofílica
Enoxaparina (Clexane®)	Profilaxia de TVP Criança: 0,5mg/kg, SC, a cada 12h Neonato: 0,75mg/kg, SC, a cada 12h Tratamento de TVP Criança: 1mg/kg, SC, a cada 12h Neonato: 1,5mg/kg, SC, a cada 12h	• Edema • Febre • Náuseas • Hemorragia, trombocitopenia • Elevação de EH • Equimose, hematoma epidural
Eritromicina (Eritrex®)	Oral Criança: 30-50mg/kg/dia ÷ a cada 6-8h Neonato: 20-30mg/kg/dia ÷ a cada 8-12h IV Criança: 15-50mg/kg/dia ÷ a cada 6h Neonato: 20-40mg/kg/dia ÷ a cada 6h	• Disritmias ventriculares, prolongamento de QT • Febre, tonturas • Prurido • Dor abdominal, cólicas, náuseas, vômitos, diarreia • Eosinofilia • Colestase, icterícia • Anafilaxia

Medicamento	Dose	Efeitos colaterais
Eritropoietina (Eprex®)	Anemia da IRCr 50-150U/Kg/dose 3x/semana, SC ou IV Neonatos: 200 a 400U/kg/dose 3x/semana, SC ou IV	• Hipertensão, edema, dor torácica • Fadiga, tonturas, cefaleia • Urticária • Náuseas, vômitos, diarreia • Neutropenia • Artralgias • Tosse
Ertapenem (Invanz®)	3 meses a 12 anos: 15mg/kg/dose a cada 12h (dose máxima 1g/dia), IV/IM > 12 anos: 1g, 1x/dia, IV/IM	• Taquicardia • Hipotensão • Hipertensão • "Rash" e pruridos • Convulsão • Diarreia • Náuseas e vômitos
Escopolamina (Buscopan®)	0,5mg/kg/dose, IV ou IM, 3-4x/dia	• Boca seca, visão turva, taquicardia, febre e retenção urinária
Esmolol (Brevibloc®)	Taquicardia supraventricular: 100-500μg/kg administrados em 1min, seguidos de 25-100μg/kg/min Infusão contínua: 50-250μg/kg/min	• Hipotensão • Bradicardia • Tontura • Broncoespasmo • Sonolência
Espironolactona (Aldactone®)	1,5-3,3mg/kg/dia ÷ a cada 6-24h	• Ginecomastia • Náuseas e vômitos • Sonolência, tontura, ataxia, confusão mental • Disfunção hepática • Trombocitopenia • Distúrbios hidroeletrolíticos

Medicamento	Dose	Efeitos colaterais
Etomidato (Hypnomidate®)	Indução e manutenção da anestesia: > 10 anos: 0,2-0,6mg/kg Manutenção: 10-20µg/kg/min	• Arritmias • Náuseas • Vômitos • Mioclonia
Fenitoína (Hidantal®)	Ataque: 15-20mg/kg, IV, dose única ou fracionada Manutenção IV: 0-5 meses: 5-8mg/kg/dia 6 meses-3 anos: 8-10mg/kg/dia 4-6 anos: 7,5-9mg/kg/dia 7-9 anos: 7-8mg/kg/dia 10-16 anos: 6-7mg/kg/dia ÷ a cada 8-12h	• Fala arrastada, zumbidos, tonturas, letargia, coma, ataxia, discinesia • Nistagmo, visão borrada, diplopia • Hirsutismo, síndrome de Stevens-Johnson, dermatite • Hiperglicemia • Náuseas, vômitos, hiperplasia gengival • Pseudolinfoma, linfoma • Hepatite • Neuropatia periférica • Linfadenopatia
Fenobarbital sódico	Ataque para mal convulsivo: 15-30mg/kg, IV, em uma ou várias doses Manutenção ÷ em 1 ou 2x/dia: Neonatos: 3-4mg/kg/dia Lactentes: 5-6mg/kg/dia 1-5 anos: 6-8mg/kg/dia 5-12 anos: 4-6mg/kg/dia > 12 anos: 1-3mg/kg/dia ÷ a cada 12h	• Hipotensão, choque • Déficit de memória, diminuição da atenção, ataxia • Eritema, dermatite esfoliativa • Anemia megaloblástica • Hepatite • Depressão respiratória, apneia • Dependência física e psicológica

TABELAS

Medicamento	Dose	Efeitos colaterais
Fentanil (Fentanil®)	Inicial sedação e analgesia: 1-3µg/kg/dose, IV Sedação e analgesia contínua: 0,5-3µg/kg/h, máximo de 5µg/kg/h	• Hipotensão, bradicardia • Depressão de SNC, tonturas • Prurido • Liberação de HAD • Náuseas, vômitos, obstipação • Rigidez muscular e de parede torácica principalmente após infusão intravenosa rápida • Miose • Depressão respiratória, apneia • Dependência física e psicológica
Fentolamina (Regitina®)	Feocromocitoma: 0,1mg/kg/dose, IV (máximo de 5mg/dose)	• Hipotensão, taquicardia, disritmia • Cefaleia • Náuseas, vômitos, diarreia • Fraqueza
Fitomedaniona, vitamina K (Kanakion®)	Neonatos: Profilaxia hemorragia (ao nascimento) Peso < 1kg 0,5mg, IM Peso > 1kg 1,0mg, IM Doença hemorrágica grave 1 a 5mg, IV, lentamente Criança: Distúrbios de coagulação 2,5 a 10mg/dose, IV, repetido a cada 12-24h, se necessário	• Anemia hemolítica • Hiperbilirrubinemia

Medicamento	Dose	Efeitos colaterais
Fluconazol (Zoltec®)	3-6mg/kg/dia, IV ou VO, 1x/dia (máximo de 200-400mg/dia) Neonato: mesma dose com intervalo de 48 a 72h entre as doses	• Palidez cutânea • Cefaleia, convulsões • Eritema, síndrome de Stevens-Johnson • Hipocalemia, hipercolesterolemia • Náuseas, vômitos • Eosinofilia, trombocitopenia, neutropenia • Disfunção hepática • Anafilaxia
Fludrocortisona (Florinefe®)	0,05-0,1mg, VO, 1x/dia	• Hipertensão, edema • Convulsões, cefaleia • Hipocalemia, alcalose, hiperglicemia • Úlcera péptica • Fraqueza muscular
Flumazenil (Lanexat®)	Reversão de anestesia e superdosagem de benzodiazepínico 0,01mg/kg, IV (máximo de 0,2mg), repetindo a dose a cada minuto até o paciente acordar	• Precipitar abstinência • Sedação • Hipotensão, taquicardia, bradicardia, hipertensão • Convulsões, ansiedade, euforia, agitação • Visão borrada
Foscarnet (Foscavir®)	Indução: 180mg/kg/dia ÷ a cada 8h Manutenção: 90-120mg/kg/dia 1x/dia	• Cefaleia, convulsões • Pancreatite • Hipotensão, hipertensão • Insuficiência renal, albuminúria • ITU, poliúria, disúria • Trombocitopenia, leucopenia • "Rash", broncoespasmo • Febre

Medicamento	Dose	Efeitos colaterais
Furosemida (Lasix®)	Dose inicial: 1-2mg/kg/dose, VO, IM ou IV Dose de manutenção: 0,5 a 6mgkg/dia em 2 a 6x/dia Infusão contínua: 0,25-0,05mg/kg/h, IV Neonatos: Prematuro: intervalo cada 24h Termo: intervalo cada 12-24h	• Hipotensão postural • Vertigem, cefaleia, tonturas • Fotossensibilização • Hipocalemia, hiponatremia, hipomagnesemia, hipocalcemia, hipoglicemia, hipocloremia, alcalose, desidratação • Pancreatite, náuseas, vômitos, cólicas • Agranulocitose, anemia, trombocitopenia • Hepatite isquêmica, icterícia • Ototoxicidade • Nefrocalcinose, azotemia, nefrite intersticial
Gabapentina (Neurontin®)	3-12 anos: 10-15mg/kg/dia ÷ em 3 doses > 12 anos: 300mg 3x/dia (dose máxima: 3.600mg/dia)	• Fadiga • Ataxia • Nistagmo • Tremores • Leucopenia
Ganciclovir (Cymevene®)	Dose inicial: 10mg/kg/dia, IV, em 2x/dia por 7 a 14 dias Dose manutenção: 5mg/kg/dia, IV, em 2x/dia	• Granulocitopenia • Disfunção hepática e renal • Hematúria • Convulsões, irritabilidade • Disritmia

Medicamento	Dose	Efeitos colaterais
Gentamicina (Garamicina®)	Crianças: 6-7,5mg/kg/dia, IV ÷ a cada 8h Neonatal: (IM ou IV) < 7 dias: < 1,2kg: 3,5mg/kg/dose, cada 24h 1,2-2kg: 2,5mg/kg/dose, cada 18h > 2kg: 2,5mg/kg/dose, cada 12h 7-28 dias: 1,2-2kg: 2,5mg/kg/dose, cada 8-12h > 2kg: 2,5mg/kg/dose, cada 8h	• Vertigem, ataxia, cefaleia, febre • Eritema, prurido • Hipomagnesemia • Náuseas, vômitos, anorexia • Perda urinária de sais • Granulocitopenia, trombocitopenia, eosinofilia • Elevação de EH • Tromboflebite • Bloqueio neuromuscular, cãimbras, tremores, fraqueza muscular • Neurite óptica • Ototoxicidade, nefrotoxicidade
Glucagon (Glucagen®)	0,02-0,1mg/kg, IV, IM repetir após 20min se necessário Dose máxima 1mg/dose	• Hipotensão • Urticária • Náuseas, vômitos • Reações de hipersensibilidade
Haloperidol (Haldol®)	**Oral** Crianças até 12 anos 0,25-0,5mg/dia ÷ a cada 8h (dose máxima 0,15mg/kg/dia) Crianças > 12 anos 1 a 15mg/dia, 2-3x/dia (dose máxima usual 30mg/dia)	• Taquicardia, hipotensão, hipertensão • Reações extrapiramidais, síndrome neuroléptica maligna, discinesia, ansiedade, agitação, confusão, cefaleia, vertigem, convulsões, letargia depressão • Dermatite de contato • Galactorreia, ginecomastia, hipoglicemia, hiponatremia, hipomagnesemia • Náuseas, vômitos, diarreia • Retenção urinária, priapismo • Leucopenia, leucocitose, anemia

TABELAS

Medicamento	Dose	Efeitos colaterais
Heparina (1mg = 120U) (Liquemine®)	Ataque: 50-100U/Kg, em 10min, IV Manutenção: 100U/kg/dose a cada 4h Infusão contínua: 20U/kg/h Obs.: manter TTPa 60-85s e dosar a cada 4h	• Febre, cefaleia, calafrios • Urticária, alopecia • Náuseas, vômitos • Hemorragias, trombocitopenia • Elevação de enzimas hepáticas
Hidralazina (Apresolina®)	Oral 0,75-3mg/kg/dia ÷ a cada 6-12h IV 0,5-3,5mg/kg/dia ÷ a cada 6h	• Taquicardia, edema, hipotensão postural • Febre, cefaleia • Eritema • Anorexia, náuseas, vômitos artralgia, fraqueza muscular, neuropatia periférica • Pode positivar ANA, células LE
Hidrato de cloral (solução a 10%)	20-50mg/kg/dose, VO ou VR, em 2-4x/dia (máximo 500mg/dose)	• Desorientação, cefaleia, febre, ataxia • Eritema, urticária • Irritação gástrica, náuseas, vômitos, diarreia, flatulência • Leucopenia, eosinofilia • Depressão respiratória quando combinado a outros sedativos • Dependência física e psicológica
Hidroclorotiazida (Clorana®)	1-2mg/kg/dia, VO, em 2-3x/dia	• Distúrbios metabólicos: hipopotassemia, hipomagnesemia, hipercalcemia, hiperglicemia, hiperuricosemia

Medicamento	Dose	Efeitos colaterais
Hidrocortisona (Solu-Cortef®, Cortizonal®)	Reposição fisiológica: 0,25-0,35mg/kg/dia ou 12-15mg/m²/dia IM ou IV ÷ em 1-2x/dia Choque: 50mg/kg/dose, IV inicial e a cada 24h Estado de mal asmático: 4-8mg/kg/dose, IV inicial 2mg/kg/dose, a cada 6h Hipoglicemia neonatal: 5-10mg/kg/dia, IM ou IV, em 2x/dia ou 1-2mg/kg/dose a cada 6h	• Hipertensão, edema • Euforia, insônia, cefaleia • Acne, dermatite, prurido • Hipocalemia, hiperglicemia • Úlcera péptica • Catarata • Imunossupressão
Hidroxizina (Hixizine®)	0,5mg/kg/dose, VO, em até 4x/dia	• Sonolência, tontura, ataxia • Hipertensão, rubor • Boca seca, retenção urinária
Ibuprofeno (Maxifen®, Alivium®)	Analgésico e antitérmico: 4-10mg/kg/dose, VO, a cada 6-8h (dose máxima 40mg/kg/dia)	• Edema • Tontura, fadiga, cefaleia • Urticária, eritema • Dispepsia, náuseas, vômitos, dor abdominal • Neutropenia, anemia, agranulocitose, inibição da agregação plaquetária • Hepatite • Alterações visuais • Insuficiência renal aguda

TABELAS

Medicamento	Dose	Efeitos colaterais
Imipenem-cilastatina (Tienam®)	60-100mg/kg/dia, IV ÷ a cada 6h (máximo de 4g/dia) Neonatal: < 7 dias: < 1,2kg: 20mg/kg/dose cada 18-24h 1,2-1,5kg: 20mg/kg/dose cada 12h > 1,5kg: 25mg/kg/dose cada 12h 7-28 dias: > 1,5kg: 25mg/kg/dose cada 8h	• Hipotensão, taquicardia • Convulsões, alucinações, confusão mental, febre • Eritema, prurido, urticária • Náuseas, vômitos, diarreia, colite pseudomembranosa, candidíase oral • Oligúria, anúria, hematúria • Eosinofilia, neutropenia • Elevação transitória de enzimas hepáticas
Indometacina (Indocid®)	Fechamento do canal arterial: Dose inicial (1ª): 0,2mg/kg 2ª e 3ª doses dependem da idade: < 48h: 0,1mg/kg 2-7 dias: 0,2mg/kg > 7 dias: 0,25mg/kg	• Úlceras gastrointestinais, sangramento digestivo • IRA, oligúria • Trombocitopenia, inibe agregação plaquetária • Hipertensão, edema, sonolência
Insulina regular (Humulin R®)	Ataque para cetoacidose diabética: 0,1U/kg, IV, IM ou SC Manutenção em infusão contínua: 0,05-0,1U/kg/h (doses dependentes da glicemia) Velocidade máxima de queda de glicemia 30- 00mg/dl a cada hora	• Relacionados a hipoglicemia • Taquicardia, palidez • Fadiga, confusão mental, perda de coordenação, cefaleia • Hipoglicemia • Fraqueza muscular, tremores • Visão turva
Isoproterenol (Isuprel®)	Crianças: 0,1-2µg/kg/min, IV Neonatos: 0,05-0,5µg/kg/min, IV	• Rubor facial, disritmias ventriculares, taquicardia, hipotensão, hipertensão • Nervosismo, ansiedade, vertigem, cefaleia • Edema de glândulas parótidas • Náuseas, vômitos • Tremores, fraqueza muscular

Medicamento	Dose	Efeitos colaterais
Labetalol	Oral: 4mg/kg/dia ÷ em 2 doses IV: Intermitente: 0,2-0,5mg/kg/dose Dose máxima: 20mg/dose Infusão contínua: 0,4-1mg/kg/h. Dose máxima: 3mg/kg/h	• Hipotensão ortostática • Edema • "Rash" • Náuseas • Boca seca • Broncoespasmo
Levomepromazina (Neozine®)	0,25-0,5mg/kg/dia	• Reações extrapiramidais • Taquicardia • Hipotensão • Obstipação • Retenção urinária
Levosimedan (Simdax®)	*Bolus*: 5-25µg/kg, IV em 10 min Infusão contínua: 0,05-0,4µg/kg/min	• Hipotensão • Cefaleia • Arritmias cardíacas • Hipocalemia • Náuseas e vômitos • Dor no local da infusão
Levotiroxina sódica (Synthroid®)	Oral: 0-3 meses: 10-15µg/kg > 3-6 meses: 8-10µg/kg ou 25-50µg > 6-12 meses: 6-8µg/kg ou 50-75µg > 1-5 anos: 5-6µg/kg ou 75-100µg 6-12 anos: 4-5µg/kg ou 100-125µg > 12 anos: 2-3µg/kg ou 150µg IV, IM: 50-75% da dose, VO	• Palpitação • Taquicardia • Arritmias • Insônia • Tremores

TABELAS

Medicamento	Dose	Efeitos colaterais
Lidocaína (Xylocaína®)	Taquicardia ou fibrilação ventricular Ataque: 1mg/kg/dose, IV e repetir a cada 10-15 min, 2 vezes Manutenção em infusão contínua: 20-50µg/kg/min Obs: cuidado em casos de ICC e choque	• Bradicardia, hipotensão, bloqueio cardíaco, disritmias, colapso vascular • Letargia, coma, agitação, convulsões, fala arrastada, ansiedade, alucinações • Náuseas, vômitos • Eritema, edema • Parestesias • Visão turva, diplopia • Depressão respiratória, apneia • Anafilaxia
Linezolida (Zyvox®)	Neonatos: < 7 dias: 10mg/kg/dose a cada 12h IV, VC Crianças: < 12 anos: 10mg/kg/dose a cada 8-12h > 12 anos: 600mg a cada 12h	• Hipertensão • "Rash" e pruridos • Cefaleia • Diarreia • Moniliase vaginal • Acidose láctica
Lorazepam (Lorax®)	Oral e IV: 0,02-0,1mg/kg a cada 4-8h; dose usual 0,05mg/kg/dose (dose máxima: 2mg/dose) Estado de mal convulsivo: 0,1mg/kg lento (dose máxima: 4mg/dose)	• Bradicardia • Confusão • Sedação • Tontura • Náuseas e vômitos • Constipação
Manitol (Manitol 20%)	Edema cerebral, oligúria: Inicial: 0,5-1g/kg, IV Manutenção: 0,25-0,5g/kg, IV a cada 4-5h ou se necessário	• Aumento da volemia • Convulsões, cefaleia • Hiponatremia, hipernatremia, hipocalemia, hipercalemia, intoxicação hídrica, desidratação • Edema pulmonar • Anafilaxia

Medicamento	Dose	Efeitos colaterais
Meperidina (Dolantina®)	1-1,5mg/kg/dose, IV, IM a cada 4-6h	• Hipotensão, bradicardia, vasodilatação periférica, taquicardia • Depressão de SNC, tonturas, aumento da PIC, tremores • Prurido • Náuseas, vômitos, obstipação • Espasmo do trato urinário • Miose • Depressão respiratória • Dependência física e psicológica
Meropenem (Meronem®)	Crianças: 60mg/kg/dia, IV, ÷ em 3 doses/dia Neonatal: 20mg/kg/dose, IV, a cada 12h Meningite por pseudomonas: 120mg/kg/dia, IV ÷ em 3 doses/dia	• Hipotensão • Convulsões (raro), cefaleia, insônia, agitação • Eritema, prurido • Náuseas, vômitos, diarreia, melena, candidíase oral • Neutropenia • Elevação de EH • Elevação de ureia e creatinina • Dispneia
Metadona (Mytedon®)	Dose inicial: 0,05-0,1mg/kg/dose, VO, IV, a cada 8-12h Promover a retirada gradual a cada 12-24h Obs.: a dose para uso como controle de dependência a opiáceos é individual e depende da dose recebida previamente Relação 1:1 com morfina e 1:100 com fentanil	• Hipotensão, bradicardia, vasodilatação periférica • Depressão de SNC, aumento de PIC, sedação, tonturas • Liberação de HAD • Náuseas, vômitos, obstipação • Miose • Depressão respiratória • Liberação de histamina • Dependência física e psicológica

Medicamento	Dose	Efeitos colaterais
Metimazol (Tapazol®)	Inicial: 0,5-0,7mg/kg/dia ou 15-20mg/m²/dia ÷ em 3 doses Manutenção: 1/3-2/3 da dose inicial. Dose máxima: 30mg/dia	• Edema • Tontura • Vômitos e náuseas • "Rash" • Síndrome nefrótica • Hipoglicemia
Metoclopramida (Plasil®)	0,1mg/kg/dose, IV ou IM, até 4x/dia (máximo de 0,8mg/kg/dia) Neonatos: 0,03 a 0,1mg/kg/dose até 3x/dia	• Reações extrapiramidais, agitação, sonolência • Convulsões, discinesias, alucinação, síndrome neuroléptica maligna • Hipertensão, TSV, bloqueio AV • Galactorreia • Trombocitopenia • Distúrbios visuais
Metronidazol (Flagyl®)	Infecção por germes anaeróbios 30mg/kg/dia, IV ou VO ÷ a cada 6h Neonatos: < 1,2kg: 7,5mg/kg/dose a cada 48h < 7 dias: 1,2-2kg: 7,5mg/kg/dose a cada 24h > 2kg: 7,5mg/kg/dose a cada 12h 7-28 dias: 1,2 a 2kg: 7,5mg/kg/dose a cada 12h > 2kg: 30mg/kg/dose a cada 12h	• Tonturas, confusão mental, cefaleia, convulsões, insônia, alucinações • Eritema • Reação à ingestão de álcool etílico • Gosto metálico, diarreia, náuseas, vômitos • Disúria, coloração da urina • Neutropenia • Neuropatia periférica

Medicamento	Dose	Efeitos colaterais
Midazolan (Dormonid®)	Oral 0,05-0,1mg/kg/dose titulável até sedação IV 0,05-0,2mg/kg/dose Infusão contínua Criança: 0,06-0,4mg/kg/h Neonato: 0,03-0,06mg/kg/h	• Hipotensão, parada cardíaca, bradicardia • Tonturas, sedação, amnésia, hiperatividade, excitação paradoxal, ataxia, cefaleia, nistagmo • Náuseas, vômitos • Visão turva, diplopia • Depressão respiratória, apneia, laringoespasmo • Dependência física e psicológica
Milrinona (Primacor®)	Dose inicial: 25-50µg/kg administrado acima de 15min e após infusão contínua: 0,25-1µg/kg/min	• Cefaleia • Disritmias ventriculares, atividade ventricular ectópica, taquicardia ventricular não-sustentada, fibrilação ventricular disritmias supraventriculares, hipotensão • Hipocalemia • Trombocitopenia • Elevação de EH • Tremores • Broncoespasmo
Mivacurium (Mivacron®)	Ataque: 0,15-0,25mg/kg/dose, IV Manutenção em infusão contínua: 10-14µg/kg/min	• Hipotensão, bradicardia, taquicardia, disritmias • Tonturas • Eritema cutâneo • Espasmos musculares • Broncoespasmo, sibilos • Liberação de histamina

TABELAS

Medicamento	Dose	Efeitos colaterais
Montelucaste (Singulair®)	6 meses a 5 anos: 4mg/dia 6-12 anos: 5mg/dia > 12 anos: 10mg/dia	• Palpitações • Edema • Febre • "Rash" • Diarreia • Náusea • Elevação das enzimas hepáticas
Morfina (Dimorf®)	Oral 0,2-0,5mg/kg/dose 1 a 6x/dia IV 0,05-0,2mg/kg/dose, IM ou IV, a cada 2-6h (máximo de 10mg dose) Infusão contínua: 0,01-0,1mg/kg/h	• Hipotensão, bradicardia, vasodilatação periférica • Depressão de SNC, tonturas, sedação, elevação de PIC • Prurido (mais comum em utilização epidural ou intratecal) • Náuseas, vômitos, obstipação • Retenção urinária • Miose • Depressão respiratória • Dependência física e psicológica
Nalbufina (Nubain®)	0,1-0,15mg/kg a cada 3-6h	• Hipotensão, taquicardia, vasodilatação • Depressão respiratória, sedação, aumento da PIC • Retenção urinária • Liberação histamínica • Dependência física e psicológica
Naloxona (Narcan®)	Depressão respiratória induzida por narcóticos IV, IM, SC e IT Crianças < 5 anos ou < 20kg: 0,1mg/kg Crianças > 5 anos ou > 20kg: 2mg/dose Neonatos: 0,1mg/kg/dose repetir após ≥3min, SN	• Hipertensão, hipotensão, taquicardia, disritmias ventriculares • Náuseas, vômitos

Medicamento	Dose	Efeitos colaterais
Naproxeno (Naprosyn®)	> 2 anos: Analgesia: 5-7mg/kg/dose a cada 8-12h Anti-inflamatório: 10-15mg/kg/dia ÷ em 2 doses	• Edema • Pseudoporfiria • Sangramento gastrointestinal • Úlcera • Trombocitopenia
Neostigmina (Prostigmine®)	Diagnóstico de *Miastenia gravis*: 0,025-0,04mg/kg dose única, IM Tratamento: 0,01-0,04mg/kg IV a cada 2-4h Reversão de bloqueio muscular: 0,025-0,1mg/kg/dose, IV, associado a atropina ou glicopirrolato	• Bradicardia, hipotensão, assistolia, bloqueio A-V, ritmo nodal, síncope • Agitação, convulsão, tonturas, cefaleia • Urticária • Náuseas, vômitos, diarreia, disfagia, flatulência, cólicas • Incontinência urinária • Câimbras, fraqueza muscular • Miose, diplopia, lacrimejamento • Broncoespasmo, laringoespasmo, aumento de secreções, apneia
Nifedipina (Adalat®)	0,15-0,5mg/kg/dose, VO, a cada 4-6h (máximo 10mg) Dose máxima diária: 1-2mg/kg/dia	• Hipotensão, taquicardia, síncope, edema periférico • Febre, cafeleia, calafrios • Dermatite, urticária, púrpura, fotossensibilização • Náuseas, obstipação, hiperplasia gengival • Trombocitopenia, leucopenia, anemia • Elevação de EH, icterícia, hepatite • Edema articular, artrite com elevação de ANA • Visão turva, cegueira transitória

Medicamento	Dose	Efeitos colaterais
Nitroglicerina (Nitroglin®)	Infusão contínua: 0,25-3,0µg/kg/min, IV	• Hipotensão, palidez, taquicardia reflexa, choque, bradicardia, insuficiência coronariana aguda • Tonturas, cefaleia • Dermatite de contato, dermatite esfoliativa • Náuseas, vômitos • Transpiração
Nitroprussiato de sódio (Nipride®)	0,3-8µg/kg/min titulados até efeito desejado (dose usual 3µg/kg/min) Neonatos: Iniciar com dose de 0,25-0,5µg/kg/min (máximo de 2µg/kg/min)	• Hipotensão excessiva • Agitação, desorientação, psicose, cefaleia, elevação de PIC • Supressão da tireoide • Náuseas, vômitos • Toxicidade por tiocianato • Fraqueza muscular
Norepinefrina Levophed®, Vorepin®	Infusão contínua 0,05-0,1µg/kg/min, IV (dose máxima de 1 a 2µg/kg/min)	• Disritmias cardíacas, bradicardia, taquicardia, hipertensão, palidez cutânea • Ansiedade, cefaleia • Contrações uterinas • Vômitos
Octreotida Sandostatin®	Diarreia: 1-10µg/kg a cada 12h. IV/SC Sangramento gastrointestinal: bolo de 1µg/kg, seguido de infusão contínua de 1µg/kg/h Nesidioblastose: 2-10µg/kg/dia ÷ a cada 12h	• Bradicardia • Anorexia • Náuseas • Vômitos • Dor abdominal • Edema abdominal

Medicamento	Dose	Efeitos colaterais
Omeprazol (Losec®)	0,3-3,3mg/kg/dia dose única ou a cada 12h, IV ou VO Em pacientes críticos para manter o pH gástrico < 5, a administração a cada 8h pode ser necessária	• Taquicardia, bradicardia, dor torácica • Cefaleia, vertigem, tonturas, insônia, ansiedade, febre • Eritema cutâneo, pele seca • Diarreia, náuseas, vômitos, dor abdominal, anorexia, cólon irritável • Agranulocitose, pancitopenia, trombocitopenia, anemia • Elevação de EH, icterícia • Câimbras, mialgia, artralgia, parestesias • Hematúria, proteinúria, glicosúria • Tosse, epistaxe
Ondasentron (Vonau®, Zofran®)	Oral < 0,3m²: 1mg 3x/dia 0,3-0,6m²: 2mg 3x/dia 0,6-1m²: 3mg 3x/dia > 1m²: 4mg 3x/dia > 12 anos: 8mg 3x/dia IV > 6 meses: 0,15mg/kg/dose. Pode ser repetido 3 a 4x/dia	• Taquicardia, bradicardia, angina, síncope • Convulsões, cefaleia, tonturas, sedação, fadiga, febre • Eritema • Hipocalemia • Obstipação, diarreia, dor abdominal • Fraqueza muscular, tremores, ataxia • Visão turva • Elevação transitória de EH • Broncoespasmo • Reações de hipersensibilidade
Oseltamivir (Tamiflu®)	Tratamento para influenza: 1-12 anos: ≤ 15kg: 2mg/kg/dose 2x/dia por 5 dias > 15 a 23kg: 45mg/dose 2x/dia por 5 dias > 23 a 40kg: 60mg/dose 2x/dia por 5 dias > 40kg: 75mg/dose 2x/dia por 5 dias > 13 anos: 75mg/dose 2x/dia por 5 dias Profilaxia para influenza: 13 anos: 75mg/dose 1x/dia	• Arritmias • Fadiga • Convulsões • "Rash" • Náuseas e vômitos • Diarreia • Dor abdominal • Hepatite • Anemia

TABELAS

Medicamento	Dose	Efeitos colaterais
Oxacilina (Staficilin®)	200-400mg/kg/dia, IV ÷ a cada 4-6h Neonatos: < 7 dias > 2kg: 50mg/kg/dia a cada 12h > 2kg: 75mg/kg/dia a cada 8h > 7 dias < 2kg: 75mg/kg/dia a cada 8h > 2kg: 100mg/kg/dia a cada 6h	• Febre • Eritema • Diarreia, náuseas, vômitos, colite por *C. difficile* • Leucopenia, agranulocitose, trombocitopenia, eosinofilia • Elevação de EH, hepatotoxicidade • Nefrite intersticial, hematúria, azotemia, albuminúria • Reações de hipersensibilidade, doença do soro
Oxibutinina (Retemic®)	1-5 anos: 0,2mg/kg/dose 2-3x/dia > 5 anos: 5mg 2-3x/dia	• Taquicardia • Arritmias • Febre • Convulsões • "Rash" • Constipação
Palivizumab (Synagis®)	15mg/kg 1 vez ao mês, durante período sazonal para VSR	• "Rash" • Diarreia • Vômitos • "Rash" • Tosse • Chiados
Pancurônio (Pavulon®)	Ataque: 0,1-0,15mg/kg/dose, IV Infusão contínua: 0,02-0,1mg/kg/h, IV	• Taquicardia, hipertensão • Eritema • Salivação • Fraqueza muscular • Sibilos, broncoespasmo • Reações de hipersensibilidade

Medicamento	Dose	Efeitos colaterais
Penicilina G (Penicilina G potássica cristalina)	Crianças: 100.000-400.000U/kg/dia, IV ÷ a cada 4-6h Neonatos: < 7 dias < 2kg: 50.000U/kg/dia a cada 12h > 2kg: 75.000U/kg/dia a cada 8h > 7 dias < 2kg: 75.000U/kg/dia a cada 8h > 2kg: 100.000U/kg/dia a cada 6h Meningite por estreptococo do grupo B: 250.000 a 400.000U/kg/dia a cada 6h	• Convulsões, confusão mental, letargia, febre, tonturas • Eritema, urticária • Desequilíbrio eletrolítico • Diarreia • Anemia hemolítica, neutropenia • Tromboflebite • Mioclonias • Nefrite intersticial • Reações de hipersensibilidade, anafilaxia
Pentamidina (Pentacarinat®)	4mg/kg/dia IM ou IV, 1x/dia por 14-21 dias Dose máxima: 300mg	• Hipotensão, taquicardia • "Rash" • Vômitos • Febre • Hipo ou hiperglicemia • Pancreatite • Nefrotoxicidade • Hepatotoxicidade • Granulocitopenia
Piperacilina + tazobactam (Tazocin®)	Dose referência de piperacilina: < 6 meses: 150-300mg/kg/dia ÷ de 6-8h 6 meses: 240-400mg/kg/dia ÷ de 6-8h Dose máxima: 18 g de piperacilina/dia	• Hipertensão • Hipotensão • Febre • "Convulsão" • "Rash" • Diarreia • Elevação das enzimas hepáticas

TABELAS

Medicamento	Dose	Efeitos colaterais
Piridostigmina (Mestinon®)	*Miastenia gravis* Neonatos: 5mg, VO, a cada 4-6h Crianças: 7mg/kg/dia, VO ÷ em 5-6x/dia	• Broncoespasmo • Disfunção cardíaca
Poliestireno sulfonato de cálcio (Sorcal®)	0,5-1g/kg/dose a cada 4-6h, VO ou VR Diluir cada g da resina em 4ml de solução aquosa. Não usar suco de frutas ou soluções que contenham potássio	• Obstipação Intestinal
Polimixina B (Bedfordpoly®)	< 2 anos: 15.000-45.000U/kg/dia ÷ a cada 12h > 2 anos: 15.000-25.000U/kg/dia ÷ a cada 12h Dose máxima diária 2.000.000U/dia	• Ataxia, febre • Urticária, "rash" • Distúrbios metabólicos • Bloqueador neuromuscular • Parada respiratória • Nefrotoxicidade
Prednisolona (Predsin®)	Oral Anti-inflamatório: 0,05-2mg/kg/dia ÷ a cada 6-24h Asma: 1-2mg/kg/dia ÷ a cada 12-24h Reposição fisiológica: 4-5mg/m²/dia	• Edema, hipertensão • Vertigem, psicose, convulsões, pseudotumor cerebral, cefaleia • Acne, petéquias • Síndrome de Cushing, supressão do eixo hipotálamo-hipófise-adrenal, intolerância à glicose, hipocalemia, alcalose, retenção hídrica e de sódio • Úlcera péptica, náuseas, vômitos • Fraqueza muscular, osteoporose, fraturas • Catarata, glaucoma

Medicamento	Dose	Efeitos colaterais
Procainamida (Procamide®)	Oral 15-50mg/kg/dia em 3-4x/dia IV Ataque: 3-6mg/kg/dose (neonato: 1,5mg/kg) Infusão contínua: 20-50µg/kg/min (dose máxima: 2g/dia)	• Hipotensão, bradicardia • Lupus eritematoso sistêmico • Distúrbios gastrointestinais • Agranulocitose
Propofol (Diprivan®)	Indução: Crianças > 3 anos: 2,5-3,5mg/kg/dose, IV Manutenção: Crianças > 3 anos: 0,125-0,3mg/kg/min (7,5-18gkg/h), diminuir dose após 30min Atenção: pacientes com ASA III/IV em ventilação mecânica usar a menor dose possível	• Hipotensão (relacionada a dose), bradicardia, depressão miocárdica • Febre, cefaleia, tonturas • Eritema, prurido • Hiperlipidemia, acidose metabólica fatal • Náuseas, vômitos, cólicas • Coloração da urina (verde) • Mialgia, movimentos clônicos • Acidose respiratória, depressão respiratória, apneia • Anafilaxia
Propranolol (Inderal®)	Oral Iniciar com 0,25-1mg/kg/dia ÷ a cada 6-8h. Aumentar até 2-4mg/kg/dia (máximo de 60mg/dia) IV 0,01-0,1mg/kg, em 10min (máxima dose 1mg no RN e 3mg na criança) Neonatal: utilizar sempre a menor dose	• Hipotensão, bradicardia, distúrbios de condução A-V • Insônia, letargia, depressão • Hipocalcemia, hiperglicemia • Náuseas, vômitos, diarreia • Agranulocitose • Fraqueza muscular • Broncoespasmo • Extremidades frias

TABELAS

Medicamento	Dose	Efeitos colaterais
Protamina	Dose de protamina depende da quantidade de heparina recebida e do tempo da última dose Dose de protamina (mg) para neutralizar 100U de heparina T < 30min: 1mg 30-60min: 0,5-0,75mg 60-120min: 0,375-0,5mg > 120: 0,25-0,375mg	• Hipotensão, bradicardia, hipertensão pulmonar • Náuseas, vômitos • Letargia • Dispneia • Reações de hipersensibilidade
Quinidina (Quinicardine®)	Oral 15-60mg/kg/dia em 3-4x/dia Neonato: 8 a 40mg/kg/dia em 3-4x/dia	• Distúrbios gastrointestinais • Síncope, morte súbita • Trombocitopenia, anemia hemolítica • Febre, anafilaxia
Ranitidina (Label®, Antak®)	Oral 4-6mg/kg/dia ÷ a cada 8-12h IV 2-4mg/kg/dia ÷ a cada 8-12h Neonato: prematuro: 1-2mg/kg/dia ÷ a cada 12h	• Bradicardia, taquicardia, vasculite • Tonturas, sedação, confusão mental, cefaleia, alucinações, ansiedade • Eritema multiforme • Náuseas, vômitos, pancreatite • Trombocitopenia, anemia aplásica, granulocitopenia • Hepatite • Artralgias • Elevação de ureia e creatinina
Rocurônio (Esmeron®)	Sequência rápida de intubação: 0,6 a 1,2mg/kg/dose, IV Infusão contínua: 10-12µg/kg/min	• Hipotensão, hipertensão, disritmias • Prurido • Vômitos • Fraqueza muscular • Broncoespasmo • Reações de hipersensibilidade

Medicamento	Dose	Efeitos colaterais
Sildenafil (Viagra®)	0,25-0,5mg/kg/dose em 3-4x/dia	• Hipotensão arterial • Cefaleia, rubor, exantema • Dispepsia, diarreia, tonturas • Alterações visuais, agitação • Taquicardia, síncope
Somastostatina (Stilamin®)	Hemorragia digestiva aguda grave: Bolo: 3,5μg/kg 3,5-10μg/kg/h, IV, contínuo Máximo de 250-500μg/h	• Hipertensão • Hiperglicemia e hipoglicemia
Succinilcolina (Quelicin®)	Ataque: IM: 2,5-4mg/kg/dose IV: 1-2mg/kg/dose Pré-tratamento com atropina, diminui complicações	• Bradicardia, hipotensão, disritmias, parada cardíaca, hipertensão, taquicardia • Hipertermia maligna • Hipercalemia, mioglobulinemia • Mialgia, fasciculação muscular, fraqueza muscular • Apneia, broncoespasmo, depressão respiratória
Sucralfato (Sucrafilm®)	40-80mg/kg/dia ÷ a cada 6h	• Edema facial • "Rash" • Constipação • Vertigem • Tontura

TABELAS

Medicamento	Dose	Efeitos colaterais
Sufentanil (Sufenta®)	Crianças < 12 anos: 10-25µg/kg, IV inicial e repetir se necessário Manutenção: 0,5 a 20µg/kg/dose (máximo 50µg/dose)	- Hipotensão, bradicardia - Depressão de SNC, tonturas - Prurido - Liberação de HAD - Náuseas, vômitos obstipação - Rigidez muscular e de parede torácica, principalmente após infusão endovenosa rápida - Miose - Depressão respiratória, apneia - Dependência física e psicológica
Sulfametoxazol – trimetoprima (Bactrim®)	Dose de trimetoprima: 6-12mg/kg/dia, IV ou VO ÷ a cada 12h Para tratamento de *P. carinii*: 15-20mg/kg/dia, IV ÷ a cada 6h	- Miocardite, hipotensão - Confusão, depressão, alucinações, convulsões, febre, ataxia, meningite asséptica, cefaleia, insônia - Eritema cutâneo, síndrome de Stevens-Johnson, prurido, urticária - Hipercalcemia - Náuseas, vômitos, estomatite, diarreia, colite pseudomembranosa, pancreatite - Trombocitopenia, anemia megaloblástica, granulocitopenia, anemia aplásica, hemólise em deficiência de G-6-PD - Hepatite, icterícia - Artralgia, mialgia, rabdomiólise - Nefrite intersticial, acidose tubular - Doença do soro, angioedema
Teicoplanina (Targocid®)	10mg/kg/dia, IM ou IV, em 2x/dia por 4 dias Manutenção: 4-6mg/kg/dia, IV ou IM 1x/dia	- Disfunção hepática, hematológica e renal

Medicamento	Dose	Efeitos colaterais
Teofilina (Teolong®)	Apneia Inicial: 5mg/kg/dose, VO Manutenção: 1-4mg/kg/dia, VO, a cada 8-12h Broncoespasmo: 0,8mg/kg/dose, VO, a cada 6-8h	• Náuseas • Vômitos • Refluxo gástrico • Taquicardia • Convulsões • Arritmias
Terbutalina (Bricanyl®, Terbutyl®)	Intravenoso para mal asmático Ataque: 2-10µg/kg Manutenção em infusão contínua: 0,08-0,4µg/kg/min (máximo de 6µg/kg/min) Uso subcutâneo: 0,005-0,01mg/kg/dose a cada 15min (máximo de 0,4mg)	• Taquicardia, hipertensão, disritmias, elevação de CPK • Cefaleia, nervosismo, convulsões • Hipoglicemia, hipocalemia • Náuseas, vômitos • Tremores • Dispneia
Terlipressina (Glypressin®)	Adolescentes e adultos: Bolo: 2mg, IV (repetir a cada 4h até controle do sangramento de 24-48h) Crianças: 0,2 a 1mg, IV, 4/4h, até 48h após controle do sangramento	• Palidez • Cefaleia • Náuseas e vômitos • Hipertensão • Diarreia • Bradicardia
Ticarcilina + ácido clavulânico (Timentin®)	Cálculo da dose pela ticarcilina: Criança: 200-300mg/kg/dose, IV ÷ a cada 4-6h Neonatos: < 7 dias < 2kg: 150mg/kg/dia a cada 12h > 2kg: 225mg/kg/dia a cada 8h > 7 dias < 2kg: 225mg/kg/dia a cada 8h > 2kg: 300mg/kg/dia a cada 6h	• Convulsões, confusão mental, letargia, febre • Eritema, urticária • Desequilíbrio eletrolítico • Diarreia, colite pseudomembranosa • Anemia hemolítica, neutropenia, inibição da agregação plaquetária • Tromboflebite • Reações de hipersensibilidade, anafilaxia

TABELAS

Medicamento	Dose	Efeitos colaterais
Tiopental sódico (Thionembutal®)	Coma barbitúrico: Ataque: 3-5mg/kg/dose, IV Administração lenta Manutenção em infusão contínua: 1-6mg/kg/h, aumentar dose até surtos ce supressão no EEG e então ir retirando	• Disritmias, bradicardia, hipotensão • Tonturas, letargia, depressão ou excitação de SNC, hipotermia, perda de julgamento crítico • Eritema • Náuseas, vômitos • Oligúria • Laringoespasmo, depressão respiratória, apneia
Tobramicina (Tobramina®)	Criança: 6-7,5mg/kg/dia, IM ou IV ÷ a cada 8h Neonatos: < 7 dias < 1,2kg: 2,5mg/kg/dia a cada 18h 1,2-2kg: 2,5mg/kg/dia a cada 12h > 2kg: 2,5mg/kg/dia a cada 12h > 7 dias 1,2-2kg: 2,5mg/kg/dia a cada 8-12h > 2kg: 2,5mg/kg/dia a cada 8h	• Vertigem, febre, ataxia, tonturas, cefaleia • Dermatite de contato • Hipomagnesemia • Náuseas, vômitos • Granulocitopenia, trombocitopenia, eosinofilia • Elevação de EH • Bloqueio neuromuscular, parestesias, tremores, fraqueza muscular • Ototoxicidade • Nefrotoxicidade
Topiramato (Topamax®)	2-16 anos: dose inicial: 1-3mg/kg/dia Manutenção: 5-9mg/kg/dia ÷ em 2 doses	• Fadiga • Sonolência • Diminuição do bicarbonato sérico • Desidratação • Anorexia • Náuseas • Púrpura • Nefrolitíase

Medicamento	Dose	Efeitos colaterais
Tramadol (Tramal®)	Oral, IM ou IV: 1-2mg/kg/dose a cada 4-6h. Dose máxima: 400mg/dia	• Sudorese • Tonturas • Náuseas • Sonolência • Vômitos
Vancomicina (Vancoson®)	40-60mg/kg/dia, IV ÷ a cada 6h Neonatal: < 7 dias < 1,2kg: 15mg/kg/dia a cada 24h 1,2-2kg: 10-15mg/kg/dose a cada 12-18h > 2kg: 10-15mg/kg/dia a cada 8-12h > 7 dias < 1,2kg: 15mg/kg/dia a cada 24h 1,2-2kg: 10-15mg/kg/dose a cada 8-12h > 2kg: 15-20mg/kg/dose a cada 8h	• Eritema cervical, eritema multiforme, prurido, associado a infusão rápida • Taquicardia, parada cardíaca • Febre, calafrios • Neutropenia, eosinofilia • Ototoxicidade • Nefrotoxicidade • Controlar nível sérico para ajuste de doses
Vasopressina (Pitressin®)	Diabetes insípido 2,5-10U a cada 4-6h, SC ou IM Hemorragia digestiva: 2-5 miliU/kg/min (máximo de 10 miliU/kg/min)	• Palidez, hipertensão, bradicardia, disritmias, trombose venosa • Vertigem, febre, cefaleia • Urticária • Intoxicação hídrica, hiponatremia • Cólicas, náuseas, vômitos, diarreia • Tremores • Sibilos, broncoespasmo

Medicamento	Dose	Efeitos colaterais
Vecurônio (Norcuron®)	Intubação: 0,08-0,1mg/kg/dose, IV Infusão contínua: 1,5-2,5µg/kg/min	• Taquicardia, hipotensão, hipertensão, disritmias • Urticária • Fraqueza muscular • Apneia, broncoespasmo
Verapamil (Dilacoron®)	0,1-0,3mg/kg/dose, IV (máximo de 5mg)	• Cronotropismo e inotropismo negativo • Relaxante da musculatura lisa • Colapso cardiovascular • Bradidisritmias • Contraindicado em lactentes
Voriconazol (Vfend®)	Oral Aspergilose: < 40kg: 100-150mg a cada 12h > 40kg: 200-300mg a cada 12h IV Dose inicial: 6mg/kg/dose a cada 12h por 2 doses no primeiro dia Dose de manutenção: 3-4mg/kg/dose a cada 12h	• Arritmias • Convulsões • "Rash" e pruridos • Náuseas e vômitos • Diarreia • Retenção urinária • Trombocitopenia • Elevação das enzimas hepáticas

C. Medicamentos em Insuficiência Renal

José Luiz Brant de Carvalho Britto
Adalberto Stape

Redução da dose e intervalo das doses conforme o valor do "clearance" de creatinina.

Medicamentos	Meia-vida N	Meia-vida ESRD	Método	"Clearance" de creatinina ml/min/1,73m² 50-90	10-50	< 10	Suplementação em hemodiálise	Suplementação em diálise peritoneal
Aciclovir	2,5	20	D I	50 a 100% q 8h	50-100% q 12-24h	25% q 24h	Dose após a diálise	Dose igual ao CrCl < 10
Amicacina	1,4-2,3	17-150	D I	60-90% q 12h	30-70% q 12-18h	20-30% q 24-48h	1/2 dose extra da dose em função renal normal depois da diálise	15-20mg perdida/L resíduo do processo de diálise/dia
Amox/Clavul			D I	100% q 8h	50 a 100% AM q 12h	50 a 100% AM q 24h	Dose igual ao CrCl < 10; dose extra após a diálise	—
Amoxicilina	1	5-20	I	q 8h	q 8-12h	q 24h	Dose após a diálise	25% da dose normal c 12h
Ampi/Sulbac			I	q 6h	q 8-12h	q 24h	Dose após a diálise	100% da dose normal q 24h
Ampicilina	1	7-20	I	q 6h	q 6-12h	q 12-24h	Dose após a diálise	12,5% da dose normal q 12h

TABELAS

Medicamentos	Meia-vida N	Meia-vida ESRD	Método	"Clearance" de creatinina ml/min/1,73m² 50-90	10-50	< 10	Suplementação em hemodiálise	Suplementação em diálise peritoneal
Anfotericina B	24	s/mud	–	q 24h	Q 24h	q 24-48h	–	Dose igual ao CrCl < 10
Aztreonam	2	6-8	D	100%	50-75%	25%	25% da dose normal extra após a diálise	Dose igual ao CrCl < 10
Cefazolina	1,9	40-70	I	q 8h	q 12h	q 24-48h	25 a 50% da dose normal após a diálise	25% da dose normal a cada 12h
Cefepima	2,2	18	D I	100% q 8h	100% q 12-24h	50% q 24h	50% da dose normal após a diálise	50 a 100% da dose normal a cada 48h
Cefotaxima	1,7	15-35	I	q 8-12h	q 12-24h	q 24h	50% da dose normal após a diálise	25 a 50% da dose normal 1x/dia
Cefoxitina	0,8	13-23	I	q 8h	q 8-12h	q 24-48h	50% da dose normal após a diálise	50% da dose normal 1x/dia
Ceftazidima	1,2	13-25	I	q 8-12h	q 24-48h	q 48h	50% da dose normal após a diálise	25% da dose normal 1x/dia
Cefuroxima	1,2	17	I	q 8h	q 8-12h	q 24h	Dose após a diálise	Dose igual ao CrCl < 10

Medicamentos	Meia-vida N	Meia-vida ESRD	Método	"Clearance" de creatinina ml/min/1,73m^2 50-90	10-50	< 10	Suplementação em hemodiálise	Suplementação em diálise peritoneal
Ciprofloxacina	4	6-9	D	100%	50-75%	50%	25% da dose normal VO/50% da dose normal q 12h	25% da dose normal VO/50% da dose normal q 8h
Claritromicina	5-7	220	D	100%	75%	50-75%	Dose após a diálise	–
Eritromicina	1,4	5-6	D	100%	100%	50-75%	–	–
Ertapenem	4	>4	D	1g q 24h	0,5g q 24h	0,5g q 24h	Dose igual ao CrC < 10; se a dose for anterior a 6 h	–
Fluconazol	37	100	D	50-100% q 24h	25-50% q 24h	25-50% q 24h	100% da dose normal após diálise	Dose igual ao CrCl < 10
Gatifloxacina	7-14	36	D	100% q 24h	50% q 24h	50% q 24h	50% da dose normal q 24h depois da diálise	50% da dose normal q 24h
Gentamicina	2-3	20-60	D I	60-90% q 8-12h	30-70% q 12-18h	20-30% q 24-48h	1/2 dose extra da dose em função renal normal depois da diálise	3-4mg perdida/L residuo do processo de diálise/dia
Imipenem	1	4	D I	50% q 6h	63% q 8h	75% q 12h	Dose após a diálise	Dose para CrCl < 10

TABELAS

Medicamentos	Meia-vida N	Meia-vida ESRD	Método	"Clearance" de creatinina ml/min/1,73m² 50-90	10-50	< 10	Suplementação em hemodiálise	Suplementação em diálise peritoneal
Levofloxacina	4-8	76	D	100%	100% 1x e 50% q 24-48h	100% 1x e 50% q 48h	Dose igual ao CrCl < 10	Dose igual ao CrCl < 10
Linezolida	6,4	7,1	I	100%	100%	100% após diálise	Dose igual ao CrCl < 10	—
Meropenem	1	6-8	D I	100% q 8h	100% q 12h	50% q 24h	Dose após a diálise	Dose para CrCl < 10
Metronidazol	6-14	7-21	D	100%	100%	50%	Dose após a diálise	Dose igual ao CrCl < 10
Nitrofurantoína	0,5	1	D	100%	Evitar	evitar	—	—
Penicilina G	0,5	6-20	D	100%	75%	20-50%	Dose após a diálise	Dose igual ao CrCl < 10
Piper/Tazo			D I	100% q 6h	65% q 6h	65% q 8h	Dose após a diálise + 20% da dose normal após diálise	Dose igual ao CrCl < 10
Rifampicina	1,5-5	1,8-11	D	100%q 24h	50-100% q 24h	50-100% q 24h	—	Dose igual ao CrCl < 10
Sulfametoxazol	10	20-50	I	q 12h	q 18h	q 24h	100% da dose normal após diálise	100% da dose normal 1 x/d
Teicoplanina	45	62-230	I	q 24h	q 48h	q 72h	Dose igual ao CrCl < 10	Dose igual ao CrCl < 10

Medicamentos	Meia-vida N	Meia-vida ESRD	Método	"Clearance" de creatinina ml/min/1,73m²			Suplementação em hemodiálise	Suplementação em diálise peritoneal
				50-90	10-50	< 10		
Tobramicina	2-3	20-60	D I	60-90% q 8-12h	30-70% q 12-18h	20-30% q 24-48h	1/2 dose extra da dose em função renal normal depois da diálise	3-4mg perdida/L resíduo do processo de diálise/dia
Trimetoprima	11	20-49	I	q 12h	q 18h	q 24h	Dose após a diálise	q 24h
Vancomicina	6	200-250	D I	100%	100% q 24-96h	100% a cada 4-7d	Dose igual ao CrCl < 10	Dose igual ao CrCl < 10

Meia-vida = meia-vida em situação normal; Meia-vida ERSD = meia-vida em vigência de doença renal.
Método: D = alteração da dose; e I = alteração do intervalo entre as doses.

ÍNDICE REMISSIVO

A

Abdome agudo 485
ABO 571
Abordagem
- cirúrgica 394
- clínica 393
- farmacológica 394
- ventilatória 393

Acesso
- intraósseo 27
- vascular 587
- vascular intraósseo 68
- - complicações 70
- - indicação clínica 69
- venoso periférico 35, 48

Acetaminofeno 703, 764
Acetazolamida (Diamox®) 764
Acetilcisteína 700, 764
Achados urinários 407
Aciclovir 411, 814
Aciclovir (Zovirax®) 765
Acidente
- botrópico 709
- isquêmico transitório (AIT) 582
- ofídico 707
- por animais peçonhentos 707
- por himenópteros 714
- - abelhas 714
- - formigas 714
- - mamangavas 714
- - marimbondo 714
- - vespa amarela 714
- - vespão 714
- vascular cerebral 227, 581
Ácido acetilsalicílico (Aspirina®, AAS®) 765

Ácido aminocaproico (Ipsilon®) 765
Ácido clavulânico (Clavulin®) 769
Ácido clavulânico (Timentin®) 810
Ácido tranexâmico (Transamin®) 765
Ácido ursodesoxicólico (Ursacol®) 766
Ácido valproico (Depakene®) 766
Acidose metabólica 406, 416, 424, 438, 441-444, 446
Acidose respiratória 438, 445, 447, 448
Acompanhamento nutricional 520
Adenosina 213
Adenosina (Adenocard®) 766
Adenosina difosfato (ADP) 556
Adrenalina 159, 201, 202, 669
Adrenalina ou epinefrina 766
Afasia 581
Aférese 567, 586
Afogamento 667
- definição 668
- fatores de risco 668
- fisiopatologia 668
- fisiopatologia neurológica 669
- indicadores prognósticos 669
- medidas terapêuticas 671
- quadro clínico 669
Agamaglobulinemia 599
Agentes
- anticolinérgicos 14
- comumente responsáveis por intoxicações graves 703
- dialisáveis 699
Agregação plaquetária 556
AIDS 622
- categorias clínicas 623

819

- conduta 626
- principais causas de internação 622
Albuterol, salbutamol (Aerolin®) 766
Alcalose metabólica 438
Alcalose respiratória 438, 449, 450
Aldosterona 464
Alfentanil (Rapifen®) 767
Alimentação enteral, métodos de 546
Alívio do sofrimento 736
Aloimunização HLA 571
Alopurinol (Zyloric®) 767
Alprostadil (Prostaglandina E1) (Prostyn®) 767
Alterações hematológicas 578
Alterações laboratoriais 406
Amicacina 408, 814
Amicacina (Novamin®) 767
Aminoácidos essenciais 536, 550
Aminofilina (Aminofilina®) 768
Amiodarona (Ancoron®) 768
Amiodarona 29, 119, 213
Amiotrofia
 - espinhal tipo I 312
 - espinhal tipo II 314
Amlodipina (Norvasc®) 768
Amoux/calvul 411, 814
Amoxacilina 410, 769, 814
Ampi/Sulbac 411, 814
Ampicilina 410, 814
Ampicilina (Binotal®, Amplacilina®) 769
Amrinona (Inocor®) 769
Anafilática 572
Analgesia 132, 723
Analgésicos 135, 137
 - não-opioides 135
 - opioides 135
Análise do contorno de pulso 231, 235
Anemia 74, 562
 - falcifome 576, 719
Anfotericina B 411, 814
Anfotericina B lipossomal (Ambisome®) 770
Anomalia anorretal 487

Antibióticos 576, 632
 - no PAV 91
 - uso de 680
Antibioticoterapia 303, 617
Anticoagulação 420, 590
Anticoagulantes adquiridos 557
Anticonvulsivantes 365
Antidepressivos tricíclicos 28, 703
Antídotos com evidências suficientes de eficácia 700
Antifibrinolíticos 560
Antifúngico 311
Antimicrobianos 647
 - associação 651
 - prevenir a resistência 648
 - terapêutica empírica inicial 650
 - terapia 653
Antitimo globulina 454
Aparelhos de ventilação mecânica 257
Apêndice xifoide 25
Apendicite aguda 489
Araneísmo 711
Arritmia cardíaca 153, 181, 207
Artérias umbilicais 61
Ash - sIP 105
Asma 255, 261, 718
Asma grave 290
 - avaliação da criança em crise asmática 290
 - classificação da crise 291
 - critérios de internação 292
 - cuidados iniciais 292
 - definição 290
 - fisiopatologia 290
 - tratamento 292
Aspectos psicológicos em terapia intensiva 745
Aspiração de corpo estranho 254
 - traqueal 270
Aspirado traqueal 89
Aspirina 582
Asplenia funcional 576
Assistência ventilatória 259
Assistolia 21
Atenolol (Atenol®) 770

ÍNDICE REMISSIVO

ATLS (*Advanced Trauma Life Support*) 675
Atracúrio (Tracrium®) 145, 770
Atresia intestinal 487
Atriosseptostomia 325
Atropina 4, 18, 27, 29, 213, 701, 705
Atropina (Atropion®) 770
Ausculta 231
Autonomia 735
Avaliação
 - bioquímica 544
 - laboratorial 519
 - metabólica 520
 - neurológica 662
 - nutricional 517
Azatioprina 454,
Azitromicina 576
Aztreonam 411, 815
Aztreonam (Azactam®) 771
Azul de metileno 701

B

Baclofeno (Lioresal®) 771
BAL 701
Balanço nutricional 544
Barbitúricos 378, 704
Basiliximab 454
Beneficência 734
Benzodiazepínicos 147, 148
Bicarbonato de sódio 28, 431
Bioética 734
Bioimpedância 231
 - cardiovascular 235
Bloqueadores
 - de canal de cálcio 325
 - despolarizantes 142
 - não-despolarizantes 142
 - neuromusculares 14, 18, 142, 378
Bloqueios atrioventriculares 209
Botulismo 314
Bradiarritimias 208, 210
 - sinusal 209
Bretílio (ventricular fibrilação) 771
Bridas e aderências pós-operatórias 490

Brometo de ipratropium 293
Bromoprida (Digesan®) 771
Bronquiolite 255, 261
 - aguda 284
 - - diagnóstico 287
 - - epidemiologia 285
 - - etiologia 285
 - - fisiopatologia 285
 - - medidas de prevenção 289
 - - quadro clínico 286
 - - tratamento 287
Budesonida (Pulmicort®) 771

C

Cálcio 28, 431
Calibre do cateter 589
Câmara hiperbárica 706
Câncer 628
Cânula
 - de intubação, numeração das 72
 - diâmetro da 23
 - nasal 9
 - nasofaríngea 9
 - orofaríngea 9
Capacete ou capuz 9
Capacidade residual funcional 249
Capnometria 356
Captopril (Capoten®) 772
Captopril e enalapril 160
Capuz 257
Carbamazepina (Tegretol®) 772
Carboidratos 535
Cardiopatias
 - adquiridas 153
 - congênitas 153
Cardioversão 118
 - sincronizada 118, 213
Carvão ativado 703, 704, 772
Carvedilol (Coreg®) 772
Caspofungina (Cancidas®) 772
Catecolaminas 202
Cateteres 105
 - arterial 64
 - de artéria pulmonar (Swan-Ganz) 240

- de artéria pulmonar, local de inserção do 55
- de diálise peritoneal 104
- de Swan-Ganz 57
- de Tenckhoff 104
- nasal 257
- venoso 65
- venoso central 635

Cateterismo
- central de inserção periférica (PICC) 37, 38
- intervencionista 161
- umbilical 66
- venoso central por dissecção 48
  - - complicações 52
- venoso central por punção 41
  - - complicações 46
  - - indicações 41
  - - procedimento 41

Cateterização arterial 59
- contraindicações 58
- indicações 58
- por punção percutânea 58
- procedimento 58
- pulmonar 53, 57
  - - contraindicações 53
  - - indicações 53
  - - procedimento 53

Cateterização de vasos umbilicais 60
- avaliação clínica após o procedimento 65
- complicações 66

Causas iatrogênicas 153
Causas não-cardíacas 153
Cavidade medular intraóssea 68
Cefaleia 582
Cefalosporinas 579
Cefalotina (Keflin®) 773
Cefazolina 409, 815
Cefazolina (Kefazol®) 773
Cefepima 409, 815
Cefepima (Maxcef®) 773
Cefotaxima 409, 815
Cefotaxima (Claforan®) 774
Cefoxitina 409, 815
Cefoxitina (Mefoxin®) 774
Ceftazidima 409, 815

Ceftazidima (Fortaz®) 774
Ceftriaxona (Rocefin®) 775
Cefuroxima 409, 815
Cefuroxima (Zinacef®) 775
Cetamina 15, 139, 720, 721, 775
Cetirizina (Zyrtec®) 776
Cetoacidose diabética 459
- complicações 463
- diagnóstico 461
- exames de laboratório 461
- fisiopatologia 460
- monitorização laboratorial 463
- tratamento 461

Cetorolaco 137
Cetorolaco de trometamina (Toradol®) 776
Choque 187, 673
- cardiogênico 187, 192
- descompensado 69
- distributivo 187
- frio 198
- hemorrágico 662
- hipovolêmico 187, 423
  - - avaliação hemodinâmica 189
  - - monitorizando a má perfusão 190
  - - tratamento 190
- medular 385
- obstrutivo 187
- quente 198
- séptico 192, 193, 195, 196, 198, 605

Cianetos 704
Cicatriz cirúrgica 394
Ciclosporina 454
Cimetidina (Tagamet®/Ulcidine®) 776
Ciprofloxacina 409, 816
Ciprofloxacina (Cipro®) 776
Circulação 661
- assistida 161
- extracorpórea 170

Cirurgia cardíaca 161, 168
- com circulação extracorpórea 562
- cuidados no pré-operatório 169

Cisatracúrio 16, 145
Cisatracurium (Nimbium®) 777

ÍNDICE REMISSIVO

Cisteína 550
Citrato de sódio 591
CIVD 152, 569
Claritromicina 410, 816
Claritromicina (Klaricid®) 777
Clindamicina (Dalacin®) 777
Clobazam (Frisium®) 777
Clonazepam (Rivotril®) 778
Clonidina 148, 720
Clonidina (Atensina®) 778
Cloranfenicol (Quemicetina®) 778
Cloreto de cálcio 10% 778
Clorfeniramina (Polaramine®) 778
Cloridrato de nalbufina 724
Clorpromazina (Amplictil®) 778
Coagulopatias 503
 - adquiridas 559
 - congênitas 558
 - dilucional 560
Coarctação de aorta 163
Codeína 147
Codeína (Codein®) 779
Colecistite aguda 490
Colestiramina (Questran Light®) 779
Coloides 200
Coloração da urina, alteração da 406
Coma 358, 581
Coma mixedematoso 478
 - tratamento 480
Comissão de ética médica 735
Comitê
 - de bioética 735
 - de ética em pesquisa 736
Complicações 36, 75
 - da traqueostomia 80
 - imediatas 75
 - metabólicas 539
 - precoces 75
 - tardias 75
Componentes hemoterápicos 560
Compressão torácica 21
Comprometimento
 - arterial 66
 - vascular 61
Concentrado
 - de glóbulos vermelhos 562

 - de granulócitos (aférese) 563
 - de hemácias 563
 - de hemácias descongeladas 563
 - de hemácias lavadas 563
 - de hemácias leucodepletadas 563
 - de plaquetas – aférese 563
 - de plaquetas randômicas 563
 - de fatores da coagulação 560
 - de hemácias 562, 565
Consentimento informado 736
Consumo de O_2 243
Contagem de plaquetas 554
Contaminação bacteriana 573
Conteúdo arterial de O_2 239
Contraindicações à utilização da via intraóssea 70
Controle
 - das condições cardiorrespiratórias 705
 - das condições respiratórias 705
 - infeccioso 671
 - laboratorial 172
Contusão cerebral 369
Convulsões 616, 705
Coronária esquerda, origem anômala de 163
Correção dos distúrbios hidroeletrolíticos e acidobásicos 705
Corticoides 288, 311, 378, 454
Cortisol 464
Cranioestenose 396
Criança vitimizada 666
Crianças oncológicas 718
Cricotireoidostomia 19, 80, 81
 - indicações 81
Crioprecipitado 563, 569
Crise
 - álgica 579
 - aplástica 583
 - tireotóxica 482
Crises
 - convulsivas 718
 - epilépticas prolongadas 364
Cristaloides 200
Critérios
 - de Clichy 504

823

do King's College modificados 503
"Cuff" 72
Cuidados
- cardiovasculares 509
- gastrointestinais 510
- hematológico 513
- neurológicos 508
- perioperatórios 717
- - preparação pré-anestésica 717
- pós-operatórios 723
- respiratórios 509
Curva
- fluxo/volume 350
- pressão/volume 350
- pressão/volume e fluxo/volume 349

D

Daclizumab 454
Dantrolene 150, 151
Dantroleno (Dantrium®, Dantrolene®) 779
DDAVP 560
Débito cardíaco 171, 238
Débito urinário 231
Deferoxamina 701
Deficiências enzimáticas 550
Deiscência biliodigestiva 512
Deleucotização 565
Densidade calórica 524
Dependência
- física 146
- psíquica 146
Derivação ventricular externa 395
Dermatomiosite 316
Derrame pericárdico 115
Desconexão acidental 66
Descontaminação
- cutânea 698
- gastrointestinal 697
- respiratória 697
Desfibrilação 31, 118
Desfriladores bifásicos 120

Desidratação 422, 423
Desmame 335, 337
Desmielinização 313
Desmopressina (DDAVP® injetável) 779
Desnutrição proteico-calórica (DPC) 517
Desordem
- da coluna espinhal 313
- do corno anterior 313
Despolarização assíncrona 31
Dexametasona 725
Dexametasona (Decadron®) 779
Dexmedetomidina 139
Dexmedetomidina (Precedex®) 780
Diabetes insípido 474
Diálise peritoneal (DP) 103, 418, 698
- complicações da 418
- contraindicação 104
- indicação 103
Diâmetro da cânula 78
Diarreia aguda 625
Diazepam 138, 148, 363-365
Diazepam (Valium®) 780
Diclofenaco (Voltaren®, Cataflan®) 780
Diclofenaco 137
Difenidramina (Benadryl®, Difenidrin®) 780
Digitálicos 158
Digoxina 325
Digoxina (Digoxin®) 781
Dimenidrinato (Dramin®) 782
Dipirona 137, 724
Dipirona (Novalgina®) 782
Disfasia 581
Disfunção
- cardíaca 194
- de órgãos 604
- imunológica 194
- primária 511
- renal 194
Disopiramida (Rythmodan®) 782
Displasia arritmogênica do ventrículo direito 165
Distanásia 737

ÍNDICE REMISSIVO

Distensão abdominal progressiva 66
Distúrbios
- acidobásicos 438
- cardiovasculares 3
- da coagulação 553
- da tireoide 477
 - - tratamento 480
- do sistema respiratório 3
- gastrointestinais e hepáticos 4
- hematológicos e oncológicos 4
- hidroeletrolíticos 406, 421
- hidroeletrolíticos e acidobásicos 415
- hidroeletrolíticos e do equilíbrio acidobásico 407
- metabólicos e endócrinos 4
- neurológicos 3
- renais 4
Diurese
  alcalina 698
- forçada 698
- iônica 704
- modificações da 406
Diuréticos 325
Diverticulite de Meckel 490
Doação de órgãos 401
Dobutamina 159, 178, 192, 201, 202, 277
Dobutamina (Dobutrex®) 782
Doença
- cerebrovasculares 397
- da junção neuromuscular 313
- de depósito 163
- de Graves 481
- de Kawasaki 596
- de von Willebrand 559
- diagnóstico diferencial 313
- do enxerto *versus* hospedeiro transfusional (GVHD) 571
- falciforme 564, 575
- hemorrágica do recém-nascido 559
- infecciosas 513
- muscular 313
- neuromusculares 161, 312, 313 –
- respiratórias 8
Domperidona (Motilium®) 782

Dopamina 158, 178, 192, 201, 202
Dopamina (Revivan®) 783
Doppler transesofágico 231
Dor 127
- controle da 681
Dosagem
- de fatores isolados 557
- de fibrinogênio 555
- dos inibidores naturais da coagulação 557
- hormonais 479
Doses utilizadas na via intraóssea 70
Doxapram 783
Drenagem
- cirúrgica 117
- fechada e aspiração contínua, técnica de 85
 - - complicações 87
 - - cuidados l 86
- pleural 83
 - - indicações 83
 - - procedimento 84
 - - técnica 84
 - - tipos 84
Drogas vasoativas 158
Droperidol 725
Droperidol (Droperdal®) 783

E

ECO 234
Ecocardiograma 233
- transesofágico 235
Edema
- cerebral/hipertensão intracraniana (HIC) 502
- pulmonar 578, 673
Edrofônio (Tensilon®) 783
EDTA-cálcico 701
EEG/BIS (índice biespectral) 360
Eletrocardiograma 208, 233
Eletrólitos e sais minerais 536
Eletrólitos endovenosos 537
Eliminação 698
Embolia gordurosa 577
Emergências 218
  urgências 218

Emulsões lipídicas 550
Enalapril (Renitec®) 784
Enalaprilato 225
Encefalite e meningoencefalite 620
 - diagnóstico 621
 - etiologia 620
 - manifestações clínicas 620
 - tratamento 621
Encefalopatia
 - hepática, estadiamento da 500
 - hipertensiva 226
 - pós-hipóxica 669
Enoxaparina (Clexane®) 784
Enterite necrotizante 488
Enterocolite necrotizante 61
Enzimaimunoensaio (ELISA) 622
Epiglotite 254, 282
Epinefrina 27, 119, 179, 192, 214, 293
Equação do movimento 326
Eritromicina 410, 576, 816
Eritromicina (Eritrex®) 784
Eritropoietina 562
Eritropoietina (Eprex®) 785
Ertapenem 408, 816
Ertapenem (Invanz®) 785
Escala
 - de avaliação da dor 128
 - de avaliação da sedação 129
 - de coma de Glasgow 354, 373
 - de Comfort 130
 - de sedação de Ramsay 131
 - de traumatismo pediátrico 656
 - de traumatismo revisada 657
 - "Neonatal Infant Pain Scale" – NIPS 129
 - objetiva da dor de Hannallah 129
Escolha
 - da dieta 524
 - da via de acesso 33, 38
 - da via de acesso venoso 41, 50
 - do sangue 111
Escopolamina (Buscopan®) 785
Escorpionismo 713
Escovado protegido por broncoscopia (EPB) 89

Esmolol 223, 225
Esmolol (Brevibloc®) 785
Espectroscopia infravermelha 231
 - de proximidade (NIRS) 236
Espironolactona (Aldactone®) 785
Esplenectomia 583
Esquema convencional de tratamento 294
Estado de mal convulsivo 69
Estado de mal epiléptico (EME) 361
 - classificação 361
 - etiologia 361
 - - aguda sintomática 361
 - - criptogênica 361
 - - encefalopatia progressiva 362
 - - febril 361
 - - remota sintomática 361
 - fisiopatologia 362
 - terapêutica medicamentosa 363
Estimulação
 - cutaneotorácica 123
 - epicárdica 123
Estridor 280
Etanol 701
Etomidato 15, 139
Etomidato (Hypnomidate®) 786
Exame do tronco encefálico 355
Exame físico 543
 - e medidas antropométricas 518
Exames
 - auxiliares de diagnóstico 386
 - de imagem 412
 - específicos 412
 - laboratoriais 407
 - subsidiários 401
Exposição 662
Exsanguineotransfusão 109, 562, 574, 582, 700, 706
 - complicações 113
 - indicações 109, 110
 - materiais necessários 112
 - mecanismo 111
 - níveis de bilirrubina 110
 - parcial 113
Extubação 337

F

Falência
- de órgãos 192
- orgânica 197
- respiratória 251

Farmacoterapia 25
FAST ("Focused Abdominal Sonography for Trauma") 689
Fator VII recombinante (Novoseven®) 494
Febre e neutropenia 628
- avaliação inicial 629
- condutas 630
- etiologia 628

Febre induzida por medicamentos 652
Feixe vasculonervoso intercostal 83
Fenitoína 364, 365, 703
Fenitoína (Hidantal®) 786
Fenobarbital 364, 365
Fenobarbital sódico 786
Fenoldopam 222, 224
Fentanil 15, 137, 147, 724
Fentanil (Fentanil®) 787
Fentolamida 223, 226
Fentolamina (Regitina®) 787
Fibrilação atrial 211
Fibrinogênio 570
Fibroscopia 19
"finger intubation" 73, 74
FiO_2 265
Fisostigmina 703
Fitomedaniona, vitamina K (Kanakion®) 787
Fixação 74
Flebite 36
Flebotomia infantil 49
Floconazol 411, 816
Fluconazol (Zoltec®) 788
Fludrocortisona (Florinefe®) 788
Fluidos e eletrólitos 510
Fluidoterapia 393
Flumazenil 138, 702
Flumazenil (Lanexat®) 788

"Flutter" atrial 212
Fluxo inspiratório 333
Fórmulas
- de Parkland 678, 679
- enterais pediátricas 525
- lácteas artificiais 547

Foscarnet (Foscavir®) 788
Fosfodiesterase inibidor 311
Fósforo 434
Fraturas 70, 368
- classificação das 382

Frequência
- cardíaca 231
- respiratória (FR) 231, 265

Função renal 580
Furosemida 226, 431, 698
Furosemida (Lasix®) 789

G

Gabapentina (Neurontin®) 789
Ganciclovir (Cymevene®) 789
Gasto energético basal 534
Gastropatia hipertensiva 495
Gatifloxacina 409, 816
Geleia de Wharton 64
Gênero
- *Bothrops* 707
- *Crotalus* 708
- *Lachesis* 710
- *Micrurus* 710

Gentamicina 408, 816
Gentamicina (Garamicina®) 790
Glasgow 670
Glicocorticoides 481
Glicose 29
Glicose a 25% 431
Glomerulonefrites agudas 412
Glucagon (Glucagen®) 790
Gluconato de cálcio a 10% 431
GNDA pós-estreptocócica 413
Grande queimado 672
Grandes hemangiomas faciais 77
Granulócitos 566, 568
Grupo sanguíneo 112

H

Haloperidol (Haldol®) 790
Hemácias 569
Hematócrito 562
Hematoma 36
- extradural 369
- formação 368
- subdural 369

Hemocomponentes 561, 563
Hemocultura 635
Hemoderivados 561
Hemodiafiltração 420
Hemodiálise 419, 704
Hemofilia A 570
Hemofiltração contínua 419
Hemoglobina 565
Hemograma 554, 580
Hemoperfusão 700, 704, 706
Hemorragias 553
- digestiva 492
- digestiva alta não-varicosa 495
  - - tratamento cirúrgico 495
  - - tratamento endoscópico 495
  - - tratamento medicamentoso 495
- digestiva alta varicosa 493
  - - tratamento cirúrgico 494
  - - tratamento combinado 494
  - - tratamento endoscópico 493
  - - tratamento farmacológico 493
  - - tratamento mecânico 494
- digestiva baixa 496
- intracranianas 581
- proveniente de intestino delgado baixo 496

Heparina 591
Heparina (Liquemine®) 791
Hepatite A 600
Hepatite B 601
Hérnia inguinal encarcerada 486, 490
Hidralazina 223
Hidralazina (Apresolina®) 791
Hidratação 578
Hidrato de cloral (solução a 10%) 138, 791
Hidrocefalia 395

Hidroclorotiazida (Clorana®) 791
Hidrocortisona (Solu-Cortef®, Cortizonal®) 792
Hidropsia fetal 574
Hidroxizina (Hixizine®) 792
Hiperbilirrubinemia grave 574
Hipercalcemia 433
Hipercalemia 415, 429, 431, 573
Hiperfosfatemia 415, 434
Hipermagnesemia 28, 436
Hipernatremia 415, 427
Hiperpotassemia 28
Hipertensão
- acelerada ou maligna 228
- arterial (HA) 216
  - - crise hipertensiva 217
  - - crise hipertensiva adrenérgica 228
  - - emergências 218
- arterial (HA)
  - - tratamento da 416
- arterial sistêmica 180
- grave 227
- intracraniana 372, 616
- pulmonar 180, 320, 324
  - - avaliação diagnóstica 321, 322
  - - classificação 320, 321
  - - persistente 273
    - - - tratamento 275
  - - primária 273
  - - recém-nascido 272
  - - secundária 273
  - - terapia farmacológica 323
  - - tratamento na UTI 323

Hipertermia maligna 150
Hipertireoidismo e crise tireotóxica 481
Hipocalcemia 203, 415, 432, 573
Hipocalemia 424, 428
Hipofosfatemia 434
Hipogamaglobulinemia 599
Hipoglicemia 203, 573
Hipomagnesemia 435
Hiponatremia 415, 423, 425
Hipossulfito 702
Hipotensão arterial 704

ÍNDICE REMISSIVO

Hipotermia 573, 669
Hipoxemia persistente 579
Hipóxia 668
Histidina 550
HIV 623
Hormônio antidiurético 470
 - condições clínicas 471
 - diagnóstico 471
 - tratamento 472, 473
Hormônios tireoideanos 481

I

Ibuprofeno 137, 160
Ibuprofeno (Maxifen®, Alivium®) 792
ICC
 - anterógrada e retrógrada 155
 - de alto e baixo débitos 155
 - direita e esquerda 154
 - leve, moderada e grave 155
 - sistólica e diastólica 154
IgA 595
IgD 595
IgE 595
IgG 595
IgM 595
Íleo meconial 487
Imipenem 408, 816
Imipenem-cilastatina (Tienam®) 793
Imunodeficiências 595
 - combinadas 597
 - humorais 597
 - primárias 596, 597
Imunoglobulinas 594, 595
 - modo de administração 595
 - uso profilático de 600
Imunoglobulinas intravenosas 595
 - indicações 596
Imunossupressão 453, 513
Inchaço cerebral 370
Incisão
 - cutânea transversa 78
 - longitudinal 78
Incompatibilidade Rh 112
Incubadoras 257
Indicações de internação 2

Indicações de retirada do cateter 108
índices
 - de massa corpórea (IMC) 519
 - de ventilação 345
 - prognósticos 5
Indometacina 160
Indometacina (Indocid®) 793
Indução anestésica inalatória 720
Infarto cerebral 581
Infecção 196, 604
Infecção de corrente sanguínea
 relacionada ao cateter 634
 - etiologia 636
 - prevenção 639
 - tipo 636
 - tratamento 638
Infecções 503, 576
 - bacterianas 628
 - de vias aéreas superiores 718
 - do trato urinário 634
 - do trato urinário associada à
  sondagem vesical 643
  - - critérios diagnósticos 644
  - - prevenção 645
 - fúngicas 628
 - hospitalar 634
  - - diagnóstico 635
 - local 37
 - na corrente sanguínea 634, 649
 - transmitidas por transfusões
  571
 - virais 571, 629
Infiltração 36
Infusão intraoperatória de fluidos
 723
Inibidores
 - da fosfodiesterase 179
 - neuro-hormonais 160
Inotrópicos 192
 - e vasodilatadores 178
Inserção da cânula, profundidade da
 74
Inseticidas organofosforados 705
Instalação
 - da VNI 341
 - de agulha intraóssea 69

829

Insuficiência
- adrenal aguda 464
  - - causas 466
  - - diagnóstico 467
  - - etiologia 465
  - - quadro clínico 465
  - - tratamento 468
- cardíaca congestiva 153
  - - diagnóstico 155
  - - quadro clínico 155
  - - tratamento 156
- cardíaca congestiva 227, 626
- hepática 540, 559
- hepática aguda (IHA) 497
  - - condutas 501
  - - diagnóstico etiológico 501
  - - etiologia 498
  - - gravidade 501
  - - medidas de suporte 501
  - - quadro clínico 499
  - - quadro laboratorial 500
- mitral 163
- renal 152, 503, 540
- renal aguda (IRA) 403
  - - causas 404
  - - diagnóstico 412
  - - etiopatogenia 403
  - - quadro clínico e diagnóstico 405
  - - tratamento conservador 414
- renal aguda pós-renal 405
- renal aguda pré-renal 403
- renal aguda renal ou intrínseca 404
- renal crônica terminal 452
- respiratória 250, 541
- respiratória aguda 247, 326

Insuflação de gás traqueal (TGI) 310
Insulina 431
Insulina regular (Humulin R®) 793
Insulina-lispro 462
Insulinoterapia 461
Internação em unidade especializada 677
Intervalo e volume 548
Intoxicações 693

- atendimento 693
- estabilização 694
- reconhecimento da toxíndrome e identificação do agente causal 694

Intubação 17, 18
- nasotraqueal 73, 74
- orotraqueal 73
- sequência rápida 660
- translaríngea 17, 19
- traqueal 11, 23, 71
  - - complicações 75
  - - complicações imediatas 75
  - - complicações precoces 75
  - - complicações tardias 75
  - - em situações especiais 75
  - - indicações 71
  - - procedimento 71
  - - técnica 73

Invaginação intestinal 490
IRA
- pós-renal 412, 414
- pré-renal ou funcional 413
- renal ou intrínseca 413

Irradiação 566
Isoproterenol (Isuprel®) 159, 793

J

Jejum pré-operatório 719
Justiça distributiva 735

K

Kawasaki/Takaiassu 163
Kernicterus 574
Ketamina (Ketalar®, Ketamin®) 775
Ketamina 378
Ketarolac 725

L

Labetalol 222, 225, 794
Lactato 231, 234
Lactato sérico 173, 244
Laringite pós-extubação 283
Laringoscopia direta 19

Laringotraqueobronquite (crupe) 283, 251
Latrodectus 712
Lavado broncoalveolar (LBA) 89
Lavagem 565
Leite 547
- humano 547
- materno 547
Lesão
- axonal difusa 370
- cerebral primária 370
- cerebral secundária 371
- - causas 371
- direta 381
- hepática 194
- indireta 381
- medular 665
Lesões
- agudas da mucosa gástrica 495
- arteriais 382
- da coluna vertebral 382
- da fossa posterior 396
- do parênquima cerebral 368
- medulares 384
- - nível funcional 384
- neurotraumatológicas 368
- ósseas 368
- secundárias 392
- supratentoriais 396
- torácicas traumáticas: 685
Leucemia linfocítica crônica 596
Leucócitos 565
Leucocitose 580
Levofloxacina 409, 817
Levomepromazina (Neozine®) 794
Levosimedan 159, 180
Levosimedan (Simdax®) 794
Levotiroxina sódica (Synthroid®) 794
Lidocaína 27, 29, 215, 365, 703
Lidocaína (Xylocaína®) 795
Linezolida 410, 817
Linezolida (Zyvox®) 795
Linfangiomas císticos 77
Linfócitos 566
Lipídios 535
Lise de euglobulina 556

Lorazepam 138, 148
Lorazepam (Lorax®) 795
Loxosceles 712
Lund e Browder 674

M

Magnésio 28, 435
Manitol 378
Manitol (Manitol 20%) 795
Manobra
- de Heimlich 255
- de Sellick 74
- vagal 216
Manuseio hepático 511
Marcapasso
- cardíaco provisório 124
- externo 122
Máscara
- com reservatório e reinalação parcial 257
- de oxigênio 8
- laríngea 10, 23
- simples 257
MDI 294, 295
Medicação
- pré-anestésica 719
- para tratamento da crise asmática 294
Medicamentos 389
- contraindicados 705
- em insuficiência renal 814
- em terapia intensiva pediátrica 764
Medidas antropométricas 543
- classificação 544
- - RNBP 544
- - RNMBP 544
- - RNMMBP 544
- - RN PIG 544
- - RN AIG 544
- - RN GIG 544
- comprimento 543
- perímetro cefálico 543
- peso 543
Medidas dialisadoras 698, 703

Megacólon congênito 488
Meningite 626
- asséptica 619
  - - diagnóstico 620
  - - etiologia 619
  - - manifestações clínicas 620
  - - tratamento 620
- bacteriana 612
  - - diagnóstico 614
  - - etiologia 612
  - - fisiopatologia 613
  - - manifestações clínicas 613
  - - monitorização 618
  - - patogênese 612
  - - tratamento 615
- bacteriana 618
- e meningoencefalites 612
Meperidina 147
Meperidina (Dolantina®) 796
Meropenem 408, 815
Meropenem (Meronem®) 796
Metabolismo do potássio 428
Metadona 137, 147
Metadona (Mytedon®) 796
Meta-hemoglobinêmica 696
Metilprednisolona 389
Metilprednisona 294
Metimazol (Tapazol®) 797
Metoclopramida 725
Metoclopramida (Plasil®) 797
Métodos
- broncoscópicos 89
- endoscópicos 91
- hemodialíticos 419
- indireto de Fick (CO_2) 231, 235
- não-broncoscópicos 90
Metronidazol 410, 817
Metronidazol (Flagyl®) 797
Miastenia gravis 315
Miastenia transitória do recém-nascido 312
Micofenolato mofetil 454
Micro-organismos multirresistentes 647
Midazolam 15, 138, 148, 364, 365, 378, 719

Midazolan (Dormonid®) 798
Mielite
- infecciosa 313
- transversa 316
Milrinona 159, 192, 277, 325
Milrinona (Primacor®) 798
Miocardiopatias 162
- dilatada 162, 163
- hipertrófica 163
- restritiva 164
Miocardites 166
- agentes farmacológicos 166
- bacterianas 166
- fúngicas 166
- inflamatórias 166
- protozoários 166
- virais 166
Miopatias
- congênitas 314
- metabólicas 314
Mivacúrio 721
Mivacurium (Mivacron®) 798
Modos de ventilação mecânica 329
- controlado 330
- assistido/controlado 330
Moncrief-Popovich 108
Monitor de pressão intracraniana 395
Monitorização 13, 334, 356, 392
- da mecânica ventilatória 347
- da pressão intracraniana 376
- da troca gasosa pulmonar 343
- hemodinâmica 237
- hemodinâmica não-invasiva 230
- intraoperatória 722
- invasiva 342
- não-invasiva 342
- neurológica 353
  - - avaliação clínica 353
- pós-operatória 170
- respiratória 342
Monóxido de carbono 705
Montelucaste (Singulair®) 799
Morfina 15, 137, 147, 389, 581, 725
Morfina (Dimorf®) 799

ÍNDICE REMISSIVO

Morte encefálica 398
- critérios diagnósticos 399
- diagnóstico clínico 399

Mortes associadas 70
Moyamoya 581

N

Nalbufina (Nubain®) 799
Nalbufina 147
Nalorfina 706
Naloxona 137, 702, 706
Naloxona (Narcan®) 799
Não-maleficência 735
Naproxeno (Naprosyn®) 800
Náuseas e vômitos 725
Necessidades
- de oligoelementos e vitaminas 551
- eletrolíticas 551
- energéticas 534, 549
- hídricas 533, 549
- lipídicas 550
  nutricionais 533
- proteicas 550
- transfusionais 561

Necrose tubular aguda 412
Nefrites tubulointersticiais 412
Neonatologia 340
Neostigmina (Prostigmine®) 800
Neuropatia
- motora multifocal 596
- periférica 313

Nicardipina 223
Nifedipina (Adalat®) 800
Nitritos 702
Nitrofurantoína 410, 817
Nitroglicerina (Nitroglin®) 801
Nitroprussiato de sódio 159, 180, 192, 222, 223
Nitroprussiato de sódio (Nipride®) 801
Nível de consciência 231
NO 311
Noradrenalina 201, 202
Norepinefrina 179, 192

Norepinefrina (Levophed®, Norepin®) 801
Número e intervalo entre procedimentos 591
Nutrição 394
Nutrição enteral 177, 522, 545
- complicações 531
  - - gastrointestinais 531
  - - mecânicas 531
  - - metabólicas 531
- modo de administração 530
- monitorização 531
- contraindicações 523

Nutrição parenteral central e periférica 539
- indicações 522
- vantagens 522

Nutrição parenteral 548
- complicações da 538
- contraindicação 533-
- controles da 538, 539
- indicações 532
  - - cirúrgicas 532
  - - clínicas 533
- retirada da 540
- total 176
- vias de administração 538

O

Obstrução
- das vias aéreas superiores 279
- de veias hepáticas 512
- por bolo de áscaris 491

Oclusões vasculares 511
Octreotida 494
Octreotida (Sandostatin®) 801
Oftalmopatia de Graves 596
OKT3 454
Oligoelementos 536, 537
Omeprazol 495
Omeprazol (Losec®) 802
Ondasetron 725
Ondasentron (Vonau®, Zofran®) 802
Onfalite 61
Onfalocele 61
Opiáceos 147, 378, 706

Ordem de não ressuscitar 737
Organofosforados 29
Oseltamivir (Tamiflu®) 802
Osteomielite 577
Oxacilina (Staficilin®) 803
Oxibutinina (Retemic®) 803
Óxido nítrico 181, 276
 - inalado 325
 - inalatório 276, 578
Oxigenação 333
Oxigenador de membrana extracorpórea 277
Oxigênio 325
Oxigenioterapia 578, 581
Oximetria 19
 - de bulbo jugular (SVJO$_2$) 359
 - e pressão arterial média invasiva (PAMi) 357
Oxitenda 257

P

Paciente terminal 736
Palivizumab (Synagis®) 803
Pancreatite 505
Pancreatite aguda 490, 505
 - causas 506
 - tratamento 506
Pancurônio 144
Pancurônio (Pavulon®) 803
Pantoprazol 495
Paracetamol 137, 724
Paracetamol (Tylenol®) 764
Parada cardiorrespiratória 21, 69
Parâmetros hemodinâmicos 175
 - normais 244
Paraquat 706
Parassimpaticolítico 29
Parvovírus B19 583
Paternalismo 735
Penicilina 579
Penicilina G 411, 804, 817
Pentamidina (Pentacarinat®) 804
Perda da barreira intestinal 194
Perdas sanguíneas 723
Perfuração iatrogênica 488

Perfusão tecidual 231
Pericardiocentese 115, 161
 - indicações 115
Peritonite 61
Phoneutria 711
Pico de pressão inspiratória (PIP) 265, 333
PIM 6
PIM2 5
Pinça de Cheronj 62
Pinças Backhaus 62
Piper/Tazo 411, 817
Piperacilina 804
Piridilaldoxima 702
Piridostigmina (Mestinon®) 805
Plaquetas 565, 566
Plaquetopenias 558
Plasma
 - fresco congelado 563, 569
 - residual 565
Plasmaférese 586, 700
 - indicação 588
 - manifestações adversas e complicações 592
Pneumonias 256, 297, 624, 634
 - adquirida na comunidade 297
 - - diagnóstico diferencial 300
 - - tratamento 301
 - associada à ventilação mecânica (PAV) 88, 90, 639
 - - diagnóstico 640
 - - fatores de risco 640
 - - prevenção 643
 - - tratamento 642
 - bacterianas 624
 - de aquisição hospitalar 302
 - de origem hospitalar 641
 - grave 261
 - intersticial linfocítica (LIP) 625
 - por fungos 625
 - por micobactérias 624
 - por *Pneumocystis carinii* 625
 - prevenção 303
 - tratamento 305

ÍNDICE REMISSIVO

Poliestireno sulfonato de cálcio (Sorcal®) 805
Polimixina B (Bedfordpoly®) 805
Polineuropatia desmielinizante
- congênita 312
- crônica 596
- do paciente crítico 317

Poliomielite 312
Poliomiosite 316
Posição prona 310
Posicionamento do paciente 393
Pós-operatório em neurocirurgia 392
Pralidoxima (Contrathion®) 705
Precauções de isolamento respiratório 305
Prednisolona 294
Prednisolona (Predsin®) 805
Prednisona 294
Prematuros e exprematuros 719
Pré-oxigenação 13
Preservação da vida 736
Pressão
- arterial 231, 232, 239
- de distensão contínua das vias aéreas (CPAP) 263
- de perfusão cerebral 359, 379
- de suporte 331
- expiratória final positiva (PEEP) 264
- intracraniana (PIC) 358

Pressão intracraniana 14
- regulada com volume controlado (PRVC) 331
- venosa central 239

Priapismo 584
PRISM II 5
Procainamida 216
Procainamida (Procamide®) 806
Produtos de degradação da fibrina (PDF) 556
Programas educacionais 639
Propofol 15, 138, 725
Propofol (Diprivan®) 806
Propranolol 704
Propranolol (Inderal®) 806
Prostagladinas 25, 160

Protamina 560, 807
Proteínas 536
- viscerais 519, 520

Prova calórica 400
PTI 596
Pulso 231
Punção 34
- intraóssea 68
- venosa periférica 33, 36

Púrpuras 558

Q

Queimadura 672
- extensão e profundidade 674
- - avaliação 674
- - métodos 674
- fisiopatologia 673

Quilotórax 57
Quinidina 704
Quinidina (Quinicardine®) 807

R

Radiografia de tórax 19, 233
Raiva 601
Ranitidina 495
Ranitidina (Label®, Antak®) 807
Reabilitação 682
Reação
- adversas 570, 599
- alérgica 572
- febril não-hemolítica 572
- hemolítica
- - aguda 572
- - de causa mecânica 573
- - tardia 571
- transfusionais agudas
- - imunológicas 572
- - não-imunológicas 573

Recidiva da doença primária 514
Recrutamento alveolar 309
Regra da mão espalmada 674
Regra dos nove 674
Rejeição 514
- celular aguda 514
- crônica 514

835

Reposição
- de bicarbonato de sódio 463
- de fluidos 722
- de potássio, fosfato e magnésio 462
- de volume 461
- volêmica 378

Resinas trocadoras de íons 431
Respiração 22
Resposta inflamatória sistêmica 606
Ressuscitação
- cardiopulmonar 21
- hídrica 678

Reticulocitopenia 584
Retirada do dreno 87
Ribavirina 288
Rifampicina 411, 817
Ritmo de filtração glomerular 407
RNMBP 545, 546, 547, 549
RNPT 544-546, 548, 550, 551
Rocurônio 16, 145, 721
Rocurônio (Esmeron®) 807
Rufanpicina 818

S

Safena interna ao nível do maléolo 52
Salbutamol 294, 431
Sangue 561
- total 562, 563

Sarampo 600
Saturação venosa 234
- central de oxigênio 231, 240
- mista de O_2 243

Schleien 24
SDRA 261, 670
Sedação 127, 132
- níveis de 133

Sedativos 136, 138
Seldinger 55
Sepse 195, 196, 541, 578, 603, 604, 622
- grave 195, 196, 604

Sequência rápida de intubação traqueal 11
Sequestro esplênico 582

SIDA com infecções de repetição 596
Sildenafil 325
Sildenafil (Viagra®) 808
Sinais
- de hipervolemia 406
- de hipovolemia 406

Síndromes
- anticolinérgica 695
- anticolinesterásica 695
- bradicárdicas 209
- cerebral perdedora de sal 474
- - diagnóstico 474
- - tratamento 474
- compartimental 70
- da hipertensão pulmonar persistente neonatal (SHPPN) 268
- da imunodeficiência adquirida (SIDA) 622
- da resposta inflamatória sistêmica (SRIS) 196, 603
- - diagnóstico 608
- - etiologia 605
- - fisiopatologia 605
- - monitorização 610
- - tratamento 609
- da secreção inapropriada de hormônio antidiurético 470
- de abstinência 146
- de aspiração meconial (SAM) 267
- - diagnóstico 269
- - fisiopatologia 268
- - tratamento 270
- de Guillain-Barré 312, 314, 596
- de herniações cerebrais internas 357
- de Hopkins 316
- de Horner 57
- de Mallory-Weiss e esofagite 496
- de Miller-Fischer 315
- depressiva 695
- descontaminação 696
- do desconforto respiratório agudo (SDRA) 256, 306
- - critérios diagnósticos 308

ÍNDICE REMISSIVO

- - diagnóstico 308
- - etiologia 307
- - fisiopatologia 307
- - no recém-nascido (SDR) 262
- - - diagnóstico 263
- - - fisiopatologia 263
- - tratamento 263, 308
- - tratamento farmacológico 311
- do envenenamento 714
- extrapiramidal 696
- hemolítico-urêmica 558
- hemorrágica 488, 554
- inflamatória 488, 489
- narcótica 695
- obstrutiva 486, 490
- perfurativa 488, 491
- simpatomimética 695
- taquicárdicas 211
  - - supraventricular 211
  - - ventricular 211
- torácica aguda 577
- vascular 489, 491

Sirolimo 454
Sistema
- hematológico 183
- neurológico 185
- renal 183
- respiratório 182

SNC 194
Sobrecarga
- circulatória 573
- de ferro 571

Solução de reposição 592
Somatostatina 493
Somatostatina (Stilamin®) 808
Sondagem
- gástrica 93
  - - contraindicações 93
  - - diagnósticos 93
  - - indicações 93
  - - material 94
  - - procedimento 93
  - - técnica 94
  - - terapêuticos 93
- gastroenteral 93

- nasoenteral 93
- pós-pilórica 95
  - - complicações 97
  - - indicações 95
  - - material 95
  - - procedimento 95
  - - técnica 96
- vesical 98
  - - indicações 98
  - - material 99
  - - procedimento 99
  - - recomendações 101
  - - técnica 99
- vesical de alívio 99
- vesical de demora 99

SRI 12
Staphylococcus coagulase-negativo 649
Succinilcolina 14, 16, 142, 144, 151, 721
Succinilcolina (Quelicin®) 808
Sucralfato (Sucrafilm®) 808
Sufentanil (Sufenta®) 809
Sulbactam (Unasyn®) 769
Sulfametoxazol-trimetoprima (Bactrim®) 809
Sulfametoxazol 410, 817
Sulfato de magnésio 216
Suplementação vitamínica endovenosa 538
Suporte
- acidobásico, eletrolítico e metabólico 176
- básico de vida 26, 658
- cardiocirculatório 671
- hemodinâmico em crianças 204
- hemodinâmico em recém-nascidos 205

Suporte inotrópico 277
- neurológico 671
- nutricional 176, 417, 682
  - - no recém-nascido 542
    - - - anamnese 543
    - - - história materna 543
    - - - história neonatal e alimentar 543

- respiratório 670
- ventilatório 277

Surfactante 311
- exógeno 265, 271

T

Tacrolimo 454
TAF 690
Tamponamento 115
Taquiarritmia 163, 208
Taquicardia 214, 215
- atrial 211
- sinusal 211
- supraventricular paroxística 212
- ventricular 212

Taurina 550
Taxa de extração de O_2 (TEO_2) 243
Tazobactam (Tazocin®) 804
Técnica
- cirúrgica 49
- de Dunn 62
- de punção pericárdica 117
- de Seldinger 43, 58, 107
- de ventilação com bolsa-máscara 9
- percutânea 79
- de implantação do cateter de DP 106
  - - cirúrgica 106
  - - laparoscopia 107
  - - percutânea 107

Teicoplanina (Targocid®) 809
Teicoplanina 410, 817
Temperatura 231
Tempo
- de botropase (TB) ou reptilase (TR) 555
- de protrombina (TP) 554
- de sangramento (TS) 554
- de trombina (TT) 555
- de tromboplastina parcial ativada (TTPa) 555
- expiratório (Te) 265
- inspiratório (Ti) 265, 333

Tenckhoff 105

Tenda
- de oxigênio 9
- facial 9

Tensão transcutânea de oxigênio ($tcPO_2$) 231, 235
Teofilina (Teolong®) 810
Terapia renal substitutiva 417
Terapias de suporte hepático 502
- terapias específicas 502
- prevenção e tratamento das complicações 502
- prognóstico 504

Teratomas 77
Terbutalina 293
Terbutalina (Bricanyl®, Terbutyl®) 810
Terlipressina 493
Terlipressina (Glypressin®) 810
Termo de responsabilidade 739
Termodiluição transpulmonar 231, 236
Terra de Fuller 706
Tesoura íris 62
Teste
- da apneia 400
- de Allen 59
- de Mantoux 624

Tétano 601
Ticarcilina 810
Tionembutal 15, 138, 378
Tiopental 364, 365
Tiopental sódico (Thionembutal®) 811
Tipos de cateter venoso central 635
TIPS ("Transjugular Intrahepatic Portosystemic Shunts") 494
TMO 596
Tobramicina 408, 818
Tobramicina (Tobramina®) 811
Tolerância 146
Topiramato (Topamax®) 811
Toracocentese 82
- acidentes técnicos 83
- indicações 82
- procedimento 82
- técnica 82

Toronto-Western Hospital (TWH) 105

Torsades de pointes 28
Tosse 319
TRALI 572
Tramadol 139
Tramadol (Tramal®) 812
Transfusões 562, 579
- intrauterina 574
- maciças 562
Transplante hepático 508
- considerações 503
- contraindicações 504
- doador 508
- receptor 508
Transplante renal pediátrico 452
- aspectos pré e intraoperatórios 453
- complicações do pós-transplante renal 456
- cuidados pós-operatórios 455
Transporte
  coordenação, comunicação e responsabilidade 727
- equipamentos 728
  - monitor cardíaco 728
    monitor de pressão arterial 728
- - oxímetro de pulso 728
- equipe 726
- escores 728
  - - Glasgow 728
  - - MISS 728
  - - PIM2 728
  - - PRISM 728
  - - PTS 728
- fase de transferência 732
- fase pós-transporte 733
- kits 729
- medicamentos gerais 729
- pacientes criticamente enfermos 726
- sistema de transporte pediátrico 726
- sistemática do transporte 730
- transporte intra-hospitalar 733
- veículo 729, 730
Traqueostomia 19, 76
- complicações da traqueostomia 80
- - indicações 77

- - técnica 77
- e cricotireoidostomia 76
Tratamento
- da hipertensão intracraniana 374
- do desequilíbrio acidobásico e convulsões 704
- dos distúrbios cardiocirculatórios 703
Traumatismo 655
- abdominal 663, 688
- - fechado 663, 665, 688, 690
- - principais lesões no 666
- cranioencefálico (TCE) 368, 397
- - avaliação e atendimento inicial 372
- - avaliação/tratamento inicial do TCE grave 375
- diagnóstico e tratamento 658
- grave 541
- mecanismos 657
- monitorização 663
- penetrante 689
- raquimedular (TRM) 381
- - quadro clínico 385
- - tratamento 387
- - - cirúrgico 390
- torácico 663, 684
- - principais lesões no 664
- classificação de gravidade 656
Trendelenburg 44, 410
Trimetoprima 817
Trombocitopenia 194
Tromboembolismo pulmonar 577
Tromboflebite 37
Trombose 52
- de artéria hepática 511
- de veia porta 512
Troponina 173
Tubo traqueal 27

U

Úlceras gastroduodenais 495
Ureia e creatinina 407
Uremia 406
US Doppler 50

839

V

Valores normais do líquor 615
Vancomicina 410, 818
 - uso adequado 651
 - uso indaquado 651
Vancomicina (Vancoson®) 812
Varicela 601
Vasoconstritores 560
Vasodilatadores 159
 - pulmonares 323
Vasopressina 29, 192
Vasopressina (Pitressin®) 812
Vasopressores e inotrópicos 323
Vecurônio 14, 16, 144
Vecurônio (Norcuron®) 813
Veia
 - axilar 51
 - basílica, cefálica e braquial 50
 - central 27
 - epigástrica profunda 51
 - facial 51
 - jugular externa 51
 - jugular interna 51
 - periférica 27
 - safena 51
 - umbilical 27, 61
Velocidade
 - de infusão 536
 - de infusão de glicose 535, 549
Vencurônio 721
Ventilação 332, 661
 - artificial 22
 - - boca-a-boca 22
 - - boca-a-nariz 22
 - - boca-a-boca/nariz 22
 - ciclada
 - - a fluxo 329
 - - a pressão 328
 - - a tempo 328
 - - a volume 328
 - com bolsa-valva-máscara 22
 - com liberação de pressão das vias aéreas (VLPVA) 332
 - com máscara facial 9
 - de alta frequência 277, 310
 - mandatória intermitente 330
 - - sincronizada 330
 - mecânica 264, 295, 309, 503
 - - ajustes da 332
 - - complicações da 334
 - - indicações de 502
 - - invasiva 260
 - - não-invasiva 259, 339
 - - - benefícios 339
 - - - contraindicações 340
 - - - indicações 340
 - - - objetivos 339
 - - - riscos e complicações 339
 - - - técnica 339
 - pulmonar mecânica 326
 - - indicações clínicas 327
 - - objetivos da ventilação mecânica 327
 - - princípios básicos dos ventiladores 327
 - - - fase expiratória 329
 - - - fase inspiratória 327
 - - - mudança da expiração para a inspiração 329
 - - - mudança da fase inspiratória para expiratória 328
Verapamil (Dilacoron®) 813
Via aérea superior 278
 - abordagem da 659
Via de administração 523
Vias aéreas 8, 659
Vias de acesso 44, 48
 - venoso 39
Vitamina K 560
Vitamina K1 702
Vitaminas 537
Volume
 - de troca 591
 - extracorpóreo 590
 - sanguíneo 590
 - sanguíneo total 590
 - suporte 332
Voriconazol (Vfend®) 813